循证诊断学

（第4版）

Evidence-Based Physical Diagnosis

（4th Edition）

原　著　［美］史蒂芬·麦吉（Steven McGee）
主　译　潘　慧　吴　东

中国协和医科大学出版社
北　京

图书在版编目（CIP）数据

循证诊断学：第4版 /（美）史蒂芬·麦吉（Steven McGee）著；潘慧，吴东译. —北京：中国协和医科大学出版社，2023.11

书名原文：Evidence-Base Physical Diagnosis 4th Edition

ISBN 978－7－5679－2008－8

Ⅰ.①循…　Ⅱ.①史…②潘…③吴…　Ⅲ.①诊断学　Ⅳ.①R44

中国国家版本馆CIP数据核字（2023）第196098号

著作权合同登记图字：01－2023－4352号

循证诊断学（第4版）

主　　编：［美］史蒂芬·麦吉（Steven McGee）
主　　译：潘　慧　吴　东
策　　划：戴申倩
责任编辑：沈冰冰　李元君
封面设计：邱晓俐
责任校对：张　麓
责任印制：张　岱

出版发行：中国协和医科大学出版社
（北京市东城区东单三条9号　邮编100730　电话010－65260431）
网　　址：www.pumcp.com
经　　销：新华书店总店北京发行所
印　　刷：小森印刷（北京）有限公司

开　　本：787mm×1092mm　1/16
印　　张：42
字　　数：1070千字
版　　次：2023年11月第1版
印　　次：2023年11月第1次印刷
定　　价：298.00元

ISBN 978－7－5679－2008－8

ELSEVIER

Elsevier (Singapore) Pte Ltd.
3 Killiney Road, #08-01 Winsland House I, Singapore 239519
Tel: (65) 6349-0200; Fax: (65) 6733-1817

Evidence-Based Physical Diagnosis, 4/E

ISBN: 978-0-323-71310-8

This Translation of Evidence-Based Physical Diagnosis, 4/E by Steven McGee was undertaken by Peking Union Medical College Press and is published by arrangement with Elsevier (Singapore) Pte Ltd.

Evidence-Based Physical Diagnosis, 4/E by Steven McGee由中国协和医科大学出版社进行翻译，并根据中国协和医科大学出版社与爱思唯尔（新加坡）私人有限公司的协议约定出版。

《循证诊断学》(第4版)(潘　慧　吴　东　译)

ISBN: 978-7-5679-2008-8

译者名单

主　译　潘　慧　吴　东

副主译　朱惠娟　李佳宁　严婧文

译　者　（按姓氏汉语拼音排序）

陈　佳　陈　适　程　成　崔雀玄　杜函泽
段　炼　付子垚　耿　畅　黄永发　洪新宇
姬　姜　贾梓淇　金　迪　李佳宁　梁思宇
刘华祯　刘菱姗　潘　慧　孙宇宁　唐明炜
王林杰　王诗蕊　王宇晨　吴　东　严婧文
阳洪波　尹欢欢　詹　景　章　筱　张妙颜
周子月　朱惠娟

前言·第4版

本书第3版问世后，涌现了许多新的诊断学研究。这些研究有助于规范床旁查体的应用，以及利用这些体征来发现疾病、解决临床问题并预测临床病程。第4版《循证诊断学》总结了这些新知识，更新了第3版的全部章节，并在本书的循证医学表（evidence-based medicine box）内增添了近200项新研究。这一版包含了之前未阐述的多个体征和临床问题，如Cheyne-Stroke呼吸、锁骨下狭窄、不明原因发热、门脉性肺动脉高压，以及脑卒中的定位诊断。此外，本版基本每一章以**教学要点**（key teaching points）作为开头，教师可以围绕这些重点制订床旁教学计划。最后，第4版新增了一个章节，讲述如何使用Elsevier的**在线EBM计算器**（online EBM calculator），可以使用每一章节提供的似然比快速计算验后概率。

Liang-Tsai Hsiao博士（不明原因发热）、Farrukh Jafri博士（脑膜炎）、Mark Drazner博士（心力衰竭）和Larry Jacobs博士（门脉性肺动脉高压）等多位学者贡献了自己未发表的研究内容。我衷心感谢他们无私分享这些知识。

此次修订目的是为医生们提供一份关于传统体格检查准确性的与时俱进的总结。体格检查的重要性并未随着时光流逝而下降，甚至较一个世纪前仍不遑多让。本书将有助于医生通过床旁查体尽可能多地获取信息，并结合先进的辅助检查，为患者提供最优质的诊疗服务。

史蒂芬·麦吉
（Steven McGee，MD）
Professor of Medicine,
University of Washington School of Medicine,
Seattle, Washington
2016年2月

献　词

献给Rosalie、Connor和Matt。

前言·第1版

本书主要任务是探讨成人患者诸多体征的起源、病理生理机制和诊断价值。我们拥有深厚的物理诊断传统，已延续近200年，希望本书助力物理诊断传统，修正现代医学诊断。现代诊断更多地依靠辅助检查,如影像学和实验室检查。物理诊断和辅助检查之间似乎日益对立。在20年的物理诊断教学过程中，我经常见到医学生在实习前几年购买物理诊断的教科书，学习和掌握传统的查体方法。但当他们在之后的实习中观察到现代诊断与床旁查体之间的鸿沟后，便选择忽视甚至放弃了这些知识。举例来说，如果所有的临床教师们只关注患者胸部X线片的细微变化，我们便很难责怪医学生在给肺炎患者查体时不关心啰音和呼吸音减低。对体征的忽视也贯穿于我们的住院医培训中。大多数住院医培训都有正式的影像巡诊、病理巡诊、微生物巡诊和讨论实验室检查的临床会议，却很少有正式的物理诊断巡诊。

在物理诊断的整个发展历史中，人们一直在发展传统的物理诊断以适应现代诊断标准。19世纪30年代,叩诊定位的发明者Pierre Adolphe Piorry教授指出，叩诊声音有9种。他利用叩诊勾勒出患者的肝脏、心脏、肺、胃，甚至单独的心房或胸腔。Piorry的方法在一个多世纪里蓬勃发展，一度形成长达200页的教学手册。但由于在20世纪初引入了临床影像，现在唯一仍在临床广泛应用的是对肝浊音界的叩诊。Laennec在他1819年的《关于胸部疾病的论文》中写到,胸部听诊可以检测到“所有可能的”肺炎疾病。直到20年后，其他细心的物理诊断学家才指出听诊器是有诊断极限的。在20世纪大部分时间里，医生认为所有收缩晚期杂音都是良性的。直到1963年，Barlow等证实该杂音提示二尖瓣反流，有时是非常严重的。

现代关于物理诊断有两种观点。持有少数立场的医生认为，所有传统的体征现在仍然准确。这些医生继续提问学生关于Krönig峡和脾脏叩诊的知识。更普遍的看法是，物理诊断对现代医生几乎没有用处。这些传统的体征虽然有趣，但其准确性无法与越来越多的技术诊断工具相媲美。事实上，这两个立场都不完全正确。这本书将比较体征与目前的诊断标准的最佳证据，使医生得到一个更合适的公允结论：物理诊断是一个可靠的诊断工具，仍然可以帮助医生解决许多（但不是所有）临床问题。

有观点认为，循证医学类似“照着菜谱看病的医学”。在我们看来，这种观点是片面的。在实际临床工作中，总有一些细节尚不能被临床研究纳入分析范围。任何一个体征的诊断价值，都来源于医生个人对疾病的认识，而这种认识的形成依赖于医生的问诊技能和临床经验的积累[1]。循证诊断学仅仅总结了目前关于某项体征临床意义的最优临床证据，不论这项体征的诊断价值是高或低。临床医生如能理解掌握循证诊断学，就仿佛已诊治过所引文献中报道的无数患者，在实际临床工作中会更加自信而敏锐。

有时，将经典的体征和现代检查的结果对比，会发现某些体征（如叩诊膈肌位置）已不具

[1] 详细论述见第2章和第5章

诊断价值，最好不再使用。但也会发现一些体征十分准确，值得在临床上推广使用（如胸骨左下区舒张早期杂音提示主动脉瓣关闭不全、睑结膜缘苍白提示贫血、胆囊可触及提示肝外胆道梗阻等）。当然，还有一些体征如百年前首次发现时一样，至今仍具有对疾病的确诊价值（如收缩期杂音、收缩期喀喇音提示二尖瓣脱垂，偏瘫提示脑卒中，眼底毛细血管增生提示糖尿病视网膜病）。还有一些疾病，从临床体征出发作出的判断和现代技术的诊断结果相悖，究竟应以哪个作为诊断标准依然不甚清楚（如心脏压塞、腕管综合征）。因为临床证据不足，还存在并不能将两种方法达成的诊断做对比的情况。我希望本书的内容引领各个阶段的医生、医学生、家庭医生更自信且认真地进行体格检查，让体格检查发挥其应有的临床价值，包括预判辅助检查结果。希望医生掌握了循证诊断学后，能以最快的速度在患者床旁解决最关键的临床问题。

史蒂芬·麦吉

（Steven McGee，MD）

2000年7月

参考文献

1. Weil A. *Handbuch und Atlas der Topographischen Perkussion. Leipzig*: F. C. W. Vogel; 1880.
2. Laennec RTH. A *Treatise on the Diseases of the Chest* (Facsimile Edition by Classics of Medicine Library). London: T. & G. Underwood; 1821.
3. Addison T. The difficulties and fallacies attending physical diagnosis of diseases of the chest. In: Wilks S, Daldy TM, eds. *A Collection of the Published Writings of the Late Thomas Addison* (Facsimile Edition by Classics of Medicine Library). London: The New Sydenham Society; 1846:242.
4. Barlow JB, Pocock WA, Marchand P, Denny M. The significance of late systolic murmurs. *Am Heart J.* 1963;66(4):443-452.

目　录

第一部分 概 述

第1章

什么是循证诊断学

医生诊断疾病的目的是将患者的经历与特定的疾病（诊断）相对应。这是一个体现某疾病发病机制、治疗方法和预后的过程，并使医生能够向患者解释他身上发生了什么及该如何康复。一个世纪以前，医生对疾病的分类和诊断几乎完全基于经验性观察，即基于医生的所见、所闻、所感。尽管那时也有一些检验方法（如痰和尿的显微镜检查），但这些检验在诊断疾病中的作用非常有限；因此，几乎所有的诊断依赖于体格检查（图1.1）。例如，一个世纪前患者主诉发热和咳嗽，若诊断为大叶性肺炎需要基于以下特征性表现：发热、心动过速、呼吸急促、鼾音、发绀，患侧呼吸运动减弱、触觉语颤增强、叩诊呈浊音、呼吸音减弱（伴明显支气管呼吸音）、语音共振表现异常（支气管音、胸语音、羊鸣音）和湿啰音。如果患者没有上述表现，医生不会诊断为肺炎。在20世纪初被广泛应用前，胸部X线摄影没有在诊断中起到任何作用。

为了便于疾病诊治，现代医学更多地依赖检查技术，很多现代疾病分类和诊断标准都基于临床检验（图1.1）。例如，现在的患者主诉发热和咳嗽，那么肺炎的诊断标准包括胸部X线片上浸润影。同样，收缩期杂音的诊断依赖于超声心动图，而腹水的诊断也依赖于腹部超声。对于这些疾病，医生主要关注相应的检查结果，并且以此决定治疗方案，而不是患者的羊鸣音、传导至颈部的杂音或移动性浊音等体征。而这种现状让医学生们感受到了巨大的压力，因为他们花了很多时间和精力来掌握体格检查，但进入临床工作时发现这些传统的体格检查远不如检验

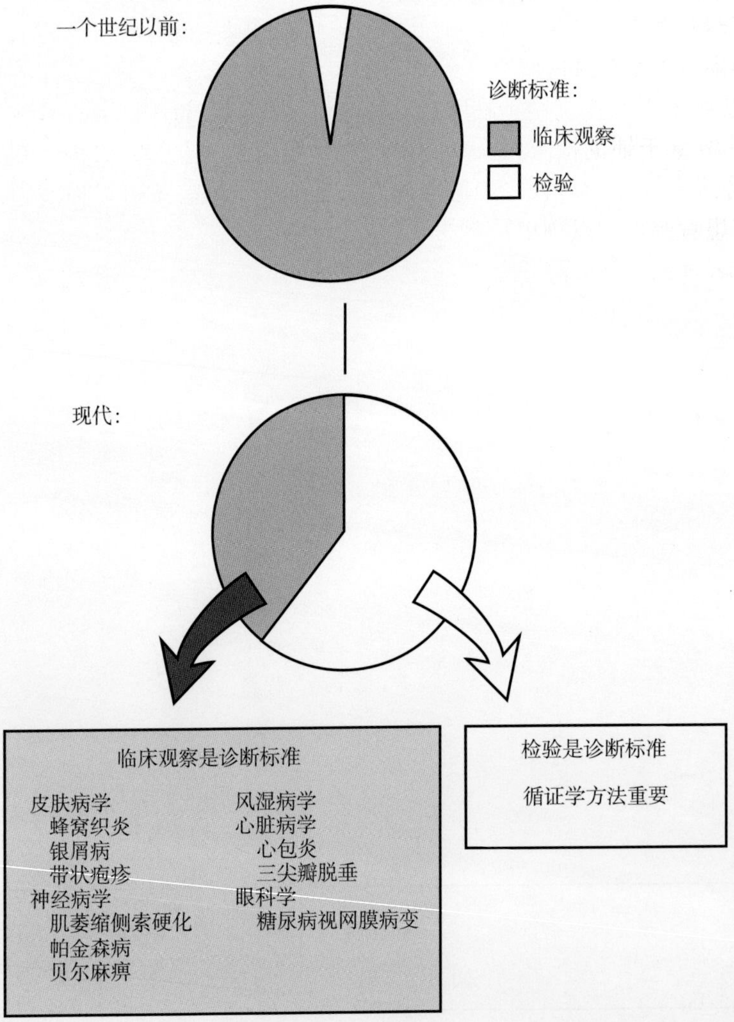

图1.1　诊断标准的演变

图中比较了一个世纪以前的诊断过程（在临床影像学和实验室检验广泛应用之前）与现代的诊断过程，并展现了两个时代中临床观察（灰色部分）和检验（白色部分）在诊断标准中所占的地位。在一个世纪以前，诊断主要依赖于临床观察；然而在现代，检验则发挥了更多的作用。但是，仅靠体格检查得出诊断的例子也有很多（图中灰色方框中的例子）。另外，循证诊断学为由技术标准定义的诊断提供了证据支持，因为它确定了那些有助于准确预测辅助检查结果的传统体征，正如本书讨论的那样。

重要。基于此，医学生们提出了一些很基本的问题：体格检查在诊断中的价值何在？它是否已经过时，需要被抛弃？或者说它是完全正确的，只是没有被充分利用？还是实际情况介于前面两种极端的情况之间？

从图1.1中可以发现，如今诊断学被分为了两部分。某些疾病的诊断标准和一个世纪以前一样，仍然是根据临床经验而来（医生的所见、所闻、所感）。例如，医生如何得知患者患有蜂窝织炎？唯一的方法就是到患者床旁，观察患者的发热、局部红肿、皮温升高及压痛等表现，并通过这些体征来诊断蜂窝织炎。无论是否存在其他检验方法，只能据此诊断蜂窝织炎。同样，目前也没有任何检验方法可以直接诊断帕金森病（患者存活时）、面神经麻痹或心包炎。实际上，上述疾病与很多皮肤病、神经疾病、肌肉骨骼疾病和眼科疾病的诊断，几乎完全依赖于经验丰富的临床医生的体格检查；而辅助检查在这些疾病的诊断中只发挥次要作用。事实上，医学生必须学习和掌握体格检查的主要原因是因为许多诊断仍依赖于床旁的查体。

相反，循证物理诊断的作用主要体现在另一类疾病，即需要通过辅助检查来明确的疾病。医生在诊断肺炎时需要完善胸部X线片，在评估心脏收缩期杂音时需要完善超声心动图，在确诊腹水时需要完善腹部超声。对于这些问题，循证医学通过比较体格检查和辅助检查，从而辨别出体格检查的哪些发现会有助于疾病的诊断，并除外对诊断没有影响的结果。利用这种方法，临床医生可以通过计算Heckerling评分①以预测胸部X线片的结果（见第32章）；也可以通过明确心脏杂音在胸壁的分布以预测超声心动图的结果（见第43章）；还可以通过发现患者液波震颤及水肿的体征以预测腹部超声的结果（见第51章）。

因此，有两种不同的方式可以将体格检查应用于临床。对于缺乏检验标准的疾病，其诊断仍取决于医生的经验性观察；对那些基于辅助检查的疾病，医生能利用循证医学的方法快速发现可以预测检验结果的体征，尽管这些体征相对较少。这两种体格检查的应用方式可以提高诊断效率及精确度，也让体格检查在患者照护中发挥更重要的作用。

本书参考文献可登录www.expertconsult.com查询。

---

① Heckerling评分：临床中有5项独立且可以预示肺炎的体征，即体温＞37.8℃、心率＞100次/分、湿啰音、呼吸音减弱、无哮喘。每一项体征对应1分；患者存在一项体征，Heckerling评分加1分（见第32章）。

第二部分 理解循证

第2章

体格检查的诊断准确性

教学重点

- 似然比（likelihood ratio，*LR*）的作用在于其在诊断上的权重，这些数字可以向临床医生传达某体征支持或不支持某种疾病的程度。
- 似然比的取值范围为0到∞。值大于1时患病的概率增加（值越大，患病概率越大）。值小于1则患病的概率降低（越接近零，患病概率越低）。等于1则代表对患病率没有影响。
- 似然比为2、5和10时，患病率增加约15%、30%和45%（绝对值）。似然比为0.5、0.2和0.1时（即2、5和10的倒数），则患病率分别降低约15%、30%和45%。
- 临床医生通过比较不同体征的似然比表可快速了解哪些检查结果具有最大的诊断价值。

一、概述

医生拟诊时，某些特征性体征（**阳性结果，**positive finding）可提高诊断的概率；如果没有出现特征性体征（**阴性结果，**negative finding），那么诊断的概率就会降低。然而，不同的体征对诊断概率的影响不同。某些体征为阳性时，可显著提高诊断概率；当为阴性时，对诊断的概率影响很小。某些体格检查则相反，阳性对诊断的作用很小，阴性时才有价值，因为可以排除其他疾病。

本书许多内容为专门描述阳性或阴性体征对疾病诊断概率影响的表格，这种概念被称为**诊断准确性**（diagnostic accuracy）。理解这些表格首先需要回顾四个概念：验前概率（pre-test probability）、灵敏度（sensitivity）、特异度（specificity）和似然比（*LR*）。

二、验前概率

验前概率是指患者在接受体格检查之前患有某疾病的概率（即患病率）。验前概率是所有临床决策的起始点。例如，某临床医生知道一项体格检查的结果能够让疾病的患病率提高40%，但仅知道这一点对诊断完全没有帮助。只有医生同时知道验前概率时，这项体格检查才具有意义：假设该疾病的验前概率是50%，那么这项结果就具有诊断性（验后概率＝50%＋40%＝90%）；假设该疾病的验前概率只有10%，那么这项结果对诊断的作用就很小，因为验后概率仍然只有50%（验后概率＝10%＋40%＝50%）。

附录中总结了本书讨论过的所有临床问题在具有特定体征的情况下的患病概率（这些评估来源于循证医学表的临床研究），表2.1提供了这类验前概率的一些案例作为参考。即使如此，医生需要根据自己的实际经验来调整这些数据。例如，某关于急诊的大样本研究显示，表现为发热和咳嗽的患者有15%～35%为肺炎（表2.1）。然而，在社区门诊中发热和咳嗽的患者诊断为肺炎的概率必然更低；表现为相同症状的癌症或人类免疫缺陷病毒（HIV）感染的患者，患有肺炎的概率则可能更高。事实上，最佳的验前概率的评估方式需要结合医生的实际经验，比如医生自己对某些特定的潜在疾病、风险因素和接触影响疾病概率的理解。换言之，循证医学的实践不是墨守成规的，而是需要根据患者实际的情况做出各种决策与判断。

表2.1 验前概率

体征（参考文献）	诊断	概率/%
急性腹痛	小肠梗阻	4
关节受伤	关节骨折	10～14
咳嗽伴发热	肺炎	12～30
急性下肢疼痛或水肿	近端深静脉血栓	13～43
急性胸痛、呼吸困难、咯血	肺栓塞	9～43
糖尿病性足部溃疡	骨髓炎	52～68

三、灵敏度和特异度

（一）定义

灵敏度和特异度是用来描述体征鉴别疾病能力的两项指标。**灵敏度**是指有该体征（即有阳性结果）的患者占全部患者的比例。**特异度**是指没有该疾病的患者缺乏该体征（即结果为阴性）的比例。灵敏度和特异度的计算需要构建一个2×2的表格（图2.1），这张表格由两列（一列代表诊断为该项疾病，另一列代表诊断没有该项疾病）和两行（一行代表有该项体征，另一行代表没有该项体征）组成。这两行两列构成四个格子：一个格子代表"真阳性"（格子*a*，体征和诊断都为阳性），一个代表"假阳性"（格子*b*，体征阳性、诊断阴性），一个代表"假阴性"（格子*c*，体征阴性、诊断阳性），还有一个代表"真阴性"（格子*d*，体征和诊断都是阴性）。

图2.1展现的是一个关于100例肺动脉高压患者的假设性研究的结果。三尖瓣反流是肺动脉高压的一个并发症，而医生希望知道"胸骨左下缘的全收缩期杂音"这项体征在诊断三尖瓣反流中的作用①。在这项研究中，42例患者出现明显的三尖瓣反流（第一列的总和），而另外58例患者没有出现（第二列的总和）。全收缩期杂音的**灵敏度**即为存在三尖瓣反流的患者（42例）中出现全收缩期杂音体征的患者（即阳性结果，22例）所占的比例，即22/42＝0.52或52%。而全

明显的三尖瓣反流：

全收缩期杂音：	有	无	
有	22 (a)	3 (b)	25
无	20 (c)	55 (d)	75
	n_1 42	n_2 58	

图2.1　**2×2表格**

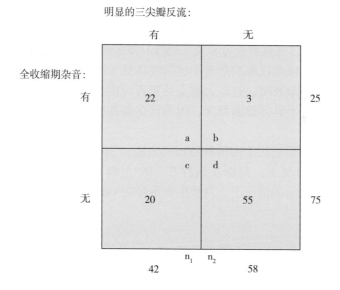

该疾病患者的总人数（即本例中出现三尖瓣反流）为第一列的总和，即$n_1 = a + c$。没有出现三尖瓣反流的患者总人数为第二列的总和，即$n_2 = b + d$。该项体格检查（本例中的胸骨左下缘全收缩期杂音）的灵敏度即为患有该疾病的患者人数中表现出该项体征的患者比例［即$a/(a+c)$或a/n_1］。特异度为没有患病的患者人数中没有表现出该项体征的患者比例［即$d/(b+d)$或d/n_1］。阳性似然比（*LR*）是指患有该病的患者中出现阳性结果的概率（a/n_1）和不患该病的患者中出现阳性结果的概率（b/n_2）之比，也可以表示为灵敏度/（1−特异度）。阴性似然比是指患有该病的患者中出现阴性结果的概率（c/n_1）和不患该病的患者中出现阴性结果的概率（b/n_2）之比，也可以表示为（1−灵敏度）/特异度。本例中，灵敏度是0.52（22/42），特异度是0.95（55/58），阳性似然比是10.1［（22/42）/（3/58）］，阴性似然比是0.5［（20/42）/（55/58）］。

① 这个例子中的数据和参考文献23中的数据非常接近（见第46章）。

收缩期杂音的**特异度**即为没有出现三尖瓣反流的患者（58例）中没有全收缩期杂音体征的患者（55例）所占的比例，也就是55/58＝0.95或95%。

为了便于回忆灵敏度和特异度的计算方法，Sackett等提出了有效的记忆方法：灵敏度是“PID”，代表“疾病中的阳性（positivity in disease）”［也是“盆腔炎（pelvic inflammatory disease）”的缩写］，特异度是“NIH”，代表“健康情况中的阴性（negativity in health）”［也是“美国国立卫生研究院（National Institutes of Health）”的缩写］。

（二）利用灵敏度和特异度来评估疾病的概率

一个完整的2×2表格可以用来评估全收缩期杂音这一体征的准确性，即它是否存在鉴别三尖瓣反流的能力。在图2.1中，第一行包含了全部25例有全收缩期杂音的患者（即阳性结果）：在这25例患者中，有22例患者出现三尖瓣反流。因此，在出现全收缩期杂音（阳性结果）的情况下，三尖瓣反流的概率是22/25，即88%（全收缩期杂音这一体征存在的情况下的“验后概率”）。第二行包含了全部75例没有出现收缩期杂音的患者。在这75例患者中，20例患者有三尖瓣反流。因此，在未出现全收缩期杂音（阴性结果）的情况下，三尖瓣反流的验后概率是20/75，即27%。

在本例中，三尖瓣反流的验前概率是42%，出现全收缩期杂音（阳性结果）将诊断三尖瓣反流的概率提高了46%（即从42%提高至88%）；而未出现这一体征（阴性结果）则将疾病的概率降低了15%（即从42%降低至27%）。前者的提高程度明显比后者的降低程度更可观。这揭示了高特异度的体征的一个特性：当高特异度的体格检查的结果为阳性时，疾病的诊断概率将会显著提高。高灵敏度的体征也可以得出一个推论：当其为阴性时，疾病的诊断概率将会极大地降低。全收缩期杂音这一体征具有高特异度（95%）和低灵敏度（52%）的特点，这意味着在体格检查中，阳性体征（出现全收缩期杂音）比阴性体征（未出现全收缩期杂音）更具有诊断意义。当患者出现全收缩期杂音时，这极大地支持患者可能存在三尖瓣反流；但患者未出现全收缩期杂音时，这一结果就不具备诊断意义，因为许多存在明显三尖瓣反流的患者都没有表现出这一体征。

Sackett等也提出了便于记忆上面两种特点的方法：“SpPin”［即特异度（specific）检验，在阳性结果（positive）的情况下，判断疾病存在（in）］和“SnNout”［即灵敏度（sensitive）检验，在阴性结果（negative）的情况下，判断疾病不存在（out）］。

四、似然比

似然比，和灵敏度、特异度一样用于描述某体征鉴别疾病的能力。尽管似然比在评估某项体征中有许多优势，但其最重要的作用仍是如何快速简便地用于评估验后概率。

（一）定义

体征的似然比（*LR*）是指某疾病的患者中某项体格检查的结果所占的比例除以不患疾病的患者中同样结果所占的比例，即似然比＝某疾病的患者中某项检查结果的概率/不患疾病的患者中该项检查结果的概率。

阳性似然比和阴性似然比分别指某项体征存在（即体格检查阳性结果）或该体征不存在（即体格检查阴性结果）时的似然比。

因此，**阳性似然比**也就是某疾病的患者中阳性体征的比例除以不患病的患者中阳性体征的比例的比值。这个公式中的分子，即某疾病的患者中阳性体征的比例，也就是该体征的灵敏度。公式中的分母，即不患病的患者中阳性体征的比例，等于1－特异度。

阳性似然比＝灵敏度/（1－特异度）

在前文提及的虚拟研究中（图2.1），三尖瓣反流的患者中出现全收缩期杂音的患者比例是22/42，即52.4%（该体征的灵敏度）；不存在三尖瓣反流的患者中出现全收缩期杂音的患者比例是3/58，即5.2%（1－特异度）。这两者的比值［即灵敏度/（1－特异度）］为10.1，即胸骨左下缘全收缩期杂音这一体征的阳性似然比。阳性似然比为10.1意味着三尖瓣反流患者出现全收缩期杂音的概率是无三尖瓣反流患者的10.1倍。

与阳性似然比类似，阴性似然比是某疾病的患者中阴性体征的比例除以不患病的患者中阴性体征的比例的比值。公式中的分子，即某疾病的患者中阴性体征的比例，等于1－灵敏度。公式中的分母，即不患病的患者中阴性体征的比例，也就是该体征的特异度。

阴性似然比＝（1－灵敏度）/特异度

在前文提及的研究中，三尖瓣反流的患者中未出现全收缩期杂音的患者比例是20/42，即47.6%（1－灵敏度）；无三尖瓣反流的患者中没有出现全收缩期杂音的患者比例是55/58，即94.8%（特异度）。这两者的比值［（1－灵敏度）/特异度］为0.5，即全收缩期杂音这一体征的阴性似然比。阴性似然比为0.5意味着三尖瓣反流的患者未出现全收缩期杂音的概率是无三尖瓣反流的患者的50%（即无三尖瓣反流的患者未出现全收缩期杂音的概率是三尖瓣反流的患者的2倍）。

尽管这些公式难以记忆，但似然比代表的含义却是非常简单直白的。当某项体格检查结果的似然比大于1时，可以提高疾病的诊断概率；似然比越大，疾病的诊断概率提高得越多。当某项体格检查结果的似然比在0～1时，这项结果会降低疾病的诊断概率；似然比越接近0，疾病的诊断概率降低得越多。某项体格检查结果的似然比等于1时，这项体格检查则不具备诊断上的意义，因为它的结果不会对疾病的诊断概率产生任何影响。阳性似然比用来描述当体征为阳性时，体格检查结果对疾病诊断概率的影响。阴性似然比用来描述当体征为阴性时，体格检查结果对疾病诊断概率的影响。

因此，似然比的作用就在于其诊断上的权重。似然比的数值可以从0（排除疾病的可能性）到无穷大（可以诊断为某疾病，图2.2）。

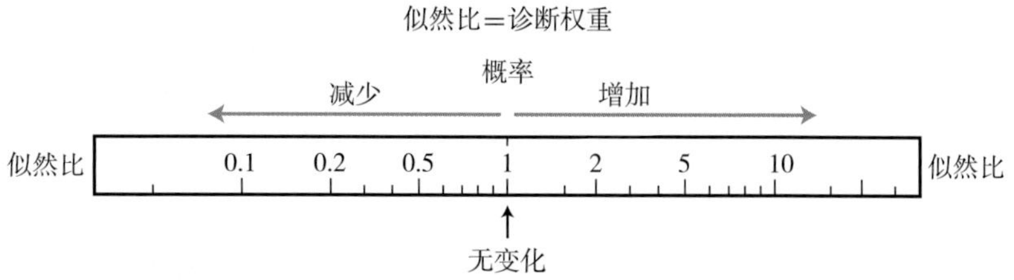

图2.2 **似然比作为诊断权重的意义**

似然比用于描述一项特定的体征和某特定疾病之间的关系。似然比在诊断上的作用仅是作为诊断权重来描述某一体征提高或者降低某项疾病诊断概率的程度。似然比的取值范围为0到正无穷（∞）。似然比大于1的体征会提高疾病的诊断概率（似然比的数值越大，疾病的诊断概率提高得越多）。似然比小于1的体征则会降低疾病的诊断概率（似然比的数值越接近0，疾病的诊断概率降低得越多）。而似然比等于1的体征对诊断疾病的概率没有影响。

（二）用似然比评估疾病概率

临床医生可以用体格检查的似然比来评估疾病的诊断概率：①利用图表或其他便于使用的列线图。②利用临床近似拟合。③利用公式。

1. 利用图表

（1）图表的构成。图2.3是一张便于使用的图表，它揭示了在给定的似然比情况下，验前概率（x轴）和验后概率（y轴）的关系。将图表分为左上方和右下方的直线代表似然比等于1，意味着验前概率等于验后概率，即该体征没有鉴别能力。提高疾病诊断概率的体征（即似然比＞1）出现在图表的左上方；似然比越大，曲线越接近左上角。降低疾病诊断概率的体征（即似然比＜1）出现在图表的右下方；似然比越接近0，曲线越接近右下角。

在图2.3中，似然比大于1的三条曲线（即似然比＝2、5、10）和似然比小于1的三条曲线（即似然比＝0.5、0.2、0.1）对称（对称的中轴为似然比＝1的直线）。这样的对称性意味着似然比为10的检查结果提高疾病诊断概率的程度和似然比为0.1的检查结果降低疾病诊断概率的程度是相等的。同样，似然比为5的检查结果提高疾病诊断概率的程度和似然比为0.2的检查结果降低疾病诊断概率的程度也是相等的。似然比为2和0.5的检查结果同理。这样成对的曲线有助于

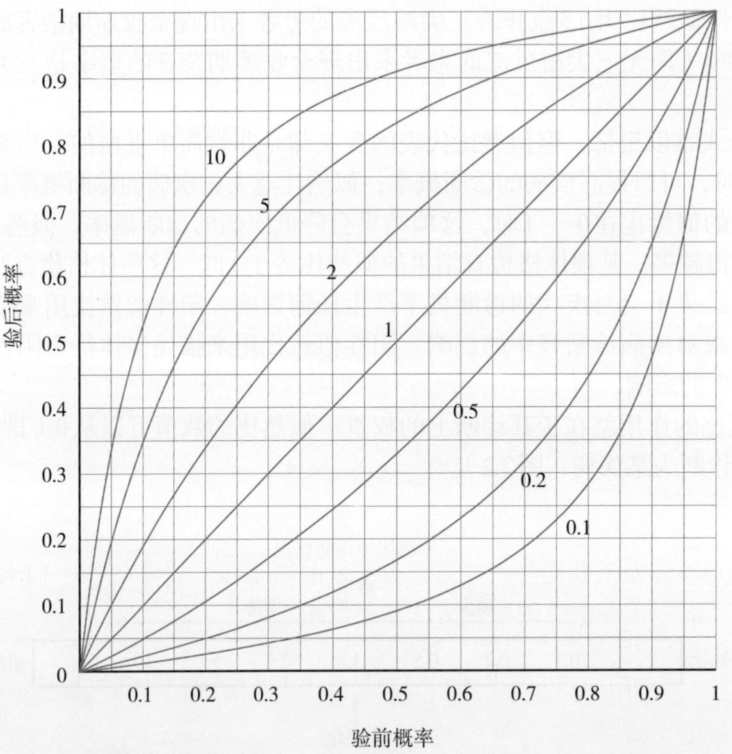

图2.3　概率和似然比

图中的曲线描述了在给定的似然比情况下，体格检查结果的验前概率（x轴）和验后概率（y轴）的关系。本图仅列出7条不同的似然比的曲线（似然比为0.1～10.0）。

医生更好地理解本书中出现的似然比[①]。

如果某项体征结果的似然比不是这7条曲线中的任意一条，可以通过这几条曲线来近似估计其位置。以似然比为4的曲线为例，这条曲线的位置位于似然比为5和2的曲线之间，更靠近似然比为5的曲线。

（2）利用图表评估疾病概率。利用图表，医生将患者的验前概率定位在x轴上（验前概率通常来源于已发表的数据或医生的临床经验），再从该点向上做垂线相交于体格检查结果对应的似然比曲线，从交点做水平线交于y轴，即得到相应的验后概率。

图2.4以胸骨下全收缩期杂音和三尖瓣反流为例对上述过程进行解释。三尖瓣反流的验前概率是42%；如果出现特征性的全收缩期杂音（阳性似然比＝10），从x轴上0.42的位置向上做垂线，相交于似然比为10的曲线；从交点再做水平线交于y轴，可以得到验后概率（88%）。如果未出现全收缩期杂音（阴性似然比＝0.5），验后概率的值即为垂线与似然比为0.5的曲线的交点的纵坐标值（即验后概率为27%）。

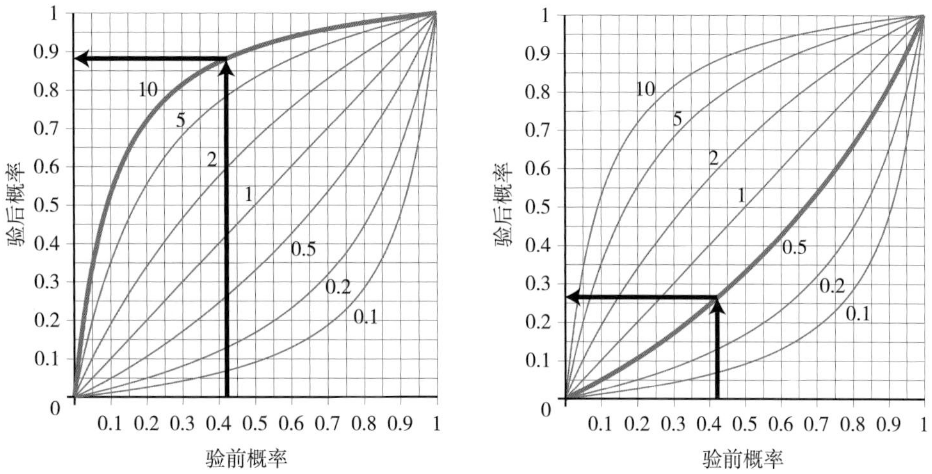

图2.4　**概率和似然比（肺动脉高压的患者）**

在前文描述的假设性研究中，42%的肺动脉高压患者有三尖瓣反流（即验前概率为42%）。利用图中的曲线，医生在x轴上找到坐标为0.42的点，从该点向上做垂线，通过与相应的似然比曲线的交点的纵坐标可以得出三尖瓣反流的验后概率。在出现胸骨左下缘全收缩期杂音（似然比＝10.1）的情况下，患三尖瓣反流的概率为88%；未出现全收缩期杂音时，相应的概率为27%。

这些曲线揭示了非常重要的一点：当患者的验前概率处于中等水平时（即20%～80%），体征最具有诊断意义。因为在此范围内的似然比曲线相较似然比＝1的曲线偏离得最多（因此可以显著提高或者降低疾病的概率）。相反，如果验前概率很高或者很低，所有的似然比曲线都会在图左下角（概率接近0的位置）和右上角（概率接近1的位置）接近似然比＝1的曲线，这种情况下，检查结果对疾病概率的影响相对较小。

① 这些成对的似然比非常容易记忆，因为同一对的似然比互为倒数：10的倒数为1/10＝0.1，5的倒数为1/5＝0.2，2的倒数为1/2＝0.5。

2. 近似概率

医生可以通过记住以下两点来近似估计验后概率，从而减去使用图表的麻烦。①图2.3中成对的三对曲线：似然比为2和似然比为0.5的曲线、似然比为5和似然比为0.2的曲线、似然比为10和似然比为0.1的曲线。②最初的三个“15”的倍数为15、30、45。利用这两点，我们可以记住：似然比为2、5和10的检查结果分别可以将疾病的诊断概率提高约15%、30%和45%（图2.5）。似然比为0.5、0.2和0.1的检查结果分别可以将疾病的概率降低约15%、30%和45%。只要医生将超过100%的估计值视为100%，将低于0的估计值视为0，这些估计值和实际值的误差均可在5%～10%以内。

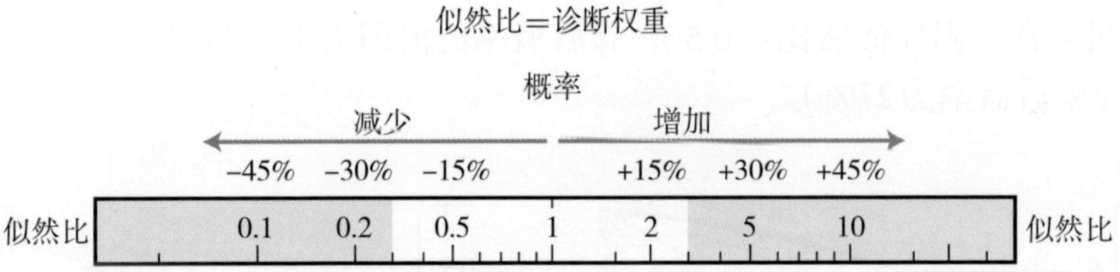

图2.5　近似概率

医生可以通过似然比为2、5、20的三条曲线和最初的三个15的倍数（即15、30、45）来估计一项体征结果对疾病概率的影响。似然比为2的检查结果可将疾病诊断概率提高15%；似然比为5的检查结果可将疾病诊断概率提高30%；似然比为10的检查结果将疾病诊断概率提高45%（这几个数值是指疾病诊断概率提高的绝对值）。似然比为0.5、0.2和0.1（即2、5、10的倒数）的检查结果可分别将疾病的诊断概率降低15%、30%、45%。在本书中，≥3或≤0.3的似然比（图中诊断权重“标尺”中的阴影部分）会用粗体字来表示，意味着其相应的体格检查结果对疾病诊断概率的影响具有显著的诊断意义（即将疾病诊断概率提高或降低20%～25%）。

因此，前文描述的假设性研究中，如果一例肺动脉高压患者出现全收缩期杂音（似然比＝10），则他患三尖瓣反流的概率将从42%提高至87%（即42%＋45%＝87%，这个数字仅比实际值低1%）。未出现收缩期杂音的患者患三尖瓣反流的概率将从42%降低至27%（即42%−15%＝27%，这个数字和实际值完全一样）。

表2.2中对似然比在0.1～10.0的临床检查结果对评估疾病概率的影响进行了总结。

表2.2

似然比和临床评估
似然比
疾病概率的近似变化*

注：*这些数字描述了疾病概率绝对值的增加或减少。例如，一患者患某项疾病的验前概率是20%，他的体征结果的似然比是5，则相应的验后概率为20%＋30%＝50%。文章描述了记忆这些数字的简便方法。

3. 计算疾病概率

通过将验前概率（P_{pre}）转化为验前几率（O_{pre}），可计算验后概率。

$$O_{pre} = P_{pre} / (1 - P_{pre})$$

验前几率（O_{pre}）乘以似然比可得该项体征的验后几率（O_{post}）。

$$O_{post}=O_{pre}\times LR$$

再将验后几率（O_{post}）转化为验后概率（P_{post}）。

$$P_{post}=O_{post}/（1+O_{post}）$$

因此，前文描述的假设性研究中，如果一例肺动脉高压的患者，三尖瓣反流的验前几率是0.42/（1−0.42）即0.72。如果出现全收缩期杂音（似然比＝10），则验后几率等于0.72×10即7.2，再转化为验后概率可得7.2/（1＋7.2）即0.88（88%）。如果未出现全收缩期杂音（似然比＝0.5），验后几率等于0.72×0.5即0.36，再转化为验后概率可得0.36/（1＋0.36）即0.27（27%）。

然而，在临床应用中，实际情况往往不会像上述计算得出的数字一样精确。但对于大多数临床检查而言，本章节中描述的估计“近似概率”的方法已经足够使用了。

（三）似然比的优点

1. 简单性

尽管似然比本身仅是一个简单的数字，它却可以让医生了解某体征对疾病诊断概率的影响程度。如果一项检查结果的似然比很大，需要高度考虑患有该疾病的可能性；如果检查结果的似然比接近0，就需要怀疑该疾病的存在性。似然比的简单性使得医生能迅速比较不同的诊断策略，从而改善和优化临床判断。

2. 准确性

用似然比来描述诊断准确性比用灵敏度和特异度更好，因为前文描述的灵敏度和特异度的记忆方法SpPin和SnNout有时会让人产生误解。例如，根据SpPin记忆法，一项特异度为95%的检查结果几乎可以决定性地判断疾病的存在，但这只是在这项检查结果的阳性似然比很高的情况下。如果这项检查结果的灵敏度是60%，阳性似然比是12，那么这项结果确实可以有力地支持某疾病的存在（即符合SpPin记忆法）；如果这项检查结果的灵敏度仅为10%，阳性似然比为2，这种情况下验后概率相比验前概率的变化很小（即不符合SpPin记忆法）。同样，只有在阴性似然比接近于0的情况下，一项灵敏度高的检查结果才能有力地支持某疾病不存在（即SnNout）。

3. 检查结果分级

似然比的另一个优点是可以利用等级量表（如0、1＋、2＋、3＋）或者连续量表（如血压）将测量的体征分成不同的等级，并确定每个等级对应的似然比，以此提高检查结果的准确性。其他例子包括呈连续性变化的检查结果如心率、呼吸频率、体温、肝脏的触诊边界，以及呈等级性变化的检查结果如心脏杂音的强度和水肿程度。

例如，慢性阻塞性肺疾病（如肺气肿、慢性支气管炎）患者的一个典型的表现就是呼吸音微弱。如果临床医生基于本书第30章中讨论的方法，将呼吸音的强度分为0（无）～24级（非常响），之后可以进一步将患者的呼吸音划分到下列四组之一：9级及以下（非常微弱）、10～12级、13～15级，或者大于15级（响）。每组都有相应的似然比（表2.3）：9级及以下的呼吸音可显著提高患阻塞性肺疾病的概率（似然比＝10.2），而15级以上的呼吸音则显著降低了阻塞性肺疾病的概率（似然比＝0.1）。10～12级的呼吸音则在一定程度上提高了该疾病的概率（似然比

＝3.6），而13～15级对诊断没有帮助（似然比和1无明显差异）。如果医生仅将呼吸音简单地分为“微弱”或者“正常/增强”（即传统的阳性或阴性结果），虽也可以鉴别是否患有阻塞性肺疾病，但却忽视了一点：呼吸音对于阻塞性肺疾病的鉴别能力主要集中在小于10级和大于15级的情况下。

表2.3　呼吸音和慢性气流受限

呼吸音分级	似然比
≤9	10.2
10～12	3.6
13～15	NS
＞15	0.1

注：NS，不显著。见参考文献29、30。

检查结果分级后，特异度就失去了意义。例如，13～15级的呼吸音的特异度为80%，意味着80%无慢性气流受限的患者中的呼吸音等级不在13～15这个范围内，但“80%”并不能使医生得知这些患者大部分的呼吸音等级究竟是大于15还是小于13。同样，如果检查结果被划分到两个以上的级别中，阴性似然比也不再有意义，因为所有的似然比在各自相应的类别中都是阳性的。

4. 组合检查结果

似然比的最后一项优点就是医生能利用似然比来对各种检查结果进行组合，这一优点对似然比为0.5～2的体征尤为重要，因为这类体征对诊断疾病的概率影响很小；只有组合在一起后对疾病诊断概率的影响才会变大。但是，只有在检查结果各自“独立”时，各个检查结果才能被组合到一起。

（1）检查结果的独立性。独立性是指当医生确定第一项检查结果为阳性或者阴性之后，第二项检查结果的似然比不会因此改变。对于某些诊断，研究者已经明确哪些检查结果是相互独立的。在本书的表格中，这些独立的检查结果作为“诊断评分体系”的组成成分存在（如Wells评分对深静脉血栓形成的影响）。然而对于大多数体征而言，目前对于它们的独立性所知甚少，此时医生必须自主判断将这些体征组合起来是否合适。

判断检查结果独立性的一个重要证据就是大多数检查结果都有各自独立的病理生理基础。例如，在评估咳嗽伴发热患者患肺炎的概率时，临床医生可以利用并组合神志异常和呼吸音减弱这两项体征各自的似然比；因为这两项体征病理生理基础是独立的。同样，当评估心力衰竭的患者合并呼吸困难概率时，医生可以对颈静脉怒张和第三心音这两项体征进行组合，因为这两项体征也有不同的病理生理基础。

不能将似然比组合使用的体征（因为这些体征有共同的病理生理基础）的例子：腹水诊断中的侧面浊音和移动性浊音（这两项体征的病理生理基础都是腹腔内容物在叩诊时对腹壁的震动产生了缓冲）；脑膜炎诊断中的颈强直和Kernig征（这两项体征的基础都是脑膜刺激）；心力衰竭诊断中的水肿和颈静脉怒张（这两项体征的基础都是右心房压升高）。

除非医生可以获得更多关于体征的信息，否则组合使用不超过三项检查结果的似然比是最安全的；前提是这些检查结果都具有不同的病理生理基础。

（2）**如何组合检查结果**。医生可以使用上文中所描述的任意方法来组合不同检查的结果。具体方法为将前一个检查结果的验后概率作为后一个检查结果的验前概率。例如，假设有一例咳嗽伴发热患者有两项病理生理基础相互独立的体征，这两项体征是相互独立的：神志异常（对肺炎诊断似然比＝19）和呼吸音减弱（对肺炎诊断似然比＝2.2）。根据已发表的数据和临床经验，肺炎的验前概率为20%。利用图表，神志异常这一体征将肺炎的概率从20%提高至32%；将这一验后概率作为第二项体征结果，即呼吸音减弱的验前概率；这一体征将肺炎的诊断概率从32%提高至51%，即组合利用了两项检查结果之后最终的肺炎概率。利用近似原则，这两项检查结果（似然比≈2.0）均可将肺炎的诊断概率提高约15%，因此验后概率为20%＋15%＋15%＝50%（仅有1%的误差）。利用公式，将两项独立的检查结果似然比相乘，即可将验前几率转化为验后几率。两项似然比的乘积为4.2（1.9×2.2），验前几率为0.2/0.8＝0.25，验后几率为0.25×4.2＝1.05，肺炎的概率为1.05/2.05＝51%。

第3章

使用本书中的表格

教学重点

- 体征的出现频率表格仅代表体征的灵敏度（来自确诊的大样本量研究）。在这些表格中，只有那些具有高灵敏度的体征才具有临床意义：如果有症状的患者未出现这些关键性的体征，则不太可能诊断为某疾病。
- 循证医学表（EBM Boxes）源于大量具有相似症状但最终具有不同诊断的患者，它能使临床医生迅速得知哪些体征对于某一特定诊断是最准确的。似然比（*LR*）具有最大值的体征可以最大限度提高疾病的诊断概率（即*LR*的功能类似于诊断权重）。似然比（*LR*）最接近0的体征则最大限度降低了疾病的诊断概率。

一、概述

体征的诊断精确度的信息在本书中有两种体现：①“体征的出现频率”表格，只显示灵敏度和体征。②循证医学（evidence-based medicine，EBM）表或诊断精确度表格，显示各种体征的灵敏度、特异度和似然比（*LR*）。

二、“体征的出现频率”表格

（一）定义

“体征的出现频率”表格总结了对某特定疾病患者的多个研究内容，并提供了该疾病中所出现的体征的灵敏度。但这些表格没有提供任何关于特异度的信息。以缩窄性心包炎为例，它的病理基础是由于心包病变导致其顺应性降低，心脏无法在舒张期充盈。在表3.1中列出了缩窄性心包炎可能会出现的各种体征的频率。

（二）表格的组成部分

1. 体征

表格的第一列按照器官和系统分别列出各项体征，每个器官和系统的体征按频率最大到频率最小的顺序排列。

2. 频率

表格的第二列列出了体征的灵敏度（或频率）。如果不同研究得出的灵敏度在数值上近似，则取总体平均频率（如表3.1中，70%的缩窄性心包炎患者出现水肿）。如果不同研究得出的灵敏度在数值上相差较大（卡方检验得$P < 0.05$），表格则会给出灵敏度的取值范围（如表3.1中，28%～94%的患者有心包叩击音，即舒张早期心尖部较为亢进的心音）。

3. 脚注

表格的脚注提供了这些数据的来源及使用的诊断标准。以表3.1为例，表中的数据来自10个不同研究中由外科、尸检或血流动力学检查结果确诊的282例缩窄性心包炎患者。

（三）表格的解读

“体征的出现频率”表格只能提供体征的灵敏度信息，因此只能说明体征结果呈阴性时，对疾病的诊断概率将会降低。任意一项灵敏度（或频率）大于95%的阴性体征均能有效除外某相应的疾病（即使在特异度低至50%的情况下，阴性似然比仍≤0.1）。在表3.1中，颈静脉怒张就是符合前文描述的一项体征（灵敏度为95%）：如果医生拟诊缩窄性心包炎时发现患者静脉压正常，则诊断为缩窄性心包炎的可能性非常低。

同样，如果患者出现两项或三项灵敏度大于80%且相互独立的阴性检查结果，患有相应疾

表3.1　缩窄性心包炎*

体格检查结果	频率/%
颈静脉	
颈静脉怒张	95
明显的颈静脉y型凹陷（Friedreich征）	57～100
Kussmaul征	21～50
动脉脉搏	
心律绝对不齐（心房颤动）	36～70
血压	
奇脉＞10mmHg	17～43
心脏听诊	
心包叩击音	28～94
心包摩擦音	3～16
其他体格检查结果	
肝大	53～100
水肿	70
腹水	37～89

注：*诊断标准，对于缩窄性心包炎的诊断，采取外科手术、尸检结果及血流动力学检查结果的方法进行综合确诊。表中的数据为平均频率或者一个频率的范围（数据相差较大的情况下）。

数据来自参考文献1～10的282例患者。

病的概率也变得非常低①（见第2章独立检查结果的定义）。

三、诊断精确度表格（循证医学表）

（一）定义

诊断精确度表格总结了大量具有相似症状但最终诊断不同的患者的数据。这些循证医学表包括体征的灵敏度、特异度、阳性似然比和阴性似然比，这些数据揭示了某项体征对于特定疾病的鉴别能力。

循证医学表3.1总结了在大量咳嗽和发热的患者中，一些体征对肺炎的诊断精确度（完整的循证医学表见第32章）。在这些研究中，只有20%的患者患有肺炎，其余则是由于鼻窦炎、支气管炎或鼻炎等原因表现出咳嗽和发热的症状。

（二）循证医学表的组成部分

1. 检查结果

表格的第一列按器官和系统的分类列出了不同的体征，并标注了相关信息的出处。循证医

① 假定这几项检查结果的似然比乘积小于0.1，即$LR^n=[(1-\text{sens})/(\text{spec})]^n\leqslant 0.1$，$n$为计算中组合使用的检查结果的数量。如果检查结果的特异度低至50%，组合两项检查结果时每一项检查结果的灵敏度必须大于84%，组合三项检查结果时，每一项检查结果的灵敏度必须大于77%。

学表的底部数行提供了组合不同体征的有效评分体系。

2. 灵敏度和特异度

表格的第二列和第三列中列出了研究中观察到的体征的灵敏度和特异度的范围。

3. 似然比

表格的第四列和第五列则列出了体征的阳性似然比和阴性似然比（阳性似然比指的是“**出现**体征时的似然比”，阴性似然比指的是“**未出现**体征时的似然比”）。与用一个取值范围来表示的灵敏度和特异度不同的是，似然比仅用一个数字来表示，而这个数字是利用随机效应模型的统计技术计算得出的。循证医学表给出具体数值的只有在统计学上具有显著性的似然比。如果似然比（无论阳性还是阴性）95%可信区间（CI）包括了似然比数值为1的部分，那么这项检查结果在统计学上就无法鉴别患者是否患有该疾病，在循证医学表上则将其记为NS（意为不显著）。

4. 脚注

循证医学表的脚注描述了研究中使用的诊断标准，必要时还会对体格检查结果进行定义。以循证医学表3.2的脚注为例，脚注中说明肺炎的诊断标准为胸部X线片。同样也对循证医学表中的Heckerling诊断评分体系的各个组成部分进行了描述。

表3.2 肺炎*

体格检查（参考文献）**	灵敏度/%	特异度/%	似然比***：体征为	
			阳性	阴性
一般情况				
恶病质	10	97	4.0	NS
神志异常	12～14	92～95	1.9	NS
肺部检查结果				
叩诊呈浊音	4～26	82～99	3.0	NS
呼吸音减弱	7～49	73～98	2.2	0.8
支气管呼吸音	14	96	3.3	NS
羊鸣音	4～16	96～99	4.1	NS
湿啰音	19～67	36～96	2.3	0.8
哮鸣音	10～36	50～86	0.8	NS
诊断评分（Heckerling评分等）				
0或1项结果	7～29	33～65	0.3	—
2或3项结果	48～55	—	NS	—
4或5项结果	38～41	92～97	8.2	—

注：*诊断标准，肺炎的诊断标准为胸部X线片中的浸润影。

**体格检查结果的定义，在Heckerling诊断评分中，包含下列5项体征，即体温＞37.8℃、心率＞100次/分、湿啰音、呼吸音减弱、无哮喘。每一项体征对应1分，患者存在1项体征，则Heckerling评分加1分。

***出现体征时的似然比（*LR*）＝阳性似然比，未出现体征时的似然比＝阴性似然比。

NS，不显著。

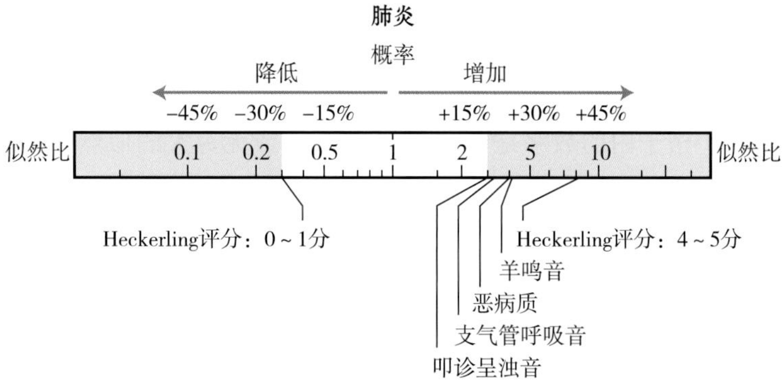

（三）循证医学表的解读

利用循证医学表，医生只需简单浏览似然比的两列即可了解各种体征在诊断上的鉴别能力。似然比最大的体征可以在最大限度上提高疾病的诊断概率；似然比最接近0的体征则在显著降低疾病的诊断概率。似然比≥3或≤0.3的检查结果都用黑体字突出表示，以便读者迅速识别出可将疾病的诊断概率至少提高20%～25%的体征（似然比≥3）和将疾病的诊断概率至少降低20%～25%的体征（似然比≤0.3，见第2章）。

对咳嗽伴发热的患者而言（循证医学表3.2），最能提高肺炎诊断概率的单个检查结果是羊鸣音（似然比＝4.1）、恶病质（似然比＝4）、支气管呼吸音（似然比＝3.3）和叩诊呈浊音（似然比＝3）。然而，所有阳性或阴性的单个体征，均不能显著地降低肺炎的诊断概率（没有≤0.3的似然比）。

循证医学表3.2也进一步显示了Heckerling评分4分及以上可显著提高肺炎的诊断概率（似然比＝8.2），而0分或1分可显著降低肺炎的诊断概率（似然比＝0.3）。

四、诊断精确度表纳入研究的选择标准

所有符合下列四项标准且研究对象为成年患者的研究均可纳入本书的循证医学表。

（一）患者出现疾病症状

研究对象必须是表现出某疾病症状或其他问题的患者。一些研究中的无症状对照组会使体征的特异度偏大，因此这些研究不应被纳入。医生并不需要一项用以区分肺炎患者和健康人的体征（因为健康人不会就医），需要的是能可区分肺炎和其他造成咳嗽、发热病因的体征。

（二）体征被明确定义

研究中的体征必须拥有清楚明确的定义。

（三）与诊断标准独立比较

研究必须与可接受的诊断标准进行独立比较。**独立比较**是指研究中的体征不用于挑选患者再进行诊断标准的检查。可接受的诊断标准：实验室检验、临床影像学检查、外科手术结果或者尸检。

（四）可建立2×2表格

研究必须提供相应的图或表格以提取数据建立2×2表格，并计算灵敏度、特异度和似然比。如果2×2表格中的某个格子内的数字是0，为避免产生0或无穷大的似然比，需要给所有格子内的数字都加0.5。

五、总结似然比

Dersimonian 和 Laird建立的随机效应模型可用于总结来自不同研究的似然比，其特点为综合同一研究内和不同研究间的差异来计算合并后的似然比。表3.3中列举了这一模型的使用方法。表格顶部的几行列出了循证医学表3.2所纳入的各项研究中关于羊鸣音的数据，包括灵敏度、特异度、阳性似然比和阴性似然比，以及似然比的95%可信区间。表3.3底部的两行则显示了在本书中总结这类信息的过程。

表3.3 羊鸣音和肺炎：个别研究

参考文献	灵敏度/%	特异度/%	阳性似然比（95%可信区间）	阴性似然比（95%可信区间）
Heckerling	16	97	4.91（2.88，8.37）	0.87（0.81，0.94）
Gennis	8	96	2.07（0.79，5.41）	0.96（0.90，1.02）
Diehr	4	99	7.97（1.77，35.91）	0.96（0.91，1.02）
合并的结果			4.08（2.14，7.79）	0.93（0.88，1.01）
本书中使用的标注	4～16	96～99	4.1	NS

注：NS，不显著。

在每项研究中，羊鸣音都是特异（特异度为96%～99%）而不灵敏（灵敏度为4%～16%）。阳性似然比全部大于1，提示羊鸣音可以提高肺炎的诊断概率。就Gennis等的研究而言，其阳性似然比缺乏统计学上的显著性，因为它的95%可信区间包括了似然比为1的情况（似然比为1意味着没有鉴别能力）。对于其余两项研究，阳性似然比的95%可信区间不包括似然比为1的情况，因此这两项研究的阳性似然比具有统计学上的显著性。对于阳性似然比的总结（表格的第四行）同时具有临床意义上（似然比为4.08，是一个相当大的阳性数字）和统计学上（95%可信区间不包括似然比为1 的情况）的显著性。所有这些信息的最终结果体现在“本书中使用的标注”（即表格的最后一行）里数值为4.1的合并阳性似然比中（感兴趣的读者可参考附录，附录中包含本书提到的所有似然比的95%可信区间）。

与阳性似然比相反，三项研究中每一项研究的阴性似然比都缺乏临床意义上的显著性（即阴性似然比为0.87～0.96，接近于1），且其中两项研究的阴性似然比缺乏统计学上的显著性（即95%可信区间包括了似然比为1的情况）。合并后的阴性似然比仍然缺乏临床意义上和统计学上的显著性。因为它在统计学上仍然和似然比为1没有区别（合并值的95%可信区间为0.88～1.01，包括了1），所以将其总结为“NS”，即不显著。

将具有统计学显著性的似然比用合并后的结果表示，以及将没有统计学显著性的似然比用“NS”表示，这样的表示方式可以使循证医学表更简化，也更容易让临床医生意识到：在咳嗽伴发热的患者中出现羊鸣音会提高肺炎的诊断概率（似然比＝4.1），而羊鸣音阴性的体征对肺炎的诊断概率几乎没有影响。

第4章

使用循证医学计算器（Expert Consult）

一、循证医学计算器

医生可以通过Expert Consult平台的简易计算器和本书中的似然比迅速计算验后概率。

二、使用计算器

（一）空白计算器

打开循证医学计算器后，将出现一个**空白计算器**（图4.1）。空白计算器有三个水平标尺：**验前概率**、**似然比**和**验后概率**，每个标尺都有自己的箭头。临床医生可以通过移动前两个标尺下方的箭头以调整至适当的验前概率和似然比。之后第三个标尺下的箭头会自动显示相应的验后概率。例如，将验前概率的箭头拖动至32％，同时将似然比的箭头拖动至5，则会显示验后概率约为70％（图4.1）。

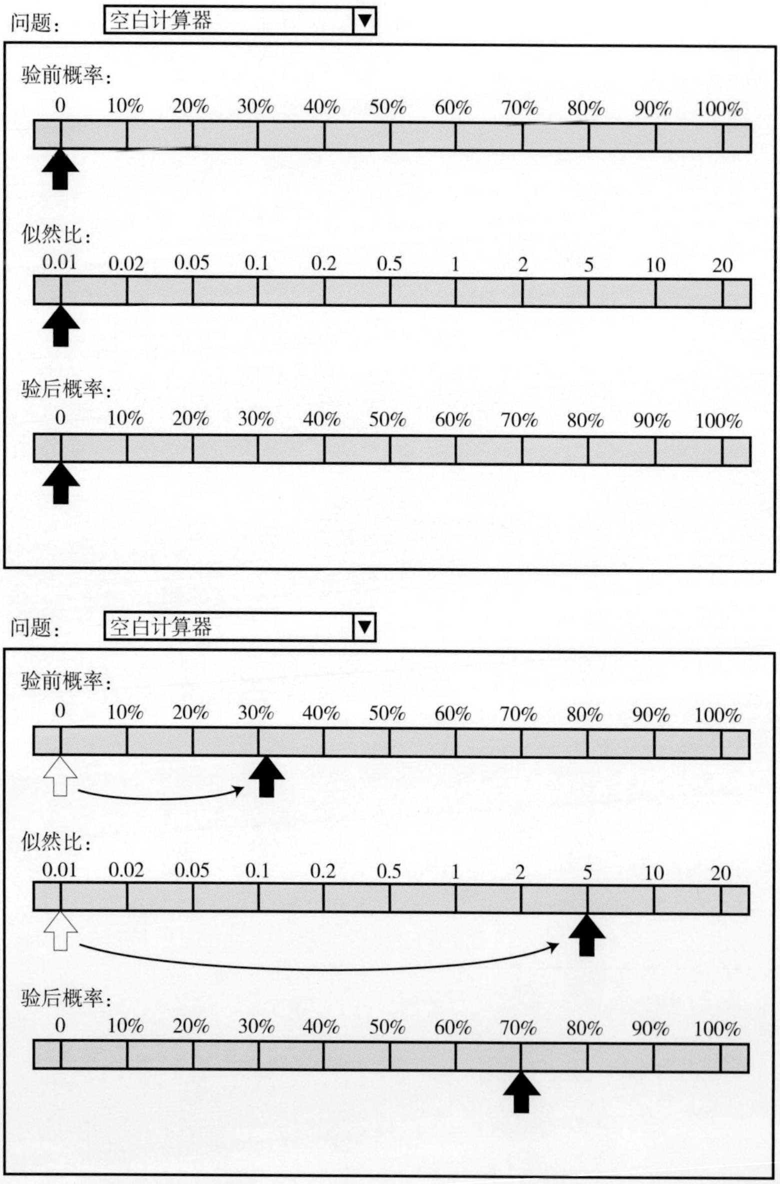

图4.1　**使用空白计算器**

在本图例中，临床医生已知验前概率为32％，似然比为5。因此，临床医生将第一个标尺（验前概率）下的箭头拖动至32％，并将第二个标尺（似然比）下的箭头拖动至5；第三个标尺（验后概率）下的箭头自动显示出相应的验后概率（70％）。

（二）特定条件下的概率计算

如果临床医生点击“**问题**”框（位于计算器顶部）右侧的箭头，则会出现一个包含70个以上的临床问题的列表。从此列表中选择任意一个问题之后，将显示另外两项信息：①在第一个标尺的上方会自动显示本书中曾使用过的、从实际研究中得出的特定临床问题的验前概率（包括取值范围和中位概率）。②在计算器的右上角会出现“**似然比取值视图**”（View LR Value）按钮（图4.2）。

例如，医生发现一位肝硬化患者出现“杵状指”这一体征，这可以提高肝肺综合征的诊断概率（见第8章）。医生可以首先从计算器的下拉列表中选择**肝肺综合征**（图4.2），之后**验前概率**的标尺上会出现肝硬化患者出现肝肺综合征的验前概率的取值范围和中位概率（或患病率），而这些数据（即验前概率的范围为14%～34%、中位概率为18.5%）均来自本书已纳入的研究中。然而，在本例的情况下，使用计算器的医生认为，在自己的临床实践中，肝肺综合征的患病率略高于验前概率的中位概率（即该医生认为验前概率约为25%）。因此，这位临床医生将**验前概率**标尺的箭头设置为25%。之后，该医生点击了“**似然比取值视图**”按钮（位于右上角）以显示肝肺综合征的循证医学表（见第8章）。循证医学表中显示，杵状指的似然比为4。将**似然比箭头**拖动至4后，计算器就会自动显示肝肺综合征（在该临床医生的肝硬化伴杵状指患者中）的验后概率为57%（图4.2）。

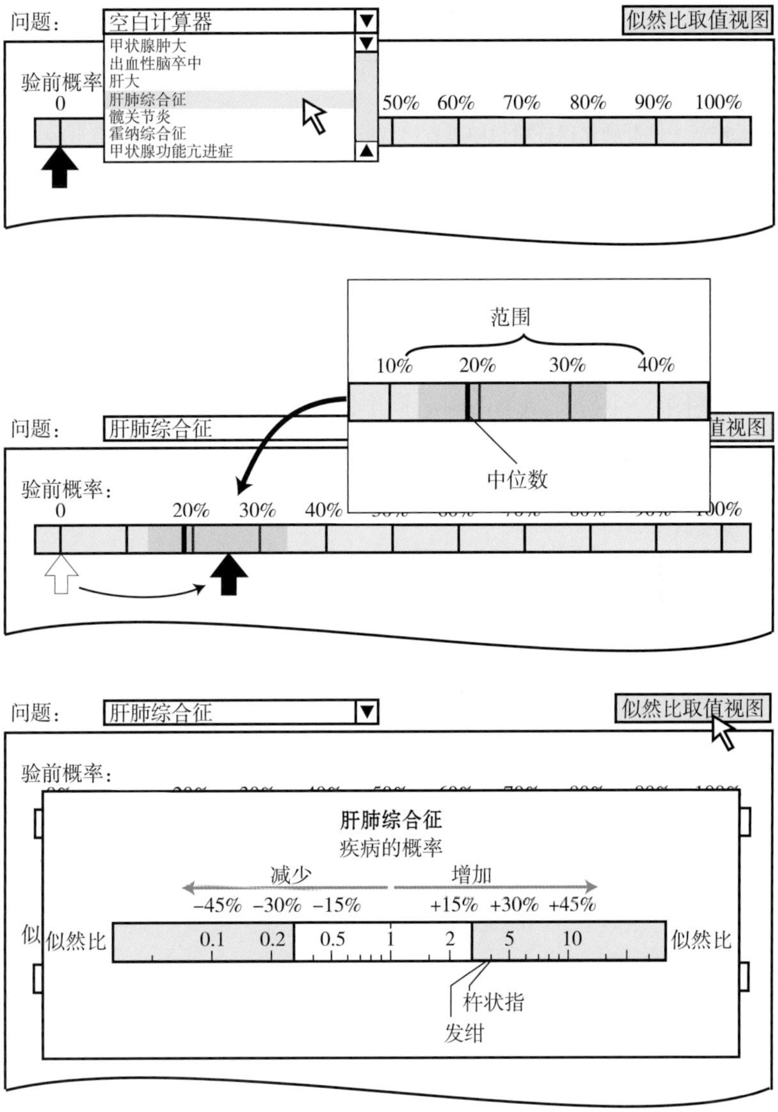

A

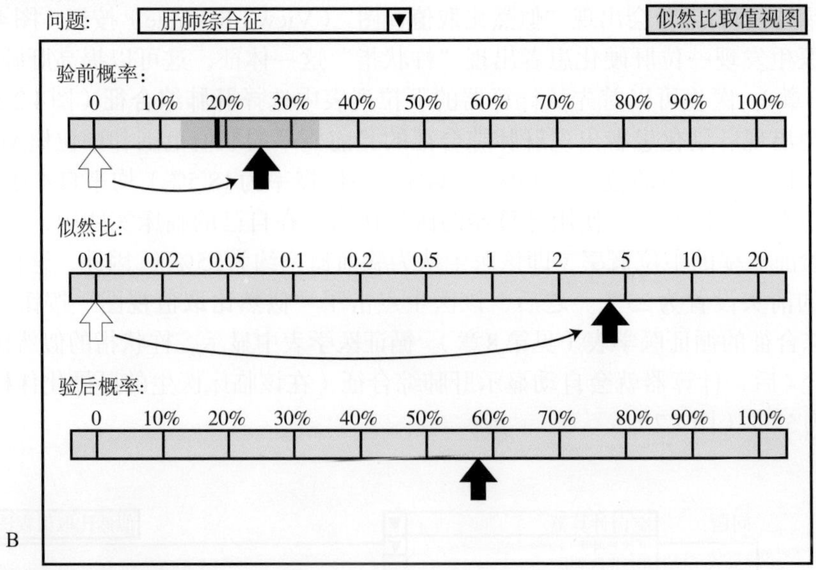

图4.2 使用循证医学计算器诊断肝肺综合征

A部分：医生正评估一例肝硬化伴杵状指的患者出现肝肺综合征的可能性。选择“肝肺综合征”（hepatopulmonary syndrome）（上图）后显示临床研究中的验前概率的取值范围为14%～34%，中位概率为18.5%（中图）。该医生根据其自身的经验，认为肝肺综合征的患病率高于18.5%，于是将**验前概率箭头**拖动到25%（中图），并点击“似然比取值视图”（View LR Value）按钮（下图）以显示杵状指这一体征的似然比（*LR*＝4）。B部分：将**似然比箭头**拖动至4后显示肝肺综合征的验后概率约为57%（右）。

结合第2章中讨论过的规则，临床医生也能利用这个循证医学计算器对各项检查结果进行组合，只需简单地将第一个检查结果的验后概率作为第二个检查结果的验前概率即可（见第2章“组合检查结果”这一部分）。

第5章

体格检查的可靠性

教学重点

- 可靠性指两个临床医生检查相同的患者后，对患者是否存在某一特定体征得出一致意见的频率。
- 约有60%的体格检查的κ值不低于0.4，说明观察一致性的水平较好。
- 尽管实验室和影像学检查被认为比体格检查更加准确，但大多数检查方法（如胸部X线、计算机断层成像、乳腺X线摄影、血管造影、磁共振成像、超声检查、内镜检查和病理学）的κ值与体格检查的κ值相近。
- 尽管可以消除一些观察者间诊断结果的不一致，但由于临床医学在本质上是关于人类的学科，即使运用技术性检测，也会存在主观性和一定程度的临床诊断不一致。

可靠性（reliability）指多个临床医生检查相同的患者后，对患者是否存在某一特定体征得出一致意见的频率。可靠性和准确性是体征的两个特性。尽管检查者之间的意见分歧常导致体格检查的准确性下降，并且会打击医生进行体格检查的信心，但它们依然是体格检查的鲜明特质。对体征解读的不一致也导致越来越多的医生产生一种不一定正确的看法——与影像学检查、实验室检验等更有技术性的检查相比，体格检查缺乏科学性和诊断的权威性。

观察一致性（simple agreement**或**observed agreement）是医生意见一致的体格检查结果数和被检查者人数的比值，它是体现可靠性或检查者意见一致性的最直接的方式。比如，2名医生对100例呼吸困难的患者进行体格检查后，都认为其中的5例患者存在第三心音，75例患者不存在第三心音，那么观察一致性为80%，即（5＋75）/100＝0.80；对于其余20例患者，两名医生中只有一位在体格检查时听到了第三心音。观察一致性的优点包括计算方法简单、容易理解；但它有一个明显的缺点，即机遇一致性可能很高。例如，在上述假设的情况下，其中一名医生在100例呼吸困难患者中听到10例患者存在第三心音，另一名医生听到20例患者存在第三心音，而两名医生一致认为存在第三心音的患者仅有5例，则机遇一致性为74①。在机遇一致性如此之高的前提下，80%的观察一致性也就不显得很高了。

为了解决上述问题，目前大多数临床研究使用取值范围为0～1的*kappa*（κ）统计量来描述临床检查者之间的一致性（κ统计量的计算方法将在本章末的附录中进行介绍）。κ值的取值范围为0～1，κ值为0表示观察一致性与机遇一致性相等，κ值为1表示检查者的检查结果完全一致。依据惯例，κ值在0～0.2表示检查结果的一致性**较弱**；κ值在0.2～0.4表示**相对**一致；κ值在0.4～0.6表示**中度**一致；κ值在0.6～0.8表示一致性**较好**；κ值在0.8～1.0表示近乎**完全**一致②。在体格检查中κ很少小于0（虽然理论上κ的最小值为-1），这表示观察一致性小于机遇一致性。

表5.1　体征与观察者之间的一致性

体征（参考文献）	κ统计量*
一般情况	
精神状态检查	
简易精神状态检查	0.28～0.80
画钟测试（Wolf-Klein法）	0.73
谵妄的混淆评估法	0.70～0.91
精神状态改变	0.71
姿势与步态	
异常步态	0.11～0.71
皮肤	
患者出现贫血表现	0.23～0.48
甲床苍白	0.19～0.34
结膜苍白	0.54～0.75

① 当两名临床医生观察到的阳性结果比例均为0或100%，即两名临床医生均认为某一体格检查结果十分罕见或常见时，机遇一致性即达到100%。机遇一致性的计算方法将在本章末的附录中进行介绍。

② 没有完美的可靠性计量方式，对于医生们一致同意的出现频率接近0或100%的体征检查结果来说尤其如此。对于这些结果来说，观察一致性往往对可靠性有所夸大，而此时以κ统计量代表可靠性则常常偏低。

续　表

体征（参考文献）	κ统计量[a]
皮肤暗淡或苍白	0.34
发绀	0.36 ～ 0.70
黄疸	0.65
脱发	0.51
蜘蛛痣	0.64 ～ 0.92
肝掌	0.37 ～ 1.00
脱水程度	
患者出现脱水	0.44 ～ 0.53
腋窝干燥	0.50
皮肤湿度增加	0.31 ～ 0.53
毛细血管再充盈时间＞3s	0.29
毛细血管再充盈时间＞5s	0.74 ～ 0.91
营养状况评价	
营养状况异常	0.27 ～ 0.36
其他	
意识障碍	0.65 ～ 0.88
患者外表比实际年龄衰老	0.38 ～ 0.42
患者处于疼痛之中	0.43 ～ 0.75
整体表现出不适	0.52 ～ 0.64
生命体征	
心动过速（心率＞100/分）	0.85
心动过缓（心率＜60/分）	0.87
收缩压升高（收缩压＞160mmHg）	0.75
低血压（舒张压＜90mmHg）	0.27 ～ 0.90
Osler征	0.26 ～ 0.72
Rumpel-Leede试验（束臂试验）	0.76 ～ 0.88
皮温升高	0.09 ～ 0.23
呼吸过速	0.25 ～ 0.60
头颈部	
瞳孔	
手电筒快速交替照射双眼试验（相对性瞳孔传入障碍）	0.63
糖尿病性视网膜病变	
微动脉瘤	0.58 ～ 0.66
视网膜内出血	0.89
硬性渗出	0.66 ～ 0.74

续 表

体征（参考文献）	κ统计量*
棉絮斑	0.56 ~ 0.67
视网膜内微血管畸形	0.46
视盘旁新生血管	0.21 ~ 0.48
黄斑水肿	0.21 ~ 0.67
总体等级	0.65
听力	
耳语测试	0.16 ~ 1.0
手指摩擦音测试	0.83
甲状腺	
弥漫增生，单个或多个甲状腺结节	0.25 ~ 0.70
甲状腺肿	0.38 ~ 0.77
脑膜	
是否存在颈项强直	0.24 ~ 0.76
肺	
视诊	
杵状指（整体印象）	0.33 ~ 0.45
杵状指（指间高度比）	0.98
杵状指（Schramroth征）	0.64
呼吸困难	0.54 ~ 0.69
喘息式呼吸	0.63
胸廓活动度降低	0.14 ~ 0.38
呼吸	0.70
缩唇呼气	0.45
胸廓不对称扩张	0.85
斜角肌或胸锁乳突肌收缩	0.52 ~ 0.57
脊柱后凸	0.37
桶状胸	0.62
心胸比≥0.9	0.32
气管移位	0.01
触诊	
吸气时气管下移	0.62
喉高 ≤5.5cm	0.59
无法触及心尖搏动	0.33 ~ 0.44
触觉语颤减弱	0.24 ~ 0.86
触觉语颤增强	0.01

续　表

体征（参考文献）	κ统计量*
剑突下心脏搏动最强点	0.30
肋缘反常运动	0.56 ~ 0.82
叩诊	
叩诊呈过清音	0.26 ~ 0.50
叩诊呈浊音	0.16 ~ 0.84
膈肌偏移≤2cm	−0.04
心浊音界不清	0.49
叩诊音异常	0.18 ~ 0.76
听诊	
呼吸音减弱	0.16 ~ 0.89
支气管呼吸音	0.19 ~ 0.32
耳语音	0.11
语音共振减弱	0.78
爆裂音	0.21 ~ 0.65
哮鸣音	0.43 ~ 0.93
干啰音	0.38 ~ 0.55
胸膜摩擦音	−0.02 ~ 0.51
特殊检查	
Snider试验＜10cm	0.39
用力呼气时间	0.27 ~ 0.70
胡佛征	0.74
Wells肺栓塞简易评估准则	0.54 ~ 0.62
心脏	
颈静脉	
颈静脉是否扩张	0.08 ~ 0.71
颈静脉回流征	0.92
触诊	
心尖搏动可触及	0.68 ~ 0.82
心尖搏动可触及、可计数	0.56
触诊心尖搏动移位至左锁骨中线外侧	0.43 ~ 0.86
心尖正常搏动、持续搏动、双重搏动、搏动消失	0.88
叩诊	
心浊音界与胸骨中线距离＞10.5cm	0.57
听诊	
第二心音减弱或消失与第二心音正常	0.54

理解循证

续 表

体征（参考文献）	κ统计量*
第三心音	−0.17 ~ 0.84
第四心音	0.15 ~ 0.71
是否存在收缩期杂音	0.19
收缩期杂音向右颈动脉放射	0.33
收缩期长期杂音或收缩期早期杂音	0.78
杂音强度（Levine分级）	0.43 ~ 0.60
收缩期杂音强度＞2/6级	0.59
颈动脉搏动	
颈动脉搏动延迟	0.26
颈动脉容量减少	0.24
腹部	
视诊	
腹胀	0.35 ~ 0.42
是否存在腹壁侧支静脉	0.47
触诊及叩诊	
腹水	0.47 ~ 0.75
腹部压痛	0.31 ~ 0.68
急腹症	0.27
腹壁紧张度	0.52 ~ 0.81
反跳痛	0.25
肌卫	0.36 ~ 0.49
强直	0.14
腹部包块	0.82
可触及脾	0.33 ~ 0.75
可触及肝下缘	0.44 ~ 0.53
肝的致密程度是否正常	0.4
触诊肝质地坚硬	0.72
肝脏是否有结节	0.29
肝区是否有压痛	0.49
叩诊肝界＞0.9cm	0.11
能否触及脾	0.56 ~ 0.70
脾脏叩诊征（胃泡鼓音区）是否阳性	0.19 ~ 0.41
腹主动脉瘤是否存在	0.53
听诊	
肠鸣音正常	0.36

续　表

体征（参考文献）	κ统计量*
四肢	
周围血管病变	
是否存在周围血管搏动	0.52 ~ 0.92
周围血管搏动正常或减弱	0.01 ~ 0.15
肢端发冷	0.46
腿部皮肤花斑严重程度	0.87
糖尿病足	
单丝检查是否正常	0.48 ~ 0.83
振动觉	0.59 ~ 0.84
水肿与深静脉血栓	
重力相关性水肿	0.39 ~ 0.73
Well深静脉血栓验前概率	0.74 ~ 0.75
肌肉骨骼系统——肩部	
肩部压痛	0.32
疼痛弧综合征	0.45 ~ 0.64
肩外旋角度＜45°	0.68
冈上肌测试（倒罐头试验）	0.44 ~ 0.94
冈下肌测试（阻抗式外旋检查）	0.49 ~ 0.67
撞击征（Hawkins-Kennedy测试）	0.29 ~ 1.0
落臂试验	0.28 ~ 0.35
肌肉骨骼系统——髋部	
4字试验	0.47
被动内旋 ≤25°	0.51
肌肉骨骼系统——膝部	
渥太华膝关节准则（评估膝关节是否骨折）	0.51 ~ 0.77
膝关节可见渗出液	0.28 ~ 0.59
膝屈曲＜90°	0.74
髌骨压痛	0.69 ~ 0.76
腓骨头压痛	0.64
膝关节损伤后无法承重，需急诊处理	0.75 ~ 0.81
膝关节骨肿胀	0.55
关节线压痛	0.11 ~ 0.43
髌骨关节捻发音	0.24
膝关节内外侧不稳定	0.23
半月板回旋挤压试验	0.16 ~ 0.35

续 表

体征（参考文献）	κ统计量*
肌肉骨骼系统——踝部	
踝关节损伤后无法步行4步，需急诊处理	0.71 ~ 0.97
内踝压痛	0.82
外踝压痛	0.8
足舟骨压痛	0.91
第5跖骨底压痛	0.94
渥太华踝关节准则	0.41
渥太华中足准则	0.77
神经检查	
视野	
面对面测试评估视野	0.63 ~ 0.81
脑神经	
是否存在咽部感觉	1.0
是否存在面瘫	0.57
是否存在构音障碍	0.41 ~ 0.77
吞水试验（50ml）	0.6
氧气去饱和测试（检测吸入风险）	0.6
舌肌肌力异常	0.55 ~ 0.63
运动检测	
肌力，英国医学研究委员会（Medical Research Council，MRC）量表	0.69 ~ 0.93
扣足试验	0.73
肌萎缩	0.32 ~ 0.82
痉挛（6分量表）	0.21 ~ 0.61
强直（4分量表）	0.64
扑翼样震颤	0.42
震颤	0.74
旋前肌偏移	0.39
前臂旋转试验	0.73
感觉检查	
浅感觉正常、减弱或增强	0.22 ~ 0.63
痛觉正常、减弱或增强	0.41 ~ 0.57
振动觉正常、减弱或增强	0.28 ~ 0.54
Romberg试验	0.64
反射检查	

续　表

体征（参考文献）	κ统计量*
反射幅度，国家神经疾病和脑卒中研究所（National Institute of Neurological Disorders and Stroke，NINDS）量表	0.51 ～ 0.61
是否存在跟腱反射	0.34 ～ 0.94
膝跳反射不对称	0.42
巴宾斯基（Babinski）反射	0.17 ～ 0.60
指屈反射	0.65
原始反射的幅度和持续时间	0.46 ～ 1.0
协调性	
指鼻试验	0.14 ～ 0.65
跟-胫试验	0.58
周围神经	
椎间孔挤压试验	0.6
手症状图	0.86
弹指征	0.9
示指痛觉衰退	0.5
蒂内尔（Tinel）征	0.47
Phalen征	0.79
直腿抬高试验	0.21 ～ 0.80
交叉腿抬高试验	0.49

注：*κ统计量解读。0 ～ 0.2为体征的一致性较弱，0.2 ～ 0.4为相对一致，0.4 ～ 0.6为中度一致，0.6 ～ 0.8为一致性较好，0.8 ～ 1.0为近乎完全一致。

表5.1罗列了本书中出现的大部分体征的κ值。从中可见，绝大部分体征的观察一致性均大于机遇一致性，即κ值大于0。约有60%的体格检查结果的κ值不低于0.4，说明体征的观察一致性为中度一致或更高。

临床上许多因素可导致二者不一致，有些因素是医生可以掌控的，而另外的因素则与临床医学和人类观察事物的本质密不可分。最主要的影响因素包括以下几方面。①对体征的定义较为模糊或存在歧义。例如，专家推荐的肝脏听诊、叩诊的方法多达十余种，这导致对体征的界定十分模糊，检查者间可出现显著的不一致性。如果体征的定义中包含不易衡量的概念，也会产生歧义。例如，临床医生在评估周围血管搏动是否存在时，可以达到中度一致至近乎完全一致（$\kappa=0.52$ ～ 0.92，表5.1），但同样的一组临床医生在评估触诊到的搏动是正常还是减弱时，给出的检查结果则很难达到一致（$\kappa=0.01$ ～ 0.15）；因为每个医生都不知道其他人如何界定“减弱”这一概念。②医生体格检查的手法可能存在错误。常见的错误包括听诊第三心音时使用膜型而不是钟型听诊器头，以及在没有事先尝试使用加强手法（如Jendrassik手法）引出肌牵张反射的情况下判定该反射消失。③体征存在生物学变异。心包摩擦音、交替脉、大炮音、潮式呼吸及许多其他体征都可能为一过性，可以随着时间推移出现和消失。④医生可能会粗心或注意力不集中。忙碌的临床工作可能促使医生对患者进行问诊的同时进行肺部听诊，或者在嘈杂的急诊诊室中判断患者是否存在微弱的杂音。医生需要保持专注、警醒、不受干扰，才能给出可靠的体格检查结果。⑤医生的主观倾向会影响检查结果。当体格检查结果模棱两可时，医生的主观预期会影响他们对征象的解读。比如，某患者刚开始降压药物治疗，其临界高血压可能被判定为正常血压；一个双侧下肢水肿加重的患者，临界的颈静脉怒张可能被判定为明显的静脉压升高；对于一位新发肌无力的患者，不明显的巴宾斯基征可能被定义为阳性。实际上，主观倾向有时会使医生人为创造体征：如果医生在检查一例疑患视神经疾病患者时，用手电筒照射一侧眼的时间过长，则可能会引起该眼视网膜的短暂光漂白，从而使患者出现Marcus Gunn瞳孔，以支持最初的怀疑。

体格检查有时并不可靠，而这也被视为其一个显著的缺点，并且导致人们认为体格检查的可靠性和科学性均不如影像学检查和实验室检查。尽管如此，**表**5.2显示对于大多数**诊断金标准**（胸部X线摄影、计算机断层成像、乳腺X线摄影筛查、血管造影、磁共振成像、超声检查、内镜检查和病理学）而言，检查者之间也不完全一致，这些检查得到的κ值与体格检查中得到的κ值相近。即使实验室检查为医生提供了单一且没有歧义的数值作为结果，但检查者也可能得出不一致的结论。这样的现象并不少见，因为医生也同样需要判断实验室检查的显著性。例如，在一项研究中，3名内分泌科医生连续分析了55例门诊患者的3项甲状腺功能检查结果以及其他的临床检测结果，这些患者均疑诊为甲状腺疾病；3名医生给出的不一致诊断比例达到40%。而使用计算机解读检查结果也没有明显提高一致率：一项研究对92名患者先后进行两次间隔1分钟的心电图检查，并使用计算机对前后两次的检查结果进行解读，即使心电图的前后没有变化，仍有40%的解读结果存在显著差异。

表5.2　不同诊断标准下检查者间的一致性

检查结果（参考文献）	κ统计量*
胸部X线摄影	
心脏扩大	0.48
肺部浸润	0.38
肺炎	0.45
间质水肿	0.83
肺血管再分布	0.50
肺纤维化分级，4分量表	0.45
静脉造影	
下肢深静脉血栓	0.53
乳腺X线摄影筛查	
是否存在可疑病灶	0.47
数字减影血管造影术	
肾动脉狭窄	0.65
冠状动脉造影	
冠状动脉损伤的分类	0.33

续　表

检查结果（参考文献）	κ统计量*
关节镜	
冈上肌腱发炎或撕裂	0.47
头部计算机体层成像	
脑卒中患者是否存在异常	0.60
脑卒中患者的病灶在左侧或右侧	0.65
Mass是否存在占位效应	0.52
胸部计算机体层成像	
肺癌分期	0.40 ～ 0.60
次大面积肺栓塞（血管造影）	0.47
CT冠状动脉造影显示冠状动脉损伤	0.57
头部磁共振成像	
并发多发性硬化症	0.57 ～ 0.87
垂体微小腺瘤	0.30
腰椎磁共振成像	
椎间盘突出、膨出、外凸或正常	0.59
腰神经根受压	0.63 ～ 0.83
超声检查	
是否存在下肢深静脉血栓	0.69
是否存在甲状腺结节	0.57 ～ 0.66
囊性/实性甲状腺结节	0.64
甲状腺肿大	0.63
心电图	
诊断为窄QRS波心动过速	0.70
超声心动图	
瓣膜反流的严重程度	0.32 ～ 0.55
内镜	
反流性食管炎分级	0.55
肝脏活检的病理检查	
胆汁淤积	0.40
酒精性肝病	0.49
肝硬化	0.59

注：*κ统计量解读。0 ～ 0.2为体征的一致性较弱，0.2 ～ 0.4为相对一致，0.4 ～ 0.6为中度一致，0.6 ～ 0.8为一致性较好，0.8 ～ 1.0为近乎完全一致。

通过准确定义异常的体征、学习并掌握查体技巧，以及不受主观偏见和外界环境干扰地用心观察临床工作中的每个细节，可以尽可能降低检查者之间的不一致性，使体格检查更加准确。

然而，我们不可能将医生观察到的每一个细节都提炼成为体征，因此，体格检查与其他用于疾病分类的诊断工具并无不同。只要临床医学领域的检查对象和检查者都是人，一定程度的主观性是不可避免的。

附录：κ统计量的计算

假设两名检查者分别对相同的N例患者进行独立检查，检查结果按惯例以2×2的表格展示，具体形式与图5.1中表格类似。A检查者发现某体征在w_1例患者中存在，在w_2例患者中不存在；B检查者发现某体征在y_1例患者中存在，y_2例患者中不存在。两名检查者一致认为该体征在a例患者中存在，在d例患者中不存在。则观察一致性（observed agreement，P_O）为：

$$P_O = (a + d)/N$$

在计算κ统计量时，首先需要计算两名检查者在随机情况下的一致性。在所有的患者中，A检查者发现占比为w_1/N的患者存在某体征；那么在随机情况下，A检查者将在B检查者发现的y_1例存在体征的患者中发现$w_1/N \cdot y_1$即w_1y_1/N例患者存在体征，这就是在随机情况下，两名检查者一致认为存在该体征的患者数。通过相似的方法可知，两名检查者在随机情况下一致认为不存在该体征的患者数为w_2y_2/N。由此可知，预期的机遇一致性（chance agreement，P_E）为两部分的和除以N，即：

$$P_E = (w_1y_1 + w_2y_2)/N^2$$

从该公式可知，在w_1和y_1均为0或N，即两名检查者一致认为某体征极罕见或极常见时，机遇一致性（P_E）为100%。

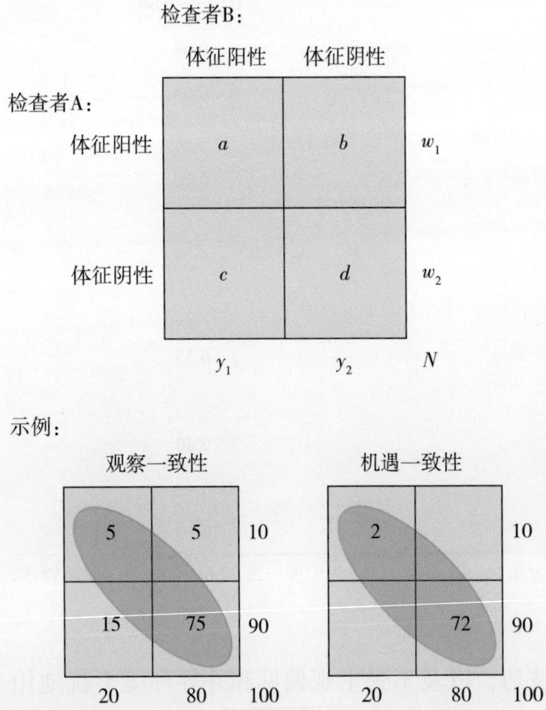

图5.1　观察者之间的一致性与κ统计量

上半部：展示计算κ统计量所需数据的常规2×2表格。下半部：一个示例，其观察一致性为80%，机遇一致性为74%，κ值为0.23（具体讨论见附录）。

κ统计量为观察一致性与机遇一致性的差值（P_O-P_E）与观察一致性达到最理想状态时二者的最大差值（1-P_E）的比值，即：

$$\kappa = \frac{(P_O - P_E)}{(1 - P_E)}$$

例如，图5.1展示了两名检查者对100例呼吸困难患者的检查结果。两名检查者一致认为5例患者存在第三心音，75例患者不存在第三心音，则观察一致性为（5＋75）/100即0.80。在随机情况下，他们应一致认为（10×20）/100即2例患者存在第三心音，（90×80）/100即72例患者不存在第三心音。因此，随机一致性为（2＋72）/100，即占所有患者的0.74。该检查结果的κ值为（0.80－0.74）/（1－0.74）＝（0.06）/（0.26）＝0.23。

第三部分 一般状况

第6章

精神状态检查

教学重点

- 几项简要的床旁测试可用于诊断痴呆或谵妄。与更加繁复冗长的神经精神检测标准相比，这些测试也是准确的。
- 画钟测试、简易智力状态评估测试及简易精神状态检查（Mini-Mental Status Examination，MMSE）都可以准确地诊断痴呆状态。
- 意识错乱评估法可以准确诊断谵妄。

一、概述

痴呆是以认知、行为、自主性减退为特征的一种临床综合征，65岁以上的社区居民患病率为9%～13%。医生在除外谵妄（急性意识混乱，见“谵妄的诊断”）之后才诊断为痴呆。

在多种简单快速的床旁痴呆诊断方法中，最常使用的有画钟测试、简易智力状态评估测试（Mini-Cog test）及简易精神状态检查（Mini-Mental Status Examination，MMSE）。

二、画钟测试

画钟测试发明于20世纪早期，最初的目的是评估枕叶或顶叶受损的士兵，他们难以使用恰当数量的零部件、合适的尺寸和方向合成图像（结构性失用症）。患者画钟时，要能遵循指令，理解语言，构建一件物体的正确定位，并能执行正常的动作，而痴呆患者上述能力都可能受到影响。

（一）方法与评分

在至少十余种执行与评价画钟测试的方法中，有些评分方法过于复杂，使测试的简单性下降。以下为一种经过细致研究的简单的方法：医生递给患者一张印有圆圈（直径约10cm）的纸，并要求患者在纸上画一个钟表。如果患者感到疑惑，医生只能将相同的指令重复一次，并且不能给出其他指导。该方法对患者完成测试的时间没有要求。图6.1描述了对患者所画图案进行评分的方法。

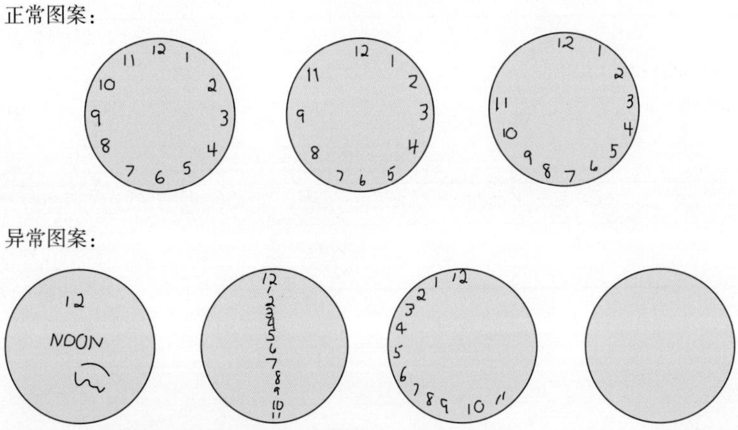

图6.1　**画钟测试（Wolf-Klein method）**

如果患者能够按顺时针方向将12个数字中的大部分画全，则认为画钟测试结果正常。患者不需要画钟的指针，并且只要数字的顺序正确并且靠近钟的边缘，即使数字之间的间隔比例不当，依然视为正常结果。正常的画钟图案中从左至右分别为“正常”“遗漏一个数字”“间隔比例不当”。异常的画钟图案中从左至右分别为“无关联图形”“安排不当（即数字垂直走行）”“逆时针走向”“数字缺失”（引自考文献4）。

（二）临床显著性

对于不存在其他已知的结构性失用症诱因（如顶叶受损）的患者，画钟测试阳性说明患痴呆的可能性增加［似然比（likelihood ratio，*LR*）＝5.3，循证医学表6.1］。正常的画钟测试结果实用性较弱，因为通过其他方法确诊为痴呆的患者也可以得到该结果。与MMSE相反，患者的教育水平并不会影响结果。

表6.1 痴呆和谵妄*

检查结果（参考文献）	灵敏度/%	特异度/%	似然比***	
			体征存在	体征缺失
痴呆**				
画钟测试结果异常	36～75	72～98	5.3	0.5
简易智力状态评估测试得分≤2	75～99	59～93	4.5	0.1
简易精神状态检查：经典阈值				
得分≤23	53～100	71～99	7.7	0.2
简易精神状态检查：三种水平				
得分≤20	29～69	93～99	14.4	—
得分21～25	26～57	—	2.1	—
得分≥26	4～14	14～31	0.1	—
谵妄				
意识错乱评估法结果阳性	46～98	83～99	12.7	0.2

注：*诊断标准。诊断痴呆使用的是美国国立神经病、语言交流障碍和脑卒中研究所和阿尔茨海默病及相关疾病学会（National Institute of Neurological and Communicative Disorders and Stroke and the Alzheimer's Disease and Related Disorders Association，NINCDS-ADRDA）标准、精神疾病的诊断与统计手册（Diagnostic and Statistical Manual of Mental Disorders，DSM）标准、剑桥老年人精神疾病检查（Cambridge Mental Disorders of the Elderly Examination，CAMDEX）仪表，用于计算机辅助分类的老年自动化检查（Automated Geriatric Examination for Computer Assisted Taxonomy，AGECAT）或专家意见；诊断谵妄使用的是DMS标准。

**检查结果的定义，异常的画钟测试结果见图6.1；简易智力状态评估及意识错乱评估法的检查结果见正文。

***似然比，如果体征存在为阳性似然比；如果体征缺失为阴性似然比。

NS：不显著（Not significant）。

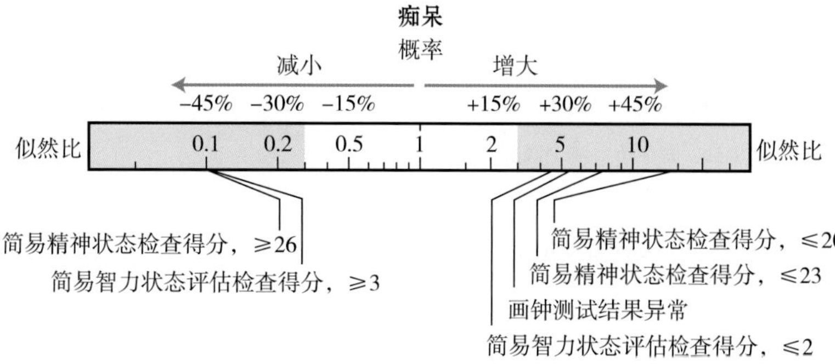

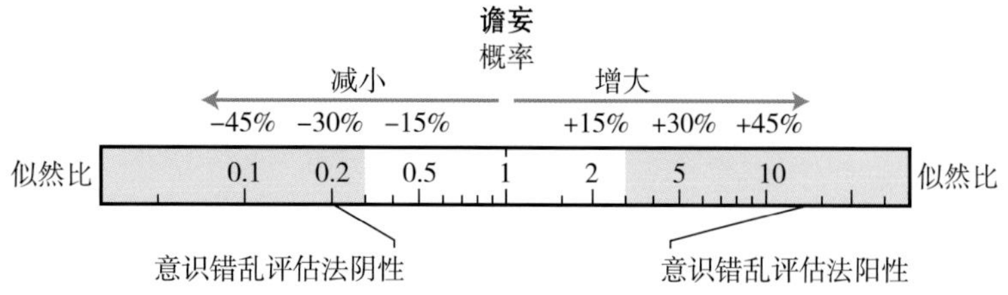

一般状况

三、简易智力状态评估测试

（一）方法与评分

简易智力状态评估测试结合了画钟测试与其他回忆性测试，是一个适用于全科诊所患者，甚至非英语母语患者的简易筛查方法。在进行该测试时，医生会要求患者记住三个不相关的词（如“香蕉”“日出”“椅子”），再要求患者画一个钟表，具体指令为：“画一个大圆圈，按照钟面的样子把钟上的数字填进去，再按照8：20的时间画上钟表的指针”。患者画钟的时限为3分钟，必要时可以重复指令。患者画好钟（或计时达3分钟）后要回忆之前记住的3个词。简易智力状态评估测试的评分方法：患者回忆起1个词得1分（得分在0～3），画出一个正常的钟（数字的方向、间隔以及指针均正确）得2分。如果患者画出不正常的钟表得0分，因此总分在0～5。

（二）临床显著性

正如循证医学表6.1所展示的，简易智力状态评估测试得分≤2说明患痴呆的可能性增加（$LR=4.5$）。得分≥3说明患痴呆的可能性减少（$LR=0.1$）。

四、简易精神状态检查

（一）概述

Folstein在1975年发明MMSE（**表**6.2），其由11个床旁检查部分组成，操作时长为5～10分钟，远比用1～2小时完成的更加正式的痴呆测试简易。

表6.2　简易精神状态检查

检　测	最高得分
定向力	
1．现在是哪一年？哪个季节？什么日期？星期几？哪个月份？*	5
2．我们在哪里？哪个州？哪个县？哪个市？哪个医院？哪一层？	5
记忆力	
3．说3个物品名字，并让患者复述*；如此重复直到患者将三个物品的名称全部学会	3
注意力和计算能力	
4．连续减7：让患者从100开始连续减7，减到第5次时停止：93，86，79，72，65* 或者把单词“world”倒过来拼写一遍	5
回忆力	
5．让患者说出之前要求记忆的三件物品*	3
语言能力	
6．指向铅笔和手表，让患者说出它们的名字*	2

续　表

检　测	最高得分
7. 让患者重复“四十四只石狮子”（译注：原文为“No ifs，ands，or buts”，此处参考网上的一个中文MMSE版本）	1
8. 让患者执行一个“3步”指令。比如“用右手拿一张纸，把纸对折，把纸放到地上”*	3
9. 用黑体（原文为“in large letters”，查到的中文MMSE版本没有类似的要求）在纸上写“闭上眼”，让患者读出来并遵从指令	1
10. 让患者写一句话**	1
11. 让患者按照展示的图案画出两个交叉的五边形	1
总分	30

注：*患者每给出一个正确答案得1分。

**句子语意通畅，且包含主语和宾语可得1分；错别字可以忽略。

引自参考文献21、42。

（二）临床显著性

由循证医学表6.1可知，假设患者无谵妄的证据（见谵妄的诊断），MMSE得分≤23说明患痴呆的可能性增加（$LR=7.7$），而得分在24～30则说明患痴呆的可能性减少（$LR=0.2$）。尽管如此，将该评分标准应用于痴呆发病率低的大量人群（如独自生活的老年人群）时，需要关注其假阳性结果。因此，一些专家更倾向于将MMSE评分分为3个区间（循证医学表6.1）：得分≤20提示患有痴呆（$LR=14.4$）；得分≥26提示无痴呆（$LR=0.1$）；得分为21～25则为“不太确定”，需要进一步的检查。

MMSE评分可用于患者长期随诊；当评分结果变化超过4分时，才有理由认为患者的认知状态出现了改变。无论患者是否患有痴呆，其教育水平与MMSE得分有关。因此，部分专家提议，对于教育水平较低的患者，可将测试结果阳性的阈值略微下调。

五、谵妄的诊断（意识错乱评估法）

谵妄是一种急性、可逆的意识错乱状态，在因急性疾病住院的老年患者中发病率高达20%。在几种用于诊断谵妄的筛查方法中，意识错乱评估法是简单且经过深入研究的一种。

（一）评分

在使用意识错乱评估法时，医生应关注以下四个临床表现：①（与患者基线状态相比）急性、波动性的精神状态的改变。②注意力难以集中，或难以认真听别人说话。③思维结构混乱（如对话内容散漫而不着边际，无预兆地转换话题，思路没有逻辑）。④意识水平变化（如嗜睡、昏睡或过度活跃）。

患者同时存在临床表现①和②，以及③④中的一项时，可认为结果阳性。

（二）临床显著性

由循证医学表6.1可知，评估结果为阳性强烈支持患者存在谵妄（$LR = 12.7$），结果为阴性则排除了谵妄的可能（$LR = 0.2$）。该评估方法存在另一个适用于因机械通气而不能说话的患者的版本，两个版本的准确度相近。用于诊断痴呆的床旁测试在谵妄患者中假阳性率很高，因此这些测试的阳性结果对于任何谵妄患者都是不准确的。

第7章

站姿和步态

教学重点

- 对患者步态的观察有助于诊断重要的神经和肌肉骨骼病变，并且可以帮助医生预测患者跌倒的风险。
- 步态异常可能对称，也可能不对称。疼痛、关节活动受限及肌无力可以引起非对称性步态异常。肌强直、本体感觉障碍、小脑疾病及中枢调控异常都可以引起对称性步态异常。肌痉挛造成的步态异常既可能不对称（即偏瘫），也可能对称（即截瘫）。
- 简单的观察可以协助诊断。比如，髋关节疾病的患者向患侧倾斜，臀大肌无力的患者向后倾斜，臀中肌无力患者的特伦德伦堡步态（通常发生在髋关节置换之后），足下垂患者脚掌拍击地面和跨阈步态，偏瘫患者行走时腿半圆形摆动，帕金森病患者窄小拖曳的步态。
- 步态异常在路易体痴呆和血管性痴呆患者中常见，但是对于阿尔茨海默病痴呆的患者，则到病程晚期才会常见。
- 起立行走计时测试、说话时不行走测试以及患者能否双脚并拢站立10秒都可以准确评估老年患者的跌倒风险。

一、概述

通过检查步态不仅可以发现重要的神经及肌肉骨骼疾病（如帕金森病、偏瘫、椎管狭窄、髋关节病），也可以为患者的情绪、整体功能甚至预后提供线索。比如，老年患者的行走速度可以用于准确预测跌倒风险、未来出现残疾及进入护理机构的可能。对于先天性心脏病的患者，行走速度可以预测心指数、未来需要住院的可能性、死亡率及射血分数，且预测效果优于平板运动试验。即使是抑郁症的患者也有特殊步态，其特征是异常的短步幅和足跟抬起无力。

正常步态的示意图见图7.1。

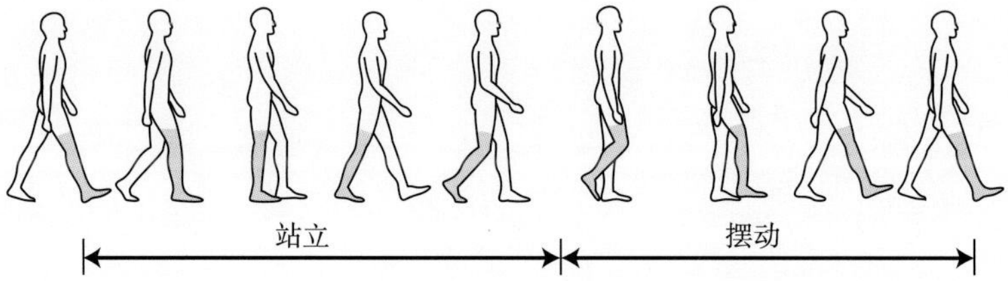

图7.1　**正常步态**

此图说明了正常步态的各个阶段，主要关注点为右腿（图中灰色部分）。正常步态包括站立阶段（腿部负重的阶段）和摆动阶段（腿部前进而不负重的阶段）。站姿和摆动组成了步幅，步幅是从一个足跟落地到再次落地的时间间隔。在正常站立阶段，收缩的是伸肌，早期阶段是臀大肌，中间阶段是股四头肌，末端时是足底屈肌（比目鱼肌和腓肠肌），推出足跟。相比之下，正常的摆动需要收缩屈肌，这些肌肉在摆动的早期被激活，包括髋屈肌（髂腰肌）、膝关节屈肌（腿后肌群）和踝屈肌（胫骨前肌和趾伸肌）（引自参考文献15）。

二、步态异常的病因

在神经科医生接诊的患者中，最常引起步态异常的疾病是脑卒中和帕金森病，其次为额叶型步态异常、脊髓疾病（如颈椎病、维生素B_{12}缺乏）、周围神经疾病及小脑疾病。在全科医生接诊的患者中，最常引起步态异常的疾病为关节炎，其次为直立性低血压、脑卒中、帕金森病及间歇性跛行。

三、步态异常的类型和意义

步态异常提示患者可能存在四类疾病：疼痛、关节活动受限、肌无力或肢体控制异常。肢体控制异常又可能由肌痉挛、肌强直、本体感觉减弱、小脑疾病或大脑控制能力异常引起。

在分析患者步态的时候，首先需要观察异常步态是否对称。疼痛、关节活动受限、肌无力一般为单侧病变，因此引起的步态异常是不对称的。肌强直、本体感觉异常、小脑疾病及中枢控制异常均引起对称的步态异常。肌痉挛可以引起非对称性步态异常（偏瘫）或对称性步态异常（截瘫）。

（一）疼痛步态（减痛步态）

如果一侧肢体承重时出现疼痛，患者会采用减痛步态，将疼痛减到最轻（*antalgic*来自希腊语*an*和*algesis*，意为“对抗疼痛”）。所有减痛步态以对侧短促步为特点，同时伴有其他特征。

1. 对侧短促步

患侧腿承重时，患者感到疼痛后会将重心迅速换到健侧腿上。对侧短促步造成行走节律不均衡，与一侧鞋里有小石子时的步态相同。

2. 其他特征

疼痛位于足部、膝部或髋部的减痛步态各有鲜明的特点，医生即使与患者有一定距离也可以诊断出来。

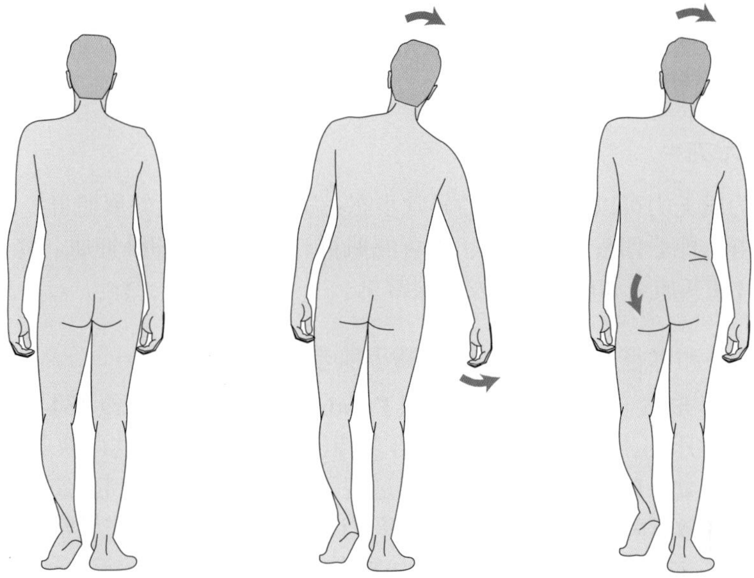

图7.2 **髋关节痛步态与特伦德伦堡步态**

在中图和右图所示的两种异常步态中，患者的躯干在站立期会向患侧腿倾斜（如箭头所示），但对于髋关节痛的患者（髋关节痛步态，见中图），躯干的倾斜和同侧手臂的摆动（如箭头所示）更加剧烈（横向倾斜），对侧骨盆不会过分下降。对于特伦德伦堡步态的患者（由髋部外展肌群无力或失去功能引起，见右图），对侧骨盆明显下降（如箭头所示），上半身与骨盆明显的反向摆动使骶骨与腰椎形成铰链样形态。在图中，患者都使用患侧承重（髋关节痛步态患者右髋疼痛，特伦德伦堡步态患者右侧髋部外展肌无力）。

（1）足部疼痛。足部疼痛的患者在足部接触地面时出现姿态异常。比如，患者可能在站立期仅用足跟、前脚掌或足的外侧缘承重。

（2）膝部疼痛。膝部疼痛的患者表现为膝关节僵硬，即迈步时不能完全伸或屈。

（3）髋部疼痛（髋关节痛的步态）。髋部疼痛的患者在站立较久时会减少髋关节的伸展程度（正常的髋关节在站立期伸展20°）。不过，髋关节痛的步态最显著的特征还是所谓的“横向倾斜”：当疼痛的肢体承重时，患者的上半身会不对称地向承重侧过度倾斜，引起躯干倾斜，同侧手臂外展（图7.2）。

外侧倾斜步态尽可能地减少了髋关节病患者对患侧髋外展肌群的使用，因此减轻了患者的疼痛。在正常情况下，髋外展肌群在对侧腿的摆动期起到支持上半身的作用，但是该肌群执行功能时可以轻而易举地在股骨头上施加1774N（约181kg）的压力，这样的压力对于病变的髋关节而言是不可承受的。通过在站立期向疼痛的一侧倾斜，患者可以有效地将他们的重心转移到疼痛的肢体上，从而避免使用该侧的髋外展肌群。

（二）关节活动受限

大多数医生并不认为关节受限是造成异常步态的原因，但这在康复医生的诊治工作中却很常见。常见的例子有足底屈曲挛缩，这是长期石膏固定或卧床的一种并发症。患者会在最开始站立时将重心放在前脚掌，而不是足跟上，或者在站立的中期过早地抬起足跟或向前倾斜躯干。在走动时，异常屈曲的脚难以从地面上抬起，导致患者步伐拖曳，或者使用不正常的动作让脚离开地面，比如躯干向对侧倾斜、使用健侧单脚跳等。

通过检查患者双侧髋关节、膝关节及踝关节的活动范围，医生可以轻松诊断出关节活动受限是患者异常步态的病因。

（三）特定肌群无力

有三组肌群的肌无力可以造成特殊的异常步态：①髋伸肌群及外展肌群，即臀大肌和臀中/小肌。②膝伸肌群，即股四头肌。③足、趾背屈肌群，即胫前肌和趾伸肌。臀大肌和股四头肌步态在过去作为脊髓灰质炎和白喉的并发症很常见。

1. 特伦德伦堡步态和体征（异常臀中肌和臀小肌步态）

（1）特伦德伦堡步态［或特伦德伦堡征（Friedrich Trendelenburg 1844—1924）］的定义。当患者的臀中肌和臀小肌出现功能异常时会出现特伦德伦堡步态。这两块肌肉使髋关节外展，从而起到支持对侧骨盆、防止其在单侧站立期过度下落的作用。在行走的过程中，对侧骨盆在单侧肢体站立期会轻微下降。如果对侧骨盆下降过度，则提示患者存在异常的特伦德伦堡步态。当双侧均出现异常时，在行走时骨盆会像鸭子一样左右摇摆。

与存在髋关节痛步态（见前文有关“髋部疼痛/髋关节痛步态”部分）的患者相似，存在特伦德伦堡步态的患者可能在站立时将躯干向患侧倾斜，但不像存在髋关节痛步态患者的倾斜那样明显，而且同侧肩膀和对侧骨盆的摆动使存在特伦德伦堡步态的患者看起来像有一个铰链把他们的骶骨和腰椎连在一起（图7.2）。

（2）特伦德伦堡步态的病因。①髋外展肌群的神经性肌无力。②髋关节疾病。不过在过去，脊髓灰质炎和渐进性肌萎缩曾是重要的病因，它们可能引起臀上神经或臀中肌的损伤。另一个常见的病因是先天性髋关节脱位和髋内翻（即髋关节弯曲，一种股骨颈和股骨体夹角显著减小造成的畸形）。在先天性髋关节脱位和髋内翻的患者中，股骨大转子向上的异位导致臀中肌的肌纤维变短，使其从垂直走行变得更加水平，从而使臀中肌失去了外展肌的功能。

（3）特伦德伦堡征。1895年，早在X线技术投入使用之前，Friedrich Trendelenburg首先发现：先天性髋关节脱位的患者的蹒跚步态由外展肌功能薄弱所致，而非站立期股骨的向上运动所致（这是同时期其他人的观点）。Trendelenburg发明了一个简单的测试，并成功证明了自己的观点，这个测试就是现在的特伦德伦堡试验。在这个测试中，患者需要单腿站立，同时另一侧髋关节屈曲至90°（医生可能需要支撑患者同侧的手臂，使同侧肩膀与受测试的髋关节在一条直线上，帮助患者保持平衡）。此时，外展肌肌力正常的患者对侧臀部上升，但外展肌无力的患者对侧臀部下降，直至同侧的股骨与骨盆接触。需要注意的是，接受测试的是承重的一侧。严重的膝内翻等腿部畸形可能造成检测结果假阳性。

（4）临床显著性。在一项针对被诊断为“股骨转子滑囊炎”（即存在髋外侧疼痛且最强压痛点位于大转子处）患者的研究中，患侧同时存在特伦德伦堡征和特伦德伦堡步态阳性可以准确预测“臀中肌肌腱撕裂”的磁共振成像结果［灵敏度＝73%，特异度＝77%，阳性似然比（likelihood ratio，*LR*）＝3.2，阴性*LR*不显著］。与直接检查臀中肌的肌力（抵抗患者主动的髋外展或内旋，该法的阳性*LR*和阴性*LR*不显著）相比，该体格检查效果更佳。该研究结果提示一些“股骨转子滑囊炎”患者其实还患有肌腱炎或臀中肌肌腱撕裂。这一发现与历史上对“肩峰下滑囊炎”（位于肩部）患者实际还存在肩袖肌腱病变的认知类似。

对于存在单侧足下垂的患者，同侧髋外展肌无力证明足下垂是由腰骶神经根病变引起，而非腓神经麻痹引起（见第64章）。在一项针对由不同病因导致足下垂的患者的研究中，同侧髋外展肌群无力是腰骶神经根病变十分显著的体征（*LR*＝24，见第64章）。虽然在此项研究中，髋外展肌群无力由手抵抗测试界定，但首先使医生怀疑肌群异常的常为特伦德伦堡步态的出现。

2. 臀大肌步态

如果髋伸肌群无力，患者将出现特征性的站立早期躯干异常后倾。该体态时患者的重心位于髋关节线后方，避免了臀大肌的收缩（图7.3）。

3. 股四头肌无力步态

如果膝伸肌群无力，患者可能出现两种不同的异常步态。一些患者会出现特征性的站立期膝超伸（图7.3）。该现象初看上去与病因矛盾，因为正常的股四头肌收缩会引起膝关节伸展，那么在患者身上，膝关节的伸展能力应该下降。然而，股四头肌在步态中的主要功能是在站立期支持屈曲的膝关节，股四头肌无力的患者为了避免使弯曲的膝关节承重，就会采用膝关节超伸（即膝反屈）的姿势。他们之所以可以完全伸展膝关节，是因为他们的髋关节在腿部摆动期强烈屈曲，之后突然减速，从而使胫骨前摆。与他们不同的是，其他股四头肌无力的患者可能将手放在膝关节正上方以支撑无力的腿部，防止站立期膝关节弯曲（图7.3）。大多数股四头肌无力的患者难以在不平的地面行走。

4. 足下垂（胫前肌和趾伸肌无力）

该步态有两个特点：①脚掌拍击地面，指患者单侧足下垂的足跟与地面接触后，前脚掌立即不受控制地拍击地面，从而产生特征性的两声－一声交替的步调节奏（患侧与健侧脚掌交替处于站立期），即：“哒哒－哒－哒哒－哒……”。②跨阈步态，指患侧足向前摆动期出现的步态。此时患者为了使脚掌抬离地面会过度屈髋屈膝，从而使患侧足看起来像要“跨过”一个看不见的物体（图7.3）。

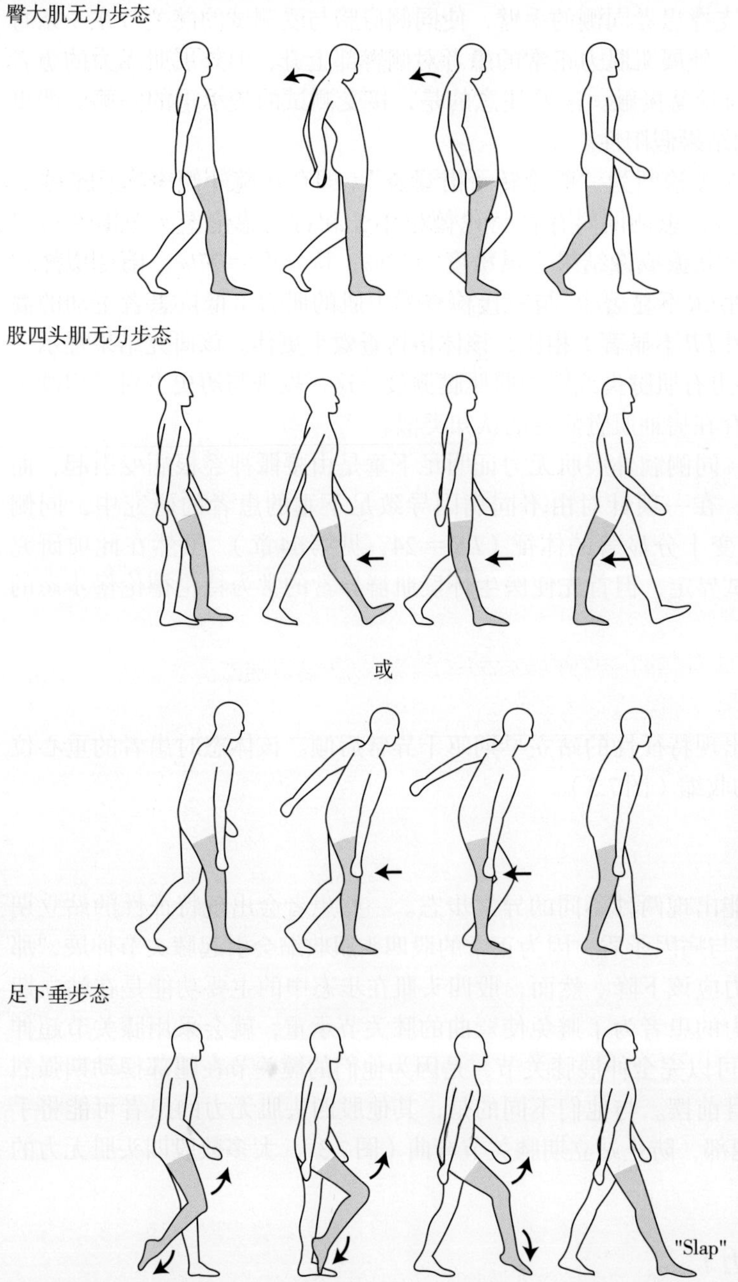

图7.3　肌无力步态的特征

每幅图中阴影标示了存在肌无力的肢体，黑色箭头为具有诊断意义的动作。臀大肌和股四头肌都是伸肌，它们的异常会造成站立期的特征性体征。足背屈肌（即引起足下垂的肌肉）是屈肌，它们的异常会造成摆动期的特征性体征。在臀大肌无力步态（第一行）中，站立期存在异常的后倾。在股四头肌无力步态（中间两行）中，患者可能在站立期膝超伸（即膝反屈，见第二行），或者用同侧手臂支撑在腿上防止膝关节弯曲（第三行）。在足下垂步态（第四行）中，足部无力其实很明显（如底部箭头所示），而且患者的髋关节和膝关节在摆动期会过度屈曲（如上方箭头所示），脚拍打地面时发出拍击声。

（四）肌痉挛

肌痉挛是上运动神经元功能减低的表现（见第61章）。特征性的步态为偏态步态和双瘫（截瘫）步态。

1. 偏瘫步态

偏瘫步态是机体在摆动期对屈肌控制不良合并伸肌痉挛所导致的患侧腿伸长（与健侧相比）。患侧的踝关节异常向下向内屈曲（内翻足畸形），站立期足外缘或前脚掌异常着地。患侧膝关节在站立期僵硬、超伸，摆动期无法正常屈曲。对侧腿向前摆动后与患侧腿处于同一位置，而不是像正常情况下那样向前越过站立的腿。

因为患者瘫痪的腿处于超伸状态而长于健侧腿，患者会在患侧腿的摆动期拖动该侧足趾，或采用异常的动作使患侧足在摆动期离开地面。这些动作包括躯干向对侧倾斜从而抬高患侧的骨盆，使瘫痪的腿离地，以及回旋式行走，即足趾在地上向前移动时，要沿一个半圆先向外再向内滑动，而不是像正常情况下的直接向前移动（图7.4）。

根据经典的教材，医生应在患者走路伴双臂不对称摆动时考虑患者存在轻度偏瘫的可能，然而该体征在11%～70%的正常人中也会出现，且某项研究显示，该体征并不能准确预测大脑局部病变（灵敏度22%，特异度89%，阳性*LR*和阴性*LR*不显著）。

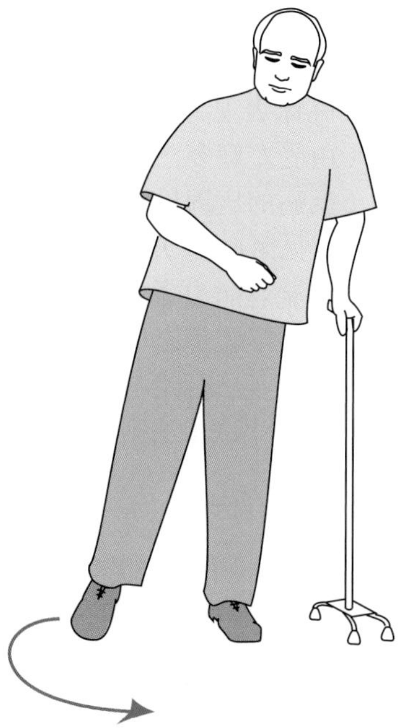

图7.4　**偏瘫步态**

对于一名右侧偏瘫的患者，他的患侧手臂屈曲，患侧腿超伸。患者为了将超伸的右腿从地面抬起，会向健康的左腿倾斜身体，并缓慢地将僵硬、瘫痪的右腿以回旋式行走的方式向前挪动（如箭头所示）。

2. 双瘫步态

脊髓疾病（如脊髓受创、椎管狭窄、维生素B_{12}缺乏）患者可出现双瘫步态。患者同时存在肌痉挛和本体感觉异常，从而出现特征性的缓慢、费力、腿部僵硬的步态。在一些童年即出现肌痉挛双瘫的患者中，外展肌痉挛可引起双脚相互向前交叉（剪刀步态）。

（五）肌强直

第61章对肌强直的特征及其与肌痉挛的鉴别诊断进行了阐述。肌强直引起的最常见的异常步态是帕金森步态。

图7.5　**帕金森步态**

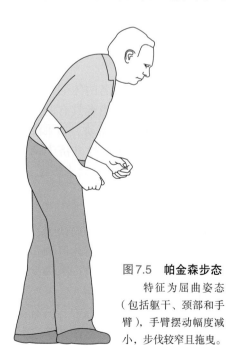

特征为屈曲姿态（包括躯干、颈部和手臂），手臂摆动幅度减小，步伐较窄且拖曳。

1. 帕金森步态（图7.5）

帕金森步态的特征：①手臂、髋关节、躯干及颈部屈曲。②动作僵硬（全身一起转动，起步困难）。③扁平足样、窄小拖曳的步伐。④手臂摆动幅度减小（正常行走时，手臂腕部的平均位移为41cm；帕金森病患者的平均位移为13cm）。⑤步伐不随意志支配地加快（慌张步态）。⑥姿态控制不佳（后冲）。

2. 鉴别诊断

椎管狭窄患者为了减小腰骶神经承受的张力，会采取屈曲站姿（人猿站姿），因此表面上看与帕金森病患者相似。然而，椎管狭窄患者的主诉包括疼痛，如果没有疼痛则步态正常。

额叶性步态异常同样与帕金森步态表面上相似，它的显著特征将在后面的“额叶性步态异常”部分进行讨论。

3. 临床显著性

临床表现为帕金森综合征（行动迟缓伴肌强直和/或静止性震颤）的患者可能患有帕金森病（由受左旋多巴调控的黑质病理性色素脱失导致）或一系列名为帕金森叠加综合征的相似疾病（疾病的病理检查结果显示对左旋多巴的应答效果明显不佳，如进行性核上性麻痹和多系统萎缩，见第66章）。

帕金森病患者的步态跨度较帕金森叠加综合征患者而言更窄，提示帕金森叠加综合征的患者可能在串联步态中表现出更强的不稳定性。在针对帕金森综合征患者的临床研究中，无失误地以串联步法行走10步增大了患帕金森病的可能性（*LR*＝5.4，循证医学表7.1）；反之，无法完成10步串联步法则增加了患帕金森叠加综合征的可能性（*LR*＝4.6，见第66章）。

（六）共济失调

共济失调步态的特征为基底宽而不规则、不平均，偶尔会步态蹒跚（正常的步态跨度取站立期中期，一侧腿经过另一侧腿时的双腿距离为5～10cm）。共济失调分为两类：感觉性共济失调与小脑性共济失调。

1. 感觉性共济失调

感觉性共济失调使患者出现显著的本体感觉丧失（见第62章）。特征性表现：患者视线向下，走路时好像要把脚甩出去一样，并往往导致脚掌拍击地面。患者在平坦、熟悉的路上行走会比在高低不平的路上行走容易一些。

2. 小脑性共济失调

小脑性共济失调的患者会不规律地将双脚分开过宽或靠得过近，还会像醉酒一样向各个方向摇摆晃动。与感觉性共济失调不同的是，小脑性共济失调的患者具有其他小脑病变的体征，如辨距困难、肌张力低下、运动性震颤、构音障碍和眼球震颤（见第65章）。

3. 龙贝格征（Romberg sign，闭目难立征）

（1）概述

Moritz Romberg在1840—1846年完成的教材中，对这个现在以他的姓氏命名的体征进行了描述：龙贝格征是因梅毒损伤脊髓背柱（脊髓痨）引起严重感觉性共济失调的患者具有的一种体征。根据Romberg的描述，当脊髓痨的患者闭目站立时，“他会立刻开始来回晃动，如果没有人支撑的话，这样的晃动会很快使他摔倒在地”。大多数教材编写者认为，小脑性共济失调的患者龙贝格征为阴性，虽然Romberg本人并没有提及这一点（小脑疾病在他的年代尚未被定义，Duchenne和Babinski之后补充了这个诊断要点）。

（2）龙贝格征阳性的定义

龙贝格征的一个问题是许多教材编写者对Romberg检测阳性的定义不同：有些人认为，患者在闭目时出现摇摆即为阳性；但还有一些人认为，患者需要出现即将跌倒的状态才可判定为阳性。仅是闭目站立时摇摆幅度更大，似乎不能作为判定龙贝格征阳性的充分理由；因为大多数正常人，以及存在前庭疾病、小脑疾病和帕金森病的患者在闭目时也会摇摆得更厉害。

龙贝格征阳性的最佳定义为：双脚并拢，闭目后无法站立满60秒。在一项研究中，所有健康人和超过50%的小脑性共济失调患者可以维持这个姿势超过60秒，而50%的感觉性共济失调患者在摔倒之前仅能坚持10秒。

强化龙贝格征是一个与龙贝格征类似的体征，患者需要在闭目的同时，一脚在前一脚在后地站立。该体征尚未被证实存在诊断价值。许多正常人，尤其是老年人都无法用这个姿势站立很长时间。

（七）额叶性步态异常

1. 定义

额叶性步态异常是一个用于描述大脑肿瘤、硬膜下血肿、痴呆、正常压力脑积水和多发陷窝梗死患者存在的体征集合的模糊术语。额叶性步态异常的特征：①缓慢、拖曳、宽基底的步态（神经性步态障碍）。②在开始行走时拖沓犹疑（起步失败）。③抬脚困难（磁性足反应）。④姿态控制不佳。有时患者取坐位或卧位时腿部运动功能明显更佳，这是步态失用的一个特点。

这些体征中，有些与帕金森综合征的表现相似，但额叶性步态的宽基底、正常的手臂摆动、其他帕金森综合征特点的缺失、更多的竖直姿态、更高的痴呆和尿失禁发病率等特点可以对这两种体征进行鉴别。

2. 临床显著性

在研究对象为因神经症状接受头部计算机体层扫描（CT）的老年人的研究中，额叶性步态异常与CT显示脑室扩大呈强相关。然而，仅有少数研究涉及的患者达到了正常压力脑积水的诊断指标，这说明脑室扩大和步态异常是许多前脑疾病中的常见表现。

步态分析可辅助痴呆的诊断。存在步态异常的患者患阿尔茨海默病的可能性较小（尤其是病程早期就出现步态异常的情况；*LR*＝0.2，循证医学表7.1）；痴呆患者出现帕金森步态使其患路易体痴呆或伴有痴呆的帕金森病的可能性增大（*LR*＝8.8），存在额叶性步态时血管性痴呆的患病率增加（*LR*＝6.1）。

表7.1 帕金森综合征或痴呆患者的步态异常*

体征（参考文献）**	灵敏度/%	特异度/%	似然比*** 体征存在	似然比*** 体征缺失
帕金森综合征患者经检测患帕金森病				
无法完成10个合格的串联步	67～92	82～91	5.4	0.2
痴呆类型的检测****				
任意的步态或平衡障碍（中度或重度），为阿尔茨海默型痴呆	16	25	0.2	3.4
帕金森步态，为路易体痴呆或帕金森病伴痴呆	78	91	8.8	0.2
额叶步态，为血管性痴呆	56	91	6.1	0.5

注：*诊断标准，对于帕金森叠加综合征，诊断标准包括多系统萎缩、进行性核上性麻痹、路易体痴呆、皮质基底节变性、血管性痴呆的传统诊断标准；对于阿尔茨海默病的诊断使用传统的诊断标准。

**体征的定义，无法完成串联步态指医生要求患者在没有行走辅助和支持的前提下，沿直线睁眼走出连续的10个串联步，并在检测过程中发现至少1步向旁边偏离。

***似然比，如果体征存在为阳性似然比；如果体征缺失为阴性似然比。

****患者均患有痴呆。

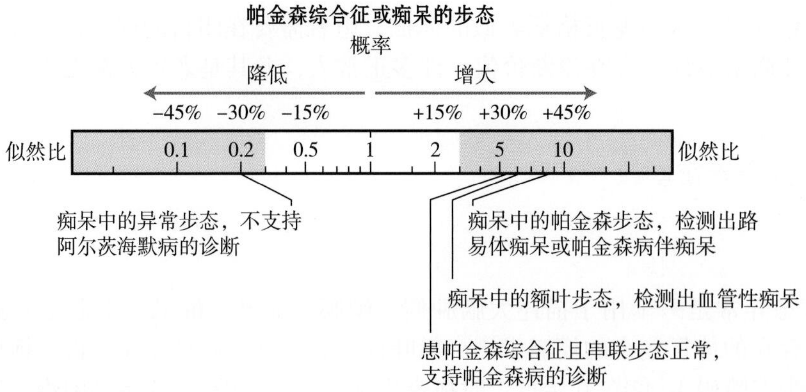

四、步态异常的评估

评估步态的方法有很多，简单的测试只需几分钟就能完成（如对老年人跌倒风险的评估）；而全面观察则需要康复医生将复杂的异常步态分解成较小的元素，从而指导治疗。大多数医生采用的是一种折中的方法：患者先在一定时间内向前、向后走几个来回，之后再用脚尖、串联步重复走几个来回，这些动作都可能使患者肌力下降或失去平衡。

不论使用什么方法，步态的检查都十分重要，因为患者在传统的运动、感觉、肌肉骨骼和视力检查中常表现正常，但是一让他们起立和行走，就会出现平衡和步态的异常。

（一）观察性步态分析

在使用本方法时，医生在患者走动时只关注一侧肢体：首先观察踝关节，之后依次观察膝关节、髋关节、骨盆和躯干。在观察每个关节时，医生都要考虑是否具有异常步态的四个基本因素：疼痛、关节活动受限、肌无力和肢体控制异常。

比如，“站立期躯干向一侧异常倾斜”的鉴别诊断包括该侧的髋关节痛、短下肢（缩短超过3.8cm）或有意识地在摆动期将对侧下肢抬离地面（如足下垂或伸展的下肢）。“摆动期拖曳足或趾”可能由同侧的踝关节背屈肌无力、跖屈肌挛缩、髋关节或膝关节屈曲受限或本体感觉障碍引起。近期Rancho Los Amigos医学中心出版了一个很好的观察性步态分析手册。

（二）预测跌倒风险

每年近30%的65岁以上的社区老年人都会发生跌倒。在众多鉴别高跌倒风险患者的简单测试中，研究得最透彻的几种为“说话时不行走”和“起立行走计时”测试。在针对这些测试的研究中，过去几年中有过跌倒的经历对未来6～12个月内再次跌倒的预测灵敏度为20%～62%，特异度71%～93%，阳性LR＝2.4。

1. 体征

（1）**说话时不行走**。该测试的理论背景是存在跌倒风险的老年患者难以同时完成两个独立的任务。在进行该测试时，医生需与患者一同行走，并发起谈话，观察此时患者的反应。如果患者在说话时停止行走，则为测试结果阳性。

（2）**起立行走计时测试**。医生需测量患者从一把标准的椅子上站起，走到3m外的一条线处，转身、返回再坐下所用的时间。医生应指导患者以正常速度行走，且可以在正式计时之前先尝试走一次。计时从患者的背部离开椅子时开始，到患者的臀部与椅子接触时结束。

2. 临床显著性

由循证医学表7.2中的似然比可知，提示患者跌倒风险增加的最强证据为患者无法在闭目时双脚并拢站立10秒（*LR*＝4.5）、“说话时不行走”测试阳性（*LR*＝3.0）、掌颏反射阳性（*LR*＝2.8，见第63章），以及“起立行走计时”测试用时≥35秒（*LR*＝2.6）。起立行走计时测试的用时小于15秒说明患者跌倒风险低（*LR*＝0.1）。该测试的方法不同，针对的特定人群不同时，计时截止的时机也不同；循证医学表7.2中的似然比来自针对疗养院体弱老年人的研究。

表7.2　跌倒风险预测[*]

体征（参考文献）[**]	灵敏度/%	特异度/%	似然比[***]	
			体征存在	体征缺失
神经查体				
掌颏反射存在	31	89	2.8	0.8
无法双脚并拢闭目站立10秒	4	99	4.5	NS
无法走串联步（出现＞2次错误）	53	70	1.7	0.7
特殊测试				
说话时不行走	14～53	70～97	3.0	NS
起立行走计时测试				
＜15秒	4	67	0.1	—
15～35秒	60	—	NS	—
≥35秒	63	86	2.6	—

注：*诊断标准，对于跌倒的诊断标准为，在未来6个月或12个月的随访中跌倒不少于1次。

**体征定义，掌颏反射的定义见第63章；其他所有的体征测试见正文。

***似然比，如果体征存在为阳性似然比；如果体征缺失为阴性似然比。

NS，不显著（Not significant）。

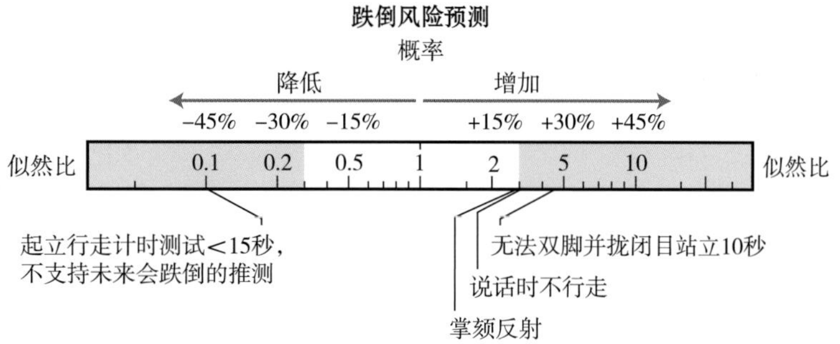

五、手杖

全面的步态查体应考虑到患者手杖的长度和哪侧手臂使用手杖。

（一）手杖的长度

在23%～42%的情况下，患者的手杖长度都比合适的长度长或短至少5cm。合适的手杖长度应为患者穿日常的鞋子，手臂下垂于身侧时远端腕纹到地面的距离。

（二）对侧与同侧使用手杖的比较

尽管现有的证据仅支持髋关节炎的患者应使用健侧手持手杖，但习惯上髋关节炎和膝关节炎的患者都被告知应使用健侧手持手杖。当髋关节炎患者以患侧髋关节站立时，通过在对侧的手杖上分别施加89N、147N和169N的压力，患者可以使患侧股骨头承受的压力对应减少734N、1210N、1419N。

第8章

黄 疸

教学重点

- 对于以下四种情况，在患者床旁进行体格检查结果的准确度高：①诊断黄疸的病因（鉴别肝细胞疾病和胆管梗阻）。②识别肝硬化。③诊断肝肺综合征。④诊断门脉性肺动脉高压。
- 患者出现黄疸、腹壁静脉曲张、手掌红斑、蜘蛛痣和腹水均意味着其患有肝细胞疾病的可能性更大。可触及胆囊意味着肝外梗阻的可能性更大。
- 若慢性肝病的患者出现腹壁静脉曲张、扑翼样震颤、体毛减少、男性乳腺发育、腹水、蜘蛛痣、黄疸、手掌红斑以及触诊肝缘坚硬，则意味着进展为肝硬化的可能性增加。
- 在肝硬化患者中，出现杵状指和发绀提示出现肝肺综合征的可能性增加。
- 在肝硬化患者中，出现P_2亢进、右心室隆起及血压≥140/90mmHg提示出现门脉性肺动脉高压的可能性增加。

一、概述

黄疸是由于胆色素蓄积导致的皮肤黏膜异常变黄。黄疸有三种类型：①溶血性黄疸（由于大量红细胞破坏导致的胆红素生成过多）。②肝细胞性黄疸（见于肝实质病变，如酒精性肝病、药物性肝损、病毒性肝炎、转移癌）。③梗阻性黄疸（由于肝外胆道的机械性梗阻，如胆总管结石、胰腺癌所致）。在大多数报道的黄疸病例中，溶血性黄疸并不常见，因而医生在床旁的主要任务是鉴别肝细胞性黄疸和梗阻性黄疸。

二、体征

（一）黄疸

一般来讲，黄疸最先出现在眼部，而描述这一表现的传统术语（巩膜黄染）其实是具有误导性的，因为病理研究表明色素多沉积在结膜上，而非没有血管的巩膜。随着病变的进展、血清胆红素水平上升，面部、黏膜乃至全身皮肤都会变成黄色或橘色。

结膜下明显的黄色脂肪常被误以为是结膜黄染。但和黄疸不同的是，脂肪常局限在结膜褶皱处，而靠近角膜的区域不受影响。胡萝卜素血症患者（源于胡萝卜或多种维生素摄取过量）的皮肤也会出现黄染，尤其出现在手掌、足底和鼻唇沟的位置，其与黄疸的区别在于结膜并不受影响。

（二）相关表现

根据公认的教材内容，肝细胞性黄疸和梗阻性黄疸可通过某些体征进行区分。

1. 肝细胞性黄疸

其特征表现包括蜘蛛状毛细血管扩张（蜘蛛痣）、手掌红斑、男性乳腺发育、腹壁静脉曲张、脾大、扑翼样震颤、肝臭。

（1）**蜘蛛状毛细血管扩张（蜘蛛痣）**。蜘蛛状毛细血管扩张指的是皮肤血管扩张，包括以下三部分：①中央小动脉（蜘蛛的“躯干”），用载玻片轻压可见其搏动。②多条呈辐射状的“腿”。③周边红斑，包绕整个病变区域或仅是其中心部分。消退后，蜘蛛痣内的血流重新恢复，首先充满中央小动脉，然后流往外周“腿”的分支。蜘蛛痣最常见于面部和颈部，其次是肩、胸、手臂和手背，在手掌、头皮和脐以下部位少见。这种独特的分布方式可能反映了微循环的神经激素特性，因为其密集分布区与皮肤潮红相似。

获得性蜘蛛痣多见于以下三种情况：肝病、妊娠、营养不良。在肝病患者中，蜘蛛痣的进展和消退随病情变化而变化，并且它们的出现似乎与血清雌二醇/睾酮水平的异常增高有关。对孕妇而言，蜘蛛痣常发生在妊娠的第2～5个月，通常在产后数日就会消失。健康人也会出现蜘蛛痣，但不同于肝病，健康人的病损数量少（平均3个）且面积更小。

1867年，英国医生Erasmus Wilson对蜘蛛痣进行了首次描述。

（2）**手掌红斑**。手掌红斑指的是双侧手掌侧皮肤对称性的变红，多见于大小鱼际肌部位。出现手掌红斑的临床情况和蜘蛛痣相似，而且这两种病变常一起出现和消失。

（3）**男性乳腺发育和体毛减少**。许多肝病患者都伴有男性乳腺发育（定义为乳晕下可触及不连续的乳腺组织硬结，直径≥2cm）和阴毛、体毛减少；这些发现都可归于循环中雌激素/雄激素水平的升高。

（4）**腹壁静脉曲张**。在一些肝硬化患者中，门静脉压力升高会导致侧支血管开放，从而将血液从门脉系统分流至体循环静脉系统。其中脐周的侧支循环血管，是通过脐旁静脉分流至腹壁静脉以减轻门静脉高压。有时这些腹壁静脉明显曲张，形似许多蜿蜒的海蛇，因此得名**海蛇头**（caput medusae）。由于侧支循环开放，有时在剑突和脐之间的部位听诊会听到连续的静脉营营音。

腹壁侧支循环也可见于上腔静脉综合征（阻塞累及奇静脉系统）或下腔静脉综合征。在这些疾病中，侧支静脉多见于侧腹壁。一种传统的体格检查可用来区分下腔静脉阻塞和门静脉高压。检查者先压迫脐下曲张的腹壁静脉，然后松手观察血流方向（门静脉系统疾病侧支循环开放时，血流应从脐部流向足部；而在下腔静脉综合征引起侧支循环开放中，血流方向则相反）。但是该检查不完全可靠，因为多数扩张的腹壁血管没有功能完整的静脉瓣。在这种情况下，两种血流方向都可见于上述疾病。

（5）**可触及脾脏**。造成脾大的重要原因之一是严重的肝细胞疾病引发的门静脉高压。因此，在传统教学中，黄疸伴脾大的患者意味着其患有肝细胞疾病的可能性增大。

（6）**扑翼样震颤**。Adams和Foley在1949年首次描述扑翼样震颤，这是肝性脑病首发表现之一，也是肝细胞性黄疸的典型表现。让患者双手平伸、手指张开即可诱发该体征。在短暂的潜伏期（反应时间差）后，患者的手指和手掌突然开始“拍打”，且动作间期从不到一秒至数秒不等（因此获名扑翼样震颤）。扑翼样震颤的主要问题在于无法维持一个固定的姿势（扑翼样震颤的英文asterixis来源于希腊语sterigma，意思是“去支持”）。因此，让患者抬腿、背屈足部、用力闭眼或伸舌，也会出现扑翼样震颤。由于引发扑翼样震颤需要某些肌肉的随意收缩，所以一旦出现昏迷，这些症状就会消失（虽然某些昏迷的患者在抓握反射时还是有这种表现，见第63章）。

扑翼样震颤的肌电图表现为肌电活动突然消失（即负性肌阵挛）。但是扑翼样震颤并非肝病的特异表现，它也可能出现于其他原因导致的脑病，如高碳酸血症和尿毒症。单侧扑翼样震颤通常提示对侧大脑的器质性病变。

（7）**肝臭**。肝臭是肝实质严重病变患者的特征性口气，闻起来像臭鸡蛋和大蒜混合一起的气味。气相色谱显示产生这种气味的主要化合物为二甲基硫醚。肝臭与严重的门体循环分流关系最为密切，而非肝性脑病；只要具有严重的门体循环分流，都有这种特征性口气。

2. 梗阻性黄疸：可触及胆囊（Courvoisier征）

黄疸伴光滑、无触痛、增大的胆囊是梗阻性黄疸的典型表现。Courvoisier征时胆囊可触及且合并肝外梗阻，第51章会对该体征进行详细的讨论。

三、临床意义

（一）黄疸的检测

尽管许多教科书都表明一旦血清胆红素超出42.75μmol/L，即为显性黄疸，但临床研究表明只有70%～80%的观察对象会在这个阈值内检出黄疸。该检查的灵敏度在血清胆红素水平超过171μmol/L时提高至83%，超过256.5μmol/L时为96%。

（二）肝细胞性黄疸与梗阻性黄疸

研究表明，在大多数情况下医生仅通过床旁和基本的实验室检查（即在影像学检查之前）

就能够对肝细胞性黄疸和梗阻性黄疸进行鉴别。循证医学表8.1中的疾病被随意地定义为肝细胞疾病：因此，似然比（*LR*）正值的高值提示患有肝细胞疾病的可能性较大；反之，比值接近于0提示患肝细胞疾病的可能性较小，而梗阻性黄疸的可能性更大。

这些研究显示，在黄疸的患者中，门静脉高压的体征（如腹壁静脉曲张，*LR*＝17.5；腹水，*LR*＝4.4；脾大，*LR*＝2.9）、手掌红斑（*LR*＝9.8）和蜘蛛痣（*LR*＝4.7）均提示患有肝细胞性黄疸的可能性增加。唯一不支持肝细胞性黄疸的临床表现为胆囊增大（*LR*＝0.04，换言之，胆囊可触及支持胆道梗阻性黄疸，*LR*＝26，约为0.04的倒数）。

体重减轻、肝区压痛和肝大并不能有效区分黄疸的病因；即使将肝大定义为肝下缘超出右肋缘4～5指，也对鉴别诊断没有帮助。

（三）肝硬化的诊断

诊断肝硬化能为肝病患者的预后和治疗做出重要提示。循证医学表8.2显示了数百名不同慢性肝病患者的体征对诊断肝硬化的准确性。其显著提示患有肝硬化的体征为腹壁静脉曲张（*LR*＝9.5）、脑病（不理性行为、意识障碍和扑翼样震颤，*LR*＝8.8）、体毛或阴毛减少（*LR*＝8.8）、男性乳腺发育（*LR*＝7）、腹水（*LR*＝6.6）、蜘蛛痣（*LR*＝4.2）、黄疸（*LR*＝3.8）、手掌红斑（*LR*＝3.7）、肝缘坚硬可触（*LR*＝3.3），以及周围性水肿（*LR*＝3）。其他有用的发现（尽管不那么显著）还包括肝脏可触及（*LR*＝2.7）和脾大（*LR*＝2.5）。在这些体征中，唯一降低肝硬化可能性的是未触及肝脏（*LR*＝0.3）及肝缘不硬（*LR*＝0.4）。

表8.1　诊断黄疸患者中的肝细胞疾病[*]

体征（参考文献）	灵敏度/%	特异度/%	似然比[***]	
			体征存在	体征缺失
一般表现				
体重减轻	10～49	21～97	NS	NS
皮肤				
蜘蛛痣	35～47	88～97	4.7	0.6
手掌红斑	49	95	9.8	0.5
腹壁静脉曲张	42	98	17.5	0.6
腹部				
腹水	44	90	4.4	0.6
可触及脾脏	29～47	83～90	2.9	0.7
可触及胆囊	0[**]	69	0.04	1.4
可触及肝	71～83	15～17	NS	NS
肝区压痛	37～38	70～78	NS	NS

注：*诊断标准，对于非梗阻性黄疸（与梗阻性相对），通过肝穿刺活检、手术探查或尸检予以诊断。

**该研究中41例伴有医学性黄疸的患者均未触及胆囊，为了计算似然比，2×2表中每格都加了0.5。

***似然比，如果体征存在为阳性似然比；如果体征缺失为阴性似然比。

NS，不显著。

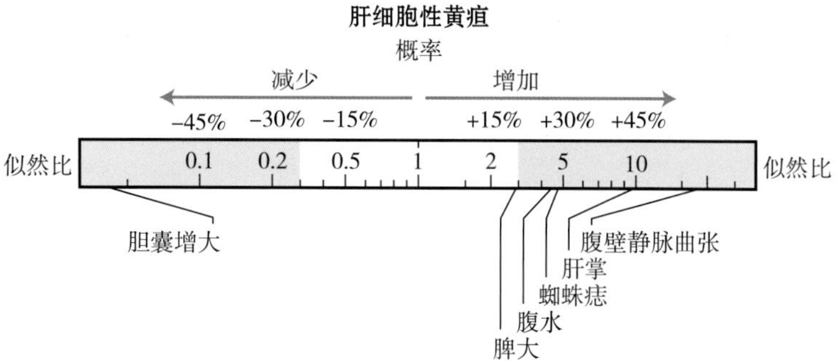

（四）在肝硬化患者中检出重度食管胃底静脉曲张

在超过750例既往无胃肠道出血的肝硬化患者的研究中，没有任何体征能够可靠地预测患者是否存在明显的食管胃底静脉曲张（与内镜检出结果一致）。对于所有肝硬化患者可见的体征，如海蛇头、蜘蛛痣、黄疸、肝大、脾大和肝性脑病，其*LR*均≤1.5或不显著。

（五）检测肝肺综合征

肝肺综合征是因肝硬化导致肺内血管分流和严重低氧血症的并发症。在统计超过550例肝硬化患者（其中大部分正在等待肝移植）的8项研究中，出现杵状指（*LR*＝4.6）和发绀（*LR*＝4.3）提示并发肝肺综合征的可能性增加（循证医学表8.3）。Child预后评分（用于慢性肝病）[①]也是有用的：Child C级增加了肝肺综合征的可能性（*LR*＝3.1），而Child A级或B级则减少了其可能性（*LR*＝0.4）。

（六）检测门脉性肺动脉高压

一些终末期肝病的患者会出现肺动脉高压，这是一个严重的并发症，因为它大大增加了肝移植手术的风险。在一项纳入80例连续肝移植候选人的研究中，3项体征可以准确地预测肺动脉高压（平均肺动脉压≥25mmHg）：P_2亢进（第二心音的肺动脉瓣成分，循证医学表8.4，*LR*＝17.6）、右心室膨隆（*LR*＝8.8）及高血压（血压≥140/90mmHg，*LR*＝7.3）。高血压和肺动脉高压之间的关联似乎出乎意料，但实际上大部分终末期肝病的患者由于全身血管舒张会出现低血压，而出现高血压可能意味着全身血管张力的异常。

氧饱和度下降、颈静脉怒张、腹水和水肿不影响这些患者肺动脉高压发生的可能性（表8.4）。

① Child评分（或Child-Pugh评分）根据5项临床变量（胆红素、白蛋白、凝血酶原时间、腹水和肝性脑病）及根据异常水平进行1～3的评分，来预测慢性肝病患者的预后。分数相加后将患者分为Child A级（预后最好）、B级和C级（预后最差）。

表8.2　在慢性肝病患者中诊断肝硬化*

体征（参考文献）**	灵敏度/%	特异度/%	似然比*** 体征存在	似然比*** 体征缺失
皮肤				
蜘蛛痣	33～84	48～98	4.2	0.5
手掌红斑	12～70	49～98	3.7	0.6
男性乳腺发育	18～58	92～97	7.0	NS
体毛或阴毛减少	24～51	94～97	8.8	NS
黄疸	16～44	83～99	3.8	0.8
腹壁静脉曲张	9～51	79～100	9.5	NS
腹部				
肝大	31～96	20～96	2.3	0.6
可触及肝脏	50～86	68～88	2.7	0.3
肝下缘坚硬可触及	71～78	71～90	3.3	0.4
脾大	5～85	35～100	2.5	0.8
腹水	14～52	82～99	6.6	0.8
其他表现				
周围型水肿	24～56	87～92	3.0	0.7
脑病	9～29	98～99	8.8	NS

注：*诊断标准，对于肝硬化，通过肝穿刺活检确诊。

**对体征的定义，对肝大和脾大，采用触诊、叩诊检查，或两者皆采用，并依靠医生的感觉判断；对脑病，通过意识混乱和扑翼样震颤进行判断。

***似然比，如果体征存在为阳性似然比；如果体征缺失为阴性似然比。

NS，不显著。

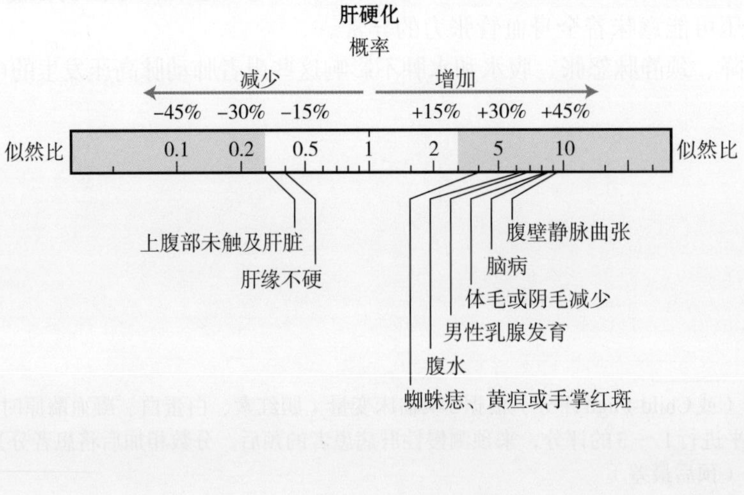

表8.3　慢性肝病患者中诊断肝肺综合征的表现*

体征（参考文献）	灵敏度/%	特异度/%	似然比**	
			体征存在	体征缺失
杵状指	22～80	64～95	4.0	0.5
发绀	8～86	78～99	3.6	NS
手掌红斑	57～80	54～70	NS	NS
蜘蛛痣	39～97	26～87	1.6	0.5
腹水	55～94	20～57	NS	NS

注：*诊断标准。对于肝肺综合征，存在以下三种标准：①肝硬化。②心脏声学造影显示肺内存在左向右分流。③低氧血症，根据不同的定义有动脉氧分压＜70mmHg或＜80mmHg，肺泡－动脉氧分压梯度≥15mmHg或＞20mmHg，或满足氧分压＜70mmHg或肺泡－动脉氧分压梯度＞20mmHg中的一项。

**似然比，如果体征存在为阳性似然比；如果体征缺失为阴性似然比。

NS，不显著。

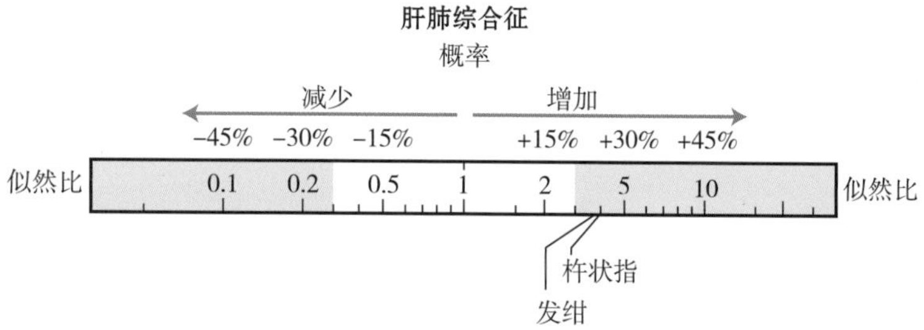

表8.4　在肝硬化患者中诊断肺动脉高压*

体征（参考文献）**	灵敏度/%	特异度/%	似然比***	
			体征存在	体征缺失
生命体征				
血压≥140/90mmHg	63	91	7.3	NS
氧饱和度＜92%	25	89	NS	NS
心脏检查				
颈静脉怒张	13	94	NS	NS
右心室膨隆	38	96	8.8	NS
P_2亢进	38	98	17.6	NS
其他表现				
腹水、水肿或二者均有	75	36	NS	NS

注：*诊断标准，若诊断为肺动脉高压，需满足右心漂浮导管测量平均肺动脉压力≥25mmHg。

***似然比，如果体征存在为阳性似然比；如果体征缺失为阴性似然比。

NS，不显著。

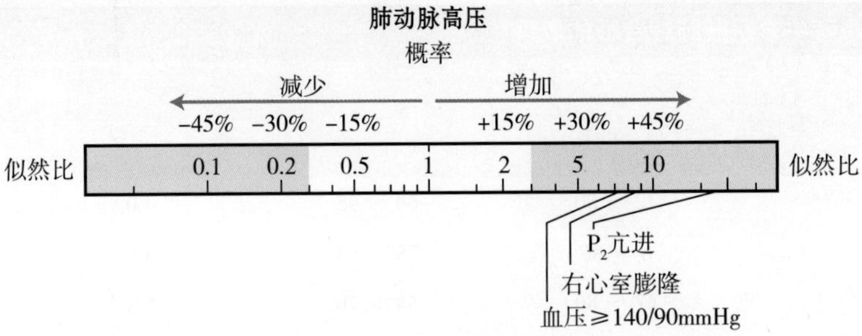
肺动脉高压
概率
减少
增加
-45%
-30%
-15%
+15%
+30%
+45%
似然比
0.1
0.2
0.5
1
2
5
10
似然比
P_2亢进
右心室膨隆
血压≥140/90mmHg

第9章

发　　绀

教学重点

- 发绀是由于皮肤浅表血管内蓝色血红蛋白的数量增多所致。常见原因为脱氧血红蛋白含量增加，罕见原因为高铁血红蛋白或其他异常血红蛋白含量的增加。
- 当异常血红蛋白的绝对量达到某个最小数值时（也就是动脉脱氧血红蛋白＞23.8g/L），才会呈现出发绀；这解释了红细胞增多症患者比贫血患者更易发生发绀的原因。
- 医生应在床旁区分患者的发绀类型是中央性还是周围性，不同的类型意味着不同的病因。
- 若慢性肝病的患者出现发绀，那么其患有肝肺综合征的可能性增大。
- 与发绀不同，假性发绀不会因向皮肤施加压力而变白，这一现象说明颜色并非来自血液的异常颜色，而是来自皮肤的异常色素（如银、胺碘酮）。

一、定义

发绀指的是浅表毛细血管和静脉中的循环血液发蓝而导致皮肤黏膜呈现异常的青紫色。蓝色通常意味着脱氧血红蛋白过量，虽然对某些患者而言是由于高铁血红蛋白或硫化血红蛋白水平的升高。发绀可分为中央性和周围性。在**中央性发绀**中，从心脏流出的血液中脱氧血红蛋白已经增多；而**周围性发绀**中，从心脏流出的血液中脱氧血红蛋白含量不高，到达外周时才增多。与真性发绀不同的是，**假性发绀**指的是由于蓝色色素在皮下沉积而造成的永久性皮肤青紫。

1761年，Morgagni首次报道发绀，并将其归因为肺动脉狭窄。1869年，Claude Bernard对静脉血和动脉血的血气存在的本质差异进行了定性描述。1919年，Lundsgaard首次对需要多少量的脱氧血红蛋白才能出现发绀进行了定量分析。

二、发病机制

（一）皮肤青紫

当蓝色色素（通常为脱氧血红蛋白）的绝对量积累到一定程度时，血液变蓝，这大概是由于此时蓝色才深到足以透过表皮显现出来。一旦脱氧血红蛋白达到这个最小累积量，发绀即出现，此时剩余的红色血液（或氧化血红蛋白）的量对于皮肤整体颜色的影响微不足道。

皮肤的颜色取决于真皮毛细血管和乳头层下静脉丛的血流颜色，而非动脉或静脉，因为它们的位置太深而难以影响皮肤颜色。人们对于能够造成发绀所需的脱氧血红蛋白的绝对浓度一直存在困惑，主要是因为曾有研究人员误将动脉中的脱氧血红蛋白浓度等同于毛细血管内的。动脉血中的脱氧血红蛋白浓度易于测量，但其在毛细血管内的水平才真正影响皮肤的颜色，因此其脱氧血红蛋白水平一定高于动脉中测得的水平。在中央性发绀的患者中，动脉血中脱氧血红蛋白的平均浓度为（34.8±5.5）g/L（在毛细血管和小静脉中为53.5g/L）。引起发绀的最小动脉脱氧血红蛋白浓度为23.8g/L（在毛细血管和小静脉中为42.5g/L）。

由于发绀取决于脱氧血红蛋白的绝对量而非相对量，因此是否出现发绀也取决于患者的总血红蛋白浓度（贫血患者的血红蛋白总量本来就少，对他们而言50g/L的毛细血管脱氧血红蛋白浓度即意味着血氧饱和度严重不足；红细胞增多症的患者则可能是相反的情况）。表9.1展示了这种联系：红细胞增多症患者（血红蛋白浓度200g/L）只要存在轻度的低氧血症［氧饱和度（SaO_2）＝88%，或氧分压（PO_2）＝56mmHg］即出现发绀；贫血患者（血红蛋白浓度80g/L）要达到严重的低氧血症（SaO_2＝70%，或PO_2＝36mmHg）才会出现发绀。

表9.1　发绀与血红蛋白浓度

血红蛋白浓度/（g/L）	发绀出现*	
	血氧饱和度/%	动脉氧分压（PO_2）/mmHg
80	70	36
100	76	40
120	80	45
140	83	47

续 表

血红蛋白浓度/(g/L)	发绀出现*	
	血氧饱和度/%	动脉氧分压(PO_2)/mmHg
160	85	50
180	87	54
200	88	56

注：*以上数据假设，当动脉血中脱氧血红蛋白达到2.38g/L时出现中央性发绀（计算见文字）。相应的氧分压从标准血红蛋白氧解离曲线中获得。

（二）周围性发绀

在周围性发绀中，从心脏流出的血液脱氧血红蛋白含量不高，但是由于周围组织的摄氧量增加，脱氧血红蛋白在外周积累，因此出现发绀。临床医生可通过以下方式来很好地演示发绀：把橡胶带缠在手指上使血液不流通，随着其中的氧气被周围组织不断地摄取，可以观察到远端指节变青紫。

三、体征

发绀最容易出现在表皮菲薄和皮下血管丰富的部位，如唇、鼻、脸颊、耳、手、足和口腔黏膜。荧光灯下比白炽灯和日光下更易观察到发绀。

（一）中央性发绀

中央性发绀患者的青紫可出现于唇、舌、舌下组织，以及手足。检查患者唇和口腔黏膜的颜色能够最好地反映出低氧饱和度与青紫程度的关系。一些长期发绀的患者会伴有杵状指（见第28章）。

当怀疑中央性发绀而供氧后无法减轻皮肤黏膜青紫程度时，临床医生应考虑患者是否患有高铁血红蛋白血症或硫化血红蛋白血症。高铁血红蛋白血症患者的皮肤常常表现为特征性的棕色（巧克力发绀）。

由于发绀的表现程度取决于真皮毛细血管中脱氧血红蛋白含量，用手将血液从血管中挤出（比如向皮肤施加压力）会让青紫色暂时消退。

（二）周围性发绀

周围性发绀导致手足青紫，而唇黏膜仍是粉红色。温暖患者四肢的皮肤，由于血流向温度高的部位流动，这样可以减退周围性发绀；而中央性发绀皮肤加温后没有变化，甚至有可能加重。

（三）假性发绀

假性发绀患者的唇黏膜为粉红色，在皮肤上施加压力不能使异常颜色消退。

（四）发绀和血氧测定

发绀对碳氧血红蛋白测定（实验室血气分析）和脉搏血氧测定（床旁仪器测定，见第20章）的影响是不同的。由于碳氧血红蛋白测定法可以区分脱氧血红蛋白和其他异常血红蛋白，它仅提示中央性发绀患者的低氧血症（该测定取样为动脉血，因而在周围性发绀患者中仍显示为正常氧含量）。相反，脉搏血氧测定可以检测出指端脉冲波的颜色。尽管它也可以显示中央性发绀患者的低氧血症，用此方法检测周围性发绀或异常血红蛋白患者的动脉血氧程度时，有时会给出错误提示（见第20章）。碳氧血红蛋白测定和脉搏血氧测定法在检查假性发绀患者时均提示血氧含量正常。

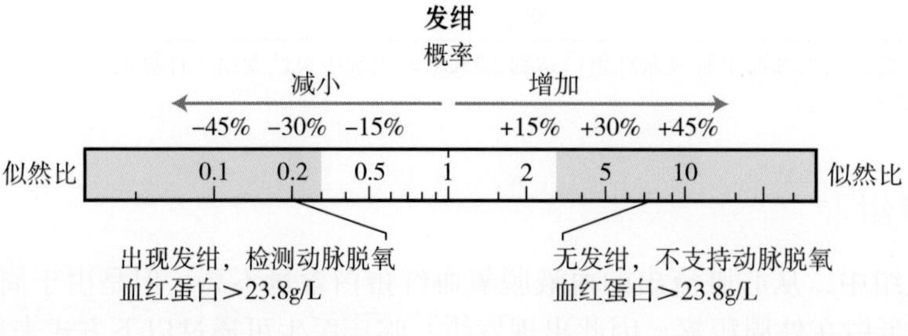

四、临床意义

（一）中央性发绀

对于任何能够引发低氧血症的疾病，都能在心脏泵出的血液中产生足量的脱氧血红蛋白以造成发绀。典型的病因包括肺水肿、肺炎和心脏内右向左分流。若患者出现了中央性发绀，其患有低氧血症的可能性也大幅增加（似然比＝7.4，循证医学表9.2）。低氧血症定义为动脉脱氧血红蛋白浓度≥23.8g/L，对应血红蛋白含量正常的患者$SaO_2 \leqslant 80\%$和$PO_2 \leqslant 4mmHg$（表9.1）。若患者无中央性发绀，患有这类严重低氧血症的似然比则大幅减小（似然比＝0.2，表9.2）。

对于慢性肝病患者，若出现发绀，其患肝肺综合征的可能性增加（*LR*＝3.6；见第8章）。

表9.2　中央性发绀，检出动脉脱氧血红蛋白浓度≥23.8g/L*

体征（参考文献）	灵敏度/%	特异度/%	似然比**	
			体征存在	体征缺失
中央性发绀	79～95	72～95	7.4	0.2

注：*血红蛋白浓度为120g/L时，对应的氧饱和度为80%，氧分压为45mmHg（表9-1）。

**似然比，如果体征存在为阳性似然比；如果体征缺失为阴性似然比。

（二）周围性发绀

在临床工作中，周围性发绀常见于低心输出量、动脉血管疾病或阻塞（如雷诺病）和静脉疾病。

（三）假性发绀

假性发绀可发生于接触某些金属（源于局部银化合物的银中毒，金制剂疗法后的金质沉着症）或药物（胺碘酮、米洛环素、氯喹和吩噻嗪类）后。

第10章

贫　　血

教学重点

- 检查皮肤黏膜苍白主要关注结膜、舌、口腔黏膜和手掌皱褶的颜色，因为这些部位有大量浅表的血管，同时皮肤天然色素沉着最少。
- 结膜边缘苍白是贫血的最有力证据。
- 没有任何一项单独的查体表现可以绝对排除贫血的诊断。

一、概述

贫血指的是因失血、溶血或骨髓造血能力不足导致的循环红细胞数量的异常减少。对于急性失血的患者，血容量不足的体征最为突出（见第17章）；但是慢性贫血（本章的主题）的查体表现主要为皮肤和结膜颜色的变化。

二、体征

慢性贫血可导致皮肤和结膜呈现异常的苍白，这是由于真皮及结膜下毛细血管和小静脉循环中氧合血红蛋白含量的降低。尽管如此，皮肤黏膜苍白并不总意味着贫血，因为肤色还取决于这些小血管的直径、循环脱氧血红蛋白的含量及患者的自然皮肤色素。寒冷或交感神经刺激引起的血管收缩也可导致苍白，并且贫血导致的苍白表现也会被血管舒张产生的潮红（炎症或由缺血、寒冷、辐射导致的永久性血管损伤）、发绀（见第9章），或皮肤自身的褐色色素所掩盖。理论上，对结膜、甲床和手掌的检查可以避免患者天然皮肤色素的影响。

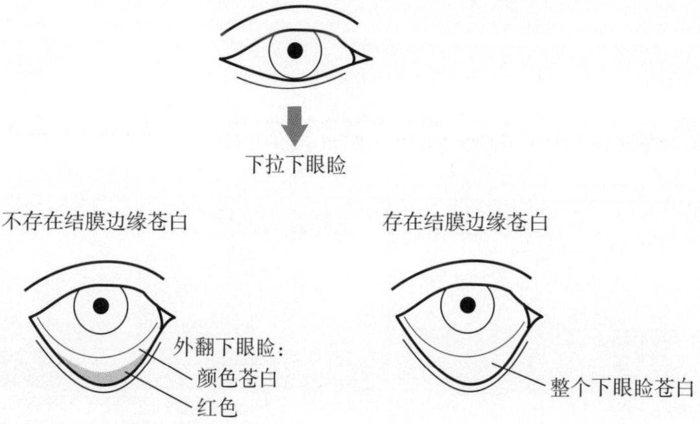

图10.1　结膜边缘苍白

轻柔下拉患者下眼睑（顶端），医生观察眼睑的内表面，并比较眼睑边缘与靠近眼球处的结膜表面颜色差异。在非贫血患者中（左下），有两个颜色区域：边缘处的红色（由于其大量血管供应）和与之形成鲜明对比的靠近眼球处的苍白色（由于其丰富的淋巴组织）。在贫血患者中（右下），整个下眼睑的内表面都呈现苍白色（结膜边缘苍白）。

大多数临床医生通过比较患者肤色与自身肤色或记忆中正常肤色的差异，来主观评估皮肤黏膜的苍白程度。然而，更为客观的苍白的定义为如果观察到下结膜前缘的颜色和睑结膜深后方苍白的肉色相同，则为结膜边缘苍白（图10.1）。对于不存在贫血者，前缘的鲜红色与后部的肉色对比明显。

三、临床意义

循证医学表10.1显示了基于数百例患者的研究得出的慢性贫血体征的诊断准确率。这些研究排除了急性出血或近期接受输血的患者，并尽可能在自然光下确定皮肤和结膜的颜色。

根据循证医学表10.1，结膜边缘苍白（*LR*＝16.7）是最可能提示贫血的体征，其次为掌褶苍白（*LR*＝7.9）、手掌苍白（*LR*＝5.6）、结膜苍白（即非特异的结膜缘苍白，*LR*＝4.7）、任何部位的苍白（*LR*＝3.8）、面部苍白（仅为浅肤色的人，*LR*＝3.8），以及舌体苍白（*LR*＝3.7）；甲床苍白缺乏诊断价值（*LR*不显著）。重要的是，没有任何体征可以有力地表明贫血的可能性小（未出现*LR*＜0.4）。

表10.1 贫血*

体征（参考文献）**	灵敏度/%	特异度/%	似然比***	
			体征存在	体征缺失
任何部位的苍白	22～77	66～92	3.8	0.5
面部苍白	46	88	3.8	0.6
甲床苍白	59～60	66～93	NS	0.5
手掌苍白	58～64	74～96	5.6	0.4
掌褶苍白	8	99	7.9	NS
结膜苍白	31～62	82～97	4.7	0.6
舌体苍白	48	87	3.7	0.6
结膜边缘苍白***				
苍白	10	99	16.7	—
临界苍白	36	—	2.3	—
未见苍白	53	16	0.6	—

注：*贫血的诊断标准，血细胞比容＜0.35，血红蛋白（Hb）＜100g/L，Hb＜90g/L，Hb＜110g/L，或女性血红蛋白＜110g/L、男性血红蛋白＜130g/L。

**临床表现的定义，对于任何部位的苍白，检查皮肤、甲床和结膜；对于面部苍白，研究排除黑种人患者；对于掌褶苍白，须轻柔拉伸患者手指后再进行检查；对于结膜边缘苍白，见图10-1。

***似然比，如果体征存在为阳性似然比；如果体征缺失为阴性似然比。

NS，不显著。

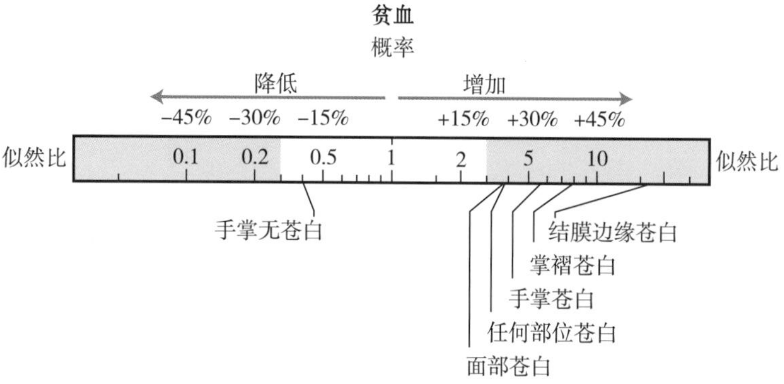

第11章

低血容量

教学重点

- 在患有急性疾病的老年患者中，以下四个查体发现能精确地发现低血容量：眼窝凹陷、异常皮肤弹性（锁骨下区域）、口腔黏膜干燥和腋窝干燥。
- 未见舌沟且皮肤弹性正常提示低血容量的可能性不大。

一、概述

低血容量指两种不同的紊乱。①**容量不足**：细胞外间隙中钠离子的丢失（即血管内和组织间隙液中的液体），该情况可见于胃肠道出血、呕吐、腹泻和利尿。②**脱水**：细胞内水分（及全身水分）的丢失，最终导致细胞脱水，以及血浆钠离子浓度和渗透压的升高。在本书第17章将讨论根据异常生命体征判断患者是否低血容量的准确度，本章将分别介绍其他临床表现。

二、体征与发病机制

表明低血容量的许多传统体征，如黏膜干燥、眼窝凹陷、皮肤干瘪、皮肤弹性下降、意识模糊，在历史上最初是用于描述血管近于塌陷的霍乱患者的。由此推测，细胞脱水、组织间隙脱水和灌注不足都会产生这些体征。

皮肤弹性下降指的是皮肤在检查者的拇指和示指挤压后缓慢回弹至其正常位置。一项研究将挤压3秒后皮肤持续隆起3秒或更长时间定义为异常。皮肤的回弹有赖于弹性蛋白，体外实验表明当弹性蛋白湿重降低3.4%时，回弹时间将延长40倍。弹性蛋白也会随衰老而退化，表明皮肤弹性下降的特异度随着患者的衰老而降低。

三、临床意义

循证医学表11.1所示的临床研究比较了低血容量的经典体征与实验室检查结果数据（即升高的血清尿素–肌酐比值水平、血清渗透压或血清钠）。入选这些研究的患者大多为被送至急诊室，且具有呕吐、食欲缺乏或腹泻等症状的老年患者。几乎未纳入极度低血容量的患者，如典型霍乱患者。

表11.1 低血容量*

体征**（参考文献）	灵敏度/%	特异度/%	似然比***	
			体征存在	体征缺失
皮肤、眼和黏膜	40～50	82～93	3.0	0.6
腋窝干燥	49～85	58～88	3.1	0.4
口腔和鼻腔黏膜干燥	85	58	NS	0.3
纵向舌沟	33～62	82～93	3.7	0.6
眼窝凹陷	73	79	3.5	0.3
皮肤弹性下降（锁骨下区）				
神经系统临床表现				
意识模糊	49～57	73～99	NS	0.5
无力	43	82	NS	NS
言语不清或混乱	56	82	NS	0.5

注：*低血容量诊断标准，血清尿素氮与肌酐比例＞25，渗透压＞295mOsm/L，或者血钠浓度＞145mmol/L。

**临床表现的定义，对于皮肤弹性下降，请见上文。

***似然比，如果体征存在为阳性似然比；如果体征缺失为阴性似然比。

NS，不显著。

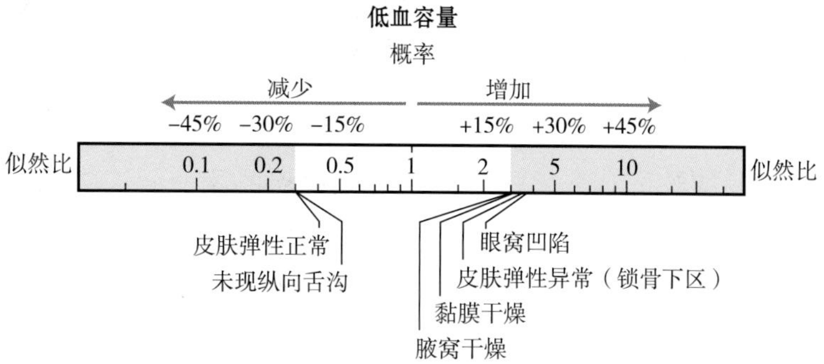

在这些研究中，眼窝凹陷（$LR=3.7$，循证医学表11.1）、皮肤弹性异常（检测锁骨下区，$LR=3.5$）、黏膜干燥（$LR=3.1$）及腋窝干燥（$LR=2.8$）的出现表明低血容量的概率增加。与前臂相比，在大腿、胸骨或锁骨下区域进行的皮肤弹性检测结果更加准确。未见纵向舌沟和皮肤弹性正常提示低血容量的概率减少（两种临床表现均$LR=0.3$）。眼窝凹陷、无力和言语异常在这些研究中几乎没有诊断价值。

虽然毛细血管再充盈时间延长已经被认为是低血容量的可靠体征，但是其在一项研究中仍缺乏诊断价值。

第12章

蛋白质能量营养不良和体重减轻

教学重点

• 营养不良（消瘦和恶性营养不良）的经典临床表现在工业化世界的营养不良患者中并不常见。取而代之的是，患有营养不良的住院患者肌肉质量减少（从肢体周长测量中得出）且握力降低。

• 肌肉质量和握力下降均能准确预测大手术后发病率和死亡率的增加。

• 在非自愿性体重减轻的患者中，65%是由于器质性疾病导致的，通常在初次病史、体格检查和实验室检查中可以明显发现。

• 患者明显低估自己的体重减轻会增加诊断为器质性疾病的可能性，而明显高估会增加诊断为非器质性疾病的可能性。

第一节 蛋白质能量营养不良

一、概述

在全世界范围，最常见的导致营养不良的原因是食品供给不足，然而，在工业化国家中，营养不良的原因通常是营养流失增加（如吸收障碍、腹泻、肾病综合征）或营养需求增加（如发热、肿瘤、感染或外科手术），或两者兼有。在工业化国家中，9%～27%的入院手术患者呈现严重营养不良的体征。

二、体征

发展中国家的儿童中存在两个不同的蛋白质能量营养不良综合征：**消瘦**（体重大幅下降、肌肉消耗及脂肪消耗）和**恶性营养不良**（腹胀、水肿及头发色素减退）。然而在工业化国家中，大多数营养不良患者少有夸张的临床表现，而是表现为体重低、肌肉和皮下脂肪萎缩、无力及多种实验室指标异常（如白蛋白或其他血清蛋白降低）的组合。

（一）上臂围

上臂围（arm muscle circumference，AMC）是一项沿用数十年的测量上肢肌肉量的方法，理论上反映了全身肌肉或蛋白质总量。临床医生测量上臂周长（C_a，使用软尺）和肱三头肌皮褶厚度（h，使用卡尺），并利用下述公式估计上臂围①：

$$AMC = C_a - \pi h$$

已有文献公布了正常AMC的年龄和性别标准化值。前臂围的测量方法与之类似。

（二）握力

营养不良可能影响手术患者预后，肌肉无力可能是营养不良的重要标志，基于以上假设，Klidjian等1980年在102例手术患者中开展了研究，并证明手的握力可以准确预测术后并发症的发生。在他们的研究方法中，患者紧握简易手持式弹簧测力计三次，并且在每次尝试之间休息10秒，与此同时临床医生记录所获得的最高值（排除了患有关节炎、脑卒中或存在其他导致无力的明显原因的患者）。

已有文献公布了正常握力的年龄和性别标准值。握力的临床研究始终测试非优势臂，但是这可能并不必要，因为研究表明双臂的结果是类似的。

历史上，临床医生通过卷起成人无液血压袖带（制作直径约5cm的圆柱体，每端有橡皮筋）

① 该公式假定上臂是只有皮肤和肌肉（即忽略肱骨）的圆柱体，推导过程如下。a. $AMC = \pi d_1$（d_1为上臂肌肉的直径）。b. $d_1 = d_2 - h$（d_2为上臂直径；h为皮褶厚度，其中，由于皮肤被压紧，所以实际上包括两层皮肤和皮下组织）。c. 因此，$AMC = \pi d_1 = \pi (d_2 - h) = \pi d_2 - \pi h = C_a - \pi h$。如果临床医生希望直接输入精确到毫米（mm）的皮褶厚度（即实测值），可用0.314代替此公式中的π值［即AMC和C_a测量值精确到厘米（cm）］。

测量握力，将袖带充气至20mmHg，然后要求患者挤压袖带。随后的血压计读数（mmHg）用于测量握力；已有研究公布了将该读数转换为测力计读数（kg或lb）的公式。

三、临床意义

循证医学表12.1示在接受大手术的患者中，体格检查在预测严重术后并发症方面的准确性。在这些研究中，如果并发症延长了住院时间、威胁了患者的生命或导致死亡，则它们属于严重并发症（如败血症、伤口感染、心肌梗死或脑卒中）。

在这些研究中，上臂或前臂围减小（*LR*＝2.5～3.2），握力降低（*LR*＝2.2）和低体重（*LR*＝2）均可中等程度地增加术后并发症的概率。握力正常可**降低**并发症的概率（*LR*＝0.4）。有趣的是，近期体重减轻在预测并发症方面几乎没有诊断价值，可能是因为这一临床表现不仅可见于因营养不良（这会增加并发症的发生）导致体重降低的患者，也可见于手术前自愿减肥（这会减少并发症的发生）的超重患者。

表12.1　蛋白质能量营养不足和主要手术并发症*

临床表现**（参考文献）	灵敏度/%	特异度/%	似然比***	
			体征存在	体征缺失
体重				
体重降低＞10%	15～75	47～88	1.4	NS
低体重	11～35	83～97	2.0	NS
比较测量				
上臂围＜85%预测值	26～38	83～91	2.5	0.8
前臂围＜85%预测值	14～42	85～97	3.2	0.8
肌力				
握力降低	33～90	46～93	2.5	0.4

注：*诊断标准，在这些研究中，疾病被定义为主要的术后并发症，包括延长住院时间、威胁患者生命或导致死亡的疾病。

临床表现的定义（所有临床表现来自术前体格检查），对于体重下降**＞10%，指（回忆的通常体重－测量体重）/回忆的通常体重＞10%；对于**低体重**，体重身高比低于正常低限，＜预测值的90%，或＜预测值的85%；**上臂围**标准值见参考文献3；对于**前臂围**＜85%，男性＜20cm，女性＜16.3cm；对于**握力降低**，虽然特定的阈值不同，但是都与来自参考文献的已公布的年龄和性别标准化异常值相符。

***似然比，体征存在为阳性似然比，体征缺失为阴性似然比。

AMC，上臂围；NS，不显著。

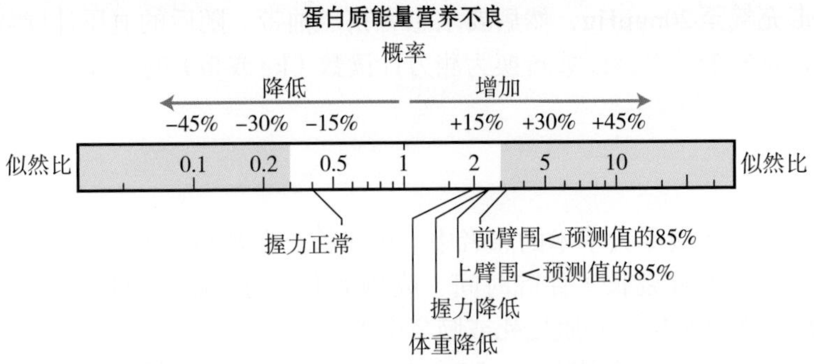

第二节　体重减轻

一、概述

非自愿性体重减轻提示多尿、热量摄入减少，或由于吸收不良、糖尿或高代谢状态导致的热量需求增加。非自愿性体重减轻超过其日常体重的5%的患者中，65%具有器质性疾病（最常见的原因是癌症和胃肠道疾病，不过几乎任何慢性疾病都可能导致体重减轻），10%的患者被诊断为精神疾病（抑郁症、神经性厌食症、精神分裂症），另外25%的患者在随访至少1年后体重减轻的原因仍然不明。

二、临床意义

体重减轻很少由隐匿性疾病引起，大多数诊断是在初次评估中作出的，包括病史采集、体格检查及基本的实验室检查。

在非自愿性体重减轻的患者中，饮酒史（*LR*＝4.5）和吸烟史（*LR*＝2.2）会增加在6个月内的随访中发现器质性病因的概率，而既往精神疾病（*LR*＝0.2）和初次体检**正常**（*LR*＝0.4）可以降低发现器质性病因的概率。另外，患者对体重减轻的认知——无论患者显著低估或高估，都有助于预测最终的诊断结果。要求患者估计其病前的体重（*W*）及减轻的体重（*E*），观察到的体重减轻（*O*）等于病前的体重（*W*）减去当前测量的体重。显著低估体重的减轻被定义为（*O*–*E*）大于0.5kg，提示体重减轻是由**器质性原因**引起的，灵敏度为40%，特异度为92%，阳性*LR* 5.4，阴性*LR* 0.6。显著高估体重的减轻被定义为（*E*–*O*）大于0.5kg，提示体重减轻是由非器质性原因引起的，灵敏度为70%，特异度为81%，阳性*LR*＝3.6，阴性*LR*＝0.4。

第13章

肥　　胖

教学重点

- 肥胖会增加糖尿病、心血管疾病风险，并提高总死亡率。
- 肥胖的最佳衡量指标是体重指数（BMI）和腰围。预测死亡率增加的阈值是BMI＞25kg/m^{2}且男性腰围＞102cm（即＞40in），女性腰围＞88cm（即＞35in）。
- 腹型肥胖［腰臀比（waist-to-hip ratio，WHR）升高］预后较臀-股肥胖（WHR降低）更差。

一、概述

肥胖会增加冠心病、糖尿病、高血压、骨关节炎、胆石症、某些癌症的风险并提高整体死亡率。早在数千年前，临床医生就已认识到肥胖的危险（根据希波克拉底格言，“猝死更常见于天生肥胖者中，而非偏瘦者”）。美国2/3的成年人超重或肥胖。

二、体征及意义

多种不同的人体测量参数被用于识别因肥胖导致并发症风险最大的患者。最重要的参数是体重指数（BMI）、皮褶厚度、腰臀比（WHR）、腰围和腹部矢状径。

（一）体重指数

1. 临床表现

体重指数（BMI，又名克托莱指数）指的是患者体重值（kg）除以身高值（m）平方的商（kg/m^2）。如果使用磅和英寸作为单位，则该商应乘703.5将单位转换为kg/m^2。如果BMI＞$25kg/m^2$，则为超重，如果BMI＞$30kg/m^2$，则为肥胖。

体重指数是由一位17世纪的比利时数学家和天文学家Lambert-Adolphe-Jacques Quetelet推导得到的，他发现这一比值能够最好地显示体重和身高的自然关系。

2. 临床意义

BMI采用简单而可靠的测量方法，可与全身脂肪测量值精确地关联（$r=0.70\sim0.96$），显著优于其他与体重（W）和身高（H）相关的公式（如W/H、W/H^3、$W/H^{0.3}$）。此外，体重指数也与患者的胆固醇水平、血压、冠心病事件的发生率和总死亡率显著相关。

将截点划分在$25kg/m^2$的部分原因是，在这个数值水平之上死亡率会显著升高。许多关于BMI和死亡率的研究揭示了两者之间的J形关系（即偏瘦和超重的患者的死亡率均增加），但偏瘦者增加的风险与吸烟、随访时间短及疾病相关的体重减轻有关。

（二）皮褶厚度

衡量肥胖的另外一项参数是**全身皮褶厚度**，通过将多处（肱二头肌中部、肱三头肌中部、肩胛下和髂上区域）皮褶厚度（利用卡尺测量）相加得出。然后通过公式将总和转化为全身脂肪的估算值，该估算值与更精确的测量值非常接近（$r=0.7\sim0.8$）。现在皮褶厚度测量法已很少使用，一部分是因为该测量方法过于复杂，但更主要是因为表明该测量值具有临床意义的研究相对较少。

（三）腰臀比

1. 临床表现

腰臀比（WHR）是腰围的周长除以臀部的周长。它的前提是肥胖最重要的特征是分布，而不是数量。相比臀-股型肥胖（又称女性型、下半身或梨形肥胖），腹型肥胖（又称男性型、上半身或苹果形肥胖，图13.1）的预后要差得多。

大多数权威机构规定在肋骨下缘与髂嵴的中点处测量腰围，并在臀部最宽处测量臀围。当WHR在男性中超过1、在女性中超过0.85时，不良健康结局显著增加，前1/5的流行病学研究中WHR的界值也都接近此数值。

法国糖尿病学家Jean Vague因其在20世纪40年代的研究成果而广受赞誉，他观察到相比常见于女性的臀部和股部肥胖，常见于男性的腹型肥胖与健康状况较差相关。美国人寿保险公司在19世纪后期也观察到了相同的现象。一项基于皮褶厚度和肢体周长的复杂指标，即Vague最初的**男性化分化指标**，在20世纪80年代被更为简单的WHR所替代，现在已不再使用。

2. 临床意义

即便在控制BMI的影响之后，WHR与血压、胆固醇水平、糖尿病、脑卒中、冠心病发生率和总体死亡率依然呈显著相关。

3. 发病机制

腹型肥胖的主要来源是内脏脂肪（即大网膜、肠系膜和腹膜后脂肪），而非皮下脂肪。内脏脂肪具有代谢活性，能够不断地释放游离脂肪酸进入门脉循环，可能会引起高脂血症、动脉粥样硬化和高胰岛素血症。相应地，除了妊娠期和产后，臀部和股部的脂肪代谢并不活跃，因此一些人认为，下半身脂肪的作用是即使在无法获得外部营养的条件下，也能向哺乳期的女性提供持续的能量来源从而保证物种的生存。

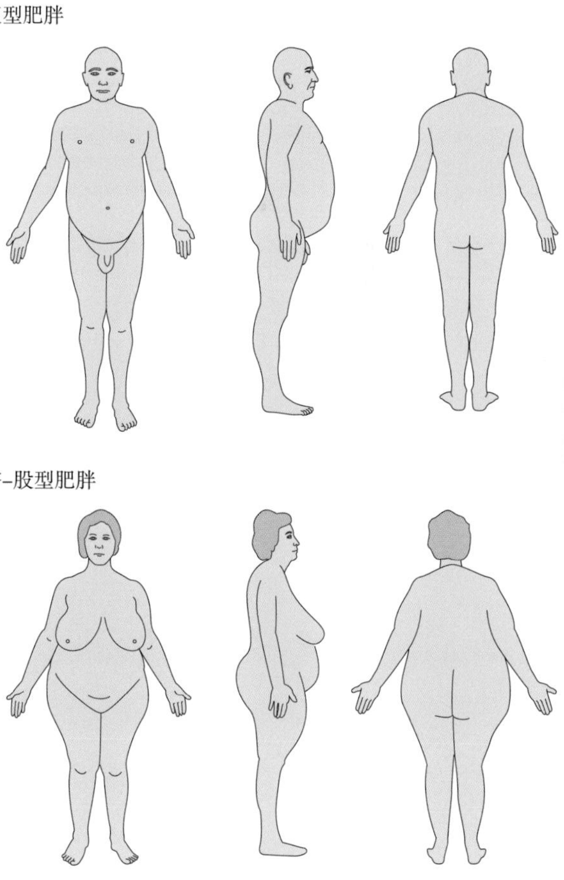

图13.1 腹型肥胖与臀-股型肥胖的比较

第一行描绘的是腹型肥胖；第二行描绘的是臀-股型肥胖。本图中的图画改编自Jean Vague发表的照片，他因首先将不良健康结局与腹型肥胖相联系而闻名。

（四）腰围

腰围仅仅是WHR计算中的分子。它具有的优势包括测量更加简单并且不需要考虑臀部，臀部除脂肪外还包含骨骼和骨骼肌，这些与糖尿病、高血压及动脉粥样硬化无合理的生物学关系。男性中，推荐的健康风险增加的截点为＞102cm（40in），而女性中则为＞88cm（35in）。

腰围与死亡风险的强相关性是与BMI独立的。腰围也是诊断代谢综合征（定义为以下的5种表现中符合3种或以上：腰围增大、高血压、甘油三酯水平升高、高密度脂蛋白（HDL）胆固醇水平降低、空腹血糖水平升高）的条件之一。

（五）矢状径

由于腰围同时包含皮下脂肪和内脏脂肪，因此研究人员已经开始寻找更佳的仅反映内脏脂肪的人体测量方法。矢状径是他们提出的一个测量指标，即**仰卧**患者的前腹壁与检查台表面之间的前后距离。理论上，内脏脂肪会保持仰卧位患者的腹部深度，而皮下脂肪则使得腹部深度因重力作用而部分减小。然而，关于该测量方法的研究很少，并且大多数都将其与具有不确定临床意义的变量相关联，例如，心血管危险因素或影像学测量的人体内脏脂肪含量。

第14章

库欣综合征

教学重点

- 库欣综合征的最常见原因是外源性使用皮质类固醇激素。内源性原因是库欣病［垂体肿瘤产生过量促肾上腺皮质激素（ACTH）］、异位ACTH生成和肾上腺肿瘤。
- 在疑似的患者中，以下表现增加了诊断为库欣综合征的可能性：皮肤菲薄、淤斑、躯干肥胖和骨质疏松症。
- 在疑似的患者中，以下体征减少了诊断为库欣综合征的可能性：全身性肥胖、皮肤厚度正常、没有满月脸。
- 在患有ACTH依赖性的库欣综合征的患者中，存在显著的体重减轻或快速起病增加了异位ACTH综合征的可能性。
- 假性库欣综合征是指类似库欣综合征的疾病，如慢性酒精中毒患者或服用抗逆转录病毒药物的HIV感染者。

一、概述

库欣综合征（Cushing syndrome）是由血液循环中糖皮质激素过量引起的临床综合征，其临床表现为高血压、中心性肥胖、虚弱、多毛（女性）、抑郁、皮纹、淤斑。常由外源性给予皮质类固醇激素引起。内源性库欣综合征是ACTH过量分泌引起的，可由垂体肿瘤（即库欣病，占内源性病例的70%）、异位ACTH综合征（通常由肺小细胞癌、肺或纵隔的类癌引起，占内源性病例的10%）、肾上腺腺瘤（内源性病例的10%）、肾上腺腺癌（内源性病例的5%）导致。库欣病和异位ACTH综合征属于ACTH**依赖性疾病**，皮质醇水平的升高是ACTH水平的异常升高导致的。而肾上腺肿瘤属于ACTH**非依赖性疾病**。

1932年，Harvey Cushing首先报道了库欣综合征。1949年，皮质类固醇激素首次作为治疗药物用于类风湿关节炎治疗，2年内即产生了对外源性库欣综合征的确切描述。

二、体征及机制

表14.1示1000余例库欣综合征患者查体发现的体征。

表14.1　库欣综合征临床表现的发生概率*

体征**	概率/%***
生命体征	
高血压	64～88
体形	
满月脸	67～92
中心性肥胖	44～97
水牛背	34～75
皮肤表现	
皮肤变薄	27
多血质	28～94
女性多毛症	48～81
淤斑	23～75
红纹或紫纹	46～68
痤疮	21～52
极端体征	
近端肌无力	39～68
水肿	15～66
其他	
严重抑郁	12～40

注：*信息基于参考文献4～11中的1056例患者。每个研究包含了至少50例患者。

**诊断标准。对于库欣综合征，每日皮质醇或皮质类固醇代谢物水平上升，或两者均上升，伴生理节律紊乱和地塞米松抑制试验结果异常。

***结果是整体的平均概率，若数据异质性高，则使用范围表示。

（一）体型

库欣综合征患者伴有**中心性肥胖**（又称**躯干肥胖**或**向心性肥胖**），表现为脂肪聚集于身体中线的颈部、胸部、腹部，而肢体远端肌肉显著萎缩。中心性肥胖有三种定义：①除外四肢的肥胖（主观定义，最常用）。②计算**中心性肥胖指数**，3个躯干周长（颈部、胸部、腰部）的总和除以6个肢体周长（双臂、双股部、双小腿）的总和的比值，比值高于1为异常。③异常腰臀比（即对于男性＞1，对于女性＞0.85，见第13章）。不推荐用异常腰臀围比值定义中心性肥胖，因为假阳性（即库欣综合征）结果较多。

库欣综合征的其他典型体型特征：双侧颞部脂肪累积（**满月脸**）、肩胛骨之间与颈部后脂肪累积（**水牛背**）、锁骨上区脂肪累积（颈根部附近呈"衣领"状）、胸骨前脂肪累积（**颈下垂皮**，根据牛颈根部下垂的皮赘命名，图14.1）。许多专家表示水牛背并不是库欣综合征的特异度表现，任何原因造成的体重增加均可能出现水牛背；该假说还未被正式验证。病态肥胖症在库欣综合征中几乎不会发生。

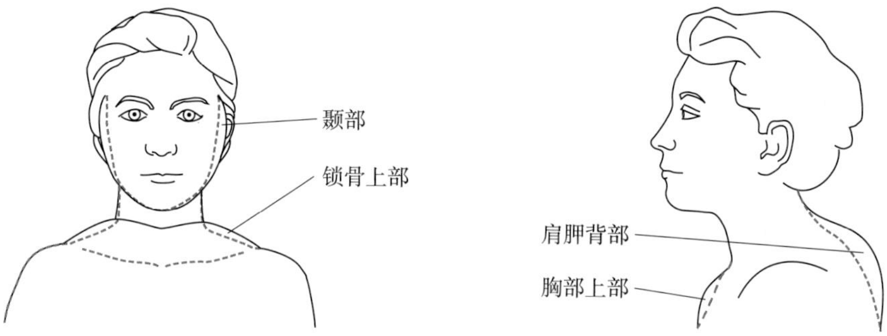

图14.1　库欣综合征中脂肪组织的分布

脸颊和双侧颞部显著的脂肪累积导致了典型的满月脸。脂肪也会累积在双侧锁骨上方（锁骨上衣领状）、胸骨前（胸骨前脂肪累积，或颈下垂皮）、后颈部（颈背脂肪垫，或水牛背）。在图片中，虚线描绘的是发生库欣综合征之前患者的正常轮廓。

库欣综合征的躯干肥胖反映腹腔内的内脏脂肪增多，而不是皮下脂肪增多，这可能是因为糖皮质激素增多导致脂肪分解减少、脂蛋白脂酶激活，从而使甘油三酯积聚在组织中。

（二）高血压

3/4的库欣综合征患者受高血压的影响。可能的机制：血管减压物质（前列腺素、激肽释放酶-激肽）被抑制、对血管活性物质的升压反应被放大、肾素-血管紧张素系统也可被激活。大多数患者的水盐出入平衡并**不是**正的。

（三）皮肤表现

典型的皮肤表现为皮肤菲薄、皮肤条纹、多血质、多毛（女性）、痤疮和淤斑。

严重的皮肤变薄可能是由于皮质类固醇激素抑制了表皮细胞分裂和真皮胶原纤维合成。为了测定皮肤厚度，专家建议在患者的手背处使用卡尺（皮褶卡尺或心电图卡尺）进行测量，因为手背部没有明显的皮下脂肪，所以测量结果能够代表表皮和真皮的厚度。育龄女性皮褶的厚度应大于1.8mm。男性的皮肤通常比女性厚，老年患者的皮肤通常比年轻患者的薄，但二者的皮褶准确数据尚未被测定。

库欣综合征中的皮肤条纹较宽（＞1cm），为深红色或紫色；而其他原因导致体重快速增加时通常皮纹较窄，为浅粉色或白色。皮纹通常出现在下腹部，也可出现在臀部、髋部、大腿上部和手臂。最初发现的一例库欣综合征患者，其宽皮纹从下腹部延伸至腋窝。从病理角度看，皮纹是真皮的瘢痕，其胶原纤维按照被拉紧的方向排列，并被覆异常的薄表皮。皮纹的发病机制不明，但它可能是由于在中心性肥胖的张力的作用下，皮肤薄弱的结缔组织被牵拉，从而显露出其下红色或紫色的真皮血管。在库欣综合征的患者中，年轻人出现皮纹的可能性更大。

多血质指面部出现异常、弥漫性的紫色或红色。多毛症和痤疮出现是由于肾上腺雄性激素分泌增多。当血管缺乏结缔组织的支持和保护时，血管更易受损，此时可能出现淤斑。

皮纹、痤疮、多毛症的严重程度与皮质醇水平相关性较低，表明其他因素（暂时性的、生物化学的或遗传因素）在以上体征中也起到了作用。

（四）近端肌无力

腿部近端的无痛性肌无力在库欣综合征患者中常见且显著，尤其是在年龄较大的患者中。因为这种无力是真正的肌肉病变，所以患者不具有肌束颤动、感觉变化或反射异常。第61章将探讨如何测定近端肌肉强度。

（五）抑郁

库欣综合征患者可有哭泣、失眠、注意力不集中、记忆力下降，并出现自杀倾向。抑郁的严重程度与皮质醇水平相关，除非抑郁的出现早于内分泌症状多年，治疗库欣综合征后抑郁会有大幅度改善。

（六）假性库欣综合征

一些疾病，如慢性酒精中毒、抑郁和HIV感染，可能出现与库欣综合征相似的体征和生化指标。慢性酒精中毒的患者可能具有与库欣综合征相关的体征和/或生化指标异常，很有可能是因为下丘脑-垂体轴合成过多的ACTH，该异常可在戒酒后数周内缓解。抑郁的患者可能会有类似库欣综合征的异常生化指标，但此类患者通常缺乏库欣综合征的体征。HIV感染者，尤其是接受蛋白酶抑制剂治疗后的患者，可能会有部分库欣综合征的体征（尤其是水牛背和中心性肥胖），但罕见生化指标异常。

三、临床意义

（一）临床表现的诊断准确性

循证医学表14.2示库欣综合征的基于临床表现的诊断准确性，研究人群为303例疑似该疾病患者。能够显著提高诊断为库欣综合征可能性的体征：皮褶变薄（$LR=115.6$）、淤斑（$LR=4.5$）、中心性肥胖（$LR=3$）、多血质（$LR=2.7$）。皮褶厚度变薄的极大LR（$LR=115.6$）来源于患有多毛症和月经不调的年轻女性，因此该数据只能应用于类似情况的患者。降低诊断为Cushing综合征可能性的体征：全身性肥胖（$LR=0.1$）、未出现满月脸（$LR=0.1$）、未出现中心性肥胖（$LR=0.2$）、皮褶厚度正常（$LR=0.2$）。

表14.2　库欣综合征*

临床表现**（参考文献）	灵敏度/%	特异度/%	似然比***	
			体征存在	体征缺失
生命体征				
高血压	25～38	83～94	2.3	0.8
体型				
满月脸	98	41	1.6	0.1
中心性肥胖	72～90	62～97	3.0	0.2
全身性肥胖	4	38	0.1	2.5
BMI＞$30kg/m^2$	31	26	0.4	2.6
皮肤体征				
皮褶变薄	78	99	115.6	0.2
多血质	83	69	2.7	0.3
女性多毛症	47～76	48～71	NS	NS
淤斑	38～71	69～94	4.5	0.6
红纹或紫纹	41～52	61～78	NS	0.8
痤疮	25～52	61～76	NS	NS
极端体征				
近端肌无力	28～63	69～93	NS	NS
水肿	38～57	56～83	1.8	0.7

注：*诊断学标准，对于库欣综合征，每日皮质醇和/或皮质类固醇代谢物上升，并伴有生理节律紊乱和地塞米松抑制试验结果异常。

**体征的定义，高血压指舒张压＞105mmHg；中心性肥胖指中心性肥胖指标超过1或有除四肢外的明显的主观判断的中心性肥胖；皮褶变薄指手背部皮肤褶厚度＜1.8mm（仅适用于育龄期女性）。

***似然比，如果体征存在为阳性似然比；如果体征缺失为阴性似然比。

NS，不显著。

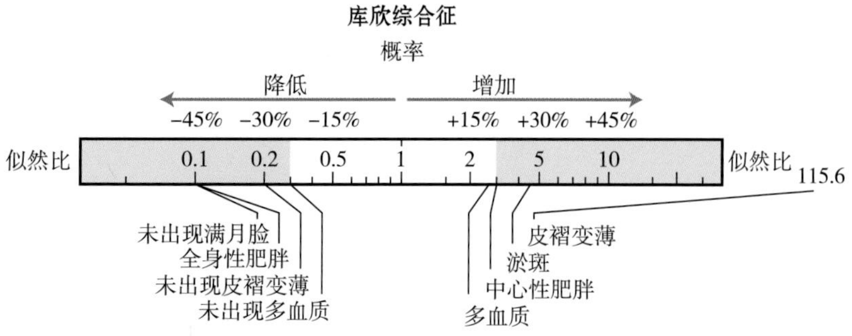

在同一研究中，预测库欣综合征的最有效的指标之一为骨质疏松症（灵敏度为32%～63%，特异度为90%～97%，阳性$LR＝8.6$，阴性$LR＝0.5$）。在这些研究中，骨质疏松症是通过放射

检查发现的，但是当在临床出现脊椎骨折、脊柱后凸和高度偏移时，通常也可明显发现骨质疏松症。由此可知，这些临床体征也可以准确预测库欣综合征。

（二）库欣综合征的病因和临床表现

使用外源性皮质类固醇激素的患者和内源性库欣综合征患者出现中心性肥胖、满月脸、淤斑的概率相同，但前者高血压、多毛症、痤疮、皮纹和水牛背的发生率明显更低。

小细胞肺癌导致的异位伴ACTH综合征患者多为男性，其库欣综合征为速发型的（在数月而不是数年内进展），且患者有显著的体重下降、肌病、色素沉着和水肿。肿瘤转移造成的不规则肝大也可能提示此诊断。基于ACTH依赖型库欣综合征患者的研究显示，两个体征增加异源性ACTH综合征的可能性：体重降低（阳性$LR=20$），症状持续时间少于18个月（阳性$LR=15$）。

内源性库欣综合征的女性患者均可能患有多毛症和痤疮，但女性男性化（即男性型秃顶、声音低沉、男性肌肉系统、阴蒂增大）的出现则强烈提示肾上腺皮质癌。

第四部分　生 命 体 征

第15章

脉率与脉波

教学重点

- 心动过速（心率增快）提示多种疾病预后较差，包括脓毒症、肺炎、心肌梗死、急性消化道出血、胆源性胰腺炎和脑卒中。
- 最常见的两个脉波的异常是交替脉和奇脉。二者都可通过触诊或使用血压袖带检测到。
- 交替脉（节律规整而强弱交替的脉搏）表明严重的左心室功能障碍。
- 奇脉（吸气时收缩压下降超过12mmHg）可见于心脏压塞和严重哮喘患者中。对于有明显心包积液的患者，发现奇脉增加了心包穿刺术改善心输出量的可能性；未观察到奇脉降低了从心包穿刺术获益的可能性。
- 在低血容量性休克患者中，股动脉搏动是评估心脏灌注的最佳指标。

第一节 脉 率

一、概述

把脉是最古老的查体方法之一。早在公元前3500年，古埃及医生就开始使用此方法，他们认为脉搏减弱意味着疾病恶化。脉搏是古希腊医学家Galen（公元129—200）最喜欢的主题之一，他在多部医学著作里要求医生关注脉搏的速度、强度和间隔。John Foyer（1649—1734）是最早准确监测患者心率的人，他发明了脉搏表专门用来测量脉搏，并于1707年发表了他用脉搏表测得的观察结果。1827—1846年，Adams和Stokes最早认识到心动过缓的意义。他们提出癫痫和晕厥并非都是由脑部疾病导致的，心脏传导阻滞引起的缓脉也可能导致这些症状。

二、检查方法

大部分临床医生通过触诊桡动脉脉搏判断脉率，偶尔也可通过听诊器听心音（即心尖搏动）判断。计数30秒的搏动次数，然后将结果乘2，得到的数据比计数15秒的更准确。对于心率增快，特别是有心房颤动的患者，计数心尖搏动比桡动脉脉搏更准确，且计数60秒比计数较短时间更准确。

桡动脉脉率和心尖搏动频率不同（心尖搏动频率更快）称为**短绌脉**。短绌脉通常与心房颤动有关，但是期前收缩和各种心动过速时也常常出现短绌脉，孤立的短绌脉诊断价值不高。

三、体征

通常教科书上正常的窦性心率是60～100次/分，但最新的数据表明95%的健康人的心率为50～95次/分。脉率低于50次/分称为**心动过缓**，高于100次/分称为**心动过速**。

四、临床意义

每一项生命体征的重要作用都是为临床医生提供早期指示，即患者正面临疾病风险。循证医学表15.1所示的心动过速的表现能够很好地体现这一点。在很多临床疾病中，包括感染性休克、肺炎、心肌梗死、胆源性胰腺炎和脑桥出血，患者出现心动过速（视情况定为心率＞90次/分），则可能预示着并发症加重及生存率降低（*LR*＝1.5～25.4）。在心肌梗死的患者中，心率增高对于预后变差的风险的增加是持续的，无论患者是否为低射血分数、是否服用β受体阻断药或是否接受溶栓治疗。心肌梗死1年后出现的心动过速也预测死亡率增加。感染性休克的患者出现心动过速和死亡率的相关性与是否服用升压药物无关。对于脑桥出血的患者，心动过速作为死亡率的预测因素的价值优于其他神经学指标，如后伸体位或对疼痛刺激的反应缺失。若患者没有出现心动过速，则可降低外伤、感染性休克或脑桥出血者的院内死亡率（*LR*＝0.1～0.3，循证医学表15.1），对于上消化道出血的患者，**没有出现**心动过速意味着他们在内镜检查中出现上消化道活动性出血的可能性降低（$LR = 0.3$）。

心动过缓在急性疾病中也是一个不良的发现，特别是在有严重创伤的患者中：在这些患者中，脉率为50次/分或更低可预测死亡率，灵敏度17%，特异度99%，阳性似然比为20.7，阴性似然比为0.8。

心率低于50次/分或高于120次/分也可能意味着非窦性心律（如完全性房室传导阻滞、心房扑动），第16章中会详细阐述。

表15.1　心动过速预测患者结局

临床表现（参考文献）	灵敏度/%	特异度/%	似然比*	
			体征存在	体征缺乏
心率>90次/分				
预测外伤且低血压患者的院内死亡率	94	38	1.5	0.2
心率>95次/分				
预测感染性休克患者的院内死亡率	97	53	2.0	0.1
心率>100次/分				
预测肺炎患者的死亡率	45	78	2.1	NS
预测心肌梗死患者的院内死亡率	6～9	97～98	3.0	NS
预测急诊内镜中上消化道出血患者是否有活动性出血	71	86	4.9	0.3
预测胆源性胰腺炎患者是否出现并发症	86	87	6.8	NS
心率>110次/分				
预测脑桥出血患者的院内死亡率	70	97	25.4	0.3

注：*似然比，如果体征存在为阳性似然比；如果体征缺失为阴性似然比。

NS，不显著。

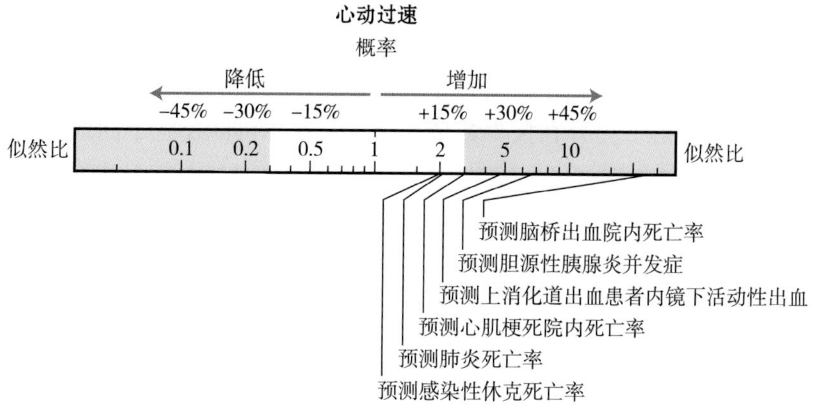

第二节　脉搏波形异常

一、交替脉

（一）临床表现

交替脉是指脉搏节律规整而强弱交替出现（图15.1）。交替脉的诊断中，脉搏节律必须是规整的，而且要与二联脉区分，二联脉也有脉搏强弱交替的现象，但是二联脉的节律不规整（见第16章）。极少数患者交替脉的弱搏极其微弱，难以触摸到，在桡动脉处只能感受到半数的搏动（**完全交替脉**）。交替脉通常伴有心音和胸部杂音强度的强弱交替（**听诊交替脉**）。交替脉最早是由Traube于1872年记录的。

（二）检查方法

检查交替脉最好的方法是触摸桡动脉脉搏或使用血压计袖带。用血压计袖带检查时，临床医生应该在柯氏音第一次出现时停止给血压袖带放气，并在随后的几次搏动中保持袖带压力不变且恰好稍低于收缩压水平。患者有交替脉时，医生只能听到强搏的柯氏音。进一步给袖带放气后，袖带压力最终会低于弱搏的收缩压，导致柯氏音的节律突然翻倍。通常强搏和弱搏的收缩压仅相差15～20mmHg。

交替脉通常在心脏搏动暂停后的几次搏动里最明显。这种引起心律暂停的原因一般是期前收缩或阵发性心动过速突然终止。

（三）临床意义

心率正常的患者中发现交替脉，提示严重的左心室功能不全，病因可能为缺血、心脏瓣膜病、长期高血压或原发性心肌病。在一组需要进行心导管术的患者中，选择在患者心脏期前收缩之后或心脏起搏器引起的房性心动过速10秒后作为检查有无交替脉的时机，结果发现交替脉的患者射血分数和左心室充盈压都低于未发现交替脉的患者。

交替脉对于心率增快的患者临床意义较小。即使无器质性心脏病患者中，发生阵发性心动过速时也可能会出现交替脉。另外在极少数情况下，交替脉可能反映了间歇性左束支传导阻滞与正常传导的心室搏动交替出现。

（四）发病机制

围绕交替脉的成因是心脏固有收缩性的交替（收缩力观点）还是心室充盈率的交替（血流动力学观点）一直存在广泛争议。

血流动力学观点的一个解释尤其可信。在脉搏节律**规整**的患者中，收缩期的长度和其后的舒张期的长度之和是恒定的。如果因为某种原因收缩期延长，则其后的舒张期一定会缩短；如果因为某种原因收缩期缩短，则其后的舒张期一定会延长。左心室功能障碍的患者心室充盈率突然增加（例如，由期外收缩后的心脏搏动暂停引起），会导致下一次收缩形成较强搏动，但是此时心脏虚弱，需要更长时间完成射血（即收缩期延长）。较强搏动的出现使得收缩期延长，则其后的舒张期会缩短，同时还会降低心充盈率并使下一次收缩期搏动变弱。较弱搏动时心脏射血更快，其收缩期缩短，导致其后的舒张期延长，因此交替脉能够持续出现。

尽管如此，血流动力学观点不能解释的一点是，当期前收缩或者心动过速终止未引起心脏搏动暂停时，交替脉如何起始。目前大多数专家认为，固有收缩力的交替是产生交替脉的根本原因，因为在体外，分离的肌肉会保持恒定长度和静息张力，可以模拟其强弱交替的特性。一旦交替脉开始之后，血流动力学效应则可能是脉搏振幅交替的原因。

二、双峰脉

（一）临床表现

双峰脉（拉丁语中*bis*意为“两次”，*ferire*意为“搏动”）每个心动周期有两次搏动，且都发生在收缩期（第一次搏动称为**脉首波**，第二次称为**潮汐波**，图15.1）。Galen的著作中就有对双峰脉的描述。

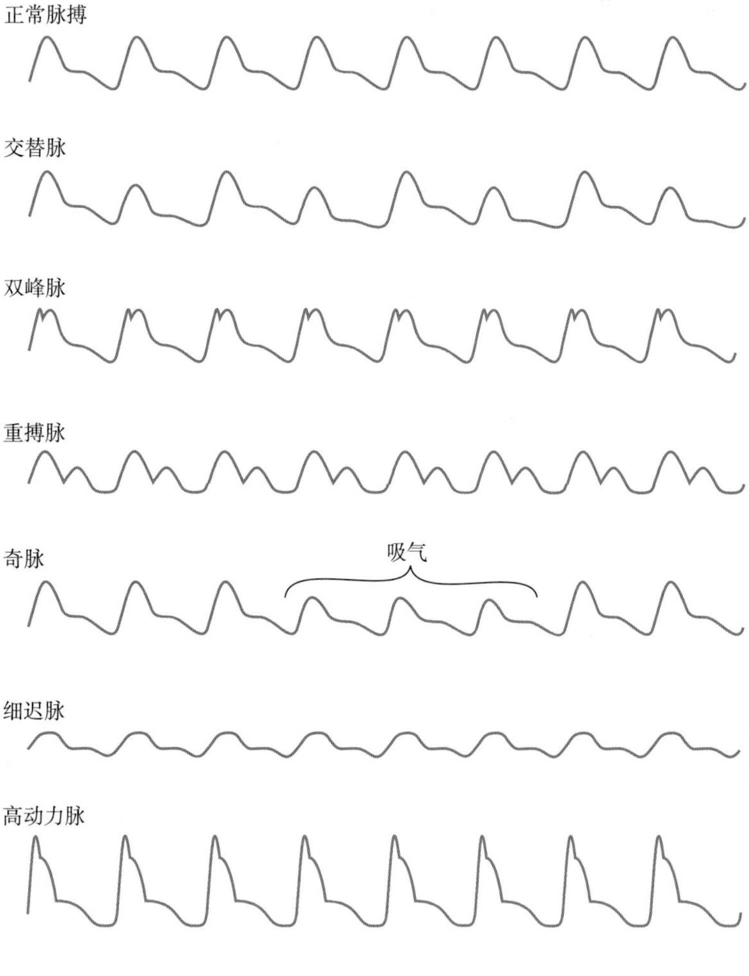

图15.1　**异常脉波波形**

图示为正常的脉象（最上一行）与6种异常脉象（下面数行）。**交替脉**（第2行）表现为脉搏强弱交替。**双峰脉**（第3行）和**重搏脉**（第4行）每个心动周期有两次搏动：双峰脉的两次搏动都在收缩期，而重搏脉的搏动一次在收缩期，另一次在舒张期。**奇脉**（第5行）的收缩压在吸气时下降值大于12mmHg。**细迟脉**（第6行）的脉波升支上升缓慢，波幅低。**高动力脉**（最后一行）为突然且强烈的搏动，其舒张压可能正常（如严重的二尖瓣关闭不全）或偏低（如严重的主动脉反流）。这些脉波为100余年前记录的实际脉波描摹而成。发病机制和临床意义见文字部分。

（二）检查方法

双峰脉可以用中等压力触压肱动脉或颈动脉脉搏查出，也可用血压计袖带检查。使用血压计袖带时，会听到两次短促的轻叩声，而正常情况下应该只有单次声音。医生可以通过尽快地说“pa-da…pa-da”模拟双音的效果。

（三）临床意义

双峰脉常见于中度至重度主动脉瓣反流的患者。双峰脉也可见于主动脉瓣狭窄合并反流的患者，但是其主要病变是主动脉瓣反流，主动脉瓣狭窄仅为轻度。在一些例外情况中，严重的主动脉瓣狭窄在罕见情况下也会出现双峰脉。

双峰脉有时见于肥厚性心肌病患者，但这些情况几乎都是在直接动脉导管内压力监测图像中发现的，而非床旁触诊发现。

（四）发病机制

造成双峰脉的可能原因是心脏快速将血液射入具有弹性的主动脉。由于Venturi效应，快速流动的血流在短时内使主动脉壁缩窄，短时内降低流量，并在波形中形成具有两个收缩峰的切迹（肥厚性心肌病中,Venturi效应使二尖瓣前叶和室间隔拉到一起）。这一理论提出于50多年前，但是支持它的直接证据难以找到。

三、奇脉

（一）临床表现

奇脉是指吸气时收缩压明显减弱的病理现象（图15.1）。通常将奇脉定义为吸气时收缩压下降超过10mmHg，但12mmHg可能是一个更好的阈值，因为12mmHg是正常人群吸气时收缩压下降值的95%可信区间上限［即正常人群吸气时收缩压下降值平均值为（6±3）mmHg］。奇脉患者吸气时收缩压和脉压显著下降，而舒张压基本保持不变。

1873年，Kussmaul最早在3例患有心包疾病的患者中描述了奇脉。Kussmaul称这一发现“自相矛盾”，因为患者吸气时脉搏消失，但心尖搏动在呼吸周期中一直存在。这个命名并不成功，因为这个发现不过是正常生理变化的放大。

（二）检查方法

检查奇脉时，医生应让患者规律而平静地呼吸，因为即使是正常人猛地呼吸时也可能出现奇脉。奇脉可通过触诊脉搏或使用血压计袖带查出，但只有奇脉的收缩压差值超过15mmHg时才能通过触诊察觉到。因此，大多数临床医生采用血压计袖带检查奇脉，并对奇脉的收缩压差值进行定量测定（图15.2）。

在脉搏血氧仪的图像中也可以发现奇脉，其表现为脉搏图像的基线随呼吸变化。基线波动的幅度与奇脉的严重程度相对应。使用血压计袖带测量奇脉时，医生可以直接看脉搏血氧仪的图像，而不用听柯氏音。

（三）临床意义

奇脉常见于两种情况：心脏压塞和急性哮喘。

1. 心脏压塞

98%的心脏压塞患者出现了超过10mmHg的奇脉（即压力高的心包积液压迫心脏，降低心输出量，见第47章）。奇脉是心脏压塞的三大关键体征之一，其余尚有颈静脉怒张（灵敏度=100%）和心动过速（灵敏度=81%～100%）。因此对于任何怀疑心包疾病的患者，如出颈静脉怒张、不明原因的呼吸困难、心包摩擦音或已知的心包积液时，医生应考虑心脏压塞的可能性，并检查患者是否出现奇脉。

在心包积液的患者中，若出现超过12mmHg的奇脉，据此判断心脏压塞的灵敏度为98%，特异度83%，阳性似然比5.9，阴性似然比0.03。

2. 未出现奇脉的心脏压塞

仅2%的心脏压塞患者未出现奇脉。这类患者通常患有以下5种疾病之一：①房间隔缺损。②严重的左心室功能障碍（特别是患有尿毒症性心包炎的患者）。③局部心脏压塞（仅累及一或两个心室的心脏压塞，心脏手术的并发症）。④严重高血压。⑤主动脉瓣反流。主动脉瓣反流对奇脉有消除作用，知晓这一点十分重要，因为近端（A型）主动脉夹层和心包积血的患者即使有明显的心脏压塞，也不会表现出奇脉，如不警惕此问题，医生可能会过早排除心脏压塞，从而可能对患者造成伤害。

下文致病机制部分将解释为什么这些疾病不会出现奇脉。

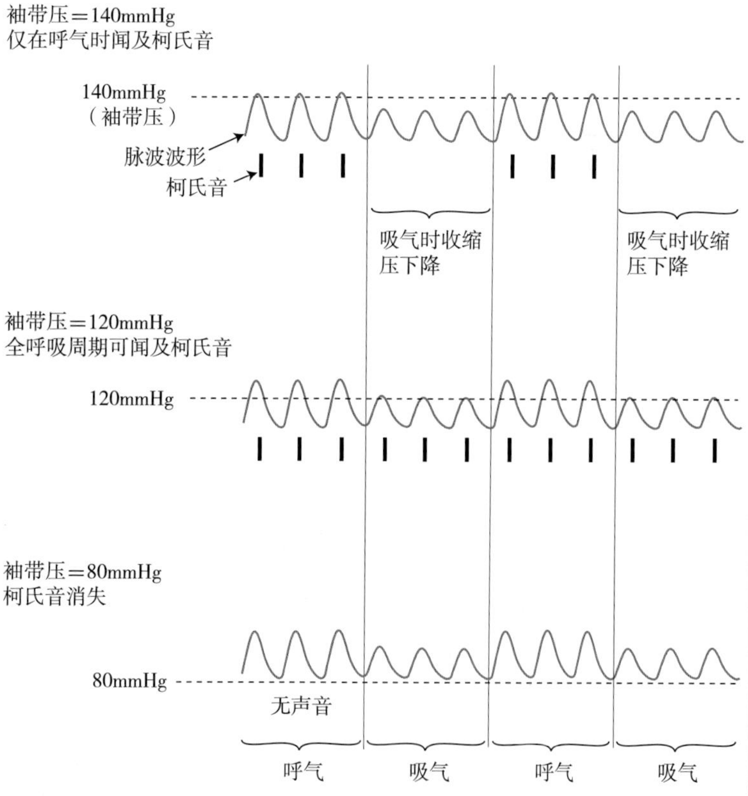

图15.2　测量奇脉的方法

图示为两次呼吸中的血压计袖带测量的血压（**水平虚线**）、患者脉波（**实线**）和柯氏音（脉象下方的竖实线）。呼气相和吸气相由**竖线**分开。从脉波可以看出吸气时收缩压下降，为奇脉的典型特征。检测和测量奇脉时，医生可用检查血压的常规方法，但要缓慢地给血压计放气，准确读取血压计袖带在以下3个时间点的压力：①柯氏音第一次出现时（**第一行**）。检查出现奇脉的患者时，袖带压会下降到呼气时的收缩压以下，平静呼吸中柯氏音会反复出现和消失，吸气时消失，呼气时再次出现。②柯氏音在呼吸周期中一直出现时（**第二行**），此时袖带压已经下降到吸气时的收缩压以下。③柯氏音消失时（即收缩压，**最后一行**）。在该患者中，呼气时的柯氏音只有在袖带压由140mmHg降至120mmHg过程中可被闻及。但袖带压由120mmHg降至80mmHg过程中，呼吸周期全程均能闻及柯氏音。因此患者的血压是“140/80mmHg且有20mmHg的奇脉”（即140−120=20）。

3. 哮喘

如表15.2所示，急性哮喘患者奇脉超过20mmHg时，几乎可以肯定患者发生了支气管痉挛（*LR*＝8.2）。尽管如此，奇脉对急性哮喘患者的临床实用价值有限，有以下两个原因：第一，严重支气管痉挛的患者多达半数不会出现超过10mmHg的奇脉（循证医学表15.2）。奇脉灵敏度低，因为在哮喘患者中，即使气道阻塞程度保持不变，奇脉也会受到呼吸频率和用力程度的影响。第二，判定支气管痉挛最好的标准（以及循证医学表15.2中的评价标准）是呼吸流速峰值。在忙碌的急诊中，对于焦虑且呼吸困难的患者，使用便携流量计测量呼吸流速峰值比判断柯氏音的出现和消失更为简便。

对于机械通气的患者，其血氧监测记录基线的变化可以反映患者奇脉的数值。奇脉的数值与内源性呼气末正压（PEEP，该数值反映机械通气患者的呼气困难程度）相关。

表15.2 奇脉预测严重哮喘*

临床表现（参考文献）	灵敏度/%	特异度/%	似然比**	
			体征存在	体征缺失
奇脉＞10mmHg	52～68	69～92	2.7	0.5
奇脉＞20mmHg	19～39	91～100	8.2	0.8
奇脉＞25mmHg	16	99	22.6	0.8

注：*诊断标准，严重哮喘，FEV_1/FVC＜50%，FEV_1＜1L，峰流速＜200L/min，以及峰流量＜预测值的30%。研究中的患者均患有急性哮喘。

**似然比，如果体征存在为阳性似然比；如果体征缺失为阴性似然比。

FEV_1，第1秒用力呼气量；FVC，用力肺活量。

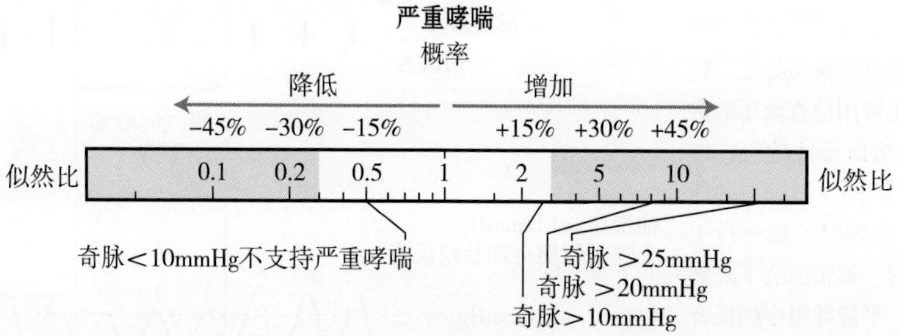

4. 出现奇脉的其他情况

奇脉亦可见于缩窄性心包炎、右心室梗死、肺栓塞、左侧张力性胸腔积液及严重漏斗胸，但均为少见表现（见第47章）。

5. 反相奇脉

反相奇脉指收缩压在呼气时下降超过10mmHg，可见于以下三种疾病：①肥厚型心肌病。②房室等节律性分离（吸气加快窦性节律，短时内使P波出现在QRS波群前，因此协调心房和心室收缩，血压升高；呼气减缓窦性节律，心房–心室协调性降低，因此血压降低）。③间歇性吸气正压呼吸的左心室衰竭患者（这是心力衰竭时Valsalva方波反应的一种变异，见第48章）。

（四）致病机制

1. 心脏压塞

当心包腔内液体的压力超过心腔舒张期充盈压时，会出现心脏压塞。一旦发生上述情况，心室的舒张压成为评估心脏受压的指标，该压力可通过颈静脉反映。出现心脏压塞时，四个心腔体积缩小，并且互相竞争空间，一个心腔增大，另一个心腔会相应缩小。吸气时，右心充盈率增加，使室间隔向左后方移动，从而挤压左心室，导致心输出量下降。呼气时，右心充盈率减少，则左心室体积增大，心输出量和血压均升高。

由此可以解释为什么在局部心脏压塞，以及房间隔缺损、严重左心室功能不全和主动脉瓣关闭不全的心脏压塞中不会出现奇脉（见"不出现奇脉的心脏压塞"）。当左心室压力非常高（严重的左心室功能障碍），或左心室接受来自左心房之外的血液时（主动脉瓣关闭不全），吸气时右心室充盈率并未增加（房间隔缺损，见第40章），因此不会导致室间隔移动。由定义可知，局部心脏压塞仅压迫1或2个心腔，会影响心输出量，但是受压区域太小不会导致所有心腔出现空间竞争。

2. 哮喘

哮喘引起奇脉的机制十分复杂，目前尚未完全明确。呼吸困难使胸膜内压产生较大波动，从而对主动脉产生影响，导致奇脉的出现。然而这一解释并不完整，因为哮喘中奇脉的数值常常超过呼吸运动引起的压力变化。另外，一些哮喘患者吸气时脉压也会下降，如果胸膜内压力的传递是唯一原因，就不会出现上述情况。另一部分人认为吸气时，肺静脉回流到左心的血量减少，而且过度膨胀的胸腔产生的压力作用会降低心腔体积（如在心脏压塞中），从而导致心腔出现空间竞争。

四、细迟脉

（一）临床表现和检查方法

细迟脉描述的是颈动脉脉搏波幅低（细脉），脉波升支上升缓慢，且收缩期波峰滞后（迟脉，图15.1）。通常通过触诊检查细迟脉。

（二）临床意义

细迟脉是主动脉狭窄的临床表现。细迟脉的两个部分中，迟脉具有更强的辨别意义，由迟脉检出严重主动脉狭窄的灵敏度为31% ～ 90%，特异度为68% ～ 93%，阳性*LR*为3.3，阴性*LR*为0.4（见第44章）。

（三）发病机制

细迟脉的出现取决于血流经过主动脉狭窄处受到的阻塞及狭窄远端的血管顺应性。细迟脉在顺应性差的血管内波形上升较快，在顺应性好的血管内波形上升较慢。这种作用类似低通滤波器滤掉波形中的高频成分。脉搏的滞后程度反映了阻塞的严重程度，多普勒超声波测量肾动脉狭窄程度就是利用了这一原理。

五、重搏脉

（一）临床表现和检查方法

重搏脉在每个心动周期有两次搏动，但不同于双峰脉，重搏脉的一个峰出现在收缩期而另一个峰出现在舒张期（图15.1）。通常通过触诊颈动脉脉搏检查重搏脉。

重搏脉的第二个波出现的时间与正常人脉搏中的第二小振幅一致，正常人的二重波可以在动脉血压图像上清楚地体现，但不能通过触诊发现。重搏波代表了血液在关闭的主动脉瓣上回弹的过程。

（二）临床意义

重搏脉常见于严重心功能不全、每搏输出量较低和全身血管阻力较高的年轻患者中。既往有瓣膜置换手术的患者出现持续的重搏脉提示预后较差。

（三）发病机制

发生重搏脉需要同时满足以下两个条件：①每搏输出量降低，导致脉搏初始收缩波的高度显著降低，从而增加重搏波在触诊中被发现的机会。②具有弹性的动脉系统，会放大舒张期脉搏波形的回弹。动脉系统的弹性对于重搏脉的出现十分重要，这一特点解释了为什么重搏脉通常出现于患有心肌疾病的年轻患者，因为年轻患者的血管比老年患者顺应性更高。

心脏的每搏输出量降低也是发生重搏脉一个重要条件，出现重搏脉的患者心脏某次搏动的输出量增大时，可观察到重搏脉的消失，例如期前收缩之后的搏动、交替脉中的强搏和呼气时的奇脉。扩张血管药物通常会使重搏脉消失，可能是因为血液向前流动更顺畅以及每搏输出量增加。

六、高动力脉

（一）临床表现

检查者用手指触摸可以感受到高动力脉搏动的异常突然和强大的力量（图15.1）。高动力脉的脉压可能是正常的（如严重的二尖瓣反流、梗阻性肥厚型心肌病），也可升高（如主动脉关闭不全及其他主动脉血流异常疾病）。在严重二尖瓣反流或肥厚型梗阻型心肌病的情况下，左心室快速射血，但主动脉瓣功能是正常的，能够使主动脉收缩压和脉压保持正常。在主动脉反流的情况下，快速射血伴有主动脉瓣功能障碍，会导致主动脉根部收缩压极低，因此脉压升高，并出现主动脉反流特征性的Corrigan脉或水冲脉（见第45章）。

（二）临床意义

第45章将讨论水冲脉的意义，以及主动脉瓣反流时出现高脉压的意义。

典型的二尖瓣狭窄患者脉搏是正常或减弱的。如果医生在这类患者中发现高动力脉，则患者很有可能伴有瓣膜病，如明显的二尖瓣反流（灵敏度71%，特异度95%，阳性$LR=4.2$，阴性$LR=0.3$；见第46章）。

七、脉搏与低血容量性休克

在低血容量性休克患者中，外周脉搏可以大致反映患者的收缩压。随着血压持续下降，桡动脉搏动通常最先消失，然后股动脉搏动消失，最后消失的是颈动脉搏动。一项关于20例低血容量性休克患者的研究发现（表15.3对此进行了总结），判断休克严重程度时，用股动脉搏动判断最为准确：如果可以触摸到股动脉搏动，则患者收缩压高于60mmHg的可能性增加（$LR=2.9$），如果不能触摸到股动脉搏动，患者收缩压达到60mmHg的可能性则会降低（$LR=0.1$）。

表15.3　脉搏与低血容量性休克

临床表现（参考文献）	灵敏度/%	特异度/%	似然比**	
			体征存在	体征缺失
发现收缩压≥60mmHg*				
颈动脉搏动存在	95	22	NS	NS
股动脉搏动存在	95	67	2.9	0.1
桡动脉搏动存在	52	89	NS	0.5

注：*诊断标准，收缩压通过有创动脉血压测量。
**似然比，如果体征存在为阳性似然比；如果体征缺失为阴性似然比。
NS，不显著。

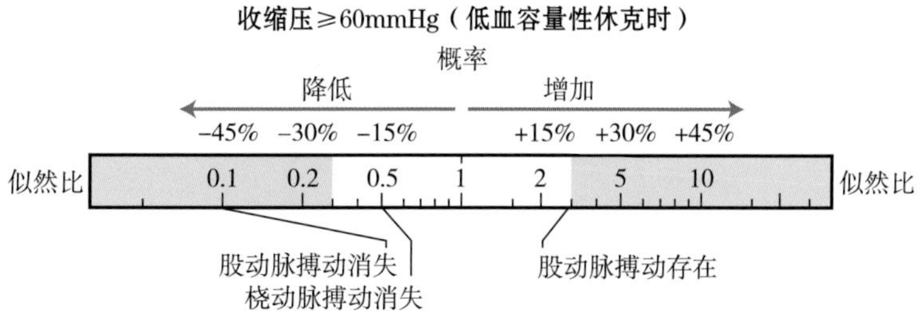

第16章

脉律异常

教学重点

- 脉搏有五种基本异常：①“漏跳”（the pause）。②规律性心动过缓。③规律性心动过速。④随呼吸规律变化的脉律不整。⑤脉律混乱（强度不规律的脉律不整）。
- “漏跳”是由期前收缩或二度传导阻滞引起的。它是根据每次“漏跳”前有几次规律搏动命名的（即二联律、三联律或多联律）。
- 规律性心动过缓是由窦性心动过缓、完全性传导阻滞或规律短绌脉引起的。
- 规律性心动过速是由窦性心动过速、心房扑动、阵发性室上性心动过速或室性心动过速引起的。
- 随呼吸规律变化的脉律不整是窦性心律不齐，这一现象在健康的青年人中非常常见。
- 脉律混乱是由心房颤动或存在多处异位起搏点引起的。
- 这些心律失常可以通过检查静脉搏动波形、听诊心音、观察对迷走神经刺激动作的反应进行鉴别。即使有这些方法的帮助，所有的心律失常也都需要用心电图确诊和监测。

一、概述

在19世纪末20世纪初还没有心电图的时候，医生只能通过检查患者的动脉搏动、心音、颈静脉搏动波形来诊断房性期前收缩、室性期前收缩、心房扑动、心房颤动、完全性房室传导阻滞、莫氏Ⅰ型和Ⅱ型房室传导阻滞及窦房阻滞等疾病。事实上，当时的医生们对这些心律失常的查体表现了如指掌，并在早期的心电图教材上记录了对应的动静脉搏动波形来帮助解释心电图（ECG，图16.1）。

现在，通过床旁查体诊断心律失常听起来似乎和智力游戏差不多，毕竟所有显著的心律失常都需要做心电图以确诊和监测。然而，通过查体诊断心律失常仍然是可能的，100年前

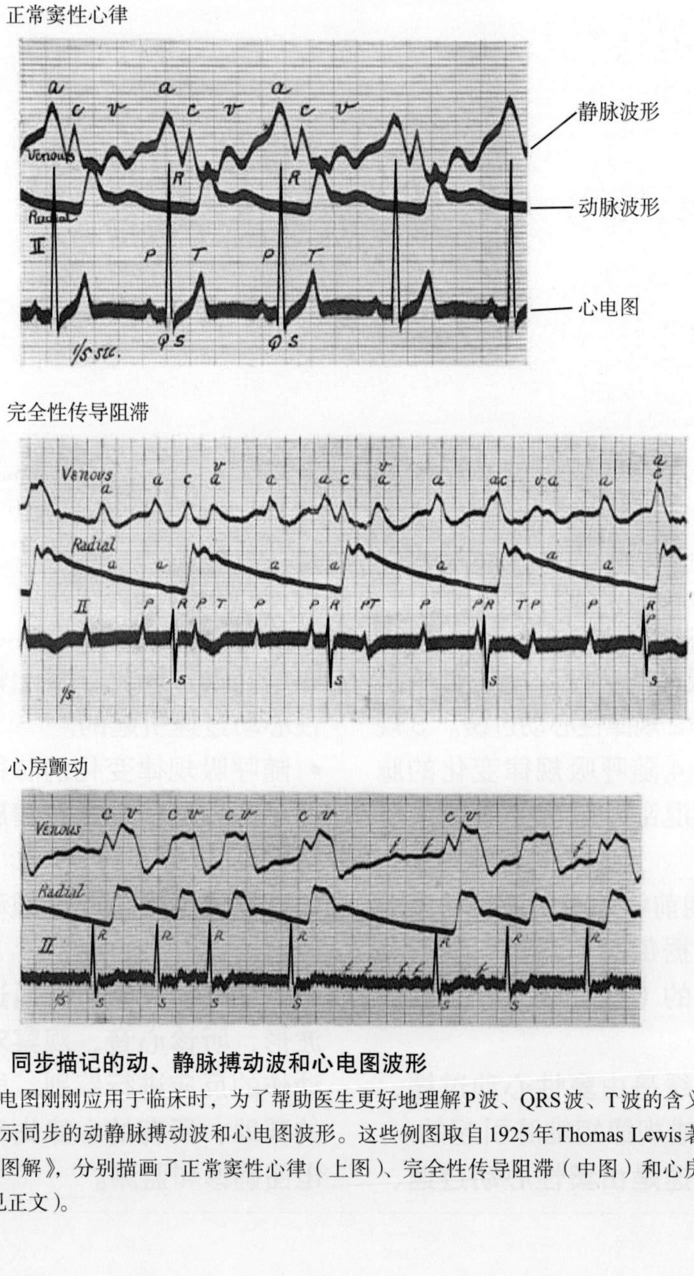

图16.1　同步描记的动、静脉搏动波和心电图波形

在心电图刚刚应用于临床时，为了帮助医生更好地理解P波、QRS波、T波的含义，早期教科书会展示同步的动静脉搏动波和心电图波形。这些例图取自1925年Thomas Lewis著作《心跳的机制与图解》，分别描画了正常窦性心律（上图）、完全性传导阻滞（中图）和心房颤动（下图）（详见正文）。

Mackenzie、Wenckebach、Lewis等发现的诊断法则在今天仍然可以发挥作用。在手边没有心电图机的时候，医生可以借助细致的查体和多条动静脉搏动波形记录，根据这些原则来诊断简单的心律失常。

二、检查方法

诊断心律失常的第一步是确定患者桡动脉搏动的基础节律。大多数心律失常可以划归到以下5类其中之一：①“漏跳”。②规律性心动过缓。③规律性心动过速。④随呼吸规律变化的脉律不整。⑤脉律混乱（图16.2）。

桡动脉搏动可能与心室搏动（或称心尖搏动）不完全一致，因为有时候心室收缩力太弱而无法有力推动血液使桡动脉搏动。通过听诊心音或触诊心前区搏动可以确定心室搏动的情况。在诊断心律失常时，临床医生必须比较脉搏和心室搏动，但是两者**频率**的差异本身并不能特异地提示某个疾病。

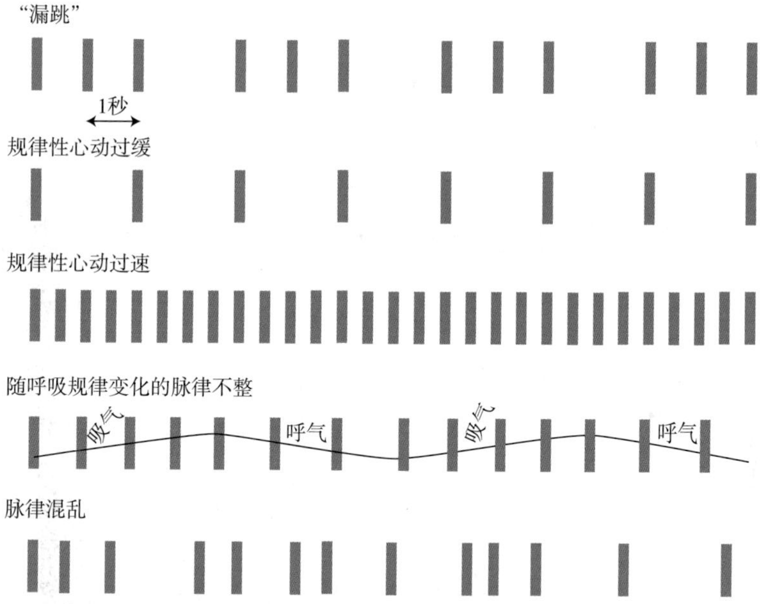

图16.2 **脉律的基本异常**

脉律基本异常包括：①“漏跳”。②规律性心动过缓。③规律性心动过速。④随呼吸规律变化的脉律不整。⑤脉律混乱。

基础桡动脉脉搏节律确定之后，通过分析颈静脉搏动波形、心音和迷走神经刺激动作的心律效应有助于进一步鉴别诊断。

三、体征和临床意义

（一）“漏跳”

“漏跳”有两个重要的病因：期前收缩（常见）和传导阻滞（较少见）。

1. 术语定义

如触诊桡动脉脉搏存在每2次搏动后有一次间歇这一规律，我们就将其称为**二联脉**或**二联律**。如果每3次搏动后有一次间歇，则称之为**三联脉**或**三联律**较为恰当。每两次间歇间有多次搏动的情况则通常称为**多联律**，而较长的规律搏动中偶尔出现间歇的情况有时叫作**脉搏停顿**。所有这些“漏跳”的基本机制都是相同的，不同的只是期前收缩的频率和传导阻滞的种类。

由于短时观察可以找到这些脉律的节奏规律，有时人们会用**有规律的脉律不整**来指代这类脉律。但是这种说法难以让他人准确理解，因此最好不用。

2. “漏跳”的机制

“漏跳”有3个基本机制，具体见图16.3。鉴别这些机制的两个最重要的问题如下：①“漏跳”是否紧跟期前收缩出现？②“漏跳”时是否有额外的心室搏动（可通过听诊心音或触诊心尖搏动来确定）？

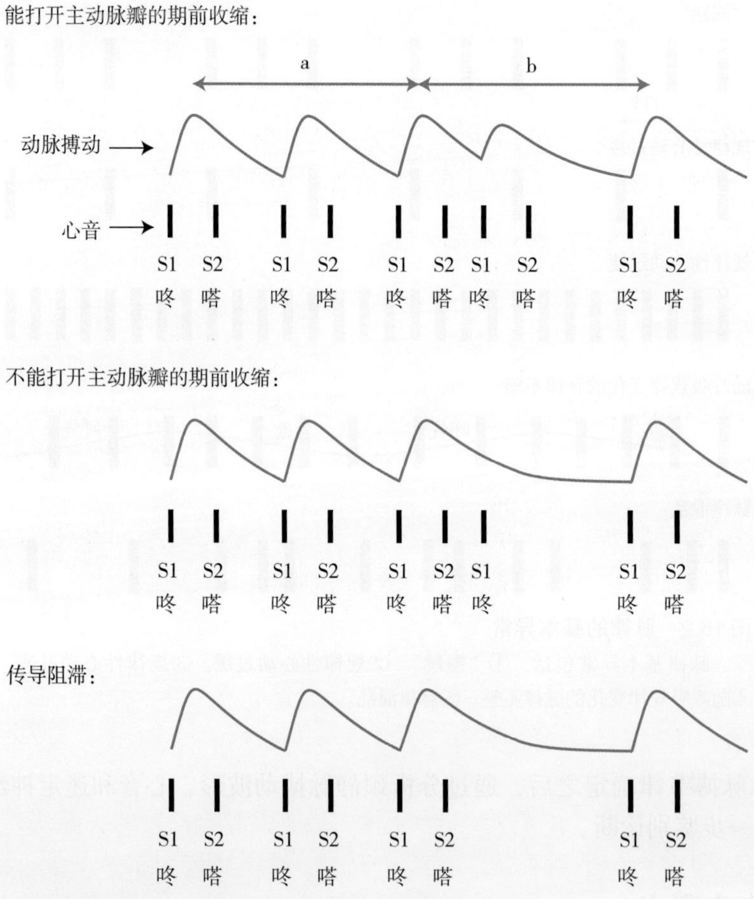

图16.3 “漏跳”的机制

这些桡动脉脉搏波形和心音图描述了“漏跳”的三种机制：①能打开主动脉瓣的期前收缩。②不能打开主动脉瓣的期前收缩。③传导阻滞。图示下方用拟声词对心音进行了标注（“咚”表示第一心音，“嗒”表示第二心音）。详见正文。

（1）期前收缩

期前收缩的患者在“漏跳”期间或之前会出现心室期前收缩（图16.3的前两个例子）。虽然可能无法在桡动脉触及，但通过触诊心尖搏动或听诊“漏跳”期心音总是可以发现这类期前收缩。

一些期前收缩力度足够强，可以冲开主动脉瓣（图16.3例1）。在这种情况下，临床医生会在“漏跳”前在桡动脉触及一个短促搏动，这一搏动的强度要低于正常的窦性脉搏。听诊心音则可闻及这次期前收缩的第一心音和第二心音，呈如下节律。

咚 嗒 咚 嗒 咚 嗒 咚 嗒 咚 嗒

在这一例子和后两个例子中，咚代表第一心音，嗒代表第二心音；每个例子都以三个正常心音开始，即三对咚 嗒。

如果期前收缩过弱，不足以打开主动脉瓣（图16.3例2），医生就不会触及前述的短促搏动而只能发现“漏跳”；听诊心音时只能听到这次期前收缩的第一心音（主动脉瓣不曾打开导致S_2缺失）。

咚 嗒 咚 嗒 咚 嗒 咚 咚 嗒

（2）传导阻滞

对于患有传导阻滞的患者（图16.3例3），无论是窦房阻滞或是房室阻滞，在“漏跳”时都既不能触及心尖搏动也不能听到“漏跳”期心音。此时的心音节律与期前收缩有所不同。

咚 嗒 咚 嗒 咚 嗒 咚 嗒

3. 二联律、三联律及多联律

基于前述机制，二联律的可能原因有以下三个：①正常收缩和期前收缩交替出现。②每两次正常搏动后出现一次期前收缩，且该次期前收缩无法打开主动脉瓣。③3∶2传导阻滞（房室阻滞或窦房阻滞）。在②和③中，二联律中的两次搏动都很强，但是②造成的二联律存在“漏跳”期心室收缩，而③中没有心室收缩。

我们可以用同样的原理分析三联律的可能原因：每2次或3次正常搏动后出现一次期前收缩，或存在4∶3传导阻滞。其他成组搏动机制也是类似的。

4. 房性和室性期前收缩

以下两项查体表现可以帮助鉴别期前收缩是房性来源还是室性来源。

（1）代偿间歇。室性期前收缩通常不会扰乱基本的窦性心律，因此“漏跳”后那次搏动的时间点与正常节律预期是一致的。在脉律规律正常时用脚打节拍可以帮助医生确定这个时间点。在图16.3中，距离“b”和“a”的长度相等，这是“完全代偿间歇”的表现。

房性期前收缩则常常会重置窦房结节律，使“漏跳”后的那次搏动早于预期出现。在图16.3中可见这种情况下“b”会小于“a”，医生用脚打节拍时会发现脉搏的基础节律有变化。

这一规律在代偿间歇不完全时判断意义更大（即b＜a，提示期前收缩是房性来源），因为在查体时很多房性期前收缩也可有类似完全代偿间歇的表现。

（2）炮响A波（cannon A wave）。在“漏跳”期间突然出现明显的颈静脉搏动波（即炮响A波）可提示期前收缩的室性来源（见第36章）。在这一过程中右心房仍受正常窦性节律控制，而右心室同时发生室性期前收缩，故右心房收缩时右心室已经收缩并使三尖瓣关闭，从而产生了该波形。在极少数情况下，时相极早的房性期前收缩也能产生炮响A波，但这时的炮响A波产生于期前收缩的第一心音之前，而室性期前收缩引起的炮响A波总是在期前收缩的第一心音之后。

（二）规律性心动过缓

规律性心动过缓是指心率小于50次/分。床旁查体可以辨别出三种规律性心动过缓：窦性心动过缓、完全性传导阻滞和规律短绌脉。

1. 窦性心动过缓

这种心律失常除心率过缓外在各方面都与正常心脏节律相似：颈静脉搏动的波形正常，第一心音强度均一致，桡动脉搏动间期没有心室收缩的迹象（通过触诊心尖搏动或听诊心音确定）。

2. 完全性房室传导阻滞

在完全性房室传导阻滞的情况下，心房和心室的收缩互相独立（即发生了房室分离）。有时心房和心室的收缩时间紧邻，有时却相隔很远。房室分离会出现两种重要的体征：第一心音强弱不等和间断出现的颈静脉炮响A波。

（1）第一心音强弱不等。在发生完全性房室传导阻滞时，大多数搏动的第一心音都很弱。但偶尔会出现心室收缩紧接着心房收缩开始的情况，此时会出现强度激增的第一心音［因其爆炸样的音色被称为**大炮音**（bruit de canon），详见第40章“S_1强度的病理生理学”］。

只有在脉搏规律时第一心音强弱不等才有意义，因为脉搏不规律导致的舒张期长度不等自然会造成第一心音强弱不等（即长舒张期后的第一心音强，而短舒张期后的第一心音弱）。如果心室搏动规律而第一心音强弱不等（或间断出现第一心音的“大炮音”），那房室分离就是唯一的诊断。

（2）静脉搏动波形中间断出现炮响A波。在完全性房室传导阻滞中，偶尔会出现心室收缩紧接着心房收缩开始的情况，这时右心房收缩驱动血流冲击已闭合的三尖瓣，从而产生一过性的高压波并向上传导使颈静脉搏动出现相应波形（即炮响A波，见第36章）。

在很多不同的心律失常中，每次心房收缩都会出现炮响A波。如果患者心室搏动规律，而炮响A波间断出现，则唯一可能的诊断就是房室分离。

（3）其他提示房室分离的迹象。其他不常见的房室分离征象包括颈静脉搏动的规律小A波、心尖部闻及规律而低沉的第四心音，以及在二尖瓣狭窄患者中心房推动血液通过狭窄的瓣膜产生的规律短杂音。这些征象表明心室舒张期较长时心房仍能保持规律收缩。

完全传导阻滞的一个罕见征象是间断闻及重叠性奔马律（或第三心音，见第41章）。

3. 短绌脉

短绌脉是指心室搏动数是桡动脉搏动数两倍的情况。这种情况通常是由正常心搏和期前收缩交替出现引起的，其中期前收缩太弱使血流不能冲开主动脉瓣到达桡动脉引起脉搏。在罕见情况下，交替脉（**完全交替脉**）也可出现类似规律短绌，但这些患者的心尖部听诊可听到规律的心音，而期前收缩的患者则会听到二联律。

（三）规律性心动过速

窦性心动过速、心房扑动、阵发性室上性心动过速、室性心动过速这四种规律性心动过速有时可通过床旁查体得以鉴别。有助于鉴别这些心律失常的床旁查体包括：迷走神经刺激动作、房室分离相关体征和颈静脉异常。不过，床旁查体仅对小部分心动过速的患者有诊断意义，而严谨的临床医生总是根据心电图确诊。

1. 迷走神经刺激动作

常用的迷走神经刺激动作是Valsalva动作和颈动脉窦按摩。

（1）方法。这两种刺激动作都是在患者仰卧时完成的。做Valsalva动作时，医生会要求患者深吸气后紧闭声门，同时做类似排便的动作用力“呼气”。如果患者难以完成指令，那医生可以让患者把拇指尖放入嘴里做吹气球动作。对室上性心动过速患者来说，做该动作15秒还是30秒都同样有效。Valsalva动作能提高迷走神经紧张性，该动作降低心动过速效果最显著的时候并不是在用力呼气时，而是在患者放松之后。

做颈动脉窦按摩时，医生需找到一侧颈总动脉的分叉处并按摩或压迫5秒，该点常恰位于下颌角下方。

基于以下两条理由，我们更推荐Valsalva动作：①它更有效，在20%～50%的情况下可以终止室上性心动过速，相比之下颈动脉窦按摩的有效率只有10%。②对患有颈动脉疾病的老年患者做颈动脉窦按摩可能会引发脑卒中。

（2）规律性心动过速对迷走神经刺激动作的反应。做迷走神经刺激动作时如**脉搏短暂减慢**提示窦性心动过速。如心动过速**突然停止**，则提示阵发性室上性心动过速（在结间折返性心动过速和旁路折返性心动过速中都可发生）。如脉率**突然减半**，则提示可能是心房扑动。如**无任何反应**则没有诊断意义，可见于室性心动过速，也可见于其他任一种规律性心动过速。

2. 房室分离

在规律性心动过速的患者中，任何房室分离的征象都提示室性心动过速。这些征象包括间断出现的颈静脉炮响A波、第一心音强弱不均、收缩压波动（通常使用袖套式血压计测量）。在一项针对室性心律失常患者并以起搏表现诊断房室分离（循证医学表16.1）的研究中，存在S_1改变提高了诊断为房室分离的概率（$LR=24.4$），无间歇性炮响A波则降低了诊断为房室分离的概率（$LR=0.1$）。

即使如此，这些似然比仍然有误导性，因为有的室性心动过速患者并未发生房室分离，而是发生了1∶1的逆行传导或心房颤动。考虑到误诊为规律性心动过速可能带来严重后果，应常规采集心电图。

3. 静脉脉搏的扑动波

当老年患者的心室率达到130～160次/分时，医生应当考虑心房扑动2∶1传导的可能。除迷走神经刺激动作有效外，医生还可能见到高频率（约300次/分）小幅度的颈静脉搏动波形，这些波形称为扑动波（或f波），与心电图中的同名波形相对应。

4. 颈部冲击感

房室结折返性心动过速是规律性心动过速的常见原因。在这种心律失常的患者中，每次搏动的逆行P波与QRS波都同时激动，使得患者会同时出现颈静脉炮响A波和颈动脉搏动，产生独特的触诊颈部冲击感。其他原因引起的规律性心动过速不太可能造成颈部冲击感，因为心房和心室的收缩时间会稍稍错开（例如，在旁路折返性心动过速的患者中，心房收缩发生于心室收缩之后）。

一项研究纳入了因间歇性快速心悸转诊到心电生理专科的患者，根据心悸过程中是否出现颈部快速、规律的冲击感来鉴别房室结折返性心动过速的灵敏度为20%～92%，特异度为83%～100%，阳性似然比为9.6，阴性似然比为0.5。

表16.1　房室分离和室性心动过速*

体征（参考文献）**	灵敏度/%	特异度/%	似然比***	
			体征存在	体征缺失
动脉脉搏变化	63	70	NS	NS
颈静脉间断炮响A波	96	75	3.8	0.1
S_1强度变化	58	98	24.4	0.4

注：*诊断标准，房室分离的标志为心室节律独立于心房节律。

**体征的定义，动脉脉搏变化指触诊桡动脉或颈动脉的强度发生变化。

***似然比，如果体征存在为阳性似然比；如果体征缺失为阴性似然比。

NS，不显著。

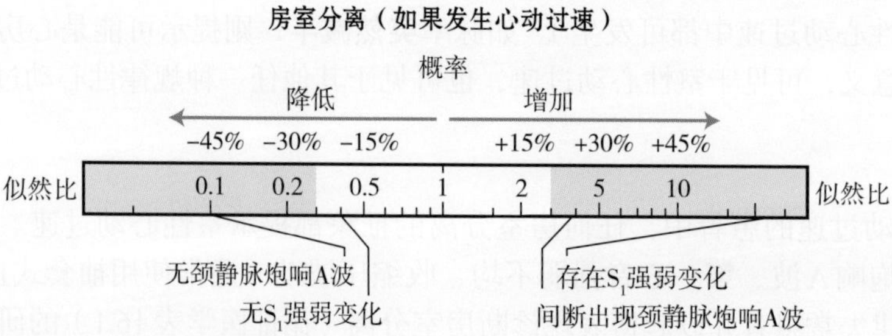

（四）随呼吸规律变化的脉律不整

这是一种窦性心律不齐，在年轻人中尤为常见和重要。脉搏在吸气时会特征性加快，在呼气时则减慢（图16.2）。有时呼气时的脉搏减慢特别显著，甚至近似“漏跳”。

（五）不规律的脉律不整（脉律混乱）

这一概念描述了心室搏动和桡动脉搏动毫无规律、无法预测的情况，出现这一体征的患者通常被诊断为心房颤动。在纳入了2000多例患者的一系列研究中，发现桡动脉脉搏不规律提高了诊断为心房颤动的概率（$LR=4.6$，循证医学表16.2），而这一体征阴性（即脉搏规律）则降低了心房颤动的概率（$LR=0.1$）。其中一项研究表明，在20秒的观察内发现**无规律脉**就能提高诊断为心房颤动的概率（$LR=24.1$）。

有时频发的由多个异搏点引起的期前收缩也可使脉搏看起来毫无规律，但是有两项查体可以将其与心房颤动进行鉴别。

（1）**静脉搏动**。心房颤动时静脉搏动单一，在一个心动周期中只有一个搏动波（即没有炮响A波，*x*下降幅度减小，表现为单一的*y*下降；具体见第36章）。相比之下，频发期前收缩时每个心动周期里两次的静脉搏动中会叠加间断出现的炮响A波，呈现复杂的静脉搏动波形。

（2）**心室搏动节律**（图16.4）。心房颤动时，心室搏动间期长度随机，一个间歇后接一次更长的间歇是非常常见的。但是在频发期前收缩中不会出现这种情况，因为间歇后一定跟着更快的期前搏动或正常的窦性间期。这种节律的差异主要体现在心尖处查得心室律的差异上，桡动脉脉搏参考价值不大，医生注意到这一点后，就能很好地发现这一体征。

表16.2 心房颤动*

体征（参考文献）**	灵敏度/%	特异度/%	似然比***	
			体征存在	体征缺失
脉搏不规律	90～98	70～94	4.6	0.1
完全无规则的脉律	54	98	24.1	0.5

注：*诊断标准，心房颤动以心电图为准。

**体征的定义，脉律混乱指触诊桡动脉20秒发现“频繁或连续出现无规律脉搏”。

***似然比，如果体征存在为阳性似然比；如果体征缺失为阴性似然比。

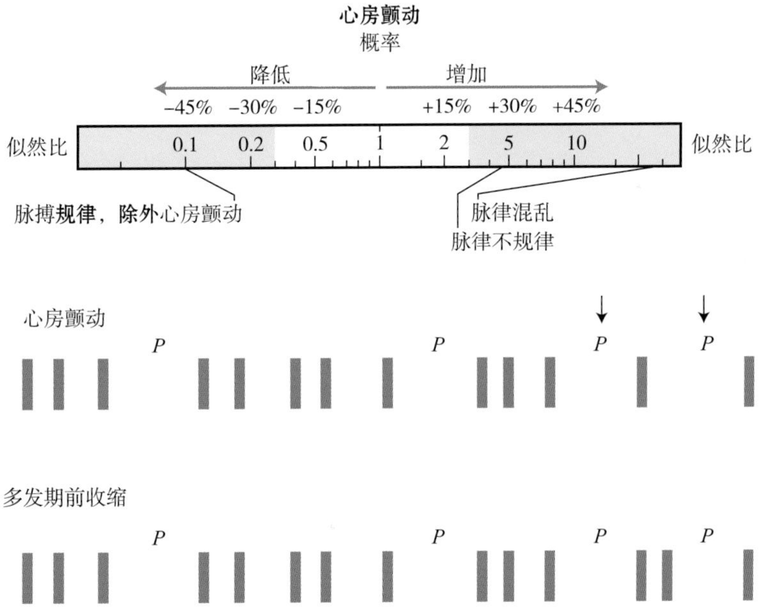

图16.4 **节律混乱**

不规律的心律不齐或心律混乱可能提示心房颤动（上图）或窦性心律伴多发期外收缩（下图）。图中“P”代表心尖部闻及心音节律中明显的间歇。每条竖线代表一个心动周期，或一次咚嗒。在本例中，这两种心律失常的节律直到描记的最后都是相同的：心房颤动中可以出现连续的两次间歇（如箭头所示），而多发期前收缩的间歇前后一定有快速期前搏动或正常窦性搏动，由此可将心房颤动与多发期前收缩区分开（见正文）。

第17章

血　压

教学重点

- 测量血压有两种方法：传统的听诊法（使用听诊器听Korotkoff音）和示波法（使用仪器自动测量）。只有听诊法才能检测到奇脉、交替脉和双峰脉，但相对地示波法能减少观察者偏差并避免听音间隙造成误差。
- 住院患者低血压提示死亡及其他不良结局风险提高。
- 两臂间收缩压差大于20mmHg是异常的：如果患者存在椎基底动脉系缺血症状，则提示存在锁骨下动脉盗血综合征；如果患者出现急性胸痛，则提示主动脉夹层。
- 在患有心肌病变的患者中，脉压小（即脉压比例＜0.25）增加了出现低心输出量的可能性。在可闻及主动脉瓣反流杂音的患者中，脉压大（不小于80mmHg）增加了发生中重度反流的可能性。
- 在测量体位相关生命体征时（即对坐位和立位的生命体征进行比较），脉搏次数增加30次/分及以上或由于眩晕无法维持站立均提示血容量不足的可能。

一、概述

收缩压是心室收缩时动脉的最大压强，**舒张压**是下次心脏收缩前血管内的最小压强，**脉压**则是指收缩压和舒张压之差。脉压可以完全正常，也可以异常性的偏小（窄）或偏大（宽，详见“脉压异常”）。平均动脉压可用公式（S＋2D）/3估算，其中S代表收缩压，D代表舒张压。

第一个测量血压的人是一位很有创造力的英国牧师Stephen Hales，在1708年他把马的左腿动脉和一个274cm高的玻璃测压计用黄铜管和鹅的气管直接连在一起得到了马的血压。在1855年，德国的Vierordt根据血压等于消除远端动脉搏动所需要的外压强的原理发明了间接测量血压的方法。起初间接测量血压需要笨重的机械设备，直到1896年意大利的Riva-Rocci发明了血压袖带后，间接测量法才得到了广泛的应用。

血压是传统的四项生命体征中最后一个在住院患者中开展常规监测的。1901年Harvey Cushing第一次把血压袖带引入美国，并鼓励将其用于神经外科的患者。当时大多数医生都拒绝使用血压袖带，因为他们相信触诊脉搏能提供更多的信息，包括其“充盈度”“张力”“频率”“节律”“幅度”“力度”“时程”等。后来，有两件事改变了医生们的观念，使他们最终接受了袖带法测血压：①在1905年，Korotkoff描述了以他名字命名的Korotkoff音，这使医生可以借助听诊器很简单地测量收缩压和舒张压。②在1907年，Janeway出版了其著作《血压的临床研究》，证明了监测血压在临床中有很重要的意义，比如伤寒患者出现肠穿孔或出血时最早的体征就是进行性血压下降。到第一次世界大战的时候，血压已被绝大多数临床医生认可，成为除脉搏、呼吸频率、体温外需要常规记录的生命体征之一。

二、方法

（一）听诊法与示波法

测量血压的方法有两种：**听诊法**（经典方法）和**示波法**。采用听诊法时，医生需先将听诊器放置于肱动脉处，绑好袖带后充分加压至搏动音消失，随后一边缓慢地手动给袖带放气一边听诊Korotkoff音，记录出现第一音和第五音时的袖带气压即为收缩压和舒张压。以上描述的是使用水银柱血压计的情况，而考虑到环境污染风险，人们开始限制水银的使用，现在无液血压计已经取代水银柱血压计成为新的标准。示波法则是通过分析袖带内的压力变化，使用专有的电脑程序计算出血压，并直接显示出数字结果。

听诊法的优点是能检测到奇脉、交替脉、双峰脉等脉搏波形异常，而使用示波法测量血压无法检测出这些异常（见第15章）。相对地，示波法具有使用方便、能减少观察者偏差和消除听音间隙的优点（详见后续一节“末尾数偏好和听音间隙”）。

（二）推荐的血压测量方法

专家委员会回顾了现阶段所有的科学证据，就如何测量血压达成了共识，并据此发表了相关指南。然而，这些指南的设计目的是防止高血压的误诊，并没有考虑使用袖带式血压计诊断其他疾病如低血压或脉搏波异常的情况（详见第15章及本章后续“临床意义”一节）。

正确测量血压有以下几个要点：①患者应坐在椅子上并倚着靠背，在测量血压前至少放松休息5分钟。②患者的手臂应与心脏同高。③袖带的气囊应至少包绕手臂周长的80%。④给袖带充气时医生应使袖带内压力高于收缩压20～30mmHg，该“收缩压”是通过触诊远端脉搏粗测的（即袖带气压高于收缩压时远端脉搏消失）。⑤放气速度以使袖带内气压每秒下降2mmHg为宜。⑥医生应该至少间隔30秒测两次血压并取其平均值，若两次测量的读数差大于5mmHg则需补测一次。⑦应取最接近的偶数值读数。

如“体征及其临床意义”一节所述，在一些临床情境下有必要测量其他部位或其他状态下的血压，如测量下肢及对侧上肢的血压或不同体位的血压。

（三）Korotkoff音（听诊法）

1. 收缩压和舒张压的定义

随着袖带缓慢放气，压力开始从高于收缩压的一点逐渐下降，第一次听到声音（第一Korotkoff音）时的压力值即收缩压①。几十年以来，到底取声音低沉（第四Korotkoff音）时还是声音消失（第五Korotkoff音）时的压力值为舒张压没能在医生群体中达成共识。尽管如此，专家们倾向于使用第五音来指示舒张压，原因如下：①在绝大多数研究中，第五Korotkoff音对应的压力与动脉内直接测得的舒张压更接近。②很多人没有第四Korotkoff音。③第五音的观察者间一致性比第四音更高。④最重要的是，所有研究高血压和心血管疾病风险相关性的长期观察和治疗研究都把第五Korotkoff音对应的压力定义为舒张压。

2. 测量原理

Korotkoff音是在血压计袖带远侧半的下方产生的。该声音在袖带内气压介于收缩压和舒张压之间时出现，因为此时袖带压迫的动脉会随心脏搏动不断交替启闭。袖带气压超过舒张压时动脉塌陷，而每次心脏收缩时收缩期血压会超过袖带气压使血管再通。快速打开的动脉壁突然减速产生的拍打或轻敲的声音就是Korotkoff音，它听起来和船帆突然被风撑开或手帕突然被绷紧的声音相似。当血压计袖带内气压低于舒张压时，由于有舒张压维持，血管不会再完全塌陷，而是随心搏轻轻地收缩和舒张，故而该声音消失。

因此，Korotkoff音的产生与其他生物膜突然减速产生的拍打或敲击音是类似的，如正常的第一心音、第二心音和继发于主动脉瓣反流的股动脉枪击音（见第40章和第45章）。

（四）触诊法

在发现Korotkoff音之前，医生就已经开始应用袖带测量患者的收缩压和舒张压了。收缩压其实就是阻断远端脉搏所需的袖带气压。现在，医生仍然用这一技术测量低血压患者的血压，因为低血压患者的Korotkoff音常常很微弱难以听清。该技术也可用于确定患者是否存在听音间隙（详见后续“听音间隙”一节）。

有两种测量舒张压的方法。在第一种方法中，医生在袖带略远端轻轻触诊肱动脉。随着袖带不断放气，第一次触及动脉搏动时的袖带气压即为收缩压。继续放气使袖带气压持续下降至

① 根据袖带放气过程中声音出现的顺序可以将Korotkoff音分为5期。气压近似于收缩压时出现的第一声拍击音为第1期；而后出现的簌簌样杂音是第2期；较柔和的拍击音是第3期；第4期时拍击音消失，出现一种更加柔和的杂音（声音消减过程中的演变）；第5期时所有声音都消失。Korotkoff只描述了其中4个（第1、2、3、5期）。1907年，Ettinger增加了消音点（第4期）的描述。使用电子听诊器可以在40%的成年人中听到全部的5期Korotkoff音。

接近舒张压这一过程中，扩张袖带远端动脉的血流冲击力会逐渐增加，积累到一定程度后动脉会突然打开并对医生的手指产生一阵冲击，随后再完全塌陷并随心搏周而复始（这种突然的拍击感类似继发于主动脉反流的**水冲脉**）。当袖带气压降至低于舒张压时，被袖带压迫的动脉不再完全塌陷，故震动感消失并被一种更柔和的搏动代替。最大搏动的下限所对应的袖带气压即为舒张压。

第二种方法需要把袖带裹得紧密严实，这样袖带下的动脉搏动就能完全传导到压力计上。随着袖带气压下降，血压计指针会开始振动且振幅越来越大，袖带气压降至低于舒张压时振动会突然消失。很多患者也能在袖带气压接近舒张压时在手臂感受到类似的冲击感，这一感觉在袖带气压低于舒张压时会突然消失。

（五）体位相关的生命体征测量

当测量不同体位生命体征时（即患者取坐位和卧位分别测量并比较结果），医生应在患者仰卧2分钟以上或站立1分钟以后再进行测量。其依据主要是以下几点：①仰卧休息时间不足会显著降低通过体位生命体征测量检测失血的灵敏度。②正常人起立后脉搏会在45～60秒后稳定，而血压则在1～2分钟后稳定。在患者起立1分钟后应先计数脉搏，给血压稳定留出更多时间。

卧位生命体征应该和立位生命体征相对比，因为失血对坐位生命体征的影响不如立位显著，可能使医生更不容易通过检测生命体征发现失血。

（六）常见错误

血压的生物变异是很常见的，研究发现血压的测量结果受到体力活动、吸烟、咖啡因摄入、情绪变化、气温升降、季节交替等多种因素的影响。此外，操作方法不当、器材不合适或其他观察者相关偏差等原因也会导致血压测量结果不准确。

1. 袖带尺寸不当

Riva-Rocci最早使用的血压计袖带的气囊和自行车轮差不多大。1901年，von Recklinghausen发现这种气囊太窄，经常使血压测量值高于真实值，且在手臂较粗的患者中更容易出现。后续的研究表明，气囊的长度和宽度都会对血压的测量造成影响，不过，如果气囊能包裹住手臂周长的80%，就能最小化气囊宽度对测量结果的影响。标准袖带气囊大小为12cm×23cm，因此适用于上臂周长小于28cm的患者，60%～70%的成年人处于此范围内。

过短的袖带会使血压的测量值高于真实值，此时袖带的压力不能全部传递到下方的软组织，因此需要更高的袖带气压才能使动脉完全塌陷，使医生将正常血压诊断为高血压。气囊中心距离肱动脉越远，此原因导致的测量误差越大。

反之，袖带尺寸过大是否会显著低估血压呢？这一点尚存在争议。大多数研究表明，这个偏差是非常小的。表17.1介绍了使用过大或过小袖带产生的平均误差。这些数据是使用三种不同尺寸的袖带对同一个人血压的测量值，并取能包裹住上臂80%周长且最小的袖带的测量值作为标准值。根据表中的数据，使用最小尺寸袖带时测量误差最大；因袖带过大造成的低估真实血压的可能性相对较小。

2. 听音间隙

多达20%的老年高血压患者存在**听音间隙**。听音间隙指第1期Korotkoff音正常出现后继续

表17.1 血压计袖带尺寸和测量误差*

血压计袖带尺寸	上臂周长		
	≤28cm	29～42cm	≥43cm
正常（12cm×23cm）	准确	收缩压高估4～8mmHg 舒张压高估3～6mmHg	收缩压高估16～17mmHg 舒张压高估10～11mmHg
偏大（15cm×33cm）	收缩压低估2～3mmHg 舒张压低估1～2mmHg	准确	收缩压高估4～7mmHg 舒张压高估2～4mmHg
股部（18cm×36cm）	收缩压低估5～7mmHg 舒张压低估1～3mmHg	收缩压低估5～7mmHg 舒张压低估2～4mmHg	准确

注：*高估指可能将一些血压正常的人诊断为高血压，低估指存在高血压的人的测定结果在正常范围内。深入讨论详见正文。

降压会出现一段长短不等的无声区，声音直到气压降至舒张压以上的某个水平才会重新出现的现象。听音间隙非常重要，因为如果在给袖带充气后第一次声音消失（即听音间隙）时就认定接近收缩压水平的话，会显著低估真正的收缩压。然而，远端脉搏在听音间隙中是持续存在的，医生可以先触诊脉搏再使用听诊器，以避免这一错误。

产生听音间隙的原因仍然不得而知。有听音间隙的患者的动脉粥样硬化斑块是没有听音间隙的患者的两倍，提示这一间隙在某种程度上可能和动脉硬化有关。静脉淤血似乎也能促使听音间隙的出现，因为打气过慢（这会加重静脉淤血）时容易产生听音间隙，而在打气前先抬高手臂可使听音间隙消失。

听音间隙是1906年Krylov发现的，比Korotkoff发现听诊音晚一年。从某种程度上说，听音间隙的发现是最初临床医生不愿接受Korotkoff法间接测量血压的原因之一。

3. 手臂高度不当

在测量血压时，患者肘部应“与心脏同高”，实际操作中通常以胸骨处第4肋间的水平为准。如果患者的手臂位于标准位置以上6～7cm（即胸骨柄水平），则测得的收缩压和舒张压都会偏低约5mmHg。如果患者的手臂位于标准位置以下7～8cm（即胸骨剑突水平），血压读数则会偏高约6mmHg。

这些偏差可以通过流体静力学理论解释。以当手臂位于较低位置时为例，此时测得的压力等于动脉的血压加上8cm高血液的重力附加的压强。8cm高血液的压强＝（8÷13.6）×1.06＝0.6cmHg＝6mmHg（其中，13.6为汞的密度，1.06为血液的密度）。

4. 末尾数偏好（听诊法）

临床医生倾向于将血压读数舍入至最接近的0、5或其他自己喜欢的数字，这种行为造成的误差称为末尾数偏好。临床研究使用示波器血压计或随机零点血压计（一种使医生看不到真实读数的设备）以最小化这一偏差及其他观察者偏差。

（七）其他偏差

多年来，临床医生都认为听诊时按压听件过重会人为降低舒张压读数，但最近的研究表明并非如此。无论使用听诊器钟件还是膜件，无论听诊器听件位于袖带下方还是在袖带外面，都不会使测量结果产生显著差异。在量血压之前将患者手臂抬高过头顶30秒再回到正常位置开始打气测量能增强听到的Korotkoff音，但不会对血压读数产生显著影响。

三、体征和临床意义

（一）高血压

1. 原发性高血压

原发性高血压的定义是每隔数周测量血压，共测量不少于3次，血压测量结果平均值超过140/90mmHg（即收缩压高于140mmHg且舒张压高于90mmHg）。即使没有任何症状，每个人也都应该测量血压以发现原发性高血压。原发性高血压非常常见，其可以得到有效的治疗，并进而降低心血管疾病发病率和总体死亡率。

2. 假性高血压和Osler征

假性高血压是指动脉内压力正常的人使用间接测量法测得的血压偏高的现象。对此，传统的解释是袖带下的动脉发生硬化、钙化，在袖带气压高于真实收缩压很多时血管仍然畅通，继续产生Korotkoff音。

要诊断假性高血压，需要在患者的动脉中穿刺置管通过直接法测量血压，这显然在日常临床工作中不具有可操作性。Osler征是在1985年的一项研究中发现的简单生理现象，却能准确地识别出假性高血压。如果在袖带充气至高于收缩压时仍能在患者袖带远端的桡动脉或肱动脉触及搏动，则Osler征阳性。

然而，Osler征的临床应用价值非常有限。这一体征多见于老年人（在11%的75岁以上老年人和44%的85岁以上老年人中存在），但与他们是否有高血压无关。此外，有研究表明几乎所有Osler征阳性的患者都没有假性高血压，相反，他们血压的直接测量值高于间接测量值。

假性高血压仍然是测量下肢血压需要面临的问题，在有间歇性跛行的糖尿病患者中尤为常见（详见第54章）。但是，过分强调肱动脉的假性高血压忽略了一点，即所有证明治疗原发性高血压益处的临床研究全都以袖带血压计间接测得的血压为参考，而非动脉内直接测量值。

（二）低血压

对于突发急病的患者，低血压是不好的预兆。对住在重症监护室（ICU）的患者（*LR*＝3.1，循证医学表17.2）及患有菌血症（*LR*＝4.9）、肺炎（*LR*＝7.6）和心肌梗死（*LR*＝15.5）的患者，低血压通常预示着死亡。据此推测，低血压在很多其他急症中同样预示着死亡。在用于评估ICU住院患者死亡风险的急性生理学及慢性健康状况评估（Acute Physiology and Chronic Health Evaluation，APACHE）评分系统中，严重低血压所占的分值高于其他任何一项生命体征或实验室检查指标，这也意味着低血压预示着更高的危险性。

低血压也预示着死亡外的其他不良结局。对心肌梗死的患者来说，如果收缩压低于80mmHg，则患者未来有更大的可能出现充血性心力衰竭、室性心动过速和完全性心脏传导阻滞。对晕厥的患者来说，若初始收缩压低于90mmHg，则未来7天内发生不良事件的可能性会增加（灵敏度8%～18%，特异度95%～99%，阳性似然比4.2）。此外，对因各种原因住院的患者来说，低血压大大增加未来24小时出现严重不良结局的风险（血压≤90mmHg，*LR*＝4.7；血压≤

85mmHg，$LR=9$；血压≤80mmHg，$LR=16.7$；循证医学表17.2）。

表17.2　低血压和预后*

临床表现（参考文献）	灵敏度/%	特异度/%	似然比**	
			体征存在	体征缺失
预测院内死亡率				
收缩压<90mmHg				
ICU患者	21～78	67～95	3.1	NS
菌血症患者	13～71	85～98	4.9	NS
肺炎患者	11～41	90～99	7.6	0.8
收缩压≤80mmHg				
急性心肌梗死患者	32	98	15.5	0.7
预测住院患者不良结局				
收缩压≤90mmHg	34	93	4.7	0.7
收缩压≤85mmHg	25	97	9.0	0.8
收缩压≤80mmHg	21	99	16.7	0.8

注：*诊断标准，不良结局包括意外的心搏骤停、死亡或转入ICU。

**似然比，如果体征存在为阳性似然比；如果体征缺失为阴性似然比。

NS，不显著。

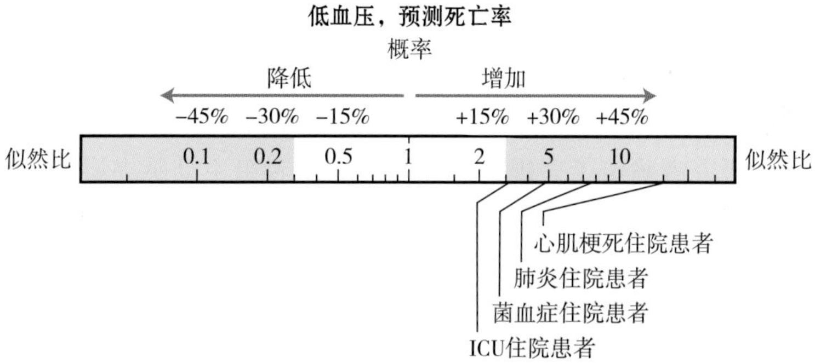

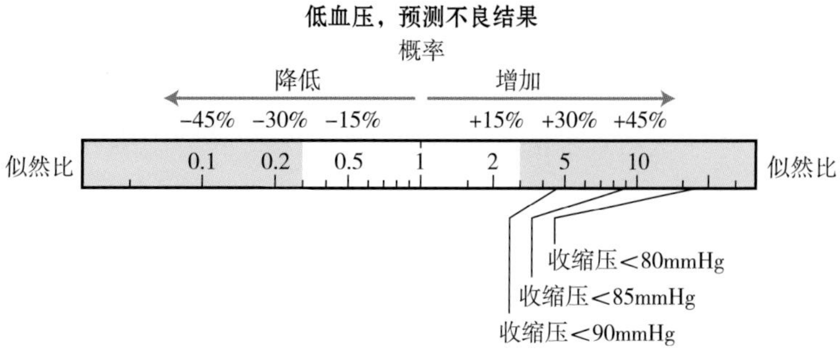

（三）两臂血压的差异

两臂测量的收缩压的平均差异是6～10mmHg。超过20mmHg的臂间差异是不常见的，这一现象通常提示血压更低一侧的锁骨下动脉血流不畅（即存在大于50%或60%的狭窄，灵敏度70%～90%，特异度99%，阳性似然比89.1，阴性似然比0.2）。在锁骨下动脉盗血综合征和主动脉夹层这两种情况中，这是有重要临床意义的体征。

1. 锁骨下动脉盗血综合征

桡动脉搏动弱的患者出现椎－基底动脉缺血的症状（如情景性眩晕、视力障碍、偏瘫、共济失调、复视等）提示存在**锁骨下动脉盗血综合征**。该综合征是一侧锁骨下动脉的椎动脉起始处近端存在狭窄或闭塞，使得阻塞远端的压力降低，造成椎动脉的血液反向流动，不再沿正常的方向向上维持大脑的血供，而是向下进入手臂（即手臂从大脑后循环中“盗血”）。94%的锁骨下动脉盗血综合征患者的患侧手臂收缩压更低，且低于对侧20mmHg以上。（此类患者臂间血压差平均值为45mmHg）。绝大多数患者患侧桡动脉搏动很微弱甚至消失，在同侧锁骨下动脉可闻及收缩期杂音。左侧受累更多见，约占70%，右侧受累占30%。

2. 主动脉夹层

如果一个患者两臂血压有差异，并且出现急性胸痛，则提示有主动脉夹层。循证医学表17.3列出了对1400多例因急性胸痛或上背部疼痛至急诊就诊的疑似主动脉夹层患者进行体格检查的诊断准确性。这些研究表明，查体发现短绌脉（即肢体末端动脉搏动消失或颈动脉搏动消失、臂间收缩压差＞20mmHg）提示有主动脉夹层可能（*LR*＝4.2），胸部X线片上纵隔或主动脉增宽同样提示夹层可能，但对概率影响较小（*LR*＝2.0），纵隔未增宽则降低了发生夹层的可能性（*LR*＝0.3）。

这些研究的结果表明，主动脉瓣反流杂音对诊断没有帮助，这可能是高度选择性的纳入标准的结果：总的来说，纳入研究的患者只能代表这些中心诊治过的0.3%的胸痛或背痛患者；有1/3的患者可闻及主动脉瓣反流杂音，其中50%最终确诊患主动脉夹层。

von Kodolitsch等研究者确定了表现为急性胸痛的患者患主动脉夹层的三个独立预测指标：①撕裂样疼痛。②存在脉搏短绌或臂间血压差（＞20mmHg），或两者都存在。③胸部X线片示纵隔或主动脉增宽。以上三项预测指标均阴性提示更不可能发生了夹层（*LR*＝0.1，循证医学表17.3）；存在两项预测指标阳性会提供发生夹层的可能性（*LR*＝5.3）；而三项预测指标均存在则是主动脉夹层的特异表现（*LR*＝65.8）。

主动脉夹层的患者体格检查中罕有胸锁关节搏动或单侧股动脉枪击音（见第45章）。

在确诊主动脉夹层的患者中，以下三项表现提示夹层更大可能累及了近端主动脉（即主动脉夹层为A型而非B型）：收缩压低于100mmHg（*LR*＝5）、主动脉瓣反流杂音（*LR*＝5）、短绌脉（*LR*＝2.3）。在急性A型主动脉夹层的患者中，短绌脉的出现提示院内死亡的可能性更高。

表17.3　主动脉夹层[*]

体征（参考文献）[**]	灵敏度/%	特异度/%	似然比[***] 体征存在	似然比[***] 体征缺失
体征独立出现				
脉搏短绌	12～49	82～99	4.2	0.8
主动脉瓣反流杂音	5～49	45～49	1.5	NS
局灶性神经体征	14～20	93～100	NS	0.9
同时出现几种体征				
0项预测指标	4	47	0.1	—
1项预测指标	20	—	0.5	—
2项预测指标	49	—	5.3	—
3项预测指标	27	100	65.8	—

注：*诊断标准，主动脉夹层是用经食管超声心动图、主动脉造影或以下检查中的任意一项确诊（计算机体层扫描、磁共振成像、经食管超声心动图或数字减影血管造影）。

**体征的定义，短绌脉指末端动脉或颈动脉搏动消失，或臂间血压差大于20mmHg，或两者兼而有之；"同时出现几种体征"的定义详见正文。

***似然比，如果体征存在为阳性似然比；如果体征缺失为阴性似然比。

NS，不显著。

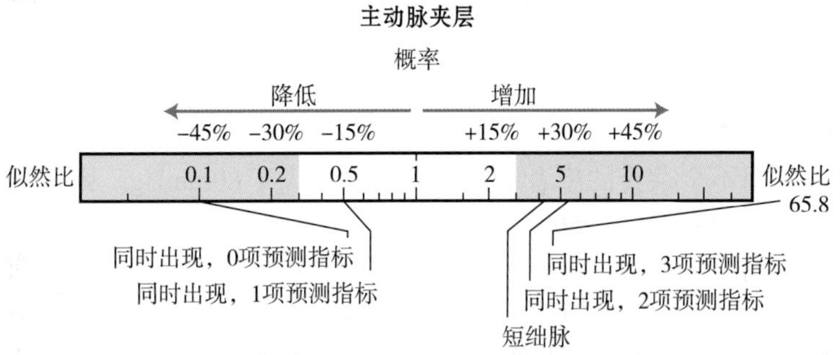

（四）上下肢血压差异

在以下两种情况下，这一体征具有临床价值。

1. 下肢远端慢性缺血

第54章介绍了踝肱指数的计算方法。踝肱指数是用于间歇性跛行患者的临床评估工具。

2. 主动脉缩窄

对年轻的高血压患者，如果下肢血压不能测得或远低于上肢血压，则提示存在主动脉缩窄。这些患者往往还有以下临床表现：上肢血压高于正常值（96%的患者上肢血压高于

140/90mmHg），股动脉的搏动减弱或消失伴延迟（100%），颈动脉搏动增强，多种杂音（通常是胸骨缘收缩期杂音和上脊柱后方的持续性杂音），可见侧支循环形成（通常位于肩胛骨周围、肋间隙或腋窝）。

在同时触诊健康人的股动脉和桡动脉时，无法分辨哪一个动脉先搏动。然而对于主动脉缩窄的患者而言，由于搏动波比正常情况更晚到达下肢、更快到达上肢，造成股动脉相对桡动脉搏动延迟。

在一项纳入1206名有不明原因心脏杂音的儿童的研究中，医生为22名患儿中的18名确诊了主动脉缩窄。在此研究中，通过测量上下肢血压差或脉搏差异这些床旁体检诊断主动脉缩窄总体上灵敏度为82%，特异度为100%，阳性似然比＝242，阴性似然比＝0.2。

（五）脉搏波形异常

有三种脉搏波形异常可以在使用袖带式血压计和听诊器测量血压时非常容易发现，分别是奇脉、交替脉、双峰脉（见第15章）。

（六）脉压异常

1. 脉压低于正常

由于脉压大小取决于每搏排出量的多少，因此临床医生探索了数十年如何借脉压计算心输出量。在确认患有左心室功能减退的患者中，如发现脉压比（即脉压与收缩压的比值）小于0.25，则提示心指数小于2.2L/（min·m^2），其灵敏度为70%～91%，特异度为83%～93%，阳性似然比＝242，阴性似然比＝0.2。这也验证了脉压与心输出量之间的关系。

与书本上的理论不同的是，很多患有严重主动脉狭窄的患者脉压完全正常（见第44章）。第70章讨论了根据重症患者被动抬腿前后脉压的变化估计容量变化的方法。

2. 脉压高于正常

存在主动脉瓣关闭不全杂音的患者中，如发现脉压大于80mmHg，则增加了中重度反流的概率，其灵敏度为57%，特异度为95%，阳性似然比＝10.9。

（七）直立性低血压

当人站起来时，有350～600ml血液流向下肢。正常情况下，由于心输出量、心率、外周血管阻力的代偿性增加以及血流从肺循环向体循环的转移，这一血液重新分配的过程中血压会维持相对稳定。直立性低血压，即患者由仰卧位变为直立位时收缩压下降超过20mmHg的现象。直立性低血压可发生于上述代偿机制失效（即自主神经功能不全）或患者丢失大量血容量（如急性失血）等情况。

表17.4 生命体征和急性失血*

查体表现**（参考文献）	中度失血灵敏度/%	大量失血灵敏度/%	特异度/%
直立性脉搏增加≥30次/分或严重直立性眩晕	7～57	98	99
直立性低血压（收缩压降低≥20mmHg）	9	—	90～98
仰卧位心动过速（脉搏>100次/分）	1	10	99
仰卧位低血压（收缩压<95mmHg）	13	31	98

注：*数据来源于经历了“中度失血”（静脉放血450～630ml）或“大量失血”（静脉放血630～1150ml）的568名正常人，其中大多数是健康的青年人。表中“特异度”是与同一被测者失血前的容量相比得到的结果。最终结果以总体平均频率表示，如果统计结果不一致则给出数值范围。

**体征的定义，直立性指的是仰卧位和直立位测量值的差异；直立性低血压（收缩压降低≥20mmHg）的体征仅适用于能够站立且无严重眩晕的患者。

1. 健康人生命体征的体位相关改变

当血容量正常的人由仰卧位站立时，脉搏平均增加10.9次/分，收缩压降低3.5mmHg，舒张压升高5.2mmHg。若随体位变化收缩压下降超过20mmHg，则定义为直立性低血压。这种情况在65岁以下正常血容量人群中的发生率是11%，在65岁以上正常人群中的发生率是11%～30%。随着年龄的增长，直立性脉搏增加数会逐渐减少（$r=-0.50$，$P<0.02$），老年人也更容易出现直立性低血压表现。这两种现象提示，随着年龄增长自主神经反射调节的功能下降。

2. 血容量减少相关的生命体征改变

表17.4显示了正常人在静脉放血450～630ml（中度失血）或630～1150ml（大量失血）前后生命体征的变化①。本书第11章介绍了血容量过低的其他体格检查发现。

（1）脉搏的体位变化。表17.4显示，最有价值的体征是脉搏随体位变化增加多于30次/分，或由于严重的眩晕患者不能站立足够时间完成生命体征的检测。几乎所有人在大量失血之后都会出现至少一项上述症状（灵敏度98%），但只有1/5的人在中度失血后会出现上述症状之一（灵敏度7%～57%，表17.4）。如果不进行静脉补液，这些症状会在失血后持续较长时间，不少于12小时。

（2）血压的体位变化。排除了不能站立足够时间以完成生命体征测量的患者（其中包含了几乎全部大出血的患者）后，直立性低血压（随体位变化收缩压下降≥20mmHg）判断失血的价值尚未得到证实，因这一体征在已失血和未失血患者中出现的频率差不多。例如，在65岁以下的人群中，有9%的已发生中度失血的人会出现直立性低血压，而在未失血人群中的发生率为8%；在65岁以上的人群中，未失血人群中直立性低血压的发生率为11%～30%，而失血后人群中这一数字为25%。

很明显，由于站立时严重眩晕是非常有意义的临床表现而直立性低血压（血压随体位变

① 计算这些数据的似然比没有意义，因为有无数种评估“急性失血”严重程度的方法，其中很多都比这些似然比对临床医生更有意义。例如，在评估黑便患者的失血程度时，根据中度失血的似然比，失血400ml提示疾病阴性，而失血500ml提示阳性，但在临床医生看来，失血400ml或是500ml都同样重要。表17.2没有这么计算，而是体现了随着失血量增加，生命体征变化的总体趋势。

化降低20mmHg）则不是，必然存在一个处于两者之间的直立性血压降低的值（如30mmHg、40mmHg或其他某个值）能更好地区分患者是否发生了失血，但这个具体的数值我们尚未发现。

（3）仰卧位脉搏加快和仰卧位低血压。对疑似发生了失血的患者，仰卧位心动过速和仰卧位低血压都是严重失血的特异度指标，不过两者很少同时出现。在中度失血之后，只有1%的人出现仰卧位心动过速，13%的人出现仰卧位低血压；在大量失血后，只有10%的人出现仰卧位心动过速，31%的人出现仰卧位低血压。

相反，窦性心动过缓是失血后常见的心律失常，通常在患者血压骤降致晕厥前出现。

（八）血压和意识障碍

发生意识障碍的可能原因包括结构性脑损伤（如脑卒中或脑肿瘤）、代谢性脑病（如肝性脑病、糖尿病昏迷、药物中毒或脓毒症）。结构性脑损伤的患者的血压往往比代谢性脑病的患者血压更高。这一现象有诸多原因，如机体应对高颅压的库欣反射、高血压与脑卒中在发病机制上的联系等。此外，代谢性脑病的严重并发症往往与低血压有关。两项连续纳入无头部外伤史的意识障碍（即Glasgow昏迷评分＜15分）患者的研究显示，出现收缩压高于160mmHg提示颅内结构损伤的可能性更大（*LR*＝7.3，循证医学表17.5）。

（九）毛细血管脆性试验（Rumpel-Leede 试验）

血压计袖带的另一项经典应用是检测毛细血管的脆性，不过这个试验不需要量血压。毛细血管脆性试验用于检出皮肤内管壁异常脆弱的毛细血管，这些毛细血管在扩张时更容易破裂，使皮肤表面出现大量的出血点。毛细血管变脆与多种疾病相关，包括凝血异常、维生素C缺乏（如坏血病）、感染性疾病（如猩红热）、内分泌疾病（如甲状腺功能亢进）、皮肤病（如Osler-Weber-Rendu综合征，即遗传性出血性毛细血管扩张症，译者注）等。

过去检测毛细血管脆性有负压法和正压法两种方法。负压法是将一个抽吸装置置于皮肤的特定区域形成负压，但这一方法并不可行，因为此时皮肤上淤点的数量与患者的年龄、精神状态、测试的时间点、季节等多种因素都相关。在20世纪初，Rumpel博士和Leede博士发明了正压法：先使用止血带或血压计袖带环绕手臂一周以增加静脉压力，再计数远端既定区域中新发的淤点。这一试验最终统一了标准，但后来有了更好的检查凝血功能及其他异常的方法，医生对这一方法就不再有兴趣了。近些年，有人认为毛细血管脆性增加是发生糖尿病视网膜病变的征象，但很快被证伪。

然而，Rumpel-Leede试验的一种引申试验（被称为止血带试验①），可以用来诊断登革热及其并发症，在发展中国家仍然有重要应用。在热带由于不明原因发热就诊的患者中，止血带试验被用于检测登革热感染，其灵敏度为34%～68%，特异度为84%～99%，阳性似然比为6.8。

① 在止血带试验的标准操作步骤中，医生向袖带内打气至收缩压与舒张压的中点，维持此压力5分钟。随后计数肘前窝远端一2.5cm见方区域内新出现的淤点数。若淤点数大于20个，则止血带试验阳性。

表17.5　收缩压和意识障碍

临床表现（参考文献）	灵敏度/%	特异度/%	似然比*	
			体征存在	体征缺失
发现大脑结构性损伤				
收缩压≥160mmHg	37～58	93～94	7.3	0.6

注：*似然比，如果体征存在为阳性似然比；如果体征缺失为阴性似然比。

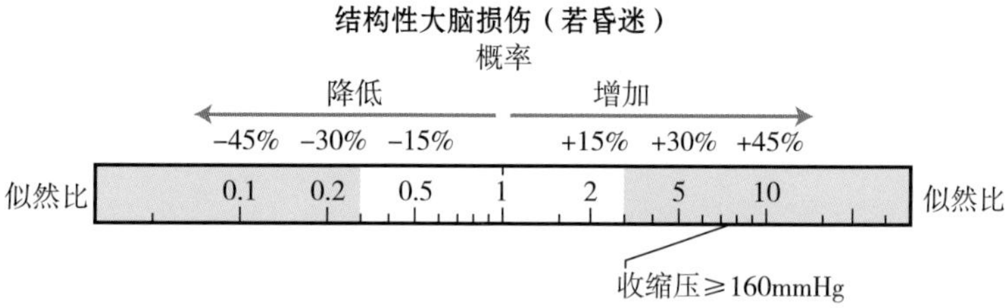

第18章

体　温

教学重点

- 电子体温计（用于测量直肠、口腔、腋窝）和红外体温计（用于测量前额和鼓膜）都能准确测量体温，其中，鼓膜温度计的变异最大。无论使用何种温度计，读数大于37.8℃均为异常，提示存在发热。
- 患者主观报告的发热通常是准确的。
- 在发热患者中，患者的基础疾病是菌血症最好的预测指标，肾衰竭、因创伤住院、功能状态差等都可增加发生菌血症的可能性。寒战也可增加发生菌血症的可能性（患者穿着厚衣服或盖着厚毯子时身体仍因寒冷而发抖，称为寒战）。
- 虽然经典的热型在特定的感染中具有诊断意义（如伤寒热或间日疟），但是如今热型最大的价值在于观察对抗生素治疗的反应。使用适当的抗生素后仍然发热提示存在二重感染、药物热、脓肿或类似感染性疾病的非感染性疾病（如血管炎、肿瘤）。

一、概述

发热是几乎所有感染性疾病和许多非感染性疾病的基本表现。19世纪五六十年代时Traube将体温计正式引入医院病房，随后Wunderlich发表了一篇基于对20 000名受试者体温观察结果的分析，向医生展现了体温曲线随时间变化的临床价值。从此，医生开始监测发热患者的体温变化。体温成为住院患者常规记录的第一个生命体征，这些记录的图表最初被命名为Wunderlich**曲线**。

二、方法

（一）测量部位

体温计可测量患者口腔、直肠、腋窝、鼓膜或前额（即颞动脉）的温度。由于潜在的汞暴露所致的毒性，久负盛名的水银温度计已被利用热敏电阻或红外线测温的电子体温计取代。前者通常用于测量口腔、直肠、腋窝的温度，后者常用于测量鼓膜或额头的温度。与传统的水银温度计相比，这些电子体温计能更快地给出测量结果。

正常人的体温变化很大，这在一定程度上取决于测量的位置。直肠温度读数平均比口腔温度高0.4～0.6℃，口腔温度读数平均比腋窝温度高0.1～0.2℃。颞部（前额部）温度测量值通常位于直肠温度测量值与口腔温度测量值之间。鼓膜处温度变异最大，有的研究表明鼓膜温度读数持续高于直肠温度读数，而另一些研究表明鼓膜温度读数持续低于直肠温度读数。

即便如此，这些研究只是为了检测不同仪器之间存在的系统性差异，并不能反映患者的个体差异。例如，对大量患者连续测量的直肠和口腔温度读数进行比较，发现直肠温度测量值减去口腔温度测量值的差为（0.6±0.5）℃。这表明直肠温度读数平均比口腔温度读数高0.6℃（即系统性差异），但对某一患者来说，其直肠温度读数与口腔温度读数的差可以是−0.4℃到＋1.6℃区间内的任意值①。对同一患者身体上任意两个部位测得的体温进行比较均可见类似的变化（如口腔与颞部、腋窝与直肠等）。

此外，更有意义的问题是哪些测量仪器检出感染的能力更强。一项对急诊科就诊的老年人的研究显示，虽然不同设备对发热的定义不同（直肠温度＞37.8℃，前额温度＞37.9℃，鼓膜温度＞37.5℃），但在直肠、颞部、鼓膜这三个部位进行温度测量对诊断感染的准确性是相似的（阳性似然比4.2～8.5，循证医学表18.1）。

表18.1　不同部位体温测量，检出感染*

临床表现（参考文献）	灵敏度/%	特异度/%	似然比*	
			体征存在	体征缺失
直肠温度＞37.8℃	44	93	6.1	0.6
前额温度＞37.9℃	38	91	4.2	0.7
鼓膜温度＞37.5℃	34	96	8.5	0.7

注：*诊断标准，感染指的是回顾得出的共识诊断。

① 计算过程如下：95%可信区间（95% CI）＝2×标准偏差（即2×0.5℃＝1℃）。直肠温度测量值减去口腔温度测量值的差为（0.6±0.5）℃，因此，其变化区间为−0.4℃（即0.6−1.0℃，直肠温度比口腔温度低0.4℃）到＋1.6℃（即0.6＋1.0℃，直肠温度比口腔温度高1.6℃）。

（二）影响体温测量结果的因素

1. 饮食和吸烟

在持续咀嚼后，口腔温度测量值上升约0.3℃，这一上升状态可持续约20分钟。这一现象可能是因为咀嚼肌血供增加引起的。喝热水同样能使口腔温度上升，上升幅度为0.6～0.9℃，可持续15～25分钟。吸烟能使口腔温度上升约0.2℃，持续30分钟。相反，喝冰水能使口腔温度降低0.2～1.2℃，持续10～15分钟。

2. 呼吸过快

呼吸频率每增加10次/分，口腔温度读数就会降低0.5℃。这一现象或许可以解释马拉松运动员在冲刺阶段时体温测量结果有所不同，他们常常口腔温度正常而肛温偏高。

与上述不同，通过鼻导管吸氧不会对口腔温度造成影响。

3. 耵聍

耵聍能通过阻碍鼓膜的热辐射降低鼓膜温度计的读数。

4. 偏瘫

偏瘫患者患侧腋窝温度比健侧低约0.5℃。两侧温度的差异与患者偏瘫严重程度关系不大提示此差异不是由于患者患侧肢体难以夹紧体温计造成的，而是另有原因，如双侧皮肤血流量的差异。

5. 黏膜炎

口腔黏膜炎是一种化疗的并发症。即使患者没有发热，口腔黏膜炎能使口腔温度读数平均升高0.7℃。温度的升高可能反映了口腔黏膜血管的炎症性舒张。

三、体征

（一）正常体温与发热

健康人的平均口腔温度为36.5℃（97.7 ℉），略低于当年Wunderlich估计的37℃（98.6 ℉）。当年的估计数值是用1英尺长的腋窝温度计测出来的，经校准发现该温度计读数可能比现在使用的温度计读数高。体温通常在早上6点最低，下午4～6点最高（称为昼夜变化）。一位研究者将发热定义为超过健康人群体温的99%分位数，即口腔温度大于37.7℃（99.9 ℉）。大多数研究表明，无论使用何种仪器，如温度计读数大于37.8℃，则必然是异常的（表明存在发热）。

（二）热型

早年间，医生测量体温时发现长时间的发热可分为四种热型，即稽留热、间歇热、弛张热、回归热（图18.1）。①**稽留热**：每天的体温变化不大［现代的定义为每天变化≤0.3℃（≤0.5 ℉）］。②**间歇热**：发热的间歇期体温恢复正常，如果每天都有一次发热，则发热为“每日型”；如果发热每48小时出现一次，则发热为“间日型”（即上次发热的第三天再次发热）；如果发热每72小时出现一次，则发热为“三日型”（即上次发热的第四天再次发热）。③**弛张热**：体温在一天内至少变化0.3℃（0.5 ℉），但并不恢复正常。**消耗热**是体温波动较大的间歇热或弛张热，每日波动通常大于1.4℃（2.5 ℉）。④**回归热**：发热期与无热期持续的天数相等，交替出现。

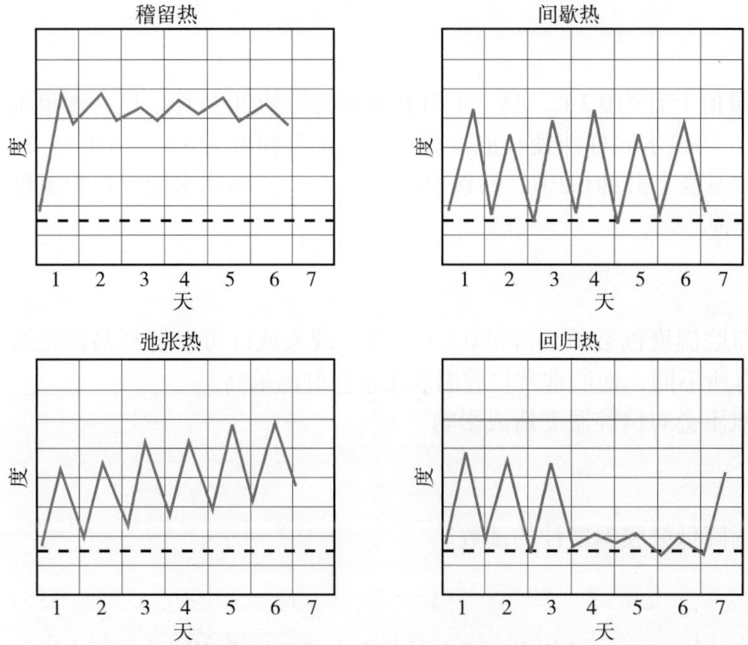

图18.1　热型

四种基本的热型为稽留热、间歇热、弛张热和回归热。每张图中的虚线代表着正常体温。各热型的定义与临床意义见正文。

每一种热型都有与之相关的原型疾病：稽留热多见于大叶性肺炎（发热持续7天后迅速退热或缓慢退热）；间歇热多与疟疾感染有关；弛张热多见于伤寒（造成持续数天的逐渐上升的弛张热，在进入稽留热状态前，其体温曲线类似爬山的路径）；消耗热多见于慢性结核感染或脓肿；回归热多见于先前感染的复发（如伤寒热），其他可能造成回归热的原因包括霍奇金病引起的Pel-Ebstein热、鼠咬热（由鼠咬热螺旋体和念珠状链杆菌感染引起）及伯氏疏螺旋体感染①。

尽管热型与病原存在相关性，但临床医生很早就意识到热型的诊断意义非常有限。他们使用这些名词时更多的是为了描述特定的临床观察结果，而非暗示特定的诊断，就像我们现在使用“收缩期杂音”或“肺爆裂音”一样。

（三）相关临床表现

1. 局灶表现

超过80%的细菌感染患者有特异的局灶体征或症状，可帮助临床医生得到正确的诊断。许多局灶体征与发热性疾病相关（如脓肿的软胀感、心内膜炎的舒张期杂音），这些内容在感染性疾病相关的教科书中有详细的描述。然而，黄疸是一个可能引起误诊的局灶体征。虽然发热伴黄疸通常是由肝炎或胆管炎引起，但黄疸也可能是肝外细菌感染引起的非特异的并发症。在所有的菌血症中，黄疸的发生率约为1%。一个多世纪前，Osler记录了黄疸无规律地出现于肺炎链球菌肺炎的发病过程中，人们由此认识**菌血症引起的反应性肝病**。

2. 相对心动过缓

相对心动过缓通常是胞内寄生菌（如伤寒）感染的标志，指与患者升高的体温相比，脉率偏低。有一个定义是患者的脉率低于其体温对应脉率的95%可信区间。可信区间的下限可通过

① 即莱姆病（译者注）。

以下方法计算：患者体温（℃）×10−323。举个例子，一患者体温为39℃，若其心率低于67次/分（＝390−323），则为相对心动过缓。

3. 无汗症

中暑患者的经典表现为皮肤极度干燥，但现在大部分研究表明，无汗症在病程的很晚期才会出现，且灵敏度只有3%～60%。不过，91%的中暑患者存在明显的发热（高于40℃），100%的中暑患者有精神状态的异常。

4. 肌肉强直

肌肉强直通常提示神经阻滞药恶性综合征（多巴胺拮抗药物引起的发热并发症）或5-羟色胺综合征（由促5-羟色胺生成的药物引起）。

四、临床意义

（一）发热的检测

以下两项情况提示患者发热的可能性增加：患者主动报告发热（*LR*＝5.3），以及医生感觉到患者的皮肤异常温暖（*LR*＝2.8，循证医学表18.2）。当二者都未出现时，患者发热的可能性降低（*LR*＝0.2～0.3）。

（二）发热患者细菌感染的预测指标

在因发热住院的患者中，8%～37%的患者有菌血症的记录，发热是一项与院内死亡正相关的临床表现。在所有有助于诊断菌血症的床旁发现中，最重要的是患者的原发病，尤其是存在肾衰竭（*LR*＝4.6，循证医学表18.3）、因创伤住院（*LR*＝3）、功能状态差（即卧床不起或生活不能自理需要照顾，*LR*＝3.6）①。甚至有研究发现，发热住院患者的食量可作为菌血症发生的预测指标：食量小（即血培养前吃的不到一顿饭的一半）提示更可能发生了菌血症（*LR*＝2.3），而食量大（食用超过80%）提示患菌血症的可能性下降（*LR*＝0.2）。少数查体结果在一定程度上提示发生菌血症的可能性增加：留置尿管（*LR*＝2.7）、留置中心静脉导管（*LR*＝2.4）、低血压（*LR*＝2.3）。唯一显著降低菌血症概率的条件是年龄小于50岁（*LR*＝0.3）。

表18.2 发热的检测*

临床表现（参考文献）	灵敏度/%	特异度/%	似然比**	
			体征存在	体征缺失
患者报告发热	80～90	55～95	5.3	0.2
患者前额异常温暖	67～85	72～74	2.8	0.3

注：*诊断标准，发热指的是测量的腋窝温度＞37.5℃、口腔温度＞38℃或直肠温度＞38.1℃。

** 似然比，如果体征存在为阳性似然比；如果体征缺失为阴性似然比。

① 相比之下，这些研究结果的似然比优于菌血症的传统实验室指标（如白细胞增多或杆状核粒细胞增多）的似然比。在检测菌血症时，白细胞多于15 000的似然比只有1.6而杆状核粒细胞计数大于1500的似然比也只有2.6。

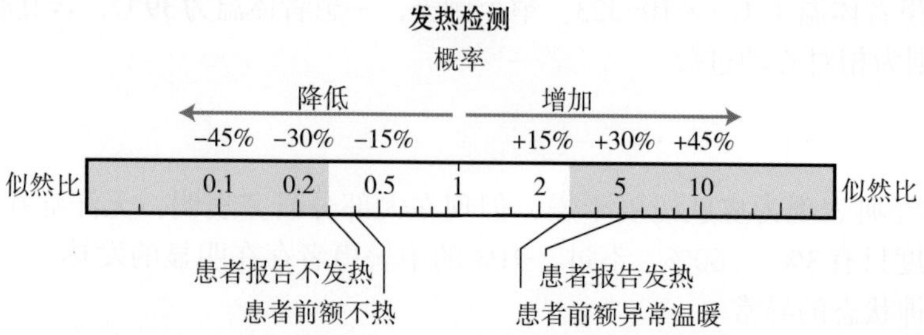

表 18.3 检测发热患者的菌血症*

临床表现（参考文献）**	灵敏度/%	特异度/%	似然比***	
			体征存在	体征缺失
危险因素				
年龄＞50岁	89～95	32～33	1.4	0.3
肾衰竭	19～28	95	4.6	0.8
因创伤住院	12～63	79～98	3.0	NS
静脉内注射药物	2～7	98～99	NS	NS
脑卒中史	17	94	2.8	NS
糖尿病	17～38	77～90	1.6	0.9
功能状态差	48～61	83～87	3.6	0.6
急性致命性疾病	2～30	88～99	2.7	NS
体格检查				
留置导管				
留置尿管	3～38	83～99	2.7	NS
留置中央静脉导管	8～24	90～97	2.4	NS
生命体征				
体温≥38.5℃	62～87	27～53	1.2	0.7
心动过缓	57～73	40～56	1.2	0.7
呼吸频率＞20次/分	37～65	30～74	NS	NS
低血压	7～38	82～99	2.3	0.9
其他发现				
急腹症	2～20	90～100	1.7	NS
感觉紊乱或降低	5～52	68～96	1.6	NS

注：*诊断标准，菌血症指真正的菌血症（而非污染造成），由阳性培养结果、病原菌类型及其他培养结果确诊。

** 发现的定义，肾衰竭指急性致命性疾病患者的血清肌酐＞2mg/dl，1个月内死亡率＞50%（例如，未经治疗的复发性白血病、肝肾综合征）；功能状态差的定义见正文；相对心动过速指脉率＞90次/分或＞100次/分；低血压指收缩压＜100mmHg或＜90mmHg，或"休克"。

*** 似然比，如果体征存在为阳性似然比；如果体征缺失为阴性似然比。

NS，不显著。

菌血症（如果发热）

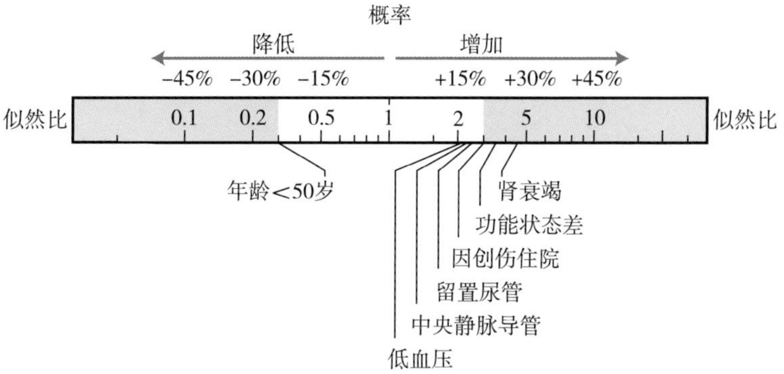

11项总共涉及6000例以上发热患者的研究发现，如患者感到寒冷提示出现菌血症的可能性增加（灵敏度为24%～95%，特异度为45%～88%，阳性似然比＝1.9，阴性似然比＝0.7）。如果不仅是寒意，且出现**寒战**（患者非常冷，即使穿着厚衣服或盖着厚毯子，身体也会不自主地发抖），则可以相对准确地提示菌血症的发生（灵敏度为45%～90%，特异度为74%～90%，阳性似然比＝3.7）。**中毒症状**并不能作为区分严重感染与一般疾病的依据。

（三）高热与低体温

高热［即体温高于41.1℃（106 ℉）］通常由革兰阴性菌感染或体温调控机制障碍（如中暑、颅内出血、严重烧伤等）引起，具有诊断意义。

在各种疾病中，如果出现体温过高或过低，均提示预后较差。例如，体温高于39℃提示脑桥出血患者有更高的死亡风险（*LR*＝23.7，循证医学表18.4）。体温过低提示患有充血性心力衰竭（*LR*＝6.7）、肺炎（*LR*＝3.5）、菌血症（*LR*＝3.3）的住院患者死亡风险升高。

（四）热型

现在，无论是感染性疾病或非感染性疾病引起的发热，都是间歇型或弛张型的，没有其他任何的特征。抗生素的应用改变了许多经典热型。比如，在抗生素尚未出现的时代，大叶性肺炎引起的发热通常为持续7天的稽留热，现在通常只持续2～3天。在没有抗生素的年代，每日双重发热（即每天有两次发热高峰）是淋球菌型心内膜炎的特征，有50%该病患者出现这一热型，但现在这一热型早已销声匿迹。如今，疟疾感染引起的特征性的间日或三日回归热也不常见了，因为大多数患者在出现特征性同步疟疾周期之前就已经得到了治疗。

尽管经典的热型已越来越少见，但仍有重要意义。在热带国家，阶梯状弛张热仍然是伤寒热的高度特异征象（*LR*＝177.4）。此外，大多数报告间日热型的感染疟疾的旅行者都感染了**间日疟原虫**（这是造成这一热型最经典的原因）。

此外，抗生素时代赋予热型新的临床意义。一旦抗生素开始使用，异常的持续发热提示感染的诊断并不正确（比如说患者可能是患有结缔组织病或肿瘤），或患者有耐药菌感染、二重感染、药物热、须外科手术引流的脓肿等并发症。

表 18.4　极端异常体温与预后

临床表现（参考文献）*	灵敏度/%	特异度/%	似然比**	
			体征存在	体征缺失
体温＞39℃				
预测脑桥出血患者的院内死亡率	66	97	23.7	0.4
低体温*				
预测充血性心力衰竭患者因心脏泵功能衰竭的院内死亡率	29	96	6.7	不显著
预测肺炎患者的院内死亡率	14～43	93	3.5	不显著
预测菌血症患者的院内死亡率	13	96	3.3	不显著

注：*诊断标准，低体温指的是体温＜35.2℃、＜36.1℃、＜36.5℃或＜37℃。

**似然比，如果体征存在为阳性似然比；如果体征缺失为阴性似然比。

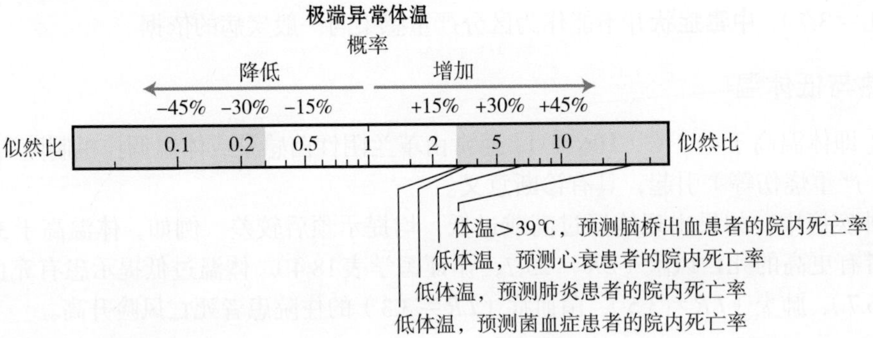

（五）相对心动过缓

临床研究表明，某些感染确实比其他感染更少造成心动过速，例如，胞内寄生菌感染（如伤寒、军团病）和虫媒病毒感染（如白蛉热、登革热）。但这些感染患者极少出现典型的相对心动过缓（见前文“临床表现”部分定义）。尽管如此，对新加坡一家医院100例发热住院患者的研究显示，若患者脉率低于90次/分，则提示发生登革热的可能性增加（*LR*＝3.3），若脉率低于80次/分，可能性增加得更多（*LR*＝5.3）。

（六）不明原因发热

不明原因发热（fever of unknown origin，FUO）的定义是发热持续至少3周，且经过至少1周的检查未明确其病因。大多数FUO的病因都是非感染性的，尤以恶性肿瘤和非感染性炎症性疾病为多。涉及近300例FUO患者的三项研究表明，以下两项查体发现能在一定程度上增加骨髓检查具有诊断意义（通常为血液系统肿瘤）的可能性：脾大（灵敏度为35%～53%，特异度为82%～89%，*LR*＝2.9）和外周淋巴结病（灵敏度为21%～30%，特异度为83%～90%，*LR*＝1.9）。

第19章

呼吸频率与异常呼吸类型

教学重点

- 观察呼吸时应至少观察60秒，这可以提高呼吸过快和异常呼吸类型（如Cheyne-Stokes呼吸）的检出率。
- 呼吸过快是一项在很多情况下都具有诊断和预测预后价值的体征。精神状态改变的患者如出现呼吸过缓（≤12次/分）提示更有可能发生了阿片类药物中毒。
- 在住院患者中，Cheyne-Stokes呼吸的出现是左心室功能不全的明确征兆，在年龄≤80岁的人群中尤为确切。有1/3射血分数减少的患者会出现这一呼吸类型。
- 仰卧位是观察患者异常腹部呼吸运动（如反常呼吸、异步呼吸）最好的体位。这些体征提示呼吸肌无力，可能的原因有膈肌麻痹（腹部反常运动）或患者因支气管痉挛的痛苦感到疲劳（异步呼吸）。
- 端坐呼吸、侧卧呼吸、平卧呼吸分别描述了仅在某一特定体位出现的呼吸困难，每一项都有特定的诊断意义。

第一节 呼吸频率

一、概述

呼吸频率（即每分钟呼吸次数）是四大经典生命体征之一，其他三项分别是心率、血压和体温。Stokes等最早在1825年倡议常规测量呼吸频率，但记录生命体征的图表到了19世纪仍然不常见。

二、方法

医生通常在握住患者手腕测量脉率的同时测量呼吸频率，这主要是因为在被刻意注视时呼吸频率容易受到影响。这种做法很好理解，因为呼吸频率是唯一受意识控制的生命体征。

住院病历里常规记录的呼吸频率通常是不准的。一项关于呼吸频率的研究表明，患者实际的呼吸频率在10～30次/分，但在75%～98%的情况下记录到的数据多在16～22次/分。这些误差通常是由观测时间过短引起的（即临床医生计数15秒内患者的呼吸次数，再乘4得到呼吸频率）。一项研究发现，观察呼吸15秒只能检测出23%的呼吸暂停患者，但观察呼吸60秒则可以发现每一个存在呼吸暂停的患者。因此，观察呼吸时应至少观察60秒，这样不仅能提高呼吸频率计数的准确性，而且能避免忽略异常的呼吸类型，如Cheyne-Strokes呼吸（详见下文）。

三、体征

（一）正常呼吸频率

基于对无发热及心肺疾病人群的仔细测量，正常呼吸频率平均为每分钟20次（范围为16～25次/分）。这一估计值与Lambert Quetelet在150多年前的结论完全一致，他是第一个汇总分析生命体征及社会统计数据的人。但不知为何，很多教科书错误地将正常呼吸速率范围记为12～18次/分，而没有任何数据来源。

（二）呼吸过快

呼吸过快的定义并无共识。基于正常范围与临床试验，呼吸过快应用最广的定义是呼吸频率大于25次/分。

（三）呼吸过缓

呼吸过缓也有各种判断标准，定义为呼吸频率少于8次/分到少于12次/分不等。对接受硬膜外阿片类药物镇痛治疗的患者来说，认为呼吸慢于10次/分即为呼吸过缓是最佳的定义，因为这一标准下能预警呼吸衰竭。医生在评估精神状态改变的患者时，如呼吸频率低于12次/分则可以认为他们发生了阿片类药物中毒（见下文“临床意义”部分）。

四、临床意义

（一）呼吸过快

呼吸过快这一体征同时具有诊断和提示预后的作用。作为一个诊断性体征，呼吸过快一定程度上能支持发热咳嗽的门诊患者的肺炎诊断（似然比＝2.7，循证医学表19.1）。呼吸过快同样增加住院患者被诊断为肺炎的可能性，这一异常体征有时在通过其他方式作出诊断前1～2天即出现。肠道积气（即影像学发现肠壁内有多发含气囊泡）的患者若出现呼吸过快，则外科医生开腹手术时更有可能发现缺血或肠梗阻（似然比＝16.4）。

表19.1　呼吸过快*

临床表现（参考文献）	灵敏度/%	特异度/%	似然比**	
			体征存在	体征缺失
呼吸频率＞20次/分				
术中发现肠积气患者缺血或肠梗阻	27	98	16.4	0.7
呼吸频率＞24次/分				
预测插管患者撤机失败	94	68	2.9	不显著
呼吸频率＞27次/分				
预测住院患者心搏呼吸骤停	54	82	3.1	0.6
呼吸频率＞28次/分				
预测咳嗽发热患者出现肺炎	7～36	80～99	2.7	0.9
呼吸频率＞30次/分				
预测肺炎住院患者死亡风险	41～85	63～87	2.1	0.6

注：*诊断标准，脱机失败指的是出现进展性低氧血症或呼吸性酸中毒；肺炎指胸部X线片上可见渗出影。

**似然比，如果体征存在为阳性似然比；如果体征缺失为阴性似然比。

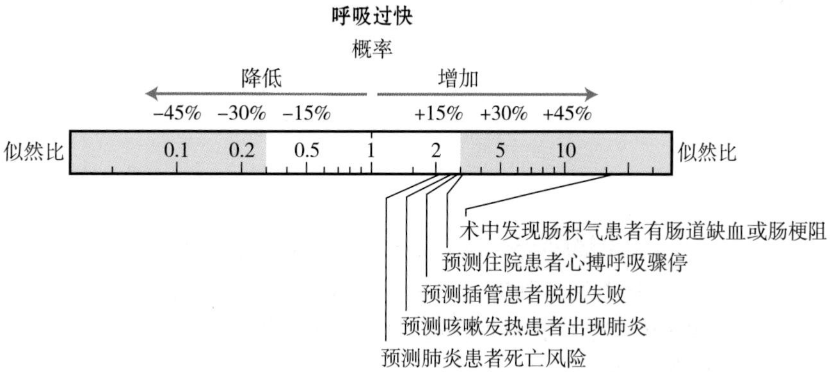

生命体征

基本生命体征的特性之一就是它能准确反映患者的预后。循证医学表19.1显示，与心动过速或血压异常相比，呼吸过快能显著地更好预测住院患者未来发生心搏呼吸骤停的可能性（似然比＝3.1）。在从呼吸机脱机的临床试验中，呼吸过快是对脱机失败有中等指示意义的重要指标（似然比＝2.9）。在住院的肺炎患者中，严重呼吸过快（即呼吸频率＞30次/分）预示将发生院内死亡（似然比＝2.1）。

（二）呼吸过快与氧饱和度

呼吸频率与患者氧饱和度水平呈负相关（$r=0.16$），也就是说氧饱和度越低，患者的呼吸速度越快。这一结果看似意料之外，但实际在情理之中，因为快速呼吸能帮助一些低氧血症患者的氧饱和度回到正常范围（即过度换气会增加动脉血氧水平），而另一些患者的低氧血症就是原发性低通气性疾病造成的。因此，呼吸频率和氧饱和度对医生来说都很有价值，能提供不同的信息。

（三）呼吸过缓

一项对精神状态变化而就诊的患者的研究指出，发现呼吸频率低于12次/分提示纳洛酮治疗有效，进而能确定这是阿片类中毒的临床表现（灵敏度为80%，特异度为95%，阳性似然比＝15.5，阴性似然比＝0.2）。

第二节　异常呼吸类型

一、潮式呼吸（Cheyne-Stokes呼吸）

（一）概述

Cheyne-Stokes呼吸包括交替的呼吸暂停期和呼吸深快期（图19.1）。有的作者将**“潮式呼吸”**等同于Cheyne-Stokes呼吸，也有一些作者只使用潮式呼吸这一名词来描述仅潮气量波动而无间断性呼吸暂停期的呼吸型。

Cheyne-Stokes呼吸由John Cheyne在1818年和William Stokes在1854年分别描述。

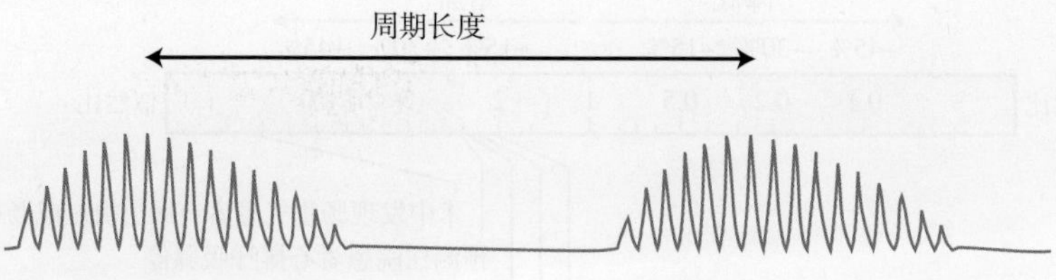

图19.1　Cheyne-Stokes呼吸

呼吸深快期与呼吸暂停期周期性交替出现。在呼吸深快期，只有潮气量变化，而呼吸频率是恒定的。

（二）临床表现

1. 呼吸类型

当呼吸暂停期结束，呼吸开始阶段胸廓的扩张度很小，但在几次呼吸后逐渐增大再减小，直到呼吸再次暂停。在呼吸深快期，呼吸频率是恒定的，不会像想象的那样逐渐增加再降低。Cheyne-Stokes呼吸通常首先出现在患者躺下的时候，这可能是因为这一体位减少了患者的功能残气量，从而降低了肺部缓冲二氧化碳变化的能力（详见下文“发病机制”部分）。

两次相邻呼吸深快期潮气量峰值之间相隔的时间称为**周期长度**或**周期**，每个周期可分为呼吸深快期（在充血性心力衰竭患者中平均持续30秒）和呼吸暂停期（平均持续约25秒）。

2. 相关体征

Cheyne-Stokes呼吸的患者中也有一些其他的查体发现。在呼吸深快期，患者处于烦燥不安状态，瞳孔放大，伸肌反射过度活跃，肌张力增加。在呼吸暂停期，患者看起来一动不动像睡着了一样，瞳孔缩小，反射弱，肌张力降低。呼吸深快期的不安很容易让患者从睡眠中惊醒，临床医生可能误认为这是心力衰竭造成暂时的肺水肿引起的夜间阵发性呼吸困难。

（三）临床意义

1. 相关疾病

有30%的稳定性充血性心力衰竭的患者会出现Cheyne-Stokes呼吸。这一呼吸类型也出现在许多神经系统疾病中，包括脑出血、脑梗死、脑肿瘤、脑膜炎、累及脑干或更高水平中枢神经系统的头部外伤。正常人在睡眠时或在高海拔地区也常出现Cheyne-Stokes呼吸。

一项对住院患者进行的医学调查显示，Cheyne-Stokes呼吸增加了左心室收缩功能不全（即射血分数小于40%，似然比＝5.4，循证医学表19.2）的可能性。这一经验在80岁以下的患者中（似然比＝8.1）比在80岁以上患者中（似然比＝2.7）更实用，提示Cheyne-Stokes呼吸的非心源性成因（如中枢神经系统损伤）在老年人中更重要。

2. 预后的意义

虽然当年Stokes博士认为Cheyne-Stokes呼吸意味着心力衰竭患者的预后不良，但现代的研究结果尚存争议，有些研究表明这一症状预示着更低的生存率，但其他研究表明其与死亡率增加无关。

表19.2　Cheyne-Stokes呼吸检测射血分数降低*

临床特征（参考文献）	灵敏度/%	特异度/%	似然比**	
			体征存在	体征缺失
所有成人	33	94	5.4	0.7
≤80岁的患者	32	96	8.1	0.7
＞80岁的患者	42	84	2.7	不显著

注：*诊断标准，射血分数减少，指的是经过超声心动图检查射血分数＜40%。

**似然比，如果体征存在为阳性似然比；如果体征缺失为阴性似然比。

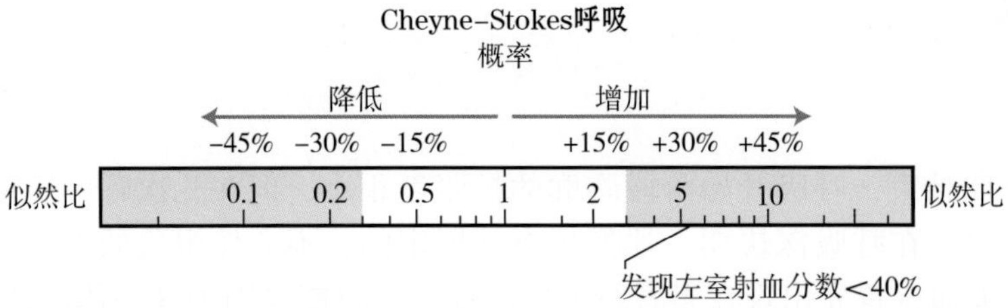

（四）发病机制

引起Cheyne-Stokes呼吸的根本原因是机体对二氧化碳的敏感性升高。低心排血量引起的肺循环与体循环间的循环延迟也能造成呼吸的增强和减弱。脑血流量在呼吸深快期增加，而在呼吸暂停期减少，这或许可以解释精神状态的变化。

1. 对二氧化碳灵敏度的升高

不管是由于充血性心力衰竭还是神经系统疾病，产生Cheyne-Stokes呼吸的患者对二氧化碳的灵敏度是正常人的2～3倍。这导致患者过度通气，致使二氧化碳浓度过低，结果是中枢性呼吸暂停。患者呼吸暂停时，二氧化碳浓度再度上升，诱发另一轮过度通气，因此呼吸模式持续在过度通气和呼吸暂停之间转换。

登山者在缺氧致使的二氧化碳灵敏度上升时也会产生Cheyne-Stokes呼吸，但是喜马拉雅山当地的夏尔巴人向导因为已经对低氧环境适应，并不会发生过度通气和Cheyne-Stokes呼吸。

2. 肺循环与体循环间的循环延迟

正常情况下，呼吸由延髓的呼吸中枢控制。呼吸中枢能感受动脉血中的二氧化碳水平，在二氧化碳水平过高时发出信号加快呼吸，在二氧化碳水平过低时则相反。延髓传向肺的信号通过神经系统传播，瞬间即可到达。而肺对延髓的反馈调节则慢得多，因为这一过程需要血液由肺循环流至体循环后才能完成。

在Cheyne-Stokes呼吸时，肺泡内和动脉内的二氧化碳水平变化是完全不同步的。在呼吸深快期的峰值，肺泡内的二氧化碳水平是非常低的，而此时之前呼吸暂停期流经肺泡的高二氧化碳水平的血液刚刚流到延髓，使延髓仍然发出继续深呼吸的指令。这一对延髓反馈调节的延迟造成了潮气量的交替上升和下降。

循环延迟时间的长短决定了Cheyne-Stokes呼吸的周期，两者的相关性很强（呼吸周期和血液从肺到体动脉的循环时间的相关系数$r=0.8$，$P<0.05$）。呼吸周期大约是循环时间的2倍，由肺内和体循环动脉血二氧化碳水平完全不同步也可以推出这一结论。然而，一项研究显示呼吸周期长度与射血分数的相关性较差，这提示了两种可能性，或者是射血分数与循环时间的关系很弱，或者是有与心功能不相关变量在控制着周期长度。

二、Kussmaul呼吸

Kussmaul呼吸是深而快的呼吸，通常在代谢性酸中毒的患者中出现。这种反常的深呼吸很特别，因为心肺疾病等其他造成呼吸过速的原因会降低肺活量从而造成浅、快呼吸。

在严重疟疾的患儿中，发现Kussmaul呼吸提示出现了严重的代谢性酸中毒，其灵敏度为91%，特异度为81%，阳性似然比＝4.8，阴性似然比＝0.1。

三、咕噜样呼吸

（一）定义

咕噜样呼吸是呼气相时声门闭合产生的短促的中低频爆破音，是气流冲出突然打开的声门发生振动产生的。咕噜样呼吸在儿童中更加常见，但也是成年人呼吸肌疲劳的体征之一。此外，咕噜样呼吸是在没有抗生素的年代里大叶性肺炎的主要症状，通常在发病后4～6天后出现。

（二）发病机制

咕噜样呼吸减慢了呼吸频率，从而有更多的时间完成最大限度的气体交换。动物实验表明，人工模拟咕噜样呼吸的动物的PO_2上升10%，PCO_2下降11%，这一结果与动物是否患有肺炎无关。一项古老的观察性研究发现，吗啡通常会减少肺炎患者的咕噜样呼吸，但有时会迅速继发致命性肺水肿，据此推测，咕噜样呼吸也会产生呼气末正压，这可能会减少肺泡内液体的渗出。

四、腹部的异常运动

（一）腹部的正常运动

在没有大量气体的情况下，腹部内脏是不可压缩的，并会像液压耦合液一样直接把膈肌的运动传递到前腹壁。因此，腹壁的呼吸运动间接反映了膈肌的运动。在正常呼吸过程中，胸部和腹部同步移动，在吸气时向外运动，呼气时向内运动（图19.2）。在直立时，胸壁运动更明显，而卧位时腹壁运动更明显。

（二）腹部的异常运动

有三种异常的腹部运动，分别是异步呼吸、交替呼吸和腹部反常运动。这三者都是提示存在慢性气道阻塞或呼吸肌无力的体征。

1. 异步呼吸

（1）**体征**。异步呼吸是一种异常的呼气运动，有时会在慢性气道阻塞的患者中出现。在这些患者中，呼气时腹壁平滑的向内运动会被突然向内再向外的运动所取代（图19.2）

（2）**临床意义**。在慢性气道阻塞的患者中，异步呼吸与更低的用力呼气量和更差的预后相关。在出现急性呼吸道症状的慢性气道阻塞患者中，出现异步呼吸类型通常预示着随后会发生院内死亡或需要进行人工通气，其灵敏度为64%，特异度为80%，阳性似然比＝3.2（阴性似然比不显著）。

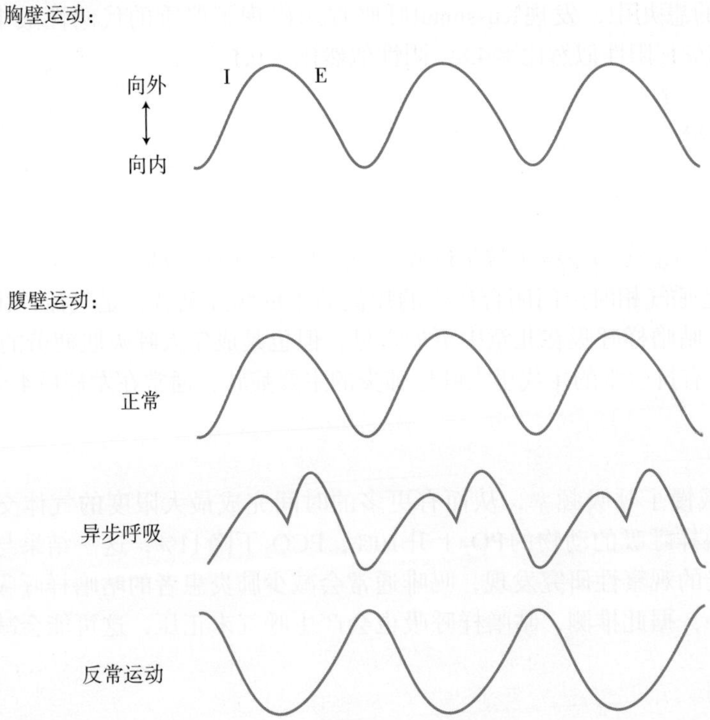

图19.2　呼吸过程中的腹壁运动

第一行图像描画了胸壁的运动。"I"表示吸气，"E"表示呼气。图中向上倾斜的曲线代表体壁向外运动，而向下倾斜的曲线代表体壁向内运动。正常人的胸壁和腹壁运动是完全同步的。在发生异步呼吸时，只有呼气相的腹壁运动是异常的。在发生反常运动时，吸气和呼气时的腹壁运动都是异常的（见正文）。

（3）**发病机制**。呼气时腹壁向外运动可能是胸壁的辅助呼吸肌强烈运动的结果，此时扁平的膈肌会暂时被推动下移，使腹壁异常向外运动。

2. 交替呼吸

交替呼吸是指腹式呼吸为主和胸式呼吸为主这两种吸气状态交替出现的一种呼吸类型。

3. 腹部反常运动

（1）**临床表现**。腹部反常运动是指呼吸时腹壁运动和胸壁运动完全不同步。吸气时，腹壁向内运动，胸壁向外运动；而呼气时相反，腹壁向外运动，胸壁向内运动。

（2）**临床意义**。腹部反常运动是提示双侧膈肌无力的体征。大多数患者有严重的端坐呼吸。在一项纳入呼吸困难和患神经肌肉疾病的患者的研究中，发现腹部反常运动可提示膈肌无力，其灵敏度为95%，特异度为70%，阳性似然比＝3.2（在此研究中，吸气时只要出现腹壁向内运动就认定其为反常运动，膈肌无力的定义是膈肌两侧最大压力差≤30cmH_2O；正常吸气时膈肌两侧压力差应＞98cmH_2O）。

（3）**发病机制**。如果膈肌完全瘫痪，吸气时胸壁的外向运动会拉动膈肌上抬，因此腹部会向内运动。反常运动在患者仰卧位时最有可能观察到，而直立位时常常不存在，据此推测，腹部脏器的重量在反常运动中也可能起到一定的作用。

在四肢瘫痪的患者中也可见类似腹部反常运动的现象。这些患者的呼吸运动完全依赖于膈肌的运动：吸气时，膈肌下降，推动腹壁外向运动，此时瘫痪的胸壁可被动向内运动。这些患者的胸壁和腹壁运动也是完全不同步的，但与膈肌无力造成的腹部反常运动截然相反的是，四肢瘫痪的患者吸气时腹壁向外移动，而非向内移动。

五、端坐呼吸、转卧呼吸、平卧呼吸

这些名词描述的是在仰卧位（**端坐呼吸**）、单侧卧位（**转卧呼吸**）或直立位（**平卧呼吸**）的特定体位下突然出现的呼吸急促（和呼吸困难）。通常在床旁观察患者呼吸时被首次诊断。

（一）端坐呼吸

1. 临床表现

端坐呼吸是指患者躺下时加重的呼吸困难，但坐起时这种呼吸困难会缓解（orthopnea源自希腊语，“ortho”意为直立或垂直，“pnea”意为呼吸）。

2. 临床意义

端坐呼吸可发生在多种疾病中，如大量腹水、双侧膈肌麻痹、胸腔积液、病态肥胖、重症肺炎等，不过临床中与端坐呼吸最相关的疾病还是充血性心力衰竭。一项对患慢性阻塞性肺疾病的患者进行的研究显示，可以根据是否出现端坐呼吸判断患者的射血分数是异常偏低（即＜50%）还是完全正常，其灵敏度为97%，特异度为64%，阳性似然比＝2.7，阴性似然比＝0.04。这一结果提示在肺病患者中出现端坐呼吸的临床意义有限（因在肺部和心脏疾病中都会发生），但没有端坐呼吸更值得关注，这降低了端坐呼吸相关左心室功能不全发生的可能性（似然比＝0.04）。

3. 发病机制

端坐呼吸的患者由直立位躺下至仰卧位的过程中，肺顺应性和肺活量显著降低。这部分解释了为什么呼吸困难在仰卧位时加重，以及为何端坐呼吸可以是很多不同疾病的共同临床表现。然而，端坐呼吸并不完全是体位变化引起的肺的力学特性变化引起的，原因有以下几个方面。首先，在其他引起类似肺活量和顺应性降低的疾病（如肺间质纤维化）中，端坐呼吸很少出现。其次，在充血性心力衰竭的患者中，端坐呼吸是否出现与肺动脉楔压（与间质性肺水肿和肺的力学特性有关）的相关度很低。最后，仅抬高头部即可使一些端坐呼吸患者迅速缓解症状。人们一度认为抬高头部能缓解呼吸困难是因为降低了颅内静脉压，从而改善了脑灌注，不过这一假说已经被实验证伪了。

（二）转卧呼吸

1. 临床表现

转卧呼吸[①]（trepopnea源自希腊语，“trepo”意为转动）是在某一侧卧位时加重而另一侧卧

① 1937年，Wood博士和Wolferth博士第一次报道了充血性心力衰竭患者中出现的转卧呼吸。在为这一发现命名的过程中，一位专利律师建议将其称为“旋转缓解”（rolling relief），两位博士将其翻译为“rotopnea”。后来Kern博士指出，“roto”是拉丁语词根，纯希腊语术语“trepopnea”可能会更好（Wood, 1959）。

位缓解的呼吸困难。

2. 临床意义

转卧呼吸主要有三种原因。

（1）单侧肺实质疾病。此病的患者通常喜欢采取健侧肺位于身体下部的体位，因为这种体位能使血液更多地流入位置较低的健侧肺，从而提高氧合。

（2）扩张性心肌病引起的充血性心力衰竭。患者通常喜欢右侧卧位。原因尚不明确，可能的相关因素有体位变化引起的肺的力学特性变化（如心脏扩张引起的左肺不张）、右心室前负荷变化、气道受压迫等。在此类心力衰竭患者中，更倾向于右侧卧位可能是胸腔积液更多见于右侧的原因之一。

（3）纵隔肿瘤或支气管内肿瘤。肿瘤可能阻塞某一位置的气道或中央血管。出现局限性哮鸣音可提示这一诊断，哮鸣音通常出现在病因所在的位置。

（4）其他原因。曾有报道在一例体位依赖性心内右向左分流患者和一例单侧膈肌麻痹的患者中发现转卧呼吸。单侧（右侧）膈肌麻痹患者出现左侧转卧呼吸可能是因为左侧卧位加剧了腹腔脏器对有功能的半侧膈肌的压迫。

（三）平卧呼吸

1. 临床表现

平卧呼吸（platypnea源自希腊语，“platus”意为水平）与端坐呼吸完全相反，是指直立位（坐位或站立位）加重的呼吸困难，而躺下后呼吸困难缓解（一个相关的名词**直立性低氧血症**描述了与之类似的直立位血氧饱和度下降的现象）。这一罕见的综合征在1949年被首次报道，而平卧呼吸这一术语是在1969年创造的。

2. 临床意义

平卧呼吸发生在心内或肺内右向左分流的患者身上。

（1）卵圆孔未闭或房间隔缺损导致的右向左分流。这些患者通常在接受肺切除术、发生肺栓塞或出现心包积液后首次出现这一体征，以上疾病或操作都能引发直立位时的右向左分流，具体原因不明。

（2）肺内分流道导致的右向左分流。肺基底部的分流道引起的右向左分流主要见于肝肺综合征（慢性肝病的并发症之一，详见第8章）和遗传性出血性毛细血管扩张症。在这些患者中，直立位会使更多的血液流向肺基底部，从而加剧了右向左分流和患者的低氧血症。

第20章

脉搏血氧

教学重点

- 脉搏血氧仪可快速测量患者的动脉血氧饱和度，得到的临床数据比发绀更敏感，并提供了独立于患者呼吸频率的重要信息。
- 异常低的氧饱和度读数预示了住院患者的死亡率，揭示了慢性肝病患者存在的肝肺综合征，并且增加了咳嗽和发热患者的肺炎风险。
- 血氧测定的局限性在于，其无法检测到高碳酸血症和氧气输送不良（贫血、心输出量低）。一氧化碳中毒或高铁血红蛋白血症患者的血氧饱和度读数不准确。

一、简介

脉搏血氧仪可快速便捷地测量动脉血氧饱和度。其被认为是第五生命体征，尽管一些临床医生认为脉搏血氧属于一种诊断性试验，而非生理体征，因为其需要特殊设备进行测量。然而，其他生命体征与氧饱和度的测量一样需要用到温度计、血压计或秒表。

日本的Takuo Aoyagi在20世纪70年代中期发现脉搏血氧测定的基本原理——光通过组织的脉冲传输取决于患者的动脉氧饱和度。第一台脉搏血氧仪于20世纪80年代成功上市。

二、体征

通过使用附在患者手指、前额或耳朵上的自粘式或夹式探头获得测量结果。血氧仪每秒进行数百次测量，然后显示之前3～6秒的平均值，且该值每秒更新。尽管脉搏血氧仪让人感觉很准确，但研究表明，在氧饱和度水平为70%～100%时，脉搏血氧仪仅能精确至体外动脉血气分析测量结果的5%（即±2标准差）范围内。

血氧仪信号不足的最常见原因是灌注不良（由于感冒或低血压）和运动伪影。临床医生有时可以通过加热或摩擦患者的手、重新定位探头或将患者的手放在柔软的表面上来改善信号。如果信号不足，临床医生应尝试使用夹子探头附着在患者的耳垂或耳郭上进行测量。

在偏瘫患者中，身体左右两侧的脉搏血氧测定结果是相同的。

三、临床意义

（一）脉搏血氧的优点

脉搏血氧饱和度在检出低氧上优于发绀的体征，因为血氧测定更敏感，且读数不依赖于患者的血红蛋白水平（见第9章）。因此，脉搏血氧仪已成为急诊科、恢复室和手术室、呼吸科和重症监护室中用于患者监测的不可或缺的一部分，这些地方的患者的测量结果往往会发现意外的氧饱和度下降，从而改变诊断和治疗。氧疗可以延长一些低氧血症患者的生存期，比如患有慢性低氧血症的患者。氧疗也可能使急性低氧血症患者获益。

在住院患者中，氧饱和度低于90%可预示住院死亡率（*LR*＝4.5，循证医学表20.1）。作为诊断性体征，氧饱和度低于96%会增加慢性肝病患者出现肝肺综合征的概率（*LR*＝6.7），氧饱和度低于95%会增加咳嗽、发热患者出现肺炎的概率（*LR*＝3.1）。第60章讨论了使用脉搏血氧仪来诊断脑卒中患者（吞咽过程中）的误吸。

（二）脉搏血氧仪的局限性

由于脉搏血氧饱和度读数仅指示血红蛋白的氧饱和度，所以不能检测到氧输送不良（如贫血、心输出量低）、高氧及高碳酸血症的问题。脉搏血氧饱和度测量的其他局限性在下文中进行讨论。

1. 异常血红蛋白血症

脉搏血氧仪会将碳氧血红蛋白看作氧合血红蛋白，因而会严重低估了一氧化碳中毒患者的氧饱和度降低程度。在患有高铁血红蛋白血症的患者中，尽管真正的氧合血红蛋白水平持续降低至更低水平，但脉搏血氧饱和度读数仅在最初降低，而后便会稳定在85%左右。

2. 染料

亚甲基蓝导致氧饱和度读数的假性降低。较深的指甲油颜色会降低氧饱和度读数，虽然现代血氧仪产生的误差很小。即使如此，临床医生也应该在脉搏血氧测定之前从患者手指上去除所有色素（这一过程中也可能会发现指甲上额外的症状）。高胆红素血症和黄疸不影响血氧仪的准确性。

3. 低灌注压

在患有低血压或外周血管疾病的患者中，动脉脉搏可能很弱，以至于脉搏血氧仪无法接收动脉信号，因此很难或不可能进行测量。

表20.1　脉搏血氧测定氧饱和度*

体征（参考文献）	灵敏度/%	特异度/%	似然比**	
			体征存在	体征缺失
预测住院患者院内死亡率				
氧饱和度＜90%	21～39	87～97	4.5	0.8
检出慢性肝病患者出现肝肺综合征				
氧饱和度＜96%	39	94	6.7	0.6
检出发热、咳嗽的门诊患者患有肺炎				
氧饱和度＜95%	33～52	80～86	3.1	0.7

注：*诊断标准，对于肝肺综合征，要具备肝硬化三联征、肺内分流、造影超声心动图及肺泡动脉血氧梯度＞20mmHg；对于肺炎，根据胸部X线片诊断。

**似然比，如果体征存在为阳性似然比；如果体征缺失为阴性似然比。

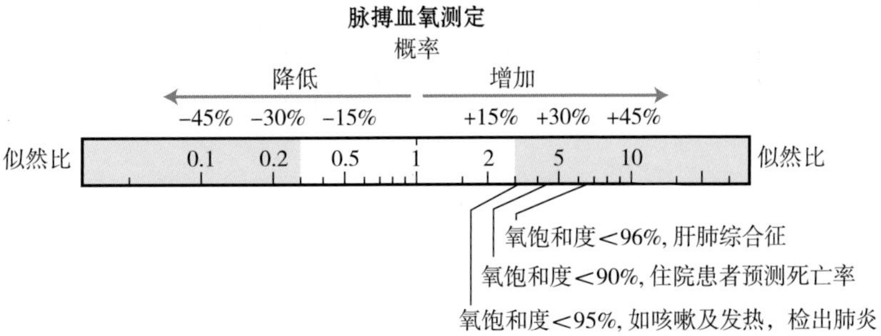

第五部分　头颈部检查

第21章 瞳孔

教学重点

• 瞳孔对光反射中的传入通路的病变（如视神经病变）中瞳孔是对称的。只有摇摆手电筒测试才能揭示这些患者的传入异常（即Marcus Gunn瞳孔或相对性瞳孔传入缺陷）。

• 瞳孔对光反射的传出通路的问题会引起瞳孔不等大（anisocoria）。可能的原因包括副交感或交感神经的失神经病变、药理性瞳孔扩大或虹膜异常。

• 对于患有瞳孔不等大（传出疾病）的患者，如果在明亮的房间中（相比于黑暗的房间）的瞳孔缩小更明显，或者如果较大的瞳孔对光的反应较差，则表明较大瞳孔的瞳孔括约肌存在异常。可能的诊断是动眼神经麻痹、阿迪瞳孔、药理性瞳孔扩大或虹膜病变。

• 对于患有瞳孔不等大的患者，如果在黑暗的房间中（相比于明亮的房间）的瞳孔不等症状更严重，或者双侧瞳孔对光反射存在，则表明较小瞳孔的瞳孔开大肌存在异常。可能的诊断是霍纳综合征或单纯性瞳孔不等。

• 当患者存在视物模糊、视野缺陷、昏迷、脑卒中、动眼神经麻痹、红眼、锁骨上或肺部肿块或颈部疼痛的症状时，对瞳孔的检查是评估病况的基础。

第一节 正常瞳孔

一、概述

瞳孔功能是否完整取决于虹膜、视神经、动眼神经，以及支配眼部的交感神经。

二、大小

随着年龄的增长，正常瞳孔的直径在缩小（$r=-0.75$，$P<0.001$）：10岁时平均直径为7mm，30岁时为6mm，80岁时为4mm。纵观人类历史，大的瞳孔与年轻、美丽和活力相关联，这也就是为什么产生扩瞳药阿托品的植物被称为**颠茄**（Atropa belladonna），其字面意思为“美丽的女士”。

三、虹膜震颤

在稳定照明下，正常瞳孔处于连续运动中，反复地少量扩张和收缩。这种不停的波动，称为**虹膜震颤**（hippus）或**瞳孔不静**（pupillary unrest），在年轻患者中及暴露在强光下时更为突出。19世纪的临床医生将虹膜震颤与多种疾病联系起来，从重症肌无力到脑肿瘤，但现在已知虹膜震颤是正常现象。左右瞳孔的振动是同步的，这表明虹膜震颤处于中枢系统的控制下。

四、单纯性瞳孔不等

单纯性瞳孔不等是一种正常的现象，其被定义为瞳孔直径存在0.4mm及以上的大小差异，且不能归因于任何一种病理性瞳孔、眼内药物、眼外伤或眼部炎症。单纯性瞳孔不等可存在于多达38%的健康人（在任意指定时刻，其中只有50%的人存在瞳孔不等），且在3%的人中持续存在。尽管单纯性瞳孔不等随时间而改变，通常是同一只眼表现出较大的瞳孔。

单纯性瞳孔不等中的瞳孔大小差异很少超过1mm。其他区别于病理性瞳孔的特征将在“异常瞳孔”一节中描述。

五、正常的对光反射

（一）解剖

图21.1显示了负责正常对光反射的神经。因为双侧瞳孔括约肌通常接收来自中脑的相同信号，所以其收缩量相同，收缩的幅度取决于进入双眼的光强度总和。例如，双侧瞳孔在黑暗中扩张相同的量，当昏暗的光线照射其中一只眼时收缩相同的较少的量，而当明亮的光线照射其中一只眼时收缩相同的更大的量。

用光线照射一只眼，光照同侧瞳孔收缩称为**直接对光反射**，对侧瞳孔收缩称为**间接对光反射**。

（二）临床意义

正常对光反射的解剖有两个重要的临床意义。

（1）视神经或视网膜（即传入通路）病变时无瞳孔不等大。因为在这些情况中，双侧传出的动眼神经中信号仍是相同的，代表来自双眼的光强度总和，所以瞳孔的大小仍相同。单侧传入通路的疾病类似于用强光照射一侧眼的试验（对侧眼与存在传入通路缺陷的眼保持一致）：尽管双侧视神经接收的光线不一致，双侧瞳孔还是具有相同的直径。

（2）瞳孔不等大表明虹膜、动眼神经或交感神经的不对称病变（传出神经和虹膜）。传出神经的不对称病变使得到达瞳孔的信号不同，因此瞳孔大小会有所不同。

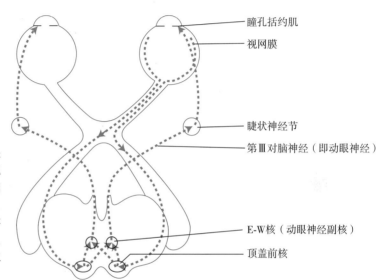

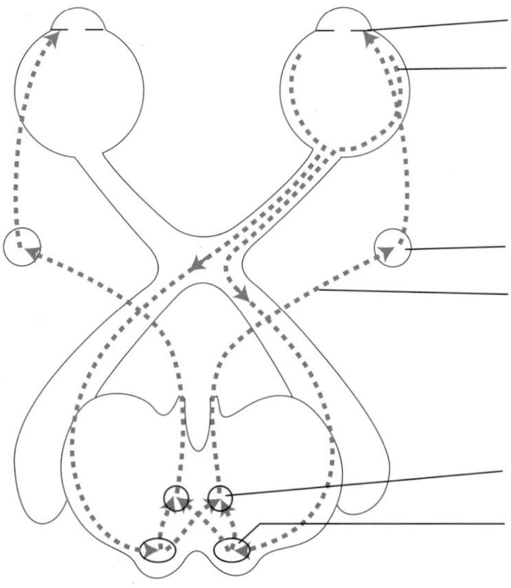

图21.1　**瞳孔对光反射的解剖学**

虚线表示来自一侧视网膜和视神经（本例中为右眼）的神经冲动如何通过视交叉中来自鼻侧视网膜的神经纤维与双侧顶盖前核和E-W核之间丰富的神经连接，在双侧动眼神经中产生神经冲动。除非存在传出通路的不对称病变（即动眼神经、睫状神经节和节后纤维、虹膜），否则双侧瞳孔都是对称的。

六、近反射

当人注视近处物体时，会发生近反射。该反应有三部分：瞳孔收缩（瞳孔括约肌）、双眼内聚（内直肌）和晶状体调节（睫状体）。

第二节　异常瞳孔

一、相对性传入性瞳孔障碍（Marcus Gunn瞳孔）

（一）概述

相对性传入性瞳孔障碍是最常见的瞳孔异常病变，比其他瞳孔病变更常见。

R.Marcus Gunn在1904年描述了相对性传入性瞳孔障碍，不过从他的报告中清晰可见这个体征已经为当时的大部分临床医生所知。在Marcus Gunn之后，Kestenbaum在1946年对这一体征进行命名，Levatin在1959年引入了摆动光笔试验（swinging flashlight test），这是现在大多临床医生引出这一体征的方法。

（二）临床表现

因为患有视网膜损伤和患有视神经损伤的患者的瞳孔是相同的（参见“正常瞳孔”一节、前文和图21.1的小节），所以需要**摆动光笔试验**以发现传入的一半对光反射的异常。该试验将照射一只眼与另一只眼所引起的瞳孔收缩量进行对比。

为了进行测试，临床医生将光笔从一只眼到另一只眼之间来回摆动，照射一侧瞳孔1～3秒，然后立即移至另一侧（图21.2）。当光线照射正常眼时，两侧瞳孔都会强烈收缩，但是，当光线照射异常眼时，两侧瞳孔都会扩张［因为与光线照射在正常眼时相比，瞳孔就好像在昏暗的光线下进行反应，双侧更少地收缩（或净扩张）］。只要临床医生来回摆动光线，瞳孔的反应就持续存在，即在照射正常眼时收缩并在照射异常眼时扩张。由于临床医生通常注视着受到光照的瞳孔，使得瞳孔相对扩张时照射的一侧瞳孔被称为**具有相对性传入性瞳孔障碍**，或**Marcus Gunn瞳孔**。

传入通路障碍的眼是否也表现出异常的**瞳孔恢复**（在稳定照射期间，瞳孔在最初收缩后立即发生少量扩张）存在争议。尽管如此，两项研究表明只有摆动光笔试验才能可靠地发现传入通路障碍。

从角膜反射的光有时会遮挡瞳孔的运动。为了解决这一问题，临床医生应该将光源保持在略低于水平轴的位置来使光线形成一个角度。

解释摆动光笔试验有三个注意事项。

（1）**在不考虑虹膜震颤的情况下正确地解释试验**，否则可能在解释时出现困难。

（2）**临床医生应该避免将光笔过久地置于怀疑有病变的眼前面**。不规则的光线摆动可能会暂时使视网膜被照亮得更多，从而引起相对性瞳孔障碍，并被错误地认为是证实了原本的怀疑。为了避免这种情况并确保双侧视网膜被均衡地照亮，临床医生应默数：“一，二，换，一，二，换，……”

（3）**呈现这个体征只需要一个正常功能的虹膜**。如果患者只有一侧瞳孔对光线有反应（参见“瞳孔不等”一节），试验还是以相同的方式进行，不过临床医生只需关注正常的虹膜来得到试验结果。

（三）临床意义

相对性传入性障碍提示了同侧视神经疾病或严重的视网膜疾病。

1. 视神经疾病

患有视神经病变（如视神经炎、缺血性视神经病、青光眼视神经损伤）的患者具有最突出的相对性传入性瞳孔障碍。如果视神经病变是不对称的，该体征的灵敏度为92%～98%，远高于其他传入功能试验，包括视力、瞳孔周期时间、检眼镜下的视盘外观和视觉诱发电位。即使是与光学相干断层扫描相比，Marcus Gunn瞳孔也更准确，可检测青光眼患者视网膜神经纤维层的非对称增厚［灵敏度＝92%，特异度＝78%，阳性$LR＝4.2$，阴性$LR＝0.1$］和多发性硬化（灵敏度＝50%，特异度＝86%，阳性$LR＝3.6$）。

尽管如此，Marcus Gunn瞳孔仍依赖于不对称的视神经功能（因此其名称中有“相对性”一词）；因此，如果疑似单侧疾病的患者缺乏传入性瞳孔障碍的证据，结果证实为双侧视神经疾病的占65%。

2. 视网膜疾病

严重的视网膜疾病也可能导致相对性传入性瞳孔障碍，不过视网膜的病变必须明显不对称才能产生这一体征，相比视神经疾病其体征会更轻微。

3. 白内障不会引起相对性传入性瞳孔障碍

这条结论看起来令人吃惊，不过只要视网膜健全，它可以在几分钟内补偿任何程度的亮度减弱，就如同一个人走进黑暗的电影院后所发生的一样。事实上，在古罗马医生盖伦的时代，临床医生们就开始通过测试白内障患者的瞳孔对光反射来判断患者是否能在针拨手术后恢复视力（针拨手术是一种古老的白内障治疗方法，其使用一根针从后方使白内障脱位；对光反射保留表明白内障之后的视网膜和视神经是完整的）。

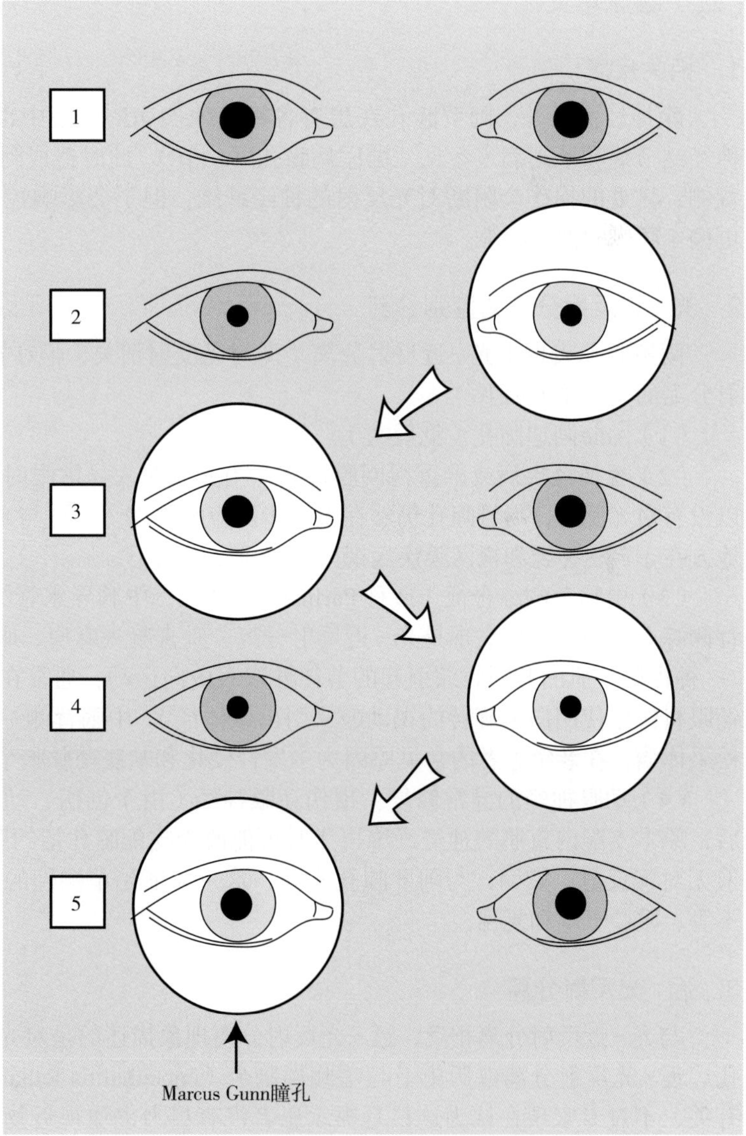

图21.2 相对性传入性瞳孔障碍（Marcus Gunn瞳孔）

该图描绘了患有右侧视神经异常的患者。在正常室内光照下（**第1行**），瞳孔是对称的。在摆动光笔试验中，当正常眼被照亮时（**第2行和第4行**），瞳孔会收缩，但是当异常眼被照亮时（**第3行和第5行**），瞳孔会扩张。虽然两侧瞳孔同时收缩或扩张，但临床医生通常只关注被照射的瞳孔。在摆动光笔试验中扩张的瞳孔存在相对性传入性瞳孔障碍并且被称为Marcus Gunn瞳孔，见正文。

二、阿罗瞳孔

（一）临床表现

阿罗瞳孔有四个特征性表现：双侧受累；小瞳孔，在昏暗的光线下无法充分扩张；无对光反射；视近物时快速收缩，视远物时快速复张。

阿罗瞳孔最初由Douglas Moray Cooper Lamb Argyll Robertson在1868年描述，这一发现在一个世纪前具有重要意义，因为它解决了一个长期的争论，即麻痹性痴呆（general paresis）和脊髓痨（tabes dorsalis）是否为同一种疾病。大部分患有这两种疾病的患者都发现了阿罗瞳孔，并且阿罗瞳孔仅限于这两种疾病，这提示两种疾病是由相同的原发病所引起的。1906年引入的Wasserman梅毒血清学试验证实，这两种疾病的病因都是梅毒。

（二）临床意义

1. 相关疾病

除神经梅毒外，阿罗瞳孔在患有各种其他疾病的患者中也有少数散发报道，包括糖尿病、神经结节病和莱姆病（参见“糖尿病瞳孔”一节）。此时造成阿罗瞳孔的病变很有可能位于中脑背侧，该处的损伤会阻断对光反射的神经纤维，但不会影响控制近同步反射的E-W核所连接的更偏于腹侧的神经纤维。

2. 光-近反射分离的鉴别诊断

阿罗瞳孔表现出光-近反射分离（即对光反射消失，但在视近物时瞳孔会收缩）。光-近反射分离的其他原因如下。

（1）Adie阿迪瞳孔（见后文）。

（2）视神经疾病或严重视网膜疾病。当光线照入异常眼时，这两种疾病中的任何一种都可以没有对光反射，尽管瞳孔仍然在近同步反应时收缩。不过与光-近反射分离的其他病因鉴别的地方在于，视神经和视网膜疾病视力是严重受损的。

（3）中脑背侧综合征（或称Parinaud综合征、中脑导水管综合征、顶盖前区综合征）。中脑背侧综合征的特征性表现是光-近反射分离、垂直凝视麻痹、眼睑退缩和会聚-回缩性眼球震颤（一种由眼外肌的共同收缩引起的节律性双眼内向运动，通常在向上凝视中汇聚时引出；许多神经眼科医生使用向下旋转的视动鼓来引出该体征）。中脑背侧综合征在年轻患者中的常见原因是松果体瘤，在老年患者的常见原因为多发性硬化和基底动脉脑卒中。

（4）动眼神经的异常修复。损伤动眼神经（由于创伤、动脉瘤或肿瘤，但**不包括**缺血）之后，原本支配内直肌的神经纤维再生时可能改为支配瞳孔括约肌，从而在汇聚时引起瞳孔收缩，但无对光反射。然而，与阿罗瞳孔不同，这一体征是单侧性的，且大多数患者也同时存在瞳孔不等、眼睑下垂和复视。

3. 近-光反射分离

与光-近反射分离相反，近-光反射分离现象描述的是对光反射正常但在反射时无反应的瞳孔。近-光反射分离在历史上与嗜睡性脑炎（encephalitis lethargica，又称von Economo综合征）有关，不过专家现在认为这只是提示患者没有尽力去注视近物。只有当患者存在瞳孔对光反射障碍时，大部分神经科和眼科医生才会检查瞳孔近反射。

三、椭圆形瞳孔

椭圆形瞳孔有三个原因。

1. 由脑疝引发动眼神经麻痹

此类患者因颅内损伤和颅内压升高进入昏迷状态。随着患者的瞳孔扩大，在完全扩张为固定的圆形之前，它可能在短时间内呈现椭圆形。

2. 阿迪瞳孔

由于节段性虹膜麻痹，Adie强制性瞳孔有时可能看起来呈椭圆形。这些患者是清醒的，主诉常为患侧眼出现视物模糊（由于调节麻痹）。

3. 既往虹膜手术或外伤

四、瞳孔不等

（一）定义

瞳孔不等的定义为双侧瞳孔的直径存在0.4mm及以上的差异。这表明瞳孔括约肌（副交感神经损伤、虹膜疾病、药物导致的瞳孔改变）或瞳孔开大肌（交感神经损伤、单纯性瞳孔不等）存在异常。

（二）检查方法

图21.3及图21.4总结了对瞳孔不等的首要解决方法。最重要的问题如下。

1. 瞳孔不等是旧有的还是新发的?

检查驾驶证照片或其他面部照片，用直接检眼镜放大（使用10＋镜头），可能会发现先前就存在瞳孔不等大。

2. 双侧瞳孔在对光反射时是否正常收缩?

如果瞳孔较大的眼对光反射较差，则该眼的瞳孔括约肌是异常的。如果双眼都有良好的对光反射，则瞳孔较小的眼的瞳孔开大肌异常。

3. 瞳孔不等是在明亮的光线中还是在昏暗的光线/黑暗中更严重?

如果瞳孔不等在明亮的光线中更严重，那么瞳孔较大侧的瞳孔括约肌是异常的。如果瞳孔不等在黑暗中更严重，那么瞳孔较小侧的瞳孔开大肌是异常的（图21.4）[①]。

---

① 为确定黑暗中的瞳孔不等的程度，神经眼科医生常在黑暗中拍摄患者的闪光灯照片。因为在闪光灯和继发的瞳孔收缩之间存在约1.5秒的延迟，与最初闪光灯同步拍下的照片会如实反映黑暗中的瞳孔大小（这种延迟解释了现代相机如何通过在拍照前反复闪光以消除“红眼”）。

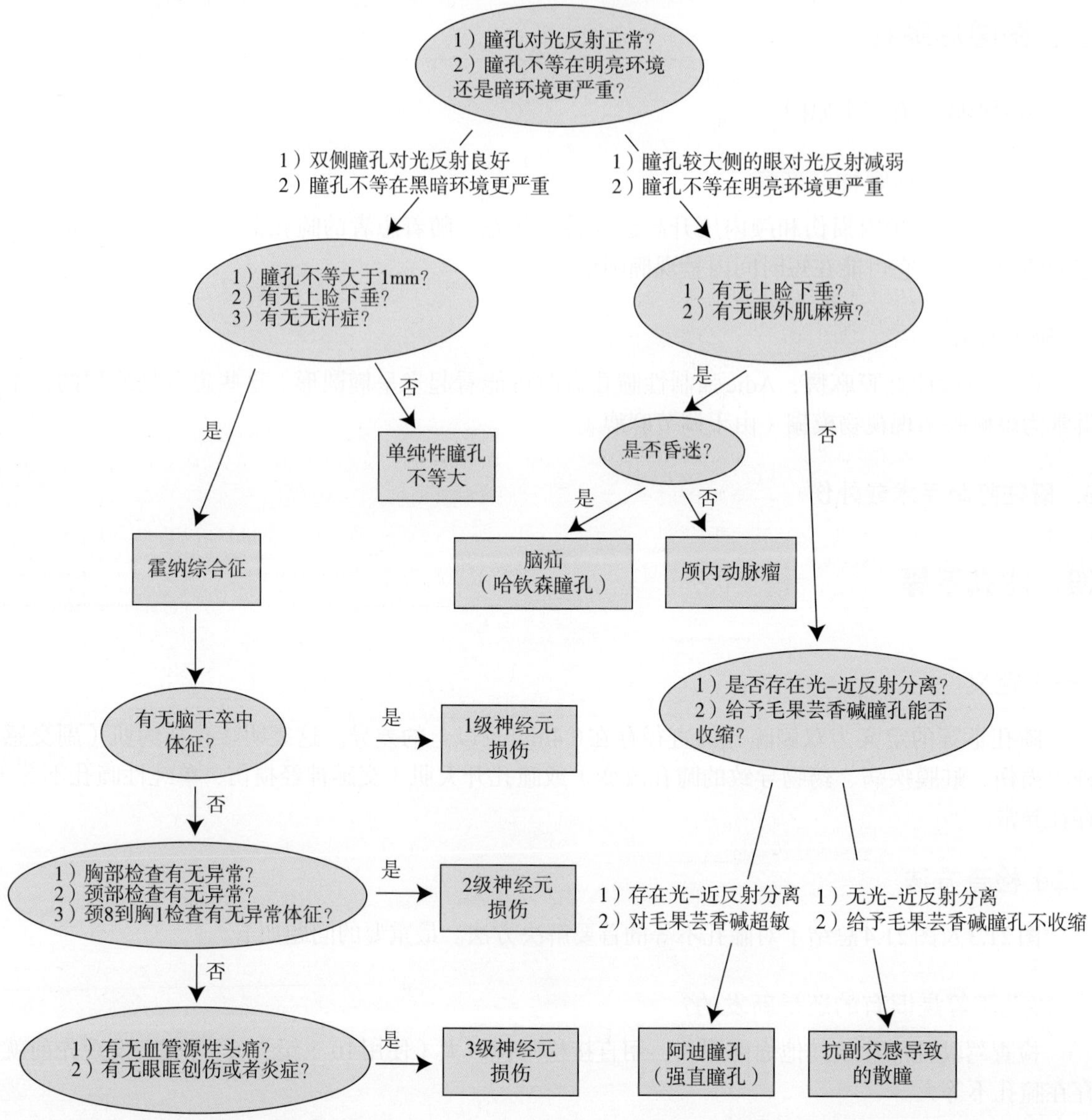

图21.3 **瞳孔不等检查流程总结**

最先的两个问题（是否有正常的对光反射？瞳孔不等在明亮环境还是黑暗环境更严重？）（图21.4）用来区分是瞳孔开大肌（如霍纳综合征、单纯性瞳孔不等，见图左侧）病变还是瞳孔括约肌（如动眼神经、虹膜，见图右侧）病变。另两个问题是区分霍纳综合征还是单纯性瞳孔不等的试验：可卡因试验（见正文）和瞳孔开大肌延迟试验（如黑暗中瞳孔扩张缓慢，如照片显示，见正文）（基于参考文献26及27）。

（三）异常的瞳孔括约肌

如果存在瞳孔括约肌的问题，那么固定的、扩张的瞳孔是由副交感神经损伤、虹膜病变或药物引起的。这些患者存在的最重要的问题：是否有完全性动眼神经麻痹或症状仅限于瞳孔括约肌（图21.5）？是否存在精神状态变化或其他神经系统问题？

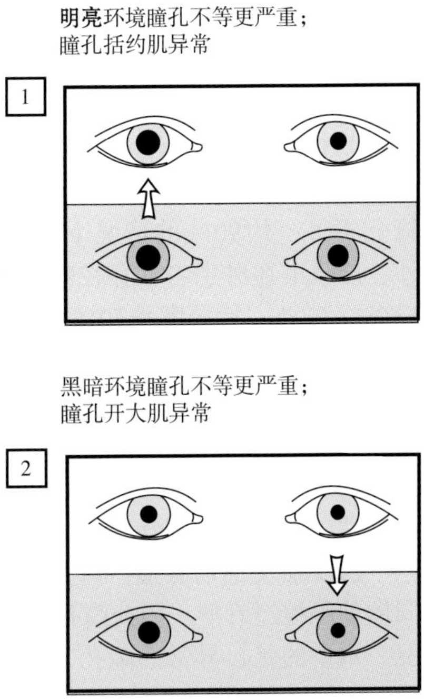

图21.4　**对比明亮条件和黑暗条件下的瞳孔不等**

患者1（上）在明亮条件下有比黑暗条件下更严重的瞳孔不等，意味着**瞳孔较大的眼的瞳孔括约肌**有异常（即在明亮环境下无法收缩，如**箭头**所示）。患者2在黑暗条件下瞳孔不等比明亮条件下更为明显，意味着**瞳孔较小的眼的瞳孔开大肌**有异常（即在黑暗条件下无法开大，如**箭头**所示）。对于患者1的诊断可能是动眼神经瘫痪、强直瞳孔、药物性散瞳，或者虹膜病变（图21.3**右侧**）。患者2（瞳孔开大肌异常，图21.3**左侧**）的诊断则可能是霍纳综合征或者单纯性瞳孔不等。对于患者2，两个瞳孔都能够产生对光反射，但是患者1较大的瞳孔则无法产生正常的对光反射。

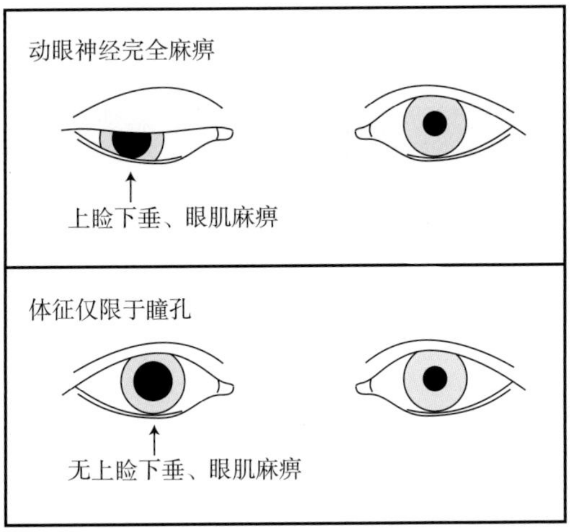

图21.5　**瞳孔括约肌异常的类型**

图片中的两例患者都有右侧瞳孔括约肌瘫痪（即瞳孔扩张，不能够正常对光反射；另见图21.4）。上一个患者同时有上睑下垂及眼肌麻痹（即眼球偏位），意味着动眼神经完全瘫痪：可能的诊断有小脑幕裂孔疝（若昏迷）或颅内动脉瘤（若意识清醒）。下一个患者没有上睑下垂、眼肌麻痹，体征局限于瞳孔本身：可能的诊断有强直瞳孔、药物性散瞳，或者虹膜病变。见正文。

1. 完全性动眼神经麻痹：兼有上睑下垂与眼球运动麻痹

由于动眼神经控制上睑提肌（抬高眼睑）和六对眼肌中的四对（内、下、上直肌和下斜肌），完全性动眼神经麻痹导致瞳孔扩大、上睑下垂，以及眼肌麻痹，眼球向外和向下偏离（图21.5患者1）。瞳孔不等的此类患者有以下两个重要原因。

（1）同侧脑疝（Hutchinson瞳孔）。这些患者受累于神经系统重症，由于单侧大脑肿块的增大引起昏迷和同侧动眼神经受损（瞳孔扩大、上睑下垂和眼肌麻痹），最终可损害对侧大脑脚（可能误诊为病变瞳孔同侧的偏瘫）。虽然眼外肌的受累可能难以分辨，但大多数患者病变瞳孔的同侧眼裂变窄，并且此眼（若患者没有不良共轭凝视）在前庭-眼反射（如玩偶眼反射或冷热试验）中眼球运动不佳。

急性神经系统重症患者必须检查瞳孔。**头部外伤**和**急性硬膜下血肿**患者，大约40%有瞳孔不等，约90%的情况下扩张的瞳孔位于增大的肿块**同侧**，这也正如Hutchinson所言。此外，硬膜下血肿患者如存在瞳孔不等或无对光反射，则提示开颅手术后的预后更差（灵敏度=63%～69%，特异度=70%～88%，阳性*LR*=3.4；预后更差=需依靠他人、持续的植物人状态或死亡）。对于**昏迷**患者（即Glasgow评分≤7），瞳孔不等大超过1mm会增加颅内结构损伤的可能性（如增大的半球或颅后窝肿块；*LR*=9.0，循证医学表21.1），而双侧瞳孔对光反射正常会降低结构异常的可能性（*LR*=0.2），因而更可能是代谢性脑病（如药物过量、低血糖、败血症、尿毒症或其他代谢紊乱）。对于**脑卒中**患者，瞳孔不等和完全性动眼神经麻痹会增加颅内出血的可能性（*LR*=3.2，循证医学表21.1），也减少缺血性脑梗死的可能性。

（2）**后交通动脉瘤**。后交通动脉瘤是所有颅内动脉瘤中最常见的，它在60%的情况下伴有同侧动眼神经麻痹（因此瞳孔扩张）。由于有继发蛛网膜下腔出血的风险，必须及时识别这种状况。重要的是，异常的瞳孔几乎总是伴有至少一定程度的上睑下垂和眼肌麻痹（即完全动眼神经麻痹的特征，图21.5）；罕见单发的瞳孔不等。

清醒患者出现新发的动眼神经麻痹（至少某种程度上存在上睑下垂和眼肌麻痹），存在一侧正常的瞳孔会降低颅内动脉瘤或其他压迫性病变的可能性（*LR*=0.2，循证医学表21.1；也可参

表21.1 瞳孔及瞳孔不等大*

体征（参考文献）	灵敏度/%	特异度/%	似然比**	
			体征存在	体征缺失
检查昏迷患者是否有颅内结构损伤				
瞳孔不等>1mm	39	96	9.0	0.6
至少单眼瞳孔对光反射消失	83	77	3.6	0.2
检查脑卒中患者是否有颅内出血				
瞳孔不等合并动眼神经瘫痪	34	90	3.2	0.7
检查动眼神经麻痹患者是否有颅内动脉瘤				
瞳孔不等或对光反射异常	80～93	62～75	2.4	0.2
检查单侧红眼患者是否有重症眼病				
瞳孔不等≥1mm	19	97	6.5	0.8
检查脑卒中患者是否有后循环疾病				
霍纳综合征	4	100	72.0	NS

注：*诊断标准，对于颅内结构损伤，指解剖结构上存在严重异常的幕上幕下损伤，包括脑血管疾病、颅内血肿、肿瘤和挫伤；对于颅内出血，用计算机体层扫描诊断；对于颅内动脉瘤，用增强血管造影、开颅或者计算机体层扫描/磁共振成像血管造影诊断；对于重症眼病，指角膜异物或者磨损、角膜炎或葡萄膜炎；对于后循环脑卒中（对比前循环），用磁共振成像诊断。

**似然比，如果体征存在为阳性似然比；如果体征缺失为阴性似然比。

NS，不显著。

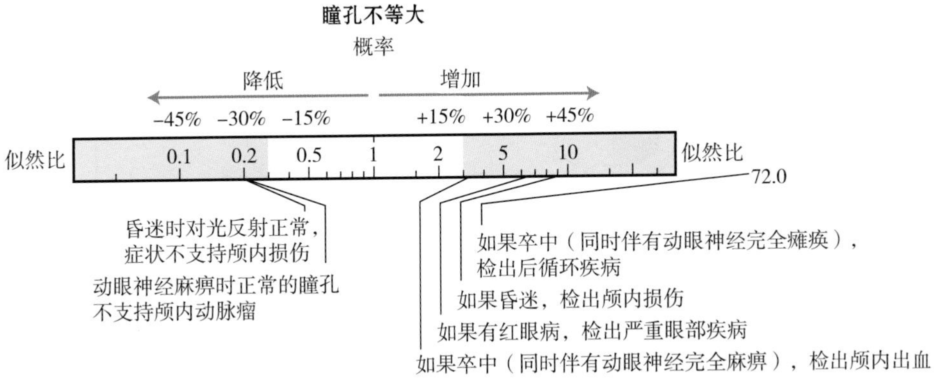

见第59章中的“瞳孔不受累规则”），不过现在几乎所有出现这一体征的患者都会进行无创的神经系统血管成像以排除颅内动脉瘤。

2. 阿迪瞳孔（强直性瞳孔）

（1）**体征**。阿迪瞳孔有五个重要特征（图21.6）：单侧瞳孔扩张；对光反射弱或缺失；持续，缓慢（超过几秒），视近物时长时间收缩（这就是为什么这种瞳孔被称为“强直”，即它类似于肌强直）；调节障碍（这是许多患者的主要问题，即受累的眼无法聚焦）；使用毛果芸香碱时，瞳孔收缩过度敏感。

尽管阿罗瞳孔和阿迪瞳孔都表现出光-近反射分离，通过表21.2中的特征很容易将它们区分。

（2）**发病机制**。由于睫状神经节和节后纤维的损伤（图21.1），以及继发的自睫状神经节到眼的神经纤维再生的方向错误，引起了阿迪瞳孔。在正常眼中，睫状神经节向睫状体（在近反射中使晶体聚焦的肌肉）发送的神经纤维数量是虹膜（瞳孔括约肌）的30倍。这些纤维被破坏后再生，则虹膜接受（参与对光反射的）再生纤维的可能性与睫状体接受的再生纤维的概率也为1∶30。因此（睫状肌内调节纤维异常再生，篡夺了虹膜瞳孔括约肌的作用，译者注）这些患者的瞳孔不能对光作出反应，尽管在视近物时，原本应激活睫状体，但错误指向虹膜的神经纤维可导致瞳孔收缩（即光-近反射分离）。

（3）**临床意义**。因为睫状神经节和节后纤维与眼球相邻，因此各种局部异常都会引起阿迪瞳孔，包括眼眶外伤、眼眶肿瘤或三叉神经眼支的水痘-带状疱疹病毒感染。然而，大多数病例都是先天性的，这种病症被称为Adie瞳孔（以William John Adie的名字命名，虽然在他1931年的论著之前，其他人已更全面和准确地描述了该综合征）。

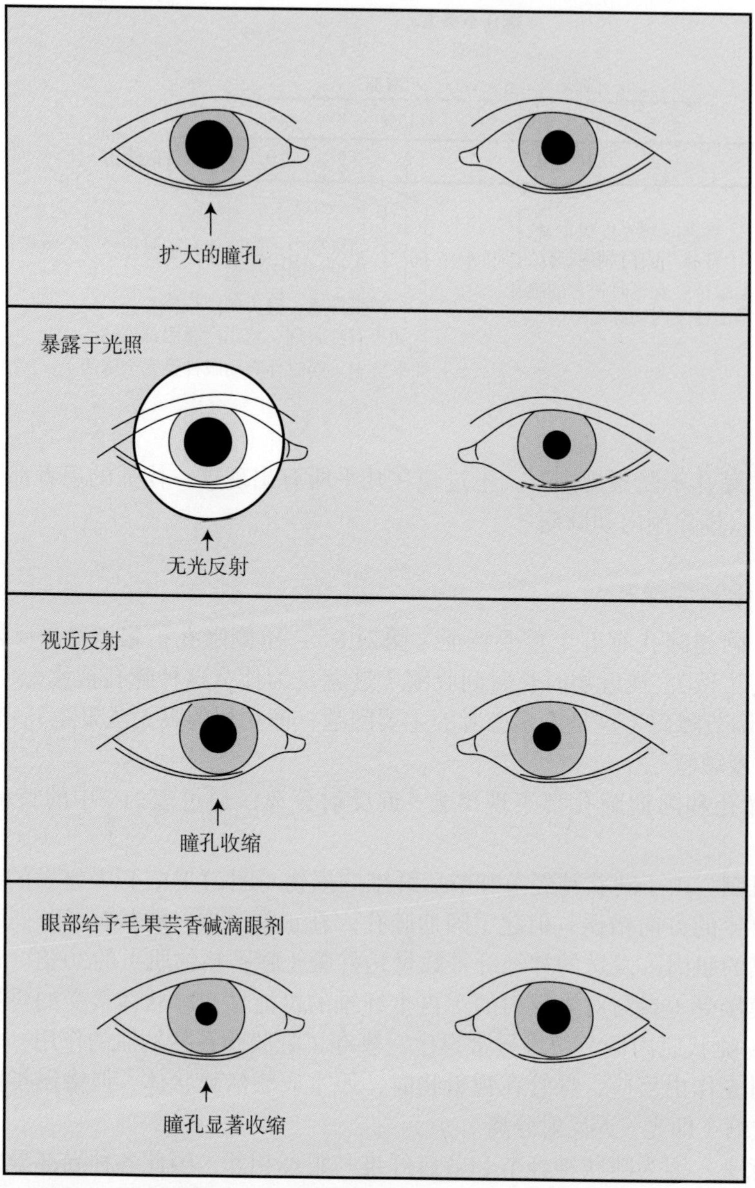

图21.6　阿迪瞳孔

图中的患者**右眼**为阿迪瞳孔。初始的观察可见患者瞳孔不等，右侧瞳孔大于左侧（第一行）。较大的瞳孔没有正常的对光反射（第二行），但是当患者视近物时（第三行），有缓慢的收缩（即强直性收缩）。当滴入稀释后的毛果芸香碱滴眼剂后（第四行），瞳孔显著收缩。

表21.2　阿迪瞳孔和阿罗瞳孔的对比*

体征	阿迪瞳孔	阿罗瞳孔
瞳孔大小	大	小
单侧双侧	大多数单侧	大多数双侧
视近反射	极其缓慢且延迟，伴有缓慢的重新扩张	正常，伴有快速的重新扩张

注：*基于参考文献47。

3. 虹膜功能障碍

局部应用抗胆碱药物阻滞瞳孔。药物会引起孤立的固定、扩张的瞳孔，而不会使眼球运动麻痹。并非所有出现该问题的患者都是私自地滴注了散瞳滴剂。原因还包括眼意外暴露于抗胆碱雾化治疗、东莨菪碱贴片，以及含有抗胆碱物质的植物（蓝茄、天使号角、曼陀罗、月亮花）。重症监护病房中，雾化治疗是值得关注的重要原因，因为那里代谢性脑病也常见，临床医生会将存在药物阻滞造成的瞳孔不等和无反应误诊为Hutchinson瞳孔。

局部使用毛果芸香碱，药物阻滞的瞳孔的特征性是不会发生缩瞳。

4. 瞳孔反应不佳——对毛果芸香碱

在难以诊断的病例中，特别是当考虑药物阻滞时，瞳孔对局部用毛果芸香碱溶液的反应是有助于诊断的。毛果芸香碱可以使阿迪瞳孔和因副交感神经失神经（Hutchinson瞳孔或颅内动脉瘤）而扩张的瞳孔收缩，但不能收缩因药物阻滞而扩张的瞳孔。

（四）瞳孔开大肌异常

1. 定义

瞳孔开大肌异常的最重要原因是瞳孔的交感神经失神经支配，即**霍纳综合征**，其有三个特征：同侧瞳孔缩小（瘫痪的瞳孔开大肌）、同侧上睑下垂（瘫痪的上睑提肌），以及同侧面部无汗（由于对汗腺运动纤维的损伤）。有时，抬高的下睑会显得眼球内陷，尽管眼实际上并未缩回。图21.7描述了支配眼的交感神经通路的神经解剖学。

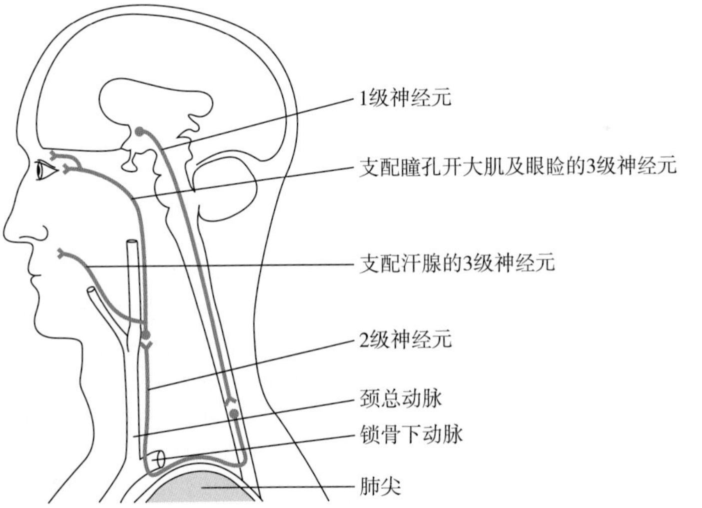

图21.7 **眼部交感神经通路的结构**

支配眼部的交感神经由三级顺序串联的神经元组成：1级神经元、2级神经元和3级神经元。1级神经元（中央神经元）从丘脑下部背侧发出延伸到C8～T2水平。2级神经元（节前神经元）从脊髓发出，绕过肺尖，环绕锁骨下动脉后沿颈总动脉到颈上神经节。3级神经元（节后神经元）分为两条通路：去往瞳孔和睑部肌肉的神经沿颈内动脉上行，穿过海绵窦到达眼部；去往面部汗腺的神经纤维沿颈外动脉到达面部。在这三级神经元中，任意一处的损伤都会导致霍纳综合征并表现出不同的相关体征（图21.3及正文）。

霍纳综合征以瑞士眼科医生约翰·霍纳（Johann Horner）的名字命名，他在1869年描述了该综合征，但与其他同名的瞳孔体征（阿迪瞳孔和Marcus Gunn瞳孔）一样，在此之前也已有该体征的描述报道。

2. 霍纳综合征与单纯性瞳孔不等

当评估异常的瞳孔时（图21.3的左半部分，图21.4中的患者2），超过1mm的瞳孔不等、相关的上睑下垂或不对称的面部出汗的体征提示霍纳综合征。

在疑难病例中，交感神经失神经的确诊性试验是可卡因试验（可卡因滴剂能缓解单纯性瞳孔不等，但会加重霍纳综合征，图21.8）。在一项包含169例患者的研究中，使用可卡因后仍有1mm及以上的瞳孔不等则能确诊为霍纳综合征（$LR = 96.8$，循证医学表21.2），使用可卡因后瞳孔不等消失则诊断为霍纳综合征的可能性不大（$LR = 0.1$）。

尽管如此，可卡因滴眼液难以获取和储存，且可使尿检呈阳性达48小时。替代药物是阿可乐定（apraclonidine），一种治疗青光眼的局部滴眼液，它可扩张霍纳瞳孔而不扩张正常瞳孔，反转霍纳综合征患者的瞳孔不等（图21.8）。与可卡因试验相比，阿可乐定试验非常准确（灵敏度95%，特异度90%～95%，阳性$LR = 14$，阴性$LR = 0.1$，循证医学表21.2）。

因为阿可乐定的效果依赖于交感神经失神经的程度，所以在霍纳综合征发病早期试验可能呈假阴性。尽管如此，一例患有外侧延髓梗死的霍纳综合征的患者在症状出现后的36小时即出现了阳性的阿可乐定试验结果。

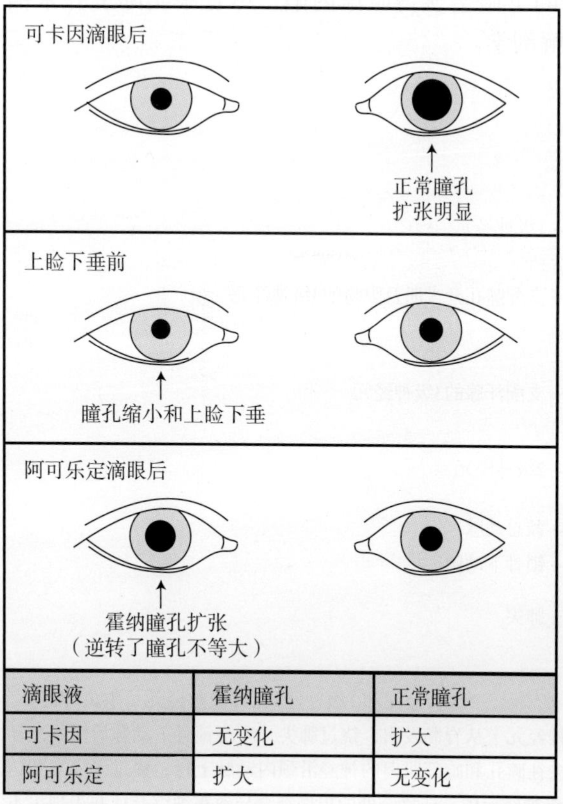

滴眼液	霍纳瞳孔	正常瞳孔
可卡因	无变化	扩大
阿可乐定	扩大	无变化

图21.8 霍纳综合征的确诊

可卡因和阿可乐定滴眼试验。该患者有右侧瞳孔缩小和上睑下垂（中间行）。可卡因滴入每只眼（顶行）45分钟后，霍纳瞳孔无法扩张，但正常的瞳孔扩张，显著加重了瞳孔不等大，并证实了霍纳综合征的诊断。将阿司乐定滴入每只眼后45分钟（在与可卡因测试不同的一天，底行），右侧霍纳瞳孔扩张，但正常瞳孔无反应，从而逆转了瞳孔不等，并确认了霍纳综合征的诊断。可卡因滴眼液阻断了虹膜瞳孔扩大肌神经肌肉接头处去甲肾上腺素的再摄取，导致瞳孔扩张，除非由于交感神经失神经而缺乏肾上腺素。阿可乐定滴眼液对正常瞳孔没有影响，但霍纳综合征的交感神经失神经，受影响的瞳孔对阿可乐定过度敏感。阿可乐定也可能引起霍纳综合征（底行）的眼睑抬高，尽管在解释试验结果时仅使用瞳孔的反应。

3. 霍纳综合征的临床意义

(1)病因学。临床医生倾向于根据其专科来判断霍纳综合征的病因。在神经病学机构中，70%的霍纳综合征患者存在1级神经元病变，通常为脑干脑卒中（见第62章表62.2）。在医疗机构中，70%的患者存在2级神经元病变，通常是由于肿瘤（如肺和甲状腺）或创伤（如颈部、胸部、脊神经、锁骨下动脉或颈动脉）。3级神经元病变的原因是血管性头痛、颈动脉夹层、颅骨骨折和海绵窦综合征。

(2)病变的定位。有助于诊断的体征包括：来自同侧脑干（如外侧髓质综合征）的症状提示1级神经元病变（见第62章表62.2）；对于住院的脑卒中患者，发现霍纳综合征是后循环（椎基底动脉系）脑卒中的重要证据（而非前循环脑卒中；*LR*＝72，循证医学表21.1；另见第61章）。胸或颈部异常体征，锁骨上肿物，同侧C8～T1脊髓根部的运动、反射或感觉异常，均提示2级神经元病变。眼眶外伤、眼眶炎症、偏头痛或颈部疼痛，提示3级神经元病变。急性疼痛的霍纳综合征提示颈动脉夹层。

面部出汗：面部司汗液分泌的交感神经纤维在颈动脉分叉处偏离交感神经通路，因而不伴随交感神经到瞳孔和眼睑。因此，由于3级神经元病变引起的霍纳综合征理论上可以保持面部出汗，而由于1级和2级神经元病变引起的霍纳综合征会导致不对称的面部出汗。然而，在一项研究中，这一发现缺乏诊断价值（*LR*不显著，循证医学表21.3）。

鉴别3级神经元病变与1级、2级神经元病变的滴眼试验：仔细临床检查后霍纳综合征的原因仍无法解释时，大多数临床医生会通过磁共振成像来研究眼的所有交感神经通路。然而，在现代神经成像技术出现之前，滴眼试验常被用来鉴别1级、2级神经元病变与3级神经元病变。经典的滴眼剂试验是新麻黄碱试验（即局部用羟基苯丙胺）。局部用新麻黄碱后霍纳瞳孔的扩张表明为1级或2级神经元病变（*LR*＝9.2，循证医学表21.3）。然而，新麻黄碱现在很难获得，且一些研究者建议用稀释的去氧肾上腺素滴眼剂替代（在该试验中，局部用去氧肾上腺素后未引起霍纳瞳孔扩张，表明为1级或2级神经元病变；*LR*＝4.2，循证医学表21.3）。

表21.3 霍纳综合征的滴眼试验*

体征（参考文献）	灵敏度/%	特异度/%	似然比** 体征存在	似然比** 体征缺失
检查霍纳综合征				
瞳孔不等≥1mm（局部用可卡因后）	95	99	96.8	0.1
瞳孔不等逆转（局部用阿可乐定后）	95	90～95	14.0	0.1
诊断霍纳综合征的1级或2级神经元病变				
局部用羟基苯丙胺（新麻黄碱）后较小的瞳孔扩张	83～92	79～96	9.2	0.2
局部用苯肾上腺素后较小的瞳孔不扩张	88	79	4.2	NS
面部非对称性出汗	53	78	NS	0.6

注：*诊断标准，对于霍纳综合征（可卡因试验），由临床随访结合红外视频记录下的瞳孔扩张迟滞诊断；对于霍纳综合征（阿可乐定试验），由阿可乐定试验诊断；对于霍纳综合征的定位，由临床评估或临床评估加新麻黄碱试验或磁共振成像诊断。

**似然比，如果体征存在为阳性似然比；如果体征缺失为阴性似然比。

NS，不显著。

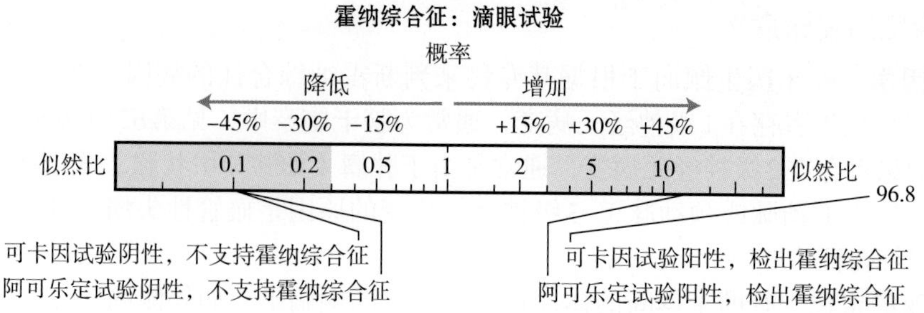

（五）眼内炎症

眼对眼内炎症反应常使同侧瞳孔收缩。在一项纳入317例单侧红眼患者的研究中，1mm或以上的瞳孔缩小（红眼中瞳孔较小）显著增加了重症眼病的可能性（即角膜异物、角膜磨损、角膜炎或葡萄膜炎；*LR*＝6.5，循证医学表21.1），因而减少了其他良性疾病（即结膜下出血、结膜炎或表层巩膜炎）的可能性。不存在瞳孔不等大则不会有助于诊断（*LR*＝0.8）。

五、糖尿病与瞳孔

长期糖尿病的患者其瞳孔表现出交感神经失神经（黑暗中更小且扩大不佳）、副交感神经失神经（对光反射慢）和虹膜震颤振幅减小的体征。然而，单纯的失神经损害不能解释所有的糖尿病的瞳孔异常，因为许多患者的瞳孔对扩瞳和缩瞳滴眼液的反应也很差，这表明虹膜本身存在其他问题（失神经损害的瞳孔对滴眼液通常是非常敏感的）。一些综述指出糖尿病会引起阿罗瞳孔，但这方面的数据很少，现有的研究表明这一症状非常罕见。

六、针尖样瞳孔与精神状态异常

一项纳入精神状态异常患者的研究表明，针尖样瞳孔的发现预测了对纳洛酮的阳性反应（*LR*＝8.5），从而确认阿片类药物中毒的诊断。缺乏针尖样瞳孔则可明确排除阿片类药物中毒（*LR*＝0.1）。

第22章

糖尿病性视网膜病变

教学重点

- 3/4糖尿病性视网膜病变患者的视力正常。
- 最能预测继发性增殖性视网膜病变的表现是静脉串珠样变、视网膜内微血管异常以及微动脉瘤和出血的程度。软性和硬性渗出物的预测性较差。
- 专科医生使用直接检眼镜检查比一般的临床医生更准确，对扩张瞳孔的检查优于未扩张的瞳孔。
- 免散瞳数字眼底照相已被证明是准确的，常用于大规模筛查糖尿病患者的视网膜病变。

一、概述

糖尿病性视网膜病变是25～74岁成人失明的主要原因。患者是否出现视网膜病变取决于糖尿病的类型和持续时间：1型糖尿病患者在确诊后5年时患增殖性视网膜病变的风险为0，10年时为4%，20年时为50%；而2型糖尿病患者，尤其是使用胰岛素治疗的患者，确诊时风险为3%～4%，10年时为10%，15年时为20%。然而，若出现视网膜病变，其发展为致盲性视网膜病的最佳预测因素之一为基线检查时视网膜病变的程度：初检时的病变越重，进展的风险越高（表22.1）。在1型糖尿病患者中，妊娠会使病情进展的风险增加2.3倍。

在对全科医生诊疗的糖尿病患者的大型横断面调查中，5%～15%的患者中发现了致盲性视网膜病变（即增殖性视网膜病和严重类型的非增殖性视网膜病）。

二、体征

糖尿病性视网膜病变的表现分为视网膜内的非增殖性病变及位于视网膜内表面或玻璃体内的增殖性病变。术语“背景视网膜病变”（background retinopathy）和“增殖前期视网膜病变”

表22.1 进展至高风险增殖性视网膜病变*

基线视网膜病变分级	主要临床体征	高风险视网膜病变的累积风险/%	
		1年	5年
非增殖性视网膜病变			
轻度	微动脉瘤 斑点及点状出血 软性渗出物	1	16
中度	扩张性微动脉瘤及出血 IRMA 静脉串珠	3～8	27～39
重度	同中度***	15	56
极重度	同中度***	45	71
增殖性视网膜病变***			
	新血管生成 视网膜前/玻璃体出血 纤维血管增殖	22～46	64～75

注：*高风险增殖性视网膜病变是NVD＞0.25视盘面积、NVD＜0.25视盘区域及玻璃体或视网膜前出血，或NVE＞视盘区域的50%及玻璃体或视网膜前出血。这些数字假定患者未接受治疗。

** 中度、重度和极重度的非增殖性视网膜病变具有相同的检眼镜检查结果，尽管它们的严重程度（基于标准化照相）和所累及的视网膜象限数量不同。

*** 百分比适用于基线评估显示增殖性视网膜病变低于高风险特征的患者。

IRMA，intraretinal microvascular abnormalities，视网膜内微血管异常；NVD，neovascularization within one disc diameter of the optic disc，视盘的一个盘直径内的新血管生成；NVE，neovascularization elsewhere，别处的新血管生成（即超过视盘的一个盘直径）；见正文。

（preproliferative retinopathy）已经过时，现不再推荐使用，并且已经被表22.1所示的视网膜病变分级所取代。糖尿病性视网膜病变经这些分级依次进展。

（一）非增殖性病变（图22.1）

糖尿病性视网膜病变最早出现的病变是微动脉瘤，表现为明显的红色圆形斑点，小于平均视盘直径的1/12，最大直径为125μm（平均视盘直径约为1500μm，125μm约为视盘边缘处的平均主静脉的宽度）。**点状出血**（dot hemorrhages）是边界清晰的更大的红色斑点，边界模糊则为**印迹样出血**（blot hemorrhage），二者均位于视网膜内层。**硬性渗出物**（hard exudates，视网膜内层中的脂质沉积）是边界清晰、直径较小的白色或黄白色的沉积物，常伴蜡状或闪亮的外观。**软性渗出物**（soft exudates）或**棉絮状渗出物**（cotton wool exudates）是浅表神经纤维层的缺血性肿胀，表现为白色、圆形或椭圆形斑块，具有不清晰的羽状边缘。随着视网膜缺血的进展，会出现另外两种异常：静脉串珠样改变（像串珠一样的静脉）和视网膜内微血管异常（IRMA），

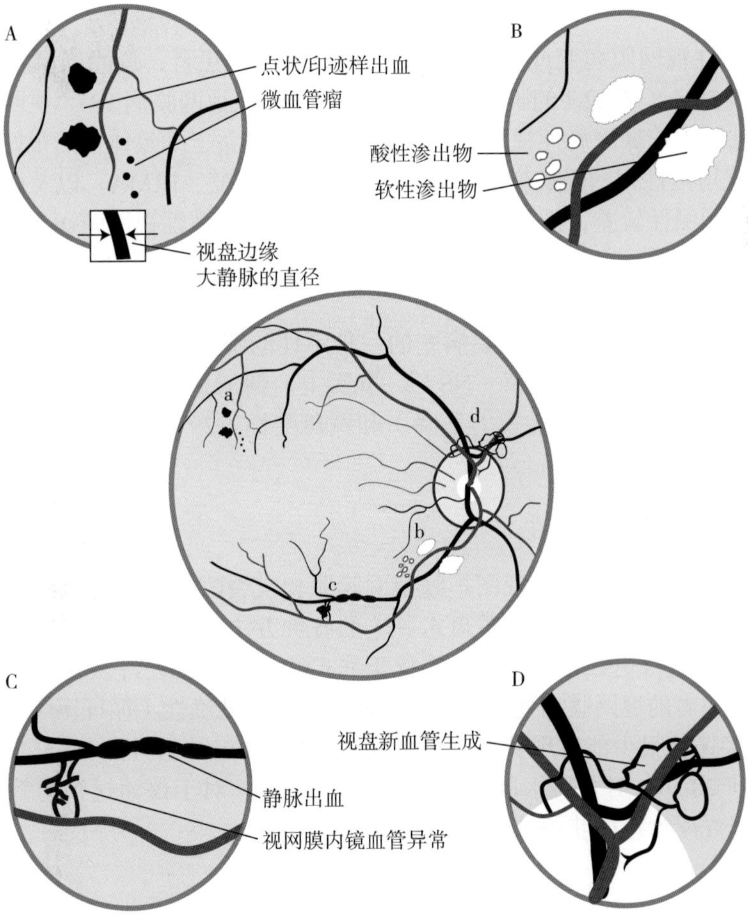

图22.1　**糖尿病性视网膜病变的类型**

中央的图像描绘了患有糖尿病性视网膜病变的患者的眼底，周围为四个放大的视图，每个视图用对应于中心图上的特定位置的字母（A～D）标记。A.微动脉瘤、斑点及点状出血。微动脉瘤的直径小于视盘边缘处主静脉的宽度（以方形插图再现）。B.硬和软性渗出物。C.静脉串珠和视网膜内微血管异常（IRMA）。D.新血管生成，其可位于视盘的一个盘直径内（NVD）或位于别处（NVE）。尽管IRMA和新血管生成都代表新血管的形成，但IRMA局限于视网膜层，而新血管生成则位于视网膜或玻璃体的内表面（见正文）。

即视网膜内可见额外曲折的血管，可能是新生的血管或原本就存在的毛细血管发生扩张。

（二）增殖性视网膜病变

增殖性视网膜病变是视网膜内表面或玻璃体中的新生血管形成，其能够增加视网膜脱落或玻璃体积血的风险来影响视力。这些新血管的表现类似小型车轮，单个血管像辐条一样辐射至构成边缘的圆周血管。新血管形成分为视盘的新生血管（在视盘的盘直径内，缩写为NVD）和别处的新生血管（NVE）。这两者中，NVD视力预后更差。

（三）黄斑水肿

黄斑水肿可伴发于增殖性或非增殖性视网膜病变的任何阶段，尽管硬性渗出物环（通常在水肿区域周围）及视敏度下降高度提示出现黄斑水肿，但实际上医生很难通过直接镜检观察到。

三、临床意义

对于高危增殖性视网膜病变或临床上有明显黄斑水肿的患者，激光光凝术可将继发视力丧失的风险降低至少50%（表22.1的脚注中定义了高危增殖性视网膜病变）。视网膜检查是发现这些病变的唯一方法，因而糖尿病性视网膜病变是一种可以受益于细致体检的很好的疾病范例。

最能预测继发增殖性视网膜病变的发现是静脉串珠样改变、IRMA，以及微动脉瘤和出血的程度。软性渗出物预测性较差，而硬性渗出物的程度与继发增殖性视网膜病变相关性差。

（一）视敏度和糖尿病性视网膜病变

视敏度下降本身是糖尿病性视网膜病变的一种不佳的筛查试验［循证医学表22.1；阳性似然比（*LR*）＝1.5，阴性*LR*＝不显著（NS）］。事实上，糖尿病患者视敏度下降的最常见原因是白内障（49%的糖尿病患者存在视力下降）和黄斑变性（29%），而非糖尿病性视网膜病变（15%）。

（二）检眼镜检查的诊断准确性

循证医学表22.2显示了使用多视图扩瞳视网膜照相或裂隙灯生物显微镜作为诊断标准检测致盲性视网膜病变（即增殖性病变和黄斑水肿）的各种方法的准确性。使用直接镜检的专家无疑比一般临床医生表现得更好，且扩瞳检查优于非扩瞳检查。现在许多糖尿病中心常使用三视图免散瞳照相筛查患者的视网膜病变，因其具有极好的诊断准确性（循证医学表22.2）。

一般医生直接镜检很少能发现黄斑水肿（灵敏度接近0），因为许多黄斑水肿的患者视力正常（即“视力低于20/30”对黄斑水肿的灵敏度仅为38%）。对于仅通过视力筛查黄斑水肿的医生，许多能从激光光凝治疗中获益的患者未能被发现。

（三）筛查建议

糖尿病性视网膜病变是常见的、可治疗的疾病，且可用简单的仪器进行监测；因此，它是可以从计划性的筛查中受益的疾病。表22.3回顾了美国糖尿病协会推荐的筛查时间表。鉴于仅使用直接镜检的医生会忽视严重的视网膜病变，且表现不佳，应该让经过培训且有经验的医生大多数情况下是验光师和眼科医生来筛查患者。任何患有黄斑水肿、中度以上的非增殖性视网膜病变或增殖性视网膜病变的患者都应该由具有糖尿病性视网膜病变管理经验的眼科医生来进行诊疗。

表22.2　检眼镜检查和糖尿病性视网膜病变*

体征（参考文献）**	灵敏度/%	特异度/%	似然比***	
			体征存在	体征缺失
检测糖尿病性视网膜病变				
视力20/40及以下	21～28	82～86	1.5	NS
检测轻度视网膜病变，利用以下方法				
直接检眼镜，非扩瞳	50	92	6.2	0.5
直接检眼镜，扩瞳，一般医生	53～69	91～96	9.4	0.4
直接检眼镜，扩瞳，专家	48～82	90～100	25.5	0.3
三视图免散瞳照相	71～99	93～100	31.3	0.2

注：*诊断标准，对于轻度视网膜病变，扩瞳视网膜照相或裂隙灯显微镜检查显示增殖性视网膜病变、黄斑水肿或二者兼有。

**体征的定义，对于轻度视网膜病变，增殖性视网膜病变、黄斑水肿或二者兼有。

***似然比，如果体征存在为阳性似然比；如果体征缺失为阴性似然比。

NS，不显著。

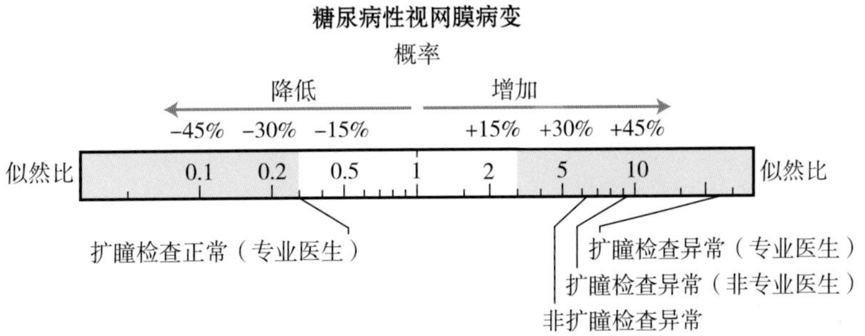

表22.3　对糖尿病患者推荐的眼科检查方案

糖尿病出现的时间	推荐的首次检查	最少常规随访
低于30年*	诊断糖尿病后5年内	每年**
高于30年*	诊断糖尿病时	每年**
妊娠前糖尿病	妊娠前及妊娠早期	医生根据妊娠早期检查结果决定

注：*低于30年和高于30年，是威斯康星州糖尿病性视网膜病变流行病学研究中使用的，对1型和2型糖尿病的操作性定义。

**在一些眼科检查正常的患者中，眼科专家可能会建议频率更低的检查（每2～3年）。

第23章 红　　眼

教学要点

- 对于红眼患者，发现瞳孔不等或瞳孔收缩疼痛，意味着患严重眼部疾病的可能性增加。
- 红眼患者出现明显的眼痛或视物模糊，应立即转诊至专科医生。
- 如果有双眼干涩无光泽、结膜红肿、睑板血管模糊或脓性分泌物，则诊断为细菌性结膜炎的可能性大于病毒性或过敏性结膜炎。

一、概述

术语**“红眼”**与几种眼部的急性炎症性疾病有关，这些疾病都会产生明显的眼部红斑。对于评估红眼患者的临床医生而言，最重要的判断是区分严重的疾病（如虹膜炎、角膜炎、角膜擦伤或巩膜炎）和相对较轻的结膜病变（如结膜炎、巩膜外层炎或结膜下出血）。患有严重疾病的患者应紧急转诊至眼科专家。对于疑似结膜炎的患者，医生也希望将细菌性结膜炎与非细菌性（病毒性、过敏性）结膜炎区分开，因为只有细菌性结膜炎才能从局部使用抗菌滴眼液中受益。本章将重点介绍针对这两个问题的临床研究结果。

关于红眼的描述与眼科学记录一样悠久，在古埃及、古希腊和古罗马尤为突出。这些古老的资料中记载的许多患者可能患有沙眼或其他传染性眼病。法国眼科医生Charles Saint Yves（1667—1736）首次明确描述了虹膜炎，包括其特征性红肿、畏光、疼痛及瞳孔直径减小。

二、体征

（一）鉴别严重疾病和良性病变

严重疾病引发红眼的常见体征是显著的眼痛、视物模糊、畏光和瞳孔异常。

1. 视觉活动

良性病变引发的红眼不会影响视力，除了细菌性结膜炎，其化脓性渗出物会暂时性影响视力，而擦除分泌物即可解决视物模糊。相比之下，角膜疾病和虹膜炎则可引起视物模糊，无论是由于角膜混浊（角膜浸润），还是由于前房中的炎性渗出物及炎症细胞（虹膜炎）。

2. 瞳孔异常

在良性病变中，瞳孔是正常的。然而，严重疾病引发的红眼可能会导致瞳孔不等（即不等大的瞳孔，见第21章）。眼发炎时的瞳孔通常较小（即相对瞳孔缩小），要么是由于虹膜本身的炎性充血，要么是由于相关的睫状肌痉挛，或者两者兼而有之。极少数情况下，由于缺血和虹膜组织本身的梗死（即瞳孔括约肌），发炎的眼中的瞳孔大于对侧的瞳孔（相对瞳孔扩大），见于急性闭角型青光眼。

3. 瞳孔收缩试验

在严重眼病中，瞳孔收缩可有痛感，这就是为什么许多受影响的患者会出现畏光（即暴露在光线中感受到疼痛）。疼痛性瞳孔收缩是三种不同瞳孔收缩试验的基础。这些测试的不同之处在于引起瞳孔收缩的方式，但在所有测试中，阳性反应均为受影响的红眼出现疼痛。

（1）直接畏光试验。临床医生用笔形电筒照射患者的受累眼（见第21章“正常对光反射”一节）。

（2）间接（交叉）畏光试验。临床医生用笔形电筒照射患者对侧（即无炎症的）眼（见第21章“正常对光反射”一节）。

（3）指鼻集合试验。患者注视自己伸出的手指，然后缓慢地将手指移向自己的鼻子（见第

21章“近反射”一节)。

(二)鉴别细菌性与非细菌性结膜炎

根据传统的学说，如果疾病发生在冬季或存在脓性渗出物，则更可能为细菌性结膜炎，脓性分泌物可导致晨起出现眼睑“粘连”。如果出现水样分泌物、结膜滤泡和耳前淋巴结肿大，则更可能为病毒性结膜炎。过敏性结膜炎表现为黏液样分泌物和眼发痒。

1. 正常结膜解剖

结膜的正常解剖结构如图23.1所示。

2. 乳头状结膜炎与滤泡性结膜炎

在结膜炎中，充血(血管舒张)、水肿和出血一起表现为红色，尤其是眼睑的下表面和眼球的外周部(图23.2)。一些患者在上、下眼睑的结膜(睑结膜或睑板结膜)表面上形成小突起。这些突起被分为乳头状或滤泡状(即乳头状结膜炎或滤泡性结膜炎，图23.2)。乳头状突起特征性地出现于细菌性或过敏性结膜炎。滤泡状突起则提示病毒性或衣原体性结膜炎，并且通常与耳前淋巴结肿大有关。

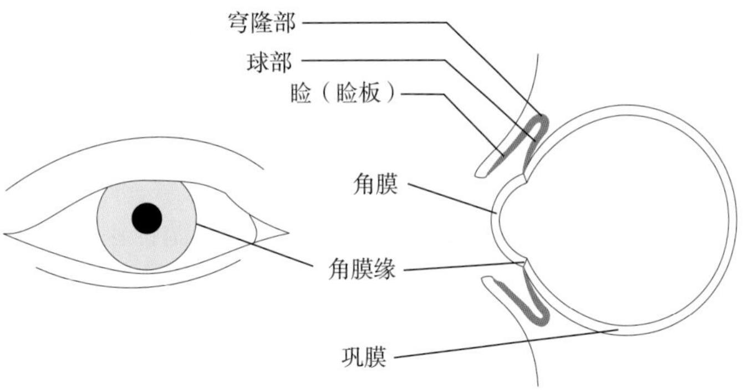

图23.1 **正常结膜解剖**

该图比较了正常眼(左)的正视图和相应的矢状切面(右)。正常结膜(蓝色，右)是连续的半透明膜，位于两处眼睑的下表面(**睑板结膜**或**睑结膜**)，向后翻折(**穹隆部**)，然后覆盖眼球前部(**球结膜**)。结膜终止于角膜缘，即角膜的外周边缘，与巩膜相连。

3. 细菌性结膜炎的RIETVELD评分方案

Rietveld等基于细菌培养结果阳性的四个独立预测因子，制定了确诊细菌性结膜炎的诊断评分。预测因子：①晨起双眼“粘连”(+5分)。②晨起单眼“粘连”(+2分)。③发痒(−1分)。④结膜炎病史(−2分)。临床医生计算患者的总分，其范围为−3～+5分。

三、临床意义

(一)鉴别严重疾病和良性病变

在五项包含连续957例红眼患者的研究中，三种瞳孔收缩试验均能增加诊断严重疾病的概

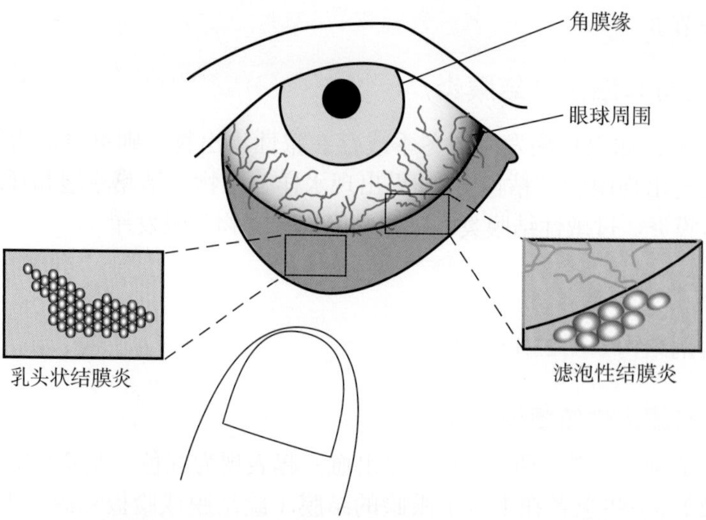

图23.2 结膜炎：乳头状与滤泡状

结膜炎（深灰色阴影）的红斑在眼睑（睑板结膜）的内表面和眼球周围（穹隆附近）最强烈，而红斑在围绕角膜缘的部位较轻。在更严重的结膜炎中，整个结膜表面（睑板和球部）都是红色的。这种红斑图样与虹膜炎形成对比，虹膜炎会在围绕角膜缘的部位引起更强烈的红斑，这一体征称为边缘红晕或睫状体红晕。在患有结膜炎的患者中，临床医生应视诊外翻的上睑或下睑，注意内膜是否具有其正常的光滑表面，或者有小的不均匀突起，其特征为乳头状或滤泡状。在该示例中，医生用拇指轻轻地翻开下睑以进行视诊。乳头状突起（左下）是连续的红色血管肿块，每个乳头的中心都有一根血管。它们表面呈红色，底部呈现苍白色。乳头通常很小，以至于结膜呈现天鹅绒样的外观，只有放大才能显示其真实的性质。在其他情况下，乳头可能变大并呈鹅卵石样。滤泡状突起（右下）是不连续的直径1～2mm的白色肿块，由淋巴组织聚集组成；滤泡中心都无血管。滤泡表面苍白，底部呈红色。有关这些发现的意义，请参阅正文。

率：间接畏光试验［似然比（likelihood ratio，*LR*）＝28.8，循证医学表23.1］，指鼻集合试验（*LR*＝21.4）和直接畏光试验（*LR*＝8.3）。存在瞳孔不等（受累红眼的瞳孔较小，瞳孔大小差异超过1mm）也能增加诊断严重疾病的概率（*LR*＝6.5）。在指鼻集合试验中，患者受累的眼无疼痛会降低诊断严重疾病的概率（*LR*＝0.3）。在这些研究中，大多数有严重疾病的患者患有前葡萄膜炎（虹膜炎）或角膜疾病（单纯疱疹感染、角膜磨损和各种原因引起的角膜炎）。

总的来说，这些典型体征的灵敏度较差：23%～56%存在严重病理损伤的患者无畏光，81%无瞳孔不等。此外，尽管视力异常提示严重的眼部疾病，也有多达半数已证实患有虹膜炎的患者视力为20/60或更高。临床医生不应以视力正常作为排除严重眼部疾病的依据。

（二）鉴别细菌性与非细菌性结膜炎

1. 单一体征

在循证医学表23.2总结的3项共纳入连续281例结膜炎患者的研究中，大多数被排除的患者存在眼外伤、眼科手术、化学损伤、视物模糊、隐形眼镜、明显的虹膜炎（周围红肿）或明显的眼眶深部症状。在这些研究中，患者访谈中最有帮助的项目是眼的干涩无光泽：晨起双眼干涩无光泽增加了诊断细菌性结膜炎的概率（*LR*＝3.6），且双眼有光泽降低了诊断细菌性结膜炎的概率（*LR*＝0.3）。

两项阳性体征增加了诊断细菌性结膜炎的概率：结膜完全红肿使睑板血管模糊（*LR*＝4.6，循证医学表23.2），以及观察到脓性分泌物（*LR*＝3.9）。距离（约6m）未观察到红眼降低了诊断疾病由细菌引起的概率（*LR*＝0.2）。发痒或灼热的症状，以及耳前淋巴结肿大、结膜滤泡状或乳头状突起的体征对诊断没有帮助（*LR*不显著）。最后，即使脓性分泌物的体征是准确的，患者自述“化脓性”分泌物对诊断也没有帮助（*LR*不显著）。

表23.1　红眼，诊断严重的眼部疾病*

体征（参考文献）**	灵敏度/%	特异度/%	似然比***	
			体征存在	体征缺失
直接畏光	54～77	80～98	8.3	0.4
间接畏光	44	98	28.8	0.6
指鼻集合试验	74	97	21.4	0.3
瞳孔不等，红眼伴瞳孔缩小（差异大于1mm）	19	97	6.5	0.8

注：*诊断标准，对于重症眼病，裂隙灯显微镜检查发现虹膜炎、角膜炎、角膜磨损、巩膜炎或急性闭角型青光眼。

**体征的定义，对于瞳孔收缩试验（直接畏光、间接畏光、指鼻集合试验），见正文。

***似然比，如果体征存在为阳性似然比；如果体征缺失为阴性似然比。

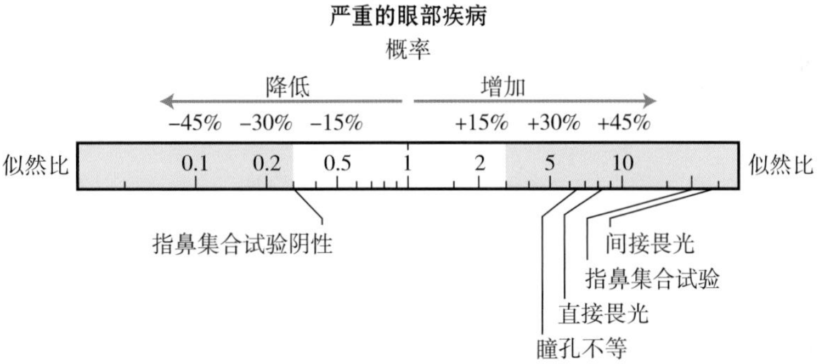

2. 综合体征

Rietveld评分是准确的：评分为＋4分及以上增加了诊断细菌性结膜炎的概率（*LR*＝6.6），评分为0及以下降低了诊断细菌性结膜炎的概率（*LR*＝0.4）。

另一项包含700例患者的研究表明，眼科专家通过床旁检查可以准确诊断结膜炎的病因。该研究中的诊断标准是细胞学证据和结膜分泌物的培养：细菌性结膜炎通过细菌培养阳性和中性粒细胞来确定，病毒性结膜炎通过阳性病毒包涵体、单核细胞和阴性细菌培养物来确定，而过敏性结膜炎则通过结膜嗜酸性粒细胞来确定。临床医生根据存在黏液脓性分泌物，以及无滤泡和淋巴结肿大来确诊细菌性结膜炎，这些结果准确地指向了细菌性病因（阳性*LR*＝5.3，阴性*LR*＝0.2）。少量水样分泌物、滤泡和耳前淋巴结肿大合在一起准确地诊断出了病毒性病因（阳性*LR*＝3.5，阴性*LR*＝0.4）。最后，过敏性结膜炎（苍白肿胀的结膜呈胶冻样表现）和黏液性分泌物合并表明了过敏性病因（阳性*LR*＝16.4，阴性*LR*＝0.01）。尽管如此，研究尚不清楚这些经验丰富的临床医生如何将这些体征中的每一项结合起来，以达到如此惊人的准确度。

表23.2　结膜炎，诊断细菌学病因*				
体征（参考文献）**	灵敏度/%	特异度/%	似然比***	
			体征存在	体征缺失
单一体征				
结膜发红				
仅有外周	28	58	NS	NS
距离6m观察到红眼	94	36	1.5	0.2
完全红眼使睑板血管模糊	33	93	4.6	NS
分泌物				
无	12～28	41～56	0.4	—
水性	6～12	—	NS	—
黏液性	6～44	—	NS	—
脓性	32～50	85～94	3.9	—
滤泡性结膜炎	50	48	NS	NS
乳头状结膜炎	24	95	NS	NS
耳前淋巴结肿大	6～16	70～88	NS	NS
综合体征				
Rietveld评分				
＋4分及以上	39	94	6.6	—
＋1至＋3分	46	—	NS	—
−3至0分	16	62	0.4	—

注：*诊断标准，对于细菌性结膜炎，从结膜分泌物中培养出已知病原体（即肺炎链球菌、流感嗜血杆菌、卡他莫拉菌或金黄色葡萄球菌）。

**体征的定义，对于滤泡性或乳头状结膜炎，见图23.2；对于Rietveld评分，见正文。

***似然比，如果体征存在为阳性似然比；如果体征缺失为阴性似然比。

NS，不显著。

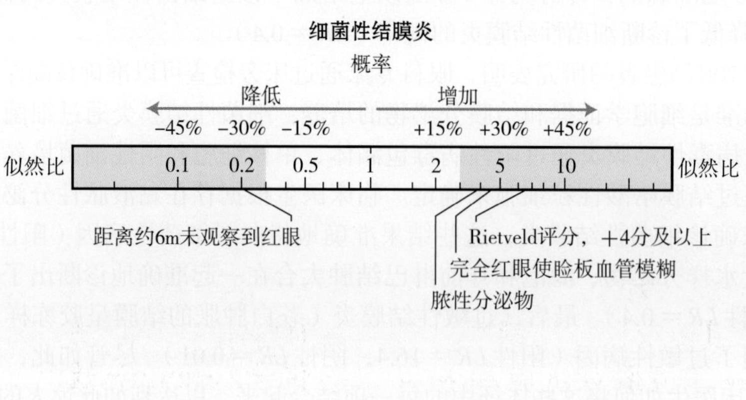

第24章 听　　力

教学要点

- 听力减退在老年患者中很常见，如不进行特殊的检查经常会被忽视。
- 有三项查体可以准确地检测听力减退：耳语试验、指擦音试验和表声试验。
- 确定存在听力减退后，音叉试验（即韦伯试验和Rinne试验）有助于区分感音神经性聋和传导性聋。骨传导大于空气传导（Rinne试验中）可大幅提高诊断传导性聋的概率。

一、概述

65岁以上人群中有25%～40%存在听力减退，这与抑郁、交流困难和行动不便有关。临床医生在诊室不按常规评估患者听力，会忽视大约50%存在严重听力减退的病例。听力减退的原因要么是**感音神经性**（即听神经或耳蜗毛细胞受损），要么是**传导性**（即负责将声音从空气传导到耳蜗的部分受损）。大多数感音神经性听力减退的成因是老年性耳聋（衰老引起的退行性听力减退）。不太常见的原因有梅尼埃病和听神经瘤。传导性听力减退的最常见原因是耵聍阻塞、中耳炎、鼓膜穿孔和耳硬化。

二、检查方法

（一）耳语试验

可供普通临床医生使用的听力测试有很多，其中有的测试（手持式听力计）相比其他测试方法（耳语、表声、指擦音或音叉试验）更加正式。耳语试验就是一种有效的不需要特殊工具的测试。在该试验中，临床医生在患者身后一臂处（约60cm）耳语三个一组的字母或数字（如5、B、6），然后要求患者复述该序列。如果患者回答正确，则认为听力正常并且停止试验。如果患者答错三者中的任意一个，临床医生再重复1～2次不同的数字或字母组合的三连词。如果这2组或3组三联词中有50%或更多的数字或字母回答不正确，则表明试验结果异常。

医生站在患者身后是为了防止读唇。一次仅测试一只耳，所以检查者应用手指堵住被检查者另一只耳朵的外耳道，同时做连续的转动摩擦动作（没有摩擦只是堵住是无效的）。临床医生在耳语之前应轻轻呼气以使声音尽量轻。

（二）指擦音试验

临床医生站在患者正前方把手向两侧伸开，用拇指摩擦远端手指发声以分别测试两耳的听力（图24.1）。在试验中应嘱咐患者闭眼细听，判断指擦音传来的方向，并举起同侧手臂示意。医生在不打出响指的情况下能发出的最大声音叫作响亮的指擦音；而医生自己能听到的最轻声音叫作微弱的指擦音。如果患者不能闻及指擦音，则为试验阳性。

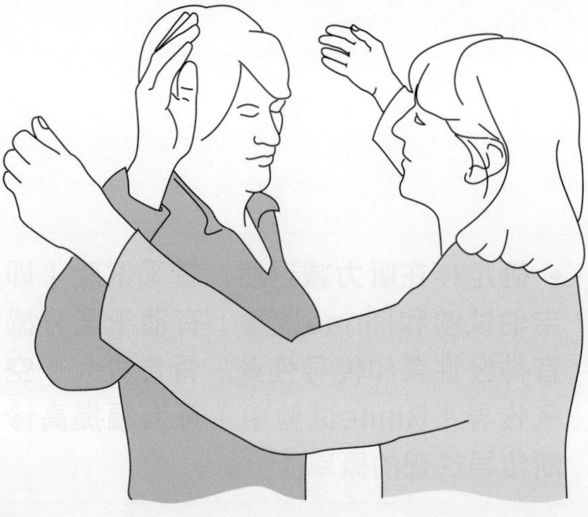

图24.1　**指擦音试验**

该图中医生正在测试患者右耳的听力，而患者抬起右臂示意听到了指擦音（即“测试阴性”，患者能闻及指擦音）。在最早涉及这项试验的研究中，每只耳会测试3次（同时使用微弱和响亮的指擦音），“不能闻及指擦音”则定义为三次都听不到。因为患者必须抬起听到声音方向的同侧手臂，所以遮挡未测试耳是没有必要的（即测试患有严重右侧单侧听力损失的患者的右耳听力时，如果患者是左耳听到的则会举起左臂，据此医生可以给出正确的判断）。

（三）表声试验

医生将一只滴答作响的手表放在距离患者一侧耳朵约15cm处，同时嘱咐患者自己堵住另一侧耳。在6次重复测试中一次也听不到滴答声为试验阳性。为了避免视觉提示，医生应该将表放在患者身后进行试验，或要求患者闭眼。

（四）音叉试验

1. 概述

在确定听力减退存在后，音叉试验能进一步区分感音神经性聋与传导性聋。所有的音叉试验都是基于相同的原理发展出来的，这一原理在约500年前就被发现了①——在导致传导性聋的疾病中，声音优先通过骨传导传入耳。19世纪早期，音叉试验被引入临床耳科，一度有15种之多。然而在引入测听法后，人们对音叉试验的热情下降了，目前只有韦伯试验和Rinne试验两种仍然常用。

2. 音叉振动的频率

大多数权威建议使用512Hz音叉进行音叉试验，因为512Hz以上频率检测传导性聋的效果较差，而128Hz或更低频率的振动感太强，即使是耳聋患者也能通过触觉感觉到。512Hz音叉优于256Hz音叉，因为一些研究表明256Hz音叉会产生更多的假阳性结果。

3. 敲击音叉的方式

大多数权威建议在柔软的表面上敲响音叉，橡胶垫或前臂的肌肉都是合适的选择。无论是在软表面还是硬表面上敲击叉臂，其波形的基频是相同的，但敲击硬表面会产生多种泛音，可能会影响患者的判断。有时会在叉臂上加上圆轮状的重物来减少泛音，但这也缩短了振动时间，因此并不推荐。

4. 韦伯试验（Weber test）

在韦伯试验中，医生敲响音叉后将其置于患者头顶、前额或鼻梁的正中，并提问“声音是从哪里传来的？”（图24.2）。对于单侧听力损失的患者，如果其为感音神经性聋，则健侧耳听到的声音较大；如果其为传导性聋，则患侧耳听到声音较大。韦伯本人建议将振动的音叉放在切牙上，且随后研究表明这确实是最敏感的方法，然而考虑到传染病风险，目前这种方法是禁用的。

传统学说认为听力正常的人在做该试验时会觉得声音来自正中线或头内部，但研究表明多达40%的听力正常者也会觉得声音偏向一侧。因此，韦伯试验应仅用于评价存在听力减退的患者。

5. Rinne试验

在Rinne（发音“RIN-neh”）试验中，临床医生需分别检测每只耳以确定该耳气导和骨导的强弱关系（图24.2）。将振动的音叉置于离耳约2.5cm处可以检测气传导（air conduction，AC），

---

① 意大利医生Capivacci在将受试者的牙齿连到齐特琴上，然后拨动琴弦时发现这一原理。

注意音叉尖端的连线要与两侧外耳道连线重合[①]。骨传导（bone conduction，BC）是通过将振动的叉柄置于乳突上进行检测的（应避免用力过度，因为这会降低试验的特异度）。比较AC和BC的方法有两种：①响度比较法，将音叉在两处各放置约2秒，询问患者哪一处更响。②阈值法，医生用秒表记录患者能听到声音的时长，该时长从敲响音叉起到听不到声音为止，建议先记录AC阈值，再记录BC阈值。

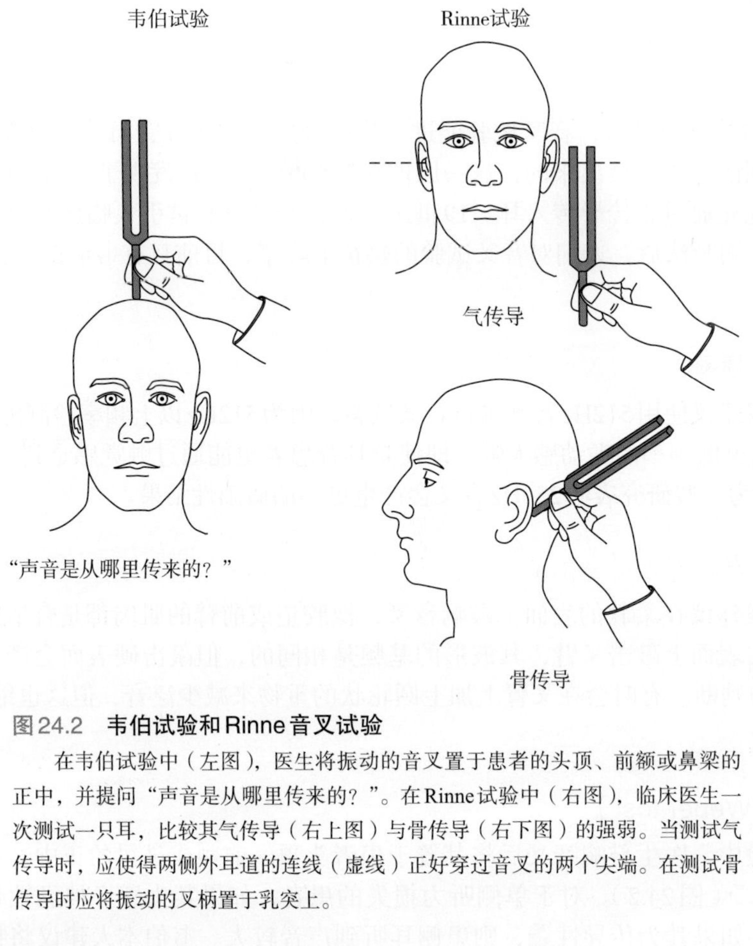

图24.2　韦伯试验和Rinne音叉试验

在韦伯试验中（左图），医生将振动的音叉置于患者的头顶、前额或鼻梁的正中，并提问"声音是从哪里传来的？"。在Rinne试验中（右图），临床医生一次测试一只耳，比较其气传导（右上图）与骨传导（右下图）的强弱。当测试气传导时，应使得两侧外耳道的连线（虚线）正好穿过音叉的两个尖端。在测试骨传导时应将振动的叉柄置于乳突上。

听力正常或感音神经性聋的患者AC强于BC（即响度更大或时间更长），而传导性聋的患者BC更强；习惯上将这一结果（BC强于AC）记为"Rinne试验阴性"，但这一记法容易被误解，将异常结果记为"BC＞AC"更为明确。

表24.1提供了韦伯试验和Rinne试验不同结果的示例及可能的解释。

① 空气传导过程中，音叉尖端的朝向十分重要，因为声波是从两个方向发出的：一个方向平行于音叉轴线，另一个方向垂直于音叉轴线。如果音叉尖端斜向着耳朵，两个方向上传出的声波可能会叠加干涉使响度减弱。如果有疑惑，医生可以尝试在自己的耳朵附近旋转振动的音叉，可以注意到声音间歇性消失。

表24.1 音叉试验——传统解释

韦伯试验	Rinne试验	可能的解释
位于正中	AC＞BC，双侧	1．听力正常，双侧 2．感音神经性聋，双侧
左侧更响	BC＞AC，左侧 AC＞BC，右侧	传导性聋，左侧
左侧更响	AC＞BC，双侧	1．听力正常，双侧 2．感音神经性聋，右侧更严重
右侧更响	BC＞AC，双侧	1．传导性聋，双侧但右侧更严重 2．右侧传导性聋，左侧严重的感音神经性聋*

注：*一些严重感音神经性聋的患者表现为BC＞AC，因为BC的刺激可以被未测试的健侧耳蜗交叉感知到。

气传导（air conduction，AC），骨传导（bone conduction，BC）。

根据参考文献8。

三、临床意义

（一）耳语试验

循证医学表24.1显示，耳语试验可以相当准确地增加严重听力减退的概率［即大于30dB；似然比（likelihood ratio，*LR*）＝6.0］，而试验结果正常基本排除了严重听力减退（*LR*＝0.03）。

（二）指擦音试验

在一项纳入221例神经科门诊患者的研究中，无法听到响亮的指擦音是听力减退的特征（*LR*＝355.4），而能听到微弱的指擦音表明患者该侧听力正常（*LR*＝0.02）。

（三）表声试验

在一项纳入107例患者的研究中，无法听到手表的滴答声可以有力地证明听力减退（*LR*＝105.7）。

（四）音叉试验

通过响度比较法，Rinne试验可准确检测出传导性聋。“BC＞AC”的结果增加了测听结果中气骨导间距超过20dB的概率（*LR*＝16.8，循证医学表24.2）；“AC＞BC”的结果降低了气骨导间距超过20dB的概率（*LR*＝0.2）。测听时气骨导间距越大，Rinne试验结果为“BC＞AC”的可能性就越大（作为对比，耳硬化和中耳炎的平均气骨导间距为21～27dB）。

相比之下，韦伯试验就不太准确。当声音偏向单侧听力减退的患者的健侧耳时，诊断为感音神经性聋的概率仅略微增加（*LR*＝2.7）。韦伯试验效果不佳的原因是许多单侧听力减退的患者，无论是感音神经性聋，还是传导性聋，都会认为音叉的声音位于中线处。

音叉试验不能将听力正常的人和双侧感音神经性聋的患者区别开来（表24.1），因此应规范地先做听力试验再做音叉实验。此外，音叉试验无法区分单纯传导性聋和混合性聋（表24.1）。

表24.2　听力试验*

体征（参考文献）**	灵敏度/%	特异度/%	似然比*** 体征存在	 体征缺失
听力试验				
耳语试验异常	90～99	80～87	6.0	0.03
无法听到响亮指擦音	61	100	355.4	0.4
无法听到微弱指擦音	98	75	3.9	0.02
无法听到手表滴答声	44	100	105.7	0.6
音叉试验（单侧听力减退的患者）				
Rinne试验，检测传导性聋	60～90	95～98	16.8	0.2
韦伯试验偏向健侧，检测感音神经性聋	58	79	2.7	NS
韦伯试验偏向患侧，检测传导性聋	54	92	NS	0.5

注：*诊断标准，听力减退定义为测听中平均纯音听阈＞25dB（指擦音试验、表声试验）或＞30dB（耳语试验）；传导性聋（Rinne试验）定义为测听中气骨导间距≥20dB。

**体征定义，耳语试验和指擦音试验异常见正文；Rinne试验异常定义为采用响度比较法时，骨传导大于气传导；音叉试验均使用512Hz的音叉。

***似然比，如果体征存在为阳性似然比；如果体征缺失为阴性似然比。

NS，不显著。

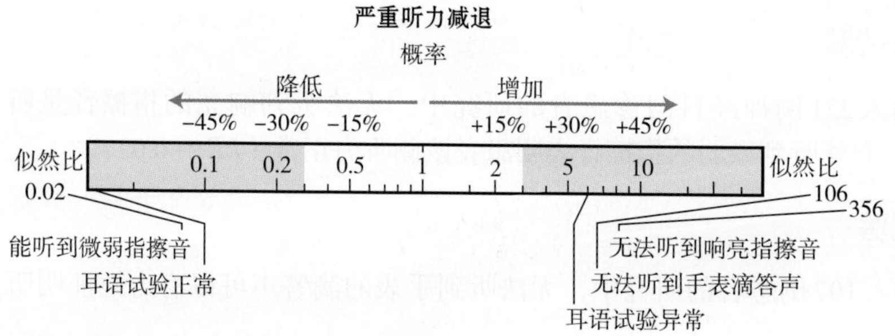

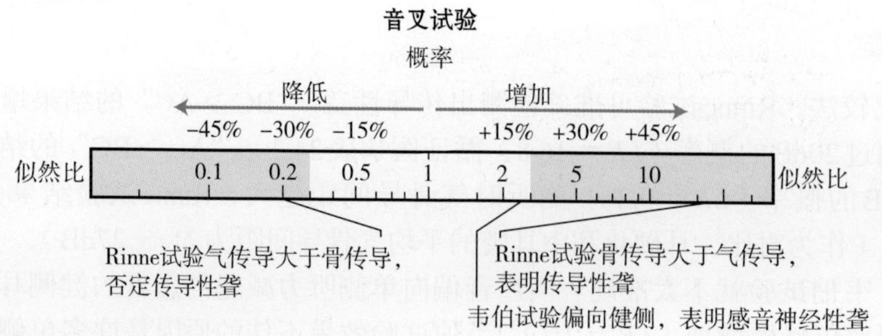

第25章

甲状腺及其病变

教学要点

• 正常甲状腺与颈部两个最显著的标志——喉结（甲状软骨）和环状软骨有恒定的位置关系。甲状腺肿的最佳定义为甲状腺叶增大（如甲状腺每叶都大于患者拇指的远端指骨），视诊和触诊（不需要伸长颈部）都很明显。

• 患有胸骨后甲状腺肿的患者中有75%～90%也患有颈部甲状腺肿。患有胸骨后甲状腺肿的患者中有1/3伴有气管移位，有些患者在抬起手臂时会出现面部充血（Pemberton征）。

• 对于有甲状腺结节或甲状腺肿的患者，出现颈部淋巴结病变、声带麻痹或邻近组织粘连，显著增加了诊断甲状腺癌的概率。

• 对于疑似有甲状腺疾病的患者，提示甲状腺功能减退最主要的体征为甲状腺功能减退特征性语音；皮肤冰凉、干燥、粗糙；心动过缓；跟腱反射减低。

• 对于疑似有甲状腺疾病的患者，提示甲状腺功能亢进症最主要的体征为眼睑退缩、眼睑迟滞、细微的手指震颤、皮肤湿热及心动过速。

第一节　甲状腺肿

一、概述

在世界工业化地区，有高达10%的女性和2%的男性发生甲状腺肿（即甲状腺肿大），通常的病因为多结节性甲状腺肿、桥本甲状腺炎或格雷夫斯病（Graves病）（全世界最常见的病因为地方性甲状腺肿，主要是由于碘摄入量不足）。大约80%的甲状腺肿患者属于临床甲状腺功能正常，10%是甲状腺功能减退，10%是甲状腺功能亢进。大多数患者无症状或表现为颈部肿块待查。少数患者，特别是那些患有胸骨后甲状腺肿的患者，出现呼吸困难、喘鸣、声音嘶哑或吞咽困难（见下文“胸骨后甲状腺肿”一节）。

地方性甲状腺肿在几千年前就已被描述过，尽管尚不清楚早期的临床医生是否将甲状腺肿与其他引起颈部肿大的病因区分开，如结核性淋巴结炎。第一个明确区分囊性病变与颈部淋巴结肿大的人是罗马医生Celsus，其在公元30年进行了记述。

二、检查方法

（一）正常甲状腺

定位甲状腺的重要标志是甲状软骨顶部的V形（甲状软骨的喉结）和环状软骨（图25.1）。这两个结构通常相距3cm，是颈部中线最显眼的结构。正常甲状腺的峡部位于环状软骨下方，通常宽1.5cm，覆盖第2至第4气管环。甲状腺的每个外侧叶长4～5cm，紧紧地环抱住气管，从甲状软骨中部向下延伸至第5或第6气管环。在高达50%的病例中解剖发现了锥体叶，通常在左侧，而且在10%的非毒性甲状腺肿中可触及，但在正常大小的腺体中很少见。

甲状腺与喉结（甲状腺峡部以上约4cm）和环状软骨（刚好位于峡部上方）之间具有恒定的位置关系，但这些结构在颈部（以及甲状腺在颈部）的位置，在患者中差异很大（图25.1）。如果喉结和胸骨柄的胸骨上切迹相距很远（超过10cm），患者可能有明显的高位甲状腺，其类似于甲状腺肿，虽然大小正常（见下文“假性甲状腺肿”一节）。如果喉结靠近胸骨上切迹小于5cm，则患者有低位甲状腺，通常隐藏在胸锁乳突肌和锁骨后，使得腺体无法被完全触诊。低位甲状

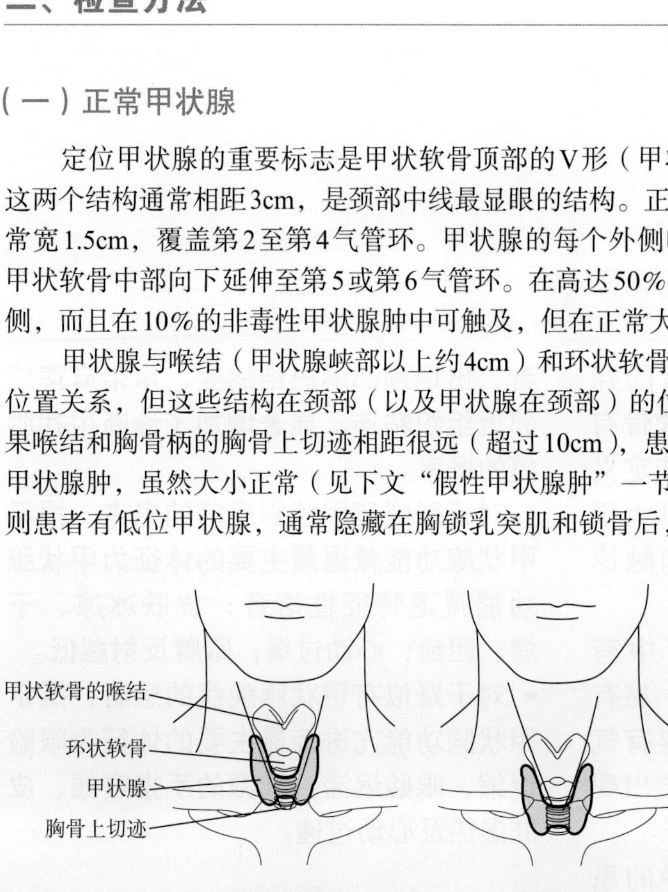

图25.1　**正常甲状腺**

甲状腺与颈中线上两个最显著的突出标志——甲状软骨的喉结和环状软骨有恒定关系。左边是正位甲状腺；右边是**低位甲状腺**，大部分隐藏在锁骨和胸骨后无法触及。

腺在老年患者中更常见。

在世界上饮食中含碘充足的地区，正常甲状腺的体积小于20ml。

（二）甲状腺肿的检查

1. 视诊

两个操作可以使甲状腺更加明显：①伸展患者的颈部，将气管（和甲状腺）抬离胸骨上切迹约3cm，将贴近甲状腺的皮肤伸展开。②从侧面视诊患者的颈部。在具有正常或高位甲状腺的患者中，从侧面看，环状突起和胸骨上切迹之间的连线应该是直的。该线向前弯曲表明存在甲状腺肿（图25.2）。

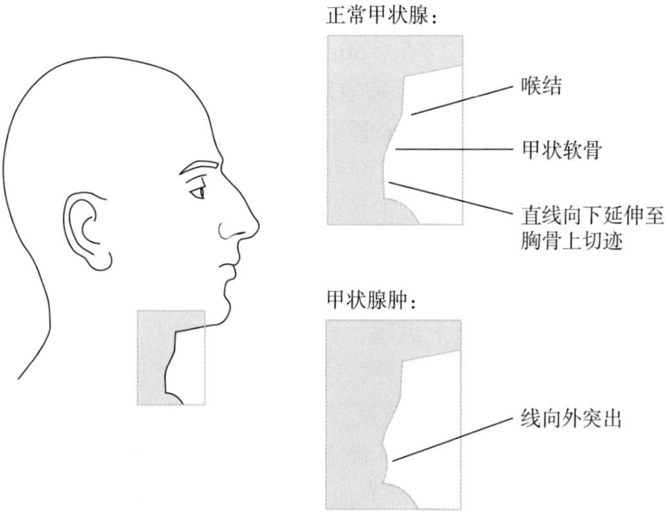

图25.2　颈部轮廓及甲状腺肿

相比于正常的甲状腺轮廓，存在甲状腺肿时，阴影表示的颈部轮廓线（左）向右增大。环状软骨以下，正常颈部中线的轮廓（右上）是直线向下延伸至胸骨上切迹。在有甲状腺肿的患者中，该线由于甲状腺峡部增大而向外突出（右下）。该线仅在正位及高位甲状腺的患者中可见，而不见于低位甲状腺（图25.1）。

2. 触诊

甲状腺的触诊可以从患者的前面或后面进行，对临床医生来说都是舒适和有效的，因为研究未能证明其中哪种方法更有优势。患者的颈部应略微弯曲（放松胸锁乳突肌和胸骨舌骨肌），且应采取固定的手法。应注意以下特征：甲状腺的大小、硬度（即软、韧或硬，“软”甲状腺与颈部的周围组织硬度相似）、质地（弥漫性或结节性）、压痛、气管偏移（非对称性甲状腺肿的线索），以及淋巴结病变。

3. 观察患者吞咽

由于甲状腺和气管通过韧带稳固地连接且一定会同时移动，因此对患者吞咽的观察有助于区分甲状腺组织与其他颈部结构。在正常吞咽时，甲状腺和气管最初都会向上运动1.5 ～ 3.5cm；

吞咽的量越大，运动幅度越大。随后甲状腺和气管停滞0.2 ～ 0.7秒，然后回到原来的位置。

因此，如果观察到以下任意一种情况，则颈部肿块可能不在甲状腺中：①吞咽期间肿块不移动或移动幅度小于甲状软骨。②肿块在下降到原来的位置前没有停滞。③肿块在甲状软骨完全下降之前回到原来的位置。

三、体征

（一）颈部甲状腺肿

甲状腺肿的常见定义包括以下内容：①**拇指法则**。如果侧叶大于患者拇指的远端指骨，则表明侧叶增大。②**通过触诊评估甲状腺体积**。例如，每个侧叶均为宽3cm、深2cm、长5cm的甲状腺，估测的体积为60ml（即2×3×2×5＝60）。任何超过20ml的估值都归为甲状腺肿（即每个侧叶通常小于10ml）。③**甲状腺肿的流行病学定义**。这些定义是为在地方性甲状腺肿地区快速筛查大量人群的临床医生设计的（一些临床医生每小时检查150 ～ 200例患者）。修订的世界卫生组织定义有三个等级：0级——无可触及或可见的甲状腺肿，1级——甲状腺肿可触及但当头部处于正常位置时不可见，2级——颈部处于正常位置时清晰可见的甲状腺肿。

（二）胸骨后及锁骨后甲状腺肿

大的甲状腺肿可以从颈部延伸至上纵隔，穿过固定的胸腔入口（即由胸骨上部、第1肋骨和第1胸椎椎体形成的骨环）。在胸腔入口处，这样的甲状腺可压迫气管、食管或颈静脉，从而引起呼吸困难、吞咽困难、面部充血、咳嗽及声音嘶哑。有时，当这些患者屈曲或抬起手臂时，胸腔入口被拉向颈部甲状腺肿，这就好像甲状腺是软木塞，而胸腔入口是瓶颈。这会导致特征性的**Pemberton征**，即手臂抬高引起的面部充血、发绀和窘迫（图25.3）。Pemberton征的确切频率未知。在两个胸骨后甲状腺肿的病例系列中，每例患者都出现了该体征。而其他病例系列则完全未提及该体征。

在有胸骨后甲状腺肿的患者中，相关体征包括颈部甲状腺肿（即胸腔入口上方可触及甲状腺肿,75%～90%的患者）、气管偏移（触诊33%，胸部X线片75%）、颈静脉怒张（5%～20%）以及喘鸣（7%～16%）。

（三）甲状舌管囊肿

甲状舌管囊肿是甲状舌管的囊性肿胀，是一种上皮细胞覆盖的残余物，标志着甲状腺组织从舌根到喉部前方最终位置的胚胎学下降。甲状舌管囊肿可出现在任何年龄，表现为紧张、无压痛、活动性、非分叶状的圆形肿物，通常在舌骨水平或正下方（舌骨在甲状软骨上方）。疼痛和压痛可能在囊肿发生感染或急性出血后出现。囊肿位于颈部中线，除非它们太低以至于位于甲状软骨的一侧。尽管具有囊状结构，但其通常无法透照。如果囊肿一直附着在舌根或舌骨上，当患者伸舌时，甲状舌管囊肿的特征性体征是向上运动，就好像这两个结构通过一根绳子连接一样。甲状舌管囊肿占先天性颈部肿块的3/4，另外1/4为鳃裂囊肿，其位置更偏于一侧，通常位于舌骨水平的胸锁乳突肌前部。

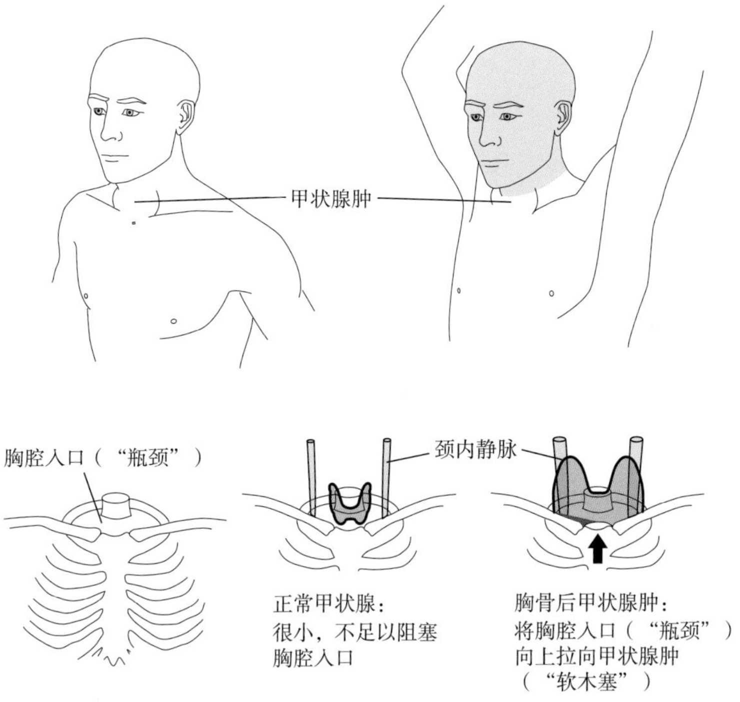

图25.3　Pemberton征

如果有胸骨后甲状腺肿的患者抬高他的手臂（顶行），会出现明显的面部充血（即Pemberton征阳性）。这是因为胸腔入口（“瓶颈”，左下）是固定的骨性环，由第1胸椎、第1肋和胸骨上部构成（其轮廓近似于患者肾脏的大小和形状）。正常大小的甲状腺（中下）很小，不会阻塞胸腔入口。相比之下，足够大的甲状腺肿（右下）会阻塞胸腔入口，特别是当甲状腺肿延伸至胸骨后而患者又抬高他的手臂时（将胸腔入口向上拉向甲状腺肿，或称其为将“瓶颈”向上拉向“软木塞”，如箭头所示）。

（四）假性甲状腺肿

假性甲状腺肿是指大小正常的甲状腺表现出肿大。有三个病因：①高位甲状腺，虽为正常大小，但因在颈部位置过高，当颈部伸展后异常明显。在这些患者中，喉结在胸骨上切迹上方10cm或更高，且两侧甲状腺叶都小于患者拇指的远端指骨。在一项研究中，高位但正常大小的甲状腺占内分泌科诊疗的疑似甲状腺肿的8%。②其他颈部肿块，如脂肪组织、颈淋巴结肿大、支气管囊肿及咽憩室（见第27章）。吞咽时的观察有助于鉴别这些病变。③Modigliani**综合征**，指大小正常的甲状腺位于过度的颈椎前凸之前，以画家莫迪利亚尼（Amedeo Modigliani）的名字命名，其肖像有着长而弯曲的颈部。

（五）Delphian淋巴结

Delphian淋巴结是引流甲状腺和喉部区域的淋巴结，位于环甲韧带的正前方（在甲状腺峡部的头侧，图25.4）。当增大时，淋巴结易于触及，因为其位于坚韧的气管前表面。这个淋巴结之所以被称为Delphian，是因为它是第一个在手术中暴露的淋巴结，它的出现通常预示着外科医

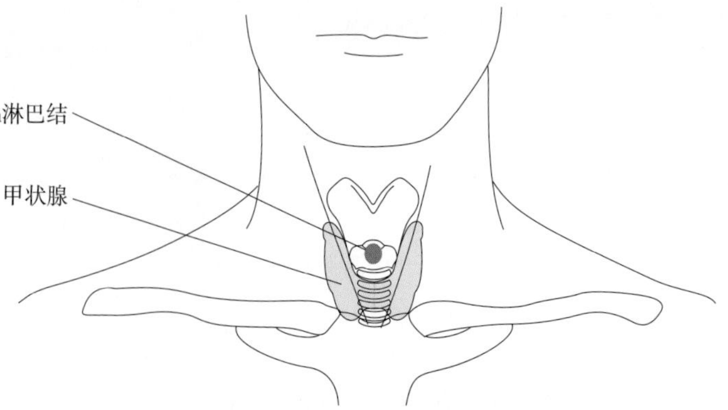

图25.4 Delphian淋巴结

Delphian淋巴结位于颈部中线，正好在甲状腺峡部上方、环甲韧带前方，此处因靠在坚硬的环状软骨上而易于触诊。

生将在甲状腺中有所发现（如癌症），就像Delphian的先知预示未来一样①。Delphian淋巴结增大发生于患有甲状腺癌、桥本甲状腺炎及喉癌的患者。其在喉癌和甲状腺癌中受累与较差的预后相关。

四、临床意义

（一）检测甲状腺肿

循证医学表25.1中列出的体征分为三个等级：①触诊或视诊（包括视诊伸展的颈部）无甲状腺肿大。②通过触诊发现甲状腺肿，但在患者未伸展颈部时腺体并不明显。③颈部处于正常位置时通过视诊和触诊发现甲状腺肿。第一个体征，视诊和触诊均无甲状腺肿，可以一定程度降低诊断甲状腺肿的概率［似然比（likelihood ratio，*LR*）＝0.4，循证医学表25.1］。尽管多达半数的超声检查发现腺体增大的患者有这一体征，但这些甲状腺肿可能很小。第二个体征（即触诊甲状腺肿但仅在颈部伸展后可见）无法区分甲状腺肿与正常大小的腺体（*LR*不显著），这表明通过触诊发现轻微肿大而不可见的甲状腺肿（在颈部正常位置下）是诊断甲状腺肿的一个不可靠的体征。当患者的颈部处于正常位置时，通过视诊和触诊都发现腺体增大则显著地增大了诊断甲状腺肿的可能性（*LR*＝26.3）。

表25.1 甲状腺肿*

体征（参考文献）**	灵敏度/%	特异度/%	体征存在时的似然比**
触诊或视诊均无甲状腺肿	5～57	0～40	0.4
触及甲状腺肿，仅伸颈时可见	13	—	NS
颈部正常位置时，视诊和触诊均有甲状腺肿	43～82	75	26.3

注：*诊断标准，对于甲状腺肿，超声体积大于20ml，超声体积大于18ml（女性）或大于25ml（男性），或标本重量大于23g。

**似然比，如果体征存在为阳性似然比；如果体征缺失为阴性似然比。

NS，不显著。

① “Delphian”一词最早由就诊于麻省总医院甲状腺诊所的一位四年级医学生Raymond Randall提出。

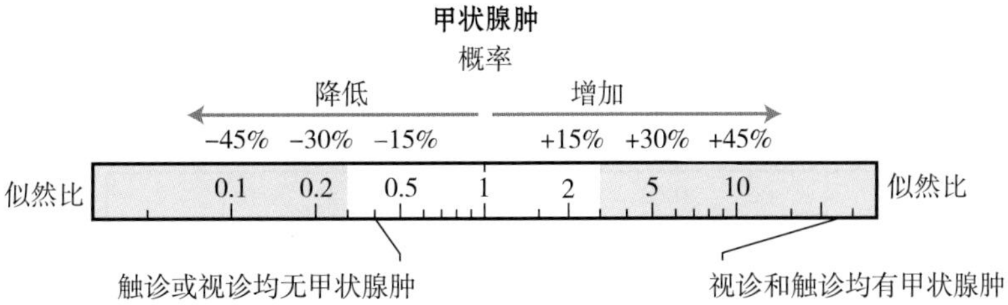

（二）甲状腺肿的病因

在患有甲状腺肿且属于临床甲状腺功能正常的患者中，最常见的病因是多结节性甲状腺肿或桥本甲状腺炎。在甲状腺功能减退的患者中，最常见的原因为桥本甲状腺炎；在甲状腺功能亢进的患者中，最常见的原因为Graves病或多结节性甲状腺肿。眼部病变（流泪、复视、突眼）或皮肤病变（胫前黏液性水肿）的相关体征提示Graves病（见下文“Graves眼病”一节）。

虽然甲状腺癌也可引起甲状腺肿，但甲状腺癌通常表现为甲状腺结节（见下文“甲状腺结节”一节）。三个体征增加了甲状腺肿存在癌变的概率：颈部淋巴结病变（*LR*＝15.4，循证医学表25.2）、声带麻痹（*LR*＝11.3）以及甲状腺肿与周围组织的粘连（*LR*＝10.5）。

静止性及产后淋巴细胞性甲状腺炎也可能引起甲状腺肿，但少有特别明显的，临床医生的注意力常集中于甲状腺功能亢进或甲状腺功能减退的表现上。甲状腺疼痛或压痛的体征有时类似于咽炎，提示亚急性甲状腺炎或囊肿出血或结节出血（虽然大多数甲状腺出血是无痛性的）。在亚急性甲状腺炎中，甲状腺有一定程度的增大，通常为正常大小的1.5～3倍。

表25.2　甲状腺肿和甲状腺结节——预测癌变的体征*

体征（参考文献）**	灵敏度/%	特异度/%	似然比***	
			体征存在	体征缺失
甲状腺肿				
颈部淋巴结病变	45	97	15.4	0.6
声带麻痹	24～44	94～99	11.3	0.7
周围组织粘连	60	94	10.5	0.4
甲状腺肿结节（*vs*弥漫性）	78	49	1.5	0.5
锥状叶存在	2	90	NS	NS
甲状腺结节				
声带麻痹	5～14	99～100	17.9	NS
周围组织粘连	13～37	95～98	7.8	NS
颈部淋巴结病变	24～31	96～97	7.2	0.8
直径≥4cm	66	66	1.9	0.5
硬结节	3	99	NS	NS

注：*诊断标准，对于癌变，组织病理检查。

**体征的定义，对于声带麻痹，声带可见或有发声困难的症状。

***似然比，如果体征存在为阳性似然比；如果体征缺失为阴性似然比。

NS，不显著。

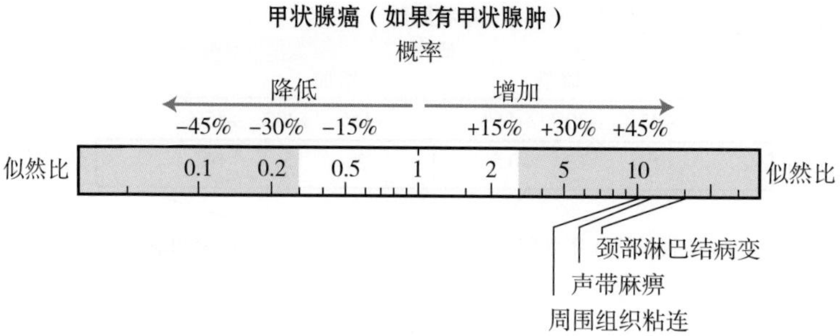

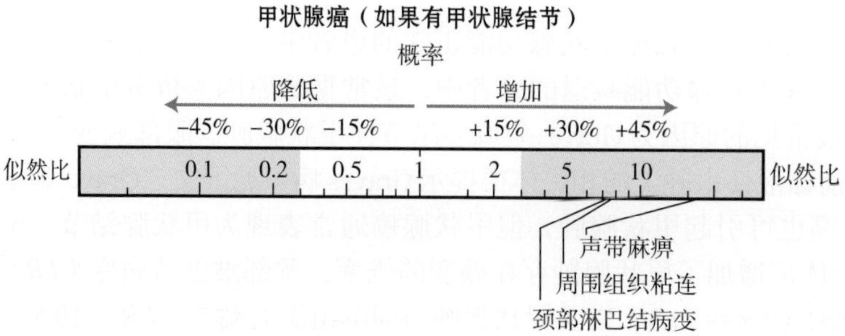

第二节　甲状腺结节

一、概述

可触及的甲状腺结节见于大约5%的女性和1%的男性，其中大多数属于临床甲状腺功能正常者。虽然甲状腺结节引起人们对甲状腺癌的担忧，但超过95%的结节为良性病变，如胶样囊肿、腺瘤或多结节性腺体的显性结节。

二、隐性结节

由于甲状腺结节仅在1%～5%的人中可触及，而在超声或尸检调查中发现高达50%的患者有甲状腺结节，显然大多数甲状腺结节是隐性的（即可通过临床成像检测到，但不能通过触诊发现）。此外，当临床医生在患者的甲状腺中感觉到单个可触及的结节时，超声检查经常会显示有多个结节。隐性结节无法触及，要么是因为患者的颈部太短或太厚，结节隐藏在腺体后部，要么是由于结节太小（即可触及结节的平均直径为3cm，50%直径小于2cm的结节和超过90%直径小于1cm的结节触诊发现不了）。

三、临床意义

对甲状腺结节最重要的诊断性试验为细针穿刺。尽管如此，一些体征（如果存在）会增加诊断甲状腺结节癌变的概率（循证医学表25.2）：声带麻痹（$LR=17.9$）、结节与周围组织粘连（$LR=7.8$）及颈部淋巴结病变（$LR=7.2$）。然而，所有这些体征都是不敏感的，有癌性结节的患者中不到1/3具有上述这些体征。

第三节　甲状腺功能减退（黏液性水肿）

一、概述

甲状腺功能减退是一种由甲状腺激素水平降低引起的临床综合征，其引起患者的代谢率降低、神经肌肉反应减缓，并导致黏多糖在全身皮肤和其他组织中积聚。在世界饮食碘含量充足的工业化地区，甲状腺功能减退累及9%的女性和1%的男性。通常的病因是甲状腺本身的疾病（原发性甲状腺功能减退），最常见的是桥本甲状腺炎（60%～70%的病例）或以往对Graves病的放射性碘治疗（20%～30%的病例）。

甲状腺功能减退的诊断依赖于实验室检查，其已有100多年的应用[①]。尽管如此，床旁诊断仍然必不可少，原因有两点：①检查评估甲状腺疾病的概率，其后可用于确定甲状腺功能异常概率高或低的患者亚组，从而提高实验室检查的检出率。②在诊断亚临床甲状腺功能减退或正常甲状腺功能病态综合征时，必须进行检查，根据定义，这些病症描述了实验室检查异常但床旁检查无甲状腺疾病体征的患者。

甲状腺功能减退的所有典型的床旁体征，即皮肤松弛、反应迟钝、口齿不清、思维迟钝，最早由William Gull和William Ord在19世纪70年代进行了描述。

二、体征及其发病机制

（一）皮肤和软组织

甲状腺功能减退的非凹陷性水肿是由可自由结合水的黏多糖（主要是透明质酸和硫酸软骨素）在皮肤中积聚引起的。这些改变导致“黏液性肿胀和黏液生成组织的过度生长”，这使得Ord在1877年创造了术语“黏液性水肿”。即使在有效的甲状腺素替代治疗后，这些改变也可能持续数月。

一些黏液性水肿患者的皮肤还会表现为黄染，这是由于类胡萝卜素转化为视黄醇的量减少引起的高类胡萝卜素血症。皮肤明显变凉是由于皮肤血流减少，而干燥则部分是由于皮脂分泌减少。一些甲状腺功能减退的患者会出现一侧的眉毛脱落，但这是最不具特异度的体征之一（见下文）。

（二）跟腱反射

踝反射相比于任何其他甲状腺疾病的体征得到了更广泛的研究。截至20世纪70年代，至少设计了9种不同的仪器来精确测量反射的持续时间，精确至毫秒。甲状腺功能减退中，踝反射的收缩相和舒张相都有所延长，尽管人眼（以及许多对反射过程的追踪）观察到舒张相的延长会更显著。在一项研究中，甲状腺功能减退患者的平均半弛豫时间（即从敲击到跟腱回归其初始

① 第一次甲状腺测试是基础代谢率（basal metabolic rate，BMR）（即氧耗），于19世纪90年代引入；放射性碘摄取出现在20世纪40年代；血清蛋白结合碘（protein-bound iodide，PBI）在50年代出现；血清总甲状腺素（T_4）在60年代引入；促甲状腺激素（thyroid-stimulating hormone，TSH）的灵敏分析在80年代出现。

位置的时间）为460ms［标准差（standard deviation，SD）：40ms］，相比之下，甲状腺功能正常的患者则为310ms（SD：30ms）。甲状腺功能减退的大鼠实验表明，反射延长的原因是肌浆网的钙转运减少，继而导致肌动蛋白和肌球蛋白之间的相互作用减慢。

当对甲状腺功能减退进行测试时，患者跪在椅子上，临床医生通常会通过敲击跟腱来引起踝反射①。敲击的力度不会影响反射的持续时间，尽管甲状腺功能减退的患者相比甲状腺功能亢进的患者需要稍微更大的力来引出反射。

（三）甲状腺功能减退特征性语音

在大约1/3的甲状腺功能减退患者中观察到甲状腺功能减退特征性语音，其速度和节律缓慢，特征为低沉、低调及轻鼻音（即好像患者感冒了一样）。有些患者说话甚至轻微含糊，使得一名临床医生将甲状腺功能减退的声音描述为“一个昏昏欲睡、轻微醉酒的人，患有严重的感冒，嘴里含着李子录制的劣质唱片”。声带的活检显示有黏液物质的沉积。

（四）肥胖

肥胖在甲状腺功能减退患者中并不比在甲状腺功能正常的患者更常见。

三、临床意义

循证医学表25.3总结了与甲状腺功能减退相关的体征在应用于1500多例疑似甲状腺疾病的患者的诊断中的准确性。结合症状和体征的Billewicz**评分方案**在表25.4中有详细描述。

在疑似甲状腺疾病的患者中，最能增加诊断甲状腺功能减退的概率的体征是甲状腺功能减退特征性语音（*LR*＝5.4，循证医学表25.3）、皮肤冰冷和干燥（*LR*＝4.7）、脉率减慢（*LR*＝4.2）、皮肤粗糙（*LR*＝3.4）及踝反射延迟（*LR*＝3.4）②。眉毛脱落是最无诊断价值的体征之一（*LR*＝1.9），此外，单独的手掌冰冷或干燥的体征也无助于诊断（*LR*不显著）。无论存在与否，没有单一体征能显著降低诊断甲状腺功能减退的概率（即没有*LR*值小于0.6）。

Billewicz评分为＋30分及以上会极大增加诊断甲状腺功能减退的概率（*LR*＝18.8），而低于-15分的评分会降低诊断甲状腺功能减退的概率（*LR*＝0.1）。Billewicz评分在老年患者中的表现可能较差，老年患者的体征通常比年轻患者少。

第四节　甲状腺功能亢进

一、概述

甲状腺功能亢进是一种由甲状腺激素产生或释放增加引起的临床综合征，它使代谢率提高，并导致皮肤、甲状腺、眼和神经肌肉系统的特征性体征。甲状腺功能亢进的最常见病因是Graves

① 其他肌肉的牵张反射在甲状腺功能减退中也可能延迟，如在线视频所示的肱二头肌反射延迟。

② 用特殊仪器精确测量踝反射能很好地区分甲状腺功能减退和非甲状腺功能减退的患者：发现一半松弛时间大于370ms，检测甲状腺功能减退的灵敏度为91%～99%，特异度为94%～97%，阳性*LR*＝18.7，阴性*LR*＝0.1。

病（60%～90%的病例）、毒性结节性甲状腺肿、甲状腺炎（亚急性、静止性或产后），以及医源性的甲状腺素替代治疗过度。甲状腺功能亢进对女性（4%的患病率）的影响比男性（0.2%的患病率）更大。

三位临床医生，Caleb Parry、Robert Graves和Adolf von Basedow，均于1825—1840年之间撰文，分别独立描述了与甲状腺毒症有关的典型体征。三位医生都对甲状腺肿、突眼及强烈的心动过速三联征的印象尤为深刻。

表25.3　甲状腺功能减退*

体征（参考文献）**	灵敏度/%	特异度/%	似然比***	
			体征存在	体征缺失
皮肤				
皮肤冰冷干燥	16	97	4.7	0.9
皮肤粗糙	29～61	74～95	3.4	0.7
手掌冰冷	37	77	NS	NS
手掌干燥	42	73	NS	NS
眶周水肿	53～91	21～81	NS	0.6
手腕水肿	39	86	2.9	0.7
眉毛脱落	29	85	1.9	NS
胫前水肿	78	31	NS	NS
语音				
甲状腺功能减退特征性语音	37	93	5.4	0.7
脉率				
脉率减低	29～43	89～98	4.2	0.7
甲状腺				
甲状腺增大	46	84	2.8	0.6
神经病学				
踝反射延迟	48	86	3.4	0.6
活动迟缓	87	13	NS	NS
Billewicz评分				
低于-15分	3～4	28～68	0.1	—
-15～29分	35～39	—	NS	—
+30分及以上	57～61	90～99	18.8	—

注：*诊断标准，对于甲状腺功能减退，游离甲状腺素（T_4）水平低，高促甲状腺激素（thyroid-stimulating hormone，TSH），或低蛋白结合碘（protein-bound iodide，PBI）水平。PBI水平和总T_4水平密切相关，除了甲状腺炎患者或服用外源碘剂（如放射性增强显像剂、镇咳药），因为诊断这些疾病时，患者的PBI水平可能是假性升高。不过，这些疾病在此综述的研究中大部分已除外。

**体征的定义，对于脉率减低，低于60次/分或低于70次/分；对于踝反射延迟，肉眼评估腓肠肌的收缩和舒张；对于活动迟缓，患者折叠2m长的床单的时间超过1分钟。

***似然比，如果体征存在为阳性似然比；如果体征缺失为阴性似然比。

NS，不显著。

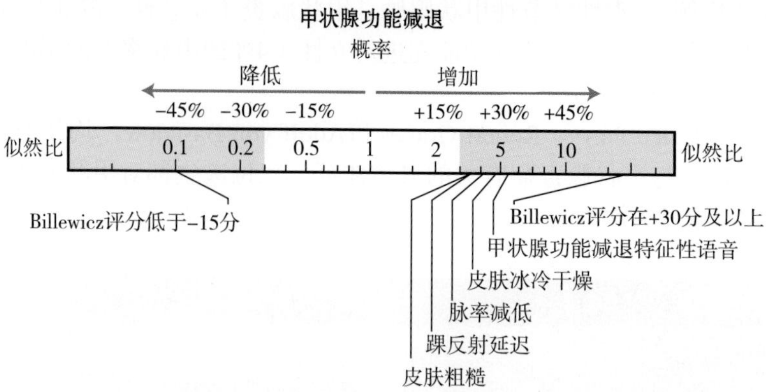

表25.4　甲状腺功能减退的Billewicz诊断指数

临床表现*	体征得分/分 存在	体征得分/分 缺失
症状		
少汗	+6	-2
皮肤干燥	+3	-6
畏寒	+4	-5
体重增加	+1	-1
便秘	+2	-1
声音嘶哑	+5	-6
感觉障碍	+5	-4
聋	+2	0
体征		
活动缓慢	+11	-3
皮肤粗糙	+7	-7
皮温降低	+3	-2
眶周水肿	+4	-6
脉率＜75次/分	+4	-4
踝反射减慢	+15	-6

注：*临床表现的定义，对于体重增加，记录体重的增加或衣物紧绷度；对于活动缓慢，在患者脱下并更换带纽扣衣服时进行观察；对于皮肤粗糙，手、前臂和肘部皮肤粗糙和增厚；对于踝反射减慢，患者跪在椅子上抓住椅背，可见反射减慢。

基于参考文献59。

二、体征及其发病机制

（一）甲状腺

甲状腺功能亢进患者中有70%～93%出现甲状腺肿。Graves病和甲状腺炎患者的甲状腺肿弥漫而对称，而毒性结节性甲状腺肿患者则为结节状。

甲状腺杂音是Graves病的常见特征（一项研究中占73%的患者）。尽管如此，30%的毒性结节性甲状腺肿的老年患者也发现了这一体征，提示该体征并不如常规教导那样对Graves病具有特异度。杂音常从源头向远处传播，或许患有毒性结节性甲状腺肿的老年患者中的“甲状腺杂音”实际上是甲状腺功能亢进导致心输出量增加所引起的颈动脉杂音①。

（二）眼征

三种不同的眼征与甲状腺功能亢进有关：眼睑迟滞（von Graefe征，1864）、眼睑退缩（Dalrymple征，1849）②及Graves眼病。Graves眼病单独累及Graves病患者，而任何病因引起的甲状腺功能亢进都可能出现眼睑迟滞和眼睑退缩。

1. 眼睑迟滞

该体征描述了当患者向下看时，上睑缘和角膜缘之间出现白色巩膜。在von Graefe的表述中为“……当角膜向下看时，上眼睑不会跟随”。

2. 眼睑退缩

该体征描述了由于睑裂增宽引起眼的特异度凝视表现。当患者直视前方时，上眼睑位置异常高，露出睑缘和角膜上缘之间的白色巩膜。通常情况下，上睑缘位于角膜缘的下方，且覆盖约1mm的虹膜。眼睑迟滞和眼睑退缩部分是由于甲状腺功能亢进引起的交感神经过度兴奋，导致Müller肌过度收缩（非自主上睑提肌，其瘫痪导致霍纳综合征中的上睑下垂）。尽管用β受体阻滞药治疗后这一体征有所改善，但交感神经过度兴奋以外的其他机制很可能也会导致Graves病患者的眼睑体征（即使没有突眼或明显眼病的患者，见下文），因为Graves病的眼睑体征可能是单侧的，且常在患者的甲状腺功能转为正常后持续存在，而且存在眼睑体征的患者，其瞳孔大小通常是正常的（而非交感神经过度兴奋时扩张的瞳孔）。Graves病中眼睑退缩的另一假设机制是过度兴奋的上睑提肌；根据这一理论，提肌过度兴奋，而其运动与上直肌相关，后者会在垂直方向上牵拉眼球，过度运动拮抗收缩和受限的下直肌（见“Graves眼病”一节）。其他常见的眼睑退缩的原因是对侧上睑下垂、同侧面肌无力、以往的眼睑手术，以及佩戴角膜接触镜引起的刺激。上睑下垂导致对侧的眼睑退缩，是因为试图抬高无力的眼睑会对健康眼睑的运动神经元产生过多的神经信号，从而使其抬高。有一个简单的试验能确定上睑下垂的原因，通过挡住存在上睑下垂的眼，对侧眼的眼睑退缩会消失。面肌无力会导致同侧的眼睑退缩，因为眼睑提肌不再与眼轮匝肌相拮抗。

---

① 相反的现象，来自甲状腺上动脉的“颈动脉杂音”也已被描述。

② 英国眼科医生John Dalrymple（1803—1852）显然对这个体征不屑一顾，从来没有发表过对这个体征的描述。W.White Cooper在1849年的一篇文章中将这一体征归功于他的朋友Dalrymple。Albrecht von Graefe（1828—1870）在1864年描述了以他命名的体征。Ruedemann在1932年创造了“眼睑迟滞”一词。

3. Graves眼病

Graves眼病是在25%～50%的Graves病患者中显见的一系列体征，是由眼眶脂肪、结缔组织和眼肌的水肿及淋巴细胞浸润引起的。特征性体征为眼睑水肿、眼球运动受限、结膜水肿及突眼（用眼球突出计测量）。当患者主诉眼有砂砾感、流泪、眼部不适或复视时，临床医生应怀疑Graves眼病。Graves眼病的眼眶肿胀可能会威胁视神经和视力。最好地预测早期视神经病变的床旁体征是眼睑水肿和眼球运动受限，令人意外地，而非突眼的程度（突眼不能预测早期视神经病变，可能是因为向外突出可以缓解眼内压）。

（三）心血管体征

甲状腺功能亢进可能导致心率加快、第一心音亢进、收缩中期血流杂音和室上性心律失常。极少数严重甲状腺功能亢进的患者可能出现Means-Lerman搔抓音，即收缩期出现于左侧第二肋间隙附近显著的粗糙或尖锐的摩擦音或杂音。其发生机制尚未明晰。

（四）皮肤体征

甲状腺功能亢进患者的皮肤温热、潮湿、光滑，可能是由于支配汗腺的交感神经张力增加和皮肤血流量增加。这些皮肤体征通常在使用β受体阻滞药治疗后消退。

约4%的Graves病患者出现皮肤病变，称为**胫前黏液性水肿**，其特征为双侧非对称突起的韧性斑块或结节，呈粉色至紫褐色，通常分布于胫骨前部。

（五）神经肌肉体征

甲状腺功能亢进的神经肌肉体征为乏力、活动耐量下降、震颤和踝反射亢进。活动耐量下降（累及67%的患者）是由于无法随活动适当地增加心输出量，以及蛋白质分解代谢加快引起的近端肌肉萎缩无力。甲状腺功能亢进出现轻微震颤是由于交感神经张力增加，可用β受体阻滞药治愈。只有25%的患者在床旁检查时出现踝反射亢进，而且精确测量半弛豫时间（见“甲状腺功能减退”一节中的定义）显示甲状腺功能亢进值（200～300ms）与正常值（230～420ms）之间存在相当大的重叠部分。

三、临床意义

循证医学表25.5显示了甲状腺功能亢进的体征在应用于1700多例疑似甲状腺疾病患者的诊断中的准确性。结合症状和体征的Wayne**指数**在表25.2中有详细描述。

最能增加诊断甲状腺功能亢进概率的体征是眼睑退缩（*LR*＝33.2，循证医学表25.5）、眼睑迟滞（*LR*＝18.6）、手指震颤（*LR*＝11.5）、皮肤湿热（*LR*＝6.8）、脉率高于90次/分（*LR*＝4.5）。最能降低诊断甲状腺功能亢进概率的体征是甲状腺大小正常（*LR*＝0.1）、脉率低于90次/分（*LR*＝0.2）及无手指震颤（*LR*＝0.3）。

Wayne指数得分为20分及以上会增加诊断甲状腺功能亢进的概率（*LR*＝18.2），而低于11分则会降低诊断甲状腺功能亢进的概率（*LR*＝0.04）。然而，这一指数在老年患者中可能不太有用，因为他们通常比年轻患者更少发生甲状腺肿和心动过速。在一项研究中，36%的甲状腺功能亢进的老年患者得分低于11分。老年患者也比年轻患者更容易发生体重下降和心房颤动，而眼睑退缩和眼睑迟滞的频率则是相同的。

表25.5 甲状腺功能亢进*

体征（参考文献）	灵敏度/%	特异度/%	似然比**	
			体征存在	体征缺失
脉率				
脉率≥90次/分	80	82	4.5	0.2
皮肤				
皮肤湿热	34	95	6.8	0.7
甲状腺				
甲状腺肿大	93	59	2.3	0.1
眼				
眼睑退缩	34	99	33.2	0.7
眼睑迟滞	19	99	18.6	0.8
神经病学				
轻微手指震颤	69	94	11.5	0.3
Billewicz评分				
＜11分	1～6	13～32	0.04	—
11～19分	12～30	—	NS	—
≥20分	66～88	92～99	18.2	—

注：*诊断标准，甲状腺功能亢进，对于20世纪60年代评估的患者，低蛋白结合碘（protein-bound iodide，PBI）水平；对于20世纪70年代的患者，总甲状腺素（T_4）；对于20世纪80～90年代的患者，总T_4及促甲状腺激素（thyroid-stimulating hormone，TSH）（见循证医学表25.3的脚注中对于PBI的讨论）。

***似然比，如果体征存在为阳性似然比；如果体征缺失为阴性似然比。

NS，不显著。

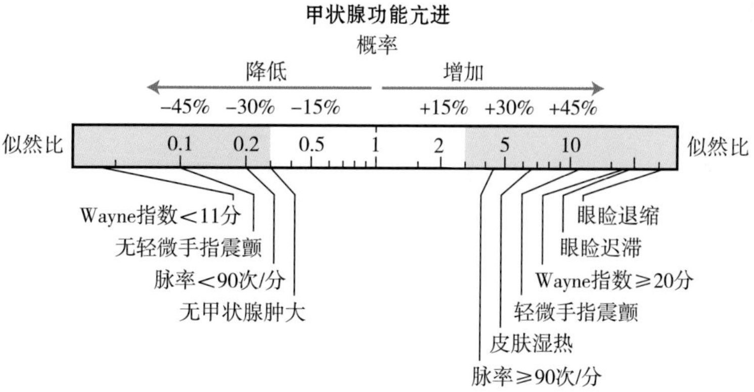

表25.6 甲状腺功能亢进的Wayne诊断指数*

新发或加重的症状	存在	体征	存在	缺失
劳力后呼吸困难	+1	可触及甲状腺	+3	-3
心悸	+2	甲状腺杂音	+2	-2
乏力	+2	突眼	+2	—
喜热（不考虑持续）	-5	眼睑退缩	+2	—
喜冷	+5	眼睑迟滞	+1	—
多汗	+3	活动亢进	+4	-2
紧张	+2	轻微手指震颤	+1	—
食欲增加	+3	手：		
食欲减退	-3	热	+2	-2
体重增加	-3	潮湿	+1	-1
体重下降	+3	日常脉率：		
		心房颤动	+4	—
		<80次/分，整齐	-3	—
		80～90次/分，整齐	0	—
		>90次/分，整齐	+3	—

注：*基于参考文献59。

第26章

脑　　膜

教学要点

• 脑膜刺激征有三种：颈项强直、Kernig征和Brudzinski征。这些体征中的每一种都反映了患者对任何牵拉脊神经动作的自然抵抗反应，这些反应都是通过受炎症、出血或肿瘤刺激的脊髓蛛网膜下腔产生。

• 在蛛网膜下腔出血的研究中，颈强直的定义是无法用下巴触及胸部或仰卧时无法将头抬离床面8cm。

• 84%的细菌性脑膜炎患者会出现颈强直。

• 在罹患急性非创伤性头痛或脑卒中的急诊患者中，发现颈强直能显著增加诊断为颅内出血的概率。

一、体征

术语“脑膜刺激征”和“假性脑膜炎”是指炎症、肿瘤或出血刺激脑膜后引发的体征。最广为人知的是颈强直（或颈项僵硬）、Kernig征和Brudzinski征。

（一）颈强直

颈强直指临床医生试图屈曲患者颈部使其下巴碰触胸部时，感知到患者对颈部弯曲的无意识抵抗。颈强直的一种具体定义（来自对蛛网膜下腔出血患者的研究）是无法将下巴接触到胸部或在仰卧时将头抬离床面8cm。有时候，颈部和脊柱的伸肌紧张程度加重，以至于患者的整个脊柱都处于过伸状态，使患者在仰卧时只有枕骨和足跟支撑躯干，这种极端的姿势称为**角弓反张**。

（二）Kernig征

对Kernig征最早的描述是在1882年由Vladimir Kernig完成的。当患者的髋关节和膝关节屈曲时，若患者抵抗伸膝，则Kernig征为阳性。Kernig将此称为腘绳肌“挛缩”，因为在髋关节屈曲时，膝关节伸展也不会超过135°，而髋关节充分伸展时，膝关节可以完全伸展（图26.1）。进行该项检查时，临床医生多嘱咐患者仰卧，但在Kernig的描述中试验是坐着进行的。

（三）Brudzinski征

1909—1916年，Jozef Brudzinski描述了几种脑膜刺激征。其中最常用的体征如下：屈曲仰卧患者的颈部可导致患者髋关节和膝关节的屈曲，从而使双腿缩向胸部（图26.1）。

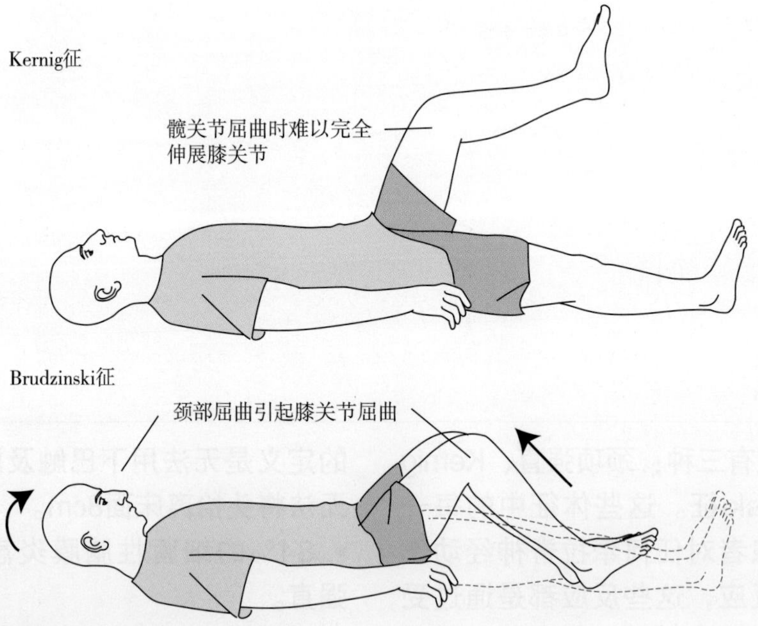

图26.1　**Kernig征和Brudzinski征**

对于Kernig征（上），当髋关节和膝关节最初处于屈曲时，患者无法完全伸展膝关节（患者的左腿），而在髋关节伸展时，膝关节是可以完全伸展的（患者的右腿）。对于Brudzinski征（下），屈曲颈部会导致髋关节和膝关节的屈曲，从而把双腿拉向胸部（见正文）。

二、脑膜刺激征的发病机制

所有脑膜刺激征的基础都是患者对任何牵拉脊神经运动的自然抵抗，整个过程都是通过受刺激的蛛网膜下隙产生。在尸体上进行的相关实验表明，屈曲颈部会将脊髓拉向头部，从而拉伸脊神经。当膝关节伸展时，屈曲髋关节会牵拉坐骨神经，从而将脊髓圆锥向下拉向骶骨。相对地，膝关节屈曲时，屈曲髋关节则不会牵拉坐骨神经。

这些实验解释了为什么脑膜受刺激的患者会出现颈强直及Kernig征阳性，它们还表明了Kernig征与用于检查坐骨神经痛的直腿抬高试验没有差别（见第64章）。然而，Brudzinski征好像更难理解。首先，当脑膜受刺激的患者屈曲颈部时，想要伸髋和屈膝似乎是符合逻辑的。虽然这个体位会消除坐骨神经的张力，但它会牵拉股神经，这解释了为什么Brudzinski试验会让患者屈髋屈膝，因此这样才能同时缓解两处神经的张力。

三、临床意义

（一）急性细菌性脑膜炎

表26.1总结了近1500例急性细菌性脑膜炎患者中出现各种脑膜刺激征的比例（主要病原体有肺炎链球菌、脑膜炎奈瑟菌和单核细胞增生性李斯特菌，未包括结核病例）。该表显示细菌性脑膜炎最常见的体征为颈强直、发热及精神状态改变。颈强直是比Kernig征或Brudzinski征更常见的体征（颈强直的灵敏度为84%，而Kernig征或Brudzinski征的灵敏度为61%），但这种差异并不显著，且可能部分反映了临床医生对不同体征的重视程度。在有出血疹的患者中，72%～92%的患者感染了脑膜炎奈瑟菌。

这些研究的异质性中（表26.1）有一部分来自于患者的年龄。与年轻患者相比，老年患者（四项研究中有三项定义为大于65岁，一项研究定义为大于50岁）中精神状态改变（90% *vs* 72%）、局部神经系统体征（30% *vs* 17%）和发热（94% *vs* 84%）的发生率均较高，但颈强直的发生率并无差异。

很少有研究把重点放在脑膜征的整体准确性上。在三项总共包括了700多例因疑似脑膜炎而接受腰椎穿刺的患者的研究中，Kernig征［似然比（likelihood ratio，*LR*）＝2.5，循证医学表26.1］、Brudzinski征（*LR*＝2.2）及颈强直（*LR*＝1.5）的出现仅略微增加了诊断脑膜炎的概率（即脑脊液白细胞计数≥100/ml）。令人惊讶的是，这些研究给出的脑膜刺激征的灵敏度（如颈强直仅为20%～52%），远低于观察性脑膜炎研究中计算得到的（84%，表26.1），但循证医学表26.2回顾的研究中极少有脑膜炎患者确实患有急性细菌性脑膜炎（大多数患有无菌性脑膜炎）。其他研究已经说明了脑膜刺激征的特异度：在一项类似研究中，35%的老年住院患者发现有颈强直（平均年龄79岁），但他们之中无一例患有脑膜炎（即特异度65%）。此外，坐骨神经痛、蛛网膜下腔或硬膜外出血及马尾肿瘤患者都可能有Kernig征阳性。

Kernig征应该对称出现。在一项纳入连续51例Kernig征阳性的昏迷患者的研究中，该体征的不对称提示患者清醒后会出现轻偏瘫，而Kernig征相对不明显的一侧即为轻瘫侧。

表26.1 急性细菌性脑膜炎和蛛网膜下腔出血*

体征	频率/%**
急性细菌性脑膜炎	
颈强直	84
发热	66～97
精神状态改变	55～95
Kernig征或Brudzinski征	61
局部神经症状	9～37
癫痫	5～28
出血性皮疹	3～52
蛛网膜下腔出血	
颈强直	21～86
癫痫	7～32
精神状态改变	29～64
局部神经症状	10～36
发热	6
视网膜前出血	4

注：*数据来源于约1500例脑膜炎患者（参考文献4～13）和692例蛛网膜下出血患者（参考文献14～17）。

**结果为总体的平均频率，统计上有异质性的则以频率的范围表示。

诊断标准：脑膜炎是通过脑脊液细胞增多和微生物学检查或尸检结果来判定的，蛛网膜下腔出血是通过计算机体层扫描或者腰椎穿刺来判定的。

（二）蛛网膜下腔出血与脑出血

表26.1总结了近700例蛛网膜下腔出血患者的体征，其中70%～95%有骤起的剧烈头痛，这些患者中最常见的体征是颈强直（灵敏度为21%～86%）。而在一项纳入超过4000例患有严重的急性非创伤性头痛的急诊患者的研究中，颈强直的发现显著增大了诊断蛛网膜下腔出血的概率（*LR*＝7.1，循证医学表26.3）。

表26.2 脑膜炎*

体征（参考文献）	灵敏度/%	特异度/%	似然比**	
			体征存在	体征缺失
颈强直	20～52	69～81	1.5	NS
Kernig征	7～18	93～98	2.5	NS
Brudzinski征	7～14	94～98	2.2	NS

注：*诊断标准，脑膜炎以脑脊液白细胞增多≥100/μl为准。

**似然比，如果体征存在为阳性似然比；如果体征缺失为阴性似然比。

NS，不显著。

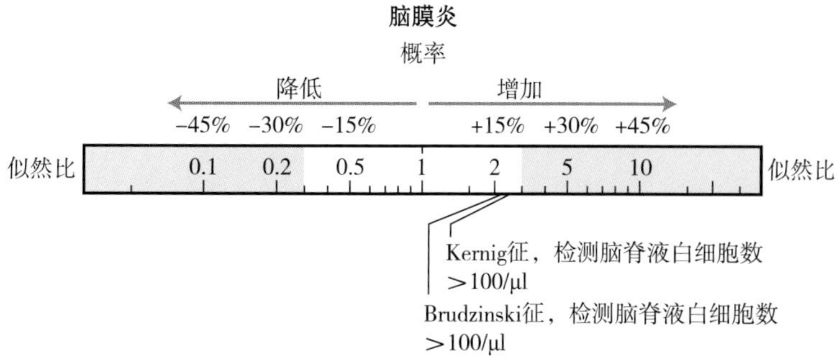

表26.3 颅内出血*

体征（参考文献）**	灵敏度/%	特异度/%	似然比***	
			体征存在	体征缺失
颈强直（用于检查急性非创伤性头痛患者是否存在蛛网膜下腔出血）	28～31	95～97	7.1	0.7
颈强直（用于检查脑卒中患者是否存在颅内出血）	16～48	81～98	5.4	0.7

注：*诊断标准，颅内出血以神经影像为准；蛛网膜下腔出血以神经影像和腰椎穿刺为准。

**体征的定义，颈强直即无法确定或不能用下巴接触胸骨或将头抬离床面8cm。

***似然比，如果体征存在为阳性似然比；如果体征缺失为阴性似然比。

NS，不显著。

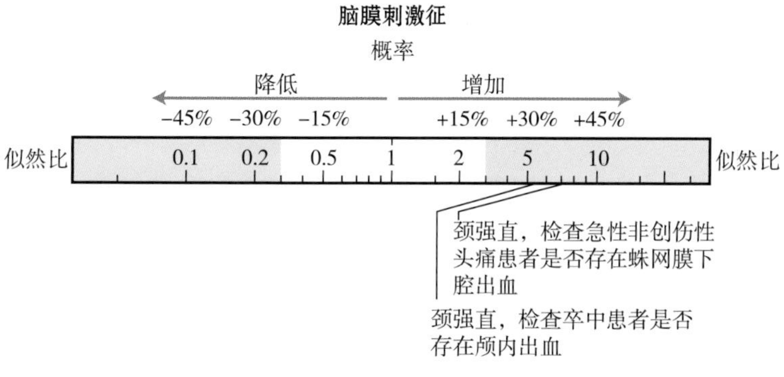

足量的脑出血也可引起蛛网膜下腔出血和颈强直（即脑室内血液可通过第四脑室的中间孔和侧孔进入大脑底部的蛛网膜下隙）。在近1000例发生脑卒中的急诊患者（即血管源性急性神经功能损伤）的研究中，颈强直的发现增加了诊断颅内出血的概率，这同时囊括了蛛网膜下腔出血及脑出血（$LR=5.4$）。如果没有局部神经症状，这些患者更可能患蛛网膜下腔出血（灵敏度为64%，特异度为89%，阳性似然比5.9）。

第27章

外周淋巴结肿大

教学要点

- 在出现持续数周的外周淋巴结肿大的患者中，有18%～24%最终被诊断出恶性肿瘤，而患有严重感染的比例最高约5%。
- 如发现淋巴结肿大的患者出现以下体征：淋巴结活动度差、淋巴结较大（≥$9cm^2$）、体重减轻、锁骨上淋巴结肿大及淋巴结质硬，则其更可能患有严重疾病。
- 淋巴结评分（由Vassilakopoulos建立）进一步改进了床旁诊断，这一评分用于鉴别患严重疾病可能性低的患者时尤其有效。
- 溃疡腺综合征和眼腺综合征是两组特定的临床表现，每种综合征都与特定的传染性疾病相关。
- 体格检查发现淋巴结转移的灵敏度不够高，因此在癌症患者分期中查体未触及肿大淋巴结不能可靠地除外淋巴结转移。

一、概述

淋巴管广泛分布于中枢神经系统以外的机体组织和器官中，这些脉管会收集一部分细胞外的组织液（也称淋巴）并将其回输到体循环静脉系统中。在淋巴管沿线分布着一些成群的豆状结构，即为**淋巴结**。在淋巴液缓慢滤过淋巴结的过程中，微生物、恶性肿瘤细胞、颗粒物碎片或其他物质会滞留在淋巴结中并导致其反应性增大和硬化。待增大或硬化到一定程度后，这类淋巴结就可以在体表被触及，称为**外周淋巴结肿大**。

早在古希腊和古罗马时期，医生就意识到外周淋巴结肿大是结核病（淋巴结核）的重要体征之一。近一个多世纪以来，临床医生已经认识到淋巴结肿大可以提示多种严重疾病的存在，如癌、淋巴瘤、白血病和某些传染病（如结核、梅毒、鼠疫等）。在当前的实际工作中，不同的临床情境下淋巴结肿大患者患有恶性疾病的概率是不同的。在家庭诊所查出的外周淋巴结肿大中99%都是良性的，有时病因明确（如咽炎、皮炎或昆虫叮咬）但多数直到自行消退前都无法明确原因。在被转诊到淋巴结专科门诊的患者中，18% ～ 24%最终会被诊断出恶性疾病（即淋巴瘤或转移癌），5%患有可治疗的感染性或肉芽肿性疾病（如结核病、人类免疫缺陷病毒感染、结节病）。本章重点介绍有助于区别严重疾病或多数良性疾病导致的淋巴结肿大的体征。

二、解剖和发病机制

（一）概述

人体可以划分为7个独立的淋巴引流区域，从这些区域引流而来的淋巴最终均会在颈根部汇聚并注入该处的大静脉（图27.1）。正常成人有400 ～ 450个淋巴结，但只有大约1/4分布在可触及的位置：上臂和腋窝有30个，腿部有20个，头颈部有60 ～ 70个（其余淋巴结均位于胸腔和腹腔深部，仅能通过临床影像方法进行检测）。根据伴行血管的深浅程度，解剖学家将淋巴结分为浅表和深部淋巴结两类。浅表淋巴结位于皮下并与浅静脉伴行，肿大时常肉眼可见。大多数可以触诊的淋巴结都是浅表淋巴结。床旁查体唯一可触及的深部淋巴结是颈深淋巴结（在胸锁乳突肌下与颈动脉和颈内静脉伴行）和腋窝淋巴结（分布在腋窝血管周围）。

淋巴结与血管的伴行关系对查找以下两组淋巴结十分有用：①位于贵要静脉附近的滑车上淋巴结。②围绕隐静脉近端分布的腹股沟淋巴结垂直群（图27.2）。

（二）区域淋巴结群

区域淋巴引流图谱是在既往活体和尸体实验的基础上绘制而成的，在这些实验中前人用注射水银、普鲁士蓝、放射对比剂或其他染料的方法来显示正常的淋巴管及区域淋巴结（否则解剖时难以区分淋巴管与小血管）。这些淋巴引流图谱能够帮助临床医生预测局部感染或肿瘤的扩散及转移方向，还可以辅助确定单发淋巴结肿大的病因区域以缩小诊查范围。但临床经验表明，疾病并不总是沿淋巴管及淋巴结逐渐有序扩散的。感染或恶性肿瘤有时可以跳过某一区域淋巴结群直接累及另一区域的淋巴结（如环指感染有时可以跳过滑车上淋巴结而直接累及腋窝淋巴结）；恶性肿瘤有时可在淋巴结群之间逆向转移（如锁骨上淋巴结肿大，见“锁骨上淋巴结”一节）。此外，尽管图谱给出了淋巴结与身体各部的关系，孤立淋巴结肿大却不一定是局部疾病造成的，一些全身性疾病可只表现为孤立淋巴结肿大（如结核或淋巴瘤）。

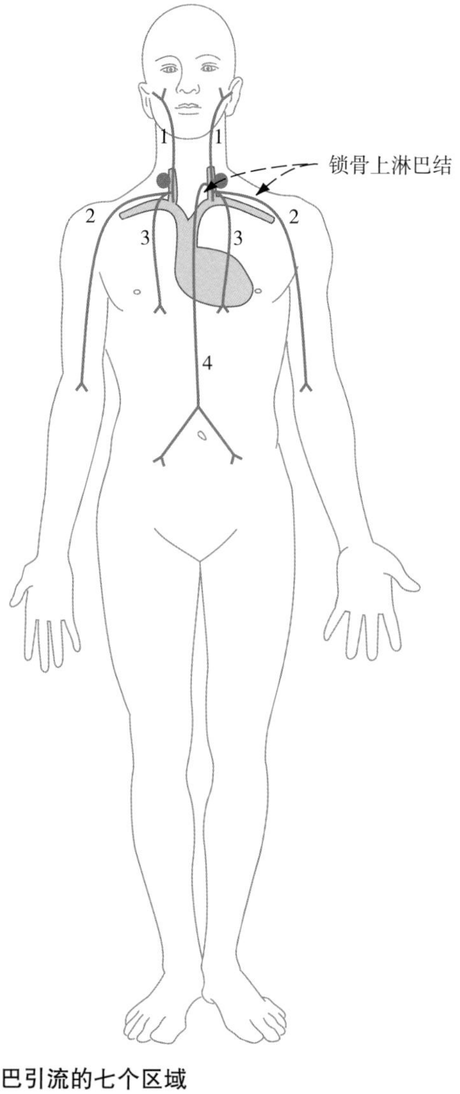

图27.1　淋巴引流的七个区域

自身体各处引流而来的淋巴最终都会汇聚到左侧或右侧颈内静脉和锁骨下静脉的交汇处（灰色阴影，上腔静脉和心脏一同标出）。颈部右侧的大静脉接受的淋巴来自以下区域：右侧头颈部（区域1，经颈部淋巴结），右侧手臂、胸壁和乳房（区域2，经腋窝淋巴结），右肺和纵隔结构（区域3，经纵隔和气管支气管淋巴结而非外周淋巴结）。左侧大静脉接受来自左上部躯体对应区域（区域1～3）的淋巴引流，并接受经胸导管而来的膈肌以下所有组织（区域4）的淋巴引流。图中仅绘出锁骨上淋巴结，以彰显其靠近七大淋巴管汇合处的要冲位置。

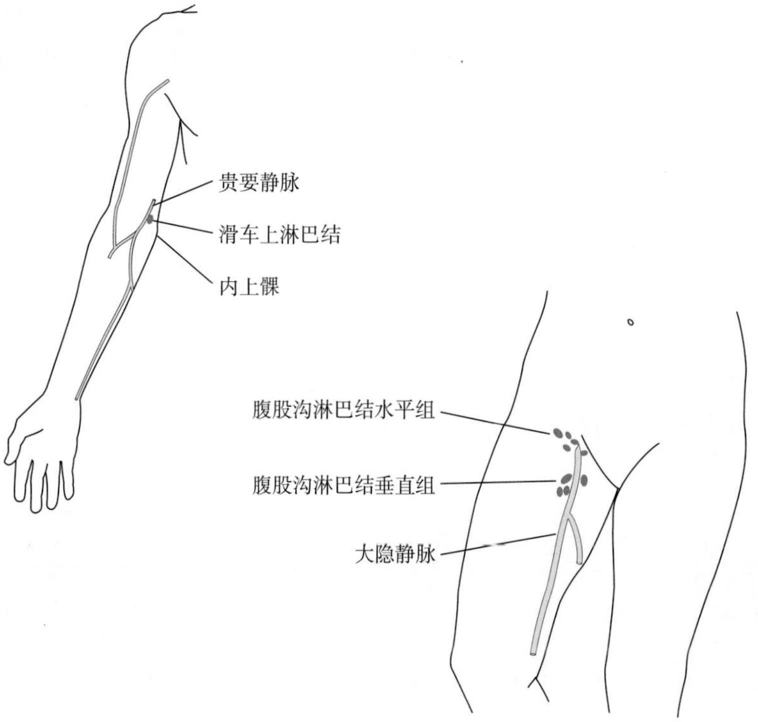

图27.2　滑车上淋巴结和腹股沟淋巴结

滑车上淋巴结（图左侧）位于肱骨内上髁上方2～3cm，恰位于走行在肱二头肌内侧凹槽里的贵要静脉的内侧。腹股沟淋巴结（图右侧）由水平组和垂直组构成，垂直组沿大隐静脉末端分布。

1. 颈部淋巴结

头颈部组织产生的淋巴最后都会直接或通过浅表淋巴结间接汇入颈深淋巴结（图27.3）。面部和颈部皮肤产生的淋巴沿已知路径汇入浅表淋巴结（图27.3）。咽、鼻腔和鼻窦产生的淋巴通常汇入上部颈深淋巴结，口腔和牙齿产生的淋巴则引流进下颌下淋巴结并最终汇入上部颈深淋巴结，喉部产生的淋巴分两部分汇入上部和下部颈深淋巴结。舌头的淋巴引流最为分散，其可汇入颏下淋巴结、下颌下淋巴结、上部颈深淋巴结和下部颈深淋巴结，因此，舌中线附近的疾病可向任意一侧传播。

2. 锁骨上淋巴结

虽然锁骨上淋巴结实际上属于颈深淋巴结，但是考虑到其位于颈根部邻近全部淋巴汇入体循环静脉系统的位置，下文将会单独讨论（图27.1）。由于位置特殊，锁骨上淋巴结肿大可能反映了胸腔和腹腔内的严重疾病，而胸腹腔内淋巴结因不能检查到，更突出了锁骨上淋巴结的重要性。图27.1绘出的解剖结构显示右锁骨上淋巴结肿大与右侧胸腔、右臂及右颈部疾病相关，而左侧锁骨上淋巴结肿大则与左侧胸腔、左臂、左颈部及腹盆部疾病相关。

正常情况下，淋巴从锁骨上淋巴结向下流向淋巴管与大静脉的汇合处（图27.1）。在累及锁骨上淋巴结的腹腔内或者胸腔内疾病中，疾病是从胸导管或者支气管纵隔淋巴管逆行沿颈部淋巴流出道到达锁骨上淋巴结的。这样的逆向传播很容易就能发生，并不意味着出现了淋巴管阻塞。在纳入92例接受了下肢淋巴管造影检查的患者的一项调查中，55%患者的锁骨上淋巴结在48小时内出现了放射性染料。不出所料，51例患者中有48例只有左锁骨上淋巴结出现高密度染料影，有2例的左右两侧锁骨上淋巴结均呈高密度，而有1例只有右锁骨上淋巴结出现变化，这表明胸导管与锁骨上淋巴结连接的解剖结构存在正常变异。

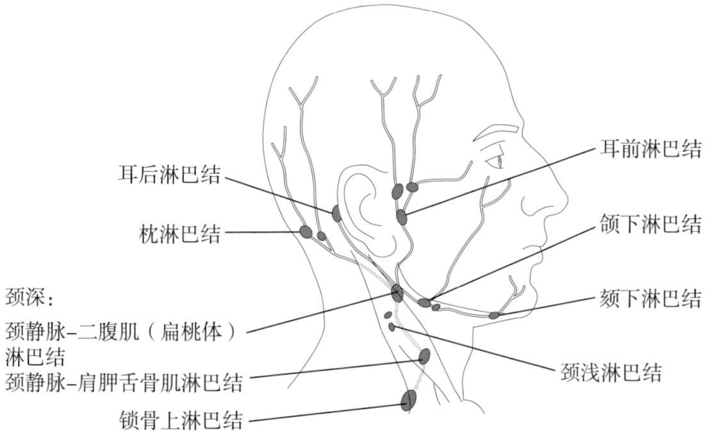

图27.3　**颈部淋巴结**

颈部浅淋巴结是根据所在区域的解剖结构命名的：枕淋巴结、耳后（或乳突）淋巴结、耳前（或腮腺）淋巴结、颌下淋巴结、颏下淋巴结和颈浅淋巴结。位于颈动脉鞘上的颈深淋巴结大部分埋在胸锁乳突肌下，但最上一个可在该肌肉前方触及，最下一个则在其后方。由于其体积较大且临床意义重大，三个颈深淋巴结被分别命名如下：①颈静脉-二腹肌淋巴结，靠上位于舌骨水平的颈深淋巴结，在咽炎患者中会出现触痛和肿大（因而得名扁桃体淋巴结）。②颈静脉-肩胛舌骨肌淋巴结，靠下方位于肩胛舌骨肌与颈静脉交叉处的颈深淋巴结（此淋巴结接受引流自舌的淋巴，在舌癌患者中可能肿大）。③锁骨上淋巴结，是位于最下方的颈深淋巴结，将在“锁骨上淋巴结”部分单独讨论。

肿大的锁骨上淋巴结恰位于锁骨后方及胸锁乳突肌的下方或后方。Valsalva动作可以使胸膜顶端向上鼓，从而顶起并突出这些淋巴结。1848年，Virchow首次观察到腹部恶性肿瘤与锁骨上淋巴结转移之间的关系。在不知晓Virchow的发现的情况下，法国医生及病理学家Trosier在1886年描述了同样的关联，并强调了左侧更易发生转移。因此肿大的左侧锁骨上淋巴结又被称为**Virchow淋巴结、Trosier淋巴结、Virchow-Trosier淋巴结、前哨淋巴结或信号淋巴结**。

3. 滑车上淋巴结

滑车上淋巴结（或称肘淋巴结，图27.2）为浅表淋巴结，位于上臂前内侧肱骨内上髁上方2～3cm处。它们负责收集前臂和手尺侧（即小指和环指）产生的淋巴并进一步向腋窝淋巴结引流。触诊这群淋巴结的常用方法如下：医生面对患者并握住患者的待检查手，然后将自己的空闲手放在患者大臂后方近肘关节处，用指尖触诊肱骨内上髁前上方的这些淋巴结。

尽管滑车上淋巴结肿大可以提示前臂或手尺侧的感染或恶性疾病，这类淋巴结病变向来被认为与能造成全身性淋巴结肿大的情况有关，双侧同时出现时尤其有意义（见“滑车上淋巴结肿大”和“在发展中国家识别HIV感染”两节）。100年前，滑车上淋巴结肿大曾经被认为是二期梅毒的标志性体征，在25%～93%的患者中都有发现。但是在现代这种有明确指向关系的例子却很少见。

4. 腋窝淋巴结

腋窝淋巴结收集同侧手臂、乳房及胸壁产生的淋巴（图27.4）。检查这群淋巴结时，临床医生应首先托住患者手臂使之内收以让腋窝皮肤松弛。淋巴结分布于腋窝的后、前或内侧壁及顶部。传出淋巴管则直接在颈根部汇入体循环静脉，但也有少数淋巴液先注入同侧锁骨上淋巴结（图27.4）。

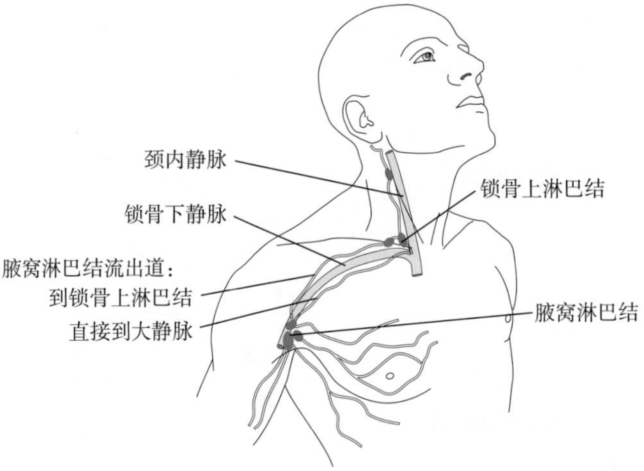

图27.4 **腋窝淋巴结**

腋窝淋巴结接受来自同侧手臂、乳房和胸壁的淋巴引流。虽然少数淋巴管会先汇入锁骨上淋巴结，但最终均汇入颈根部大静脉。

5. 腹股沟淋巴结

腹股沟淋巴结是浅表淋巴结，分为两群：一个是近群或水平群，位于腹股沟韧带下方，负责收集外生殖器、会阴和前下腹壁的淋巴；另一个是远群或垂直群，位于大隐静脉末端，负责引流腿部的淋巴（图27.2）。

三、临床表现

（一）淋巴结肿大的描述

描述淋巴结肿大的几个要素包括淋巴结的位置、大小、数量、硬度和有无压痛。固定的淋巴结与周围结构相连无法移动，反映周围组织已经受到了恶性病变的侵袭。质地如石子一般坚硬一致的硬淋巴结也是恶性疾病的表现（硬化反映了肿瘤诱发的纤维化）。弹丸样淋巴结肿大是指一处多个小浅表淋巴结肿大，因其触感类似于打入皮下的铅弹而得名，有时可见于腹股沟但无特定的临床意义。淋巴结的大小可以用长径和短径描述，也有一些研究人员建议使用长径和短径的乘积进行记录（如一个2.5cm×3cm的淋巴结可记为“7.5cm^2”）。

（二）全身性淋巴结肿大

全身性淋巴结肿大是指两个或以上的区域淋巴结群同时发生肿大。大多数感染的患者同时出现颈部和腹股沟淋巴结肿大或者同时出现颈部和腋窝淋巴结肿大。全身性淋巴结肿大提示能够影响淋巴结的系统性疾病的存在，如淋巴癌或白血病、特殊感染性疾病（如传染性单核细胞增多症、HIV感染或梅毒）、抗癫痫药超敏反应综合征、结节病或结缔组织病。

（三）“腺”综合征

术语“腺”指淋巴结（如腺热是传染性单核细胞增多症的旧称），以下描述均以此为基础。**溃疡腺综合征**是指由发热、远端手臂或腿部溃疡（即感染入口）及区域淋巴结肿大构成的三联征。**眼腺综合征**（Parinaud**综合征**[①]）描述了结膜炎与同侧耳前和下颌下淋巴结肿大的伴随关系。溃疡腺综合征和眼腺综合征均与特定的微生物感染有关（见“溃疡腺综合征和眼腺综合征”一节）。

第25章总结了Delphian淋巴结的相关内容，第50章讨论了Sister Mary Joseph结节。

四、临床意义

（一）疾病的定义

循证医学表27.1总结了查体对区分淋巴结肿大的恶性病因与良性病因的诊断准确性。纳入这些研究的患者均是因不明原因的持续外周淋巴结肿大而转到专科医生处就诊的。绝大多数患者（35%～83%）有颈部淋巴结肿大，1%～29%的患者有锁骨上淋巴结肿大，4%～24%的患者有腋窝淋巴结肿大，3%～16%的患者有腹股沟淋巴结肿大，16%～32%的患者有全身性淋巴结肿大。

这些研究是通过细针穿刺活检或者切除活检确诊淋巴结肿大病因的，少数未行活检的低风险患者则以长期观察代替。一些研究将“严重疾病”（或“疾病”）定义为任何一种从活检结果可得到确切治疗方案或预后的疾病，因此这一概念中既包括恶性肿瘤也包括肉芽肿性疾病（如结核或者结节病）。其他研究则仅将恶性诊断定义为“疾病”。循证医学表27.1中同时纳入了两种定义，这是因为分别分析两种定义得到的诊断准确性相近，而且所有这些研究中的绝大部分患者的病因都是恶性肿瘤。

（二）结外淋巴结类似物

在因不明原因的“淋巴结肿大”转诊到专科的患者中有最多15%的病例的皮下肿物可以用非淋巴结原因来解释。淋巴结肿大常见类似物包括脂肪瘤或表皮样囊肿等皮肤结节，它们在各个部位都有出现。在颈部，甲状舌管囊肿、鳃裂囊肿、突出的颈动脉窦均可被错认为淋巴结（见第25章）。在锁骨上区域，风湿性关节炎肩关节受累造成的滑膜囊肿、颈肋和第一肋异常关节都可被误认为淋巴结。

（三）单一体征

这些研究认为，全身瘙痒这一症状可以提示严重病因，因为它与淋巴瘤联系紧密［灵敏度为6%～10%，特异度为98%～100%，似然比（likelihood ratio，*LR*）＝4.9］。根据循证医学表27.1中的似然比，其他几个体征也可提示恶性疾病的存在：固定的淋巴结（*LR*＝10.9）、大小9cm^{2}及以上（即3cm×3cm或更大，*LR*＝8.4）、体重减轻（*LR*＝3.4）、质地硬（*LR*＝3.2）、锁骨上淋巴结肿大（*LR*＝3.2）和年龄≥40岁（*LR*＝2.4）。

仅有三个体征不支持恶性疾病，但这些体征的存在只能小幅度降低诊断恶性疾病的概率：年龄＜40岁（*LR*＝0.4）、淋巴结大小＜4cm^2（即2cm×2cm或者更小，*LR*＝0.4）和淋巴结触痛（*LR*＝0.4）。触痛诊断良性疾病的实际特异度要低于经验水平，因为肿瘤淋巴结的出血或坏死也会引起与急性炎症类似的不适感。喉咙痛的症状也不支持严重疾病的存在（灵敏度为

---

① Henri Parinaud是世界上第一批神经眼科医生之一，于19世纪末被Charcot请到巴黎。他还描述了中脑顶盖综合征的瞳孔和眼球运动异常（见第21章）。

表27.1 淋巴结肿大*

体征（参考文献）**	灵敏度/%	特异度/%	似然比***	
			体征存在	体征缺失
一般情况及皮肤				
男性	44～59	49～72	1.3	0.8
年龄≥40岁	48～91	53～87	2.4	0.4
体重减轻	19～28	90～95	3.4	0.8
发热	1～31	60～80	NS	NS
肿大淋巴结的分布				
头颈淋巴结（锁骨上淋巴结除外）	21～79	15～69	NS	NS
锁骨上淋巴结	8～61	84～98	3.2	0.8
腋窝淋巴结	8～52	30～91	0.8	NS
腹股沟淋巴结	3～22	61～96	0.6	NS
滑车上淋巴结	2	97	NS	NS
全身性淋巴结肿大	32～48	31～87	NS	NS
淋巴结肿大特征				
淋巴结大小				
＜$4cm^2$	33～36	9～37	0.4	—
4～$8.99cm^2$	26～30	—	NS	—
≥$9cm^2$	37～38	91～98	8.4	—
质地硬	48～62	83～84	3.2	0.6
淋巴结触痛	3～18	50～86	0.4	1.3
淋巴结固定	12～56	97	10.9	NS
其他发现				
皮疹	4～8	85～95	NS	NS
脾可触及	5～10	92～96	NS	NS
肝可触及	14～16	86～89	NS	NS
淋巴结评分				
-3分或更少	1～3	42～72	0.04	—
-2分或-1分	1～3	—	0.1	—
0～4分	23	—	NS	—
5分或6分	17～26	—	5.1	—
7分或更多	49～56	94～99	21.9	—

注：*诊断标准，对于诊断，见正文。

**症状的定义，对于体征，见正文。

***似然比，如果体征存在为阳性似然比；如果体征缺失为阴性似然比。

NS，不显著。

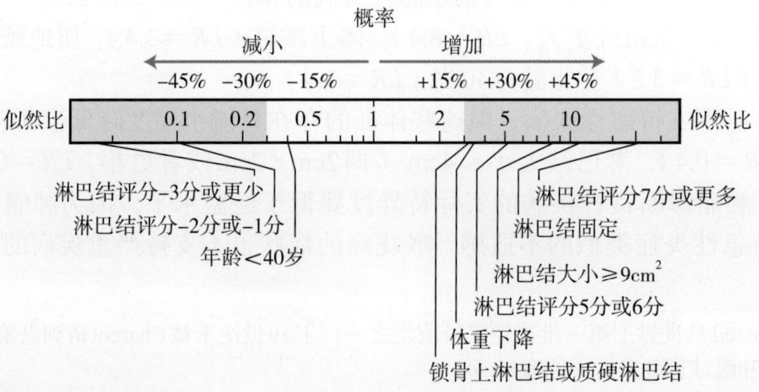

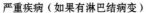

3% ～ 14%，特异度为23% ～ 89%，$LR = 0.2$）。

对区分严重疾病和良性疾病并无帮助的表现有皮疹、肿大淋巴结的分布区域（锁骨上淋巴结除外）、发热、可触及的脾脏和可触及的肝脏（这些表现的似然比均不显著或非常接近1）。

当定义为累及2个或以上区域淋巴结群时，全身性淋巴结肿大也缺乏诊断价值（似然比不显著）。即使定义为累及4个及以上区域淋巴结群，全身性淋巴结肿大也无法区分恶性病因和良性病因（似然比不显著），这可能是由于该表现在恶性疾病（如淋巴瘤）与良性疾病（如传染性单核细胞增多症）中出现的频率接近。

（四）综合体征

根据对300余例患者的评估，Vassilakopoulos等确定出了6个严重疾病的独立预测因子，并创建了一个可以在床旁轻松完成计算的淋巴结评分（表27.2）。根据该评分方案，得分为−3分及以下基本可以排除严重疾病（$LR = 0.04$，循证医学表27.1）。得分为−2分或−1分不支持严重疾病的存在（$LR = 0.1$），得分为5分或6分则支持严重疾病存在（$LR = 5.1$），得分不低于7分则基本可以确诊为严重疾病（$LR = 21.9$）。0 ～ 4分缺乏诊断意义。

表27.2 淋巴结评分*

表 现	得 分
年龄＞40岁	+5
淋巴结触痛	−5
淋巴结大小	
＜$1cm^2$	0
1 ～ $3.99cm^2$	+4
4 ～ $8.99cm^2$	+8
≥$9cm^2$	+12
全身瘙痒	+4
存在锁骨上淋巴结肿大	+3
淋巴结质硬	+2
校正系数	−6**

注：*基于参考文献7。

**每位患者的评分都要包含该项。例如，一例55岁无症状的患者有无痛而质硬的锁骨上淋巴结肿大，淋巴结大小为$6cm^2$，得分为12分（即5+8+3+2−6）。

（五）淋巴结综合征

1. 锁骨上淋巴结肿大

在一项只纳入接受肿大锁骨上淋巴结活检患者的研究中，54% ～ 87%的患者患有恶性肿瘤，大部分为转移癌（占所有患者的46% ～ 69%）。与经验相符，膈上癌（如肺癌、乳腺癌）的转移灶在左右两侧出现的机会总体来看是均等的。尽管偶有对侧转移出现，大多数的肺癌和乳腺癌都会转移到躯体同侧的锁骨上淋巴结。

出乎意料的是，膈下癌的转移行为并不总是符合正常解剖学的预测（图27.1），以及Virchow和Trosier所发现的那样总是转移到左锁骨下淋巴结。平均而言，只有约3/4的膈下癌转移到左侧锁骨下淋巴结，另外1/4则转移到右侧（0～38%）。右侧锁骨上淋巴结受累的可能机制有两个：①一些患者在胸导管和右侧锁骨上淋巴结间存在有解剖学连接（见“锁骨上淋巴结”一节）。②转移癌首先累及纵隔淋巴结，进而通过右支气管纵隔淋巴管到达右颈部。与第二种假设相一致地，一项纳入伴锁骨上淋巴结转移的膈下恶性肿瘤患者的尸检研究表明，大多数患者存在纵隔转移。

在锁骨上淋巴结活检为恶性的患者中，有50%在活检前并未诊断恶性肿瘤，这说明了该淋巴结在诊断上的重要性。目前在右锁骨上淋巴结转移的患者中，最常见的原发肿瘤为肺癌和乳腺癌，其次为食管癌和位于膈肌上下的其他几种肿瘤。在左侧转移的患者中，肺癌、乳腺癌、胃癌和妇科原发肿瘤最常见于已报道的病例系列，但基本上任何位于胸腔、腹腔或盆腔的器官中发生的癌均可以与这种转移有关。

2. 滑车上淋巴结肿大

正常人很少能查及滑车上淋巴结，但在能导致全身性淋巴结肿大的疾病的患者中常见有滑车上淋巴结肿大。在25%～30%的结节病、淋巴瘤和慢性淋巴细胞白血病患者中可以触及滑车上淋巴结，在传染性单核细胞增多症患者中该比例最多有55%。

3. 在发展中国家识别HIV感染

淋巴结肿大是在发展中国家识别HIV感染的一类重要的线索。一项针对流行HIV的津巴布韦的住院患者的研究显示，滑车上淋巴结肿大的发现（即直径大于0.5cm的滑车上淋巴结）可以帮助区分HIV血清学阳性与阴性的患者（灵敏度为84%，特异度为81%，阳性似然比4.5，阴性似然比0.2）。津巴布韦和印度的两项研究表明，在正在接受治疗的活动性结核病患者中，发现腋窝淋巴结肿大可以提示HIV合并感染（灵敏度为26%～43%，特异度为93%～95%，阳性似然比4.9）。

4. 发热待查

发热待查患者的外周淋巴结肿大对骨髓活检的诊断结果有一定预测价值（通常提示恶性血液病，$LR=1.9$，见第18章“发热待查”一节）。

5. 已诊断癌症患者的分期

不存在区域淋巴结肿大对于已诊断恶性肿瘤的患者的分期没有帮助。例如，查体未触及淋巴结肿大的头颈部肿瘤患者中有50%在根治性颈部淋巴结清扫时可以发现淋巴结转移。在患有乳腺癌的女性中，触及腋窝淋巴结肿大确实能指示淋巴结转移（灵敏度为31%～35%，特异度为94%～98%，阳性似然比 9.3），但不存在区域淋巴结肿大是没有帮助的（阴性似然比0.7），18%～33%的查体未触及腋窝淋巴结肿大的患者在手术中发现有腋窝淋巴结转移。另外，多达1/4的无锁骨上淋巴结转移的肺癌患者在组织学检测中发现了淋巴结受累。由于恶性疾病累及的淋巴结的外形可能没有变化，床旁检查并不准确。即使是能在分期手术中直接观察切下的淋巴结外形特征的外科医生也无法凭肉眼区别转移淋巴结和正常淋巴结。

6. 溃疡腺和眼腺综合征

已报道的溃疡腺综合征的常见病因有兔热病、立克次体感染和单纯疱疹病毒感染。眼腺综合征的重要病因有猫抓病、兔热病和病毒感染（特别是肠病毒和腺病毒）。

第六部分 肺 部

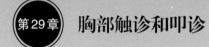

第28章

胸部视诊

教学要点

• 杵状指的最佳定义是指节间厚度比大于1或Schamroth征阳性，在旧的定义中是指基底角大于190°，后者更为准确，但在床旁很难测量。

• 胸部X线片通常可以明确提示杵状指的病因。

• 在患有囊性纤维化的患者中，杵状指可以增加诊断低氧血症的概率；在发热患者中，杵状指增加诊断心内膜炎的概率；在肝硬化患者中，杵状指增加诊断肝肺综合征的概率。

• 缩唇呼吸增加诊断慢性阻塞性肺疾病的概率。

• 肌肉辅助呼吸是指在吸气时会有除膈肌以外的其他任何肌肉的收缩，或呼气时伴有任何肌肉的收缩。各种呼吸系统疾病中都可出现肌肉辅助呼吸。患者仰卧时，若没有肌肉辅助呼吸的症状，则会降低诊断呼吸肌无力的概率。

本章讨论杵状指、桶状胸、缩唇呼吸、肌肉辅助呼吸，以及吸气性白噪声几种临床体征。呼吸系统视诊的其他相关体征包括发绀（见第9章）、呼吸频率异常和呼吸方式异常（见第19章）。

一、杵状指（希波克拉底手指）

（一）概述

杵状指是指远端指骨结缔组织的无痛性局部膨大。杵状指通常是对称的，手指的发生多于脚趾。尽管部分患者的杵状指来源于遗传，但这一体征通常提示存在严重的潜在疾病（见“临床意义”一节）。

希波克拉底在公元前3世纪首次描述了杵状指。他在脓胸患者中注意到这一表现，并注解：“指甲弯曲，手指变热，尤其是他们的指尖。”

（二）临床表现

20世纪60～70年代，杵状指的明确定义在不断发展。那时的临床医生提出了许多不同的杵状指定义，而观察发现杵状指在潜在疾病得到有效治疗后会消退，使得杵状指成为一项重要的临床体征。杵状指有三条具体化的定义（图28.1）：①指节间厚度比大于1。②基底角大于190°。③Schamroth征阳性。

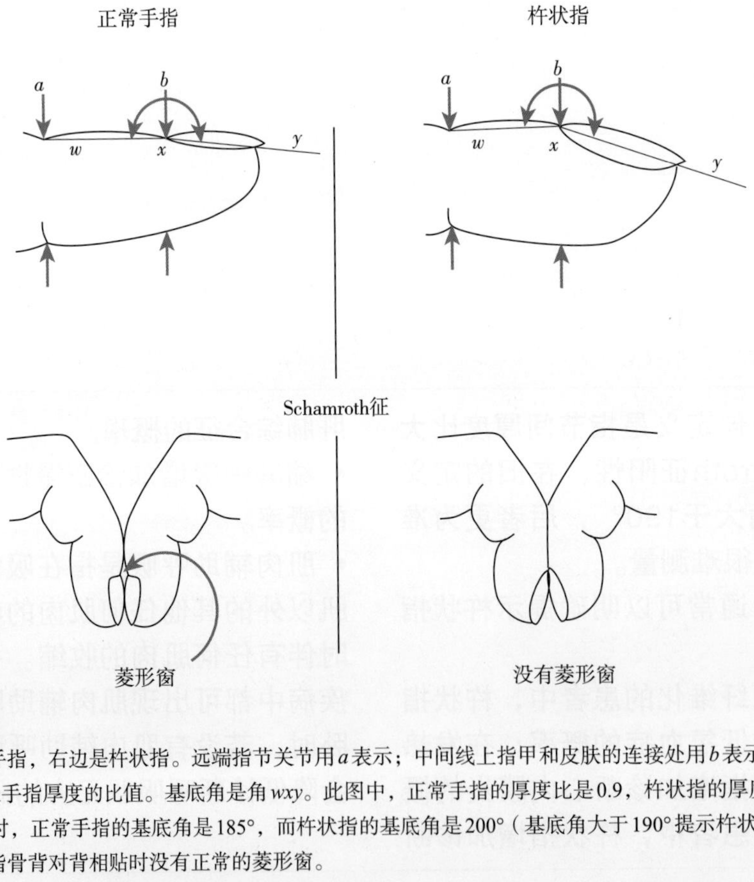

图28.1 杵状指

左边是正常的手指，右边是杵状指。远端指节关节用*a*表示；中间线上指甲和皮肤的连接处用*b*表示。指节间厚度比是*b*处手指厚度除以*a*处手指厚度的比值。基底角是角*wxy*。此图中，正常手指的厚度比是0.9，杵状指的厚度比是1.2（比值大于1提示杵状指），同时，正常手指的基底角是185°，而杵状指的基底角是200°（基底角大于190°提示杵状指）。Schamroth征是指两对应手指末端指骨背对背相贴时没有正常的菱形窗。

1. 指节间厚度比

图28.1显示了指节间厚度比的测量方法。如果比值大于1，则有杵状指，有两项观察结果支持该结论：①正常人的指节间厚度比是0.895±0.041，阈值1已经超过正常值的2.5倍标准差（standard deviation，SD）。②比值1区分了健康人的指尖和杵状指相关疾病（如发绀型心脏病和囊性纤维化）患者的指尖。研究表明75%～91%囊性纤维化患者的指节间厚度比大于1，但只有0～1.5%的正常人会大于1。

2. 基底角

基底角的测量如图28.1所示。如果该角度大于190°，则存在杵状指，有三项观察结果支持该结论：①正常的基底角是（180°±4.2°），所以阈值190°几乎超过正常值的2.5SD。②基底角是有经验的临床医生区分“明确杵状指”和“明确正常”的手指石膏模型的最好参数。③研究表明，69%～80%的囊性纤维化患者基底角大于190°，而只有0～1.6%的正常人会有这么大的基底角。

基底角的缺点是其精确测量需要特殊的设备。历史上，临床医生用一种叫投影检测仪的仪器将手指的轮廓投影到装有可移动量角器的屏幕上。现代的研究者使用计算机对数码相片进行分析。

3. Schamroth征

在自己的一次心内膜炎发作过程中，观察到杵状指的出现和消退后，著名的心电图学家Leo Schamroth在1976年提出，医生可以将两个相对手指的末端指骨背对背相贴（尤其是环指），寻找一个由两侧甲床基部和指甲轮廓构成的小菱形窗。该窗出现则无杵状指，该窗缺失则有杵状指（图28.1）。Schamroth建议对该体征进一步研究。2010年，研究者以指节间厚度比作为杵状指诊断标准，证明Schamroth征的灵敏度为77%～87%，特异度为90%，阳性似然比是8，阴性似然比是0.2。

4. 其他定义

其他不太精确的杵状指定义的参数（与基底角和指节间厚度比相比）包括远端指节间宽度比、指甲纵向曲率、指甲横向曲率以及轮廓角（即图28.1中线段*wx*与另外一条线的夹角，这条线是从*x*到约位于甲襞至甲尖1/3处的指甲顶点之间的连线）。

（三）临床意义

1. 病因

在一项纳入350例杵状指患者的研究中，80%患有潜在的呼吸系统疾病（如肺癌、支气管扩张、脓胸和间质纤维化），10%～15%患有其他疾病（如先天性发绀型心脏病、肝硬化、慢性腹泻、亚急性心内膜炎），5%～10%为遗传性或特发性杵状指。

2. 杵状指与肥大性骨关节病的关系

杵状指可能与肥大性骨关节病相关，后者伴有疼痛，造成上下肢远端肢体的肿胀和关节炎。X线片显示长骨骨干的骨膜隆起。通常的原因是胸内肿瘤（如肺癌或间皮瘤）。

3. 杵状指和囊性纤维化

囊性纤维化患者中，杵状指（即指节间厚度比大于1）提示严重的低氧血症（即在室内自由呼吸时$PaO_2 \leq 88mmHg$），其阳性似然比为3.2，阴性似然比为0.1（循证医学表28.1）。肺移植后，囊性纤维化患者的杵状指会在数月内逐渐消退。

4. 杵状指和心内膜炎

在一项纳入近2000例接受心内膜炎评估的患者的研究中，杵状指增加确诊为心内膜炎的概率（$LR = 5.1$，循证医学表28.1）。

5. 杵状指和肝肺综合征

在肝硬化患者中，杵状指增加诊断肝肺综合征的概率（$LR = 4$，循证医学表28.1，见第8章）。

表28.1　杵状指*

体征（参考文献）**	灵敏度/%	特异度/%	似然比***	
			体征存在	体征缺失
在囊性纤维化患者中检测到低氧血症（$PO_2 \leq 88mmHg$）	91	72	3.2	0.1
发现“确诊的”心内膜炎	6	99	5.1	NS
在肝硬化患者中确诊肝肺综合征	22～80	64～95	4.0	0.5

注：*诊断标准，用改良Duke标准确诊心内膜炎；对于肝肺综合征、肝硬化三联征，超声心动图见肺内分流，动脉$pO_2 \leq 70mmHg$或$\leq 80mmHg$，或肺泡动脉氧梯度$\geq 15mmHg$或$> 20mmHg$。

**体征的定义，对于杵状指，指节间厚度比>1或不明确。

***似然比，如果体征存在为阳性似然比；如果体征缺失为阴性似然比。

NS，不显著。

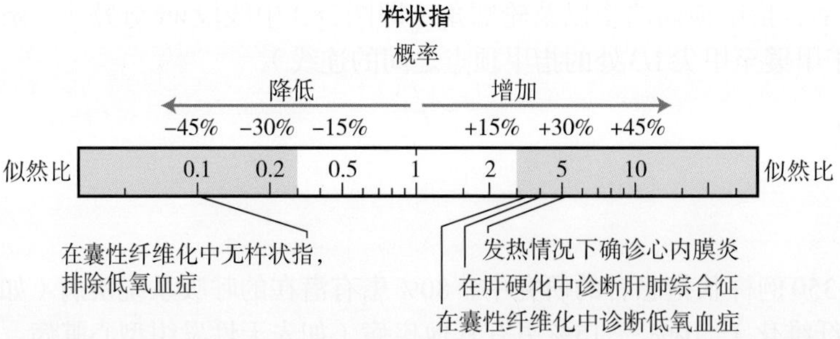

（四）发病机制

杵状指的膨大主要是由于血管结缔组织增多，尽管这种纤维血管增生的原因仍有争议。有假说认为，杵状指是由于大巨核细胞和血小板团块被困在手指远端，并释放生长因子导致软组织生长。通常，巨核细胞不会出现在动脉血中：它们来源于骨髓，经全身静脉到达肺毛细血管，由于体积太大（直径20～50μm）被困在这里，并碎成更小的血小板。在大多数杵状指患者中，或者肺毛细血管受到损伤（在炎症性或肿瘤性肺部疾病中常见），或者存在右向左的分流（先天性心脏病或者肝硬化的肝肺综合征中常见）。这些异常使得大巨核细胞能够自由通过肺部进入动脉血和手指远端，并楔入指端毛细血管，释放生长因子，导致纤维血管增生和杵状指。

该假说解释了为什么杵状指伴有心内膜炎，以及为什么杵状指有时在透析分流术合并感染的患者的指端单侧发生。就以上两个例子推测，血小板团块应该是从感染表面释放到达手指，在指端处嵌入毛细血管并释放生长因子。

另一种假说（不一定与上述假说对立）提出杵状指与前列腺素E_2（prostaglandin E_2，PGE_2）水平升高相关。在遗传性杵状指和骨关节病家族中，PGE_2分解代谢有缺陷，导致PGE_2累积。

二、桶状胸

（一）临床表现

正常的胸廓形状为椭圆柱状，前后径小于横向径。正常成人前后径与横向径之比（即胸廓比，胸廓指数，或胸部指数）为0.70～0.75，随年龄增长，该比值会增加。正常的上限约为0.9。

桶状胸畸形是指胸廓的横截面并非椭圆而是更接近圆形。一般在慢性阻塞性肺疾病（如慢性支气管炎或脓胸）中较常见。大多数患者还伴有脊柱后凸、胸骨突出、肋间隙变宽、锁骨上提以及短颈。根据传统的定义，这些患者的胸廓比大于0.9，推测是由于斜角肌活动过度及胸锁乳突肌紧张使得上部肋骨和胸骨被抬高（见“肌肉辅助呼吸”一节）。

（二）临床意义

桶状胸畸形和慢性阻塞性肺疾病是否相关的证据互相矛盾。有两项研究确实发现桶状胸畸形与更严重的气道阻塞显著相关，但是另外两项研究报道二者并不相关。对于气道阻塞来说，桶状胸并不是特异的体征，在没有肺病的老年人中也会见到。在部分患者中，桶状胸的前后尺寸过大是一种错觉；实际的前后尺寸是正常的，看起来过大是因为消瘦导致腹部尺寸过小，而过小的腹部尺寸与胸廓前后尺寸形成反差（图28.2）。

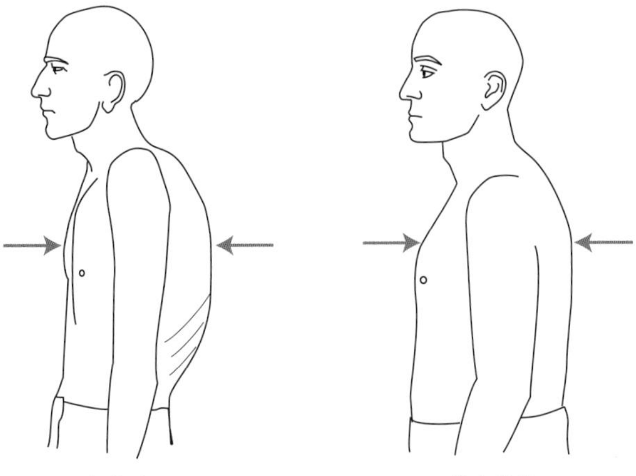

图28.2 **桶状胸畸形**

部分患者中，桶状胸的前后尺寸“大”（左）是错觉，并不比正常胸廓的前后尺寸大（右）。让临床医生更关注的是桶状胸患者背部后凸形成的驼背，胸部前后尺寸不变，但与瘦削的腹部形成鲜明对比。

在一项研究中，桶状胸的存在，定义为临床医生对桶状胸的总体印象，或更确切地定义为胸廓比≥0.9，适度增加了诊断慢性阻塞性肺疾病的概率（似然比为1.5～2.0，循证医学表28.1）。

表28.2 胸部视诊*

体征（参考文献）**	灵敏度/%	特异度/%	似然比***	
			体征存在	体征缺失
胸壁外观				
桶状胸，确诊为慢性阻塞性肺疾病	65	58	1.5	0.6
AP/L胸径比≥0.9，确诊为慢性阻塞性肺疾病	31	84	2.0	NS
缩唇呼吸				
缩唇呼吸，确诊为慢性阻塞性肺疾病	58	78	2.7	0.5
肌肉辅助呼吸				
斜角肌/胸锁乳突肌辅助呼吸，确诊为慢性阻塞性肺疾病	39	88	3.3	0.7
肌萎缩性侧索硬化患者用斜角肌/胸锁乳突肌辅助呼吸，诊断呼吸系统神经肌肉无力	81	83	NS	0.2
肌肉辅助呼吸，确诊肺栓塞	17	89	NS	NS

注：*诊断标准，对于慢性阻塞性肺疾病，FEV_1/FVC小于0.7；对于呼吸系统神经肌肉无力，横膈用力吸气压小于70cmH_2O；对于肺栓塞，肺血管造影。

**体征的定义，对于肌萎缩侧索硬化患者的肌肉辅助呼吸，患者仰卧位检查。

***似然比，如果体征存在为阳性似然比；如果体征缺失为阴性似然比。

AP/L，前后径与横向径之比；FEV1，1秒用力呼气容积；FVC，用力肺活量；NS，不显著。

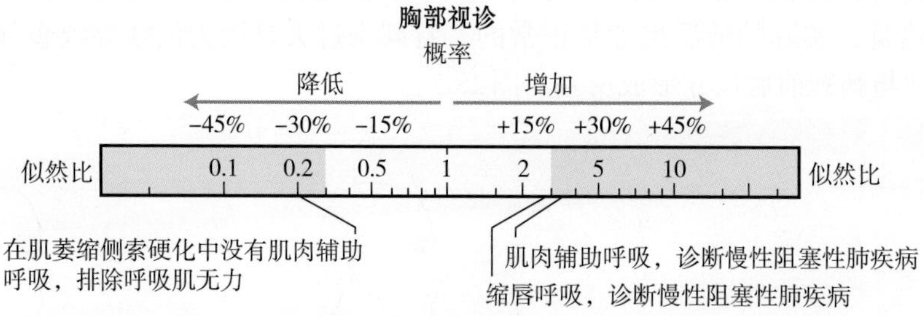

三、缩唇呼吸

（一）临床表现

许多慢性阻塞性肺疾病患者本能地发现呼气时撅起嘴唇可减轻呼吸困难。其原因尚有争论。缩唇呼吸显著降低呼吸频率（从约20次/分降到12～15次/分），增加潮气量（增加

250 ～ 800ml），降低二氧化碳分压（降低5%），并且增加氧饱和度（增加3%）。呼吸困难缓解可能是因为呼吸做功减少（因为呼吸频率减慢），呼气气道塌陷减少（压强经过嘴唇降低2 ～ 4cmH_2O，提供连续的呼气正压），或招募其他肌肉辅助呼吸从而减轻膈肌的疲劳。

（二）临床意义

一项纳入200例患者接受肺功能检查的研究报道，缩唇呼吸增加诊断慢性阻塞性疾病的概率（*LR*＝2.7）。

四、肌肉辅助呼吸

（一）临床表现

膈肌是正常呼吸中唯一使用的肌肉，在吸气时膈肌收缩。正常呼气是一个被动的过程，依赖于肺的弹性回缩。因此，术语“**肌肉辅助呼吸**”是指吸气时除膈肌以外的其他肌肉收缩（通常是胸锁乳突肌和斜角肌）或呼气时任何肌肉的收缩（主要是腹斜肌）。肌肉辅助呼吸在慢性阻塞性肺疾病或呼吸肌疲劳的患者中较常见。

（二）发病机制

胸锁乳突肌和斜角肌的收缩会抬高锁骨和第1肋骨，扩大患者胸腔，尤其是慢性阻塞性肺疾病的患者，其扁平的膈肌只产生微弱的吸气运动。腹斜肌的收缩通过两种途径帮助呼吸：①气道阻塞的患者，腹部肌肉收缩有助于空气通过阻塞的气道排出。②对于呼吸肌疲劳的患者（如肌萎缩性侧索硬化），腹部肌肉正好在呼气结束时特征性地收缩，以压缩肺部，使得下一次吸气的早期过程可以被动地发生。

（三）临床意义

肌肉辅助呼吸，定义为胸锁乳突肌和斜角肌的吸气性收缩，与严重的阻塞性疾病相关。超过90%的因慢性阻塞性肺疾病急性发作而住院的患者存在肌肉辅助呼吸，但在住院第5天时只有不到50%的人持续存在这个症状。一项研究发现，吸气时锁骨抬高超过5mm可识别出更严重阻塞性疾病的患者［第1秒用力呼气容积（mean forced expiratory volume in one second，FEV_1）＝0.6L *vs* 1.5L，$P<0.001$］[①]，在接受肺功能测试的患者中，肌肉辅助呼吸增加了诊断慢性阻塞性疾病的概率（*LR*＝3.3，循证医学表28.2）。

肌肉辅助呼吸的视诊在肌萎缩性侧索硬化患者中也可提供有用信息。这些患者仰卧时，若胸锁乳突肌和斜角肌不收缩，则会降低诊断呼吸系统神经肌肉无力的概率（*LR*＝0.2）。

肌肉辅助呼吸在急性呼吸困难的诊断评价中不太特异。在一项关于疑似肺栓塞患者的研究中，这一体征没有诊断价值（循证医学表28.2）。

---

① FEV_1是第1秒用力呼气容积，是衡量通气量的标准。正常值为3 ～ 3.8L。FEV_1在阻塞性肺疾病和限制性肺病中异常降低，当$FEV_1<2.5L$时呼吸困难首先出现。慢性阻塞性肺疾病患者的$FEV_1<1L$提示疾病严重。

五、呼吸音强度（吸气性白噪声；嘈杂呼吸）

（一）临床表现

正常人的呼吸音在距离嘴唇几厘米以上是听不见的，除非这个人在叹息、喘气或喘息。在三种情况下，呼吸音有时变得非常强，在床旁较远的一段距离也能听见。①下呼吸道阻塞的患者，可能有呼气哮鸣音（见第30章）。②上呼吸道阻塞的患者，可能有吸气哮鸣音（见第30章）。③慢性支气管炎或哮喘的患者，可能有吸气性白噪声。

白噪声是一个声学名词，这种声音不同于哮鸣和喘鸣，它没有音调，因此更像收音机调台时的静电声。在慢性支气管炎和哮喘的患者中，不用听诊器而在床旁听到的响亮的吸气性白噪声，常常与听诊器听到的安静的吸气声形成鲜明对比（见第30章）。

（二）发病机制

吸气性白噪声起因于狭窄的中央气道造成的空气湍流，该结论基于患者接受有效的支气管扩张药治疗（提高患者FEV_1）或吸入氧气和氦气的混合气（减少湍流的气体混合物）后，这种噪声消失的观察结果。吸气性白噪声并不是肺气肿的特征，可能是因为这些患者中央气道的吸气口径是正常的。

（三）临床意义

吸气性白噪声是慢性支气管炎和哮喘的特征，而不是肺气肿的特征。哮喘和慢性支气管炎患者的吸气性白噪声的强度与患者的FEV_1呈负相关（$r=-0.60\sim-0.64$）。

第29章

胸部触诊和叩诊

教学要点

- 胸廓扩张度不对称，极大地增加了扩张度较小一侧患病的概率（如单侧肺炎、胸腔积液）。但该体征的灵敏度很低。
- 在患有呼吸道疾病的患者中，触觉震颤减低和叩诊呈浊音显著增加了诊断胸腔积液的概率，而对称的触觉震颤和对称的清音降低了诊断胸腔积液的概率。
- 叩诊（包括比较叩诊、定界叩诊和听叩诊）的三种方法中，目前只有比较叩诊应用较广。叩诊呈异常浊音能够准确地提示潜在的疾病，尽管需要胸部X线检查来确诊。

第一节 触 诊

一、概述

胸部触诊所能获得的信息是有限的，因为肋骨掩盖了肺的许多异常。触诊胸部可能见到以下体征：①胸壁压痛或包块。②胸膜摩擦音。③支气管震颤。④胸廓扩张度异常。⑤触觉震颤不对称。支气管震颤是指在一些有气道分泌物的患者身上所能感受到的吸气时的振动感。胸廓扩张度是通过同时触诊胸部的对称位置，或用卷尺测量呼吸时变化的胸围进行评估。根据传统的教学，在慢性气流阻塞和神经肌肉疾病中，患者两侧的胸廓扩张度均减弱（见第33章），在单侧胸腔积液或实变中某一侧胸廓扩张度会减弱。

二、触觉震颤

（一）临床表现

触觉震颤（语音震颤）是临床医生将手放在正在说话或唱歌的患者胸壁上时感到的震动。

（二）检查方法

要想引发语音震颤，医生常要求患者反复并匀速地说“一二三”或“九十九”，此时医生会触诊并比较胸部两对称部位的震动。早期的德国诊断学家用*neun-und-neuzig*（德语“九十九”）来引发语音震颤，促使现代以英语为母语的一些医生认为“oy”音对于引发语音震颤是必需的（例如，用“toy boat”或“Toyota”来模仿德语*neun-und-neuzig*中的元音发音）。然而事实并非如此，早期德国诊断专家也常用其他词，如“一一一”（*eins*，*eins*，*eins*）和“一二三”（*eins*，*zwei*，*drei*），或让患者唱歌、尖叫来引发语音震颤。

（三）体征

与女性相比，语音震颤在男性中更明显，因为男性音调较低，而低音比高音更易通过肺组织传导（见第30章“语音共振的机制”一节）。所以一些健康人可能不存在触觉震颤，尤其是那些音调高或声音柔和或胸壁较厚的人（胸壁将手和振动的肺隔离）。因此，只有触觉震颤不对称时才是异常体征：根据传统教学，当空气、液体或肿瘤组织将肺推离胸壁（单侧气胸、胸膜积液、赘生物）时，震颤会不对称地减弱，当下方的肺有实变（如单侧肺炎）时，该处震颤会增强。

触觉震颤的机制将在第30章讨论（“语音共振”一节）。

三、临床意义

（一）胸廓扩张度

与传统教学一样，胸廓扩张度不对称在有咳嗽发热的患者中，会增加诊断单侧肺炎的概率

[有肺炎的一侧活动减弱，似然比（likelihood ratio，*LR*）= 44.1，循证医学表29.1]，同时在有呼吸系统症状的住院患者中，会增加诊断胸腔积液的概率（*LR* = 8.1）。对于气管插管的患者，胸廓扩张度不对称极大地增加了诊断右主支气管插管的概率（*LR* = 15.8）。

尽管如此，与之相反的体征（两侧对称的胸廓扩张度）并不改变诊断肺炎或支气管内插管的概率，虽然的确会降低潜在胸腔积液的概率（*LR* = 0.3）。体格检查绝对不能用作气管插管后确认气管内插管位置的唯一手段。

（二）触觉震颤

在一项纳入278例因呼吸系统症状而住院患者的研究中，触觉震颤不对称减弱的体征显著增加潜在胸膜积液的概率（*LR* = 5.7，循证医学表29.1）；触觉震颤对称降低了诊断胸腔积液的概率（*LR* = 0.2）。

（三）胸壁压痛

根据传统教学，在胸部不适的患者中胸壁压痛阳性提示良性疾病，通常被称为肋软骨炎。但该结论只在有急性无创伤性胸痛的患者中才准确，在这些患者中胸壁压痛会降低诊断心肌梗死的概率（*LR* = 0.3，循证医学表29.1）。相反，在肺炎、慢性冠状动脉疾病及肺栓塞的研究中，胸壁压痛几乎没有诊断价值，其在严重疾病和良性疾病中发生频率相同（似然比不显著，循证医学表29.1）。

肺部

表29.1　胸部触诊的诊断准确性*

体征（参考文献）	灵敏度/%	特异度/%	似然比**	
			体征存在	体征缺失
胸廓扩张度不对称				
有急性咳嗽的患者诊断肺炎	5	100	44.1	NS
有呼吸系统症状的住院患者诊断胸腔积液	74	91	8.1	0.3
气管插管后胸廓扩张度不对称，诊断右主支气管插管	32～50	98	15.8	0.6
触觉震颤减弱				
诊断胸腔积液	82	86	5.7	0.2
胸壁压痛				
有急性咳嗽的患者诊断肺炎	5	96	NS	NS
有胸膜炎性胸痛的患者诊断肺栓塞	11～17	79～80	NS	NS
有慢性胸痛的门诊患者诊断冠状动脉疾病	1～69	16～97	0.8	NS
有急性非创伤性胸痛的患者诊断心肌梗死	3～15	64～83	0.3	1.3

注：*诊断标准，对于胸腔积液，胸部X线片；对于肺栓塞、冠状动脉疾病和心肌梗死，见第34章和第49章。

***似然比，如果体征存在为阳性似然比；如果体征缺失为阴性似然比。

NS，不显著。

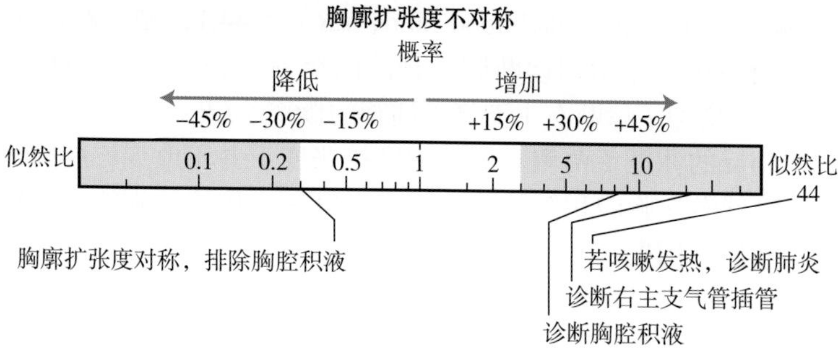

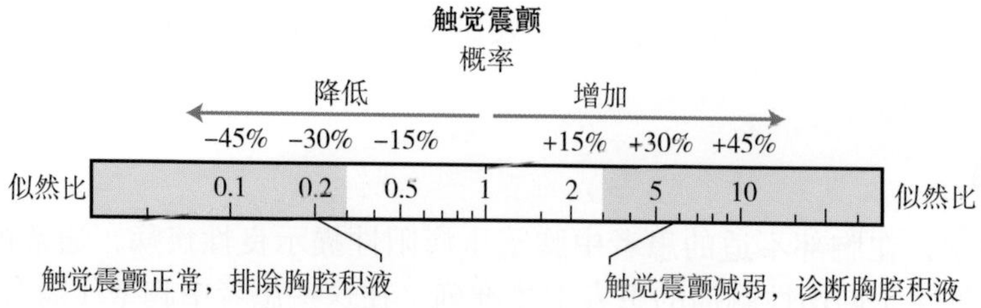

第二节　叩　　诊

一、概述

1761年，Leopold Auenbrugger在维也纳西班牙医院研究了7年患者和大体标本后，出版了一本95页的小册子，首次详细地描述了胸部叩诊。随后半个世纪，他的著作在很大程度上被忽视了，直到Corvisart（拿破仑的医生）将这本著作翻译成法语并将该技术教授给他的学生，其中包括后来听诊器的发明者Laennec。叩诊是诊断学的一个重大进步，因为借助叩诊，临床医生第一次将脓胸与肺结核及其他肺炎明确地区分开来。在1895年X线（伦琴射线）被发现之前，叩诊和听诊是在患者活着时研究和定义肺部疾病的唯一方法。

二、检查方法

（一）直接叩诊与间接叩诊

直接叩诊时，叩击直接落在体壁（Auenbrugger和Laennec的方法）。间接叩诊时，叩击落在一种叫作叩诊板的中介物上，叩诊板紧贴体壁放置。历史上，叩诊板是用象牙或木头制成的，或使用一枚硬币，然而现在大多数临床医生习惯用他们的左手中指。

（二）叩诊类型

叩诊患者有三种途径：①比较叩诊（Auenbrugger和Laennec的原始方法）。②定界叩诊（法国人Piorry在1828年提出）。③听叩诊（美国人Camman和Clark在1840年提出）。现在大多数临床医生用间接叩诊法进行比较叩诊和定界叩诊，用直接叩诊法进行听叩诊。

1. 比较叩诊

比较叩诊通过比较胸部左右两侧对称部位来识别病变。单侧的显著浊音或异常的过清音提示该侧有病变。显然，若是双侧病变，用比较叩诊难以识别。

2. 定界叩诊

定界叩诊把胸部或腹部的任何浊音归因于叩击处正下方无空气的胸廓内组织。与比较叩诊相比，定界叩诊的不同之处在于临床医生可以精确地勾勒出叩诊区域下深部器官的轮廓并测量其移动度。该手法现今仍被用来测量横膈的移动范围（以及识别扩大的心脏或肝脏，见第37章和第51章）。

当使用定界叩诊来确定横膈的移动范围时，医生先在患者深吸气时，在胸背部找到浊音和清音的转变点，然后在患者深呼气时再叩出转折点。横膈的移动范围即是这两点间的垂直距离。正常人的移动度是3～6cm。（相比之下，胸部X线片上的对应移动度在正常人中是5～7cm，在肺病患者中是2～3cm）。

3. 听叩诊

听叩诊是为了进一步改善定界叩诊而发明的。医生将听诊器放在体壁上，通过听诊器听附近叩击传来的声音，而不是听从胸部产生共鸣传导到周围空间的声音。

自19世纪中期以来，胸部听叩诊一度被忽视，但又重新成为“新体征”。在1974年出版的最新版胸部听叩诊中，医生轻叩胸骨柄，然后用听诊器听整个后胸。使用这一手法时，医生应该在胸部两侧对应处听到同样的声音；若某一侧声音强度减弱，很可能表明在同侧叩击的手指和听诊器之间存在疾病。

最早在1927年发明的，用听叩诊来检测胸膜积液的手法稍有不同。医生将听诊器置于坐着的患者的胸背部第12肋下方3cm处，然后从顶部到底部轻敲胸背部。敲击某点时，正常的浊音将变成异常响的声音：如果该点在第12肋上方，那么该体征异常，提示有胸膜积液。

（三）叩诊

1. 力度

每一次叩击都应该用同样的力度打击叩诊板的同一处，并且比较左右两侧时也要以相同的力度和方向叩击。叩诊手法始终如一很重要，因为叩击力度和叩诊板都会影响叩击声。力度轻的叩击声比力度重的叩击声更低沉。叩诊时即使稍微抬高手指，也可能使清音变成浊音。

尽管始终如一的手法很重要，但是不同医生的叩击力度和速度也大有不同，这很大程度上解释了为什么与其他体检相比，观察者对定界叩诊的一致性很差（见第5章）。

2. 快速撤回叩击手指

传统教学中要求叩击后迅速撤回叩击手指，模仿钢琴键敲击琴弦的动作。对此唯一的研究发现，医生不能分辨迅速撤回产生的声音和叩击后手指轻放在叩诊板上的声音。

三、体征

（一）叩诊音

有三种叩诊音，即**鼓音**（叩诊腹部听到的声音）、**清音**（叩诊正常肺部听到的声音）和**浊音**（叩诊肝脏或大腿听到的声音）（图29.1）。鼓音不同于清音和浊音，它包含主导频率的共振，使得医生可辨别其音调。相反，清音和浊音是一种听觉上的"噪声"，包含多种混杂频率，无法辨别出某一特定的音调。区分清音和浊音的三个声音特征是声音响度、持续时间和频率内容，清音更响、更长、包含更多低频音。在这三种声音特征中，医生最易鉴别的是清音比浊音更响。

一些医生利用清音比浊音响，使用一种叫作阈值叩诊的手法，该手法中叩击力度非常轻，以致浊音区不产生声音。当以完全相同的力度沿着体壁叩击时，叩击到清音区会突然出现声音。叩诊中有一句来自Weil的古老的谚语，分辨"有无"比分辨"多少"要容易得多。

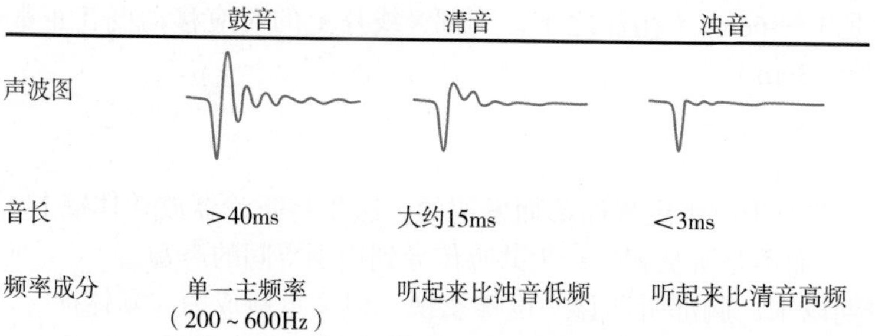

图29.1 **叩诊音**

在旧文献中，清音的同义词是"饱满的""清晰的""明显的"，浊音的同义词是"空的""不清楚的""大腿的"声音。基于参考文献19和31。

（二）阻力感

所有好的叩诊老师都强调过叩诊板手指的触觉能提供的信息与听到的叩诊音一样多。按老师所说，与清音区相比，浊音区的振动会减少或有更多阻力（因此胸腔积液也被描述为"石样浊音"）。将轻型的加速度计与叩诊板手指相连的实验证实浊音区比清音区振动更少。

（三）触诊术语词汇附加表

历史上，临床叩诊的词汇变化很多。一些更常用的术语如下。

1. Skodaic清音

Skodaic清音是叩击胸腔积液上方的胸壁时产生的过清音。这一发现的原因不明。Skodaic清音最初是由Josef Skoda描述的，他是定界叩诊的拥立者，也是第一个将物理原理运用到叩诊中的人。

2. Grocco三角

Grocco三角是在一片大的胸腔积液对面的胸背部发现的直角三角形浊音区。该三角的水平边在膈肌以下几厘米，垂直边沿脊柱棘突但通常终止在积液顶部以下。这一发现最初由Koranyi（匈牙利，1897）和后来的Grocco（意大利，1902）及Rauchfuss（德国，1903）描述。

3. 金属清音（空瓮音，硬币试验）

金属清音是在大的浅表肺空洞或气胸时发现的包含极高频率声音的纯鼓音。张开嘴时轻弹紧张的面颊可模仿这一声音。用硬叩诊槌和叩诊板（如两枚硬币）能较好地引出金属清音，用听诊器或将耳朵贴近患者胸部能更清楚地听到这种声音。

4. Krönig峡部

Krönig峡部是一个介于颈部浊音和肩部肌肉浊音之间的每侧肺尖部的狭窄清音带。肺尖部的疾病，如肺结核，可能会使该带的宽度缩短。Georg Krönig（德国）在1889年描述了这一发现。

5. 破壶清音

破壶清音是在浅表结核空洞上的叩诊音，可通过将双掌压在一起并用一只手的手背击打膝盖来模仿该声音。为了在患者身上检测这一体征，医生通常强力地叩击，然后在患者张开的嘴巴附近聆听。传统观念认为破壶清音是因为空气通过与结核空洞相通的支气管突然流出，但唯一发表的机制研究却没有在有该声音的11例患者中发现支气管相通。

四、发病机制

（一）定界叩诊理论和笼共振理论

从叩诊的初期，就有两个相反的理论解释叩诊音的产生：**定界叩诊理论**和**笼共振理论**。定界叩诊理论认为，只有叩击点正下方的软组织的物理特性决定了所产生的是清音还是浊音。该理论强调，体壁本身对叩诊音的贡献很小，其作用仅仅是传递来自下方组织的振动（很像话筒中的隔膜传递声音振动）。定界叩诊理论的基本原则是Weil 在1880年提出的**几厘米规则**，即叩诊音只能穿透最浅表4～6cm的组织，而且只有该层的解剖异常会影响产生的叩诊音。

与之相反，笼共振理论认为，叩诊音反映了体壁振动的难易程度，这种振动的难易又受许多变量的影响，包括叩击的强度、体壁的状态及下方器官的情况。笼共振理论的拥护者认为精确的定界叩诊是不可能实现的，因为潜在的器官或疾病可能导致远处发生浊音。

定界叩诊理论流行开来，很大程度上是通过一些知名临床教师的说服力，包括Piorry、Skoda、Muelle，以及Mueller的学生Ralph Major、Ralph Major写了一本最受欢迎的美国物理诊断教科书。然而，这一理论和几厘米规则所引用的证据都很贫乏且关联性不确定：仅仅包括一些大体实验和外科切除的肺组织产生的叩诊音记录。

相反，相当多的证据支持笼共振理论。

1. 录音分析

叩诊音包含很多频率的声音，仅用被叩击的体壁区的振动不能完全解释。离叩击点较远的体壁也可能振动，并参与了叩诊音的形成。

2. 体壁的状态

胸壁外侧的压力，来自枕头、担架，或是放在叩诊点附近的多余的手，都会妨碍胸壁运动并减弱叩诊音。

即使在远离压力施加处的胸壁区，对尸体胸壁内侧施加压力也会使叩诊音减弱。内部压力远距离影响最好的临床例子是Grocco三角，即一片大的胸膜积液对面胸背部上一个直角三角形浊音区（见前面的讨论）。Grocco三角证明了即使对胸壁轻微的压力（如胸腔积液）也可导致远处区域的浊音（如胸背部的胸壁）。即使在没有胸腔积液的患者中，一只手或一个水瓶对后胸壁一侧的外部压力也会在对面胸壁上产生Grocco三角。

体重较大的患者比体重轻的患者肝脏跨度更大，不是因为他们的肝更大，而是因为过量的皮下脂肪影响了笼共振使振动减弱，导致更多浊音和更大的跨度。

3. 叩击的力度

叩击的力度会影响产生的是清音还是浊音，尤其是清浊音过渡的体壁区附近。例如，在肝的叩诊中，重叩击时肝脏跨度会比轻叩击时小3cm左右（见第51章）。这是由于在肝脏接触体壁附近重叩击时更容易产生清音所必需的振动，而轻叩击要移到更远处才能产生这样的振动。这些发现与定界叩诊理论相矛盾，后者认为与轻叩击相比，重叩击能穿透更深的组织；但若如此，重叩击时肝脏跨度应该大于轻叩击（因为重叩击可以探测到肝脏离体壁较远的穹隆部）。

（二）听叩诊

听叩诊的拥护者相信，声波直接从叩击手指通过肺传到听诊器，该过程会因组织病变而发生改变。然而更可能的情况是，这些声音在胸壁中向四周传播，理由如下：①这一手法无法探测到心脏，如果声波直接传到听诊器，左胸的声音应该更低沉模糊。②患者呼吸室内空气或氧气和氦气的混合气时的听叩诊录音是一样的。因为声音特征取决于传播介质气体的密度，而这两种气体密度不同，所以声音不可能是通过肺传导的。③用Valsalva动作和Mueller动作会使声音特征发生变化，这些动作会增加胸壁的张力但不会改变肺。④声音等高线图显示，听叩诊时最响的声音是在骨性隆起处，如肩胛骨，表明叩诊音取决于胸壁的轮廓。处于中间的肺组织对叩诊音的贡献其实很小，因为即使胸壁下方有一个潜在的大肿瘤，声音等高线图也不会改变。

五、临床意义

（一）比较叩诊

循证医学表29.2显示了不对称性浊音是一种有用但相对少见的体征，会增加发热咳嗽患者中诊断肺炎的概率（*LR*＝3）、未经选择的患者胸部X线片有潜在异常的概率（*LR*＝3），以及有呼吸系统症状的住院患者中诊断胸腔积液的概率（*LR*＝4.8）。在这些研究中，叩诊检出了所有的大面积胸膜积液（灵敏度为100%），但很少检出实变（灵敏度为0～15%），没有检出实质内结节和肉芽肿。正常清音的存在显著降低了诊断胸腔积液的概率（*LR*＝0.1），但不改变其他重要肺部病理特征的概率。

在慢性吸烟者中，胸部的过清音是一项有价值的体征，增加了诊断慢性气道阻塞的概率（*LR*＝7.3，循证医学表29.2）。

表29.2　胸部叩诊的诊断准确性*

体征（参考文献）**	灵敏度/%	特异度/%	似然比***	
			体征存在	体征缺失
比较叩诊				
叩诊浊音				
发热咳嗽患者诊断肺炎	4～26	82～99	3.0	NS
胸部X线片上检测出任何异常	8～15	94～98	3.0	NS
有呼吸系统症状的患者诊断胸腔积液	89	81	4.8	0.1
过清音				
诊断慢性气道阻塞	21～23	94～98	7.3	0.8
定界叩诊				
横膈移动范围小于2cm				
诊断慢性气道阻塞	13	98	NS	NS
听叩诊				
异常浊音				
胸部X线片上检测出任何异常	16～69	74～88	NS	NS
诊断胸腔积液	58～96	85～95	8.3	NS

注：*诊断标准，对于肺炎或胸腔积液，胸部X线片上有浸润或渗出物；对于慢性气道阻塞，FEV_1小于预测值的60%或FEV_1/FVC比值小于0.6～0.7。

**体征的定义，对于听叩诊中胸部X线片异常的异常浊音，在前面直接叩击胸骨时用听诊器听到胸背部的不对称浊音；对于听叩诊中胸腔积液的异常浊音，直接从顶部到底部叩击胸背部时，将听诊器放于第12肋下方3cm，后面第12肋上方锁骨中线处转变成不寻常的响声。

***似然比，如果体征存在为阳性似然比；如果体征缺失为阴性似然比。

FEV_1，第1秒用力呼气容积；FVC，用力肺活量；NS，不显著。

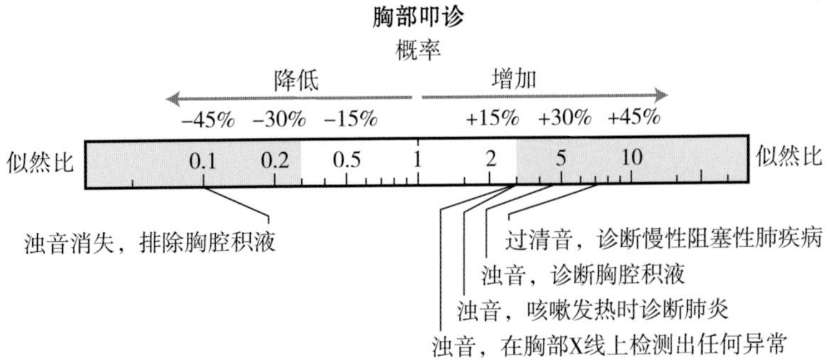

（二）横膈的定界叩诊

在肺病患者中，临床医生通常会高估横膈的实际移动范围并与胸部X线片相差1～3cm。与之相关的一项研究中，实际移动度与叩诊出的移动度相关性不大（$r = 0.14 \sim 0.42$，大部分不显著）。另一项研究显示，叩诊的横膈移动度小于2cm对于慢性阻塞性肺疾病来说是罕见且不可靠的诊断体征（阳性和阴性似然比都不显著，循证医学表29.2）。

（三）听叩诊

听叩诊的研究结果各种各样，一般而言与比较叩诊相比，前者灵敏度高，但特异度低。综合各种结果，听叩诊是一种不可靠的诊断手法（阳性和阴性似然比都不显著，循证医学表29.2）。

和传统的叩诊一样，听叩诊可以识别大多数胸腔积液（灵敏度为58%～96%，循证医学表29.2）。阳性结果（见“听叩诊”一节有关技术的定义）会显著增加诊断胸腔积液的概率（LR＝8.3）。

第30章

肺部听诊

教学要点

- 在慢性呼吸困难患者中，对称性呼吸音减低增加了诊断慢性阻塞性肺疾病的概率。在咳嗽发热及肺炎患者中，单侧呼吸音减低增加了潜在胸腔积液的概率。
- 在咳嗽和发热患者中，羊鸣音和支气管呼吸音增加了诊断肺炎的概率。
- 爆裂音是非特异度的，在许多不同的肺部疾病中都可发现。但在石棉工人中，爆裂音仍可提示肺间质纤维化。在心肌病患者中，爆裂音提示左心房压力升高。吸气相早期爆裂音是严重慢性阻塞性肺疾病的特征。
- 虽然哮鸣音的幅度与阻塞的严重程度并不相关，但非受压型哮鸣音会增加诊断慢性阻塞性肺疾病的概率。

肺部听诊可听到三种声音：呼吸音、语音共振（即通过听诊器在胸壁听到的患者发声）和附加音（除了呼吸音和语音共振的其他声音）。本章中讨论的所有结果，最早都是1819年由Laennec在他的著作《胸部疾病论述》中所描述。

一、呼吸音

（一）体征

1. 肺泡呼吸音和支气管呼吸音

呼吸音有两种：①肺泡呼吸音，正常情况下在胸背部可闻及。②支气管呼吸音，正常情况下在气管和右肺尖位置可闻及。这些声音在时相、响度和音调上均有所区别（图30.1）。肺泡呼吸音大部分是吸气音，为柔和吹风样，Laennec将其比拟为叶子在轻风中沙沙作响的声音。支气管呼吸音则在呼气时更明显，音质也更为粗糙，听起来像空气用力吹过试管的声音（因此支气管呼吸音有时也被称为管状呼吸音）。

	肺泡呼吸音	支气管呼吸音
时相		
强度	柔和，吹风样	响亮，粗糙，管状音
音调	低（100Hz）	高（300～400Hz）
正常闻及部位	胸背部肺底	气管、右肺尖

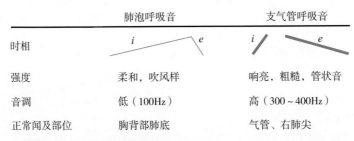

图30.1 肺泡呼吸音和支气管呼吸音的对比

在肺泡呼吸音（左）中，吸气相长于呼气相，且两相之间声音不间断。在支气管呼吸音（右）中，呼气相长于吸气相，且吸气相和呼气相之间有一个明显的间隔。基于参考文献2-6。

在胸背部和胸部的侧壁（尤其是下部）闻及支气管呼吸音是不正常的。根据基于尸检的传统教学，只有在实变或受压不张的肺与胸壁相连并向肺门延伸了一段距离时，才能在这些位置闻及支气管呼吸音。常见于肺炎和胸腔积液（大量胸腔积液可能压迫肺组织，足以改变其声学性质）。

2. 呼吸音评分

肺泡呼吸音的一个重要特征就是其音响强度，可以用Pardee评分系统对其音响进行评分。根据该评分系统，临床医生在患者胸部的6个位置循序听诊：胸前壁上部的两侧、两侧腋中线及两侧胸背部肺底的位置。每一个位置上临床医生都要给听到的吸气音评分：未闻及（0分），勉强可以听清（1分），微弱但清晰的声音（2分），正常的声音（3分），比正常更强的声音（4分）。总分从0分（未闻及呼吸音）到24分（极强的呼吸音）。

（二）机制

1. 肺泡呼吸音

（1）**来源**。肺泡呼吸音的吸气相来源于肺外周部，靠近听诊头的位置，并不只是简单的从膨胀的肺过滤而来的气管音。肺泡呼吸音的呼气相可能来源于更近端、更大一些的气道。以下几条证据支持该结论。①在约1个世纪前进行的羊肺和牛肺的实验中，Bullar保持双肺的气道通畅，但利用负压仅使一侧肺节律性地膨胀。他发现，只有在邻近听诊器的那侧肺充满空气时，才能听到肺泡呼吸音。如果该侧肺一直没有空气，则只能传导上气道的支气管呼吸音。②用口腔内空气流速校正后，呼吸音吸气相的强度与局部通气量大致成比例。③听诊器从肺上部移动到肺下部的过程中，肺泡呼吸音的吸气相基本没有差别，但呼气相变得更为柔和。④肺泡呼吸音包含低频成分，而气管音没有。在气管与听诊器之间介入膨胀肺的实验中，不能闻及低频成分。

（2）**强度**。肺泡呼吸音的强度与口腔内空气流速成比例，又依赖于患者的用力程度和通气能力。因此正常人在运动后用力呼吸时，呼吸音更强。而在阻塞性肺疾病患者中空气流速降低，呼吸音更弱。当肺与胸壁之间充有空气或液体时，呼吸音也会减弱，如气胸或胸腔积液。

2. 支气管呼吸音

支气管呼吸音来源于更大的近端气道，通常在右上肺后部可闻及，左上肺则不能闻及。因为在第一胸椎处，气管与右肺相邻，而左肺则被纵隔隔开。声门并非是闻及呼吸音所必需的，因为在喉部切除术后或插管的患者中，都可以闻及支气管呼吸音。肺炎和胸腔积液中支气管呼吸音的病理机制会在之后的“语音共振的机制”中讨论。

（三）临床意义

1. 呼吸音的强度

呼吸音评分为9分或更低分时，会增加诊断慢性气流阻塞的概率［似然比（likelihood ratio，*LR*）＝10.2，循证医学表30.1］，而评分为16分及其以上则降低了这个概率（*LR*＝0.1）。在诊断慢性气流阻塞时，呼吸音评分要优于临床医生对呼吸音强度的“整体印象”（呼吸音“减弱”的整体印象*LR*＝3.5，呼吸音“正常或增强”的整体印象*LR*＝0.5；见循证医学表30.1）。

表30.1 呼吸音和语音共振*

体征（参考文献）**	灵敏度/%	特异度/%	似然比***	
			体征存在	体征缺失
呼吸音评分				
诊断慢性气流阻塞				
≤9分	23～46	96～97	10.2	—
10～12分	34～63	—	3.6	—
13～15分	11～16	—	NS	—
≥16分	3～10	33～34	0.1	
呼吸音减弱				
住院患者中诊断胸腔积液	88	83	5.2	0.1
诊断慢性气流阻塞	29～82	63～96	3.5	0.5
机械通气患者诊断胸腔积液	42	90	4.3	0.6
乙酰甲胆碱试验中诊断哮喘	78	81	4.2	0.3

续 表

体征（参考文献）**	灵敏度/%	特异度/%	似然比***	
			体征存在	体征缺失
咳嗽发热患者中诊断肺炎	7～49	73～98	2.2	0.8
插管后不对称呼吸音				
诊断右主支气管内插管	28～83	93～99	18.8	0.5
支气管呼吸音				
咳嗽发热患者中诊断肺炎	14	96	3.3	NS
羊鸣音				
咳嗽发热患者中诊断肺炎	4～16	96～99	4.1	NS
语音共振减弱				
住院患者中诊断胸腔积液	76	88	6.5	0.3

注：*诊断标准，对于慢性气流阻塞，FEV_1小于40%预测值（呼吸音评分），或者FEV_1/FVC比值（%）小于0.6或小于0.7（呼吸音减弱）；对于潜在胸腔积液，胸部X线摄影或胸部CT（若患者有机械通气）；对于哮喘，在乙酰甲胆碱激发试验中FEV_1减少≥20%；对于肺炎，胸部X线摄影显示肺部浸润；对于右主支气管内插管，胸部X线片或内镜下直接观察。

**体征的定义，对于呼吸音得分，见正文；对于语音共振强度减弱，让患者数数，用听诊器在患者胸背部听到的语音共振减弱或消失。

***似然比，如果体征存在为阳性似然比；如果体征缺失为阴性似然比。

NS，不显著。

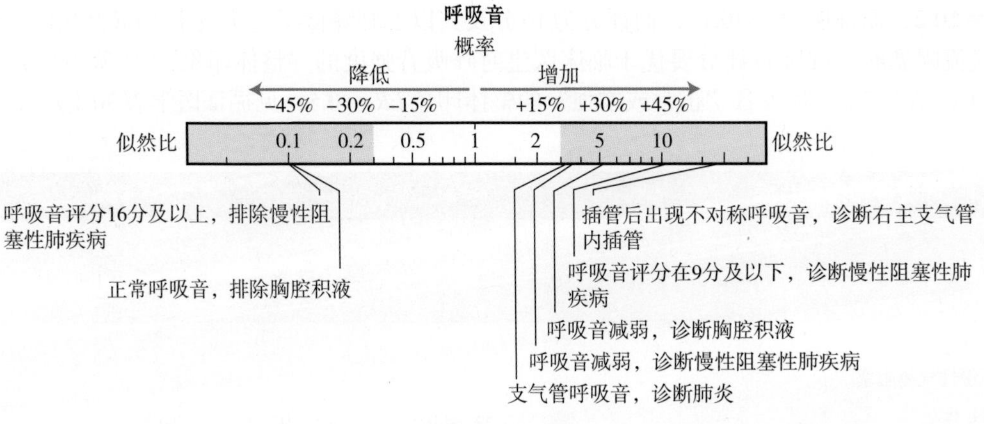

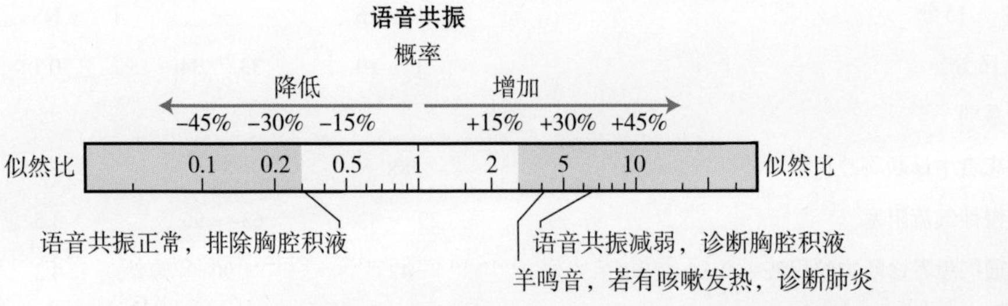

呼吸系统疾病住院的患者中，单侧呼吸音减弱增加了诊断胸腔积液的概率（*LR*＝5.2）；接受机械通气的急性呼吸窘迫综合征患者中，肺部某一区域呼吸音消失增加了该区域下胸腔积液的概率（*LR*＝4.3）。在乙酰甲胆碱激发试验中，呼吸音减弱增加了诊断哮喘的概率（*LR*＝4.2），在发热和咳嗽的患者中，呼吸音减弱适度增加了诊断肺炎的概率（*LR*＝2.2）。

呼吸音强度正常则极大降低了诊断胸腔积液的概率（*LR*＝0.1）。

2. 插管后不对称呼吸音

如果气管内插管位置过低，可能会插到右主支气管中，使得左肺没有通气，从而产生不对称呼吸音。在患者插管后，不对称呼吸音确实是支气管内插管的特异度体征（*LR*＝18.8，循证医学表30.1），但反之则不然，对称性呼吸音并不能明显减少诊断支气管内插管的概率（*LR*＝0.5）。需要除了查体以外的其他方式来确认插管位置。

3. 支气管呼吸音

在咳嗽发热的患者中，支气管呼吸音增加了诊断肺炎的概率（*LR*＝3.3），尽管该体征在此这类患者比较罕见（灵敏度为14%）。

二、语音共振

（一）临床表现

语音共振是指将听诊器置于患者胸壁上通过听诊器听到的患者语音。正常情况下，在胸壁下部和背部的大部分区域，语音共振听起来都低沉、微弱且模糊，也无法听清其内容。异常语音共振可分为支气管语音、胸语音和羊鸣音，这些术语都是由Laennec提出的。尽管这三种异常语音有不同的定义，但发病机制相似，且三种异常语音可同时出现在某一个患者身上，并常伴有支气管呼吸音。

1. 支气管语音

支气管语音比正常语音共振更响，声音就像是直接传入听诊器中，但不一定能分辨清楚语音的内容。

2. 胸语音

胸语音意味着患者语音的内容清晰可辨。大多数临床医生会嘱咐患者用耳语发出“1、2、3”一类的词来进行检查。耳语音清晰可辨则被称为**耳语音增强**。

3. 羊鸣音

羊鸣音是指患者语音带有特殊的鼻音性质，Laennec将其比作“羊叫声”。临床医生通过嘱咐患者发长音“EE”来引出，听到的声音变成一种响亮的鼻音“AH”（“AH”的发音从单词hat的“a”到单词cart的“a”，这个发现有时被称为**E-to-A变化**）[①]。尽管所有的元音都会被肺改变

---

① E-to-A变化是在1922年由Shibley和Frosche同时发现的。Shipley是在中国患者身上检查是否有胸语音时发现的。他让患者用当地方言发“1、2、3（ee、er、san）”的音，结果他注意到在肺炎或胸膜腔积液的区域，长音“EE”带上了响亮的鼻音“AH”的性质。

（即便是健康的肺），但羊鸣音不同的是，它的强度发生了改变，且通常在一侧胸壁的小区域内突然出现。因此，临床医生必须确认在对侧胸相对应的位置没有听到类似的声音改变，才可以确定患者有羊鸣音。

（二）机制

图30.2描述了在正常人、肺炎及胸腔积液患者中，声音从喉部到胸壁的传导过程。正常的肺如同一个低通滤波器，能轻易地传播低频的声音（100～200Hz），但会过滤掉高频的声音（大于300Hz）。因为触觉震颤（由患者语音产生的可触及的胸壁震颤）是由低频振动组成的，因此触觉震颤通常两边对称，通常触觉震颤在健康男性中比健康女性中更明显（因为男性的音调相对较低，比女性的声音更容易形成低频震颤）。当正常人唱递增的音阶时，触觉震颤也会减弱，因为高音部分肺的共振没有那么好。

异常的语音共振（即支气管语音、胸语音和羊鸣音）传导的则是更高频率（大于300Hz）的声音；若要听清患者的耳语则要求频率更高，大于400Hz（也就是胸语音）。“AH”音要比“EE”音包含更多的高频音。如果肺优先放大长音“EE”的高频部分，这个音就会变成鼻音性质的“AH”（即羊鸣音）。因为正常的肺组织不能很好地传导高频音（大于300Hz），尤其是胸背部的下方和胸外侧区域，这些地方若存在羊鸣音和支气管呼吸音，通常提示患者声带与听诊器之间的这一部分肺组织有异常。

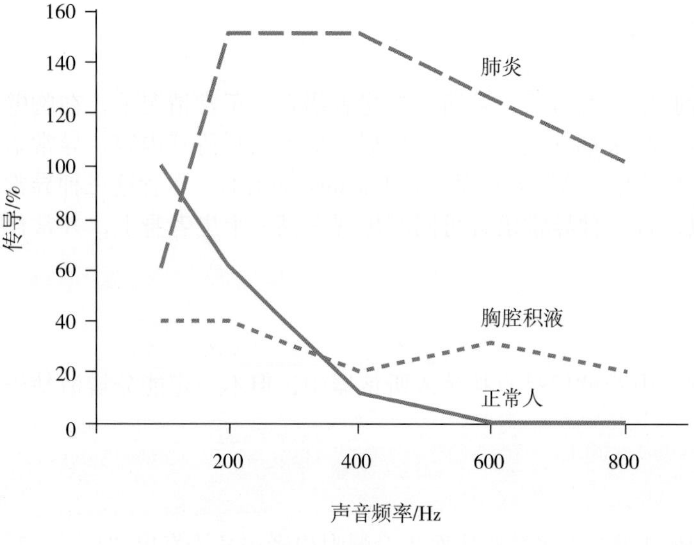

图30.2　声音传导到胸壁

在该试验中，在受检者口中放置一个可以发出不同频率的纯乐音的话筒，受检者包括健康受试者（实线）、肺炎患者（长虚线）和胸腔积液患者（短虚线）。将耳机置于胸壁，用以记录每种频率的声音（为了做比较，100%传导被定义为100Hz的声音在健康受试者中的传导）。基于参考文献41。

图30.2显示，实变的肺能很好地传导高频音和低频音，这解释了为什么肺炎患者能同时表现出触觉震颤增强和异常的语音共振（即羊鸣音）。而与正常的肺组织相比，中等到大量的胸腔积液会减弱200～300Hz声波的传导，但会增强大于400Hz声波的传导（图30.2）。这就是为什么部分胸腔积液患者能同时表现出触觉震颤减弱和异常的语音共振（即羊鸣音）。

然而，胸腔积液患者的羊鸣音（异常的语音共振）并不恒定，很多患者的患侧肺反而表现出语音共振减弱或缺失（即患者的语音不可闻及，或者显著减弱，且鼻音“AH”消失）。根据Laennec的描述，胸腔积液并不是一直都有羊鸣音，羊鸣音只有在积液达到一定量时才会出现，当积液越来越多时羊鸣音会逐渐消失，积液逐渐吸收时又会重新出现。传统的解释认为，积液上方的不张的肺本来是很贴近胸壁的，并优先传导高频的声音，从而产生异常的语音共振（在肩胛角附近最响）；随着积液越来越多，受压的肺与胸壁之间的距离越来越大，羊鸣音就逐渐消失了。

但这一解释从未得到证实，为什么部分患者在胸背部有明显的大范围的羊鸣音，而有的患者的语音共振却减弱，依旧是谜。唯一的相关研究显示，能产生异常语音共振（如羊鸣音）的胸腔积液，其胸腔内胸膜压力要比没有产生的要高。对于固定的听诊点，影响异常语音共振的变量可能包括胸腔积液的量、受压的肺的状况、肺与胸壁之间的距离、积液的黏度，以及炎性胸膜表面和胸壁的状况。

（三）临床意义

跟支气管呼吸音一样，异常的语音共振有相同的临床意义（和相同的病理机制）。对于咳嗽发热的患者，羊鸣音的出现增加了诊断肺炎的概率（*LR*＝4.1，循证医学表30.2）。因呼吸系统疾病而住院的患者中，语音共振减弱（即患者在计数时语音强度减弱）会增加诊断胸腔积液的概率（*LR*＝6.5）。

表30.2 爆裂音和哮鸣音*

体征（参考文献）	灵敏度/%	特异度/%	似然比**	
			体征存在	体征缺失
爆裂音				
石棉工人中诊断肺纤维化	81	86	5.9	0.2
心肌病患者中诊断左心房压力升高	15～64	82～94	2.1	NS
胸痛患者中诊断心肌梗死	20～38	82～91	2.1	NS
咳嗽发热患者中诊断肺炎	19～67	36～96	2.3	0.8
吸气相早期爆裂音				
有爆裂音的患者中诊断慢性气道阻塞	25～77	97～98	14.6	NS
慢性气道梗阻的患者中诊断严重疾病	90	96	20.8	0.1
非受压型哮鸣音				
诊断慢性气道阻塞	13～56	86～99	2.6	0.8
咳嗽发热患者中诊断肺炎	10～36	50～85	0.8	NS
诊断肺栓塞	3～31	68～91	0.4	NS
乙酰甲胆碱激发试验中出现哮鸣音				
诊断哮喘	44	93	6.0	0.6
胸膜摩擦音				
诊断肺栓塞	1～14	91～99	NS	NS
诊断胸腔积液	5	99	NS	NS

注：*诊断标准，对于肺纤维化，高分辨率计算机体层扫描诊断肺纤维化；对于左心房压力升高，肺毛细血管楔压大于20mmHg或大于22mmHg；对于心肌梗死，心电图新近Q波形成，心肌酶（CK-MB或肌钙蛋白）升高，或两者兼有；对于肺炎，胸部X线片浸润；对于慢性气流阻塞，FEV_1/FVC小于0.6、小于0.7、小于0.75或小于同年龄、性别和身高95%可信区间；对于严重阻塞，FEV_1/FVC小于0.44；对于哮喘，乙酰甲胆碱激发期间FEV_1降低≥20%；对于肺栓塞，见第34章；对于胸腔积液，胸部X线片。

***似然比，如果体征存在为阳性似然比；如果体征缺失为阴性似然比。

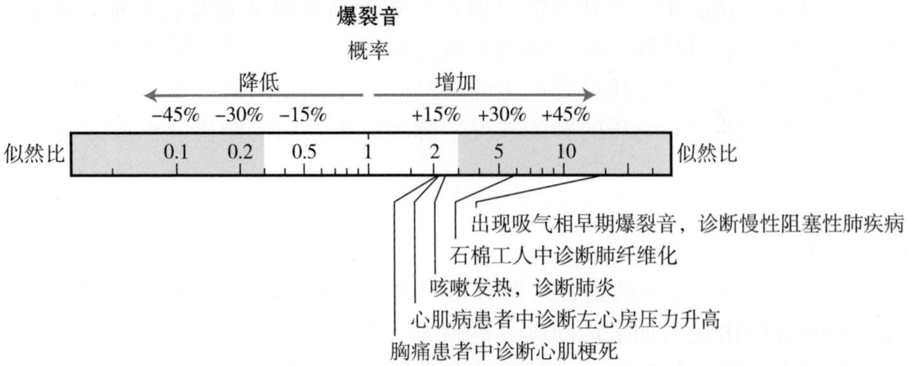

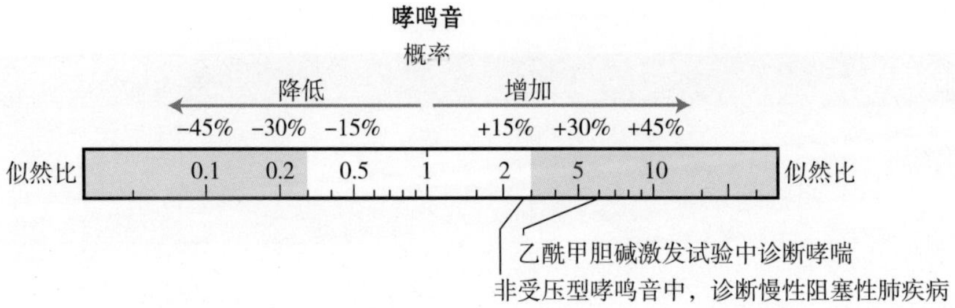

根据传统的教学，支气管阻塞会减弱语音共振。但这种说法可能不正确，因为发现有羊鸣音和肺炎的部分患者的支气管由于肿瘤被阻塞了，也有实验显示声音传导到胸壁是通过多孔隙的肺组织本身，而非沿着气道传导①。

三、附加音

（一）概述

附加音是在听诊时听到的除了呼吸音和语音共振之外其他的声音。最常见的附加音是爆裂音、摩擦音、哮鸣音、干啰音和喘鸣音。

在所有查体诊断中，附加音是最模糊和让人迷惑的一个术语，研究发现，临床医生们在科学出版物上描述相似的声音时，用了多达16个不同的术语。这些混乱的用语起源于听诊的早期时代及Laennec的著作，他在论述的第一版中，确认了5种附加音，但是他把它们都称为啰音，用不同的形容词再进行进一步的分类描述（例如，爆裂音被称为“捻发样湿啰音”，哮鸣音又被称为“高调干啰音”）。在后来的版本中，Laennec在描述啰音时用*rhonchus*替代了*rales*，因为他担心患者将*rales*误以为是濒死喉声（*rale*的意思是*rattle*）。1831年，一位英国的编辑引用了Anglo-Saxon的术语“哮鸣音”来描述所有的肺部声音。最后，1957年，Robertson建议，用爆裂音来描述不连续的声音，用哮鸣音来描述连续的乐音性质的声音，并且提出不再使用啰音的说

① 无论患者呼吸空气或是氧气和氦气的混合物，声音传导的声学特性都是相同的。如果声音是沿着呼吸道传导的，那么它的特性会随着不同的气体混合物而改变。

法（包括*rales*和*rhonchus*）。

根据美国胸科协会，基于不同声音的听诊特点，推荐使用以下术语来描述肺部声音：**爆裂音**用以描述不连续的声音，**哮鸣音**或**干啰音**用以描述连续的声音（表30.3）。

表30.3　肺部呼吸音术语

ATS推荐	听诊特点	部分教科书术语	英国人的用法
粗爆裂音	不连续：响亮、音调低	粗啰音	爆裂音
细爆裂音	不连续：轻柔、音调高、持续时间短	细啰音	爆裂音
哮鸣音	连续：音调高、主导频率≥400Hz	高调干啰音	高频哮鸣音
干啰音	连续：音调低、主导频率≤200Hz	低调干啰音	低频哮鸣音

注：美国胸科协会（American Thoracic Society，ATS），基于参考文献67-69。

（二）临床表现

1. 爆裂音

爆裂音是不连续的声音，很像在耳前捻小束头发或撕开尼龙搭扣的声音。爆裂音有**粗爆裂音**，响亮、音调低，每次呼吸出现的次数少；还有**细爆裂音**，柔和、音调高，每次呼吸出现的次数较多。出现在吸气相早期且不会延续到吸气相后半段的爆裂音被称为**吸气早期**爆裂音；而延续到吸气相后半段的爆裂音被称为**吸气后期**爆裂音。很多美国医生仍然使用啰音来指代爆裂音，但英国医生则更常使用爆裂音一词。

体位诱导性爆裂音是指在患者处于卧位时出现，处于坐位时又消失的啰音，这对心肌梗死后的患者有重要临床意义（见“临床意义”一节）。为了更容易听到啰音，医生会让患者摆三个体位：坐位、仰卧位、仰卧位伴双腿抬高30°，持续3分钟，然后在下胸壁腋后线的位置听诊。若患者坐位时听不到爆裂音，但卧位或把腿抬高时听到了爆裂音，则该试验为阳性（即患者有体位诱导性爆裂音）。

2. 哮鸣音和干啰音

根据美国胸科协会，哮鸣音是指高调、连续的、乐音性质的声音，而干啰音则音调较低（表30.3）。其实没有必要严格区分，因为二者的病理机制都是一样的，严格区分并没有临床意义。最好避免使用干啰音一词，因为除了上述原因，许多人也用干啰音来指代在有较多气道分泌物的患者中听到的粗糙的不连续的声音。

3. 喘鸣音

喘鸣音是指音调明确且恒定的（通常在400Hz左右）、响亮的、乐音性质的声音，喘鸣音提示可能存在上气道梗阻。它跟哮鸣音在很多方面都相似，除了以下两点：①喘鸣音只存在于吸气相，而哮鸣音可以只出现在呼气相（30%～60%的患者），或在呼气相和吸气相中都出现（40%～70%的患者）。②喘鸣音在颈部声音最易闻及，而哮鸣音通常在胸壁上最响亮。在一些上呼吸道阻塞的患者中，直到患者张开嘴快速呼吸时才会出现喘鸣。

4. 胸膜摩擦音

胸膜摩擦音是在有胸膜疾病的患者中伴随呼吸出现的摩擦音。有时，胸膜摩擦音类似爆裂音（**胸膜摩擦爆裂音**），就像在实质性肺病患者中听到的爆裂音。可根据爆裂音出现的时相来区分是胸膜摩擦爆裂音还是实质性肺病的爆裂音：胸膜摩擦爆裂音主要出现在呼气相（65%的该类爆裂音发生在呼气相），但实质性肺病的爆裂音主要出现在吸气相（仅10%的该类爆裂音发生在呼气相）。

5. 吸气相粗音

粗音是一种短促的、吸气相晚期的、乐音性质的爆裂音，出现在肺间质疾病的患者中，有文献报道在肺炎患者中也可出现。当患者取半卧位并深呼吸，最佳听诊位置在前上胸壁。因为在养鸟爱好者的肺部（过敏性肺炎的病因）有时也可以闻及，也有人提出用鸟鸣啰音来命名这种爆裂音。

与弥漫性肺纤维化患者相比，过敏性肺炎患者的粗音更短促、音调更高且出现在吸气相更晚期。

（三）机制

1. 爆裂音

最开始Laennec和一些早期的医生认为，爆裂音是由于空气气泡通过气道分泌产生的。尽管一些爆裂音来源于分泌液，但患者咳嗽会清理掉这些分泌液。其他的爆裂音可能来源于远端气道，前一次的呼气使得远端气道塌陷，吸气时气道又突然打开而发出声音。有几点可作为支持证据：①爆裂音主要在吸气相闻及，而气泡通过分泌液在吸气相和呼气相均可闻及。②爆裂音的数量与患者的痰量之间没有关系（肺间质纤维化爆裂音最多，但该病的痰量却很少或几乎没有）。③爆裂音在每个呼吸周期中都有固定的模式（即在某位患者的某个固定听诊位点，这些爆裂音都出现在吸气相的同一时间段，如吸气相早期、吸气相晚期或者整个吸气相），并且在连续的呼吸周期中，每个爆裂音都发生在相同的食管（跨肺）压迹处。④即便是弥漫性分布的肺病，爆裂音仍是在下胸部更响亮。

比起细爆裂音，粗爆裂音可能来源于更大的、更近端的气道，因为不同模式的粗爆裂音（根据它们的时相和数目来认定属于同一种模式的爆裂音）在胸壁分布的区域更广，而不同模式的细爆裂音分布区域更窄。

2. 哮鸣音

哮鸣音是由较窄气道的相对的气道壁振动引起的。但不是因为气道中的空气共振（如长笛或手风琴的声音）引起的，理由如下：①如果是由空管中的空气振动引起的，会形成一些低调的哮鸣音，空管的长度必须有几十厘米长，已经远超过人的气道长度。②哮鸣音的音调在吸气相和呼气相会发生变化。③如果吸入气体由空气变为氧气和氦气的混合气体，哮鸣音的音调没有变化（如果是由气体共振引起，音调会变化）。

（四）临床意义

1. 爆裂音

以下所讨论的爆裂音，仅指在患者咳嗽后仍然存在的爆裂音。

（1）**正常人**。正常人的潮式呼吸中，很少闻及爆裂音。然而，若受试者先尽可能深呼气，再以残气量为基础而非功能残气量为基础进行吸气，在多达60%的正常人中会出现细爆裂音，尤其在前胸壁易闻及。

（2）**爆裂音和疾病**。**爆裂音的存在：**循证医学表30.2表明，发现爆裂音提示石棉工人的肺纤维化的概率增加（*LR*＝5.9），心脏移植患者的左心房压力升高的概率增加（*LR*＝3.4），胸痛患者诊断心肌梗死的概率增加（*LR*＝2.1），咳嗽发热患者中诊断肺炎的概率略有增加（*LR*＝1.8）。但出现爆裂音对评价肺栓塞或胸腔积液没有帮助（似然比没有统计学差异，见第34章和第35章）。

一些肺间质性疾病产生的爆裂音更多。例如，100%的特发性肺纤维化患者会有爆裂音，而只有5%～20%的结节病纤维化患者有爆裂音，表明若没有发现爆裂音则诊断特发性肺纤维化的概率降低。从计算机体层扫描上看，唯一可提示间质纤维化的爆裂音的是胸膜下纤维化的程度。

尽管心力衰竭后出现体位诱导性爆裂音可能提示更高的肺毛细血管楔压和更低的生存率，但更确定的是，急性冠脉综合征患者中出现任何爆裂音都预示着预后不良。在一项对急性持续缺血性胸痛患者的研究中，爆裂音可以预测30天死亡率，灵敏度为36%，特异度为92%，阳性似然比为4.5。在新诊断的心力衰竭患者中，爆裂音也可预示未来死于心血管事件的概率。

爆裂音的特点：表30.4描述了爆裂音的以下特点，即数量、出现的时相、在常见疾病中出现的爆裂音类型，如肺纤维化、充血性心力衰竭、肺炎和慢性阻塞性肺疾病。在肺间质纤维化中，爆裂音通常细小，但每次吸气过程均有大量单个爆裂音出现，一直持续到吸气相结束（即吸气相晚期爆裂音）。慢性气道阻塞的爆裂音粗糙或细小，爆裂音的数目最少，且通常局限在吸气相的前半段（吸气相早期爆裂音）。心力衰竭和肺炎的爆裂音则位于二者之间；经过治疗后，肺炎的爆裂音会变得更细小，更接近吸气相晚期。

表30.4　不同疾病中爆裂音的特点*

诊断	每个吸气相中爆裂音的数目	爆裂音的时相	爆裂音种类
肺纤维化	6～14	吸气相晚期（0.5→0.9）	细小
充血性心力衰竭	4～9	吸气相晚期或全吸气相（0.4→0.8）	粗糙或细小
肺炎	3～7	全吸气相（0.3→0.7）	粗糙
慢性气道阻塞	1～4	吸气相早期（0.3→0.5）	粗糙或细小

注：*爆裂音的数目是指患者第一次咳嗽清除气道分泌物后爆裂音数目的平均值±1个标准差。吸气相早期、吸气相晚期、全吸气相、粗糙和细小等描述均为临床医生的查体结果。时相下面的数字是指在一个完整的吸气相中爆裂音开始和结束的时间［例如，0.5→0.9是指爆裂音第一次出现在吸气相中期（0.5），最后一次出现在吸气相90%处（0.9）］。基于参考文献53、78和95。

循证医学表30.4显示，吸气相早期爆裂音极大地增加了诊断慢性阻塞性肺疾病的概率（*LR*＝14.6）。伴有吸气相早期爆裂音的患者常有严重的肺阻塞（*LR*＝20.8）。

2. 哮鸣音

（1）**哮鸣音的存在**。循证医学表30.2显示，非受压型哮鸣音的出现稍微增加了诊断慢性阻塞性肺疾病的概率（$LR = 2.6$），并降低了诊断肺栓塞的概率（$LR = 0.4$）。如果在乙酰甲胆碱激发试验中出现哮鸣音，则提示很可能存在哮喘（$LR = 6$）。没有哮鸣音的临床意义不大。

相比之下，受压型哮鸣音则缺乏诊断价值，因为大多数健康人如果用力咳嗽也会出现哮鸣音。

（2）**哮鸣音的特点**。哮鸣音的特点主要体现在它们的时限、音调和振幅，但阻塞的严重程度仅与时限长短和音调高低相关。哮鸣音越长，提示阻塞越严重（$r = -0.89$，哮鸣音在呼吸周期中占比和第1秒用力呼气容积（FEV_1）①，$P < 0.001$）。哮鸣音音调越高，阻塞程度越严重，有效的支气管扩张治疗可以降低患者哮鸣音的音调。然而，哮鸣音的振幅并不能反映阻塞的严重程度，主要是因为很多有严重肺疾病的患者仅有模糊的哮鸣音或没有响亮的哮鸣音。这一现象支持一个旧理论：在哮喘患者中，肺部没有闻及杂音并不一定是好的征象，反而有可能提示患者呼吸疲劳，气道严重阻塞使得空气不能排出。

哮鸣滑音，是一种较为独特的哮鸣音，其音调在吸气相逐渐升高，在呼气相逐渐降低，这种音调曾在一例患有起源于隆突的球形肿瘤的患者中出现过，其肿瘤几乎完全阻塞了气管。

3. 喘鸣音

气管狭窄的患者在气管造口术后，喘鸣音一般出现较晚，通常是在呼吸困难、刺激性咳嗽或清嗓困难之后。出现喘鸣音提示气道直径小于5mm。

4. 胸膜摩擦音

循证医学表30.2显示，胸膜摩擦音出现与否并不会改变诊断肺栓塞或胸膜腔积液的概率。

---

① 见第28章FEV_1定义。

第31章

胸部辅助检查

教学要点

- 用力呼气时间是一项有价值的评估慢性呼吸困难患者的试验。用力呼气时间为9秒及以上会增加诊断慢性阻塞性肺疾病的概率，若不到3秒则减少诊断慢性阻塞性肺疾病的概率。
- 在限制性肺病中，用力呼气时间不会延长。
- Snider试验阳性（无法吹灭火柴）增加了1秒内用力呼气量减少的概率，提示阻塞性肺疾病或限制性肺疾病。

一、用力呼气时间

（一）检查方法

要检查用力呼气时间，临床医生需要将听诊器置于患者胸骨上切迹的气管处，嘱咐患者深吸气，然后以最快的速度将气体全部呼出。使用秒表计时，可闻及呼气音的整个时间应该接近半秒。

1962年Rosenblatt发明了这个方法，作为一种检查慢性阻塞性肺疾病的试验方法。

（二）机制

在慢性阻塞性肺疾病中，用力呼气时间延长，因为根据慢性阻塞性肺疾病的定义，FEV_1/FVC（即第1秒用力呼气容积/最大肺活量）会降低。气体流速越慢，呼气时间越长。

（三）临床意义

循证医学表31.1总结了这一发现的准确性，表明用力呼气时间≥9秒会增加诊断慢性阻塞性疾病的概率（$LR=4.1$），＜3秒则会降低其概率（$LR=0.2$）。

用力呼气时间是诊断慢性阻塞性疾病的特异度测试。患有限制性肺疾病的患者，尽管FEV_1也会降低，但其用力呼气时间一般不会超过4秒。

表31.1　辅助检查

体征（参考文献）*	灵敏度/%	特异度/%	似然比**	
			体征存在	体征缺失
用力呼气时间				
检测出慢性气流阻塞				
＜3秒	8～10	26～62	0.2	—
3～9秒	42～54	—	NS	—
≥9秒	29～50	86～98	4.1	—
不能吹灭火柴（Snider试验）				
检查FEV_1≤1.6L	62～90	91～93	9.6	0.2

注：*诊断标准，对于慢性气流阻塞，FEV_1/FVC＜0.7。

***似然比，如果体征存在为阳性似然比；如果体征缺失为阴性似然比。

NS，不显著。

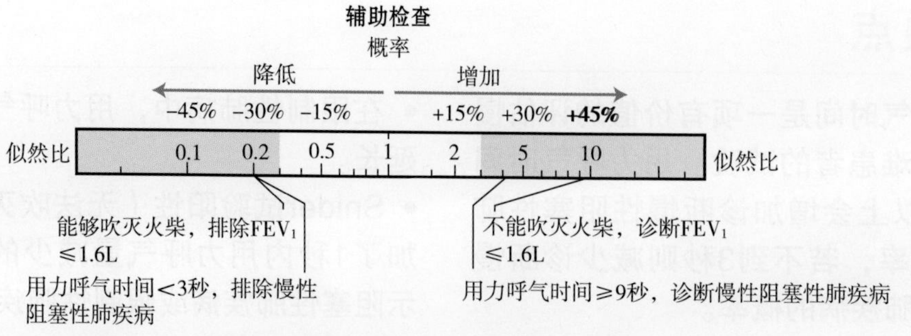

二、吹灭火柴试验

（一）检查方法

临床医生点燃一根火柴，将火柴置于距坐着的患者10～15cm处，嘱咐患者以最大的力气吹灭火柴。重要的一点是，患者需要张大嘴巴，不能缩拢嘴唇吹。不能吹灭点燃的火柴，则该试验为阳性。

火柴试验由Snider于1959年发明，他认为吹灭火柴的能力与呼出空气的速度有关。该试验又被称为Snider**试验**。

（二）临床意义

循证医学表31.1表明，Snider试验阳性（即不能吹灭火柴）将会极大地增加患者FEV_1至少降低到了1.6L的概率（$LR=9.6$），能够吹灭火柴，则不支持FEV_1降到这个水平（$LR=0.2$）。与用力呼气时间不同，Snider试验在慢性阻塞性肺疾病和限制性肺疾病中都可以为阳性；这可能解释了为什么Snider试验并非慢性阻塞性肺疾病的特异度试验。

第七部分 其他肺部疾病

第32章

肺　炎

教学要点

• 许多典型的肺实变的体征（如肺移动度减少、浊音、呼吸音减低、支气管呼吸音、羊鸣音）是诊断肺炎可靠的体征。不过，它们仅出现在少数肺炎患者中。因此，不存在上述体征并不会改变诊断肺炎的概率。

• 在咳嗽和发热的患者中，生命体征（即温度、脉搏、呼吸频率和氧饱和度）正常诊断为肺炎的概率下降。

• Heckerling评分结合了肺炎（心动过速、发热、爆裂音、呼吸音减弱和不存在哮喘）的五项独立体征。该评分很大程度上提高了临床医生诊断肺炎的准确性。

• CURB-65评分结合了五项独立指标，能准确预测肺炎患者的预后。在将患者病情进行分类时，这些信息至关重要。

一、概述

和其他大多数肺部检查一样，大叶性肺炎首次由Laennec在1819年描述。他写道：临床医生用他新发明的听诊器，可以从“每一例疑似病例”中检出急性肺炎。传统教学认为，肺炎的早期表现包括湿啰音和呼吸音减弱，其次为叩诊浊音、触觉震颤和语音共振增强，以及支气管呼吸音。

二、临床意义

（一）单一体征

循证医学表32.1回顾了6000余例急性发热、咳嗽、咳痰或呼吸困难患者的查体结果，他们都接受了胸部X线检查（肺炎的诊断标准）。以下体征会增加诊断肺炎的概率，按似然比（likelihood ratio，*LR*）下降排序，包括胸廓扩张度不对称（*LR*＝44.1）、羊鸣音（*LR*＝4.1）、恶病质（*LR*＝4）、支气管呼吸音（*LR*＝3.3）、氧饱和度小于95%（*LR*＝3.1）、叩诊浊音（*LR*＝3）、呼吸频率大于28次/分（*LR*＝2.7）、呼吸音减弱（*LR*＝2.3）、体温大于37.8℃（*LR*＝2.2）、精神状态异常（*LR*＝1.9）。

全部生命体征正常是唯一可降低诊断肺炎概率的体征（*LR*＝0.3）。多项研究表明，哮鸣音更常出现于没有肺炎的患者身上，主要是因为这些患者出现急性呼吸道疾病的原因多为哮喘，而不是肺炎。

表32.1　肺炎*

体征（参考文献）**	灵敏度/%	特异度/%	似然比***	
			体征存在	体征缺失
一般表现				
恶病质	10	97	4.0	NS
精神状态异常	12～14	92～95	1.9	NS
生命体征				
心率＞100次/分	12～65	60～96	1.8	0.8
体温＞37.8℃	16～75	44～95	2.2	0.7
呼吸频率＞28次/分	7～36	80～99	2.7	0.9
氧饱和度＜95%	33～52	80～86	3.1	0.7
全部生命体征正常	3～38	24～81	0.3	2.2
肺部发现				
胸廓扩张度不对称	5	100	44.1	NS
胸壁压痛	5	96	NS	NS
叩诊浊音	4～26	82～99	3.0	NS

续 表

体征（参考文献）**	灵敏度/%	特异度/%	似然比***	
			体征存在	体征缺失
呼吸音减弱	7～49	73～98	2.2	0.8
支气管呼吸音	14	96	3.3	NS
羊鸣音	4～16	96～99	4.1	NS
湿啰音	19～67	36～96	2.3	0.8
哮鸣音	10～36	50～86	0.8	NS
诊断评分				
0～1项发现	7～29	33～65	0.3	—
2～3项发现	48～55	—	NS	—
4～5项发现	38～41	92～97	8.2	—

注：*诊断标准，对于肺炎，胸部X线片见浸润影。

**对体征的定义，对于全部生命体征正常，体温＜37.8℃，脉搏≤100次/分，呼吸≤20次/分，以及氧饱和度＞95%；对于Heckerling诊断评分，以下5个发现每出现1个，医生给记1分：体温＞37.8℃，心率＞100次/分，湿啰音，呼吸音减弱，以及不存在哮喘。

***似然比，如果体征存在为阳性似然比；如果体征缺失为阴性似然比。

NS，不显著。

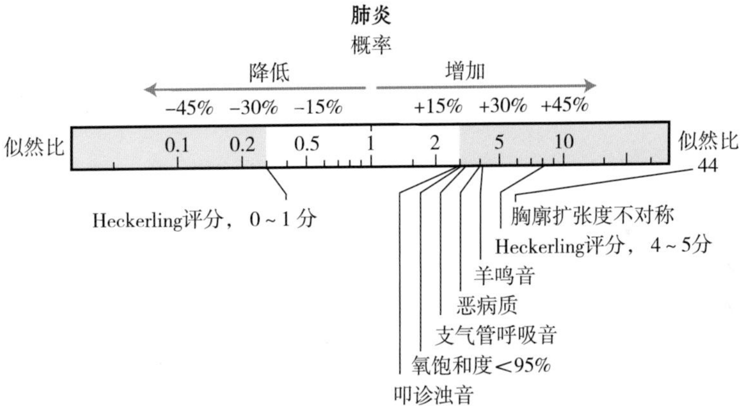

（二）LAENNEC和现代研究

循证医学表32.1中的研究之所以与Laennec关于“物理诊断是最好的诊断工具”的论断相悖，有以下三个原因：①如今诊断为肺炎的患者中包含一些病情比Laennec那时更轻微的患者，当时唯一可用的诊断标准只有尸检（他的结论是从病情较严重的患者身上得出的）。②很多传统症状在发病后几天才会出现，而现代医生对胸部X线片非常熟悉，给患者查体也比较粗糙。相比之下，Laennec日复一日努力地为每个患者查体，得出支气管呼吸音和支气管音多出现于住院1～3天后，叩诊浊音只在第4天后才出现的结论。③服用抗生素可能会改变查体发现。比如说，在不使用抗生素的时代，大叶性肺炎的患者发热常常会持续7天，而现在通常只持续3～4天。

过去许多伟大的医生认为听诊是一种不完美的诊断工具。他们削弱了Laennec的热情。在

Laennec的论文发表20年后，Thomas Addison[①]发表言论："如今正是时候抛弃听诊器的虚荣和自命不凡……公证地评价它能做的和不能做的……"

（三）综合体征

综合体征提高了床旁检查的准确性。其中有一个非常好用的模式，已通过四个不同群体实验证实，以下5个发现每个加1分：①体温＞37.8℃。②心率＞100次/分。③湿啰音。④呼吸音减弱。⑤不存在哮喘。循证医学表32.1显示，评分4～5分提高了诊断肺炎的概率（*LR*＝8.2），而0～1分则不支持肺炎（*LR*＝0.3），会降低某些人群诊断肺炎的概率，甚至不需要做胸部X线片（比如，对社区发现的咳嗽患者患有肺炎的概率低于10%，评分为0～1分将诊断肺炎的概率减小到3%以下）。

（四）肺炎和诊断

有研究调查了患社区获得性肺炎的免疫功能正常的成年住院患者，30天死亡率为4%～15%。在对预测死亡风险增加的患者中（循证医学表32.2），最具风险倾向的是高血压（*LR*＝7.6）和低体温（*LR*＝3.5）。

表32.2　肺炎：住院患者死亡率预测

体征（参考文献）*	灵敏度/%	特异度/%	似然比**	
			体征存在	体征缺失
一般表现				
精神状态异常	48～65	70～87	2.7	0.6
生命体征				
心率＞100次/分	45	78	2.1	NS
收缩压＜90mmHg	11～41	90～99	7.6	0.8
低体温	14～43	93	3.5	NS
呼吸频率＞30次/分	41～85	63～87	2.1	0.6
CURB-65诊断评分				
0项发现	0～16	41～92	0.2	—
1项发现	3～38		0.5	—
2项发现	17～51		NS	—
3项发现	13～61		2.6	—
4项发现	4～35		5.9	—
5项发现	1～12	99～100	11.1	—

注：*体征的定义，对于低体温，体温＜36.1℃或体温＜37℃；对于CURB-65评分，以下体征每出现1个，医生记1分：BUN＞19mg/dl（27mmol/L），呼吸频率≥30次/分，低血压（收缩压≤90mmHg或舒张压≤60mmHg），以及年龄≥65岁。

***似然比，如果体征存在为阳性似然比；如果体征缺失为阴性似然比。

NS，不显著。

---

① 托马斯·艾迪生是肾上腺皮质功能不全的发现者，也是公认的叩诊和听诊大师。

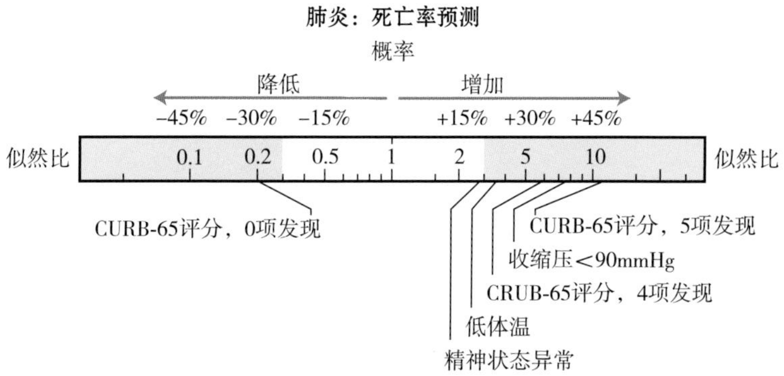

几个不同的评分方案结合了床旁查体结果来预测肺炎患者的死亡率。其中最有效的是肺炎严重程度指数，但它的缺点是需要掌握20个不同的临床指标，难以记忆和运用于临床。CURB-65评分就要简单很多，它基于5个预后指标①，这些指标十几年前就被英国胸科协会所认证：①意识模糊。②血尿素氮（BUN）水平＞19mg/dl（＞7mmol/L）。③呼吸速率≥30次/分。④低血压（即舒张压≤60mmHg或收缩压≤90mmHg）。⑤年龄≥65岁。存在3个及以上的CURB-65指标和住院患者死亡率增加相关（存在3项发现，*LR*＝2.6；存在4项发现，*LR*＝5.9；存在5项发现，*LR*＝11.1；循证医学表32.2），而CURB-65所有指标都不存在，则与住院患者死亡率下降有关（0项发现，*LR*＝0.2）。

CURB-65评分需要知道患者的血尿素氮水平，这对临床医生来说可能无法立即获得。所以，对除去实验室指标的相关评分还是进行了研究，尽管覆盖面没那么广泛：CURB-65评分0分（即0分表示患者年龄＜65岁且不伴意识模糊、呼吸急促和低血压）会降低死亡的概率（*LR*＝0.1），CRB评分≥2分（即发现意识障碍、呼吸急促和低血压中的2项或以上）会增加死亡的概率（*LR*＝5.0）。

（五）住院时长

在肺炎幸存者中，异常生命体征（如发热、心动过速、呼吸急促和低血压）通常在2～4天内恢复正常。在此之后，一般不会出现临床恶化，只有不到1%的患者需要后续的重症监护、冠状动脉护理或遥感监控。如果患者在生命体征稳定之前就出院，则再入院和死亡的风险就会增加。

① CURB-65是精神状态、血尿素氮、呼吸频率、血压和年龄≥65岁的首字母缩写。

第33章

慢性阻塞性肺疾病

教学要点

- 即使是最典型的慢性阻塞性肺疾病，体征也较为少见，只出现在不到50%的患者中。
- 患有慢性呼吸困难的患者，出现以下体征会增大诊断慢性阻塞性肺疾病的概率：早期吸气相啰音，呼吸音评分下降，剑突下心脏搏动，胸部过清音，辅助呼吸肌运动，缩唇呼吸。
- 以下两个表现不支持诊断慢性阻塞性肺疾病：呼吸音评分≥16分，用力呼气时间小于3秒。
- BAP-65评分结合了患者年龄以及另外三个指标（血尿素氮>25mg/dl，精神状态改变，脉搏≥110次/分），对于急性加重期的慢阻肺患者，通过BAP-65评分可以精确预测患者接受机械通气或死亡的风险。

一、概述

尽管早在17世纪的尸检报告中就已经存在关于肺气肿的描述，但直到1819年，Laennec才首次记录了一系列与肺气肿相关的临床症状，包括呼吸困难、过清音、呼吸音减弱和喘息。在过去的200年间，后人不断完善Laennec的表述，但其主要原则仍是一致的。据1892年的记载，Osler称肺气肿可以根据其典型特征而在“第一眼”就被识别，这些特征包括了肩部圆隆、桶状胸、上腹部心搏明显、胸部过清音，叩诊心浊音界、肝浊音界、脾浊音界消失，呼吸音减弱，呼气相延长。

20世纪20年代，临床医生们开始意识到传统的体征特征存在不足。1927年，Cabot发表了一篇文章，表示只有大约5%在尸检时检查出肺气肿的患者生前能被发现并成功诊断肺气肿；生前被诊断为肺气肿的患者，其中只有25%在尸检时被确认患有肺气肿。1846年人类发明了肺活量测定法，并以多种形式（胸围计、肺活量计和多普勒胸腔成像）应用到床旁辅助诊断之中。肺功能测定技术因为弥补体征检查的不足而得以推广，并最终成为临床医生所钟爱的诊断工具。

本章着重比较传统体征和肺功能测定结果。通常来讲，最典型的体征只出现在不到50%的患者中，这些患者往往病情十分严重。轻中度患者可能长达十几年甚至更久不会出现阳性体征而不能被发现，但肺功能测定能够将其检测出来。

二、体征

绝大多数慢性阻塞性肺疾病（chronic obstructive pulmonary disease，COPD）的经典体征都是由胸腔过度充气，以及为了克服气道阻塞而努力呼吸引起的。其中一部分体征已在其他章节中讨论：呼吸不同步（第19章），桶状胸、缩唇呼吸和肌肉辅助呼吸（第28章），叩诊过清音（第29章），奇脉（第15章），呼吸音减弱和喘息（第30章），用力呼气时间延长（第31章）。

接下来我们将讨论其他体征。

（一）视诊

1. 锁骨上窝和肋间隙吸气时凹陷

部分因慢性阻塞性肺疾病而呼吸困难的患者存在肋间隙和锁骨上窝软组织的回缩或凹陷。这一体征是由吸气时阻力过大引起的。这会导致胸腔负压先形成，间隔一段时间后才出现肺容量增加。

2. 肋骨矛盾运动（Hoover征，肋缘矛盾运动）

肋角指双侧肋缘在前体壁指向剑突时形成的角，肋骨矛盾运动是指肋角的异常运动。临床医生将手放于患者两侧肋缘，并观察患者呼吸时自己双手的相对运动来评价肋骨运动。正常人吸气会导致下肋外侧向外扩张，手感如持桶，医生的双手因肋角增大而分离。相反，存在肋骨矛盾运动的患者，由于胸腔过度通气，胸腔不能继续扩张，此时平坦的膈肌牵拉肋缘向内，医生的手互相靠拢。可在网络上观看一个关于Hoover征的视频①。

① www.cmaj.ca/cgi/content/full/cmaj.092092/DC1。

3. 姿势前倾和手撑膝盖

许多慢性阻塞性肺疾病患者将身体前倾时，呼吸困难的症状缓解。这一姿势使得他们能够动员相对少的呼吸辅助肌，但产生更大的吸气动力。这一姿势能够缓解呼吸困难的可能原因是，患者前倾姿势可压迫腹腔脏器，使膈肌上抬，帮助膈肌恢复正常的圆顶形态，而这一形态是产生强有力的吸气运动所必需的。

（二）触诊：喉部高度下降

慢性阻塞性肺疾病患者的经典表现是甲状软骨和胸骨上切迹之间的距离（即喉部高度或气管长度）较短，这是因为锁骨和胸骨位置异常升高（见第28章“桶状胸”一节）。严重阻塞性肺疾病的患者膈肌收缩更加有力，尽管无法有效推动大量气体，仍可使气管在吸气时异常下移（喉下移、气管下移或气管牵曳）。

三、临床意义

（一）单一体征

循证医学表33.1显示部分体征可增加诊断慢性阻塞性肺疾病的概率：早期吸气相爆裂音［似然比（likelihood ratio，*LR*）＝14.6］，心音消失（*LR*＝11.8），呼吸音评分在9分及以下（*LR*＝10.2），剑突下心脏搏动（*LR*＝7.4），胸腔叩诊过清音（*LR*＝7.3），用力呼吸时间小于9秒（*LR*＝4.1），呼吸音减少（凭借总体印象而非呼吸音评分，*LR*＝3.5），吸气时使用斜角肌或胸锁乳突肌辅助呼吸（*LR*＝3.3），缩唇呼吸（*LR*＝2.7）。在已知患有慢性阻塞性肺疾病的患者中，早期吸气相爆裂音常意味着疾病较重［例如，第一秒用力呼气容积/用力肺活量（forced expiratory volume in 1 second/forced vital capacity，FEV_1/FVC）＜0.44，*LR*＝20.8］。只出现爆裂音而未提及出现时相，对于诊断无帮助（*LR*不显著）。

有且仅有以下两项体征可明显降低诊断为慢性阻塞性肺疾病的概率：呼吸音评分大于或等于16分（*LR*＝0.1），用力呼吸时间短于3s（*LR*＝0.2）。

胸壁体征诊断慢性阻塞性肺疾病的有效证据十分贫乏且互相矛盾（见第28章“桶状胸”一节）。一项研究表明，软组织凹陷与阻塞的严重程度有关，然而另一项研究得到的结论恰恰相反。在两项研究中，Hoover征（*LR*＝4.2，循证医学表33.1）和最大喉部高度4cm及以下（*LR*＝3.6）的存在可增加诊断为慢性阻塞性肺疾病的概率，但在另两项研究中，这两种体征与阻塞性肺疾病诊断的关联性要小得多。胸廓前后/左右径≥0.9能够轻度增加确诊慢性阻塞性肺疾病的概率（*LR*＝2），喉部下降的程度则对诊断无帮助（*LR*不显著）。

慢性阻塞性肺疾病患者的胸廓活动度（平均3～4cm，可用卷尺测量在第四肋间隙水平最大吸气与最大呼气时胸围差），较正常人胸廓活动度（平均6～7cm）要小。但正常人的胸廓活动度下限为2～3cm，因此在诊断一个人是否患有慢性阻塞性肺疾病时，单靠胸廓活动度几乎不可能得有意义的结果。

（二）综合体征

一些有效的诊断标准联合考虑多个体征，其中最简单的一种只包含三个问题：①患者吸烟量是否超过70包/年？②患者之前是否患过慢性支气管炎或肺气肿？③呼吸音强度是否减弱？上述三个问题中至少两个结果为肯定，即可充分支持慢性阻塞性肺疾病的诊断（*LR*＝25.7，循证医学表33.1）。

采用患者自诉的肺气肿病史作为诊断依据似乎是一种循环论证。根据患者自述病史诊断慢性阻塞性肺疾病的特异度仅为74%，也就是说26%无慢性阻塞性肺疾病的患者同样可忆起自己的肺气肿病史。但事实上，在诊断慢性阻塞性肺疾病时，患者自述的病史比其他症状（如呼吸困难，咳痰，年龄，使用茶碱类、激素、吸入剂或家庭吸氧机）或体征（如胸部叩诊过清音、心浊音界消失和喘息）更容易识别。

表33.1　慢性阻塞性肺疾病*

体征（参考文献）**	灵敏度/%	特异度/%	似然比***	
			体征存在	体征缺失
桶状胸	65	58	1.5	0.6
胸廓前后/左右径之比≥0.9	31	84	2.0	NS
缩唇呼吸	58	78	2.7	0.5
斜角肌或胸锁乳突肌参与呼吸	39	88	3.3	0.7
最大喉部高度≤4cm	36	90	3.6	0.7
喉部下降＞3cm	17	80	NS	NS
Hoover征	58	86	4.2	0.5
触诊				
剑突下心脏搏动	4～27	97～99	7.4	NS
叩诊				
胸骨左下缘心浊音界消失	15	99	11.8	NS
胸部过清音	21～33	94～98	7.3	0.8
膈肌移动度＜2cm	13	98	NS	NS
听诊				
呼吸音减弱	29～82	63～96	3.5	0.5
呼吸音评分				
≤9分	23～46	96～97	10.2	—
10～12分	34～63	—	3.6	—
13～15分	11～16	—	NS	—
≥16分	3～10	33～34	0.1	—
早期吸气相爆裂音	25～77	97～98	14.6	NS
未用力呼吸喘息	13～56	86～99	2.6	0.8
辅助检查				
用力呼气时间				
≥9秒	29～50	86～98	4.1	—
3～9秒	42～54	—	NS	—
＜3秒	8～10	26～62	0.2	—

续　表

体征（参考文献）**	灵敏度/%	特异度/%	似然比***	
			体征存在	体征缺失
联合体征				
下列三项中同时存在两项：①吸烟量大于70包/年。②自诉慢性支气管炎或肺气肿病史。③呼吸音减弱或消失。	67	97	25.7	0.3

注：*诊断标准，对于慢性阻塞性肺疾病，FEV_1/FVC < 0.6 ～ 0.7（结合触诊、叩诊、呼吸音减弱或消失和联合体征），FEV_1/FVC < 0.7 ～ 0.75（结合视诊、吸气相爆裂音、喘息和用力呼气时间），或FEV_1 <预测值40%（结合呼吸音评分）。

**体征的定义，对于最大喉部高度，呼气时甲状软骨顶端与胸骨上切迹之间的距离；对于喉部下降，吸气末和呼气末喉部高度之间的差值；对于Hoover征，患者站立时，外侧肋缘吸气时异常内收；对于呼吸音评分，见第30章；对于用力呼气时间，见第31章。

***似然比，如果体征存在为阳性似然比；如果体征缺失为阴性似然比。

AP/L，前后/左右；FEV_1，第1秒用力呼气容积；FVC，用力肺活量；NS，不显著。

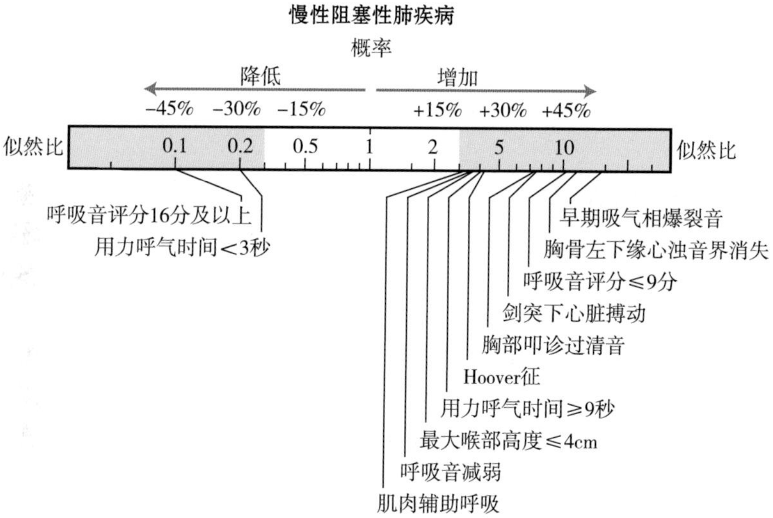

表33.2　慢性阻塞性肺疾病恶化评估：BAP-65评分*

BAP-65评分	定义	机械通气或住院死亡	
		比例/%	似然比
1	无BAP表现，年龄≤65岁	1.6	0.3
2	无BAP表现，年龄>65岁	2.3	0.4
3	1种BAP表现	7.3	NS
4	2种BAP表现	23.8	4.0
5	3种BAP表现	43.8	10.4

注：*BAP预测值指出现下列体征的数目：①血尿素氮>9mmol/L。②精神状态改变（失去方向感或Glasgow昏迷评分<14）。③脉搏≥110次/分。

BAP，血尿素氮、神志改变、脉搏的首字母缩写；NS，不显著

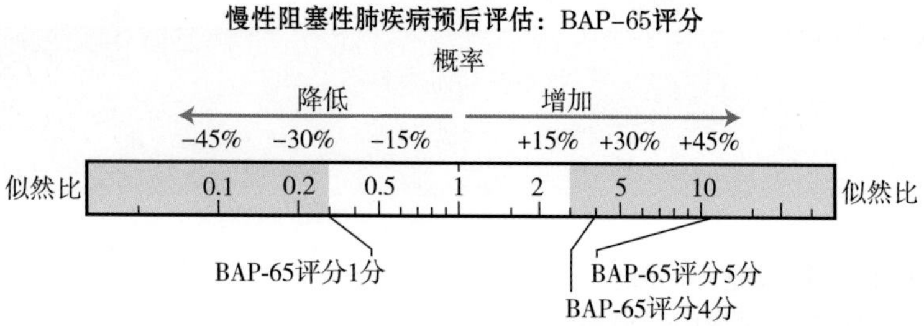

（三）慢性阻塞性肺疾病恶化评估（血尿素氮，神志改变，BAP-65评分）

纳入12万例次恶化慢性阻塞性肺疾病住院患者的临床研究中，研究者发现三项临床指标可准确预示机械通气或院内死亡的风险（总风险为3%～11%）：①血尿素氮水平≥9mmol/L。②神志改变。③心率超过110次/分（缩写为“BAP”[①]，帮助医生记忆这些症状）。循证医学表33.2显示，基于上述症状与患者年龄，患者人群根据其预后可以被分为5组。反过来，这一分类能够将患者采用机械通气或死亡的风险进行分层，其风险范围为1.6%～43.8%（似然比0.3～10.4，循证医学表33.2）。

BAP-65评分与CURB-65评分有相似之处（见第32章），但BAP-65在预测慢性阻塞性肺疾病恶化患者是否需要采用机械通气的风险上略胜一筹。

① BAP是血尿素氮、神志改变和脉搏的首字母缩写。

第34章

肺栓塞

教学要点

• 对疑似肺栓塞的患者，进行床旁检查的主要目的是评估其患病的风险。

• 以下的单一体征增加了诊断肺栓塞的概率：呼吸频率大于30次/分，一侧小腿水肿，胸骨旁隆起。但这些现象并不经常出现，即使出现，也应谨慎评估患者的肺栓塞风险。

• 使用完善的评分系统（如Wells评分，修正Geneva评分），临床医生可以将肺栓塞的风险因素与患者症状结合起来，将患者准确地分为肺栓塞的低危组、中危组和高危组。评分的结果与定量D-二聚体的测定结果一同分析，可指示患者进行计算机体层扫描（或通气灌注肺扫描）以确诊肺栓塞的必要性。

一、概述

肺栓塞的诊断是困扰临床医生超过一个世纪的难题。举例来讲，50%以上因肺栓塞致死的患者，临床医生未考虑过该疾病的诊断。如今，对疑似肺栓塞患者进行床旁检查的主要目的是评估患病的风险（即低危、中危或高危）。通常将这一结果与定量D-二聚体测定结果结合考虑，筛选出需要接受计算机体层扫描（computed tomography，CT）血管成像、加压静脉超声或通气灌注肺扫描等检查的患者，以进一步确诊肺栓塞。

二、体征

肺栓塞患者临床上的常见临床表现包括呼吸困难（61%～83%）、胸膜性胸痛（40%～48%）、咯血（5%～22%）和晕厥（4%～26%），其中晕厥多见于大面积肺栓塞患者（20%～80%），即栓子堵塞超过50%肺血管。肺栓塞患者中10%～35%有血栓栓塞病史，33%～42%的患者诉有小腿或大腿疼痛。

近年来，一些研究采用多因素分析方法建立患者肺栓塞风险的评分系统。这些评分系统将最具特征性和诊断价值的临床表现综合分析。其中应用最广泛的两个评分系统是**Wells评分**（表34.1）和**修正的Geneva评分**（表34.2）①。临床应用中，医生需要对每一个独立的指标单独评分，相加后即得到总分。总分可评估该患者患肺栓塞的总体风险，详见表34.1和表34.2的注释。两种评分系统纳入了类似的风险因素（血栓史、制动史、手术史、肿瘤史）与临床表现（咯血、心动过速、深静脉血栓症状），Wells评分还考虑了肺栓塞与其他疾病的鉴别诊断。

表34.1 肺栓塞Wells评分

因素	得分/分
危险因素	
肺栓塞或深静脉血栓病史	1.5
4周内制动史及外科手术史	1.5
肿瘤	1
临床表现	
咯血	1
心率＞100次/分	1.5
深静脉血栓临床表现	3
其他	
排除其他鉴别诊断	3

注：关于总分的解释，评分0～1分，低危；评分2～6分，中危；评分7分及以上，高危。
基于参考文献14。

① 由于动脉血气分析在临床实践中难以观测，修正Geneva评分在原Geneva评分基础上去掉了该指标。

表34.2 肺栓塞修正的Geneva评分

因 素	得分/分
危险因素	
年龄＞65岁	1
肺栓塞或深静脉血栓病史	3
1个月以内的全身麻醉下手术史或下肢创伤史	2
肿瘤（活动期或治愈时间短于1年）	2
临床表现	
单侧下肢疼痛	3
咯血	2
心率	
75～94次/分	3
≥95次/分	5
下肢深静脉触痛伴单侧水肿	4

注：关于总分的解释：评分0～3分，低危；评分4～10分，中危；评分≥11分，高危。
基于参考文献15。

三、临床意义

（一）单一体征

循证医学表34.1所示的研究纳入将近5000例疑似肺栓塞的患者，所有患者于经验丰富的深静脉血栓处理中心接受诊治。在这些研究中，只有1/5的疑似肺栓塞患者最终被确诊为肺栓塞。

仅根据单个体征很难准确识别肺栓塞患者。突发呼吸困难［似然比（likelihood ratio，*LR*）＝2.4］、晕厥（*LR*＝2）和咯血（*LR*＝1.9）[①]是仅有的体征，能独立增加诊断肺栓塞的概率。

能够提高确诊肺栓塞概率的临床表现还包括单侧小腿疼痛或肿胀（*LR*＝2.5，循证医学表34.1）、胸骨左缘隆起（*LR*＝2.4）、呼吸频率大于30次/分（*LR*＝2.0）和收缩期血压低于100mmHg（*LR*＝1.9）。喘息（*LR*＝0.4）与38℃以上发热（*LR*＝0.5）会在一定程度上降低诊断患者肺栓塞的概率。此外，尽管有一项研究表明，心率低于90次/分会降低患者肺栓塞风险（*LR*＝0.3），总的来说心率高于100次/分对于肺栓塞风险的判断没有价值（*LR*＝1.3）。

其他单个体征无诊断价值。11%～17%的肺栓塞患者可有胸壁压痛，但*LR*并不显著。需要注意，这一体征对肋软骨炎的诊断亦没有意义。患者自主呼吸时氧分压低于80mmHg或肺泡-动脉氧浓度梯度升高定义的低氧血症，同样没有诊断意义（*LR*不显著）。

① 在这些研究中，下列危险因素或症状在肺栓塞患者和无肺栓塞的患者中出现频率相近：女性，老年人，心脏病史，肺病史，雌激素服用史，呼吸困难，胸痛（包括胸膜性胸痛和非胸膜性胸痛），咳嗽。部分独立风险因素的*LR*在1.3～1.9，因而小幅度提升患者肺栓塞的风险。这些风险因素为癌症，近期制动史，近期手术史，近期创伤，静脉血栓栓塞史。

（二）综合体征用于临床判断肺栓塞风险

通过单独出现的临床表现判断肺栓塞风险准确性有限。循证医学表34.3表明Wells评分（$LR=7.5$）或修正后Geneva评分（$LR=6.6$）分级为“高危”的患者，其确诊为肺栓塞的概率显著升高；而评分为“低危”的患者确诊肺栓塞的概率较低，此时两个评分系统的LR均为0.3。

上述两种评分系统都强调将患者风险因素和临床表现结合起来，这在准确评估患者发病风险中十分关键。若患者出现典型的体征（如心动过速、小腿水肿）和风险因素（如肿瘤史、制动史），且未明确诊断为其他疾病，则发生肺栓塞的概率高。若患者未出现典型临床表现，无风险因素，存在可能的鉴别诊断（如心绞痛、充血性心力衰竭），则患者发生肺栓塞的概率低。许多研究都表明，若根据上述两种评分中任意一种被评价为“低危”的患者，其D-二聚体水平正常，提示肺栓塞的概率非常低，通常并不需要进行进一步影像学检查。

表34.3 肺栓塞*

体征（参考文献）**	灵敏度/%	特异度/%	似然比***	
			体征存在	体征缺失
单独出现体征				
一般情况				
大汗	4	94	NS	NS
发绀	1～3	97～100	NS	NS
生命体征				
心率＞100次/分	6～43	66～96	1.3	NS
收缩压≤100mmHg	8	95	1.9	NS
体温＞38℃	1～9	78～98	0.5	NS
呼吸频率＞30次/分	21	90	2.0	0.9
肺部				
肌肉辅助呼吸	17	89	NS	NS
爆裂音	21～59	45～82	NS	NS
喘息	3～31	68～91	0.4	NS
胸膜摩擦音	1～14	91～99	NS	NS
心脏				
颈静脉怒张	3～14	92～96	1.7	NS
胸骨左缘隆起	1～5	98～99	2.4	NS
P_2心音亢进	15～19	84～95	NS	NS
奔马律（S_3或S_4）	30	89	NS	NS
其他体征				
胸壁压痛	11～17	79～80	NS	NS
单侧小腿疼痛或肿胀	9～52	77～99	2.2	0.8

续 表

体征（参考文献）**	灵敏度/%	特异度/%	似然比***	
			体征存在	体征缺失
综合体征				
Wells评分				
低危，0～1分	6～53	30～54	0.3	—
中危，2～6分	38～72	—	1.6	—
高危，≥7分	7～54	90～100	7.5	—
修正的Geneva评分				
低危，0～3分	1～27	43～85	0.3	—
中危，4～10分	58～69	—	NS	—
高危，≥11分	10～42	96～99	6.6	—

注：*诊断标准，对于肺栓塞，肺血管造影、CT血管成像或肺通气-灌注扫描（正负加压静脉超声显像）。

在8项研究中，一些肺栓塞的低风险患者（如D-二聚体定量试验阴性，临床风险低）未进行检测，在未予抗凝治疗的情况下进行了至少3个月的随访；均缺乏血栓栓塞的临床证据。

**体征的定义，Wells评分系统见表34.1，修正的Geneva评分系统见表34.2。

***似然比，如果体征存在为阳性似然比；如果体征缺失为阴性似然比。

NS，不显著。

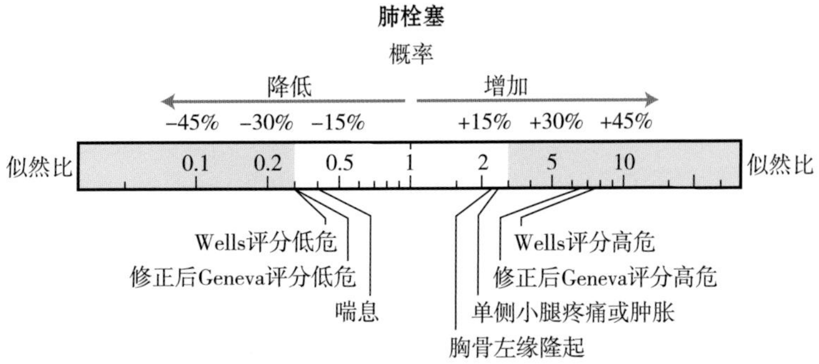

第35章

胸腔积液

教学重点

- 呼吸困难的患者出现以下表现时，诊断胸腔积液的可能性增大：叩诊音异常，胸腔扩张不对称，语音共振减低，触觉语颤减弱，呼吸音强度减低，叩诊浊音。
- 查体时如呼吸音强度和语音共振正常，则胸腔积液的可能性显著下降。诊断胸腔积液是医学生仍需学习胸部叩诊的主要原因之一。

一、概述

尽管古希腊时期的医生可以常规识别并治疗脓胸，但胸腔积液的现代诊断体征则需追溯到两位医生，一位是Auenbrugger，他描述了胸腔积液时的病理性浊音及胸廓扩张下降；另一位是Laennec，他描述了胸腔积液时呼吸音普遍消失，以及部分患者中出现的支气管呼吸音和异常语音共振。19世纪，医学叩诊的引入使得医生便能够在伴有慢性呼吸系统主诉的患者中常规鉴别脓胸和结核。

如今，成人胸腔积液最常见的原因为心力衰竭、恶性肿瘤、肺炎和结核。

二、体征

胸腔积液蓄积后，如果量足够大，会扩张胸廓并使肺塌陷，患者出现胸廓扩张不对称，原本凹陷的肋间隙会变平甚至突出。因为胸腔积液会减弱低频振动的传导（图30.2），患侧触觉语颤减弱。患者均出现呼吸音减低，尤其是在下胸部。这是肺塌陷之后气体流量减低和低频肺泡呼吸音通过液体后传导减弱共同作用的结果。

然而，语音共振检查（如医生使用听诊器听到的声音）可能会有两种不同的发现：①语音共振可能会减弱或消失（患侧声音较健侧减弱）。②语音共振异常，产生羊鸣音、支气管语音、耳语音及常见的支气管呼吸音。第30章进一步讨论了这些异常发现（详见“语音共振”部分）。

三、临床意义

以下发现增加了胸腔积液的可能性：异常叩诊音［似然比（likelihood ratio，*LR*）＝8.3，循证医学表35.1］，胸廓扩张不对称（*LR*＝8.1），语音共振减弱（*LR*＝6.5），触觉语颤减弱（*LR*＝5.7），呼吸音减弱或消失（*LR*＝5.2），不对称浊音（*LR*＝4.8）。以下发现降低了胸腔积液的可能性：呼吸音强度正常（*LR*＝0.1），叩诊清音（*LR*＝0.1），触觉语颤正常（*LR*＝0.2），胸廓扩张对称（*LR*＝0.3），语音共振正常（*LR*＝0.3）。

表35.1　胸腔积液*

发现**	灵敏度/%	特异度/%	似然比***	
			体征存在	体征缺失
视诊				
胸廓扩张不对称	74	91	8.1	0.3
触诊				
触觉语颤减弱	82	86	5.7	0.2
叩诊				
常规叩诊浊音	89	81	4.8	0.1
异常叩诊音（Guarino法）	58～96	85～95	8.3	NS

续 表

发现**	灵敏度/%	特异度/%	似然比***	
			体征存在	体征缺失
听诊				
呼吸音减弱或消失	88	83	5.2	0.1
语音共振减弱	76	88	6.5	0.3
湿啰音	44	38	NS	1.5
胸膜摩擦音	5	99	NS	NS

注：*诊断标准，胸腔积液诊断标准为胸部影像学。

**发现的定义，异常叩诊音是指使用Guarino方法叩诊（见第29章“叩诊音”部分）；语音共振减弱是指在患者背诵数字时，用听诊器在后胸壁听到患者语音传递出的声音减弱或消失；对所有其他发现的定义，详见第28～30章。

***似然比，如果体征存在为阳性似然比；如果体征缺失为阴性似然比。

NS，不显著。

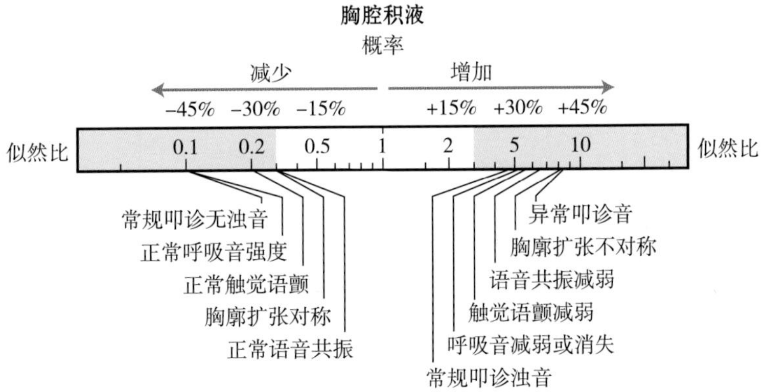

在一项针对需要机械通气的急性呼吸窘迫综合征患者的研究中，胸部超过一个区域的呼吸音消失会增加诊断特定区域潜在胸腔积液的可能性（$LR=4.3$）。

第八部分　心 脏 检 查

第36章

颈静脉视诊

教学重点

• 对于呼吸困难、腹水或水肿的患者，进行静脉压的床旁测量是绝对必要的。若静脉压升高，则患者患有心肺疾病；若静脉压正常，则患者可能患有肝脏或肾脏疾病。

• 相较于测量值，颈静脉压的床旁估计值也是准确的。

• 对于胸痛或呼吸困难的患者，颈静脉压升高增加了左心压力升高和射血分数降低的可能。

• 颈内静脉波形与动脉搏动波最重要的区别在于静脉明显向内侧搏动，而动脉明显向外侧搏动。

• 库斯莫尔征（Kussmaul sign）与腹颈试验阳性结果往往同时出现。常见于缩窄性心包炎、右心室心梗及部分严重心力衰竭的患者。在心力衰竭患者中，Kussmaul征提示预后不佳。

一、概述

临床医生基于以下需求要视诊颈静脉：①发现中心静脉压（central venous pressure，CVP）升高。②发现静颈静脉波形的特定异常，这些异常是某些心律失常、血管、心包及心肌疾病的特征。

大约三个世纪前，临床医生首次将颈静脉怒张与心脏疾病联系起来。19世纪末期，James Mackenzie爵士使用安置在患者颈部和肝脏部位的机械记录仪，描述了心律失常和各种心脏疾病的颈静脉波形异常。他将颈静脉波形标记为A波、C波和V波，这一分类沿用至今。20世纪20年代，随着玻璃压力计的引入和Starling试验将静脉压与心输出量关联起来，医生开始常规在床旁估计静脉压。

二、静脉压

（一）定义

1. 中心静脉压（CVP）

CVP是腔静脉或右心房的平均压力。在无三尖瓣狭窄时，CVP等于右心室舒张末压。能够导致右心舒张压升高的异常，如左心疾病、肺部疾病、原发性肺动脉高压及肺动脉瓣狭窄，均会使CVP升高，导致颈静脉异常明显。CVP使用标准大气压下毫米汞柱（mmHg）或厘米水柱（cmH_2O）来表示（$1.36cmH_2O = 1.0mmHg$）。

在有腹水或水肿的患者中，估计CVP是对诊断最有帮助的。在这些患者中，CVP升高提示心脏或肺部疾病；CVP正常则提示其他诊断，如慢性肝病。与普遍的观点相反，肝病患者的CVP是正常的，此类患者的水肿是由于低白蛋白血症及腹水的重量将静脉血压迫到腿部。

2. 生理零点

生理学家长期以来一直假设心血管系统的某个部位（在人类中，被假定是右心房）紧密地调节着静脉压，所以无论人的体位如何变动，该处静脉压保持不变，该部位即为生理零点。所有对CVP的测量，无论是医生视诊颈静脉，还是重症监护室使用导管，都是在试图确定这个零点处的压力。举例来说，如果连接静脉的压力计顶端和大气连通，来自颈静脉的压力可以支撑压力计中生理零点以上8cm高的生理盐水柱，则静脉压记录为$8cmH_2O$。对CVP的估计与生理零点相关，因为对该数值的解释不需要考虑不同体位的静水压效应，因此任何异常数值均可提示疾病。

3. 外部参考点

医生需要某个外部参考点以准确定位生理零点。在过去一个世纪提出的参考点中，目前只有两个沿用至今，分别是胸骨角和静脉静力学轴。

（1）**胸骨角**。1930年，Mackenzie的学生，Thomas Lewis爵士提出一个简单的床旁测量静脉压的方法，以替代常规使用时过于复杂的压力计。他观察到无论处于仰卧位、半直立位或直立位，正常人的颈静脉上缘（以及压力计液面上缘）总位于距胸骨角垂直距离1～2cm的位置（这一观察也被其他人证实）。Lewis得出的结论是，如果颈静脉的上缘距胸骨角的垂直距离超过3cm，则静脉压升高。

后人将这一方法修改为，CVP相当于颈静脉上缘与胸骨角下方5cm处的垂直距离（图36.1）。这一变动通常被叫作Lewis方法，尽管Lewis本人从未如此声明。

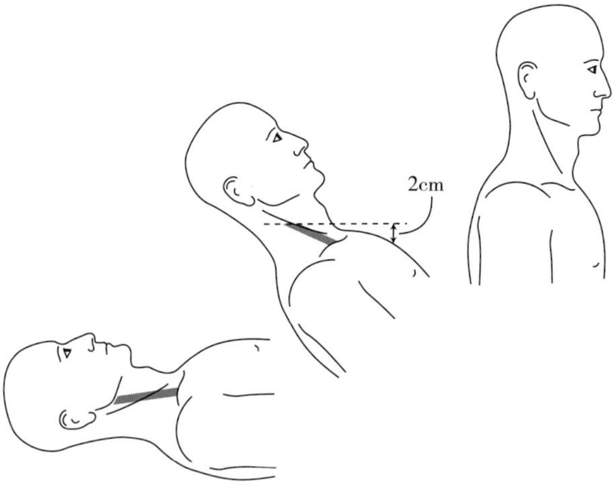

图36.1 **静脉压测量**

医生需要变动患者体位，直至可观察到颈静脉上缘。图中患者CVP正常，仰卧位时静脉完全充盈，直立位时完全塌陷。因此半卧位可用于其静脉压测量。在半卧位时，其颈静脉上缘距胸骨角垂直距离为2cm，按照Lewis方法，则该患者的CVP为2＋5＝7cmH_2O。

（2）**静脉静力学轴**。静脉静力学轴是第四肋间隙水平面胸部前后壁的中点。20世纪40年代，这一参考点被首次提出，因为有研究显示，用它作零点能使得正常人在0°～90°变换体位时静脉压力变化最小。目前静脉静力学轴是重症监护室和心脏导管室最常用的参考点。

（3）**胸骨角与静脉静力学轴的优缺点**。显然，静脉压测量值只取决于参考点的选取。静脉静力学轴定位了一个位于右心房中的点，该点正位于Lewis方法确定的点后方几厘米（例如，使用静脉静力学轴时的零点位于胸骨角后方9～10cm，使用Lewis方法时的零点则位于胸骨角后方5cm）。这意味着在颈静脉位置完全相同的情况下，应用静脉静力学方法测得的CVP数值将比用Lewis方法测得的数值高几厘米水柱。

在床旁测量时，胸骨角是一个更好的参考点，因为相较于静脉静力学轴，医生更容易重复定位胸骨角。即便患者采取标准体位，使用柔性直角三角形和激光水平仪，有经验的医生在用静脉静力学轴方法定位零点时，也还是会在水平与垂直方向出现几厘米的偏差。

（二）静脉压升高

1. 技术

因为右侧静脉可直接返回心脏，故医生需测量右颈静脉以得到静脉压数值。左颈静脉需跨过纵隔才能回心，走行中可能会受到主动脉压迫，因此在CVP及右颈静脉压正常的情况下，有时会出现左颈静脉压升高。

2. 颈外静脉与颈内静脉

颈外与颈内静脉均可应用于静脉压估计，两者结果差异不大。传统上，医生被教导只能使用颈内静脉来估计静脉压，这是因为颈外静脉有静脉瓣，据称会干扰压力测量所必需的静水压液柱的形成。这一说法存在两个错误：①解剖学家在几世纪前就已发现，颈内静脉同样具有静脉瓣。在心肺复苏按压胸部时，颈内静脉瓣可以防止血液倒流。②颈静脉瓣并不会干扰压力测量，因为正常血液是顺静脉瓣开口方向流向心脏的。实际上，静脉瓣可能起到传感器膜的作用（类似说话时横膈的作用），它们可以放大右心房压的搏动，从而使得静脉波形更容易被观察到。

3. CVP升高的定义

医生在确定颈外静脉或颈内静脉的上缘后，需测量静脉上缘到之前讨论过的某一外部标记点的垂直距离（图36.1）。出现如下情况则认为静脉压异常升高：①颈静脉上缘距离胸骨角超过3cm。②使用Lewis方法测量出CVP超过8cmH_2O（距胸骨角距离＞3cm）。③使用静脉静力学轴法测量CVP超过12cmH_2O。

（三）床旁估计静脉压与导管测量静脉压

1. 诊断准确性[①]

在使用一个标准参考点的临床研究中，85%的情况下CVP的床旁估计值与导管测量值的差值在4cmH_2O以内。根据这些研究，发现CVP升高（例如，颈静脉上缘高于胸骨角3cmH_2O或使用Lewis方法测量高于8cmH_2O），则使用导管测量出CVP升高的可能性明显增大［似然比（likelihood ratio，*LR*）＝8.9，循证医学表36.1］。如果检查时发现CVP正常，则导管测量结果高于12cmH_2O的可能性显著下降（*LR*＝0.2，循证医学表36.1）。如果疾病已经确诊，检查时也可能发现CVP正常，而非高于8cmH_2O，但这样的结果可信度不高（*LR*＝0.3）。这说明一部分CVP估计值正常的患者，其导管测量值有轻度升高（8～12cmH_2O[②]）。

表36.1　颈静脉检查*

体征**	灵敏度/%	特异度/%	似然比***	
			体征存在	体征缺失
静脉压估计值升高				
检出CVP＞8cmH_2O	47～92	83～96	8.9	0.3
检出CVP＞12cmH_2O	78～95	67～93	6.6	0.2
检出左心舒张压升高	10～58	96～97	3.9	NS
检出左心室射血分数减低	7～25	96～98	6.3	NS
检出心肌梗死（如有胸痛）	10	96	2.4	NS

① 对于床旁估计CVP，检测其诊断准确性的研究难以汇总，因为这些研究往往不能将研究所用的外部参考点标准化。

② 出于比较的目的，这里的“导管测量值”结果用Lewis方法中的厘米水柱（cmH_2O）表示，在大多数以静脉静力学轴为参考点的导管室，“导管测量值”结果用毫米汞柱（mmHg）表示。

续　表

体征**	灵敏度/%	特异度/%	似然比***	
			体征存在	体征缺失
预计会有术后肺水肿	19	98	11.3	NS
预计会有术后心肌梗死或心源性死亡	17	98	9.4	NS
静脉压估计值降低				
检出CVP≤5cmH_2O	90	89	8.4	0.1
腹颈试验阳性				
检出左心舒张压升高	55～84	83～98	8.0	0.3
早期收缩期向外运动（颈静脉波）				
检出中重度三尖瓣反流	37	97	10.9	0.7

注：*诊断标准，CVP测量时，患者仰卧位，采用Lewis法或未知方法插管测量；左心舒张压升高或射血分数降低，见第48章；心肌梗死，见第49章。

**发现定义，静脉压升高，即采用Lewis方法的床旁估计值＞8cmH_2O，使用静脉静力学轴法的测量值＞12cmH_2O，或方法未知；静脉压降低，即采用Lewis方法的估计值≤5cmH_2O；腹颈试验阳性，见正文。

***似然比，如果体征存在为阳性似然比；如果体征缺失为阴性似然比。

CVP，中心静脉压；NS，不显著。

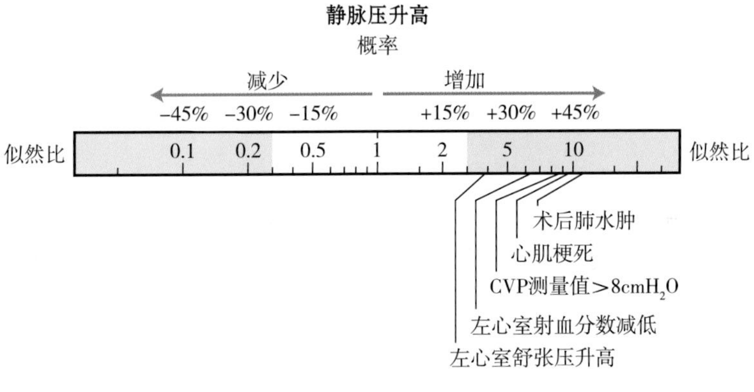

CVP的床旁估计值往往低于插管测量值，下文会进一步解释为什么在患者呼气时的估计值会比吸气时值更准确：呼气时颈静脉上端上移，增加了床旁估计值从而缩小误差。

2. 为何医生低估测量值

许多原因会导致临床医生倾向于低估测量值，其中最重要的是当患者转变体位时，胸骨角和生理零点之间的垂直距离会改变（图36.2）。无论患者静脉压高低，导管测量时患者往往取仰卧位。而床旁估计静脉压时，患者必须采取半直立位，在静脉压高时甚至需要采取直立位，因为这两种体位才能显露充盈的颈静脉上缘。图36.2显示，与仰卧位相比，半直立位时右心房距胸骨角的垂直距离增加了大约3cm，这会使床旁估测CVP产生3cm误差值。尤其是对于CVP导管测量值轻度升高的患者（8 ～ 12cmH_2O），他们的静脉只有在更高的体位才能观察到，其床旁估测值可能正常（＜8cmH_2O）。

上述结论的支持证据如下：导管法测量CVP时，若选用胸骨角作为外部参考点，则患者采用半卧位时的测量值比仰卧时低3cm。

（四）静脉压升高的临床意义

1. 腹水和水肿的鉴别诊断

对于有腹水或水肿的患者，静脉压升高意味着病因为心肺循环异常；反之则说明另有其他原因。

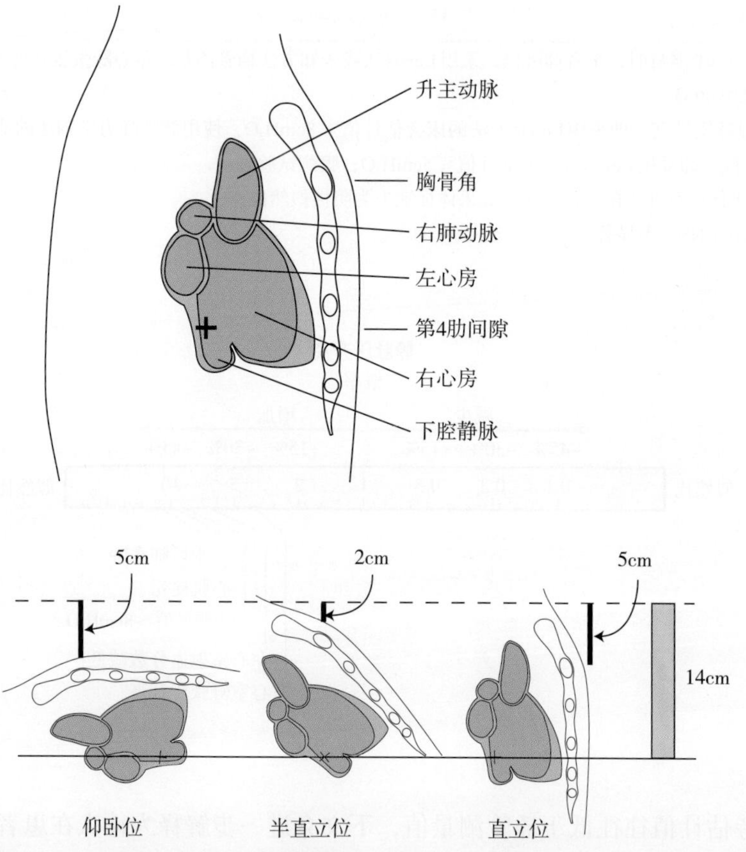

图36.2　中心静脉压与患者体位的关系

图的上半部分展示了一例43岁男性患者的矢状切面，正好位于胸骨中线右侧，图片显示了胸骨角、右心房和静脉静力学轴（右心房后侧的黑色十字标识）之间的关系。图的下半部分展示了仰卧位（0°）、半直立位（45°）和直立位（90°）时静脉静力学轴（水平实线）和胸骨角垂直距离的变化。静脉压在每个体位都是相同的（静脉静力学轴以上14cm，右侧灰色条），但是胸骨角与颈静脉上缘的垂直距离随体位变化而改变。仰卧位和直立位时为5cm，而半直立位时只有2cm。在使用Lewis方法（见正文）估计静脉压时，半直立位时的静脉压估计值（2＋5＝7cm）比仰卧位或直立位测得的结果（5＋5＝10cm）低3cm。

2. 静脉压升高与左心疾病

循证医学表36.1 显示，在心绞痛或呼吸困难的患者中，静脉压升高增加了左心房压力升高（$LR=3.9$，循证医学表36.1）[①]和射血分数下降（$LR=6.3$）的可能性。相反的结果（静脉压正常）不能为左心压力及功能提供诊断信息（阴性LR不显著，循证医学表36.1）。对于持续胸痛的急诊患者，静脉压升高增加了心肌梗死（MI）的可能性（$LR=2.4$）。

3. 术前咨询发现静脉压升高

术前咨询时发现静脉压升高的患者，如不使用利尿药或接受其他治疗，术后将发展为肺水肿（$LR=11.3$，循证医学表36.1）或心肌梗死（$LR=9.4$）。

4. 静脉压升高与心包疾病

静脉压升高是心脏压塞（100%）和缩窄性心包炎（98%）的主要表现。因此，颈静脉压正常是不支持这两个诊断的一个确凿证据。对于颈静脉压升高的患者，医生都应检查有无心脏压塞和缩窄性心包炎的其他体征。前者的体征如奇脉，静脉波形有显著的x′下降而无y下降；后者的体征如心包叩击音，静脉波形中有显著的x′和y下降（见第47章）。

5. 单侧静脉压升高

有时左侧无名静脉会受到弯曲走行的主动脉压迫，可观察到左颈静脉充盈而右侧正常的情况。这些患者往往在深吸气时左侧静脉压恢复正常。

如果长期单侧颈静脉压升高，通常提示一处纵隔病灶导致的局部阻塞，如主动脉瘤或胸内甲状腺。

（五）估计静脉压降低的临床意义

关于医生能否准确发现静脉压降低的研究很少。一个潜在的难题是，正常静脉压通常被定义为＜8cmH_2O，因此，低静脉压和正常静脉压的范围存在重合。然而，在一项纳入38例ICU患者（约50%接受机械通气）的研究中，医生估计CVP≤5cmH_2O与测量值≤5cmH_2O一致（阳性$LR=8.4$）。这在医生考虑是否需要补液时是一个重要的发现。

三、腹颈试验

（一）体征

腹颈试验中，临床医生用力按压患者中腹部10 秒，使内脏血液更多被压回心脏，同时观察颈静脉。正常人的CVP在受到按压后通常无变化或短暂升高，在1～2次心脏搏动后恢复到正常值或正常值以下。如果CVP在按压后升高超过4cmH_2O并持续整整10秒，则腹颈试验为阳性。大部分医生会观察腹部压力解除时颈静脉的回落情况，将颈静脉压力回落超过4cmH_2O定为腹颈试验阳性。

最早的颈腹试验是Pasteur于1885年提出的肝颈回流征，其阳性结果是三尖瓣反流的特异度

① 心脏导管检查测量右心房压力≥10mmHg与肺毛细血管楔压≥22mmHg一致（$LR=3.5$）。导管法测量与床旁检查的结论一致（$LR=3.9$）。

表现。1898年，Rondot发现三尖瓣功能完好的患者也会出现阳性结果。直到1925年，医生发现不仅是按压肝脏，对腹部任何位置施压均会引出该体征。一些研究者对现行的腹颈试验定义作出了贡献。

（二）临床意义

对于心脏导管检查的患者（多数因为胸痛或呼吸困难），腹颈试验阳性是左心房压力升高的一个准确征象（例如，CVP≥15mmHg，*LR*＝8，循证医学表36.1）。因此，腹颈试验阳性对于呼吸困难患者有重要提示意义，即左心疾病至少部分解释了患者呼吸困难。腹颈试验阴性则降低了左心房高压的可能性（*LR*＝0.3，表36.2）。

四、Kussmaul征

Kussmaul征指吸气时CVP的异常升高。正常人的静脉压在吸气时会降低，因为胸廓内压力降低时右心压力也降低。Kussmaul征与缩窄性心包炎相关，但是仅有一小部分缩窄性心包炎患者会出现Kussmaul征。Kussmaul征也可能出现于其他疾病中，如重度心力衰竭、肺栓塞与右心室梗死。

可观看一个关于Kussmaul征的视频。

表36.2　鉴别颈内静脉波形与颈动脉搏动

特点	颈内静脉	颈动脉
运动特点	下降运动最明显	上升运动最明显
心室每次收缩的搏动次数	通常两次	一次
搏动的可触及性	不可触及或轻微起伏	易触及
随呼吸的改变	吸气时搏动更加明显但在颈部的位置下降	无改变
随体位的变化	患者坐位时在颈部的搏动位置降低	无改变
随腹压的变化	搏动可暂时变强且在颈部的位置升高	无改变
随颈部搏动位置下方施压的变化	搏动明显度减弱	无改变

（一）静脉压升高、腹颈试验与Kussmaul征的病理学关系

正常人的外周静脉属于可扩张血管，容纳2/3的总血量，能在接受输血或献血后使血压保持相对稳定。心力衰竭患者因组织水肿及交感神经兴奋，外周血管处于异常收缩状态，使得肢端血量降低而中央血量升高。因为收缩状态的静脉顺应性下降，额外增加的中心血量使得CVP异常升高。

除了使CVP上升，静脉收缩还会引起腹颈试验阳性和Kussmaul征，两者通常同时出现。大部分患有缩窄性心包炎且Kussmaul征阳性的患者，其腹颈试验也呈显著阳性；许多重度心力衰竭且腹颈试验显著阳性的患者也会有Kussmaul征。这些患者的静脉压不像正常人那样稳定，容易受静脉回心血量的影响。能够增加静脉回心血量的动作，如运动、抬腿或按压腹部，均会导致腹颈试验阳性及Kussmaul征阳性的患者静脉压升高，但对正常人则没有影响。Kussmaul征其

实只是吸气状态下的腹颈试验，患者吸气时膈肌下降挤压腹部，使静脉回流增加。

即便如此，右心室异常也可能导致Kussmaul征。因为所有与Kussmaul征相关的疾病都有这样的特征，即吸气时右心室不能容纳足够多的血液。例如，在缩窄性心包炎的患者中，是正常心室被病变心包所限制；而在重度心力衰竭、急性肺源性心脏病或右心室梗死的患者中，则是扩张的右心室被正常心包所限制。右心活动受限时，吸气状态下CVP的增加量更高，Kussmaul征因此更加明显。

（二）Kussmaul征的临床意义

除了作为诊断缩窄性心包炎及右心室梗死的线索外，Kussmaul征也与严重心力衰竭患者的不良预后有关（1年死亡率，$LR = 3.5$）。

五、静脉波形

（一）识别颈内静脉

通常仅有颈内静脉的静脉波形明显，因为颈内静脉位于胸锁乳突肌下，其搏动会引起颈部软组织搏动，这一点不同于皮下静脉。因为颈动脉同样会导致颈部搏动，临床医生需要使用表36.1中列举的原则来鉴别二者。

在表36.1列举的鉴别特征中，最显著的是两者的运动特点。静脉搏动时向内或向下运动明显，而向外运动则比较缓慢和弥散。反之，动脉搏动时向外或向上运动明显，而向内运动则缓慢和弥散。

（二）静脉波形的组成

尽管静脉压追踪显示出三组正波与负波（图36.3），但在床旁通常只能观察到两个降支，分别是一个比较明显的x′降支和一个不明显的y降支（图36.4）。图36.3讨论了这些波形的生理学机制。

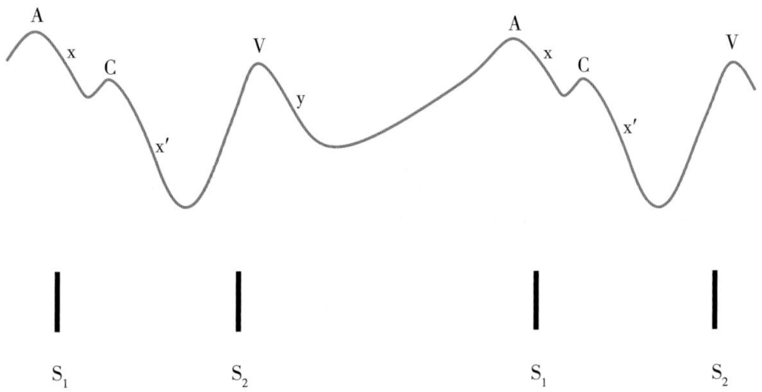

图36.3　**压力追踪显示静脉波形**

静脉波形由三个正波（A、C和V）及三个负波（x、x′和y降支）组成。A波代表右心房收缩；x降支代表右心房舒张。C波，命名为“C”是因为Mackenzie最开始认为它是颈动脉伪影，目前认为C波可能代表右心室收缩和三尖瓣闭合后向上向颈部方向凸起。x′降支发生于右心室收缩时，因右心房底部（房室瓣环）下移，将右心房拉离颈静脉（生理学家称之为“基底部下降”）而形成。V波代表右心房充盈，最终克服基底部下降的影响并使静脉压升高（心房充盈通常发生于心室收缩期，而不是舒张期）。y降支发生于舒张初期三尖瓣开放时，因为心房中的血进入心室，静脉压突然降低。

（三）测定x′降支与y降支的时间

识别静脉波形的最佳方式是通过同时听诊心音或触诊颈动脉搏动来测定静脉波形降支的时间（图36.4）。

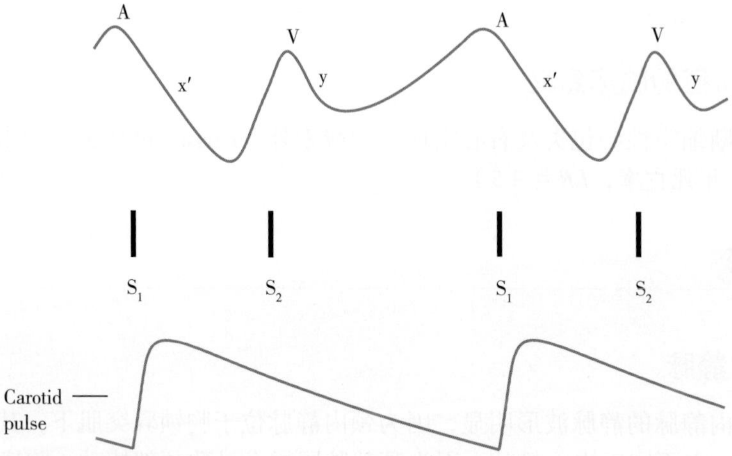

图36.4　**静脉波形：临床医生所见**

虽然静脉波形压力追踪显示了三组正负波形（图36.3），但是C波由于过小几乎不可见。因此，医生在每个心动周期只能看到两个降支：第一个是x和x′降支的融合波，通常用x′降支表示。第二个是y降支，在正常人中比x′降支要小。临床医生通过测定二者与心音和颈动脉搏动的时间关系来加以区分（见正文）。

1. 听诊心音

x′降支在S_2前结束，如同一座倒塌的山丘滑入底部的S_2。相反，y降支在S_2之后发生。

2. 触诊颈动脉

x′降支属于收缩运动，与颈动脉搏动的节拍一致。y降支属于舒张运动，在颈动脉搏动后发生，间隔时间约为S_1与S_2间期。

（四）临床意义

正常静脉波形由明显的x′降支和较小甚至缺失的y降支组成；无突然的向外运动波形。

床旁检查中，静脉波形变得异常明显主要因为以下两个原因：①降支异常。②颈静脉出现突然向外运动。

1. 降支异常

静脉波形降支异常有三种类型：①W或M型（x′＝y型）。y降支变得异常明显，每次收缩能观察到两个明显的y降支伴随着x降支，颈部软组织的搏动波形为W或M型。②x′降支减小型（x′＜y型）。x′降支减小或消失，使得y降支变得最为明显。这是最为常见的异常类型，常见于心房颤动（A波消失）及许多心肌病（基底部下降迟缓）。③y降支缺失型。这一类型通常只在静脉压上升的患者中可见，因为健康人的CVP正常，y降支较小。

每种类型的病因总结在表36.3中。

2. 异常显著的向外运动波

如果医生观察到患者颈静脉突然明显地向外运动，则需判断外向运动发生于S_1期前（收缩前大A波）还是S_1期后（三尖瓣反流或大炮A波）。

表36.3　静脉波形

发现	病因
异常降支	
W或M型（x′＝y）	缩窄性心包炎* 房间隔缺损
x′降支减小型（x′＜y）	心房颤动 心肌病 轻度三尖瓣反流
y降支缺失型**	心脏压塞 三尖瓣狭窄
异常显著的向外运动波	
大A波（收缩前波）	肺动脉高压 肺动脉瓣狭窄 三尖瓣狭窄
收缩波	三尖瓣反流 大炮A波

注：*缩窄性心包炎患者中，明显的y降支有时被称为Friedreich 颈静脉舒张塌陷（以纪念Nikolaus Friedreich，1825—2882）。

**如果静脉压正常，则y降支缺失是正常表现；然而，如果静脉压升高，y降支缺失为异常表现，提示早期舒张充盈受损。

（1）大A波（突然的收缩前向外波）。产生大A波有两个条件：①窦性心律。②存在某些阻塞导致右心房或右心室排空受阻，常由肺动脉高压、肺动脉瓣狭窄或三尖瓣狭窄引起。然而，很多患有严重肺动脉高压的患者并没有这种表现，因为他们心房收缩太微弱或心房收缩落在心动周期中静脉压下降的时间段内。

部分有大A波的患者同时可用听诊器听到颈静脉收缩期前杂音。

（2）收缩波。

1）三尖瓣反流。三尖瓣反流和肺动脉高压患者会出现颈静脉抬高（超过90%的患者），其波形仅由一个与颈动脉搏动节拍一致的单次向外收缩运动组成，并且在S_2之后回落（例如，y降支明显）。某些患者伴有收缩中期颈静脉喀喇音。因为患有慢性三尖瓣反流的患者颈静脉瓣通常关闭不全，四肢静脉也可随每次收缩时形成的反流而搏动（见第46章）。

观察到收缩早期向外的静脉波形（CV波）会在很大程度上增加中重度三尖瓣反流的可能性（*LR*＝10.9，循证医学表36.1）。

2）大炮A波。大炮A波表示的是在三尖瓣关闭后，发生在心室收缩后的心房收缩[①]。此时发

① 与大炮A波关联的心电图表现为在QRS波和T波之间回落的P波（心房收缩）。

心脏检查

生的心房收缩不会向右心室排血，反而会使血液向上回流到颈静脉。大炮A波可能是规律的（例如，伴随每次动脉搏动）或间歇的。

规律大炮A波：规律的大炮A波常见于许多阵发性室上性心动过速（心率加快）和交接区心律（正常心率）中。两者均伴有逆向P波，其与QRS波融合或紧随QRS波之后。

间歇大炮A波：如果动脉搏动是规律的，但是大炮A波是间歇性的，那么这种现象只有房室分离这一个可能（见第16章）。在室性心动过速的患者中，观察到间歇的大炮A波提示房室分离的灵敏度为96%，特异度为75%，阳性*LR*为3.8，阴性*LR*为0.1（见第16章）。

如果动脉搏动不规律，则间歇的大炮A波意义不大。因为他们常伴随室性期前收缩产生，在少见情况下伴随房性期前收缩（见第16章）。

第37章

心脏叩诊

教学重点

- 尽管心脏叩诊的临床价值很有限，但如果心浊音界距胸骨中线的距离小于10.5cm，则胸部X线片上看到心脏扩大的可能性减小。

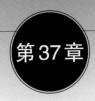

一、概述

心脏的叩诊可追溯到19世纪20年代，当时Laennec的学生——Pierre Piorry充满热情地介绍了局部叩诊法，据信该方法可以帮助临床医生精确画出包括心脏在内的各内脏的边界。尽管Piorry的许多说法在今天看来非常不可思议（例如，他声称可以通过叩诊画出肺空洞、脾脏、棘球蚴囊甚至各个心腔的边界），但他的许多革新保留至今，包括间接叩诊、叩诊板、后侧胸壁叩诊确定膈肌界、前侧胸壁叩诊确定肝界等。只不过Piorry当时使用的叩诊板是一块象牙板，如今的临床医生们则将自己的左手中指作为叩诊板。

1899年，即X线发现仅4年以后，Williams对心脏叩诊的准确性提出了质疑。他发现许多心脏中度肥大的患者（尸检心脏重350～500g）心脏叩诊结果正常。而在1907年，心脏叩诊技术又遭遇了另一次挫折：Moritz出版了许多权威人士关于心浊音界的混合结果。他发现权威专家的结果难以保持一致，同时也不能和X线检查的轮廓线保持一致。到20世纪30年代时，许多一流的临床医生认为心脏叩诊是不可靠的和不准确的。

二、临床意义

对心脏叩诊的研究有许多的局限性。其中最突出的问题在于，确定研究对象时，选择性地招募健康人，而缺少胸廓畸形或肺气肿患者。但即便如此，研究中通过叩诊得到的心界也只是和真实的心界轻度相关。不论被测试者处于仰卧位或是直立位，心界叩诊的平均误差在1～2cm（标准差约1cm）。临床医生在实际应用叩诊的过程中往往会将心界的左缘估计得靠外而偏大，右缘则因估计得靠胸骨而偏小（如果研究终点是心脏横径的话，这两个偏差通常会互相抵消）。在肺气肿患者中，这一误差会更加明显。

叩诊心脏扩大的经典体征为浊音界向外侧扩展。若发现心浊音界超过锁骨中线或距锁骨中线大于10.5cm，则会提高心胸比增大的可能性［似然比（*LR*）＝2.4～2.5，循证医学表37.1］。若心浊音界未超过这些范围，则认为患者无心胸比增大（*LR*＝0.05～0.10，循证医学表37.1）。即使如此，这一信息也可能不具有临床应用价值，因为心胸比本身的临床意义并不明确。

表37.1　心脏叩诊*

发现	灵敏度/%	特异度/%	似然比**	
			体征存在	体征缺失
浊音超过胸骨中线10.5cm（患者仰卧位）				
检出心胸比＞0.5	97	61	2.5	0.05
检出左心室舒张末容积增加	94	32	1.4	NS
浊音超过锁骨中线（患者直立位）				
检出心胸比＞0.5	97	60	2.4	0.1

注：*诊断标准，心胸比，是指胸部X线片上心脏的最大横径与胸廓最大横径之比；左心室舒张末容积增大，是指超高速CT提示左心室舒张末期容积＞186ml。

**似然比，体征存在为阳性似然比；体征缺失为阴性似然比。

NS，不显著。

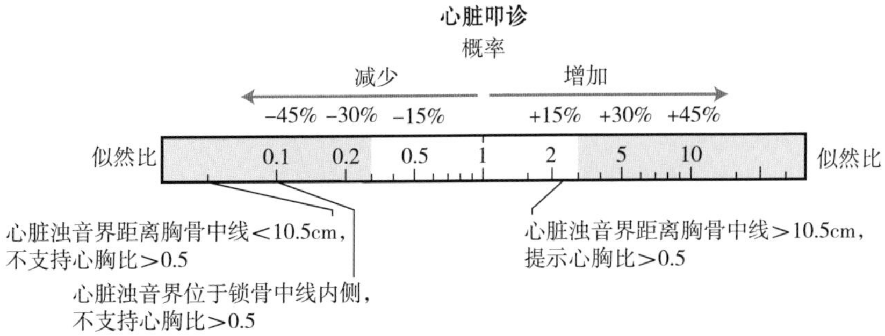
心脏叩诊
概率
减少
增加
−45% −30% −15%
+15% +30% +45%
似然比
0.1 0.2 0.5 1 2 5 10
似然比
心脏浊音界距离胸骨中线<10.5cm，
不支持心胸比>0.5
心脏浊音界位于锁骨中线内侧，
不支持心胸比>0.5
心脏浊音界距离胸骨中线>10.5cm，
提示心胸比>0.5

第38章 心脏触诊

教学重点

- 仰卧位时心尖搏动点异位是指位于锁骨中线（midclavicular line，MCL）外侧的搏动。出现该体征准确地提示心脏扩大，射血分数减少和肺毛细血管楔压升高。
- 其他确定心尖搏动点异位的参考标志，比如乳头线的外侧、距胸骨中线超过10cm等，不如MCL精确。
- 在二尖瓣狭窄的患者中，高动力心尖搏动提示其他瓣膜病变。
- 在胸痛或呼吸困难的患者中，持续性或双重心尖搏动增加了左心室肥大的可能性。
- 以下三种心前区运动增加了中重度三尖瓣反流的可能性：胸骨下搏动、肝脏搏动和右心室震颤。

一、概述

心脏触诊的科学性建立在脉搏心动描记术与运动心动描记术的基础之上。从20世纪60年代开始，各种各样的研究工具使得精确测定正常与异常心前区搏动的时间成为可能，并可将其与左右心室的血液动力学数据和血管造影图进行对比。这些敏感而准确的仪器可以检测到许多用医生双手几乎感知不到的体壁细微运动。尽管本章会为了阐明一些问题而提及相关研究，但讨论的重点仍为容易在床旁触诊发现的运动。

心脏触诊是最古老的查体方法之一。早在公元前1550年，古埃及的医生就已记载了触诊心脏和周围血管搏动的方法。而在19世纪初期，Jean-Nicolas Corvisart（拿破仑的私人医生，同时也是Laennec的老师）首次将心脏触诊的所得和尸检发现结合起来，同时借助心脏触诊鉴别了左心室增大和右心室增大。James Hope在1830年通过动物实验证明，心尖搏动的原因是心脏收缩引起的心脏向胸壁运动。

二、检查方法

触诊胸壁时，临床医生需要描述心前区搏动的位置、范围、时间及类型。

（一）患者体位

触诊时，临床医生应先让患者取仰卧位，然后让患者取左侧卧位再次触诊。仰卧位触诊可对所有心前区搏动进行定位，并明确各位点的搏动是否存在异常高动力、持续或回缩（见下文）。左侧卧位时可以测量心尖搏动区的直径，并可发现舒张期的异常灌注搏动，比如第三或第四心音时可触及异常搏动。

因为左侧卧位会引起收缩期心尖搏动变形，即便在健康个体中也是如此（例如，多达50%的健康人在侧卧位时出现异常持续搏动），故应在仰卧位时确定收缩期心尖的外向搏动。

（二）异常搏动的定位

完整的心脏触诊包括胸壁的四个区域（图38.1）。

1. 心尖搏动点

距胸骨最远且位于胸壁最下方的可被触及的搏动点称为心尖搏动点。心尖搏动通常由左心

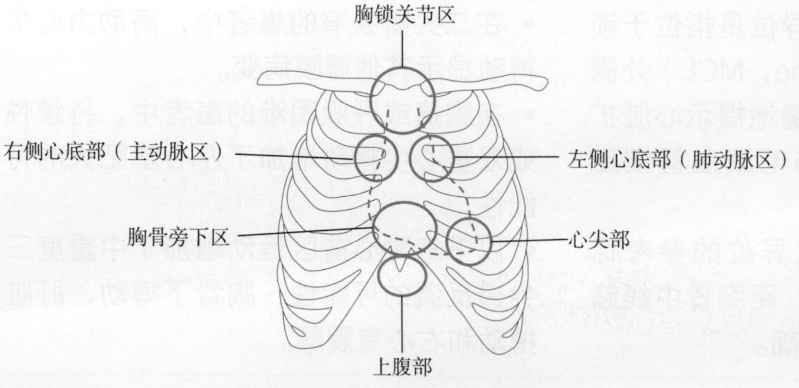

图38.1 心前区搏动的定位

心前区搏动的主要分布区域为心尖部，胸骨旁下区，左侧心底部（即胸骨左缘第2肋间，“肺动脉区”），右侧心底部（即胸骨右缘第2肋间，“主动脉区”）和胸锁关节区。部分患者，尤其是患有慢性肺部疾病的患者，其右心室的搏动通常可在上腹部触及。定位上述区域的最佳体表标志是胸骨角，即第2肋与胸骨的连接处。

室收缩产生，位于第5肋间靠近锁骨中线处。临床医生同时需要触诊心尖搏动点内侧和上方区域，有时可在这些位置触及室壁瘤。

2. 胸骨左下区（胸骨左缘第4肋间）

右心室和左心房的异常搏动可在此区域触及。

3. 左侧心底部（胸骨左缘第2肋间）

肺动脉的异常搏动和可触及的P_2通常在此区域出现。

4. 右侧心底部（胸骨右缘第2肋间）和胸锁关节处

可触及升主动脉瘤引起的异常搏动。

（三）使心前区搏动更加明显

有两种方法被用来显示心前区搏动，以便于计时和描述其特征。一种方法是，临床医生在感兴趣的位置滴上一滴墨水，这样的话搏动的方向和时间就容易被观察到；另一种方法则是将一根几厘米长的棉签放置在胸壁上，木柄端远离感兴趣区域的中心。这样以棉签为杠杆，胸壁上的搏动点为支点，游离的木柄端在空中描绘的轨迹放大了心尖搏动点运动状态。除棉签以外，一张折叠的便利贴也可以用来放大心前区的搏动情况。

三、体征

临床医生通过听诊心音同时留意胸壁的外向运动与第一、第二心音之间的关系，可以测定搏动的时间。有四种类型的收缩期搏动：正常型、高动力型、持续型和回缩型。

（一）正常型

正常的收缩期搏动是一次小的向外运动，始于S_1，止于收缩中期，之后开始向内回缩，在S_2之前回复到初始位置。

正常的心尖搏动是由收缩早期左心室前间壁向肋骨的快速运动所产生。虽然我们将这一运动称为“心尖搏动”，但实际上搏动来源并非解剖意义上的心尖。仰卧位时，只有25%～40%的成人可触及心尖搏动，而在左侧卧位时，50%～73%的成年人可触及心尖搏动。被检查者的身体脂肪越少、体重越轻，其心尖搏动就越可能被触及。有一些研究表示，相比于男性，心尖搏动在女性中更容易被触及，但在校正了被检查者的体重后，这一差别消失。

（二）高动力型

高动力型（或过度活动型）搏动的时间与正常型的时间一致，但振幅更大。即便使用脉搏心动描记术进行精确记录，区分正常型和高动力型心前区搏动依然十分主观。这或许解释了这一发现的临床意义很小的原因，因为它可以出现在左心室容量负荷增加（如主动脉瓣反流、室间隔缺损）的人群，也可以出现在胸壁较薄或心输出量增加的正常人群。

（三）持续型

持续型搏动是一种异常的向外运动。持续型搏动起始于S_1，但与正常型和高动力型搏动不同，持续型搏动直到S_2甚至S_2以后才回复至初始位置。其振幅可以正常或增大。出现持续型的心前区运动总是不正常的，提示左心室压力负荷增加（如主动脉瓣狭窄、重度高血压），容量负荷增加（如主动脉瓣反流、室间隔缺损），同时有压力和容量负荷增加（主动脉瓣狭窄合并主动脉瓣反流），严重心肌病或室壁瘤。

（四）回缩型

回缩型搏动在S_1时开始向内搏动，直到舒张期早期才开始向外搏动。除了时间不同外，回缩型搏动的其他特点有时和正常型搏动完全一致。如果临床医生没有在触诊时同时进行心脏的听诊，这一异常很容易被忽视。只有两个原因会导致回缩型搏动，即缩窄性心包炎和重度三尖瓣反流。

（五）上举感、抬举感与冲击感

上举感和抬举感有时用来描述持续型搏动，而冲击感则对应高动力型搏动，但是这些词往往不够精确，最好避免使用。

四、临床意义

（一）心尖搏动

1. 定位

心脏增大的一个传统体征是心尖搏动点的异位，即心尖搏动点位于一些体表参考点以外。传统的三个外部参考点：①锁骨中线。②到胸骨中线的固定距离处（正常值的传统上限为10cm）。③乳头线。

在上述三个标记中，锁骨中线是最好的。临床医生只需触诊肩锁关节和胸锁关节，并利用直尺标记两关节的中点，即可精确定位锁骨中线。对于取仰卧位的患者，若触诊发现心尖搏动点位于锁骨中线以外，那么在胸部X线片上发现心界扩大［似然比（*LR*）＝3.4，循证医学表38.1］、射血分数减少（*LR*＝10.3）、左心室舒张末期容积增加（*LR*＝5.1）及肺毛细血管楔压升高（*LR*＝5.8）的可能性就会提高。其他研究也证实了心尖搏动点异位与射血分数减少之间的关系。

利用距胸骨中线10cm作为参考标记来判断心尖搏动点是否有异位对于预测心脏增大没有帮助（阳性*LR*不显著，阴性*LR*＝0.5，循证医学表38.1），也许是因为10cm这一阈值设定得过低（锁骨中线通常距离胸骨中线10.5～11.5cm）。最后，乳头线是三个标记中最不可信的，即使是在男性中，其与心尖搏动点或胸廓的大小之间也没有一致的关系。其本身与胸骨中线和锁骨中线的距离变化极大。

2. 心尖搏动点的直径

被检查者取左侧卧45°时，若触诊心尖搏动点的直径大于4cm，那么该患者心脏增大的可能性升高（对于左心室舒张末期容积增加，*LR*＝4.7，循证医学表38.1）。在部分研究中，设置更小的阈值（如3cm）能区分扩大的心脏和正常心脏，但其他研究并无此发现。

表38.1　触诊心尖搏动点的范围和位置*

发现**	灵敏度/%	特异度/%	似然比***	
			体征存在	体征缺失
心尖搏动点位置				
仰卧位时心尖搏动点位于MCL外侧				
检出心胸比＞0.5	39～60	76～93	3.4	0.6
检出射血分数减低	5～66	93～99	10.3	0.7
检出左心室舒张末器容积增加	33～34	92～96	5.1	0.7
检出肺毛细血管楔压＞12mmHg	42	93	5.8	NS
仰卧位心尖搏动点距胸骨中线＞10cm				
检出心胸比＞0.5	61～80	28～97	NS	0.5
心尖搏动点范围				
左侧卧位45°时心尖搏动点直径≥4cm				
检出左心室舒张末期容积增加	48～85	79～96	4.7	NS

注：*诊断标准，心胸比，是指胸部X线片上心脏的最大横径与胸廓最大横径之比；左心室射血分数减低，是指闪烁成像测量左心室射血分数＜0.50或0.53，超声心动图测量左心室射血分数＜0.5，或者超声心动图测量左心室射血分数减少＜25%；左心室舒张末期容积增加，是指＞$90ml/m^2$或＞138ml（超声心动图），＞$109.2ml/m^2$（CT），或者测量值在正常范围的第95百分位数以上（超声心动图）；左心室质量增加，是指超高速CT测量左心室质量＞191g。

**发现的定义，除“心尖搏动点直径”外，这些数据适用于所有患者，不论心尖搏动是否可以被触及（即不可触及的心尖搏动为检查阴性）。唯一例外的数据是“心尖搏动点直径”，它仅适用于在左侧卧位时可触及心尖搏动的患者（即心尖搏动点直径≥4cm为检查阳性；＜4cm为检查阴性；无法测量直径为无法使用这些数据进行评价）。

***似然比，如果体征存在为阳性似然比；如果体征缺失为阴性似然比。

MCL，锁骨中线；NS，不显著。

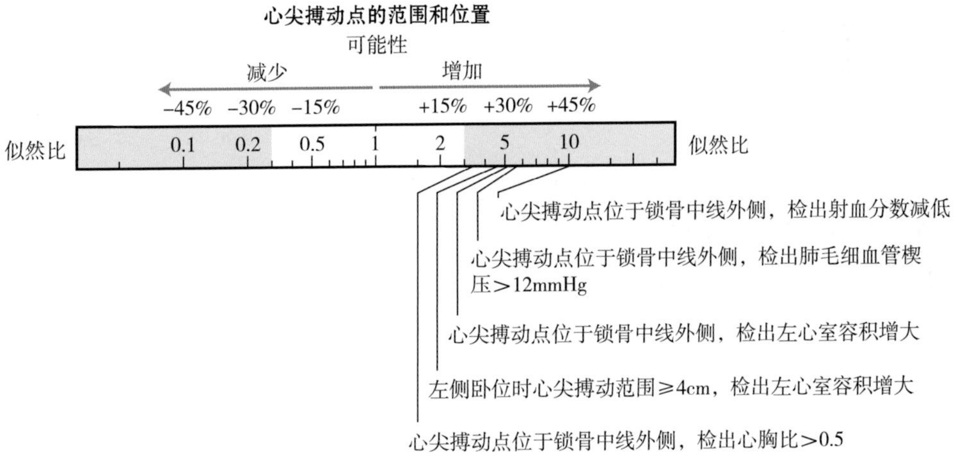

3. 异常运动

（1）**高动力型心尖搏动**。高动力型心尖搏动在某些情况下是非常重要的体征。二尖瓣狭窄的患者左心室灌注不足，导致心尖搏动正常或减弱。因此，如果有二尖瓣狭窄杂音的患者出现高动力型心尖搏动，则该患者必然还有除二尖瓣狭窄以外的心脏异常，如二尖瓣反流或者主动脉瓣反流（*LR*＝11.2，循证医学表38.2）。

（2）**持续型心尖搏动**。持续型或双重心尖搏动的存在（“双重”指的是可触及的S_4搏动与心尖搏动，参见第41章）增加了左心室肥大的可能性（*LR*＝0.56）。在伴有主动脉血流杂音的患者中，出现持续型心尖搏动增加了重度主动脉瓣狭窄的可能性（*LR*＝4.1，循证医学表38.2）。在伴有舒张早期主动脉瓣反流杂音的患者中，持续型心尖搏动不太具有临床价值（严重主动脉瓣反流的*LR*＝2.4），尽管对这些患者而言，心尖搏动正常或消失（即，非持续型或高动力型心尖搏动）显著降低了中重度主动脉瓣反流的可能性（*LR*＝0.1，循证医学表38.2）。

（3）**回缩型心尖搏动**。①缩窄性心包炎：在缩窄性心包炎中，多达90%的患者其心尖搏动点会在收缩期回缩（有时可伴收缩期胸骨左缘区域的回缩）。在这些患者当中，病变的心包阻碍了心室在收缩期的正常向外运动，但是允许舒张早期心室的快速充盈。舒张期的快速充盈产生了一个可触及的心室舒张期向外运动，这就形成了一个收缩期心尖搏动向内回缩的总体印象（见第47章）。Skoda于1852年首次将回缩型心尖搏动作为“粘连性”心包炎的体征。②三尖瓣反流：在重度三尖瓣反流的患者当中，扩张的右心室占据原来的心尖部，并将血液射入更靠近胸骨的右心房和肝脏当中。这会产生一种特征性的摆动（或称右心室摆动），此时心尖部在收缩期向内回缩，胸骨左下或右下区域则在收缩期向外运动，且通常伴有肝脏的搏动。以上三项表现均增加了中重度三尖瓣反流的可触及性（发现右心室震颤，*LR*＝31.4；发现胸骨下区搏动，*LR*＝12.5；发现肝脏搏动，*LR*＝6.5；循证医学表38.2）。

表38.2　异常的可触及搏动*

发现**	灵敏度/%	特异度/%	似然比***	
			体征存在	体征缺失
高动力型心尖搏动				
在二尖瓣狭窄患者中检出相关的二尖瓣反流或主动脉瓣疾病	74	93	11.2	0.3
持续型或双重心尖搏动				
检出左心室肥大	57	90	5.6	0.5
稳定型心尖搏动				
在主动脉瓣杂音患者中检出重度主动脉瓣狭窄	78	81	4.1	0.3
在心底部舒张早期杂音患者中检出中重度主动脉瓣反流	97	60	2.4	0.1
胸骨下搏动				
检出中重度三尖瓣反流	17	99	12.5	0.8
持续型左下胸骨旁搏动				
检出右心室峰压≥50mmHg	71	80	3.6	0.4
右心室摆动				
检出中重度三尖瓣反流	5	100	31.4	NS

续　表

发现**	灵敏度/%	特异度/%	似然比***	
			体征存在	体征缺失
肝脏搏动				
检出中重度三尖瓣反流	12～30	92～99	6.5	NS
可触及的P_2				
在二尖瓣狭窄患者中检出肺动脉高压	96	73	3.6	0.05

注：*诊断标准，左心室肥大，是指CT测得的左心室质量指数＞$104g/m^2$；重度主动脉瓣狭窄和中重度主动脉瓣反流参见第44章和第45章的循证医学表；中重度三尖瓣反流，是指血管造影3＋或4＋，或超声心动图评估为可见；肺动脉高压，是指平均肺动脉压≥50mmHg。

**发现的定义，异常心尖搏动，是指"心尖抬举性搏动或搏动范围扩大""持续型心尖搏动"或"冲击感"；持续型或双重心尖搏动，是指心尖搏动持续至S_2以后，或者左心室心尖搏动合并可触及的S_4；胸骨旁异常搏动，是指"搏动持续至或超过S_2"；右心室摆动，详见正文；可触及的P_2，是指"胸骨左缘第2肋间可触及的收缩晚期拍击感，通常紧随胸骨旁抬举性搏动出现"。

***似然比，如果体征存在为阳性似然比；如果体征缺失为阴性似然比。

NS，无显著性。

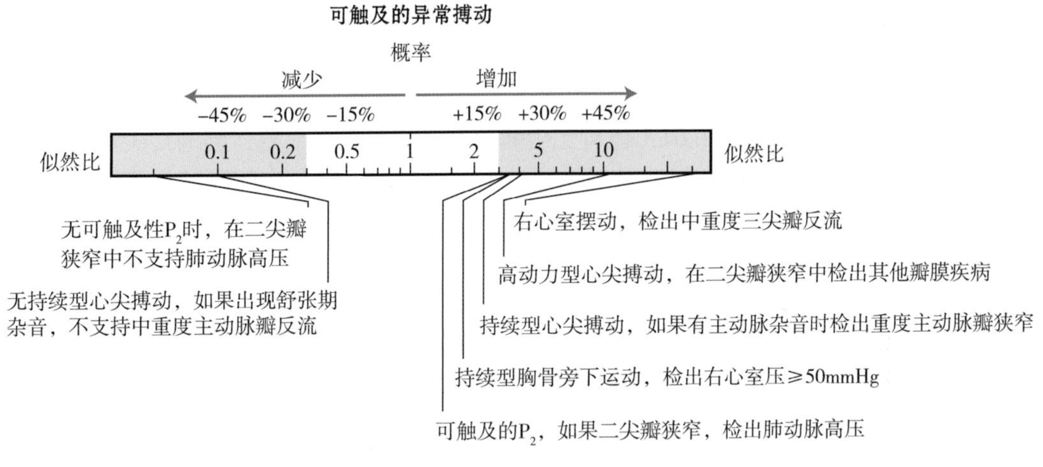

（二）左下胸骨旁搏动

正常人在此位置通常触诊不到胸壁搏动，或者仅在收缩期可触及微弱的向内搏动。根据搏动与S_2的关系，该部位的异常搏动可分为高动力型和持续型搏动。

1. 高动力型搏动

房间隔缺损时右心容量负荷增加，此类患者中左下胸骨旁高动力型搏动的发生率可高达50%。但是在没有房间隔缺损的其他体征［如颈静脉波形y降支扩大、宽广而固定的S_2分裂，以及左侧第二肋间隙收缩中期杂音（通常为2/6级）］支持时，其诊断价值有限。因为这一区域的搏动有时也可在没有心脏疾病的患者中发现，如胸壁较薄、漏斗胸、发热及其他高心输出量状态。

2. 持续型搏动

胸骨左下缘的持续型搏动可能预示着右心室异常（例如，肺动脉高压或者肺动脉瓣狭窄引起的压力负荷过大，或者房间隔缺损引起的容量负荷过大）或者左心房增大（例如，重度二尖瓣反流）的患者中。右心室和左心房的胸骨旁搏动，开始阶段会在S_2或S_2之后内向搏动，之后向外运动，因此被归为“持续型”；两者可以通过向外搏动的起始时间来加以鉴别。

（1）右心室。右心室向外搏动开始于第一心音。若能排除患者右心室容量负荷过大及二尖瓣反流（两者均可引起胸骨旁搏动），则持续的胸骨左缘搏动会是肺动脉高压的一个适度体征（此时通常伴有三尖瓣反流，见“三尖瓣反流”部分）。在二尖瓣狭窄的患者中，胸骨下缘搏动的持续时间与肺动脉压力之间有着很好的相关性。在伴有广泛瓣膜和先天性心脏损伤（除了二尖瓣反流）的患者中，持续的左下胸骨旁搏动可以作为一个合适的鉴别工具，用以区分那些右心室峰压≥50mmHg的患者和其他右心室峰压＜50mmHg的患者（阳性$LR=3.6$，阴性$LR=0.4$，循证医学表38.2）。在对慢性肝病患者进行肝移植评估时，右心室抬举性搏动增加了肺动脉高压（即平均肺动脉压≥25mmHg，$LR=8.8$，详见第8章）的可能性。多达30%的房间隔缺损患者同样会有持续型左下胸骨旁搏动，无论是否伴有肺动脉高压。

（2）左心房和二尖瓣反流

在重度二尖瓣反流的患者中，心室收缩时会驱动血液逆流回扩张的左心房。因为左心房位于心脏后方，左心房充盈后像是一个膨胀的垫子，将心脏和胸骨左缘的区域抬起。这种持续型搏动在胸骨旁第4或第5肋间最容易被触及。与右心室产生的搏动的区别在于，它的向外搏动始于收缩期的后半段（在左心房压力示踪图上与V波相平行）。

在单纯二尖瓣反流的患者中，收缩后期胸骨下缘向外搏动的程度与二尖瓣反流的严重程度有良好的相关性（$r=0.93$，$P<0.01$；伴有二尖瓣狭窄时相关性会变差，因为二尖瓣狭窄引起的肺动脉高压可能会引起胸骨旁搏动）。对于单纯二尖瓣反流，情况与房间隔缺损相同，即胸骨旁搏动与右心室压力无关。

（三）动脉瘤

在一项针对经血管造影确诊室壁瘤的连续患者研究中，33%的患者有异常心前区搏动。典型表现包括：①双重心脏搏动，第一次搏动是正常的心尖向外搏动，第二次搏动源于收缩后期心室达到峰压时室壁瘤的扩张。②扩展到常规心尖搏动位置以上或以内的持续性搏动。若能通过触诊发现，则室壁瘤生长于左心室的前壁或心尖部；来自左心室下壁或侧壁的室壁瘤，由于距离前胸壁太远，一般无法通过触诊发现。

（四）广泛心前区搏动

整个心前区自心尖部至胸骨下缘区域广泛地外向搏动，可能有以下原因：①右心室增大（右心室扩张后占据心尖区域）。②左心室增大（左心室旋转后占据胸骨下缘区域）。③左右心室均增大。单纯触诊不能鉴别以上病因，即便是脉搏心动描记术和运动心动描记术获得的敏感记录也不能鉴别。因此，临床医生必须结合其他发现来判断是哪个心腔导致的广泛心前区搏动。

（五）右下胸骨旁搏动

右下胸骨旁的异常收缩期向外搏动可能由三尖瓣反流（血液射入位于胸骨右侧的右心房和肝脏）或者二尖瓣反流（血液射入扩张的左心房）引起。

（六）可触及的P_2

可触及的P_2（即第二心音的肺动脉瓣成分）是一种位于左侧心底的尖锐、短促的拍击感，与S_2同时出现，比其他心前区搏动更短。在二尖瓣狭窄的患者中，可触及的P_2增加了肺动脉高压的可能性（平均肺动脉压＞50mmHg的$LR = 3.6$）。更重要的是，若在这些患者中未触及P_2，则肺动脉压力到达此水平的可能性降低（$LR = 0.05$，循证医学表38.2）。

（七）可触及的第三和第四心音

一些出现心室早期快速充盈（如二尖瓣反流）的患者在心尖部可触及舒张早期搏动。部分患者在心房强烈收缩将血液射入僵硬的心室（如高血压或缺血性心脏病）时，可触及收缩期前心尖搏动。因为这些搏动与所对应的第三、第四心音（即S_3和S_4，见第41章）有相同的意义，因此通常被称作“可触及的S_3”和“可触及的S_4”。

S_4比S_3更易被触及，且两者均是在患者侧卧位时更容易被检查者感觉到。可触及的S_4会在S_1附近产生一个双重向外搏动（类似音乐中的装饰音；见循证医学表38.2中“双重心尖搏动”部分），或者产生一个由可触及的S_4和心尖搏动组成的单一向外搏动。后者与单纯心尖搏动的区别在于，组合而成的向外搏动开始时间略早于S_1。

第39章

心脏听诊：一般原则

教学重点

- 仔细的心脏听诊需要安静的检查室及临床医生的系统手法。检查者须沿心尖到心底方向（或相反，从心底到心尖）缓慢移动听诊器，关注每个部位的心动周期组成（即S_1、S_2、收缩期和舒张期）。
- 听诊器的钟件用于听诊低频声音，膜件用于听诊高频声音。
- 区分收缩期和舒张期的最好方法是通过心音节奏（在心率正常时，收缩期比舒张期短），或者是通过胸骨左缘第2肋间的S_2。在该部位听诊时，S_2更响更清脆，可由此确定S_2。

一、心音和心脏杂音的特征

不同的心音和心脏杂音通过以下四个特征进行区分：①时间（即收缩期或舒张期）。②强度（即响亮或柔和）。③持续时间（即长或短）。④音调（即低频或高频）。第五个特征，即音质，有时也会被包含在对声音的描述之中（如声音可能被描述为“乐音”“喘息音”“喇叭音”等）。几乎所有的心音都包含不同频率的成分（即心音在听觉感官上并非乐声，而是“噪声”，就像收音机被调到电台之间产生的电流声）。所以在描述心音时，“低频”和“高频”心音并不是指某个特定高或低音调的乐音，而是指声音的能量处于低或者高的范围。

人耳听力范围为20～20 000Hz，即声源每秒钟振动20～20 000次。心音和心脏杂音的主要频率位于这个范围的下限，一般在20～500Hz。“低频声音”指频率在100Hz以下的声音，如第三心音、第四心音、二尖瓣狭窄的舒张期杂音。人耳低频声音的感知不如高频声音，因此低调音通常难以听到。主动脉瓣反流的心杂音频率最高，主频率约400Hz。其他心音和心杂音的主频率在100～400Hz。

二、听诊器

（一）钟件和膜件

听诊器有两个不同的听头用于接收声音，即钟件和膜件。钟件适用于听取低频的声音，膜件则用于听取高频的声音。

传统的解释认为，钟件选择性地传导低频声音，而膜件选择性滤过低频声音，但这可能并不正确。实际上，钟件能很好地传导所有频率的声音，但在一些具有心脏高频杂音（如主动脉瓣反流）的患者中，任何额外的低频声音都会掩盖高频率声音，使得心脏杂音难以被检测到。膜件也并非选择性地滤过了低频声音，而是使所有频率的声音发生同等程度的衰减，因此会丢失那些勉强能听到但是低于人听力阈值的低频声音。

（二）不同类型听诊器的表现

多项研究测试了听诊器的声学特征，但是这些研究与临床的关联却从未被正式检验过。总体来讲，这些研究证明了不论是较浅的钟件还是较深的钟件，传导声音的能力是相同的，双管听诊器与单管听诊器的效果也是相同的。听诊器导音管的最佳内径应保持在1/8～3/16in（1in＝2.54cm），低于此的内径会削弱高频声音的传导。与较短的导音管相比，较长的管也会削弱高频声音的传导。

然而，最现代化的听诊器彼此之间传导声音的能力基本持平，各种听诊器在传导某一频率声音的能力方面，差别也非常小。听诊表现不佳的最重要原因是漏气，这通常是由于耳塞不合适。即便直径仅约0.4mm的区域漏气，也可能导致传导的声音削弱20dB[①]，对频率低于100Hz的声音影响更为明显。

三、听诊器的使用

在20世纪50～70年代后期，心脏听诊的发展达到了顶峰[②]。在此期间，心脏病学家常将床

① 分贝是在对数尺度上描述声音相对强度（或者响度）的物理单位。

② 20世纪70年代后期，两件事导致心脏听诊开始衰落：其一是超声心动图的广泛使用，其二是保险公司不再报销心音图的检查费用。

旁听诊的发现与患者的心音图、血管造影结果和手术发现进行对比，以完善他们的技能。这也使临床医生仅凭床旁查体就能作出精准诊断。这些医生使用的床旁查体原则包含在本书的其他部分，使用听诊器检查患者的方法将在下文详述。

（一）检查室

房间必须绝对安静，否则许多微弱的心音和心脏杂音不能被听到。为保证检查室足够安静，医生需要关上检查室的门，关掉电视和收音机，并且要求周围的人停止所有交谈。

（二）钟件的压力

使用听诊器的钟件时，为了听到低频声音，将听诊器放在体壁上之后，施加一个刚好能产生气密空间并排除周围噪声的压力即可。过大的压力会牵拉皮肤并起到隔膜的作用，使低频声音更难被听到。有选择性地改变施加于听诊器钟件上的压力，医生可以很容易地区分低频和高频声音：如果轻压可以听到但重压后消失，说明是低频声音。这种方法常被用来确认一个舒张早期的声音是否为第三心音。因为第三心音是一个低频音，而其他舒张早期的声音（如心包叩击音）则是高频音。该方法也可以用来区分第四心音－第一心音联合（S_4–S_1）和S_1分裂。因为S_4为低频音而S_1不是，因此重压钟件可将S_4–S_1转化为一个单独的声音，但S_1分裂的双音不会受此影响。

（三）患者体位

临床医生心脏听诊时请患者采取以下三个体位：仰卧位、左侧卧位和坐立位。侧卧位最适合听诊第三、第四心音和二尖瓣狭窄的舒张期杂音。为了听到这些声音，医生需将听诊器钟件轻放于心尖搏动点或心尖搏动点稍靠内侧。采用坐位进一步评价可闻及的呼气相S_2分裂（见第40章）及部分心包摩擦音、主动脉瓣反流杂音（见第45章、第47章）。

（四）检查顺序

常规的心脏听诊需要包含胸骨右上区、整个胸骨左缘和心尖部。一些心脏病学家推荐从心底部到心尖部的顺序进行听诊，另一些则建议从心尖部到心底部。上述区域均应使用膜件来听诊心音和心脏杂音，尤其是胸骨左上区域，应听诊是否有S_2分裂。在使用膜件听诊胸骨左下区域和心尖部后，还应换用钟件听诊舒张期充盈音（S_3和S_4）和舒张期隆隆样杂音（如二尖瓣狭窄）。

对一些特定患者，临床医生还需要听诊颈动脉区和腋下（在有收缩期杂音的患者中用以明确杂音的放射方向），胸骨右下区（在因主动脉瓣反流导致舒张期杂音的患者中，用以检查主动脉根部病变），背部（在年轻的高血压患者中，用以检查缩窄导致的连续性杂音），或者胸部的其他部位（在中心性发绀患者中，用于检查肺动静脉瘘的连续性杂音）。

（五）心音定位的描述

对心音和心杂音进行描述时，临床医生需要确定该声音在胸壁的何处最响。传统意义上讲，胸骨右缘第2肋间隙被称为主动脉瓣区或右侧心底；胸骨左缘第2肋间隙被称为肺动脉瓣区或左侧心底；左侧第4或第5胸骨旁间隙为三尖瓣区或胸骨左下缘；可触及心脏搏动的最外侧部位则为二尖瓣区或心尖部（见第38章的图38.1）。

然而，“主动脉瓣区”“肺动脉瓣区”“三尖瓣区”和“二尖瓣区”这些概念是含糊不清的，并且最好避免使用。许多主动脉瓣狭窄患者的心脏杂音在二尖瓣区最为响亮，而一些二尖瓣反流患者则可在肺动脉瓣区或是主动脉瓣区听到杂音。一个能更精确地描述声音部位的方法是使用心尖部和胸骨旁区域作为参考点，而胸骨旁区域又可通过肋间隙（第1、第2、第3，或是胸骨下缘）和胸骨左右缘进一步细分。例如，一个声音最响的部位可以是“心尖部”“左侧第2肋间”（即紧邻胸骨左缘的第2肋间隙），或者是“位于心尖部和胸骨左下缘之间”。

（六）保持注意力集中的技巧

人类大脑有一个神秘的功能，它可以通过抑制其他感觉而将注意力集中于某一种感觉来源的信息。该现象的一个常见例子是，一个人在房间中读书，即便钟声滴答作响，此人也能阅读一篇长文并且完全听不到滴答声。而一旦他放下书本，就立刻能听到时钟的滴答声了。当听诊心脏时，临床医生的注意力会很快被最明显的声音所吸引，但代价就是听不到微弱的声音。因此，为防止错过这些微弱的声音或是细微的分裂音，临床医生需要按顺序把注意力集中在心动周期每一部分，在每个部分中询问自己如下问题：①S_1是柔和还是响亮？②S_2是否有分裂，若有，它是如何分裂的？③在收缩期有额外心音或者心脏杂音吗？④在舒张期有额外心音或者心脏杂音吗？

（七）识别收缩期和舒张期

所有听诊发现都离不开其出现时间，因而准确区分收缩期和舒张期至关重要。以下三条原则可以帮助临床医生区分二者。

1. 收缩期短于舒张期

心率正常或者缓慢时，很容易将收缩期与舒张期区分开来，因为收缩期更短。因此，正常的心音节奏如下。

lub dup　　*lub dup*　　*lub dup*　　*lub dup*

（“*lub*”是S_1，“*dup*”是S_2）。然而，当心率加快时舒张期会缩短，当心率达到100次/分或更高时，S_1和S_2的节奏像是时钟滴答的韵律。

lub dup lub dup lub dup lub dup lub dup lub dup

对于这些患者则需要用其他技巧来区分收缩期和舒张期。

2. 第一心音和第二心音的特点

在左侧第2肋间隙听诊，S_2通常比S_1更响亮、更短促、更尖锐（S_2较S_1有更多的高频能量，因此用“*dup*”来形容S_2，它的声音比“*lub*”更为干脆）。如果在胸骨下缘或者心尖闻及额外心音和心脏杂音（通常发生在心率较快的患者中），则可能难以确认出现的时相。临床医生可以把听诊器放回到左侧第2肋间隙，先识别出更响亮更尖锐的S_2，之后将听诊器缓慢移动至其他感兴趣的区域，在移动过程中注意追踪S_2。

3. 颈动脉搏动

可触及的颈动脉搏动通常出现在S_1之后，临床医生可以在听诊心音的同时触诊颈动脉来作出判断。然而，在心动过速的老年患者中，这一规则可能会造成误导，因为颈动脉搏动似乎更接近S_2。其实在这些患者中，颈动脉搏动仍旧位于S_1和S_2之间。

第40章

第一心音和第二心音

教学重点

- 第一心音（S_1）最重要的特征是其强度。响亮的S_1提示心室收缩有力、短PR间期或二者同时存在。柔和的S_1则提示心室收缩无力、长PR间期或二者同时存在。
- 如果心脏搏动是有规律的，且S_1强度随着心脏搏动而发生变化，则唯一可能的诊断是房室分离（如完全性心脏传导阻滞）。
- 第二心音（S_2）最重要的特征是它的分裂，这种分裂可能是正常的（单音或生理性分裂）或异常的（增宽的生理性分裂、固定分裂和反常分裂）分裂。束支传导阻滞是产生生理性分裂增宽和反常分裂的最常见原因。

概述

第一心音与第二心音界定了心脏的收缩期和舒张期，由此构成了分析其他所有心脏听诊生理体征的框架，包括第三、第四心音，喀喇音和喷射音，叩击音和开瓣音，以及收缩期和舒张期杂音等。1628年，哈维写就的经典论著描述了循环系统的发现。他在论文中描述了S_1和S_2，将其比作马饮水时的吞咽声。法国人Rouanet首次提出，S_1和S_2是心脏瓣膜关闭的声音。他在1832年的医学博士论文中写道，房室瓣膜（即二尖瓣和三尖瓣）关闭时产生了S_1，半月瓣（即主动脉瓣和肺动脉瓣）关闭时产生了S_2。

第一节　第 一 心 音

一、体征

不论用钟件还是膜件，均可在整个心前区听到S_1。S_1通常在心尖部及其附近最响，并且比S_2含有更多的低频能量，这也就是为什么用“*lub*”来形容S_1，而用更尖锐的“*dup*”来形容S_2[①]。

二、产生机制

（一）S_1的产生

S_1产生的准确原因几十年来一直争论不断。尽管S_1中可记录到的两个成分与二尖瓣和三尖瓣关闭的时间一致，但瓣膜关闭的力量本身并不足以产生声音。瓣膜关闭可能会导致血流运动突然减速，使腱索、心室、血液构成的整体（即心脏血液系统）产生振动，这可能才是S_1产生的原因。

（二）S_1的强度

S_1最重要的异常改变就是其强度的变化：声音可能会异常响亮、异常微弱，或是强度随着心脏搏动而变化。影响S_1强度的主要变量是心室收缩力及心室收缩时房室瓣膜的位置。

1. 心室收缩力

心室收缩力越强，S_1越响。强有力的收缩时，dP/dT很高（即在单位时间里压力大幅增加）使得S_1增强。因为瓣膜关闭得越有力，就会产生越大的心脏血液系统振动。

2. 心室收缩时的瓣膜位置

如果二尖瓣在心室收缩时完全打开，则相对于几乎不开放的情况，它完全闭合所需时间更长。即便是闭合时间上如此短暂的延迟，也会增强S_1，因为闭合发生于左心室压力曲线更靠后也是更陡的部分（即dP/dT更大）。

① 威廉姆斯在1840年发明了“*lub dup*”拟声词。

PR间期是决定心室收缩时瓣膜位置的主要变量。若PR间期较短，心室收缩会紧跟心房收缩（即R波紧跟在P波之后）。由于心房收缩会冲开瓣膜，短暂的PR间期确保了心室收缩时瓣膜仍处于开放状态。与之相反，较长的PR间期给房室瓣尖足够的时间在心室收缩前彼此聚拢。研究证实，当PR间期小于0.20秒时，S_1的强度随PR间期的长度反向变化（即PR间期越短，声音越响亮）。当PR间期大于0.20秒时，S_1很微弱甚至消失。

三、临床意义

（一）S_1响亮

S_1异常亢进的原因可能是心室收缩力的异常增强，或是二尖瓣的延迟闭合。

1. 心室收缩力异常增强

诸如发热和交感神经系统兴奋（如肾上腺素吸入剂、甲状腺毒症）等情况，会导致心室强力收缩，dP/dT增加，从而增强S_1。

2. 二尖瓣闭合延迟

（1）二尖瓣脱垂。具有二尖瓣反流杂音的患者中，S_1响亮是二尖瓣脱垂的早期诊断线索，因为许多二尖瓣反流患者的S_1是正常、柔和的。这些患者的S_1响亮是由于脱垂的瓣膜停止运动，其紧张也晚于正常瓣膜，收缩时心室dP/dT更大。

（2）二尖瓣狭窄。单纯二尖瓣狭窄的患者中，90% 的人S_1响亮。由于二尖瓣狭窄的杂音通常难以听到，因此传统的观点认为当临床医生听到不明原因的响亮S_1时，都应怀疑二尖瓣狭窄，然后让患者取左侧卧位并仔细听诊杂音。

二尖瓣狭窄会导致二尖瓣延迟关闭，因为左心房和左心室之间的压力梯度会使二尖瓣保持开放，直至心室收缩。在成功行瓣膜成形术后，响亮的S_1会变得相对柔和。

（3）左心房黏液瘤。许多左心房黏液瘤的患者（在一个系列中的比例是7/9）也会有响亮的S_1。因为肿瘤在舒张期会掉落到二尖瓣孔中，使瓣膜的闭合延迟。

（二）S_1微弱或消失

当心室收缩力较弱，或者当心室收缩时二尖瓣已经闭合，那么S_1会异常微弱。

1. 心室收缩力弱（低dP/dT）

常见的由于收缩力减弱导致S_1微弱的原因是心肌梗死和左束支传导阻滞。

2. 二尖瓣提前闭合

常见的由于二尖瓣提早关闭导致S_1微弱的原因包括以下几个。

（1）PR间期延长（＞0.20秒）。参见“S_1的强度”部分。

（2）急性主动脉瓣反流。在有主动脉瓣反流杂音的患者中，S_1微弱或消失是提示急性病程（如心内膜炎）而非慢性病程的一个重要线索。急性主动脉瓣反流患者的左心室舒张末期压力要比慢性患者高很多，因为急性瓣膜功能障碍时，心室没有时间像在慢性反流患者中那样发生代偿性扩张。心室内高压最终超过舒张期左心房的压力，使二尖瓣膜在心室收缩前就发生关闭，从而使S_1减弱或消失。

（三）S_1强度变化

如果动脉搏动节律规整但S_1强度变化，唯一可能的解释是PR间期随心脏搏动发生改变，这也就意味着患者有房室分离。相反，在动脉搏动节律不规整的患者中，S_1强度的改变并不具有诊断意义，因为心室的充盈时间和dP/dT（即S_1强度）完全取决于每一个心动周期的长度。

在起搏器诱导的动脉搏动节律整齐的患者中，S_1强度变化是房室分离的强有力证据（*LR*＝24.4，循证医学表40.1）。据推测，此项发现对非起搏器诱导的天然节律的患者同样适用。在完全心脏传导阻滞的患者中，S_1强度是可预测的：在PR间期小于0.2秒时，其强度与PR间期长度变化相反，在PR间期0.2～0.5秒时不能听到，而在PR间期＞0.5秒时则又变得更加响亮（因为二尖瓣重新开放）。

表40.1　第一心音和第二心音*

体征**	灵敏度/%	特异度/%	似然比***	
			体征存在	体征缺失
第一心音				
S_1强度变化				
检出房室分离	58	98	24.4	0.4
第二心音				
固定增宽分裂				
检出房间隔缺陷	92	65	2.6	0.1
反常分裂				
检出严重的主动脉瓣狭窄	50	79	NS	NS
P_2响亮				
在有二尖瓣狭窄的患者中检出肺动脉高压	58～96	19～46	NS	NS
在有肝硬化的患者中检出肺动脉高压	38	98	17.6	NS
可触及的P_2				
检出肺动脉高压	96	73	3.6	0.05
S_2减弱或缺失				
在有主动脉血流杂音的患者中检出严重的主动脉瓣狭窄	44～90	63～98	3.8	0.4

注：*诊断标准，房室分离，是指心室起搏独立于心房；房间隔缺损，由右心导管检查确诊；重度主动脉瓣狭窄，是指主动脉瓣面积＜$0.75cm^2$，或＜$0.8cm^2$，压力梯度峰值＞50mmHg，或主动脉血流速度峰值＞3.6m/s，或≥4m/s；肺动脉高压，是指平均肺动脉压≥50mmHg，或≥25mmHg。

**发现的定义，P_2响亮，是指可听到S_2分裂且第2个分裂音响亮，或者S_2在左侧第2肋间隙的听诊音较右侧第2肋间隙听诊响亮；S_2固定分裂仅适用于呼气相可听到分裂音的患者。

***似然比，如果体征存在为阳性似然比；如果体征缺失为阴性似然比。

NS，不显著。

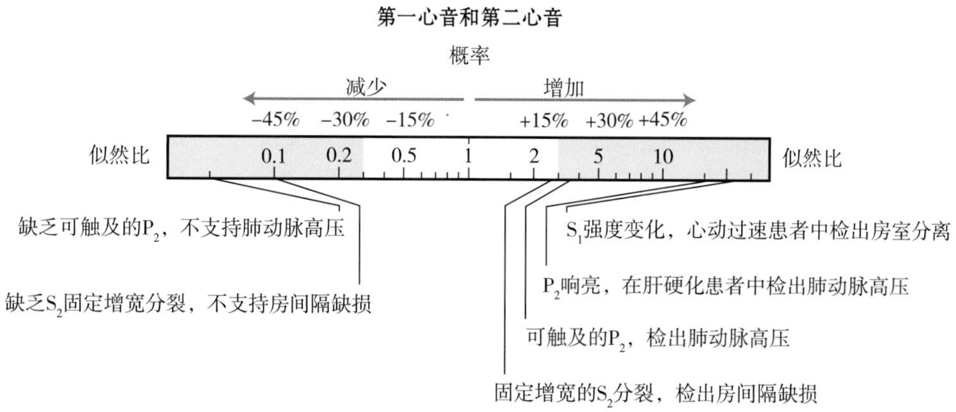

（四）主要的S_1分裂

任何引起三尖瓣闭合（即S_1的第二个成分）延迟的情况均会加重S_1分裂。三尖瓣闭合延迟可见于右束支传导阻滞（right bundle branch block，RBBB）或左心室异位或起搏器植入的患者中。这些情况都可使右心室收缩延迟，还可引起S_2的生理性分裂增宽（见后文）。

如何区分S_1分裂与S_1附近的其他二联音，诸如S_4＋S_1、S_1加喷射音等，将在第41章中讨论。

第二节　第二心音

一、概述

S_2最重要的诊断学特征是它的"分裂"，即S_2的主动脉成分和肺动脉成分如何随着呼吸周期而改变。S_2强度的诊断价值相对较小（这与S_1相反，对S_1而言强度比分裂更重要）。1865年，Potain首次发现了S_2分裂，但直到20世纪50年代，Leatham才详细地阐述S_2分裂在心脏听诊中的重要性，并称之为"心脏听诊的关键"。对正常分裂的正确解释，即肺循环的"延迟"①。

① 译者注：原文为"hangout"增加，在20世纪70年代被发现。

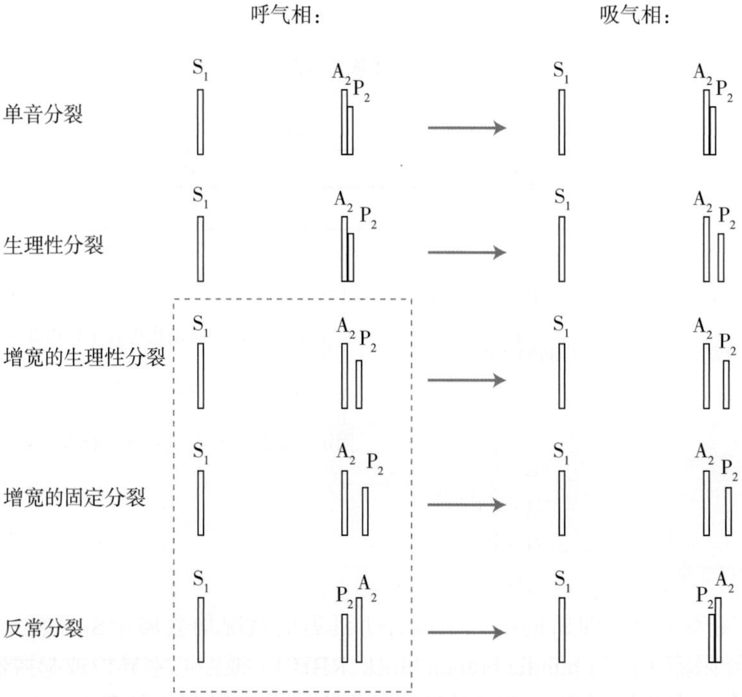

图40.1　S_2分裂

分裂指的是S_2的主动脉瓣成分（A_2）和肺动脉瓣成分（P_2）在呼气相（左列）和吸气相（右列）分离。S_2分裂有两种正常类型（单音分裂和生理性分裂）和三种异常类型（增宽的生理性分裂、固定分裂和反常分裂）。虚线框中的三种异常类型在呼气相可以听到分裂音，以此区别于正常类型（详见正文）。

二、S_2的正常分裂

（一）体征

在正常人群中，S_2的第一个成分是由主动脉瓣关闭（A_2）产生的；第二个成分则是由肺动脉瓣关闭（P_2）产生的。在吸气时，A_2和P_2的时间间隔可延长20～30ms（图40.1）。

尽管心音图几乎总是能够记录到S_2的两个成分，但超过90%的正常人呼气时，人耳听到S_2是一个单一的声音。而在正常人吸气时，人耳要么能够分辨S_2的两个成分（生理性分裂，在65%～75%的正常成年人中可听到，图40.1）[①]，要么依然只能听到一个组成（单音S_2，在25%～35%的正常成年人中可听到）。年龄越大，S_2越可能是单个声音，而不表现为生理性分裂。

少数正常人可以在仰卧位听到呼气时的S_2分裂。当这些人坐起来后，S_2又会变为单个声音。

① 这两种成分彼此非常近，接近人耳分辨单个声音的阈值。Harvey建议通过使用一个指节敲打桌面来模仿正常呼气时的心音，而用两个指节几乎同时敲打桌面来模仿吸气时的生理性分裂。Constant建议通过像西班牙语中发dr或tr音等卷舌音，或通过尽可能快速干脆地发pa-da音来模拟吸气时的分裂。

（二）声音的部位

S_2分裂通常只能够在胸骨左缘的第2或第3肋间隙听到。虽然有时也可在稍低一点的部位听到，尤其是在患有慢性肺病的患者中。而在肥胖的患者中则可能在稍高一些的部位听到S_2分裂。因为P_2很微弱，正常情况下上述部位以外的区域听不到S_2分裂。

（三）技术

在评估S_2的分裂情况时，让患者保持正常的吸气和呼气很重要，因为持续吸气或持续呼气可能会使两个成分相互分离，无法反映分裂的真实情况。

（四）分裂的生理学机制

P_2的正常推迟是因为正常肺循环中的“延迟”间期较长（并不是因为右心室收缩结束得比左心室收缩迟；实际上它们的收缩是同时结束的，图40.2）。“延迟”的含义是肺循环的血流阻力很低，以至于即使在右心室完成机械性收缩后，血流仍持续了一小段时间。主动脉瓣处延迟很少，导致左心室收缩结束后此处的血流立即停止，瓣膜也会立刻关闭。

A_2和P_2在吸气时相互分离，主要是因为吸气使P_2延迟更久。吸气时A_2-P_2间隔延长，延长的时间中大约有50%是因为吸气导致的肺循环中“延迟”间隔进一步增加。大约有25%是因为吸气延长了右心室的收缩时间（吸气时右心回心血量增加），剩余25%则是因为左心室收缩时间缩短（吸气时左心回心血量减少）。

三、S_2的异常分裂

（一）体征

S_2的异常分裂有以下三种类型（图40.1）。

1. 增宽的生理性分裂

增宽的生理性分裂是指在吸气和呼气时均发生分裂，但A_2-P_2间隔在吸气时更宽。

2. 增宽的固定分裂

增宽的固定分裂是指在吸气和呼气时均发生分裂，但A_2-P_2间隔保持恒定。

3. 反常分裂（逆分裂）

反常分裂是指在呼气相可闻及的S_2分裂在吸气相时缩短，或是与吸气相融合为单一心音。反常分裂是由于S_2组成成分的顺序发生了反转：A_2在P_2之后。因为吸气时P_2发生延迟，故而两个声音混在了一起。

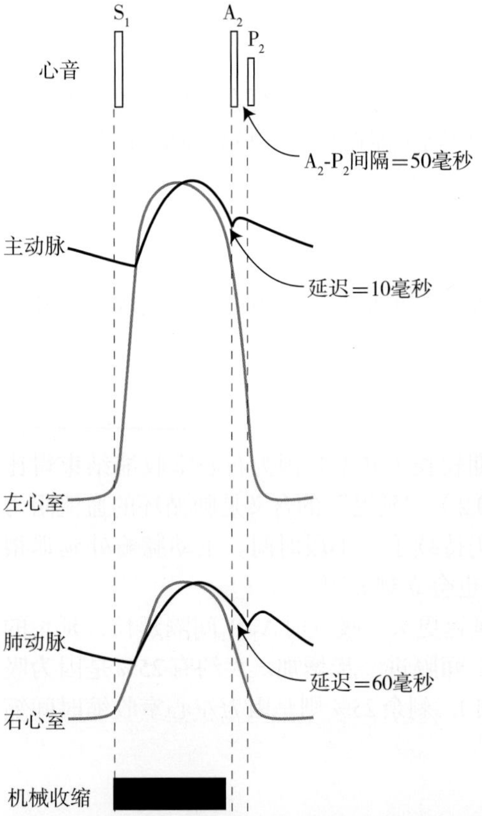

图40.2　S_2分裂的机制

心音时间轴（顶部）与心脏左侧（即主动脉和左心室，上方的压力示踪图）和心脏右侧（即肺动脉和右心室，底部的压力示踪图）的压力示踪图相关。图中底部的黑色矩形显示了机械收缩期的持续时间，它对左右心室而言是相同的。A_2和肺动脉压力示踪图上的切迹（即凹痕）同时出现，P_2则和肺动脉压力示踪图上的切迹同时出现，并且两个声音均在机械收缩完成后间隔一小段时间才出现（机械收缩结束和瓣膜闭合之间的间隔即为“延迟”）。在心脏左侧，延迟时间很短（10毫秒，即主动脉瓣几乎在机械收缩完成后就立即闭合）。然而在心脏右侧，延迟的时间更长（60毫秒），因为顺应性好的肺循环为维持血液向前流动提供的阻力太小。这些数据间的差异解释了为什么正常情况下P_2会在A_2之后（即该患者的A_2-P_2间隔＝60−10＝50毫秒）。延迟时间的改变同样部分解释了为什么正常情况下吸气时分裂会增加，以及为什么大多数肺动脉高压患者仅能听见单一的S_2（见正文）。

表40.2　异常的S_2分裂

分裂音和发病机制	病因
增宽的生理性分裂	
P_2晚期	
RV收缩的电延迟	RBBB LV起搏或异位搏动
RV收缩延长	肺动脉瓣狭窄 急性肺源性心脏病
延迟间隔增加	肺动脉扩张
A_2早期	
LV收缩缩短	二尖瓣反流
增宽的固定性分裂	
延迟间隔增加或RV收缩延长	房间隔缺损
RV收缩延长	右心室衰竭
反常分裂	
A_2晚期	
LV收缩的电延迟	LBBB RV起搏或异位搏动
LV收缩延长	主动脉瓣狭窄 缺血性心脏病

注：LBBB，左束支传导阻滞；LV，左心室；RBBB，右束支传导阻滞；RV，右心室；RV收缩和LV收缩，是指右心室和左心室收缩的持续时间。

（二）识别异常的S_2分裂

图40.1展示了全部三种异常的第二心音，即增宽的生理性分裂、增宽的固定分裂和反常分裂，它们均可在呼气时闻及心音分裂（图40.1中的虚线框）。因此，识别异常S_2的最佳方法，是去听诊那些在患者由卧位转坐位时依然存在的呼气相分裂音。

（三）临床意义和发病机制

表40.2列出了S_2异常分裂的常见原因。

1. 增宽的生理宽分裂

增宽的生理性分裂可能是由于P_2出现得太晚或者A_2出现得太早（表40.1）。最常见的原因是RBBB。

在肺动脉瓣狭窄的患者中，A_2-P_2间隔与狭窄的严重程度有很好的相关性（用右心室收缩压进行衡量狭窄程度，$r = 0.87$，$P < 0.001$）。尽管在许多患者中，临床医生需要在第3肋间隙听诊分裂音，因为第2肋间隙的心脏杂音过于响亮。

在绝大部分肺动脉高压的患者中，正常的延迟间隔会消失，S_2呈现为单音。只有当这些患者合并严重右心功能不全和右心室收缩期延长时，S_2才会增宽。绝大部分肺动脉高压且有S_2增宽的患者要么长期患有重度肺动脉高压，要么有大面积肺栓塞（肺动脉栓塞患者的宽S_2是暂时性的，通常持续数小时至数天）。

2. 增宽的固定分裂

对于房间隔缺损的患者，仅当他们脉搏规整时，才会出现增宽的S_2固定分裂（若患者有心房颤动或是频繁期前收缩，则分裂程度随上一心动周期的长度而变化）。S_2增宽的原因在每个患者中都不尽相同：一些患者是由于延迟间隔增加，另一些患者则是因为右心室收缩期延长。S_2之所以固定，是因为延迟间隔在呼吸时保持不变，以及左右心房连为一体后，中断了右心室灌注随正常呼吸的变化。

在可闻及呼气相心音分裂（且节律整齐）的患者中，缺失固定分裂显著减少了房间隔缺损的可能性（$LR = 0.1$，循证医学表40.1），而存在固定分裂也只是轻度增加了房间隔缺损的可能性（$LR = 2.6$，循证医学表40.1）。出现假阳性结果（即存在固定分裂但无房间隔缺损）的患者，通常合并右心室衰竭及由束支传导阻滞或其他原因导致的呼气相分裂音。

3. 反常分裂

在有主动脉血流杂音的老年患者中，反常分裂的存在无法区分严重的主动脉瓣狭窄和相对不太严重的疾病（循证医学表40.1）。

（四）S_2分裂与其他二联音

其他与S_2分裂相仿的二联音包括以下几种（见第42章）。

1. S_2开瓣音

与S_2分裂不同，S_2开瓣音的间隔稍宽一些，开瓣音在心尖部最响，并且在二尖瓣狭窄的患者中，心尖部的开瓣音常伴随有舒张期隆隆样杂音。而S_2开瓣音的患者，在吸气相有时能在胸骨上缘听到三联音（S_2分裂加上开瓣音）。

2. S_2心包叩击音

与S_2分裂不同，S_2叩击音的间隔稍宽一些，心包叩击音在心尖部或靠近心尖部最响，并且叩击音常伴有颈静脉压升高。

3. S_2-S_3

与S_2分裂不同，S_2-S_3间隔的宽度是S_2分裂的2～3倍，且S_3为低频声音，适合用钟型听诊器。

4. S_2收缩晚期喀喇音

喀喇音在心尖部或靠近心尖部最响亮，且通常为多个声音。它们出现的时间则和听诊策略相关（见第46章）。

四、S_2的强度

传统意义上而言，响亮的P_2是肺动脉高压的一个可靠征象，但一开始对证实这一学说所做的尝试（大多数是在风湿性心脏病患者中）并未取得成功。例如，在二尖瓣狭窄的患者中，无论把响亮的P_2定义成胸骨上缘左侧比右侧听诊更响的S_2，还是定义为S_2分裂音的第二个成分更响，均不能将有肺动脉高压和没有肺动脉高压的患者区分开（循证医学表40.1）。即便用心音图精准确定了A_2和P_2（例如，A_2与主动脉切迹在同步主动脉压力示踪图上一致），这两个成分的相对强度与肺动脉压的相关性并不好。有人提议，如在心尖部听到S_2分裂则提示肺动脉高压（因为P_2通常无法在心尖部听到，故在该处可听见分裂音表明P_2异常响亮）。然而，即便是这一发现，其与心脏疾病病因（常见于房间隔缺损和原发性肺动脉高压）的相关性也要比它与肺动脉压力测量值的相关性要好。

尽管如此，一项关于肝硬化患者的研究确实表明，响亮的P_2提高了肺动脉高压的可能性（即门肺高压，$LR = 17.6$，循证医学表40.1，见第8章）。此外，在二尖瓣狭窄的患者中，可触及的S_2精确预测了50mmHg及以上的肺动脉压（阳性$LR = 3.6$，阴性$LR = 0.05$，循证医学表40.1）。在该研究中，可触及的P_2被认定为在左侧第2肋间隙与S_2同时出现的突然敲击感。

在有主动脉血流杂音的患者中，S_2缺失或减弱增加了严重的主动脉瓣狭窄的可能性（$LR = 3.8$，见第44章）。

第41章

第三心音和第四心音

教学重点

• 第三和第四心音（S_3和S_4）统称为奔马律，由舒张期心室快速充盈产生，二者在时间和临床意义上有所不同。

• 右心室奔马律出现在胸骨左下缘，随吸气增强，并与颈静脉波形异常有关。左心室奔马律出现在心尖，在吸气时强度减弱。听诊奔马律时最好用听诊器的钟件。

• S_3是舒张早期的心音，与心室扩张、心脏收缩障碍和充盈压升高有关。患者在接受利尿药治疗后，S_3通常很快消失。

• S_4是收缩期前的心音，与缺血性心脏病、高血压性心脏病或肥厚型心肌病引起的心室壁僵硬有关。除非患者发生心房颤动，否则S_4通常会持续存在。与S_3不同的是，S_4不能预测患者的血流动力学情况。

一、概述

尽管S_3和S_4均由心室舒张期快速充盈产生，但它们在时间和临床意义上有所不同。S_3出现于舒张早期，如果患者大于40岁，S_3提示患者有重度收缩功能障碍或瓣膜反流。而在小于40岁的患者中，S_3则可能是正常现象（即生理性S_3）。S_4出现于舒张后期，就在S_1之前，提示患者的心室壁由于纤维化或过度肥大而异常僵硬。无论在任何年龄听到S_4，都是异常的表现。

在19世纪晚期，伟大的法国医生Potain精确描述了S_3和S_4的大部分特点，包括它们的产生机制，以及它们与其他二联音，如S_1分裂、S_2分裂等的区别。他在书中将之称为奔马律，并将这一叫法归功于他的老师Bouillard。

二、定义

下面是用来描述舒张期心音的几个术语。

（一）奔马律

奔马律是含有舒张期额外心音（S_3或S_4，或者两者叠加）的三联律。它仅指代病理性的心音（即生理性的S_3不属于奔马律）。尽管它被称为“奔马”律，但无论患者心率快慢均可能出现。

（二）第三心音（S_3）

第三心音有时被叫作**心室奔马律**，或者**舒张早期奔马律**。它出现于舒张早期，位于S_2之后120～180毫秒。临床医生可以通过以下方法来模拟心音，首先应该建立正常S_1（*lub*）和S_2（*dup*）的节律。

Lub dup lub dup lub dup

然后加上舒张早期的心音（*bub*）[①]。

lub du bub lub du bub lub du bub

S_3奔马律的总体节律（*lub du bub*）与单词“Kentucky”相似。

（三）第四心音（S_4）

有时将第四心音称为**心房奔马律**或**收缩期前奔马律**。临床医生可以通过以下方法来模拟心音，首先应该建立S_1和S_2（*lub dup*）的节律，之后加一个收缩期前的心音（*be*）。

be lub dup be lub dup be lub dup

S_4奔马律的总体节律（*be lub dup*）与单词“Tennessee”相似[②]。

① 在S_3奔马律发音时，为了符合时间节律，须舍去“*dup*”（S_2）中的“*p*”。在绝大多数患者中，重音落在S_2上（*lub du bub*），在其他少数患者中，重音则在S_1或S_3上。临床医生可以对这三种版本进行练习来熟悉多变的S_3，注意保持同样的音律。

② 加拿大的老师则用不同的方法来记忆S_3和S_4的时间节律，S_3用“*Montreal*”（发音成MON TRE al），S_4则用“*Toronto*”（tor ON to）。

（四）重叠型奔马律

重叠型奔马律是一种响亮的奔马律，出现在心动过速患者中。在心率较快时，舒张期缩短，导致S_3（舒张早期快速充盈）与S_4（心房收缩）重叠，产生可能比S_1或者S_2更响亮的心音。

在心动过速的患者中，并非所有奔马律都是重叠型奔马律。确认是否为重叠型奔马律的唯一方法，是当患者心率减慢后对其进行观察（过去人们常用按摩颈动脉的方法来减缓心率，然而现在已不再推荐对年长的患者使用该方法，见第16章）。如果减缓心率时奔马律消失，或者变成两个完全分开但是更加微弱的声音（即S_3和S_4），则为重叠型奔马律；如果变成了一个单独的S_3或单独的S_4，则不是重叠型奔马律。

（五）四联律

四联律由S_1、S_2、S_3和S_4组成。它本身并不常见，通常只在心率缓慢的患者中明显。四联律有时被叫作火车车轮律，因为它听起来就像是火车相邻车厢的两对车轮驶过铁路连接处时发出的声音。

be lub　du bub　　be lub　du bub　　be lub　du bub

三、检查方法

（一）声音的定位和听诊器的使用

S_3和S_4均为低频音（20～70Hz），处于人耳听觉阈值的边缘，因此用听诊器的钟件听得最清楚。将听诊器的钟件轻放在体壁上，施加一个刚好能产生气密性的力即可。起源于左心室的奔马律，在心尖部或心尖内侧听诊最为清楚，但有时只有在患者左侧卧位时才可以听见。起源于右心室的奔马律，在胸骨左下缘听诊最为清楚，而对有慢性肺部疾病的患者，则在剑突下方进行听诊。

（二）右心室奔马律与左心室奔马律

除部位不同外，左右心室奔马律之间的区别还包括它们对呼吸运动的反应，以及它们与其他颈静脉和心前区表现的关系。右心室奔马律在吸气时更响亮，左心室奔马律则在吸气时更柔和。右心室S_4可能与颈静脉的大A波相关，有时也与收缩期前响亮的颈静脉音相关（见第36章）。左心室S_4则可能与可触及的收缩期前心尖搏动有关（见第38章）。

（三）区分S_4-S_1与其他心音

三种心音的组合可以在S_1附近产生二联律：S_4-S_1，S_1分裂，S_1-喷射音。以下方法可区分上述心音。

1. 钟型听诊器

S_4作为低频音，用钟型体件听诊最佳。对钟件用力施压可以消除低频音，由此能将S_4-S_1转变为单个心音，而S_1分裂和S_1-喷射音仍然为二联律。

2. 部位

S_4-S_1的最佳听诊区为心尖部、胸骨左下缘或者剑突下方（见“心音的部位和听诊器的使用”

部分）。S_1分裂则在心尖部至胸骨下缘最为响亮，但有时也可在胸骨左上缘闻及。主动脉喷射音可在心尖部至胸骨右上缘闻及，肺动脉喷射音则局限于胸骨左上方区域。

3. 呼吸的影响

尽管S_4在吸气时可能会更响亮（右心室S_4）或更柔和（左心室S_4），但呼吸并不会影响S_4和S_1的间隔时间。而在多达1/3的患者中，S_1分裂的时间间隔随呼吸而变化。

呼气可使肺动脉喷射音更加响亮。主动脉喷射音不随呼吸而改变。

4. 触诊

只有S_4-S_1伴有收缩期前的心尖搏动（见第38章）。S_4的强度（通过听诊判断）与心尖区心动描记术记录的收缩期前搏动的幅度呈现中度相关（$r=0.46$，$P<0.01$）；与之相似的是，收缩期前搏动的可触及性也与心音描记法记录的S_4幅度大致相关（$r=0.52$，$P<0.01$）。

四、发病机制

（一）正常心室充盈曲线

舒张期左右心室的充盈过程可分成三个不同的时相（图41.1）。第一个时相是快速充盈期，紧随房室瓣的开放而开始。在这一时相，心房储存的血液快速流入心室。第二个时相是平台期（舒张末期），开始于心室不能进一步被动舒张时，该阶段的血流灌注非常少。第三个时相是心房收缩期，始于心房收缩，使心室在下一个S_1开始前继续扩张。

（二）心室充盈和心音

S_3和S_4均产生于舒张期血流进入心室短暂停留的时候（也就是说，S_3出现在快速充盈期末期，S_4则接近心房收缩期顶峰）（图41.1）。血流突然减慢便可将足够的能量转移给心室壁，使其震颤，从而产生可闻及的心音（类似于用两只手将一块手帕拉紧：突然拉紧会产生声音，而缓慢拉紧则没有声音）。有两个因素控制着血流减速的突然性，从而控制着奔马律能否被听到：血流进入心室的速度和心室壁的僵硬程度。血流速度越快，声音越响。心室壁越僵硬，声音的频率越高。由于奔马律是由难以听到的低频音（20～50Hz）组成，任何能够增加其频率（即心室僵硬程度）的因素均可使声音更容易被听到。

虽然S_3和S_4都是由血流快速进入僵硬的心室产生，但它们的病因截然不同。

（三）第三心音（S_3）

S_3奔马律出现在舒张早期充盈增加时，主要发生于两类心脏疾病当中。

1. 充血性心力衰竭

S_3奔马律最常见原因是由收缩功能障碍引起的充血性心力衰竭。在这些患者中，S_3提示心房压力异常增高。这在呼吸困难的患者中是一项特别重要的发现，它意味着心脏疾病是气短的主要原因。除了心房压力升高，这些患者通常还有扩张型心肌病及心输出量下降。虽然心房压力升高（使血流速度增快）和心肌病（使心室僵硬）对心音均有贡献，但心房压力是更重要的临床变量，因为利尿后心房压力一下降，S_3奔马律就会消失。

2. 反流和分流

不论心房压力是否升高，伴有瓣膜反流或左向右分流的患者都可能产生S_3奔马律，因为这些异常均可使过量血液流经房室瓣。有二尖瓣反流、室间隔缺损或动脉导管未闭的患者都可能出现左心室S_3，因为舒张期过量血液经二尖瓣流入左心室（在二尖瓣反流的患者中，舒张期过量的血流仅仅指反流的血液在舒张期回流）。房间隔缺损的患者可能会产生右心室S_3，因为过量血液经三尖瓣进入右心室。

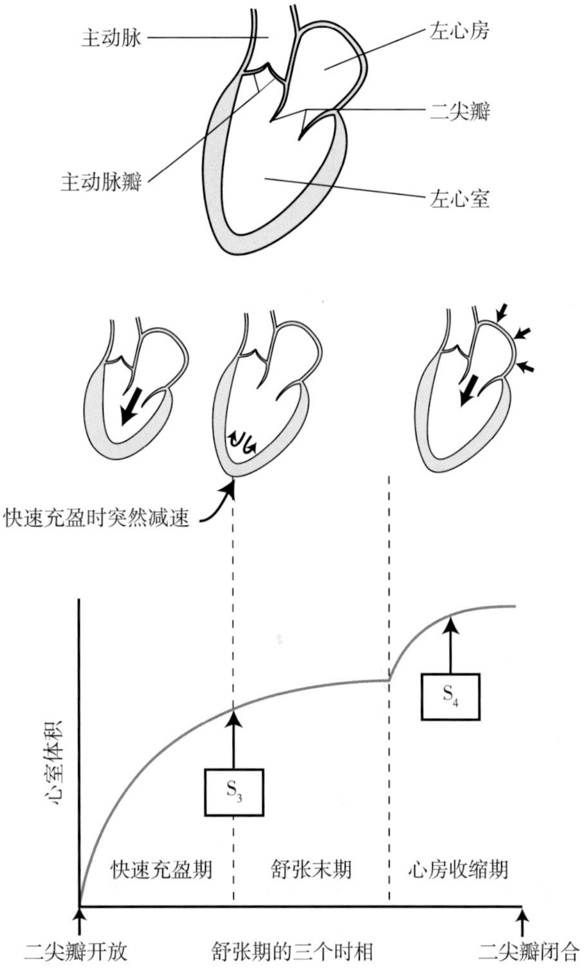

图41.1　**第三和第四心音的时间**

此图描绘了左心室舒张期充盈的三个时相（图上y轴为心室体积，x轴为时间）。S_3出现于快速充盈期结束时被动充盈突然减速，S_4产生于心房收缩期。相似的原理可形成右心室的S_3或S_4（见正文）。

（四）第四心音（S_4）

S_4奔马律可见于高血压、缺血性心肌病、肥厚型心肌病或主动脉瓣狭窄的患者，在所有这些疾病中，心室因肥大或纤维化而变得僵硬。出现S_4的这些患者一定为窦性心律，且心房收缩力较强，大部分患者的心房压力、心输出量和心室腔大小均正常。不同于S_3的是，S_4较为持久。除非患者出现心房颤动（心房收缩功能丧失），否则S_4不会变化。

（五）重叠型奔马律和四联律

出现重叠型奔马律是由于心率增快使得舒张期缩短，这主要是消除了平台期的结果（图

41.1），因此S_3和S_4重叠。舒张期心室充盈被压缩到片刻之间，因此产生非常响亮的声音。

四联律主要见于因缺血性心脏病或高血压性心脏病而产生长期S_4奔马律但随后出现心脏代偿失调、充盈压升高及S_3的患者。

在罕见情况下，间歇性重叠型奔马律可见于因完全性心脏传导阻滞（或VVI起搏）导致心率缓慢的患者中。由于房室分离，当心房收缩和舒张早期同步时（即心电图上P波刚好落在QPR波的后面）可出现奔马律。尽管严格说来这种心音是一种重叠奔马律，然而在临床上听起来却像是间歇性S_3。

（六）生理性S_3

年龄小于40岁且心脏健康的人可出现S_3（即生理性S_3）。这是因为正常的早期充盈有时可以很快，以至于心室充盈突然停止会让室壁震颤，从而产生心音。与没有该心音的健康人相比，有生理性S_3的人更消瘦，且舒张早期充盈速度更快。生理性S_3会在40岁之前消失，这是因为随着年龄的增长，心室舒张减慢，心室充盈过程主要在舒张后期，因此舒张早期的心室充盈减慢，S_3消失。

五、临床意义

（一）第三心音

1. 充血性心力衰竭

如循证医学表41.1所示，对于射血分数降低[似然比（*LR*）＝3.4～4.1，循证医学表41.3]、左心房压力升高（*LR*＝3.9），以及B型钠尿肽（B-type natriuretic pedtide，BNP）水平升高（*LR*＝10.1），S_3奔马律的出现有重要的提示意义。其他研究证实了S_3奔马律对收缩功能不佳的预测价值。S_3奔马律的缺失提示患者的射血分数大于30%（射血分数＜30%的阴性*LR*为0.3；循证医学表41.3）。

在有充血性心力衰竭病史的患者中，S_3可预测患者对地高辛的治疗反应及总死亡率。

2. 心脏瓣膜疾病

在二尖瓣反流的患者中，S_3对充盈压升高（*LR*不显著性）和射血分数减低（*LR*＝1.9）的预测效果不佳。一些研究认为S_3与二尖瓣反流的严重程度相关，但其他的研究则不这样认为。

相反，在有主动脉瓣疾病的患者中，S_3是一个有意义的发现。在主动脉瓣狭窄的患者中，S_3提示充盈压升高（肺毛细血管楔压≥12mmHg，*LR*＝2.3）和射血分数降低（射血分数＜50%，*LR*＝5.7）。在主动脉瓣反流的患者中，S_3提示瓣膜反流的严重程度（反流分数≥40%，*LR*＝5.9，见第45章）和射血分数＜50%（*LR*＝8.3）。

3. 急性胸痛的患者

急诊急性胸痛患者中，S_3增加了心肌梗死的可能性（*LR*＝3.2，循证医学表41.1）。

4. 术前会诊

在术前会诊过程中，发现S_3常提示预后不佳。没有任何其他干预时，它提示患者围手术期肺水肿（*LR*＝14.6）和心肌梗死或心源性死亡（*LR*＝8）的风险增加。

表41.1　第三心音和第四心音*

发现	灵敏度/%	特异度/%	似然比**	
			体征存在	体征缺失
第三心音				
检出射血分数<0.5	11～51	85～98	3.4	0.7
检出射血分数<0.3	68～78	80～88	4.1	0.3
检出左心充盈压升高	12～37	85～96	3.9	0.8
检出BNP升高	41～65	93～97	10.1	0.5
在急性胸痛患者中检出心肌梗死	16	95	3.2	NS
预测术后肺水肿	17	99	14.6	NS
预测术后心肌梗死或心源性死亡	11	99	8.0	NS
第四心音				
预测患者心梗之后的5年死亡率	29	91	3.2	NS
检出左心充盈压升高	35～71	50～70	NS	NS
检出重度主动脉瓣狭窄	29～50	57～63	NS	NS

注：*诊断标准，射血分数减低，是指用闪烁成像或超声心动图测定左心室射血分数<0.5，或<0.3（如上所示）（见第48章）；左心室充盈压升高，是指肺毛细血管楔压>12mmHg或左心室舒张末期压力>15mmHg；BNP水平升高，是指BNP≥100pg/ml或>1525pg/ml；心肌梗死，是指心电图新发Q波或CK-MB升高，或两者皆有；重度主动脉瓣狭窄，是指压力梯度峰值>50mmHg或瓣膜面积<$0.75cm^2$。

**似然比，如果体征存在为阳性似然比；如果体征缺失为阴性似然比。

NS，不显著；BNP，B型钠尿肽。

第三和第四心音

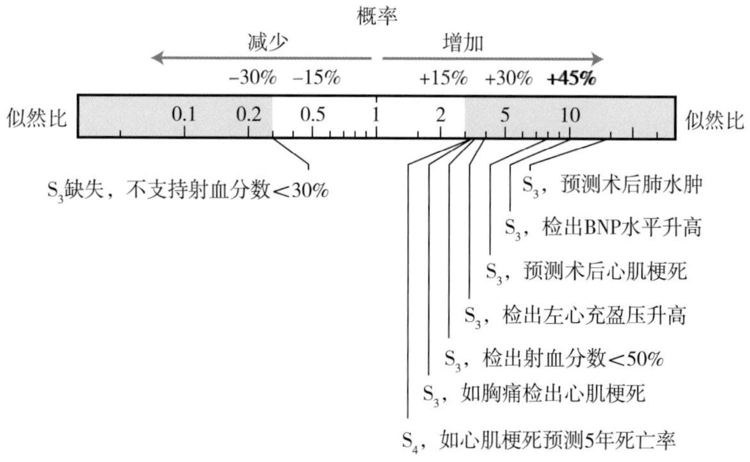

（二）第四心音

由于许多疾病均可引起心室壁僵硬，且S_4不能提示患者的血流动力学情况，因此S_4奔马律的诊断价值相对较低。S_4奔马律无法预测射血分数、左心充盈压力，或者术后心脏并发症。在伴有主动脉血流杂音的老年患者中，S_4也无法预测严重的主动脉瓣狭窄，这可能是因为许多主动脉瓣轻度狭窄的患者会因为其他原因（如缺血性心脏病）而出现S_4。

然而，若心肌梗死后的1个月出现S_4，则可较好地提示5年心源性死亡风险增加（$LR = 3.2$，循证医学表41.3）。在过去，有经验的听诊者确实能够做到，当缺血性心脏疾病的患者病情恶化时，床旁闻及S_4-S_1间隔增宽。但对这一发现的正确解读有赖于对患者PR间期的了解，故而限制了其实用性。在心律不齐的患者中，S_4可排除心房颤动并提示多源性房性心动过速等其他诊断。

S_4在慢性二尖瓣反流的患者中比较罕见，因为这些患者扩张的心房无法有力收缩。因此在二尖瓣反流的患者中发现S_4奔马律，是诊断急性二尖瓣反流（如腱索断裂，见第46章）的重要线索。

第42章 混杂心音

教学重点

- 混杂心音可根据它们出现的时相分为收缩早期心音（喷射音）、收缩中晚期心音（二尖瓣脱垂的喀喇音）和舒张早期心音（二尖瓣狭窄的开瓣音，缩窄性心包炎的心包叩击音，心房黏液瘤的肿瘤扑落音）。
- 如果植入刚性人工心脏瓣膜的患者出现胸痛、呼吸困难或晕厥，临床医生应仔细记录人工瓣膜音。对于笼球瓣，瓣膜开放的声音应是最响的（主动脉笼球瓣，收缩早期最响；二尖瓣笼球瓣，舒张早期最响）。对于斜碟瓣，瓣膜闭合的声音应是最响的（主动脉斜碟瓣，S_2最响；二尖瓣斜碟瓣，S_1最响）。未出现这些心音可能提示瓣膜血栓形成。

除第一、第二、第三和第四心音之外，还可发现其他散在、短促的心音（图42.1）。这些心音包括收缩早期心音（如主动脉或肺动脉喷射音）、收缩中期或收缩晚期心音（如二尖瓣脱垂的收缩期喀喇音）、舒张早期心音（如二尖瓣狭窄的开瓣音、缩窄性心包炎的心包叩击音，以及心房黏液瘤的肿瘤扑落音），还有人工瓣膜音。这些声音均为高频音，用听诊器的膜件听诊最佳。

第一节　喷　射　音

一、体征和发病机制

喷射音是收缩早期最常见的心音，它源于收缩早期半月瓣开启时突然停止。主动脉喷射音常见于主动脉瓣狭窄、二叶主动脉瓣或者主动脉根部扩张的患者。肺动脉喷射音常见于肺动脉瓣狭窄、肺动脉高压或者肺动脉干扩张的患者。

主动脉和肺动脉喷射音可通过部位、伴随的杂音及随呼吸的变化进行区分。主动脉喷射音是响亮的高频音（通常比S_1更加响亮），在心尖部听诊最佳，也可在胸骨右上缘闻及，此外主动脉喷射音不随着呼吸而变化。肺动脉喷射音则局限于胸骨旁第2或第3肋间隙，在吸气时强度减弱。与主动脉或肺动脉瓣狭窄有关的喷射音发生于收缩期杂音之前。

第41章描述了如何区分喷射音和其他位于S_1附近的二联律，包括S_4-S_1联合音和S_1分裂。

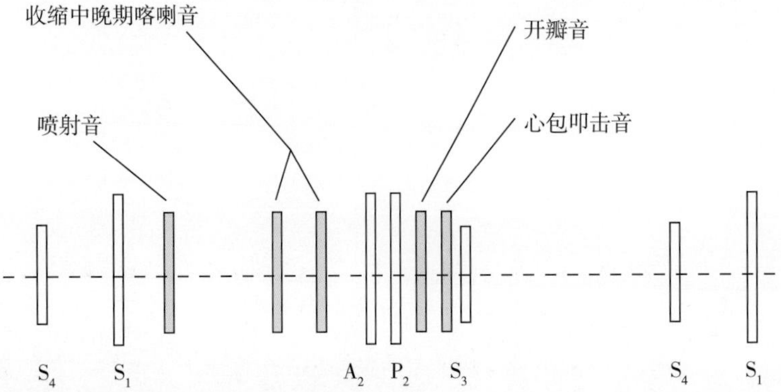

图42.1　混杂心音

该图显示了混杂心音（喷射音和收缩中晚期喀喇音）和舒张期心音（开瓣音和心包叩击音）与主心音（第一、第二、第三、第四心音）之间的时间关系。心房黏液瘤的肿瘤扑落音未在图中描述，因为其发生的时间多变，范围可从A_2后80毫秒（即开瓣音出现的时间）到A_2后150毫秒（即第三心音出现的时间）。

二、临床意义

此类心音最重要之处在于背后的病因。在主动脉瓣狭窄的患者中，喷射音意味着狭窄位于瓣膜水平，且瓣膜尚有一定的移动性。钙化性主动脉瓣狭窄的老年患者通常没有喷射音，因为钙化变性导致瓣叶僵硬；与之相反，非钙化性主动脉瓣狭窄的儿童患者常可听到喷射音。一项包含118例主动脉瓣狭窄患者的连续序列研究发现，在非钙化性主动脉瓣膜狭窄的患者中，100%可听见喷射音；在钙化性主动脉瓣膜狭窄的患者中，仅有32%可以听见喷射音；在瓣膜以下狭窄或瓣膜以上狭窄的患者中则没有一例可听见喷射音。

第二节 收缩中晚期喀喇音

一、体征和发病机制

收缩中晚期喀喇音出现在二尖瓣脱垂的患者中，有时是多重的。喀喇音的产生是由于收缩期脱垂进入左心房的二尖瓣，在翻滚时突然绷紧。喀喇音在心尖部或胸骨左下缘最为响亮，且经常伴有收缩晚期杂音。

二尖瓣脱垂喀喇音（和相关杂音）的特点是，一些改变静脉回流的动作可以使其时间发生变化。例如，深吸气后保持Valsalva动作和深蹲-起立动作均会减少静脉回流，使二尖瓣在收缩期更早脱垂，由此使喀喇音（和杂音）更接近S_1（见第46章图46.1）。

喀喇音发现已超过一个世纪，最初认为喀喇音是胸膜心包粘连或其他心外的原因导致的。直到20世纪60年代，在Barlow证实了该心音与收缩期二尖瓣后叶脱垂一致后，这种错误的理解才得以纠正。

二、临床意义

出现特征性的喀喇音或杂音就足以诊断二尖瓣脱垂。第46章会进一步讨论。

第三节 开 瓣 音

一、体征和发病机制

开瓣音为舒张早期的心音，可在二尖瓣狭窄的患者中听见[①]。舒张早期，狭窄的二尖瓣（虽融合，尚可运动）像一叶巨大的船帆扑入心室，在受到运动的限制后突然减速，产生开瓣音。突然减速产生一个响亮的中高频声音，紧接着出现二尖瓣狭窄引起的舒张中期隆隆样杂音。开瓣音在心尖部和胸骨左下缘听诊最佳。

医生可以通过以下方法来模拟开瓣音和杂音：首先应该建立S_1、S_2和开瓣音的节律（RUP＝S_1；bu＝S_2；DUP＝开瓣音）。

RUP bu DUP RUP bu DUP RUP bu DUP

然后加入杂音。

RUP bu DUPRRRRRRRRUP bu DUPRRRRRRRRUP bu DUP

某些患者的开瓣音特别响亮，很容易在左侧第2肋间隙闻及，与此处的S_2宽分裂相似。然而，当患者吸气时在此处仔细听诊，可闻及三联律（S_2分裂加上开瓣音），其中最后一个心音为开瓣音。

二尖瓣狭窄的开瓣音由Bouillard于1835年首次描述。

① 三尖瓣狭窄的患者同样可有开瓣音，但所有这些患者同时伴有二尖瓣狭窄和二尖瓣开瓣音。仅靠听诊鉴别三尖瓣和二尖瓣开瓣音是很困难的。

二、临床意义

传统教学认为，二尖瓣狭窄的患者若瓣叶过度增厚且僵硬，就无法产生可被听到的开瓣音。开瓣音的振幅和二尖瓣钙化程度之间呈负相关（$r=-0.675$，$P<0.01$）。

用S_2的A_2部分与开瓣音的间隔（A_2-OS间期）来衡量二尖瓣狭窄的严重程度。相比于病情更轻的患者，狭窄程度越严重，A_2-OS间期越短。这是因为在舒张期，当心室压力下降到低于心房压力时，二尖瓣开启；狭窄程度越严重，心房压力越高，该转折点越早出现。A_2-OS间期主要通过心音图而非听诊来判断。除瓣膜狭窄程度以外，A_2-OS间期还取决于其他因素，如心室舒张时间和心率等，这进一步加大了在床旁精确解读此间期含义的难度。

开瓣音能够提示，其所伴发的舒张期杂音代表的是二尖瓣狭窄，而不是过量血流通过未狭窄瓣膜时的发出的隆隆样杂音（关于隆隆样杂音见第46章）。

第四节 心包叩击音

心包叩击音是一种舒张早期的响亮心音，可见于28%～94%的缩窄性心包炎患者（见第47章），可在心尖部和胸骨左下缘的广泛区域内闻及。与第三心音相比，心包叩击音频率更高（用听诊器膜件很容易听到），在心前区的范围更大，且出现的时间更早一些（但仍晚于开瓣音或宽分裂的第二心音）。

心包叩击音的产生是由于心室充盈时遇到刚性的心包囊而突然减速。这与第三心音的形成类似，但在心包叩击音的产生过程中，因限制导致的减速更加突然，因此它比第三心音的音调更高和更加响亮（见第41章）。

第五节 肿瘤扑落音

肿瘤扑落音为舒张早期心音，它的出现提示有蒂的肿瘤从心房脱垂，经过二尖瓣（或者三尖瓣）进入心室。在两项较大规模的系列研究中，黏液瘤患者（283例）中有15%～50%可闻及肿瘤扑落音。肿瘤扑落音产生的时间和强度在不同检查中可不同：早至开瓣音或晚至第三心音时都有可能出现。它通常伴有与二尖瓣狭窄隆隆样杂音相似的舒张期杂音。

第六节 人工瓣膜音

一、概述

异常的人工瓣膜音可能是解释患者呼吸困难、晕厥或胸痛的唯一线索。为了简单快速识别这些异常心音，临床医生首先需要了解正常的人工瓣膜音。本节着重介绍刚性机械瓣，如笼球瓣（Starr-Edwards瓣）[①]、斜碟瓣（Björk-Shiley瓣、Medtronic-Hall瓣），以及双叶瓣（St.Jude Medical瓣）等。

二、原则

重点观察以下内容：①开瓣音和关瓣音的时间和强度，通常伴有喀喇音或金属质感的声音，且不用听诊器也常常可闻及。②相关的杂音。任何新出现或者发生变化的心音及杂音都需要进一步检查。

（一）开瓣音和关瓣音

在使用笼球瓣的患者中，开瓣音比关瓣音更为响亮。在使用斜碟瓣（单叶瓣和双叶瓣）的患者中，关瓣音响亮，而开瓣音则较为微弱或无法听见（图42.2）。

1. 笼球瓣

主动脉瓣区的笼球瓣可产生的响亮的收缩期开瓣音，在时间上与主动脉喷射音相同，紧跟在S_1之后出现（临床医生可闻及*ledup dup...ledup dup*，而不是只有S_1和S_2的*lub dup...lub dup*）。二尖瓣区的笼球瓣开放时可产生舒张期的额外心音，在时间上与开瓣音一致（即不是S_1和S_2的*lub dup...lub dup*，而是*lub budup...lub budup*）。这些开瓣音应比对应的关瓣音更响亮（人工主动脉瓣的关瓣音与S_2一致，人工二尖瓣的关瓣音则与S_1一致）。若发现开瓣音消失或是异常柔和，则提示存在某些东西（如血栓）干扰了球的来回移动。

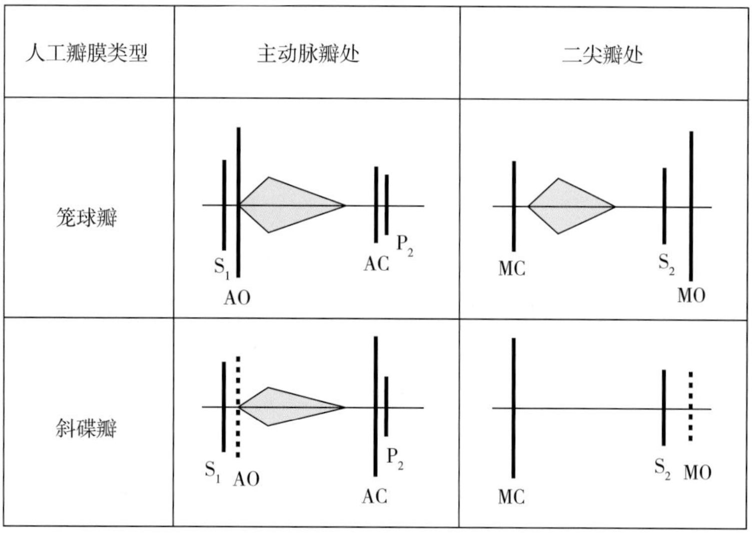

图42-2　**人工瓣膜音**

正常的机械瓣，基于参考文献21-23。AC，人工主动脉瓣关瓣音；AO，人工主动脉瓣开瓣音；MC，人工二尖瓣关瓣音；MO，人工二尖瓣开瓣音；P_2，第二心音的肺动脉瓣成分；S_1，第一心音；S_2，第二心音。详见正文。

---

① Starr-Edwards瓣已经不再生产，但依然在使用。

2. 斜碟瓣

这些瓣膜可产生与S_1（二尖瓣部位）或S_2（主动脉瓣部位）时间一致的金属样关瓣音。关瓣音异常柔和提示明显的瓣膜功能障碍。

（二）心脏杂音

在主动脉瓣部位，所有刚性瓣膜（笼球瓣和斜碟瓣）通常都会在收缩中期产生短暂杂音，该杂音在心底部听诊最佳，有时可放射至颈部。这些患者中的舒张期杂音提示瓣膜周围反流，需进一步检查。

在二尖瓣位置有刚性瓣膜时，任何全收缩期的杂音都提示有瓣膜周围反流，需进行检查。对二尖瓣装有笼球瓣（并非斜碟瓣）的患者进行检查时，在胸骨左缘闻及收缩早期至中期杂音是正常现象。该杂音并不提示反流，而提示瓣膜的笼部突入左心室流出道而产生的湍流。

第43章

心脏杂音：一般原则

教学重点

- 杂音按其时间（收缩期、舒张期或连续）、位置、强度和频率（即高频、低频、混合频率）进行分类。
- 收缩期杂音由异常血流通过流出道或半月瓣（即主动脉瓣或肺动脉瓣）或心室反流进入低压腔室（二尖瓣或三尖瓣反流，或室间隔缺损）引起。舒张期杂音由半月瓣关闭不全（主动脉瓣或肺动脉瓣反流）或异常血流通过房室瓣（二尖瓣或三尖瓣狭窄，血流隆隆音）引起。
- 练习拟声词（即用人声模拟杂音）可以帮助临床医生正确识别杂音的时间和频率。此外，使用拟声词可以快速识别心音的节律，因而不必将听诊音分解为几个部分。
- 在有收缩期杂音的患者中，对诊断最有用的信息是声音在胸壁的分布。其他有用的诊断信息包括S_1和S_2的强度、心动周期长度改变（即无规则的心搏）时杂音强度的变化，以及进行各种影响静脉回流和后负荷的动作时杂音的变化。

一、概述

自19世纪30年代起，人们对心脏杂音的理解经历了三个不同的阶段。第一个阶段，James Hope（1801—1841）、Austin Flint（1812—1886）和Graham Steell（1851—1942）等杰出的医生通过床旁仔细查体，找到了心脏杂音的时间、性质与患者的临床情况、尸检结果的关联。第二个阶段，在20世纪50～60年代，心脏导管检查和心音描记法帮助医生理解了产生心脏杂音的血流动力学机制，而心脏手术的引入则提高了心脏听诊的可信程度，促使医生听诊得更加精细、准确。第三个阶段，在20世纪70～80年代，超声心动图的引入解答了许多关于心脏杂音的疑问，包括主动脉瓣狭窄喷射音、收缩晚期杂音和二尖瓣脱垂喀喇音产生的机制。

本章节讨论心脏杂音的描述和诊断原则。特殊的心脏疾病及其相关的心脏杂音则在第44—46章中进一步讨论。

二、体征

心脏杂音的几个重要特征包括部位（最响亮的部位，传导或放射的方向）、出现时相、强度和频率（也叫音调，即高频、低频，或者高频、低频的混合）。杂音的音色可描述为粗糙的、隆隆样、吹风样、粗乱的、乐音样等。

杂音的强度常常随呼吸周期变化，但若听到吸气或呼气时完全消失的响亮杂音样声音，则很可能是心包摩擦音，而非心脏杂音。

（一）心脏杂音的基本分类

心脏杂音大致分为收缩期、舒张期及连续性杂音（表43.1）。**收缩期杂音**位于S_1和S_2之间；**舒张期杂音**则可以出现在S_2至下一个S_1之间的任何时间。**连续性杂音**则始于收缩期，超过S_2一直延续至舒张期，这说明它产生于四个心腔之外，不受收缩或舒张的影响。尽管被称为连续性杂音，但它并不需要占据整个收缩期和舒张期。

1. 收缩期杂音

（1）病因。收缩期杂音的产生有两个原因。**①异常血流流经流出道或半月瓣**。收缩期杂音产生的其中一个原因是异常血流流经流出道或半月瓣（即主动脉瓣或肺动脉瓣）。例如，前向血流受阻（如主动脉瓣狭窄、肺动脉瓣狭窄，或者肥厚型心肌病）或半月瓣正常，但血流量增加（如房间隔缺损，或贫血、发热、妊娠、甲状腺毒症时的血流杂音）。**②从心室向低压心腔的反流**。如二尖瓣反流（左心室和左心房之间渗漏）、三尖瓣反流（右心室和右心房之间渗漏），以及室间隔缺损（左右心室之间渗漏）。

（2）旧的收缩期杂音分类（“喷射性”和“反流性”杂音）。1958年，Leatham根据杂音与S_2的关系，将所有收缩期杂音分为“喷射性杂音”和“反流性杂音”。根据他的分类，喷射性杂音为递增-递减型，始于S_1之后并结束于S_2之前①。喷射性杂音提示异常血流流经主动脉或肺动脉瓣。与之相反，反流性杂音（如二尖瓣和三尖瓣反流）为平稳型，始于S_1并持续至S_2甚至稍超

① 更准确地说，喷射性杂音在S_2的哪个成分之前终止取决于杂音由哪一侧产生。例如，主动脉瓣狭窄的杂音在A_2之前终止，而肺动脉瓣狭窄的杂音则在P_2之前终止。

过S_2（因此掩盖了S_2）。

Leatham的分类方法如今已不再广泛使用，主要有以下原因：①它完全依靠心音描记法，且与医生床旁听诊的结果并非完全一致。②它完全取决于S_2中主动脉和肺动脉成分的可闻及性，但有时无法闻及。③该方法假定所有喷射性杂音均源于异常血流经半月瓣射出，然而临床经验显示很多杂音为反流造成。④它的基本前提是杂音的强度取决于压力梯度，但这一点并非总是正确（如二尖瓣脱垂的杂音在收缩后期最响，但此时压力梯度降低）。

表43.1　杂音的时间和部位分类

杂音的类型	最响亮的部位
收缩期杂音	
异常血流流经流出道或半月瓣	
主动脉瓣狭窄	右心底，LLSB，心尖
肺动脉瓣狭窄	左心底
房间隔缺损*	左心底
肥厚型心肌病	LLSB
从高压心腔反流入低压心腔	
二尖瓣反流	心尖
三尖瓣反流	LLSB
室间隔缺损	LLSB
舒张期杂音	
反向血流流经渗漏的半月瓣	
主动脉瓣反流	LLSB
肺动脉瓣反流	左心底
异常前向血流流经房室瓣	
二尖瓣狭窄	心尖
三尖瓣狭窄	LLSB
持续性杂音	
动静脉之间的异常连接	
动脉导管未闭	左心底
动静脉瘘	瘘的上方
静脉异常血流	
静脉哼鸣	锁骨头上方
乳鸣（Mammary Souffle）**	乳腺与胸骨之间
外周动脉狭窄	
主动脉缩窄	后背

注：*房间隔缺损的杂音源于过量血流（左向右分流）流经肺动脉瓣，而不是因为血流流经缺损部位。

**“Souffle”（法语里为声音或杂音的意思）读作*SOO-ful*。

心尖，心尖搏动点；左心底，胸骨左侧第2肋间；LLSB，胸骨左缘第4和第5肋间；右心底，胸骨右侧第2肋间。

然而，根据杂音是否会掩盖S_1或S_2，可用拟声法将收缩期杂音分为收缩中期、收缩早期、长收缩期、全收缩期和收缩晚期杂音（见“用拟声法模拟杂音的时间和音质”部分）。

2. 舒张期杂音

舒张期杂音的产生有两个原因：①异常反向血流流经渗漏的半月瓣（如主动脉瓣或肺动脉瓣反流）。②异常前向血流流经房室瓣（如二尖瓣狭窄、三尖瓣狭窄和血流隆隆[①]）。

3. 连续性杂音

连续性杂音的产生有以下几个原因：①主动脉干和肺动脉干之间的异常连接（如动脉导管未闭）。②动静脉之间的异常连接（如动静脉瘘）（见第54章）。③静脉异常血流（如静脉哼鸣音和乳鸣音）。④动脉异常血流（如主动脉缩窄、肾动脉狭窄）

（二）杂音在胸壁上的部位

表43.1描述了杂音的常见部位。在有收缩期杂音的患者中，最有诊断价值的是声音在胸壁上相对于胸骨左缘第3肋间的位置。因为胸骨左缘第3肋间正好位于主动脉瓣和二尖瓣上方，可据此将收缩期杂音分为六种类型：①宽心尖－心底型。②小心尖－心底型。③胸骨左下缘型。④宽心尖型。⑤孤立心尖型。⑥孤立心底型（这些分型的定义见图43.1）。

对上述六种心音的边界进行听诊，发现杂音的放射并不完全取决于血流方向，而主要在于骨性胸廓的走行，特别是左下肋、胸骨和锁骨（图43.2）。流经半月瓣的血流量增加或瓣膜关闭不全，可引起心室或大动脉的振动。根据位置、振幅及胸壁骨骼对传导的减弱程度，可以产生上述六种心音中的任何一种。事实上，是骨传导而非血流方向决定了杂音的分布，最佳证据之一便是二尖瓣反流的杂音：二尖瓣反流时从左心室流出的血液向上、向右流至左心房，而杂音传导方向却是沿左下肋缘至腋下，几乎与血流方向垂直。

六种收缩期杂音的诊断意义将在“收缩期杂音鉴别诊断”部分讨论。

（三）用拟声法模拟杂音的时间和音质

图43.3为根据心音图绘制的各种杂音的传统图示。然而，因为杂音是声音，此类图示通常无法精确地体现不同杂音的节律和音质特点。在整个心脏听诊的历史中，临床医生一直在使用拟声法来模拟心音和杂音，并且发现这是一种有效的教学工具，可帮助医生快速掌握不同类型心音的特点。

这部分内容均来自Feinstein和Adolph的研究。高频杂音可用口腔前部发声进行模拟，低频杂音则可用咽后部发声进行模拟。二尖瓣和三尖瓣反流的高频杂音可用“*SHSHSHSH*”模拟。模拟主动脉瓣反流的高频杂音则要微闭嘴唇并吹气，或者发*PHEWEWEWEWEW*或*AHAHAHAHAH*的耳语音（因此为“吹气”）。三尖瓣或二尖瓣狭窄的低频杂音则可通过低吼时“*RRRRR*”的声音模拟（“隆隆样”）。低频和高频混合的杂音，如主动脉瓣狭窄等，则可通过清嗓时发出的声音模拟（常为“粗糙”“刺耳”的声音）。

---

① 血流隆隆是一种短暂低频的舒张期杂音，是血流增加后流经未狭窄的房室瓣时产生的。房间隔缺损和三尖瓣反流增加了舒张期流经三尖瓣的血流，可能产生三尖瓣血流隆隆样杂音（类似于三尖瓣狭窄的杂音）。二尖瓣反流和室间隔缺损增加了舒张期流经二尖瓣的血流，可能产生二尖瓣血流隆隆样杂音（类似于二尖瓣狭窄的杂音）。

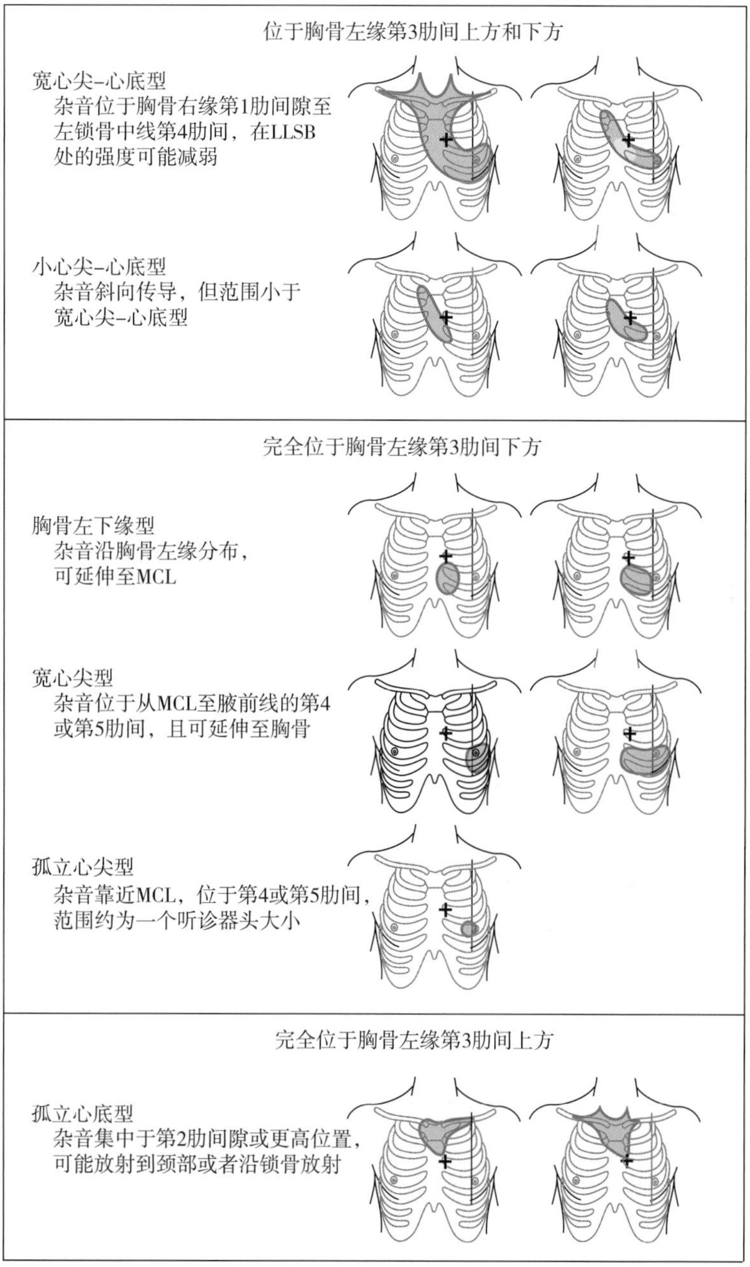

图43.1　六种收缩期杂音类型

六种模式通过它们各自相对于胸骨左侧第3肋间（在每幅图中用“＋”标注）的位置来进行区分。这个参考点很容易识别，只需要先找到胸骨角（第2肋关节连接处），之后依次找到第2肋间隙、第3肋及第3肋间隙。有两种类型的心音（宽心尖–心底型和小心尖–心底型）覆盖了该参考点以上和以下的区域。有三种局限在参考点下方（胸骨左下缘型、宽心尖型、孤立心尖型）；有一种（孤立心底型）完全局限在参考点上方。ICS，肋间隙；LLSB，胸骨左下缘；MCL，胸骨中线。基于参考文献7。

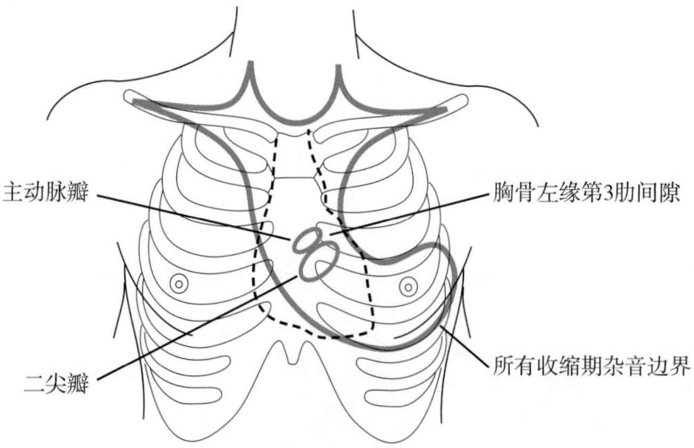

图43.2　**收缩期杂音的边界**

主动脉瓣和二尖瓣位于胸骨左缘第3肋间下方，心室震颤产生的杂音位于该体表标志以下。右心室震颤产生胸骨左下缘型杂音，而左心室震颤则产生孤立心尖型或宽心尖型杂音。如果大动脉震颤产生杂音，则其上方的骨骼也产生震颤，杂音从胸骨上方放射至锁骨和颈部（孤立心底型）。当血流经过主动脉瓣的流速增加，左心室（下方的肋骨）和大动脉（上方的胸骨和锁骨）震颤，产生心尖-心底型及其变异型。见参考文献7。

医生首先需要建立S_1、S_2的正常节律（S_1为*lub*，S_2为*dup*）。

lub　dup　　　lub　dup　　　lub　dup

然后在合适的时刻加入心脏杂音。例如，二尖瓣脱垂引起的收缩晚期高频杂音不影响S_1，但掩盖了S_2（即*dup*由*SHSHP*所代替）。

lub SHSHP　　　lub SHSHP　　　lub SHSHP

表43.2描述了标记收缩期杂音时间的方法，图43.4描述了拟声法如何模拟一些常见的杂音。

使用拟声法，医生可以快速掌握杂音的音律特点。有时并不需要先区分S_1、S_2的位置，就可以借助这种方法快速识别复杂的声音。例如，如果听诊仅为单一杂音而没有心音。

SHSHSHP　　　SHSHSHP　　　SHSHSHP

唯一可能的诊断是全收缩期杂音。

表43.2　使用拟声法来识别收缩期杂音的时间

拟声词	定义	杂音的时间
Lub shsh dup	S_1和S_2均明显	收缩中期
Shshsh dup	S_1不明显，S_2明显，间隙在S_2之前	收缩早期
Pushsh dup		
Shshshshdup	S_1不明显，S_2明显，S_2之前无间隙	长收缩期
Pushshshdup		
Shshshshshsh	S_1和S_2均不明显	全收缩期
ShshshshshshP		
Pushshshshsh		
PushshshshshP		
Lub shshshP	S_1明显，S_2不明显	收缩后期

注：基于参考文献7。

如果收缩期和舒张期均可闻及杂音，有三种可能的原因：①真性连续性杂音。②往返性杂音。③二尖瓣狭窄合并反流。**真性连续性杂音**不会被心动周期打断（“*SHSHSHSHSHSHSHSHSH*”）。**往返性杂音**为两段高频杂音，分别在收缩期和舒张期（“*SHSHSHSHP PHEWEWEWEWEW*”）。往返性

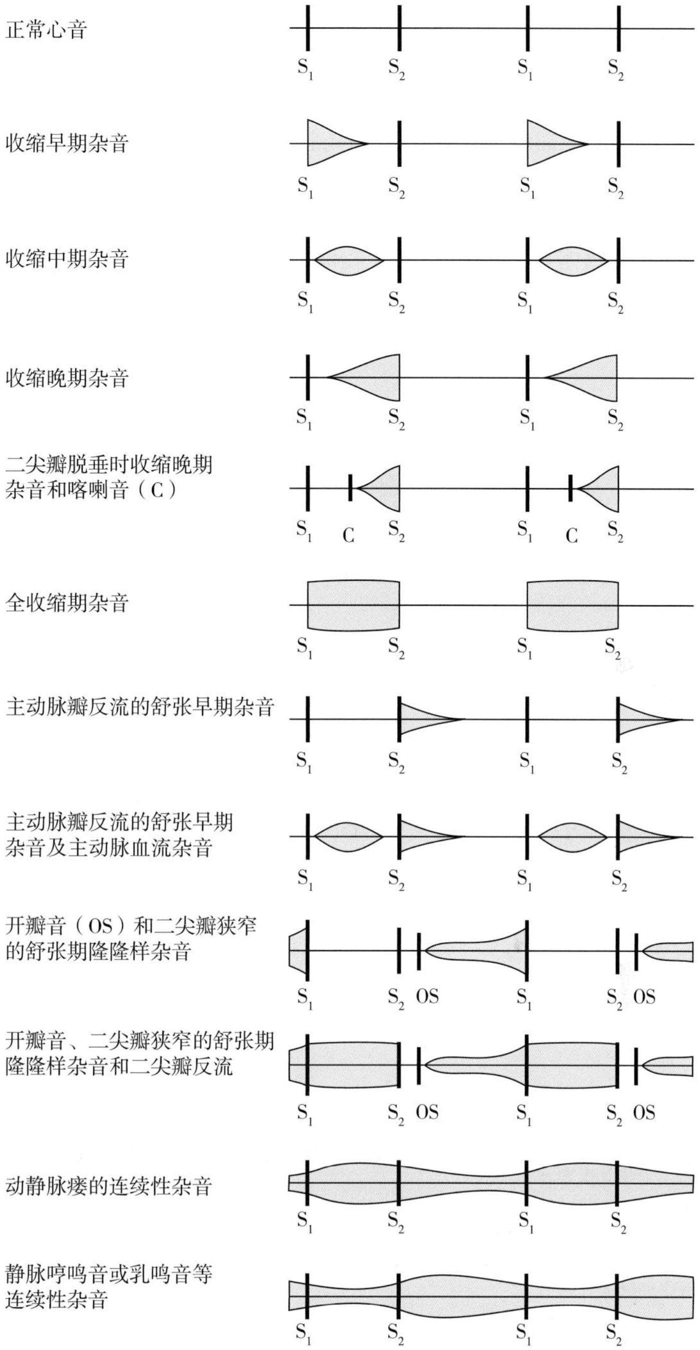

图43.3　**各种杂音的图示**

杂音可见于孤立的重度主动脉瓣反流（杂音的舒张期成分代表主动脉瓣反流，收缩期成分代表经过主动脉瓣的收缩期血流增加），也可见于主动脉瓣反流合并其他收缩期杂音，诸如来源于主动脉瓣狭窄、二尖瓣反流或室间隔缺损的杂音。在二尖瓣狭窄合并反流的患者中，可以听到一个高频杂音合并一个低频杂音（“*PUSHSHSHSHP DUPRRRRRRRRUP*”）。

（四）心脏杂音强度的分级

Freeman和Levine将杂音的强度分为1～6级，Constant和Lippschutz后来对这一分级进行了改进（现统称为**莱文分级法**）。虽然该分级法是为收缩期杂音而设计的，但它可被用于所有杂音分级。

六个级别如下：①1级杂音很微弱，需要足够努力才能听到。②2级杂音只要将听诊器放在胸壁上就能听到。③3级杂音很响亮（1～3级杂音均无震颤，4～6级杂音伴有震颤，即在体壁上可触及像猫咕咕叫时的颤动）。④4级杂音很响亮，听诊器完全接触皮肤便可听见。⑤5级杂音很响亮，听诊器边缘部分接触皮肤即可听见，而听诊器完全离开胸壁时则无法听见。⑥6级杂音特别响亮，当听诊器刚完全离开胸壁时也能听见。

正常心音	Lub Dup Lub Dup	S_1 S_2 S_1 S_2
收缩早期杂音	LSHSHSH Dup LSHSHSH Dup	S_1 S_2 S_1 S_2
收缩中期杂音	Lub SHSH Dup Lub SHSH Dup	S_1 S_2 S_1 S_2
收缩晚期杂音	Lub SHSHP Lub SHSHP	S_1 S_2 S_1 S_2
二尖瓣脱垂的收缩晚期杂音和喀喇音（C）	Lub KSHSHP Lub KSHSHP	S_1 C S_2 S_1 C S_2
全收缩期杂音	SHSHSHSHSH SHSHSHSHSH	S_1 S_2 S_1 S_2
主动脉瓣反流的舒张早期杂音	Lub PEWWWWW Lub PEWWWWW	S_1 S_2 S_1 S_2
主动脉瓣反流的舒张早期杂音和主动脉血流杂音	Lub SHSH PEWWWWW Lub SHSH PEWWWWW	S_1 S_2 S_1 S_2
开瓣音（OS）和二尖瓣狭窄的舒张期隆隆样杂音	RUP bu DUPRRRRRRUP bu DUPRRRRRRUP	S_1 S_2 OS S_1 S_2 OS
开瓣音、二尖瓣狭窄的舒张期隆隆样杂音和二尖瓣反流	RUPSHSHSHSP DUPRRRRRRUPSHSHSHSP DUPRRRRRRUP	S_1 S_2 OS S_1 S_2 OS
动静脉瘘的连续性杂音	PUSHSHSHPUSHSHSHSHSHPUSHSHSHPUSHSHSHSHSH	S_1 S_2 S_1 S_2
静脉哼鸣音和乳鸣音等连续性杂音	PUSHSHSHSPUSHSHSHSHSHPUSHSHSHSPUSHSHSHSHSH	S_1 S_2 S_1 S_2

图43.4　**杂音和拟声法**

三、临床意义

（一）心脏瓣膜疾病的检查

循证医学表43.3列出了不同瓣膜损伤对应的特征性杂音，即理论上预期的杂音（在表43.1和第44～46章有所描述）。例如，在主动脉瓣反流的患者中，其特征性杂音是指沿胸骨下缘分布的舒张早期高频杂音，而非任意的舒张期杂音。在这些研究当中，轻度反流（多在超声心动图检查中发现，但无临床意义）被归入"无反流"（即"无疾病"）。

对于循证医学表43.3中的五种瓣膜损伤，只要发现特征性杂音即可确诊病变，这五种损伤分别是三尖瓣反流［似然比（*LR*）＝14.6，循证医学表43.3］、室间隔缺损（*LR*＝24.9）、二尖瓣脱垂（*LR*＝12.1）、主动脉瓣反流（*LR*＝9.9）及肺动脉瓣反流（*LR*＝17.4）。而主动脉瓣狭窄和二尖瓣反流两种杂音，其阳性似然比相对低，提示意义相对低（*LR*＝5.4～5.9）。主要因为这两种杂音之间，以及它们和其他收缩期杂音之间容易混淆（见"收缩期杂音的鉴别诊断"部分）。

特征性杂音的缺失会降低出现左心瓣膜严重损伤的可能性，例如主动脉瓣狭窄（阴性*LR*＝0.1）、中重度二尖瓣反流（阴性*LR*＝0.3），以及中至重度主动脉瓣反流（阴性*LR*＝0.1）。但并不能排除右心瓣膜严重损伤的可能（三尖瓣反流的和肺动脉瓣反流的阴性似然比不显著）。这很可能是因为右心的压力相对左心压力更低，因此产生的湍流和声音比左心的更小。许多有轻度二尖瓣或主动脉瓣反流的患者同样没有杂音。

（二）收缩期杂音的鉴别诊断

收缩期杂音常常可在床旁查体中发现，它见于5%～52%的年轻成人及29%～60%的老年人。在伴有收缩期杂音的人当中，超过90%的年轻成人和超过一半的老年人的超声心动图正常，说明这些杂音是"无害的"或"功能性的"。

1. 功能性杂音

功能性杂音定位于胸骨左缘区域，是短暂的收缩早期或中期杂音，分级为2级（6级分类法）或更低，其强度在患者站立、坐直或保持Valsalva动作时减弱。有功能性杂音的患者，其颈静脉、心尖搏动、动脉搏动、心音均正常，且超声心动图结果正常的可能性增加（*LR*＝4.7，循证医学表43.3）。

2. 识别收缩期杂音的原因

产生异常收缩期杂音（即非功能性杂音）最主要的原因是主动脉血流速度增加（由于主动脉瓣狭窄或经过非狭窄瓣膜的血流量增加）、二尖瓣反流及三尖瓣反流。伴异常收缩期杂音的患者，需要重点关注杂音在胸壁的分布（即杂音的分型），S_1和S_2的强度、时间、音质及放射部位，心律不齐时杂音的强度，体位和运动的影响。

表 43.3 杂音和心脏瓣膜疾病*

发现**	灵敏度/%	特异度/%	似然比***	
			体征存在	体征缺失
功能性杂音				
超声心动图检查正常	67～98	70～91	4.7	NS
收缩期杂音的特征				
检出轻度或较之更重的主动脉瓣狭窄	90	85	5.9	0.1
检出重度主动脉瓣狭窄	83～98	71～76	3.5	0.1
检出轻度或较之更重的二尖瓣反流	56～75	89～93	5.4	0.4
检出中重度二尖瓣反流	73～93	61～76	2.6	0.3
检出轻度或较之更重的三尖瓣反流	23	98	14.6	0.8
检出中重度三尖瓣反流	20～62	94～98	9.6	NS
检出室间隔缺损	90	96	24.9	NS
检出二尖瓣脱垂	55	96	12.1	0.5
舒张期杂音的特征				
检出轻度或较之更重的主动脉瓣反流	54～87	75～98	9.9	0.3
检出中重度主动脉瓣反流	88～98	52～88	4.3	0.1
检出肺动脉瓣反流	15	99	17.4	NS

注：*诊断标准，对于所有瓣膜病变，均是通过多普勒超声心动图、血管造影术或手术诊断；轻度反流，是指在超声心动图检查中被归为"无反流"（即无病变）。

**发现的定义，对于功能性杂音，见正文；对于所有其他杂音，则是根据其音色、部位、时相等特征作出相应诊断。例如，如果利用胸骨左下缘的舒张早期高频吹风样递减型杂音这一特征来诊断主动脉瓣反流，其阳性 $LR = 9.9$。

***似然比，如果体征存在为阳性似然比；如果体征缺失为阴性似然比。

NS，不显著。

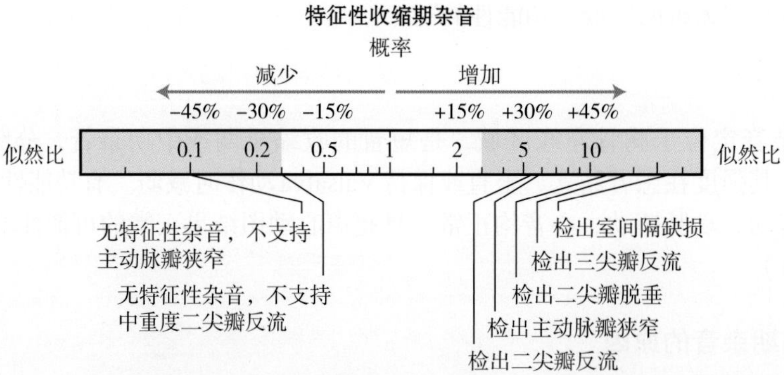

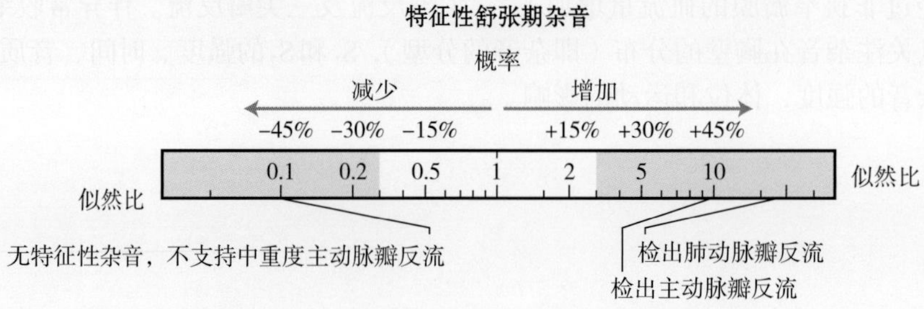

（1）杂音的分布（杂音分布模式，图43.1）。循证医学表43.4显示，诊断杂音最重要的一点是声音在胸壁上的分布。宽心尖-心底型分布模式提高了主动脉瓣狭窄的可能性（$LR=9.7$，循证医学表43.4），宽心尖型增加了二尖瓣反流的可能性（$LR=6.8$），胸骨左下缘型增加了三尖瓣反流的可能性（$LR=8.4$）。

一项研究认为，小心尖-心底型是由于主动脉血流速度轻度增加（罕见有主动脉瓣狭窄）；孤立心底型通常是由于大动脉血流增加，而非心脏血流增加（例如，贫血、动静脉造瘘或锁骨下血管狭窄）。孤立心尖型没有诊断意义。

（2）S_1和S_2的强度。S_1强度取决于心尖部，S_2的强度取决于胸骨左缘第2肋间。心音强度可分为四个等级：不可闻及、柔和、正常或响亮。在有收缩期杂音的患者中发现S_1不可闻及（$LR=5.1$，循证医学表43.4）或S_2不可闻及（$LR=12.7$），则主动脉瓣狭窄的可能性增加，而如果发现S_2响亮则会增加二尖瓣反流的可能性（$LR=4.7$）。

表43.4　成人收缩期杂音的鉴别诊断*

发现**	检出的可能性		
	*AV*流速峰值≥2.5m/s***	二尖瓣反流	三尖瓣反流
杂音类型			
宽心尖-心底型	9.7	NS	NS
宽心尖型	0.2	6.8	2.5
LLSB型	NS	NS	8.4
心音			
S_1不可闻及，心尖	5.1	NS	NS
S_2不可闻及	12.7	NS	NS
S_2响亮	NS	4.7	3.6
杂音音质，时间和强度			
向颈部放射	2.4	0.6	0.6
收缩中期或收缩早期	0.4	0.4	0.5
长收缩期或全收缩期	2.2	1.9	1.7
音质粗糙	3.3	0.5	0.5
心律不规整，但杂音强度在休息后不随心搏变化	0.4	2.5	2.3

注：*诊断标准，所有的瓣膜病变由多普勒超声心动图诊断；反流的严重性是中度及以上。

**发现的定义，杂音类型见图43.1；对于心音，S_1的强度由心尖部位判断；S_2的强度由胸骨左缘第2肋间判断；强度分为不可闻及、柔和、正常、响亮四个等级；音质和时相参见“用拟声法模拟杂音的时间和音质”部分和表43.2。

***AV流速峰值≥2.5m/s提示轻度或更严重的主动脉瓣狭窄。

AV，主动脉瓣；NS，不显著。

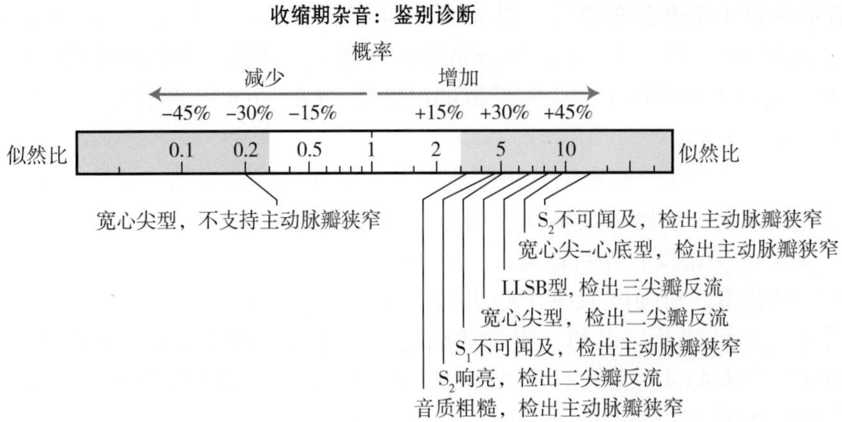

（3）时间、放射、音质（另见“用拟声法模拟杂音的时间和音质”部分）。病理性杂音比非病理杂音持续的时间更长（长收缩期或全收缩期，*LR*为1.7～2.2）。大多数收缩晚期杂音产生于二尖瓣反流。向颈部放射（*LR*＝2.4）和音质粗糙（*LR*＝3.3）会增加主动脉瓣狭窄的可能性。

（4）心律不齐时收缩期杂音的强度。对收缩期杂音而言，其强度随心动周期长度的变化是诊断病因的一个重要线索。心动周期长度变化可见于心房颤动时的不规则搏动或频发期前收缩。二尖瓣反流时，不论心率加快或减缓，杂音强度保持不变。相反，在主动脉瓣狭窄时，杂音的强度则取决于心动周期的长度：上一个舒张期越长（例如，期前收缩之后的搏动，或者心房颤动停顿后的搏动），杂音越响。

要解释两种杂音的上述差别，首先需要理解停顿时的生理变化（图43.5）。如果心动周期加快，则发生停顿可使心脏充盈更充分，使下一次搏动的收缩力增强（Starling力使心肌收缩力增强，而在期前收缩时则是收缩后心肌收缩力增强）。这样的停顿还减少了下次心搏的后负荷，因为在下次心室收缩之前，主动脉压力有更长的时间下降。主动脉瓣狭窄时，相比于心脏快速搏动，停顿后的这三种变化，即充盈增加、收缩力增强、后负荷降低，能促进更多血流流经狭窄的瓣膜，从而使杂音更为响亮。然而，在二尖瓣反流时，每搏输出量被分为两条路径：流出主动脉和流入左心房。降低的后负荷促进因停顿而增加的充盈血流进入主动脉，故反流的血量与心率更快时一致，因此杂音的强度与心动周期的长度无关。

在一项研究中，如在心律不齐时收缩期杂音强度保持不变，会增加反流的可能性（*LR*＝2.5，循证医学表43.4）。

对于另一种收缩期杂音，即肥厚性心肌病产生的收缩期杂音，则无法预测心动周期长度变化对其产生的影响。长停顿可能使杂音更响或更柔和，也可能不变。

（5）动作。一些动作可帮助鉴别收缩期杂音（表43.5），包括呼吸、改变静脉回流的动作（如Valsalva动作、蹲下－站起、站起－蹲下，以及被动腿抬高）和改变全身血管阻力的动作（等距握力练习、短暂动脉阻断、吸入亚硝酸戊酯）。

呼吸。吸气时，右心静脉回流增加，而左心回流减少①。因此，吸气时增强的杂音来源于右心（例如，三尖瓣反流或肺动脉瓣狭窄，*LR*＝7.8，循证医学表43.6）。吸气时变柔和的杂音则可能并非源自右心（*LR*＝0.2）。

① 产生该现象是因为吸气时右心压力随胸腔内压而降低，使右心和体循环静脉系统的压力差增加，因此右心灌注增加。相反，吸气会增加肺静脉容量，使左心的回流血流量减少。

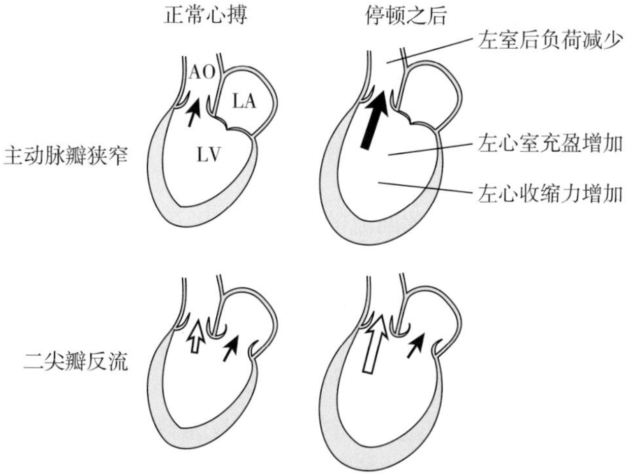

图43.5　心律不齐与收缩期杂音强度

此图描述了正常心搏（左侧）与停顿（期前收缩或心房颤动时，右侧）之后血流与收缩期的杂音强度的关系。在每幅图中，箭头大小表示血流量多少：黑色箭头表示产生杂音的血流，空心箭头表示不产生杂音的血流。在停顿之后（右侧），左心室充盈和收缩力增加，但后负荷降低。主动脉瓣狭窄时（上方），这些变化均促成流经主动脉瓣的血流增加从而使杂音更响亮（即停顿后的黑色箭头更大）。二尖瓣反流时，流经主动脉瓣的血流也增加（空心箭头），但是由于此血流并不产生杂音，反流的血量（黑色箭头）和杂音强度保持不变。详见正文。Ao，主动脉；LA，左心房；LV，左心室。

在进行测试之前，医生需要确保患者平静呼吸，不规则的呼吸或屏气会产生不能解释的结果。为了指导患者呼吸，医生可以缓慢上下移动手臂，让患者在手臂向上时吸气、手臂向下时呼气。

Rivero-Carvallo在1946年最早描述了三尖瓣反流杂音在吸气时增强（该体征有时被称为Carvallo征）。

改变静脉回流的动作。在瓦尔萨尔瓦反射（Valsalva manewver）的用力期和蹲下-站起时，静脉回流减少。在被动腿抬高和站起-蹲下时，静脉回流增加（定义见表43.5）。

表43.5　动作与心脏杂音

动作*	技术	杂音何时发生变化
呼吸	患者正常呼吸	吸气和呼气时
影响静脉回流的动作		
静脉回流减少		
瓦尔萨尔瓦动作	患者关闭声门呼气20秒	用力期末（即在20秒时）
蹲下-站起	患者蹲下至少30秒之后迅速站起	站起后即刻出现
静脉回流增加		
站起-蹲下	患者迅速从站立转为蹲下，同时正常呼吸避免瓦尔萨尔瓦动作	蹲下后即刻出现
被动腿抬高	患者仰卧位时，腿被抬高45°	腿抬高后15～20秒
影响全身血管阻力（后负荷）的动作		
增加后负荷		
等距握力练习	患者一只手用力握住检查者的示指和中指**	握力达到最大后20秒
短暂动脉阻断	检查者将血压袖带套在患者双侧上臂，膨胀袖带使之超过患者的收缩压	袖带膨胀后20秒
减少后负荷		
亚硝酸戊酯	患者对着打开的亚硝酸戊酯做三次深呼吸	吸气后15～30秒

注：*蹲下-站起同样可降低体系统血管阻力，亚硝酸戊酯可轻度降低肺血管阻力。

**在临床研究中，握力计可用于保证至少达到了最大握力的75%并维持1分钟。

这些动作在鉴别肥厚性心肌病时作用最大。该病的杂音与大部分收缩期杂音不同，它在静脉回流减少时增强，而在静脉回流增加时变柔和。这种异常的杂音由流出道受阻产生。流出道在主动脉瓣下方，正好位于二尖瓣前叶和肥厚的室间隔之间。因此，当静脉回流减少时，二尖瓣和室间隔距离更近，使得梗阻加重，杂音也更响亮；静脉回流增加可使它们彼此分离，减轻梗阻，故杂音变柔和。

四种改变静脉回流的动作均有助于诊断肥厚型心肌病（*LR*＝6～14，循证医学表43.6）。其中，瓦尔萨尔瓦动作用力期杂音增强最能提示肥厚型心肌病（*LR*＝14）。对于其他三种动作（蹲下－站起、站起－蹲下及被动腿抬高），若杂音无特征性改变，则肥厚型心肌病的可能性降低（*LR*＝0.1）。在这四种动作中，体弱患者能轻松完成的只有被动腿抬高。

二尖瓣脱垂的收缩期杂音可在蹲下－站起动作时增强，而在瓦尔萨尔瓦动作用力期时不会增强。第46章中进一步讨论这种反常现象，这或许能解释为何蹲下－站起动作（特异度＝84%）比瓦尔萨尔瓦动作（特异度＝95%）出现更多假阳性结果。

改变全身血管阻力（或后负荷）的动作。在改变后负荷以诊断收缩期杂音之前，医生已经想到了该杂音是右心杂音（呼吸运动）和肥厚型心肌病来源（静脉回流动作）的可能。其余可能的主要诊断包括：血液流经主动脉瓣产生的杂音（如主动脉瓣狭窄或流经正常主动脉瓣的血流增加）、源自左心瓣膜反流的杂音（如二尖瓣反流或室间隔缺损）。

改变后负荷或许能鉴别上述病因。二尖瓣反流和室间隔缺损的杂音在后负荷增加时会增强。因为此时从心室射出的血液有两条流动途径，而向主动脉流动时会遇到更大的阻力，故因血流而更易通过反流部位。同样地，当后负荷减少时这些杂音会变得柔和，因为此时主动脉血流量增多，而异常反流的血流量减少。

改变后负荷的常用床旁试验方法有等距握力练习和短暂动脉阻断动作（表43.5），两者均可增加后负荷。若进行这两项动作时听到的收缩期杂音增强，则二尖瓣反流或室间隔缺损的可能性增加（等距握力练习，*LR*＝5.8；短暂动脉阻断，*LR*＝48.7；循证医学表43.6）。另一个降低后负荷方法为吸入亚硝酸戊酯，这在四五十年前很常用，但现在很少采用。

表43.6　收缩期杂音和动作*

发现**	灵敏度/%	特异度/%	似然比***	
			体征存在	体征缺失
呼吸				
吸气时更响亮				
检出右心杂音（三尖瓣反流或肺动脉瓣狭窄）	78～95	87～97	7.8	0.2
改变静脉回流				
瓦尔萨尔瓦动作用力时更响亮				
检出肥厚型心肌病	70	95	14.0	0.3
蹲下－站起时更响亮				
检出肥厚型心肌病	95	84	6.0	0.1
站起－蹲下后变柔和				
检出肥厚型心肌病	88～95	84～97	7.6	0.1

续　表

发现**	灵敏度/%	特异度/%	似然比***	
			体征存在	体征缺失
被动腿抬高后变柔和				
检出肥厚型心肌病	90	90	9.0	0.1
改变全身血管阻力（后负荷）				
等距握力练习时变柔和				
检出肥厚型心肌病	90	75	3.6	0.1
等距握力练习时更响亮				
检出二尖瓣反流或室间隔缺损	70 ～ 76	78 ～ 93	5.8	0.3
短暂动脉阻断时更响亮				
检出二尖瓣反流或室间隔缺损	79	98	48.7	0.2
吸入亚硝酸戊酯后变柔和				
检出二尖瓣反流或室间隔缺损	41 ～ 95	89 ～ 95	10.5	0.2

注：*诊断标准，多普勒超声心动检查或血管造影术。

**发现的定义，见正文；亚硝酸戊酯吸入，只有引出心动过速时才能解读结果。

***似然比，如果体征存在为阳性似然比；如果体征缺失为阴性似然比。

收缩期杂音与动作

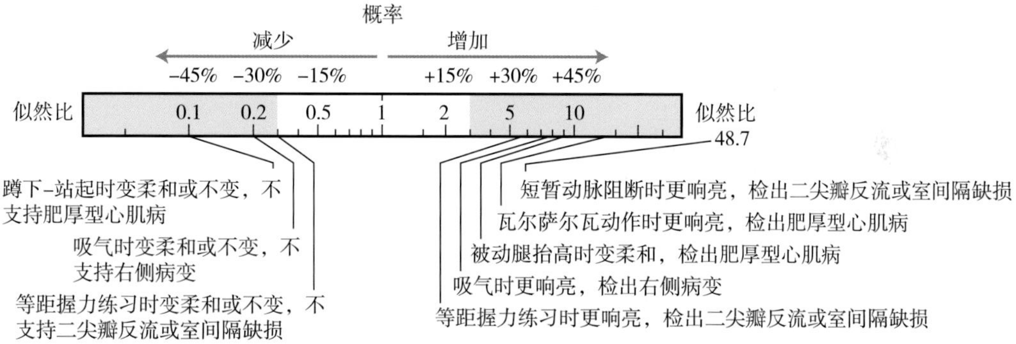

第九部分　其他心脏疾病

第44章

主动脉瓣狭窄

教学重点

- 钙化性主动脉瓣狭窄的杂音特点是从心尖向右锁骨广泛放射。缺失这种杂音为不支持主动脉瓣狭窄提供了令人信服的论据。
- 主动脉瓣狭窄的经典表现包括：颈动脉向上搏动延迟，第二心音强度减弱，持续的心尖搏动和后期达峰的杂音。这些表现增加了杂音代表中重度主动脉瓣狭窄（而不是更加良性的主动脉血管杂音）的可能性。
- 临床医生仅靠床旁检查的结果难以区分中度和重度主动脉瓣狭窄。

一、概述

主动脉瓣狭窄，是指任何导致血流从左心室射入主动脉过程发生阻塞的主动脉瓣疾病。它的特征性表现是收缩期杂音、异常颈动脉搏动，以及持续的心尖搏动。

二、体征

（一）杂音

主动脉瓣狭窄的杂音出现于收缩早期、中期或全收缩期。尽管杂音在胸骨右缘第2肋间（即经典的“主动脉瓣区”）最响，但绝大多数杂音可以放射到胸骨左缘第3肋间以上或以下，倾斜向上朝向右侧锁骨放射，以及向下指向心尖放射。其放射区域的分布就像一条搭在患者右肩上的肩带。声音在颈部的放射首先出现在右侧（锁骨和颈部），然而随着狭窄加剧，两侧的颈部和锁骨上方都会出现杂音（即仅放射到左侧锁骨或左侧颈部并不是主动脉瓣狭窄的特征，相反可能提示大动脉的狭窄；见第43章）。

钙化性主动脉瓣狭窄作为目前主动脉瓣狭窄最常见的病因，其在胸骨上缘的杂音有高频和低频两种成分，产生了刺耳或粗糙的声音，就像一个人在清嗓子。然而，其在心尖部的杂音有时缺少低频成分，取而代之的是窄频带的高频声音，听起来像二尖瓣反流。这种声音的谐波失真（将听诊器向上游移动到心尖部时低频声音丢失）被称作**Gallavardin现象**。

（二）相关的心脏体征

重度主动脉瓣狭窄的其他常规体征包括：①容积减少且延迟的颈动脉搏动（细迟脉）。②异常持续可触及心尖搏动（见第38章关于“持续性心尖搏动”的定义）。③第二心音强度减弱，这是因为僵硬的主动脉瓣瓣叶关闭的力度比正常情况小。另一个常规体征是颈静脉波形中显著的A波（Bernheim **现象**），尽管这种波更常见于压力示踪法而非床旁检查。Bernheim现象的产生机制仍有争议。

三、临床意义

（一）检测主动脉瓣狭窄

出现特征性的主动脉瓣收缩期杂音增加了主动脉瓣狭窄的可能性［对轻度或更重的主动脉瓣狭窄，似然比（LR）= 5.9；循证医学表44.1］。大部分假阳性结果的患者（即有典型主动脉瓣杂音但没有主动脉瓣狭窄）只是单纯主动脉血流增加，而没有狭窄（比如在发热、贫血、妊娠和非狭窄型钙化引起的湍流）。最重要的是，主动脉血管杂音缺失大大降低了主动脉瓣狭窄的可能性（对任意程度的狭窄，LR = 0.1）。第43章进一步讨论了收缩期杂音的鉴别诊断，以及临床医生如何通过观察杂音的位置、第二心音、杂音音质、心律不齐和不同动作时杂音的变化来进一步明确收缩期杂音代表的是主动脉瓣狭窄，而不是其他瓣膜病变。

（二）主动脉瓣狭窄的严重性

一旦临床医生确定杂音是主动脉的血管杂音，就必须确认患者是否存在严重的主动脉瓣狭窄。严重的主动脉瓣狭窄指的是主动脉瓣膜病变引起重度狭窄。这样的患者如果出现心绞痛、晕厥或呼吸困难，建议进行瓣膜置换（循证医学表44.2的脚注定义了重度狭窄）。

关于主动脉瓣狭窄的传统教学大多起源于先天性和风湿性瓣膜病比现在更常见的年代。由于如今主动脉瓣狭窄的首要原因是钙化性主动脉瓣狭窄，部分教学内容的相关性可能不如过去。与先天性和风湿性瓣膜病相比，钙化性主动脉瓣狭窄见于年龄更大的患者。这部分患者即便没有主动脉瓣狭窄，也常有主动脉血流杂音（主动脉硬化导致）。此外，老年患者常伴心肌缺血，容易干扰医生的临床判断。因为针对患者出现的心绞痛或呼吸困难症状，此时存在两种可能的解释（重度主动脉瓣狭窄或缺血性心脏病）。

表44.1 主动脉瓣狭窄杂音*

发现**	灵敏度/%	特异度/%	似然比***	
			体征存在	体征缺失
主动脉收缩期杂音，检出轻度或更严重的主动脉瓣狭窄	90	85	5.9	0.1
主动脉收缩期杂音，检出重度主动脉瓣狭窄	83～98	71～75	3.5	0.1

注：*诊断标准，轻度或更严重的主动脉瓣狭窄，是指主动脉血流峰值速度≥2.5m/s；重度主动脉瓣狭窄，是指主动脉瓣间最大距离为8mm，或主动脉血流峰值速度为4m/s。

**发现定义，主动脉收缩期杂音，其类型为宽心尖－心底型或小心尖－心底型（见41章）。

***似然比，如果体征存在为阳性似然比；如果体征缺失为阴性似然比。

主动脉瓣膜狭窄杂音

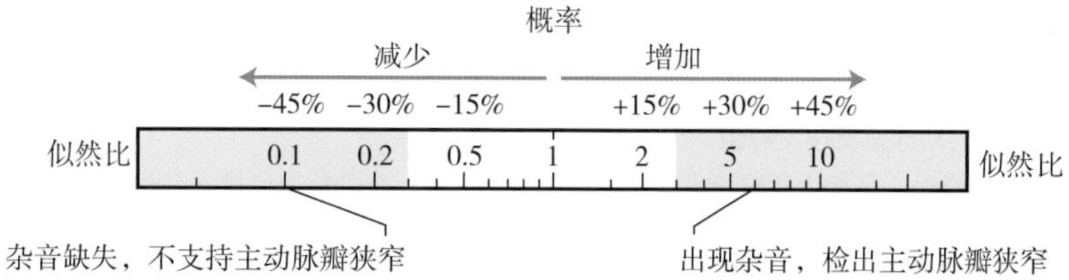

循证医学表44.2汇总的体征均来自老年患者（共超过700例）。重要的是，患者都有主动脉血流杂音，医生面临的问题是这些杂音是否代表重度主动脉瓣狭窄。尽管有些研究包含了有轻微主动脉瓣反流的患者，但绝大多数研究都已排除了其他严重的瓣膜疾病。在这些研究中，晕厥是唯一可以增加重度主动脉瓣狭窄的经典症状（*LR*＝3.1；其他两种经典症状，心绞痛和呼吸困难的*LR*都不显著）。

表44.2　重度主动脉瓣狭窄的特征（患者均有主动脉杂音）*				
发现**	灵敏度/%	特异度/%	似然比***	
			体征存在	体征缺失
动脉搏动				
颈动脉向上搏动延迟	31～91	68～93	3.5	0.4
颈动脉容积减少	44～80	65～81	2.3	0.4
肱桡延迟	97	62	2.3	0.04
心尖搏动				
持续的心尖搏动	78	81	4.1	0.3
心尖颈动脉延迟	97	63	2.6	0.05
心音				
S_2缺失或减弱	44～90	63～98	3.8	0.4
S_4奔马律	29～50	57～63	NS	NS
杂音				
分级≥3（6级分类法）	31～89	23～77	NS	NS
收缩期早	4	61	0.1	1.6
持续时间延长	83～94	49～84	3.0	0.2
达峰迟	83～91	70～88	3.7	0.2
主动脉瓣区最响	58～75	41～73	1.8	0.6
向颈部放射	90～98	11～51	1.4	0.1
向双侧颈部放射	50	74	1.9	NS
吹风样杂音	4	67	0.1	1.4
嗡鸣音	62	71	2.1	0.5

注：*诊断标准，重度主动脉瓣狭窄，是指主动脉瓣膜面积＜$0.6cm^2/m^2$，或者＜$0.75cm^2$，或＜$0.8cm^2$，或＜$0.9cm^2$，压力梯度峰值＞50mmHg，或主动脉血流速度峰值＞3.6m/s，或≥4m/s。

**发现的定义，杂音达峰迟，是指杂音峰值出现在收缩中期或以外；主动脉瓣区域，是指右侧第2肋间隙。

***似然比，如果体征存在为阳性似然比；如果体征缺失为阴性似然比。

NS，不显著。

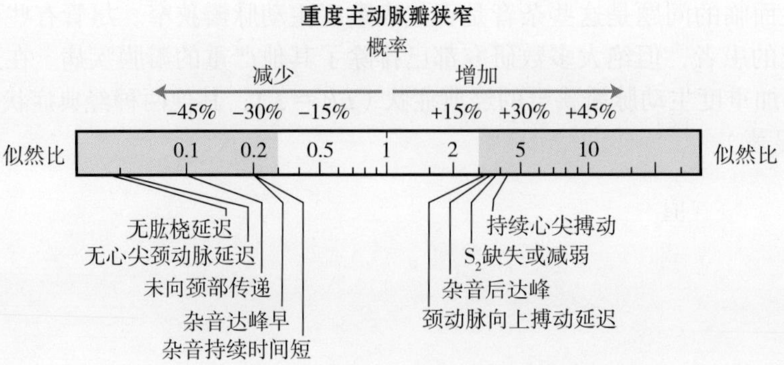

1. 个体发现

对于增加有主动脉血流杂音的患者中主动脉瓣重度狭窄的可能性，以下发现的诊断准确性逐渐下降：持续性心尖搏动（*LR*＝4.1），S_2缺失或减弱（*LR*＝3.8），杂音达峰迟（*LR*＝3.7），颈动脉向上搏动延迟（迟脉，*LR*＝3.3），杂音延长（*LR*＝3），心尖颈动脉延迟（即在心尖搏动和颈动脉搏动之间存在可触及的延迟，*LR*＝2.6），肱桡延迟（即在肱动脉搏动和桡动脉搏动之间存在可触及的延迟，*LR*＝2.5），颈动脉容积减小（即细脉，*LR*＝2.3），以及杂音伴嗡鸣音（*LR*＝2.1）。

以下发现减少了有主动脉血流杂音的患者中主动脉瓣重度狭窄的可能性：无肱桡延迟（*LR*＝0.04，循证医学表44.2），无心尖颈动脉延迟（*LR*＝0.05），收缩期早（*LR*＝0.1），全程吹风样杂音（*LR*＝0.1），未向颈部放射（*LR*＝0.1），以及杂音持续时间短（*LR*＝0.2）。肱桡延迟和心尖颈动脉延迟各自只在一项研究中被调查过，仍需其他研究证实。

其他辅助检查包括胸部X线摄影（chest radiography，CXR）和心电图（electrocardiography，ECG）。根据胸部X线片上主动脉瓣钙化诊断主动脉瓣重度狭窄的灵敏度为31%～81%，特异度为63%～96%，阳性*LR*＝3.9，阴性*LR*＝0.5。根据ECG上左心室肥大诊断重度主动脉瓣狭窄的灵敏度为49%～94%，特异度为57%～86%，阳性*LR*＝2.1，阴性*LR*＝0.5。

以下体征对于识别主动脉瓣重度狭窄没有帮助：脉压窄、第四心音、第三心音、第二心音反向分裂、主动脉射血喀喇音及杂音强度（循证医学表44.2）。

2. 为何阳性似然比很低

在循证医学表44.2中列出的阳性*LR*中，最高仅4.1（持续性心尖搏动对应的阳性*LR*）。总的来说，阳性*LR*低见于没有患病却表现出体征的情况（即特异度很低，有许多假阳性）。在主动脉瓣狭窄的研究中，出现假阳性结果的主要原因是主动脉瓣中度狭窄（定义为主动脉瓣面积0.8～1.2cm^2，或压力梯度峰值25～50mmHg）。

因此，如果将“患病”定义为“中重度主动脉瓣狭窄”，阳性*LR*的结果将会大大改善，尤其是对于颈动脉向上搏动延迟（阳性*LR*＝7.6，阴性*LR*＝0.5）、S_2缺失或减弱（阳性*LR*＝7.4，阴性*LR*＝0.5）、杂音持续时间延长（阳性*LR*＝11.4，阴性*LR*＝0.3）和杂音达峰迟（阳性*LR*＝13.7，阴性*LR*＝0.3）。

这意味着临床医生在检查有主动脉血流杂音的患者时，可以轻松地区分中重度狭窄与轻度或无狭窄，但是在区分重度与中度狭窄时较为困难。

3. 组合发现

一项研究证实了组合发现在诊断主动脉瓣狭窄中的价值。根据该研究的诊断方案，临床医生评估了五种发现并分配了分数：颈动脉向上搏动延迟（3分），颈动脉体积减小（2分），胸骨右缘上侧杂音最响（2分），单独或缺少第二心音（3分），胸部X线片显示主动脉瓣钙化（4分）。

这个诊断方案可以区分主动脉中重度狭窄与其他原因引起的主动脉血流杂音。0～6分时主动脉瓣狭窄的可能性低（*LR*＝0.2），10～14分时主动脉瓣狭窄的可能性高（*LR*＝10.6）。7～9分对诊断没有帮助（*LR*值不显著）。

第45章

主动脉瓣反流

教学重点

- 慢性主动脉瓣反流的特征性杂音是舒张早期递减型吹风样杂音。当患者采取坐位前倾，呼气末屏息时，将听诊器膜件放在胸骨角左下区域听诊最佳。
- 存在这种特征性杂音时主动脉瓣反流的可能大大增加，无特征性杂音是不支持诊断主动脉瓣中重度反流的一个可信证据。
- 对于具有慢性主动脉瓣反流特征性杂音的患者，出现以下体征支持中重度反流的可能：舒张压≤50mmHg，以及脉压≥80mmHg。舒张压＞70mmHg且脉压＜60mmHg则会降低中重度反流的可能性。
- 与慢性主动脉瓣反流相比，急性主动脉瓣反流（例如，由心内膜炎或急性主动脉夹层引起）的杂音通常更短，同时更可能伴有心动过速、低血压和低脉压。

一、概述

主动脉瓣反流的主要病因是主动脉瓣闭合缺陷，导致血液在舒张期从主动脉反流入左心室。在患有严重慢性主动脉瓣反流的患者中，常规查体的发现包括舒张期杂音、心尖搏动扩大及骤起骤落的动脉搏动（水冲脉）。

在18世纪时，临床医生将尸检发现的主动脉瓣损伤与心脏大小“堪比公牛”（巨心）及生前“剧烈搏动”的颈动脉联系起来。在1832年，都柏林外科医生Dominic John Corrigan爵士通过强调这种剧烈的颈动脉搏动和伴随的心脏舒张期杂音的重要性，指导临床医生如何在患者生前诊断这种疾病。

二、体征

（一）杂音

主动脉瓣重度反流可能引起三种明显的杂音：①舒张早期主动脉瓣反流杂音。②收缩期主动脉血流杂音。③心尖舒张期隆隆样Austin Flint杂音。

1. 舒张早期主动脉瓣反流杂音

主动脉瓣反流最重要的体征是舒张早期杂音，这是一种递减的高频吹风样杂音（见第43章）。

Lub　　PEWWWWWWW

杂音可能占据整个舒张期或仅在舒张早期出现。通过用听诊器膜件在胸壁加压可听到杂音，常在胸骨左缘第3或第4肋间最清晰。对于某些患者，杂音只在前倾坐位、呼气末屏息时能听到。

2. 收缩期主动脉血流杂音

主动脉瓣重度反流也会产生短促的收缩期主动脉血流杂音。因为该病的特征是每搏输出量大，经主动脉瓣射出大量血液会形成这种血流杂音。这种杂音和舒张早期杂音一起形成胸骨附近特征性的往返声音（见第43章）。

Lub　SHSHSH　PEWWWWWWW

该杂音和主动脉瓣狭窄杂音听起来很相似，尽管单纯主动脉瓣反流的血流杂音更短并伴有重度反流时出现的周围血管征。

3. 心尖舒张期隆隆样Austin Flint杂音

（1）定义。Austin Flint杂音是一种舒张期隆隆样杂音，往往出现于重度主动脉瓣反流患者的心尖部位。该杂音与二尖瓣狭窄杂音相似，但患者的二尖瓣完全正常。其最早在1862年由美国内科医生Austin Flint描述。

Austin Flint杂音可见于60%的中重度主动脉瓣反流患者，但很少见于轻度主动脉瓣反流的患者。Austin Flint称这种杂音为收缩期前杂音，但是他想表达的其实是该杂音在S_1前最响，从而与主动脉瓣反流杂音区分开来（主动脉瓣反流杂音在S_2之后立即出现并在舒张期递减）。大约一半的Austin Flint杂音有两个舒张期成分（舒张中期和收缩期前），另一半只有收缩期前的成分。

（2）发病机制。Austin Flint杂音的产生机制目前仍有争议。尽管这些假说都假定杂音的形成是由于舒张期大量回流的血液直接冲向左心室，但它们对反流血液如何产生心尖部隆隆样杂音的假设并不相同。目前提出的机制包括二尖瓣前叶的扇动、左心室舒张末期压力增加引起二尖瓣的提前闭合、回流血液与二尖瓣前叶的碰撞、反流血液引起的心室振动，以及主动脉瓣反流杂音的谐波失真。这些机制可能共同导致了杂音的产生。Weir等的参考文献展示了一段引起Austin Flint杂音血流的说明视频。

（二）水冲脉和脉压增大

由于每搏输出量的增大和舒张期主动脉血液排入左心室（即主动脉径流），动脉搏动波形会骤起骤落。这种异常波形有很多名字，最常见的有**坍缩脉**、Corrigan**脉**和**水冲脉**[①]。在大多数主动脉瓣反流患者中，坍缩脉会随着检查者抬高患者腕部而更加明显。这是因为相对心脏水平抬高手臂降低了手臂的舒张压，使血管随每次搏动的坍缩更加彻底。水冲脉跳动的感觉和检查者在测量患者血压过程中，袖带压力恰好高于患者舒张压时触诊患者血压的感觉是一样的（见第17章）。

（三）其他部位的异常搏动：主动脉瓣反流的等位征

主动脉瓣反流引起的巨大每搏输出量和主动脉径流经常导致身体其他部位出现搏动。这个现象产生了诸多等位征，但实际上说的都是同一个查体结果（主动脉瓣反流的等位征数目可与一些神经反射等位征的数目相匹敌）。这些各种各样的搏动包括以下几种：①异常明显的毛细血管搏动，最好的观察方式是先压迫指甲的一个部位使之变白，然后看红白交界处的脉搏跳动（Quincke **毛细血管搏动征**，Heinrich Quincke描述于1868，尽管其本人以发明腰椎穿刺而出名）。②头部在前后方向上的摆动，与动脉搏动同步（de Musset**征**，以法国诗人Alfred de Musset命名，其生前饱受主动脉瓣反流的折磨）。③前额和面部苍白和发红交替（**灯塔征**）。④器官和器官局部异常脉搏，包括腭垂（Müller**征**，1899）、肾动脉（Becker**征**）、喉（Oliver-Cardarelli**征**）、脾（Sailer**征**，1928）和宫颈（Dennison**征**）[②]。

很多等位征最初仅仅是被当作一种有趣的现象，并未考虑到其诊断价值。可查看颈动脉搏动、毛细血管搏动征和Müller征患者的教学录像。

（四）Hill试验

1909年，英国的Leonard Hill发现，患有严重主动脉瓣反流的患者往往足部收缩压比同时测定的手臂收缩压大很多。**Hill试验的结果**特指足部收缩压减去手臂收缩压的值。测量足部血压的正确方法是将袖带包在患者小腿处，通过触诊来测量足背和胫后动脉的收缩压，两者中较大者为“足部血压”。

（五）动脉听诊

主动脉瓣反流的患者外周动脉的听诊可能出现两种体征：**枪击音**和Duroziez**杂音**（或Duroziez**征**）。

1. 枪击音

（1）定义。枪击音为每次搏动时出现的短促响亮而明显的声音，可在股动脉、肱动脉或桡

---

① Corrigan实际上强调的是主动脉瓣反流时被放大而可见的脉搏，而非触及的。水冲脉这个名字在1836年由Thomas Watson爵士提出。他将这种脉波的感觉类比为维多利亚时期一种叫作水锤的玩具，其在小孩子手中的感觉和主动脉瓣反流的坍缩脉一样。

② 等位征命名者不一定代表首次描述者：以Sailer命名的脾脏搏动实则由Tulp在17世纪发现，以Dennison命名的宫颈搏动应归功于他的一名住院医Shelly。

动脉处听诊。它们的音质和测量血压时听到的Korotkoff音相同。听诊枪击音应**轻**压听诊器，并且与水冲脉类似，可能只在抬起患者胳膊之后才出现。枪击音在1872年由Traube首次描述。

（2）发病机制。枪击音是由收缩期血管壁突然扩张并紧张形成的。因此，它们不仅常与主动脉瓣反流的坍缩脉同时出现，也有可能出现在静脉输注血管扩张药物的正常人。这种声音类似于帆或降落伞突然迎风鼓起时的响亮声音。血管扩张速度越快，声音越响。在主动脉瓣反流的患者中，枪击音的强度与脉压及脉搏压力随时间的变化率（dP/dT）相关。

2. Duroziez杂音或Duroziez征

（1）定义。Duroziez杂音是在肱动脉或股动脉上方听到的双重往返杂音，只有在听诊器用力按压的时候才能听到。Duroziez征呈阳性需要收缩期杂音和舒张期杂音同时存在（许多正常人在用力按压听诊器时也可听到收缩期杂音）。在听诊器远端施加压力时，Duroziez杂音的舒张期成分更加响亮。

尽管有人认为一些发热、贫血或周围血管扩张的正常个体会因为血流增加而产生Duroziez杂音，但这些情况下的血管音没有Duroziez杂音中特征性的往复音，而是类似于动静脉瘘的连续性杂音。

PuSHSHSHSHPuSHSHSHSHSHSHSH

Durozeiz在1861年描述了这种“双重间歇性杂音”。

（2）发病机制。Duroziez征的舒张期成分是由于动脉中的血流在舒张期反向流动。

三、临床意义

（一）检出主动脉瓣关闭不全

发现主动脉瓣关闭不全的特征性舒张早期杂音，能大幅增加主动脉瓣渗漏的可能性［似然比（*LR*）＝9.9，循证医学表45.1］。尽管在一些轻度主动脉瓣反流的患者中听不到杂音，但缺乏特征性杂音则降低重度主动脉瓣反流的概率（*LR*＝0.1，循证医学表45.1）。

表45.1　主动脉瓣反流*

发现	灵敏度/%	特异度/%	似然比**	
			体征存在	体征缺失
特征性舒张期杂音				
检出轻度或更严重的主动脉瓣反流	54～87	75～98	9.9	0.3
检出中重度主动脉瓣反流	88～98	52～88	4.3	0.1
舒张早期杂音在胸骨右侧最响				
检出主动脉根部扩张或心内膜炎	29	96	8.2	0.7
舒张早期杂音在吸入亚硝酸戊酯后变柔和				
检出主动脉瓣反流（vs. Graham Steell杂音）	95	83	NS	0.1

注：*诊断标准，中重度主动脉瓣反流，见循证医学表45.2。

**似然比，如果体征存在为阳性似然比；如果体征缺失为阴性似然比。

NS，不显著。

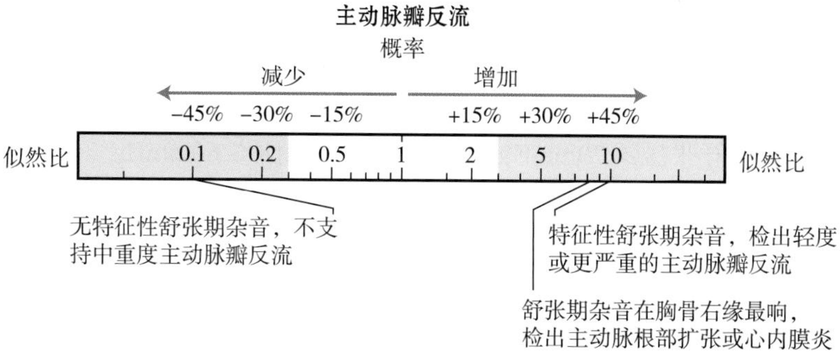

（二）鉴别主动脉瓣疾病和主动脉根部疾病

主动脉瓣反流的舒张早期杂音在胸骨左缘声音最大。在一些患者中杂音在胸骨右侧最大，这提示有离心性的反向血流从扩张的主动脉根部流出（如马方综合征、主动脉夹层、梅毒性主动脉炎）或单一主动脉瓣损伤（如心内膜炎）。这个体征在1963年被Harvey提出，增加了主动脉根部扩张或心内膜炎的可能性（*LR*＝8.2，循证医学表45.1）。未见该体征对诊断无意义（*LR*＝0.7）[①]。

（三）区分主动脉瓣反流和肺动脉瓣反流

区分主动脉瓣反流和肺动脉瓣反流在风湿性二尖瓣狭窄的患者中格外重要。因为这些患者往往伴有主动脉瓣疾病，还会发展出肺动脉高压和肺动脉瓣关闭不全引起的舒张早期杂音（即**Graham Steell杂音**）。

若二尖瓣狭窄患者在舒张早期也可听到胸骨旁反流杂音，其中80%的情况都有附加的主动脉瓣反流。即使患者没有主动脉瓣反流的周围血管征并且表现出重度肺动脉高压的症状，但主动脉瓣反流依然是最常见的正确诊断。过去的临床医生通过让患者吸入亚硝酸戊酯减少后负荷来区分主动脉瓣反流和肺动脉瓣反流，因为亚硝酸戊酯可减少主动脉瓣反流杂音的强度（即减少反流的血流），但不会影响到肺动脉瓣反流杂音。舒张早期杂音在吸入亚硝酸戊酯后变得响亮或不变，则主动脉瓣反流的可能性减小（*LR*＝0.1，循证医学表45.1）。

（四）主动脉瓣反流的严重性

本部分仅适用于具有慢性主动脉瓣反流的特征性舒张早期杂音的患者（循证医学表45.2），不适用于急性主动脉瓣反流患者（见“急性主动脉瓣反流”部分）。许多研究纳入的患者也有额外的主动脉瓣狭窄或二尖瓣反流杂音。

1. 舒张期杂音

杂音声音越响，主动脉瓣反流越严重（r＝0.67）。三级或以上杂音提示中重度主动脉瓣反流（*LR*＝8.2，循证医学表45.2）。

---

① Harvey征的诊断准确性是基于20世纪60年代的患者获得的。当时，大多数主动脉瓣关闭不全的患者要么是风湿性瓣膜疾病，要么是梅毒性主动脉根部疾病。其在今天是否准确尚未可知。

2. 血压

以下两个发现提示中重度主动脉瓣反流的**可能性较大**：舒张压≤50mmHg（*LR*＝19.3，循证医学表45.2），脉压≥80mmHg（*LR*＝10.9，循证医学表45.2）。以下两个发现会减小严重的主动脉瓣反流的可能性：舒张压≥70mmHg（*LR*＝0.2），脉压≤60mmHg（*LR*＝0.3）。这些体征在没有主动脉瓣反流特征性杂音的患者中没有诊断价值。

3. Hill试验

若将Hill试验的异常结果定义为足－臂血压差≥60mmHg，那么阳性结果显著增加了严重的反流的可能性（*LR*＝17.3，循证医学表45.2）。

一些研究者怀疑Hill试验的准确性，他们引用实验表明在主动脉瓣反流患者中，股动脉内压力和肱动脉的一样。但Hill试验测量的是足背动脉的血压，而不是股动脉。足部收缩压可能会增加，因为足部是异常脉波折返的位置。

表45.2　主动脉瓣中重度反流的特征*

发现**	灵敏度/%	特异度/%	似然比***	
			体征存在	体征缺失
舒张期杂音				
3级及以上杂音	30～61	86～98	8.2	0.6
血压				
舒张压				
＞70mmHg	8～21	32～55	0.2	—
51～70mmHg	42～50	—	NS	—
≤50mmHg	30～50	98	19.3	—
脉压				
＜60mmHg	21	32	0.3	—
60～79mmHg	21	—	NS	—
≥80mmHg	57	95	10.9	—
Hill试验				
＜40mmHg	29	13	0.3	—
40～59mmHg	29	—	NS	—
≥60mmHg	42	98	17.3	—
其他体征				
扩大或持续的心尖搏动	97	60	2.4	0.1
S_3奔马律	20	97	5.9	0.8
Duroziez征，股动脉枪击音，水冲脉	37～55	63～98	NS	0.7

注：*诊断标准，中到重度主动脉瓣反流，是指在0～4＋的分级中，反流处于3＋（中度）或4＋（严重）。通过血管造影术、多普勒超声心动图或手术方法诊断。微小反流在超声心动图中被归为“未见反流”。

**发现的定义，见正文。

***似然比，如果体征存在为阳性似然比；如果体征缺失为阴性似然比。

NS，不显著。

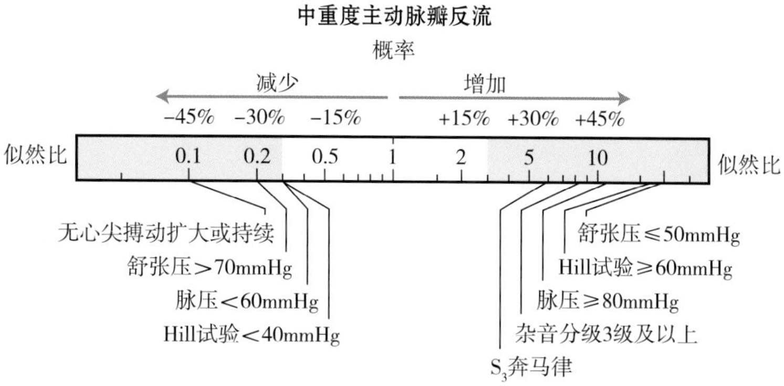

4. 其他体征

缺少扩大的或持续的心尖搏动会减少中重度反流的可能性（*LR*＝0.1，循证医学表45.2）。

在一项对单纯主动脉瓣反流患者的研究中，出现第三心音会增加严重主动脉瓣反流的可能性（*LR*＝5.9）。即便如此，这些患者的S_3并不能可靠地提示左心房压力升高，因为回流本身可以加速舒张早期血液充盈，产生S_3（见第41章）。Duroziez征、股动脉枪击音和水冲脉都不是判断主动脉瓣反流严重程度的可靠标准。

（五）急性主动脉瓣反流

和慢性主动脉瓣反流相比，急性主动脉瓣反流（如来源于心内膜炎或急性主动脉夹层）会引起更短的杂音、更快的脉搏（108次/分 *vs* 71次/分，平均值）、更小的脉压（55mmHg *vs* 105mmHg）和更低的收缩压（100mmHg *vs* 155mmHg）。急性主动脉瓣反流的杂音更加短促，因为低动脉压和非常高的心室充盈压在舒张中期就消除了引起回流的压力梯度。在急性主动脉瓣反流的患者中，二尖瓣的提前闭合导致第一心音很微弱或者缺失（见40章）。在心内膜炎引起的主动脉瓣反流患者中，如果伴有心包摩擦音则提示感染蔓延到瓣膜外。

（六）区分Austin Flint杂音和二尖瓣狭窄

基于先前一项纳入400例严重主动脉瓣反流患者的研究，许多患者同时有心尖舒张期隆隆声。以下发现会增加二尖瓣狭窄的可能性：心房颤动、S_1亢进、S_3缺失和开瓣音。以下发现会增加心尖隆隆性杂音诊断为Austin Flint杂音的可能性：窦性心律、微弱的S_1、S_3奔马律，以及开瓣音的缺失。除此之外，吸入亚硝酸戊酯降低了全身血管阻力，会使Austin Flint杂音（和主动脉瓣反流杂音）更柔和，但真正二尖瓣狭窄的心尖隆隆样杂音则更响亮。

第46章 混杂心脏杂音

教学重点

- 有些混杂的心脏杂音十分明显，这些特征性的杂音一旦出现即具有诊断意义，如二尖瓣脱垂、三尖瓣反流和肺动脉瓣反流。
- 心前区搏动和颈静脉的异常包括“右心室摇摆”、胸骨下搏动、肝区搏动和CV静脉波形（CV静脉波形会增加三尖瓣反流的可能性）。
- 在进行Valsalva动作和蹲起–站立动作时，肥厚性心肌病和二尖瓣脱垂杂音出现的响应具有诊断意义。这两种试验都会改变静脉回流。
- 血液透析瘘患者的胸骨上段常有收缩期残留音，如果没有听诊整个手臂（和瘘管），这种残留音容易被误认为心脏杂音。

第一节　肥厚性心肌病

一、杂音

肥厚型心肌病的杂音往往见于收缩中期，声音比较粗糙，且在胸骨左缘下段或胸骨左下缘和心尖之间声音最响亮。杂音可能会遮掩第二心音，尤其在伴二尖瓣反流时，杂音会变成收缩晚期杂音。通过不同动作改变静脉回流时，杂音强度会发生明显变化（见第43章）。

二、相关体征

患者心尖可触及持续性搏动和高动力型动脉搏动（见第15章和第38章）。尽管动脉内压力监测可发现患者的双峰脉，但这一表现无法通过床旁查体触及。第二心音往往为单音或生理性分裂，在10%的情况下可出现反常分裂或逆分裂。一半以上患者可听到第四心音。

第二节　二尖瓣反流

一、体征

（一）杂音

慢性二尖瓣反流杂音的特点往往是全收缩期、高频并在心尖处最响亮。它通常放射到腋下和左肩胛下角。而在一些有单纯后叶中部功能不全的患者中，杂音会向右心底放射，甚至放射到颈部，与主动脉瓣狭窄杂音相混淆。

1832年，James Hope 首次描述了二尖瓣反流时的心尖收缩期杂音。

（二）相关体征

在慢性二尖瓣反流中，75%的情况S_1强度正常，12%的情况S_1响亮，12%的情况S_1柔和。在50%的患者中，S_2出现生理性的较宽分裂。在89%的重度反流患者中常见伴S_3，S_4则较罕见。

相关的心脏查体发现包括：范围扩大、侧向移位且可触及的心尖运动，以及源于左心房扩大或三尖瓣反流的可触及的胸骨旁下部搏动（见第38章）；在年轻一些的患者中表现为高动力型动脉脉搏（见第15章）。除非患者有失代偿性心力衰竭，否则颈静脉是正常的。

二、临床意义

（一）诊断二尖瓣反流

典型的二尖瓣反流杂音增加了反流的可能性，至少对轻度反流是这样［似然比（*LR*）＝

5.4，见第43章]。尽管25%～50%轻度反流的患者没有杂音，但缺失特征性杂音减少了中重度二尖瓣反流的可能性（$LR=0.3$，见第43章）。

（二）二尖瓣反流的严重性

1. 杂音

通常认为二尖瓣反流杂音的强度与反流的严重性相关，尤其是风湿性二尖瓣反流（$r=0.67$），但并不完全适用于缺血性或功能性二尖瓣反流（$r=0.45$）①。3级或以上强度的二尖瓣反流杂音会增加中重度反流的可能性（$LR=4.4$，循证医学表46.1）。

2. 其他发现

重度二尖瓣反流的患者可能会因左心房扩张而在胸骨旁左下部出现收缩晚期持续性搏动（第38章讨论了如何将这种搏动与右心室或右心房搏动相区别）。如果患者不伴二尖瓣狭窄，搏动的程度与反流的严重程度有很好的相关性（$r=0.93$，$P<0.01$）（对二尖瓣反流患者而言，二尖瓣狭窄会干扰对胸骨旁搏动的诊断，因为该搏动可能代表严重反流造成的左心房扩大，或代表二尖瓣狭窄引起的右心室高压）。

一些研究认为，第三心音和二尖瓣反流的严重程度有关，而另一些则不然。总体来说，合并后的*LR*值并不显著（循证医学表46.1）。

表46.1　二尖瓣和三尖瓣反流的严重性*

发现**	灵敏度/%	特异度/%	似然比***	
			体征存在	体征缺失
检出中重度二尖瓣反流（在有特征性杂音的患者中）				
3级及3级以上杂音	85	81	4.4	0.2
S_3奔马律	24～41	77～98	NS	0.8
检出中重度三尖瓣反流				
颈静脉检查				
收缩早期向外运动（CV波）	37	97	10.9	0.7
心前区和肝区搏动				
胸骨下心前区搏动	17	99	12.5	0.8
右心室摆动	5	100	31.4	NS
肝脏搏动	12～30	92～99	6.5	NS

注：*诊断标准，中重度二尖瓣反流，是指多普勒超声心动检查中反流分数＞40%，或超声心动图肉眼评估，或血管造影检查评估；中重度三尖瓣反流，是指血管造影检查显示3＋或4＋反流，或超声心动图肉眼评估。

**发现的定义，右心室摆动定义见第38章。

***似然比，如果体征存在为阳性似然比；如果体征缺失为阴性似然比。

NS，不显著。

① 功能性二尖瓣反流意味着主要问题在于心肌病。心肌病扩张了房室环导致瓣膜功能不全。患者射血分数较低，通常无法耐受瓣膜置换术。

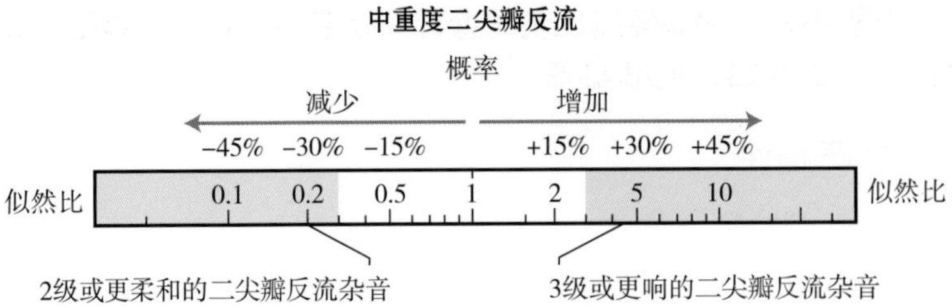

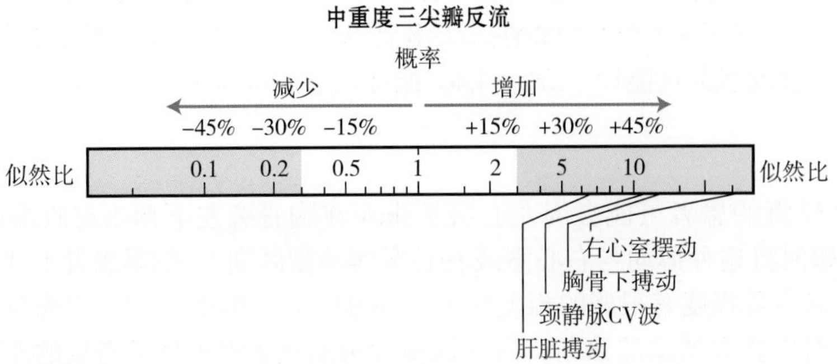

（三）区分急性和慢性二尖瓣反流

急性和慢性二尖瓣反流的体征在几个方面存在不同。在急性病变中，患者急性起病并出现颈静脉升高和肺水肿体征，在慢性病变中则没有这些表现。在急性病变中，脉搏快而规整；在慢性病变中，脉搏往往慢而不规整（心房颤动导致）。在急性病变中，杂音一般短暂且局限在收缩早期（在一个系列中40%患者如此）。这是因为左心房压力过高，到收缩中晚期时与心室压力平衡，从而消除了导致反流的压力梯度。在慢性病变中，杂音出现的时间比较多样化，但全收缩期和收缩晚期杂音最多见。急性病变中，第四心音很常见（在一个系列中80%患者如此）；在慢性病变，第四心音少见，可能是因为心房收缩消失（即心房颤动），或因心房过度扩张而不能有力收缩。

（四）乳头肌功能障碍

乳头肌功能障碍是指出现在心肌缺血处的二尖瓣反流杂音。这种杂音通常是一过性的，可出现在全收缩期、收缩中期或收缩晚期。多达20%的心肌梗死患者有这种杂音。在重症监护室心肌梗死患者中，乳头肌功能障碍与持续胸痛（45% *vs* 26%）和更高的1年死亡率（18% *vs* 10%）相关。

第三节　二尖瓣脱垂

一、概述

二尖瓣脱垂指的是，在收缩期开始二尖瓣闭合后，瓣叶向后上方异常运动进入左心房。它是收缩晚期杂音和收缩中晚期喀喇音的主要原因，也是发达国家中二尖瓣反流的最主要原因。

20世纪初，大多数临床医生认为收缩晚期杂音是良性的，而且收缩晚期喀喇音产生于心脏以外。1963年，Barlow对几例患有收缩晚期杂音的患者进行了血管造影检查，证明杂音由二尖瓣脱垂和反流造成。

二、体征

（一）杂音

二尖瓣脱垂的杂音在心尖最响，有时候听起来是乐音（见第43章）。该杂音的特征是收缩晚期出现，因为二尖瓣瓣叶由腱索充分支撑，在收缩早期功能正常，但是在收缩晚期，心室变小使得该支撑减弱，瓣叶折回左心房引起反流渗漏。

（二）喀喇音

二尖瓣脱垂喀喇音在收缩中晚期出现，在心尖或胸骨左下缘最响。有时它们有不止一种杂音。在既有喀喇音又有杂音的患者中，65%的情况下杂音由喀喇音引起，而在另外35%的情况下，喀喇音在杂音开始之后出现。上下翻腾的二尖瓣瓣叶在脱垂进入左心房时突然减速，产生喀喇音，类似于降落伞或船帆突然迎风鼓起而发出的声音。

（三）杂音和喀喇音随动作的变化

引起静脉回流或后负荷（全身血管阻力）改变的动作可以改变喀喇音和杂音出现的时间及杂音的强度，尽管这两种动作对于时间和强度的影响是独立的。

喀喇音和杂音出现的时间依赖于静脉回心血量（图46.1）。静脉回心血量减少（通过Valsalva动作或蹲下-站起动作）引起心室腔变小，从而导致二尖瓣瓣叶在收缩期更早发生脱垂，使得喀喇音的出现更靠近S_1，也使杂音更长。

相比之下，杂音的强度更依赖于后负荷；其强度随后负荷的变化与慢性二尖瓣反流中类似（见第43章）。由于后负荷减小，故而在吸入亚硝酸戊酯后二尖瓣脱垂的杂音更加微弱。

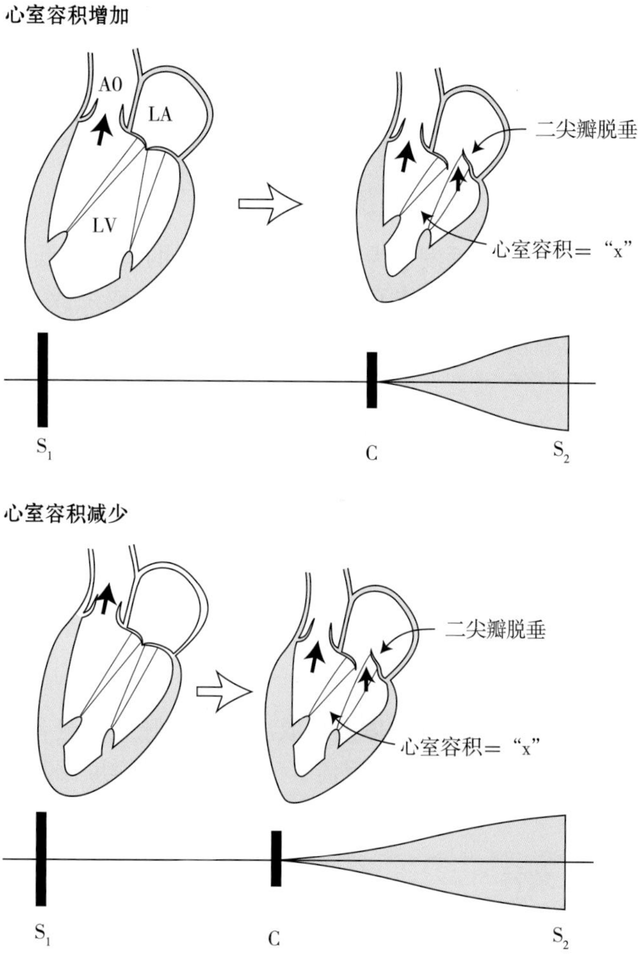

图46.1　二尖瓣脱垂的时间

在每个例子中，左心室在收缩期射血，二尖瓣脱垂发生于心室容积为“x”时。如果心室开始收缩时容积很大（上排），则容积“x”将延迟至收缩晚期。如果心室开始收缩时容积很小（如做Valsalva动作或从坐姿变为站姿，下排），则容积“x”在收缩期出现得更早，使得喀喇音和杂音向S_1移动。Ao，主动脉；C，喀喇音；LA，左心房；LV，左心室；MV，二尖瓣。

Valsalva动作通常也会使杂音更柔和。然而，蹲下-站起动作会使杂音更响，可能是因为站立位使交感神经紧张，在维持后负荷的同时让心室收缩更强烈，从而使声音更强①。

三、临床意义

（一）诊断二尖瓣脱垂

出现典型的二尖瓣脱垂杂音和喀喇音会增加二尖瓣脱垂的可能，这与超声心动图检查的诊断价值类似（$LR=12.1$，见第43章）。实际上，有人认为仅靠听诊标准就足以诊断二尖瓣脱垂。在该标准中，伴有二尖瓣脱垂的年轻患者会在心尖或心尖周围出现可重复的收缩中晚期喀喇音或收缩晚期杂音，并且在做Valsalva动作和蹲下-站起动作时，杂音和额外心音与S_1和S_2的相对时间关系会发生改变（见“杂音和喀喇音随动作的变化”部分和图46.1）。这些诊断标准要求年轻患者以避免与乳头肌功能障碍相混淆，因为乳头肌功能障碍是老年患者收缩晚期杂音的主要原因。为了避免与其他收缩期短暂杂音混淆（如S_1分裂音和主动脉射血音），喀喇音应该是可移动的，且发生在收缩中晚期（这些声音的进一步区分见第41章、第42章）。

（二）严重二尖瓣反流的风险

二尖瓣脱垂发展为严重二尖瓣反流的风险很低。在一项研究中，心内科医生（偏向于选择更严重的患者）评估了291例患者的喀喇音或杂音，经过8年的随访，没有任何一个有单纯喀喇音的患者发展成为严重二尖瓣反流，且仅有3%有杂音的患者需要二尖瓣置换。

第四节　三尖瓣反流

一、体征

三尖瓣反流的查体发现取决于肺动脉压，患者的肺动脉压可能会高（高压性三尖瓣反流）或正常（低压性三尖瓣反流）。高压性三尖瓣反流常源于左心疾病，低压性三尖瓣反流多源于三尖瓣的心内膜炎。

（一）杂音

无论肺动脉压高低，三尖瓣反流的杂音都是在胸骨左下缘最响亮，在吸气时更响亮，并可能传导至剑突下。

1. 高压性三尖瓣反流

高压性三尖瓣反流的杂音出现在全收缩期，因为全收缩期右心室压力升高，超过右心房压

① 因此在用蹲下-站起动作诊断阻塞性心肌病时，二尖瓣脱垂是造成假阳性结果的重要原因（见第41章）。

力。75%的患者在吸气时杂音更响（Carvallo征），在60%的患者则是在用手压迫肝脏时杂音更响。

在一些患有高压性三尖瓣反流的患者中，心尖处杂音最响，因为扩大的右心室代替了左心室的正常位置。心尖位置的全心收缩期杂音与二尖瓣反流杂音类似。这种现象在20世纪50年代导致了严重的临床判断错误，即将一些二尖瓣狭窄的患者误诊为二尖瓣反流，从而错误地否决了瓣膜成形术（重度二尖瓣反流是该手术的禁忌证）。以下发现能帮助临床医生正确识别三尖瓣反流引起的心尖部全收缩期杂音：胸骨下缘性质相同的杂音、吸气时杂音扩大、颈静脉升高和肝脏搏动。

2. 低压性三尖瓣反流

如果肺动脉和右心室压正常，三尖瓣反流的杂音会局限在收缩早期，因为在收缩中期右心房和右心室压平衡，消除了引起杂音的压力梯度。

（二）其他体征

1. 高压性三尖瓣反流

其他重要的发现包括颈静脉升高（见于90%以上的患者）、颈静脉收缩期反流波（51%～83%的患者）、心尖搏动在收缩期回缩（22%的患者）。30%～91%的患者有肝脏搏动，90%有水肿、腹水或二者兼有。一些患者的胸骨下方有向外的心前区搏动（右心室射血进入右心房和肝引起）。当这一胸骨运动与同时发生的心尖部回缩（由右心室收缩造成）一起出现时，就会导致明显的摆动（即心尖向内运动，同时胸骨下方向外运动），称为右心室摆动（见第38章）。

2. 低压性三尖瓣反流

在这些患者中，颈静脉和心尖搏动正常，也没有水肿、肝脏搏动或腹水。

（三）估测三尖瓣反流的静脉压

估测静脉压十分有用，因为它反映了右心室舒张压（或充盈压），为腹水和水肿提供了重要的病因学线索（见第36章）。然而，在三尖瓣反流中，颈静脉在收缩期会出现一个特征性的大的波形。这让人怀疑通过床旁估计静脉压来反映右心充盈压的方法是否可信。

在三尖瓣反流（但没有三尖瓣狭窄）的患者中，用心脏导管检查测量的右心房平均压力与右心室舒张末期压力密切相关（$r=0.94$，$P<0.001$，斜率＝1）。医生通过床旁观察患者在何种体位下产生反流波来估计心房平均压力。如果反流波在患者仰卧时可见，说明静脉舒张压一定低（因为舒张期静脉压在胸骨水平以下，波形塌陷并可见）。这些患者的心房平均压力（中央静脉压）可能正常。另外，如果反流波仅在直立时可见，静脉舒张压一定高（否则颈静脉会塌陷并在更低处可见），这些患者的心房平均压力和中央静脉压可能会高。

二、临床意义

（一）发现三尖瓣反流

三尖瓣反流的典型收缩期杂音增加了三尖瓣反流的可能性（$LR=14.6$，见第43章）。然而，许多三尖瓣反流的患者没有杂音，意味着杂音缺失的诊断价值较低（即阴性似然率不显著或接近于1，见第43章）。

（二）三尖瓣反流的严重程度

通过触诊心前区或仅视诊颈静脉，或许就能明确中重度三尖瓣反流的诊断（循证医学表46.1）。诊断发现包括右心室摆动（$LR=31.4$）、胸骨下搏动（$LR=12.5$）、收缩早期静脉向外搏动（即CV波，$LR=10.9$；见第36章）和肝脏搏动（$LR=6.5$）。然而，缺失以上发现中的任何一项对诊断没有帮助。

第五节　肺动脉瓣反流

一、体征

肺动脉瓣反流杂音是舒张期杂音，在胸骨左侧第2肋间听诊最明显。其出现的时间和频率取决于肺动脉血压。

（一）高压性肺动脉瓣反流

持续的肺动脉高压可能导致肺动脉瓣功能不全，引起左侧第2肋间舒张早期高频杂音。杂音在响亮的S_2之后马上出现，大部分患者伴有颈静脉升高和其他肺动脉高压的听诊发现，如肺动脉喷射音、S_2异常分裂和右心室奔马律（见第41章、第42章）。第45章探讨了该杂音和主动脉瓣狭窄杂音的鉴别。

高压性肺动脉瓣反流杂音首先由英国临床医生Graham Steell在1888年描述，故常被称为“Graham Steell杂音”。

（二）低压性肺动脉瓣反流

在肺动脉压正常时，肺动脉瓣反流代表了原发性瓣膜疾病（如心内膜炎）。这个杂音发生于舒张中期，包含有低频和高频成分，并紧随S_2发生。

二、临床意义

（一）诊断肺动脉瓣反流

尽管出现典型杂音即可诊断肺动脉瓣反流（$LR=17.4$，见第43章），但缺失杂音对诊断没有帮助（LR不显著，见第43章）。

（二）诊断肺动脉高压

在二尖瓣狭窄的患者中，出现高压性肺动脉瓣反流性杂音（即Graham Steell 杂音）会增加肺动脉高压的可能性（平均肺动脉压≥50mmHg；$LR=4.2$，循证医学表46.2）。

（三）血液透析患者

在终末期肾病患者，胸骨缘出现舒张早期杂音的常见原因是肺动脉瓣反流。其原因可能是容量负荷过大，因为杂音在刚要开始透析之前最响，在透析之后消失。

第六节　二尖瓣狭窄

一、体征

（一）杂音

二尖瓣狭窄会导致低频、隆隆样的舒张中期杂音，将听诊器钟件轻放在心尖处可以听到，并常常只能在患者左侧卧位时听到。杂音在舒张中期达峰，并在第一心音快开始时再次达峰（收缩前心音）。舒张中期达峰是因为此时二尖瓣瓣叶向后朝左心房运动，使二尖瓣孔狭窄，产生更多湍流（类似于张嘴时很难吹响口哨）。瓣叶移动对于杂音的形成非常重要，这就解释了为什么严重钙化性二尖瓣狭窄和瓣叶固定的患者没有杂音。

传统观点认为收缩前增强是因为心房收缩，但这种解释很可能不正确，因为心房颤动的患者也可以有收缩前增强。相反，有证据表明收缩前增强是由心室收缩引起。出现渐强音是因为心室收缩导致了二尖瓣闭合。当存在驱动血流向前流经瓣膜的压力梯度时，渐强音才会出现。声音会持续并渐强，直到第一心音出现时瓣膜彻底关闭（因此“收缩前”增强根本不是在收缩前发生，而是在收缩时发生）。

因为二尖瓣狭窄杂音的频率处于人类听力阈值附近，所以杂音模糊不清，也是最难听诊到的杂音，正如描述该杂音所用的比喻：“远处打雷的微弱声响”“球滚下保龄球道的隆隆声”或“沉默的缺失”。

（二）其他发现

在二尖瓣狭窄的其他发现包括脉律不齐（心房颤动）、第一心音响亮、开瓣音（在舒张早期）和肺动脉高压的相关体征，包括：颈静脉升高伴A波增大、右心室胸骨旁搏动及可触及的P_2（见第36、第38、第40章）。可触及的心尖搏动往往很微弱或有时甚至缺失，这是因为进入左心室的血流受阻。

二、临床意义

（一）杂音

二尖瓣狭窄在发达国家是一种很少见的诊断，因为其特征性的心尖舒张期隆隆样杂音可能提示其他疾病，如二尖瓣瓣环钙化、Austin Flint杂音、心房黏液瘤、血流隆隆（即二尖瓣反流、室间隔缺损或高输出状态时，过量血流通过非阻塞的二尖瓣，见第41章）。在一项纳入529例老年美国患者的研究中，以心尖舒张期隆隆声诊断的二尖瓣瓣环钙化，在超声心动图验证中灵敏度为10%，特异度为99%，阳性似然比7.5（90%有这个杂音的患者并没有二尖瓣狭窄）。

表46.2　二尖瓣狭窄的其他发现*

发现**	灵敏度/%	特异度/%	似然比***	
			体征存在	体征缺失
Graham Steell杂音				
检出肺动脉高压	69	83	4.2	0.4
高动力型心尖搏动				
检出二尖瓣反流或主动脉瓣疾病	74	93	11.2	0.3
高动力型动脉搏动				
检出二尖瓣反流	71	95	14.2	0.3

注：*诊断标准：肺动脉高压，是指平均肺动脉压＞50mmHg。

**发现的定义：Graham Steell杂音，即高压性肺动脉反流引起的左侧第2肋间隙舒张早期递减型杂音；高动力型心尖搏动，即心尖“推动”（见第38章）；高动力型动脉搏动，即动脉脉搏突然并强力地冲击手指（见第15章）。

***似然比：如果体征存在为阳性似然比；如果体征缺失为阴性似然比。

NS，不显著。

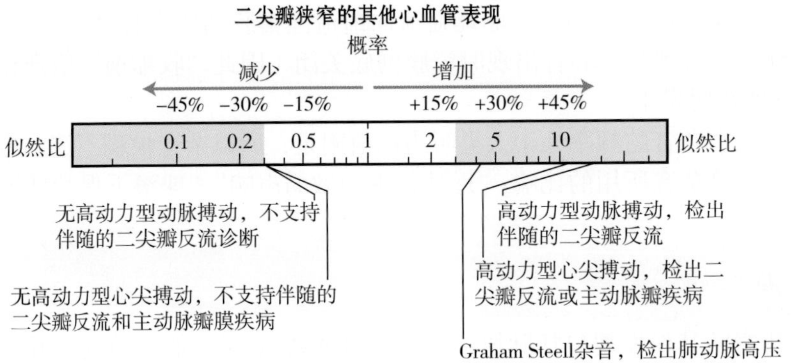

（二）其他心血管表现

在患有二尖瓣狭窄的患者中，心尖搏动应该很微弱或不存在，动脉搏动应该正常或减弱。因此，如果在二尖瓣狭窄患者中发现高动力型心尖搏动，则提示患者合并有二尖瓣或主动脉瓣反流（*LR*＝11.2，循证医学表46.2）；如果发现高动力型动脉搏动，则强烈提示患者合并有二尖瓣反流（*LR*＝14.2，循证医学表46.2）。

第七节　动静脉瘘：血液透析瘘

血液透析瘘为动静脉瘘的典型连续性杂音提供了很好的例子：它是一种高频杂音，持续于整个舒张期和收缩期，并在收缩晚期达到峰值。

PuSHSHSHSHPuSHSHSHSHSHSHSH

将听诊器逐渐远离瘘管并朝向心脏方向移动，会使杂音的舒张期成分减弱，直到只有收缩期杂音保留。

这个杂音的重要性在于，收缩期残余音向胸骨上缘传导，除非临床医生追溯到瘘管处（见图43.1中的“绝缘底板”杂音），否则残余音可能被误认为心脏杂音。

和动静脉瘘杂音相反，静脉异常血流造成的连续性杂音（如静脉哼鸣声、乳鸣音）在舒张期达到最响（见第43章）。

第47章 心包膜异常

教学重点

- 急性心包炎的特征主要根据临床表现三联征：特征性胸痛、心包摩擦感和心电图改变。在肿瘤性心包炎中，心包摩擦感较其他病因所致的心包炎少见。
- 诊断心脏压塞需结合心电图检查和体征：颈静脉怒张、心动过速、奇脉。吸气时血压降低超过12mmHg的奇脉有助于在有心包积液的患者中准确识别出可通过心包穿刺改善心输出量的患者。
- 缩窄性心包炎的关键体征是颈静脉怒张、静脉脉波中明显的y下降、心包叩击音和肝大。

第一节　心包炎和心包摩擦音

一、概述

心包摩擦音是提示心包炎的体征。心包炎病因包括感染、结缔组织病、放疗、心肌梗死、肿瘤、尿毒症和创伤。

在19世纪20年代，即听诊器发明后不久，Collin首次将心包摩擦音描述为“类似于新制皮革撕裂声”。

二、体征

心包摩擦音是摩擦、刮擦或嘎吱声，在胸骨左缘最响，并在患者坐位、前倾并深呼气屏息时最明显。其声音类似两张砂纸相互摩擦时产生的声音。与心脏杂音相比，心包摩擦音音调更高，听起来距耳更近，在吸气或呼气时可完全消失，并且近1/4有心包摩擦音的患者可触及心包摩擦感。

在约50%的患者中，摩擦音在每个心动周期中有三个组成部分：一个在心室收缩期，两个在心室舒张期（舒张中期和心房收缩期）[①]。在大约1/3的患者中只能听到两个组分（通常是心房收缩和心室收缩期摩擦音），而在剩下15%的患者中，只能听到心室收缩期摩擦音。

三、临床意义

（一）摩擦音与心包炎

由于诊断心包炎需要根据临床表现，其中一条标准是出现摩擦音，故无法评估摩擦音用于诊断的准确性。另外两个诊断标准是典型心包胸痛（心前区胸膜痛放射至斜方肌嵴，坐起时缓解）和特征性的心电图改变（ST段广泛弓背向下型抬高、PR段压低、Q波缺失）。大多数心包炎的临床诊断需要符合这三条标准中的两条，但只有50%～66%的心包炎患者在超声心动图中可见心包积液。

（二）摩擦音与心包积液

尽管心包摩擦音提示的是相邻两层心包膜表面的互相摩擦，但在大量心包积液时声音仍可能存在。例如，在近四分之一的心脏压塞患者中可听到摩擦音（见后）。因此，存在摩擦音不能证明没有心包积液。

（三）摩擦音与肿瘤性疾病

在肿瘤性心包炎中，心包摩擦感较其他病因导致的心包炎少见。例如，在确诊为肿瘤的患

① 这三个组分代表心动周期中三个心脏运动最剧烈的时段。

者后续发生的心包疾病中，心包摩擦音的存在常提示心包炎是原发性的或由放疗导致的，而非肿瘤性心包炎（阳性 $LR=5.5$，阴性 $LR=0.4$）。在另一项纳入322例病因未明的重度心包积液患者的研究中，出现心包摩擦音（相比较于其他炎症体征①）提示病因是非肿瘤性的可能性大大增加（$LR=2.3$）。

（四）摩擦音和心肌梗死

在5%～20%的急性心肌梗死患者中可以出现心包摩擦音，常在入院1～3天出现。立即接受溶栓药物或血管重建术的患者发生率最低（即5%～7%）。有摩擦音的患者比不出现摩擦音的患者存在更大范围的心肌梗死、更小的射血分数、更严重的冠状动脉疾病以及更多的并发症，包括充血性心力衰竭和房性心律失常。然而在这些患者中，即使接受了溶栓治疗，心脏压塞也很罕见。

第二节　心脏压塞

一、概述

心脏压塞指心包内大量积液，心包腔压力升高，导致心包内压力超过正常的心脏充盈压（即舒张压），所以舒张期心脏充盈受损，心输出量减少。

心脏压塞诊断的发展过程很好地阐释了两者之间有时会显现的矛盾，即基于体征的旧的诊断标准和基于临床影像学的新标准。例如，早期心脏压塞描述的是致命的急性心包内出血，所以诊断性体征包括：严重低血压、颈静脉怒张和心音微弱（Beck 三联征）。后来，人们发现许多患有心脏压塞的患者血压正常、心搏有力，故心脏压塞的定义转为着重以下体征：大量心包积液、颈静脉怒张、奇脉和心包穿刺术后症状缓解。最终，在20世纪80年代，逐渐开始应用数条关于超声心动图的标准进行诊断。然而之后的研究表明，仅依赖超声心动图诊断的患者有时会出现心包穿刺后症状不缓解或生理情况不好转的情况。

因此，心脏压塞的诊断不应单独依赖于超声心动图的结果，也需要综合分析所有临床证据，尤其是体格检查，如颈静脉怒张、心动过速和奇脉。

二、体征

表47.1展示了几项研究中描述的确诊为心脏压塞的患者的体征；大多数患者都出现了呼吸短促。奇脉和颈静脉怒张的定义及发病机制已在第15章和第36章讨论。

心脏压塞的三个关键体征是颈静脉怒张（100%患者出现）、心动过速（81%～100%患者）和差值大于10mmHg的奇脉（98%患者）。在有心包积液的患者中，根据差值大于12mmHg的奇脉诊断心脏压塞，灵敏度为98%，特异度为83%，阳性 LR 为5.9，阴性 LR 为0.03（见第15章）。

心脏压塞是引起颈静脉怒张的少见原因之一，但颈静脉脉波中没有y下降（见第36章）。此

① 在这项研究中，炎症征象被定义为满足以下2项及以上者：心包摩擦音、特征性心包炎性胸痛、发热或特征性心电图改变。

表现与缩窄性心包炎明显的y下降可明显鉴别（见后文）。

第三节　缩窄性心包炎

一、概述

当心包钙化或纤维化影响心脏舒张期充盈时，缩窄性心包炎的临床表现就会显现，引起静脉压上升，心输出量下降。

二、体征

表47.2总结了缩窄性心包炎患者的体征：大多数患者出现水肿、腹胀和呼吸困难。关键体征是颈静脉怒张（95%）、明显静脉波y下降（57%～100%，中位数94%）、心包叩击音（28%～94%）和肝大（53%～100%）。

（一）颈静脉

除了静脉压的升高，静脉波还会出现异常增大的y下降，合并巨大的x′下降造成每个心动周期出现两个明显下凹，使波形在每个动脉搏动时呈M或W形（Friedreich征，见第36章）。这种脉波有时可以传递到肝，导致肝脏在每个心动周期向内搏动两次。

出现明显y下降是因为心室的充盈舒张仅在舒张期的后2/3受限。在三尖瓣打开的瞬间（舒张期开始和y下降开始），右心房迅速且无阻力地排空（形成突出的y下降）。最后舒张的心室被僵硬心包所限，压力再次增加。这与心脏压塞影响整个舒张期的心室充盈不同，故心脏压塞没有y下降。

（二）Kussmaul征

Kussmaul征是指在吸气时静脉压的反常增加。21%～50%的缩窄性心包炎患者会出现此体征（已在第36章完整讨论过）。Mansoor和Karlapudi的文章中包含有一个很好地展示了Kussmaul征的录像。

（三）心包叩击音

心包叩击声是响亮、高频的舒张早期杂音，可在心尖和胸骨左缘下段之间听到。这会在第42章讨论。

（四）其他表现

接近90%的缩窄性心包炎患者心尖搏动会出现收缩期回缩（见第38章）。

根据传统教学，奇脉并不是缩窄性心包炎的表现。而在表47.2中综述的研究表明，奇脉可以出现，并存在于17%～43%的缩窄性心包炎患者中。这个矛盾是由于对奇脉的不同定义而产生的。当奇脉被定义为吸气时收缩压下降超过10mmHg（即通常的定义），17%～43%的缩窄性心包炎患者可出现此现象。如果被定义为吸气时下降超过20mmHg，没有患者有此体征。相比之下，心脏压塞患者的奇脉常为20～50mmHg（表47.1）。

轻度奇脉（10～20mmHg）常见于缩窄性心包炎患者，但更严重的奇脉不可见，常提示心脏压塞或其他病因（见第15章）。

表47.1　心脏压塞*

体征**	频率/%***
颈静脉	
颈静脉怒张	100
Kussmaul征	0
动脉脉搏	
心动过速（>100次/分）	81～100
血压	
收缩压>100mmHg	58～100
奇脉>10mmHg	98
奇脉>20mmHg	78
奇脉>30mmHg	49
奇脉>40mmHg	38
完全奇脉	23
心脏听诊	
心音减弱	36～84
心包摩擦音	27
其他表现	
肝大	58
水肿	27

注：*诊断标准，对于心脏压塞，指在排除心包积液后心输出量改善。

**症状的定义，对于完全奇脉，指在吸气时可触及的脉搏完全消失。

***结果都是总体的平均频率，或者如果统计上异质，则是值的范围。

源自参考文献16、22～25的基于121例患者的数据。

表47.2 缩窄性心包炎*

体征	频率/%**
颈静脉	
颈静脉怒张	95
显著的y下降（Friedreich征）	57～100
Kussmaul征	21～50
动脉脉搏	
不规律（心房颤动）	36～70
血压	
奇脉＞10mmHg	17～43
心脏听诊	
心包摇动	28～94
心包摩擦音	3～16
其他体征	
肝大	53～100
水肿	70
腹水	37～89

注：*诊断标准，对于缩窄性心包炎，通常是在手术和尸检时发现，有时则因血液动力学改变而发现。

**结果都是总体的平均频率，或者如果统计上异质，则是值的范围。

源自参考文献24、29～37的基于282例患者的数据。

第48章

充血性心力衰竭

教学重点

- 在胸痛或呼吸困难的患者中，以下体征提示可能存在左心室充盈压升高和心源性呼吸困难：腹颈静脉回流征阳性、Valsalva反射异常、心尖搏动点移位、心率大于100次/分、第三心音、颈静脉怒张。
- 正常Valsalva反射和腹颈静脉回流征阴性提示存在左心室充盈压升高的可能性较小。
- 以下体征高度提示射血分数低：周期性呼吸、心尖搏动点移位、异常Valsalva反射、颈静脉怒张、第三心音。

一、概述

心力衰竭是一组表现为心室功能下降、舒张期充盈压上升、运动能力下降的临床综合征。患有心力衰竭和心室疾病的患者可能出现心室射血分数减低（收缩期功能不全）或心室射血分数正常（舒张期功能不全）。

心力衰竭的体征的清晰描述可以追溯到中世纪。在17世纪，哈维公布了关于血液循环的发现后，临床医生开始将巨大心腔和肺淤血的病理现象与呼吸困难和水肿的临床现象联系起来。

二、体征

心力衰竭的大多数体征会在本书其他章节中被全面探讨，包括交替脉和重搏脉（第15章）、周期性呼吸（第19章）、爆裂音（第30章）、颈静脉怒张（第36章）、腹颈静脉回流征（第36章）、心尖搏动点移位（第38章）和第三心音（第41章）。

本章综述了一个其他章节没有详述的体征，即异常Valsalva反射，并随后阐述所有充血性心力衰竭体征的诊断准确性。

三、Valsalva 动作

（一）简介

Valsalva动作指吸气到最大量后，紧闭声门，做呼气动作与之对抗。Valsalva 反射是指在动作的用力期和解除压力的恢复期之间发生的血压和脉搏变化。

Valsalva在1704年提出该动作可作为中耳排脓的方法。这个动作直到1859年才被再次关注，因为Weber发现他可以用这种方法随意控制自己的动脉脉搏（最终在他晕倒并抽搐后放弃了该项试验）。从20世纪50年代开始，许多研究者报道Valsalva反射在患有充血性心力衰竭的患者中存在明显不同。

（二）方法

这个试验的方法是，患者深吸一口气并用力，仿佛用力排便。临床医生用血压袖带测量Valsalva反射的方法会在后面详细描述。在临床研究中，通过将患者的舌体后部连接到压力传感器上来标定用力期，压力需增加30～40mmHg且至少10秒。

Valsalva动作的禁忌证包括近期有眼部、中枢神经系统手术或出血。同时不建议在急性冠脉缺血的患者中试验，因为可能会引起患者心律失常。而在慢性缺血性心脏病的患者中，这个试验很安全，甚至曾用于终止心绞痛。

（三）正常的Valsalva反射

正常的Valsalva反射被分为四个阶段（图48.1）。在第一阶段，因为胸内压上升直接传导至主动脉，导致动脉收缩压短暂上升。在第二阶段，因为在持续的用力下静脉回流减少，导致血压下降。第三阶段，在用力刚刚结束的时候，因为血液在肺静脉中暂时储积，血压进一步下降。第四阶段，因为之前的低血压引起反射性交感神经活跃，动脉血压超射超过控制值。心率的改变与血压恰好相反：在第二和第三阶段心率上升，第四阶段心率下降。

医生通过将血压计袖带充气至比患者静息收缩压高15mmHg并在用力期维持此压力30秒的方式来确定这四个阶段。维持压力的同时听柯氏音和测量血压的时候一样。柯氏音在患者收缩压超过袖带压力的时候出现。在正常的Valsalva反射时，柯氏音在第一阶段和第四阶段出现，第二和第三阶段消失。

（四）异常Valsalva反射

在患有充血性心力衰竭的患者中，有两种异常的Valsalva反射（图48.1）。①第四阶段超射缺失：在这种情况下，在第四阶段动脉压不会上升（只在第一阶段可听到柯氏音）。②方波反射：在这种情况下，动脉压与胸内压平行上升（柯氏音只在第一和第二阶段可以听到）。

在三种可判断的反射（正常、第四阶段超射缺失、方波反应）中，柯氏音都在第一阶段出现。如果这个阶段没有出现声音，说明胸内压不够高，这个试验就没有诊断价值。

应用β受体阻滞药可能导致假阳性，主要因为消除了第四阶段的超射。

（五）异常Valsalva反射的发病机制

在充血性心力衰竭的患者中，柯氏音在第四阶段消失。这是由于衰竭的心脏不能对低血压产生反射、提高心输出量（超射程度与患者射血分数有直接的关系，$r=0.72$）。产生方波反射的原因仍在探讨，它可能反映了神经体液调节的激活、外周血管收缩和中央血容量增加。第二阶段的低血压可不出现。因为升高的中心静脉血容量维持了在Valsalva用力期的右心回心血量，以及淤血的肺有充足的血液供给左心[①]。

四、临床意义

循证医学表48.1和表48.2描述了充血性心力衰竭相关体征的诊断准确性。循证医学表48.1指的是左心充盈压升高的诊断，应用于诊断收缩期或舒张期功能不全。在患有呼吸困难的患者中，准确诊断左心充盈压升高十分重要，因为与心脏相关的压力升高是患者出现症状的原因。循证医学表48.2指的是左心室射血分数下降的诊断，仅应用于诊断收缩期功能不全。

这些信息仅适用于与循证医学表48.1和表48.2的研究中入组情况相似的患者，仅适用于去临床医生那里评估胸痛或呼吸困难的成年人，他们大多数没有充血性心力衰竭病史，且多数有呼吸困难的替代性解释，比如肺部疾病。

（一）左心充盈压升高的诊断

将似然比（*LR*）降序排列，诊断左心充盈压升高准确性最高的体征是腹颈静脉回流征阳性（$LR=8$，循证医学表48.1）、异常Valsalva反射（即第四阶段超射缺失或方波反射，$LR=7.6$）、心尖搏动点移位（$LR=5.8$）、心动过速（$LR=5.5$）、第三心音（$LR=3.9$）、静脉压上升（$LR=3.9$）。正常Valsalva反射（$LR=0.1$）和腹颈静脉回流征阴性（$LR=0.3$）提示存在左心充盈压升高的可能性较小。无心动过速、静脉压上升、心尖搏动点移位或S_3奔马律则对诊断无帮助（*LR*不显著）。

因为在Valsalva动作时脉率与血压变化相反，所以脉率在正常反应的第二和第三阶段应该加

① 同样的病理特征可以解释一些患有充血性心力衰竭的患者在接受正压通气后出现的反逆脉。

速（即收缩压降低的时候，图48.1）。一项研究表面，在Valsalva动作用力期时脉搏加速（加速10%，用节奏条探查）提示充盈压上升的可能性较小（*LR*＝0.2，循证医学表48.2）。

爆裂音的出现、第四心音或水肿不提示左心充盈压上升。爆裂音没有诊断价值，因为其在慢性心力衰竭中并不常见，且许多引起呼吸困难的其他疾病也会产生爆裂音。即便如此，但是如果爆裂音仅被用于已知有心肌病的患者中诊断是否有充盈压升高（即等待心脏移植的患者），则其诊断准确性大大提高，可以诊断肺毛细血管楔压≥20mmHg，灵敏度为19%～64%，特异度为82%～94%，阳性*LR*为3.4。爆裂音在心肌病的情况下诊断心力衰竭更准确是因为其他引起爆裂音的诊断已被排除。

一个类似于数字脉搏血氧计的小工具被设计用来测量和记录Valsalva试验时的脉压。这个工具计算脉搏振幅比率，即第二阶段末的脉压除以第一阶段初脉压的比值。拥有正常Valsalva反射的患者，脉膊振幅比率偏低（因为第二阶段末的脉压比第一阶段初的更小），患有方波反射的患者比例偏高（近似于1）。几项研究表明，脉搏振幅比率和肺毛细血管楔压间直接相关（*r*＝0.81～0.92）。一项研究表明，脉搏振幅比率＞0.7诊断肺毛细血管楔压＞15mmHg，灵敏度为91%，特异度为95%，阳性*LR*为18.2，阴性*LR*为0.1。在另一项针对老年心力衰竭患者的研究中，脉搏振幅比率升高可单独用于预测死亡风险。

（二）左心室射血分数下降的诊断

一些可用于诊断充盈压升高的体征也可用于诊断射血分数下降，如心尖搏动点移位（*LR*＝10.3，循证医学表48.2）、异常Valsalva反射（第四阶段超射缺失或方波反射，*LR*＝7.6；循证医学表48.2）、颈静脉怒张（*LR*＝6.3）和第三心音（*LR*＝3.4）。与80岁以上者相比（*LR*＝2.7），周期性呼吸用于80岁及以下患者诊断射血分数降低更为准确（*LR*＝8.1，见第19章）。

这些体征中任一体征的缺失（除Valsalva反射外）均无诊断意义（即许多射血分数＜50%的患者没有这些体征）。尽管如此，第三心音的缺失提示射血分数＜30%的可能性较小（*LR*＝0.3，见第41章）。

一些研究人员认为，异常Valsalva反射主要提示充盈压升高，而不是射血分数降低，并引用反映Valsalva反射异常程度与左心房压的相关性的数据佐证自己的观点（*r*＝0.77，*P*＝0.005），而无与射血分数相关的数据证据。这种明显的矛盾反映了舒张期功能不全在不同研究者的研究中的发病率不同。在认为异常Valsalva反射主要提示充盈压升高的前提下，若试验中大部分心力衰竭患者都有收缩期功能不全，则异常Valsalva反射也可很好地用于诊断射血分数下降（循证医学表48.2）；但试验中如果同时混有收缩期功能不全和舒张期功能不全的心力衰竭患者，则异常Valsalva反射不能用于诊断射血分数下降。

当评估患者射血分数时，以下几个体征没有诊断意义：爆裂音、二尖瓣反流杂音、肝大或水肿（所有*LR*不显著，循证医学表48.2）。

（三）比例脉压

在确诊为扩张性心肌病和严重左心室功能不全的患者中，比例脉压（即动脉脉压与收缩压之比）＜0.25意味着心指数低［即≤2.2L/（min·m^2）］。灵敏度为70%～91%，特异度为83%～93%，阳性*LR*为6.9，阴性*LR*为0.2。

（四）充血性心力衰竭的体征和诊断一致性

近期一项关于急性呼吸困难患者脑钠肽水平的诊断准确性研究进一步说明了体格检查的价

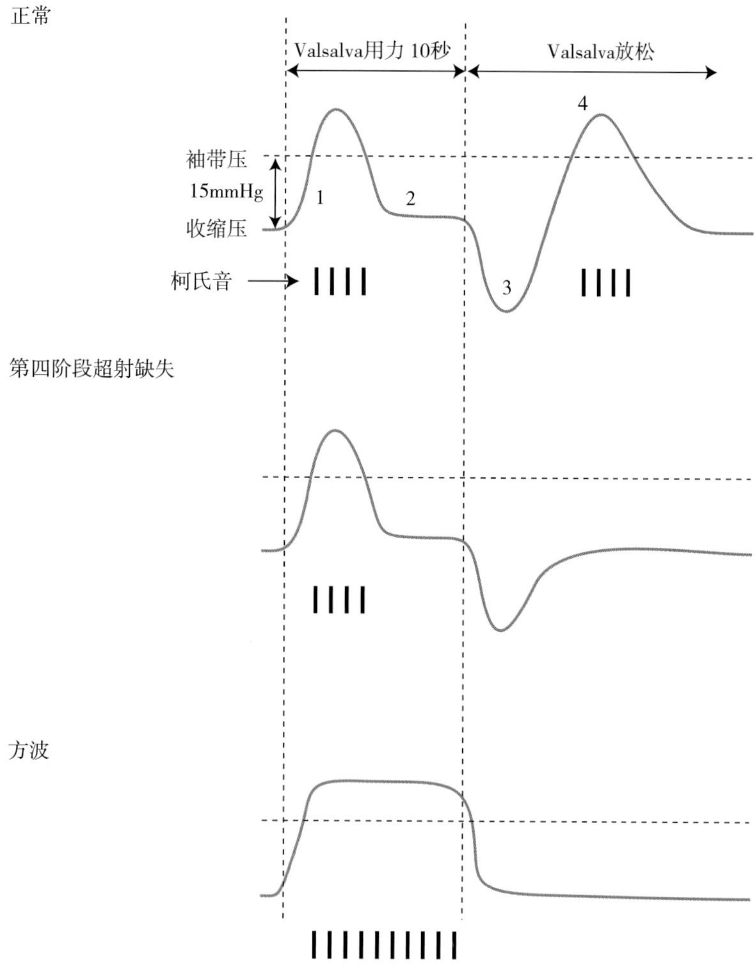

图48.1　Valsalva反射

每幅图中的实线描述了Valsalva试验时收缩压随时间的变化。三种Valsalva反射分别为正常（上部）、第四阶段超射缺失（中部）和方波（下部）。临床医生通过将血压袖带充气至比患者静息收缩压高15mmHg并听柯氏音，在正常的Valsalva反射时，柯氏音在第一阶段和第四阶段出现；在第四阶段超射缺失时，只能听到第一阶段；在方波时，只能听到第一和第二阶段。见正文。

值。与循证医学表48.1和48.2的研究相比，这些研究以专家的判断作为心力衰竭的诊断标准，判断基于对患者的症状、实验室检查和对治疗的反应的回顾性研究。这些研究证实了第三心音（*LR*＝6.9）和颈静脉压上升（*LR*＝4.8）的诊断价值。令人惊奇的是，两个结果都增加了心力衰竭的可能性，甚至高于脑钠肽水平≥100pg/ml的诊断准确性（*LR*＝3.6）。尽管如此，同样的研究表面，脑钠肽水平在100pg/ml以下提示存在心力衰竭的可能性较小（*LR*＝0.1），比第三心音消失或颈静脉压不升高的诊断准确性更高（*LR*＝0.7～0.9）。

这些研究由于最终诊断的评判可能受体征本身所影响，故没有总结到循证医学表中来。

（五）心力衰竭的预后

在临床怀疑缺血性心脏病的患者中，心力衰竭相关的体征与死亡率的预测无关。除了从年龄、运动耐受性和射血分数提供的预后相关信息外，心力衰竭相关的体征是死亡率的独立预测因子。有心尖搏动点移位的患者1年死亡率更高（与无体征相比，39% *vs* 12%，*P*＝0.005）。第三心音（57% *vs* 14%，*P*＝0.002）和Kussmaul征（41% *vs* 12%，*P*＝0.001，见第36章）也是如此。

1976年，Forrester证明急性心肌梗死的患者可以被划分到四种血流动力学分类下，即肺毛细血管楔压（升高与否，即湿性或干性）和心输出量（低或正常，即冷或温）。紧接着，临床医生用体格检查将同样的四分类法应用于心力衰竭住院患者（即干暖、湿暖、湿冷和干冷）。总的来说，冷型患者有灌注不足的体征，如肢端厥冷、低比例脉压（＜25%，见第17章）、交替脉（见第15章）、有症状的低血压和意识障碍。在两项700例心力衰竭患者的研究中，冷型心力衰竭（包括湿冷和干冷）和早期死亡率较高相关（灵敏度为39%～55%，准确度为83%～96%，阳性*LR*为5.2）。

表48.1　充血性心力衰竭-左心充盈压升高*

体征（参考文献）**	灵敏度/%	特异度/%	似然比***	
			体征存在	体征缺失
生命体征				
静息心率＞100次/分	6	99	5.5	NS
异常Valsalva反射	95	88	7.6	0.1
Valsalva用力时脉搏加快10%	11	54	0.2	1.7
肺部检查				
爆裂音	12～23	88～96	NS	NS
心脏检查				
颈静脉压上升	10～58	96～97	3.9	NS
腹颈试验阳性	55～84	83～89	8.0	0.3
心尖脉搏在锁骨中线外侧	42	93	5.8	NS
S_3奔马律	12～37	85～96	3.9	0.8
S_4奔马律	35～71	50～70	NS	NS
其他症状				
水肿	10	93～96	NS	NS

注：*诊断标准，左心充盈压升高指的是，肺部毛细血管楔压＞12mmHg或＞15mmHg，或左心室舒张末期压力＞15mmHg或＞18mmHg。

**体征定义，异常Valsalva反射，第四阶段超射缺失或方波反射（见正文）；阳性腹颈静脉回流征，在10～15秒的腹部按压中压中颈静脉压持续上升（见正文）。

***似然比，如果体征存在为阳性似然比；如果体征缺失为阴性似然比。

MCL，锁骨中线。NS，不显著。

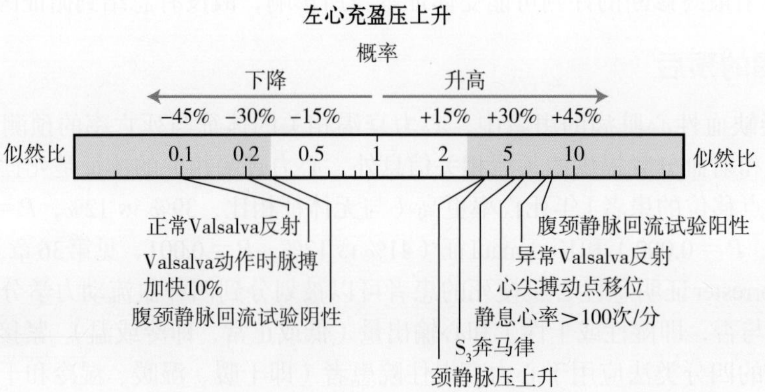

表48.2　充血性心力衰竭——射血分数低*

体征（参考文献）**	灵敏度/%	特异度/%	似然比***	
			体征存在	体征缺失
生命体征				
静息心率＞100次/分	22	92	2.8	NS
周期性呼吸	33	94	5.4	0.7
异常Valsalva反应	69～88	90～91	7.6	0.3
肺部检查				
爆裂音	10～29	77～98	NS	NS
心脏检查				
颈静脉怒张	7～25	96～98	6.3	NS
仰卧心尖搏动在锁骨中线外侧	5～66	93～99	10.3	0.7
S_3奔马律	11～51	85～98	3.4	0.7
S_4奔马律	31～67	55～68	NS	NS
二尖瓣回流杂音	25	89	NS	NS
其他症状				
肝大	3	97	NS	NS
水肿	8～33	70～98	NS	NS

注：*诊断标准，射血分数低指的是放射性核素左心室射血分数＜0.50或＜0.53，超声心动描述射血分数＜0.5或超声心动描述左心室射血分数下降＜25%。

**体征定义，异常Valsalva反射，第四阶段超射缺失或方波反应（见正文）。

***似然比，如果体征存在为阳性似然比；如果体征缺失为阴性似然比。

MCL，锁骨中线。NS，不显著。

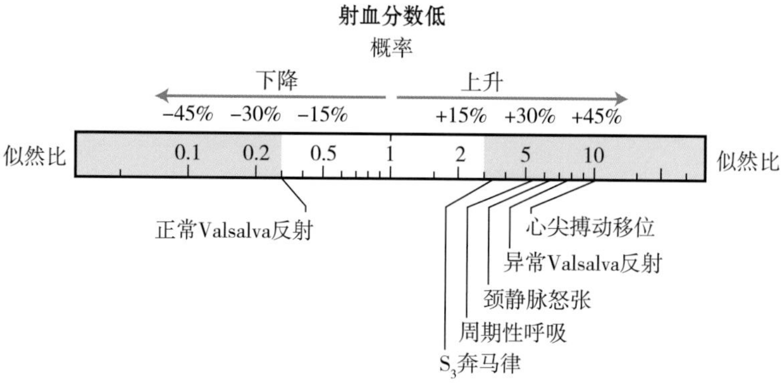

迷走神经

利钠肽数据

第49章 冠状动脉疾病

教学要点

- 对于患有慢性间歇性胸痛和疑似冠状动脉疾病的患者，对其病情评估最有帮助的床旁发现是患者对疼痛的描述（即其描述是否符合典型心绞痛、非典型性心绞痛或非心绞痛性胸痛）。以下体征可在一定程度上提示这类患者患冠脉疾病的可能性较大：踝肱压力指数≤0.9，角膜老年环和耳垂皱褶。
- 评估持续性胸痛和疑似心肌梗死的患者时，最有帮助的床旁发现是心电图。以下体征可提示这类患者患心肌梗死的可能性较大：收缩压＜100mmHg，闻及第三心音，颈静脉怒张，出汗和闻及爆裂音。
- 因持续胸部不适就诊于急诊的患者出现胸壁压痛，则提示其心肌梗死的可能性较小。但胸壁压痛对于门诊患者慢性间歇性胸痛的评估并无意义。
- 对于疑似心肌梗死患者，服用硝酸甘油或“胃肠鸡尾酒”（黏性利多卡因和抗酸药）后的疼痛缓解对其鉴别诊断无意义。
- 对于疑似急性冠脉综合征的患者，以下体征的合并出现可识别出24小时内并发症风险极低的患者：心电图无ST/T改变，疼痛严重程度低于先前的心绞痛，血压不低，未闻及爆裂音。

一、概述

在美国，冠状动脉疾病是导致心脏病和死亡的最主要原因，8% ～ 10%的门急诊患者主诉胸痛。胸痛的床旁诊断很困难，有时易被误诊，据统计有多达1% ～ 8%的心肌梗死患者（最终靠心肌标志物确诊）在急诊被误诊并被建议出院回家。本章的重点是如何在患者初次就诊时就识别其各方面的情况，包括问诊、体格检查和心电图，从而帮助医生鉴别心绞痛和心肌梗死，并排除其他易与之混淆的疾病。

1768年，William Heberden首次提出了“心绞痛”（angina pectoris）这一术语①，并给出了心绞痛的临床描述，沿用至今。8年后，Edward Jenner将心绞痛与冠状动脉硬化和供血不足联系在一起。1878年（心电图出现的50多年前），Adam Hammer在一例猝倒、心动过缓、心音微弱的年轻男性患者中，首次正确诊断了心肌梗死。医生们曾认为冠状动脉疾病是罕见病，19世纪伟大的美国心脏病学家Austin Flint的诊疗记录中只载有7例心绞痛，而Osler在他整个职业生涯中只见过40例心绞痛。

二、体征

（一）概述

与其他心脏疾病（如瓣膜疾病和心力衰竭）不同的是，冠状动脉疾病的患者少有或没有阳性体征。长达100多年的时间里，诊断冠脉疾病最重要的根据就是患者对胸痛的描述；而最早从1918年算起，诊断心肌梗死的最重要因素则是心电图。

（二）胸痛的描述

Heberden将心绞痛描述为“胸部最不适的感觉”，当患者“正在行走时”突然发生，而在患者“停下的瞬间”消失。典型心绞痛（typical angina）的现代医学定义保留了Heberden所描述的大部分要点，并将其定义为具有以下三个特征的胸骨下不适：①劳累时发作。②休息或服用硝酸甘油（或两者均有）后可缓解。③持续时间不超过10分钟。

许多患者描述其疼痛放射至肩部、下颚及上肢内侧。相比之下，非典型心绞痛（atypical angina）是具有不典型特征的胸骨下不适（如服用硝酸甘油后可无缓解，并非总是由劳累引发，休息15 ～ 20分钟后仍无缓解），非心绞痛性胸痛（non-anginal chest pain）没有任何典型心绞痛的特征（即与活动无关，服用硝酸甘油后不缓解，并且其他方面均不符合心绞痛特征）。

（三）描述胸痛时的手势

根据传统教学，患者在描述胸痛时会不自觉地做出一些手势，从而为医生提供诊断线索。四种手势：①Levine征——握紧拳头抵在胸骨。②Palm征——伸展手掌抵在胸骨。③Arm征——抓紧左臂。④Pointing征——用一个或两个手指指向胸口某个点。

Levine征和Palm征提示位置较深、定位不明确的内脏痛，Arm征提示疼痛放射至左臂，这

① Heberden所选择的词语angina源于希腊语agkhone，意为“扼死”。这个希腊词根也是英语单词anxiety（焦虑）和anguish（极度痛苦）的词源。但很不幸的是，在Heberden选择angina这个词来描述心绞痛之前，它已经被用于咽喉部的其他症状，比如两种咽峡炎——Vincent angina和Ludwig angina。

两种疼痛提示患冠脉疾病的可能更大。而Pointing征提示定位明确的躯体痛，患冠脉疾病的可能性不大。

（四）体征

循证医学表49.1和表49.2中的部分体征已在本书其他章节讨论过：爆裂音（第30章），心前区搏动点的移位（第38章），第三心音（第41章）。

1. 耳垂皱褶

耳垂皱褶是连接耳屏最低点与耳垂外侧的一条横跨耳垂的斜行皱褶（图49.1）。一些研究人员将耳垂皱褶定义为横跨耳屏至耳郭后缘的全长的至少1/3，另一些研究人员则认为皱褶应横跨全长。1973年，Frank在写给编辑的一封信中首先提出，"耳垂征阳性"与其他心瓣膜疾病紧密相关。尽管其与冠状动脉疾病的关系存在争议，且病理机制不明，许多研究发现，耳垂皱褶是冠状动脉疾病的中等级别风险因素，且独立于其他传统风险因素（如高血压、年龄、糖尿病、家族史、高脂血症、肥胖和吸烟）。

2. 老年环

老年环是角膜周围的白色或灰色不透明环。自从19世纪30年代，老年环就与老年和血管疾病联系在一起（Virchow认为老年环是心脏病的明确体征）。现代研究人员仍认为老年环与冠脉疾病相关，且这种关联独立于老年环与高脂血症的关系。但也有人对这种看法持反对意见。

3. 踝肱压力指数

患者取仰卧位，临床医生用手持多普勒听诊器测量胫后动脉或足背动脉收缩压最高值（即"踝"压）。踝肱压力指数等于踝压除以肱动脉收缩压（见第54章）。

（五）胃肠鸡尾酒

胃肠鸡尾酒（GI cocktails）是液体抗酸药与其他物质的混合，其中最常用的混合药剂是局部麻醉药黏性利多卡因和抗痉挛酏剂Donnatal（商品名），多年来，急诊医生将其用于胸部或上腹部不适的患者口服。由于胃肠鸡尾酒只能局部作用于胃肠黏膜，因此，患者服药后疼痛缓解可证明其疼痛源于胃肠道，即不是源于心脏。尽管抗酸药、利多卡因和Donnatal是胃肠鸡尾酒的标准成分，一些研究者也认为单用抗酸药（不混合利多卡因或Donnatal）也可以有效缓解疼痛。

三、临床意义

（一）冠状动脉疾病的诊断

循证医学表49.1中总结了用于冠状动脉疾病诊断的床旁体征，并给出各项目的灵敏度和特异度。表中数据基于一项针对10 000多例患者的研究，这些患者几乎都是因为间歇性胸痛去门诊就医，并通过心脏导管介入发现心外膜重要血管显著硬化（单支或多支病变，管腔狭窄超过50%），从而确诊为冠状动脉疾病。

根据循证医学表49.1中的似然比（*LR*），对于间歇性胸痛的患者，诊断其患有冠脉疾病的最有力证据有典型心绞痛（*LR*＝5.8）、踝肱压力指数小于0.9（*LR*＝4）、既往心肌梗死史（*LR*＝

3.8）、老年环（*LR*＝3）、70岁以上（*LR*＝2.6）及耳垂皱褶（*LR*＝2.3）。

这些研究证实了Heberden最初的认知，即对于胸痛的患者来说，最重要的诊断指征是患者自己对疼痛的实际描述。许多研究者尝试优化Heberden对典型心绞痛的定义，例如，通过剖析患者描述中的各个成分（如对硝酸甘油的反应或疼痛程度）或通过创造复杂的心绞痛评分系统来评估心绞痛。然而这些尝试都不如临床医生直接通过判断患者的疼痛类型是不是典型心绞痛所得到的诊断准确。

提示冠脉疾病可能性较低的症状：非心绞痛性胸痛（即疼痛与运动无关，服用硝酸甘油不能缓解，或其他方面不符合心绞痛的表现，*LR*＝0.1），疼痛时间超过30分钟（*LR*＝0.1），伴吞咽困难（*LR*＝0.2）。

对诊断无意义的体征：非典型心绞痛，胸壁压痛，心尖搏动点移位。除此之外，对疼痛的描述，如烧灼痛、进食后加重、情绪波动后加重、放射至手臂等也无临床意义（即这些症状在患有冠脉疾病的人群和非心源性胸痛的人群中发生频率相同，*LR*近似为1）。Levine征和Palm征对冠脉疾病的诊断意义也都不大。有趣的是，在这些研究中，心电图结果（即心电图正常或不正常，是否出现非特异度ST改变）也没有诊断意义（*LR*不显著，循证医学表49.1）。

传统危险因素的评估包括高血压、糖尿病、吸烟、家族史等，或同时有两项或两项以上危险因素；但以上危险因素在诊断中都不如患者对疼痛的描述重要。除了胆固醇高于7.8mmol/L（*LR*＝4）和胆固醇低于5.2mmol/L（*LR*＝0.3）外，其余每项危险因素*LR*值都在1.2～2.3，对患病概率影响很小。甚至同时有三项风险因素对患病概率的影响也相对较小（*LR*＝2.2，与耳垂皱褶的*LR*差不多）。

（二）心肌梗死的诊断

循证医学表49.2通过回顾数千例因急性、持续性、非创伤性，且胸部X线片无法解释的胸痛而就医的急诊患者，总结了心肌梗死的典型体征。心肌梗死可以通过以下依据来确诊：心电图上产生新Q波，或心肌标志物（CK-MB或肌钙蛋白）水平上调，或两者兼而有之。

根据循证医学表49.2中所统计的*LR*，心电图上新发现的ST段抬高（*LR*＝22.3）或ST段下降（*LR*＝3.9）提示心肌梗死可能性较大。此外，一些体征也对诊断心肌梗死有一定的价值：收缩压低于100mmHg（*LR*＝3.6）、第三心音（*LR*＝3.2）、颈静脉怒张（*LR*＝2.4）、出汗（*LR*＝2.2）和肺爆裂音（*LR*＝2.1）。疼痛放射至右臂（*LR*＝4.7）比放射至左臂（*LR*＝1.8）更可能患有心肌梗死。在这些研究中，提示心肌梗死概率较低的症状包括胸膜痛（*LR*＝0.3）、定位痛（*LR*＝0.4）、锐痛（*LR*＝0.3）、正常心电图（*LR*＝0.2）、胸壁按压痛（*LR*＝0.3）和年龄小于40岁（*LR*＝0.2）。在另一项针对1635例急诊胸痛患者的研究中，胸壁压痛（再现患者的疼痛感）提示此后30天内患者发生急性冠脉综合征（也即心肌梗死或不稳定性心绞痛）的可能性极低。

硝酸甘油有效不能区分心源性和非心源性的胸痛（*LR*不显著，循证医学表49.2）。这可能是由于大多数胸痛发作都较为短暂，或是硝酸甘油具有心血管之外的效应。尽管硝酸甘油有效在胸痛患者中缺乏诊断价值，但它仍然是一个判定典型心绞痛的关键要素（见前述“胸痛的描述”部分）。

在针对因胸痛不适入院的患者的研究中，胸痛的手势征象也缺乏诊断价值（循证医学表49.2）。

冠状动脉疾病（循证医学表49.1）和心肌梗死（循证医学表49.2）的诊断有一个有趣的对比，即胸壁压痛提示心肌梗死的可能性较低（*LR*＝0.3，循证医学表49.2），却对冠状动脉疾病没有诊断意义（*LR*＝0.8，循证医学表49.1）。这一点反映出，在急性胸痛的研究中，存在胸壁异常却未患病的情况更为普遍。

（三）冠脉疾病的危险因素

在持续胸痛的患者中，传统心血管危险因素的有无对于诊断意义不大（阳性似然比为1.2 ～ 1.7），有两个重要原因。一个原因是，传统心血管危险因素研究的对象主要是曼彻斯特Framingham地区的中年白种居民，因此可能会过高估计相应危险因素在其他人群中的作用，这已经在英国男性、美国老年人、日裔美国人、印第安人及西班牙人中被证实。另一个原因是危险因素和症状、体征之间的根本区别：危险因素可能在引起疾病方面起作用，推进疾病进程，只有对大规模无症状人群进行长期的调查，危险因素的作用才会变得明显。而相对而言，症状、体征由疾病导致，在起病后才会出现，对相对少量的有症状个体进行研究即可得出相应的诊断征象。比如说，某些冠脉疾病的危险因素有可能与非心源性疼痛也相关，从而中和其诊断价值（如吸烟也会增加胸壁痛的风险，从而使吸烟表现为在非心源性疼痛和心源性疼痛中出现的频率相近，使*LR*接近于1）。

（四）胃肠鸡尾酒

现有的文献表明，胃肠鸡尾酒的诊断价值存疑。其中一个问题是，临床医生通常给患者服用胃肠鸡尾酒的时间与服用其他活性药物（如麻醉药、硝酸甘油、止吐药、组胺受体阻滞药、酮咯酸等）的时间相差不超过几分钟，因此可能影响测试结果。另一个问题是，尽管大多数患者服用黏性利多卡因后体内浓度低于1μg/ml（通常的治疗水平2 ～ 5μg/ml），但仍有病例出现毒性作用和癫痫发作。最令人困扰的是，在很多文献记录中，胃肠鸡尾酒除了可以缓解胃肠黏膜不适外，还可以缓解其他许多疾病，如心肌梗死、肝炎、胰腺炎及胆囊炎等。

（五）急性胸痛的预后

在急性胸痛的患者中，临床医生所关注的不仅仅是心肌梗死，因为很多急性冠状动脉综合征患者即使不发生心肌梗死，也会出现威胁生命的并发症，同样需要密切监视和治疗。为能识别出所有存在上述并发症风险的患者，Goldman建立了一套评估准则，主要内容是评估患者的心电图，以及是否出现以下三种床旁症状及体征：①收缩压小于110mmHg。②双侧肺底部闻及爆裂音。③胸痛的程度比之前心绞痛发作时更严重，或与之前心肌梗死时程度相当，或在心肌梗死后或血管再通后发生。

根据此准则，患者若有以下症状，则说明其在入院24小时内出现危及生命的并发症具有“高风险”：①心电图ST段抬高或有Q波（已知为新发，而非既往Q波）。②心电图ST段压低或T波倒置（已知为新发，而非既往Q波），且上述三条床旁症状及体征中至少出现两条。若心电图显示没有ST/T波改变或Q波，且三种床旁症状均无，则患者被分类为“极低风险”。

循证医学表49.3显示在急性胸痛的患者中，“高风险”分类提示患者在接下来24小时内患有危及生命并发症的可能性更大（*LR*＝8.7，循证医学表49.3），而“极低风险”分类意味着良好的预后（*LR*＝0.1，循证医学表49.3）。这一准则在预测患者随后30天内心脏事件时优于肌钙蛋白T水平上升（无ST段抬高的患者胸痛发作至少6小时后抽血测定）的诊断准确性（阳性*LR*＝6.1，阴性*LR*＝0.2）。

表 49.1　冠状动脉疾病*

体征（参考文献）**	灵敏度/%	特异度/%	似然比***	
			体征存在	体征缺失
病史采集				
胸痛的描述				
胸痛分类				
典型心绞痛	50～91	78～94	5.8	—
非典型心绞痛	8～44	—	1.2	—
非心绞痛性胸痛	4～22	14～50	0.1	—
疼痛持续时间＞30分钟	1	86	0.1	NS
伴吞咽困难	5	80	0.2	NS
其他				
男性	72～86	36～58	1.7	0.3
年龄				
＜30岁	0～1	97～98	NS	—
30～49岁	16～38	—	0.6	—
50～70岁	62～73	—	1.3	—
＞70岁	2～52	67～99	2.6	—
既往心肌梗死史	42～69	66～99	3.8	0.6
体格检查				
耳垂皱褶	26～80	33～96	2.3	0.5
老年环	40	86	3.0	0.7
胸壁压痛	1～69	16～97	0.8	NS
踝臂压力指数＜0.9	20～26	93～95	4.0	0.8
心尖搏动点外移	5	100	NS	NS
心电图				
正常	15～33	50～69	NS	NS
ST/T波异常	14～44	73～93	NS	NS

注：*冠状动脉疾病的诊断标准，冠状动脉血管造影显示任意一支心外膜血管狭窄＞50%、＞60%或超过70%，或心肌血流灌注显像呈阳性。

**部分症状或体征的定义，胸痛分类、耳垂皱褶及老年环的定义见正文。

***似然比，如果体征存在为阳性似然比；如果体征缺失为阴性似然比。

NS，无显著性。

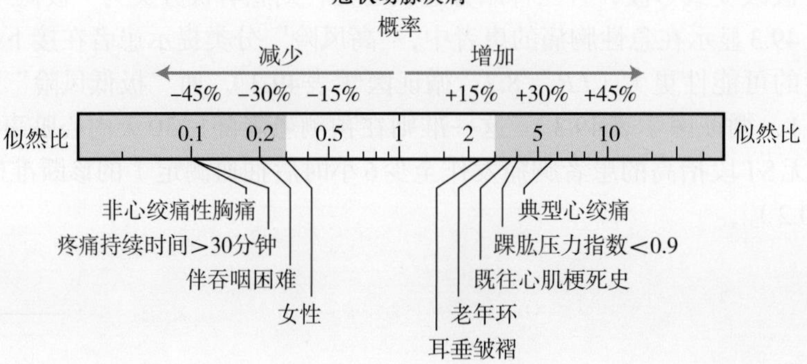

表49.2　心肌梗死*

体征（参考文献）**	灵敏度/%	特异度/%	似然比***	
			体征存在	体征缺失
病史采集				
男性	59～72	24～61	1.3	0.7
年龄				
＜40岁	4	81	0.2	—
40～59岁	34	—	NS	—
≥60岁	47～74	54～68	1.5	—
锐痛	8～19	58～72	0.4	1.3
胸膜痛	3～19	69～82	0.3	1.2
定位痛	3～14	75～87	0.4	1.1
服用硝酸甘油后疼痛缓解	35～92	12～59	NS	NS
体格检查				
手势				
Levine征	7	87	NS	NS
Palm征	32	63	NS	NS
Arm征	18	83	NS	NS
Pointing征	2	95	NS	NS
胸壁压痛	3～15	64～83	0.3	1.2
出汗	28～56	71～94	2.2	0.7
苍白	70	49	1.4	0.6
收缩压＜100mmHg	6	98	3.6	NS
颈静脉怒张	10	96	2.4	NS
肺听诊爆裂音	20～38	82～91	2.1	NS
第三心音	16	95	3.2	NS
心电图				
正常	1～13	48～77	0.2	1.5
非特异度ST段改变	5～8	47～78	0.2	1.4
ST段抬高	31～56	97～100	22.3	0.6
ST段压低	20～62	79～96	3.9	0.8
T波倒置	9～39	84～94	2.0	NS

注：*心肌梗死的诊断标准，心电图出现新的Q波，或心肌标志物（CK-MB或肌钙蛋白）上调，或同时具备上述两个特点。但应除外针对硝酸甘油效果的研究，此类研究应用定义更为宽泛的“冠脉疾病活动期”，即心肌梗死、心脏压力试验阳性和冠脉动脉造影异常的随机组合。

**体征的定义，服用硝酸甘油后疼痛缓解，即硝酸甘油可以适度缓和/或完全消除疼痛。心电图的异常均指的是新发现或持续时间未知的异常。

***似然比，如果体征存在为阳性似然比；如果体征缺失为阴性似然比。

NS，不显著。

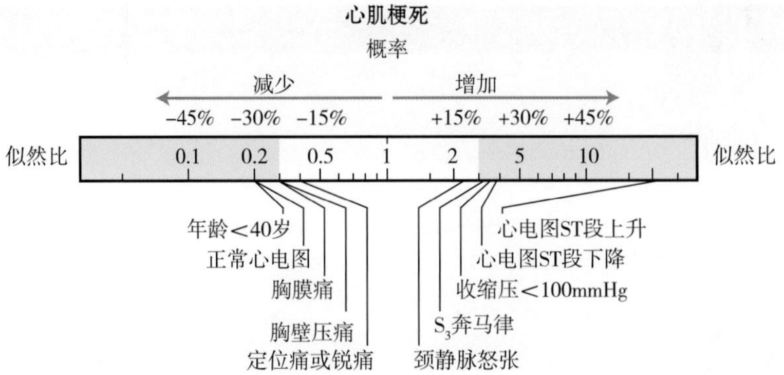

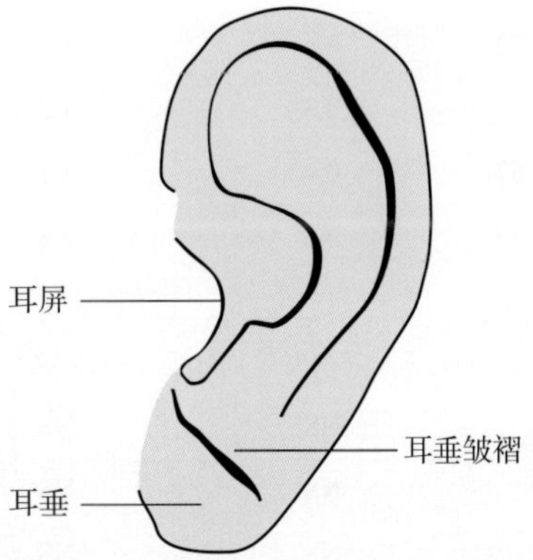

图49-1 **耳垂皱褶**

耳垂皱褶是从耳屏最低点到耳垂外侧的对角线褶皱。见正文。

表49.3 预测急性胸痛患者危及生命的并发症

体征（参考文献）**	灵敏度/%	特异度/%	似然比***	
			体征存在	体征缺失
Goldman分类				
高风险	51～88	92～93	8.7	—
极低风险	7～13	42～53	0.1	—

注：*诊断标准，危及生命的并发症指的是，入院24小时内出现任意以下状况：心律失常（心室颤动、心搏骤停、新发完全心肌梗死、植入临时起搏器、紧急电复律），心力衰竭（心源性休克、使用主动脉内球囊反搏泵、插管），或缺血（缺血性胸痛复发，需要心脏搭桥手术或经皮介入治疗）。

**症状或体征定义，高风险、极低风险定义，见正文。

***似然比，如果体征存在为阳性似然比；如果体征缺失为阴性似然比。

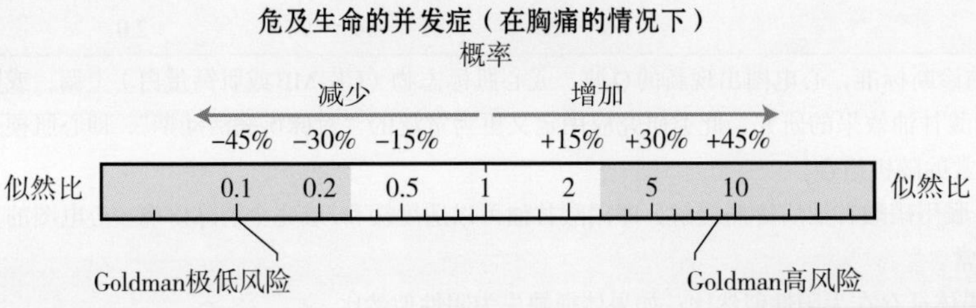

JAMAevidence
Using Evidence to Improve Care

第十部分　腹部检查

第50章 腹部视诊

第51章 腹部触诊和叩诊

第52章 腹痛和腹壁压痛

第53章 腹部听诊

第50章 腹部视诊

教学重点

- Grey Turner征和Cullen征是各种原因所导致的腹膜后和腹壁内出血的重要证据。
- 修女玛丽·约瑟夫结节（Sister Mary Joseph nodule）是脐部的转移癌，通常来源于胃、大肠、卵巢或胰腺的腺癌，在很多患者中是恶性肿瘤的首发征象。

本章将介绍两个体征：腹壁淤斑（ecchymosis）和修女玛丽·约瑟夫结节（Sister Mary Joseph nodule）。其他章节中会讨论黄疸（第8章）、腹壁静脉扩张（第8章）、营养不良的体征（第12章）和腹壁异常呼吸运动（第19章）。

第一节　腹壁淤斑

一、体征

腹壁淤斑是腹膜后或腹壁内出血的重要表现。脐周淤斑被称为Cullen征，在1918年由美国病理学家、临床医生Cullen在一例异位妊娠患者身上首次观察并描述了这一发现①。腰部淤斑常被称为Grey Turner征或Turner征，1920年由英国外科医生Gilbert Grey Turner在一例出血性胰腺炎患者身上首次观察并描述了这一现象。然而，Cullen征和Grey Turner征较为罕见，在易位妊娠破裂的患者中发生率不足1%，在胰腺炎的患者中发生率不足3%。这两个体征已在多种其他病症中被观察到，如肿瘤引起的肝内出血、阿米巴肝脓肿、肠缺血、脾破裂、腹直肌鞘血肿、十二指肠溃疡穿孔、腹主动脉瘤破裂、经皮肝穿刺活检和冠状动脉造影术。患者有时会同时出现Cullen征和Grey Turner征。

二、发病机制

腹壁淤斑中皮肤颜色的改变是由皮下筋膜层中血液集聚造成，而非像曾经所认为的由于红细胞在淋巴管中的分布造成。对于胰腺炎患者，计算机体层扫描（computed tomography，CT）常显示腹膜后肾后筋膜层内的血液集聚，可能继而通过腰方肌外侧缘到达侧腹壁的皮下组织。Grey Turner征在其他疾病中的产生机制也与此相同。大多数Cullen征患者中，血液通过镰状韧带到达脐周区，镰状韧带通过小网膜及横结肠与腹膜后腔相连（镰状韧带和小网膜都是腹侧肠系膜的胚胎发育残余物，肝脏生长于其中）。

然而，对于异位妊娠的患者，镰状韧带与Cullen征的出现可能并无关联，因为这些患者的淤斑通常位于脐以下的腹壁，而镰状韧带则与脐以上的腹壁相连。一些学者提出假设，认为连接阔韧带和下腹壁的筋膜层是异位妊娠患者出现Cullen征的原因。然而，一些患者异位妊娠血管破裂后，血液会进入阔韧带以外的腹膜腔，从而也出现Cullen征，这一现象难以被解释。

第二节　修女玛丽·约瑟夫结节

一、体征

修女玛丽·约瑟夫结节是脐转移癌的征象，通常表现为真皮或皮下硬质结节。在约20%有

① Cullen擅长脐部解剖，在描述Cullen征两年之前他曾出版了《脐与脐尿管的胚胎学、解剖学和相关疾病》一书，包含第27章与脐部有关的内容。

此征象的人群里，肚脐硬结是其恶性肿瘤的最初表征。大多数患者患有转移性腺癌，原发灶通常位于胃、大肠、卵巢或胰腺（通常是胰尾而不是胰头）。这是一个恶性的征象，发现后患者平均寿命为10～11个月。

这一发现以Mary Joseph修女的名字命名。William J.Mayo医生发现了脐部结节与腹内恶变的关系，而她是Mayo医生的第一任手术助手（Mary Joseph 修女1856年出生于Julia Dempsey。在1965年第二次梵蒂冈大公会议以前，所有法国天主教圣方济会的修女取名时都会以Mary作为名字的前缀）。Mayo医生早在1928年就讨论了这一体征，并称其腰带扣脐（pants-button umbilicus）。直到Mary Joseph修女去世10年以后，在Hamilton Bailey爵士1949年版《临床手术中的体征》一书中，才正式使用“修女玛丽·约瑟夫结节”一词。脐石与修女玛丽约瑟夫结节有些相似，它是由于不注意清洁卫生而导致的脐部角蛋白和皮脂分泌物硬化而成的结节，而对这类患者的细致检查可成功取出脐石碎片。

二、发病机制

恶性肿瘤有很多转移到脐部的途径：与腹膜后腔、腋窝和腹股沟区相连的血管和淋巴管，连接脐与膀胱、腹膜后腔的胚胎发育残余物等。然而，由于脐与脐周组织是腹壁最薄的区域，因而腹膜肿瘤通过腹膜种植扩散是脐部结节产生的最常见原因。

第51章

腹部触诊和叩诊

教学重点

- 肝脏触诊中，肝脏的质地比大小更重要。质地较硬的肝脏更容易触到。触诊发现肝脏质地变硬提示肝硬化的可能性更大。
- 触及脾脏在很多情况下具有诊断意义：在间歇发热的旅行者中可提示疟疾，黄疸患者中可提示肝细胞疾病，对于长期不明原因发热的患者则表示其可能患血液病。
- 对于黄疸患者，可触及的胆囊提示肝外胆道阻塞的可能性更大（Courvoisier征），恶性和良性病因均有可能。
- 对于腹围增加的患者，两种体征提示可能诊断为腹水：液波震颤阳性，水肿。而另外两种体征则提示不太可能诊断为腹水：腰部叩诊鼓音，无水肿。
- 膨胀的搏动性上腹部肿块提示腹主动脉瘤的可能性大。尽管如此，许多腹主动脉瘤患者并无此体征，尤其是腹围大或动脉瘤小的患者。

一、手法概述

腹部触诊可以发现患者的触痛、肿瘤、疝、动脉瘤或者脏器肿大（如肝、脾或胆囊）。为了帮助患者放松和减轻触诊时的疼痛，有经验的临床医生建议检查者的手要温热，手法要轻柔，对预期有触痛的区域最后触诊。其他帮助患者放松的方法有使患者屈膝、鼓励患者深呼吸、检查时与患者进行交谈等。

在影像学出现之前，腹部触诊时设法使患者处于放松状态至关重要，若患者腹壁肌肉紧张，通常让患者洗热水澡，或用乙醚、氯仿等麻醉患者后再进行检查，以便判断患者腹部触诊是否有异常。

二、肝脏

（一）肝上下径

1. 体征

肝上下径是右锁骨中线处的肝上界（叩诊音由肺清音变为肝浊音的位置）与肝下界（由叩诊或触诊确定）之间的距离。自1928年Piorry引入定界叩诊的方法后，临床医生开始能够测量肝上下径。但有了X线以后，肝上下径的叩诊估计值经常与实测值有出入，大多数临床医生开始意识到叩诊所得的肝上下径只是肝脏大小的指标，并不是精确的测量值。

2. 临床意义

临床医生通常会将肝上下径测量得偏小：将肝上界定位过低（低于实际值2～5cm），同时将肝下界定位过高（在约半数的患者中，高于实际值超2cm）。但对于慢性阻塞性肺疾病的患者，其肝上界定位误差通常会小一些。无论患者是在平静呼吸还是用力呼吸的情况下被叩诊，所测得的肝上下径相同。

虽然如此，但大多数关于肝脏叩诊的研究强调了两点：①经超声或放射性核素检测证实，肝上下径的叩诊估计值与实际值相关（$r=0.6\sim0.7$），且在肝病患者中这一相关性比正常人好。②叩诊肝上下径很大程度上取决于临床医生的手法，因此，不同临床医生所叩出的正常肝上下径是不同的。医生叩诊力度越大，测量到的肝上下径越小，与实际肝脏大小的误差越大（见第29章）。这解释了以下情况：对正常肝上下径的叩诊估计值范围为6～15cm[①]，以及有经验的临床医生们在检查同一个患者时，对肝上下径的估计值平均相差8cm。

这些观点意味着每一个临床医生都需以成百上千例正常人的肝上下径叩诊结果作为标准，来定义自己的“正常的肝上下径”，从而确定患者的肝上下径是否异常增大。然而，有两个研究表明标准化的叩诊方法并不能准确地诊断肝大［似然比（*LR*）不显著，循证医学表51.1］。

（二）肝下缘可触及

1. 体征

为触诊肝脏下缘，临床医生需从患者右下腹开始轻柔地触诊。随着患者每一组吸气和呼气，

① 超声测量右锁骨中线处肝上下径的上限是13cm。

医生的触诊位置上移1～2cm，并在每个触诊位置寻找肝下缘：肝下缘在吸气时向下移动，并会触碰到临床医生的指尖。一旦定位到肝下缘，临床医生需要注意其质地（肝硬化患者的肝脏比健康肝脏更加坚硬）及肝脏边缘是否不规则或有包块。

在解剖学上，正常肝脏在右锁骨中线上可超出肋缘平均5cm的距离。

2. 临床意义

（1）查体发现肝大。如果临床医生认为在肋缘下触及肝下缘，这通常是正确的（*LR*＝233.7，循证医学表51.1）。然而，肝下缘到肋缘的距离和肝脏整体大小的相关性低，肋下触及肝下缘不能作为诊断肝大的可靠指标（*LR*＝1.9，循证医学表51.1）。而且，约一半达到肋下的肝脏并不能被触及。肝实质的质地可能在某种程度上决定着肝脏是否可触及，因为肝硬化患者的肝脏与正常肝脏相比更小却更坚硬，肝下缘有95%的概率可被触及。

（2）肝脏可触及与其他疾病的关系。对于有慢性肝脏疾病的患者，以下体征提示肝硬化的可能性稍微增加：肿大的、可触及的肝下缘（*LR*＝2.3，循证医学表51.2）、上腹部可触及肝脏（*LR*＝2.7）、肝下缘异常坚硬（*LR*＝2.7）。对于黄疸的患者，触诊发现肝脏以及肝脏触痛都对诊断没有帮助，因为这两种体征在肝细胞疾病（即非阻塞性黄疸）患者和阻塞性黄疸患者中以同等概率出现（*LR*不显著，见第8章）。对于有淋巴结症状的患者，触及肝脏不能区分严重感染、恶性肿瘤和良性的自限性疾病（*LR*不显著，见第27章）。

临床医生通过触诊评估肝脏硬度的准确性非常接近弹性超声成像等非侵入性检查。

（三）听叩诊：搔刮试验

1. 体征

听诊和叩诊经常被用于定位肝下缘（见第29章）。根据传统教学，当医生的叩诊指到达肝缘，开始在肝脏正上方进行叩诊时，听诊器里的声音会变大。

然而，肝脏定位的技巧缺乏共识，可能会让处事严谨的学生对此感到挫败。不同的专家所推荐的听诊器放置位置不同，如剑突、脐周、肋缘上方或肋缘、肝区四个不同的位置或在疑似肝下缘区域的中点上。根据不同的专家意见，临床医生的叩诊方法也各不相同，如用手指和叩诊板、仅用手指、鬃毛刷或波纹状杆；叩诊的方向也有环状、向心、离心、自左向右或一直沿着朝向肝脏的纵轴方向等。

2. 临床意义

支持肝脏听叩诊的证据极少且说法不一。仅有一项研究支持这一方法，该结果显示：听叩诊估测出的肝下缘和超声测定的真实边界相比，误差小于2cm的测量值约占78%，而传统的叩诊和触诊仅占44%。另一项研究表明，肝脏触诊比听叩诊更加准确。还有一项研究显示，11位检查者通过听叩诊分别测定的肝下缘与肋缘的距离，和超声测定的真实距离没有任何相关性。

（四）肝搏动

肝搏动是三尖瓣反流伴肺动脉高压（见第46章）患者和缩窄性心包炎患者中的一种体征。在三尖瓣反流导致全收缩期杂音的患者中，肝搏动体征提示中重度反流的可能性增加（*LR*＝6.5，循证医学表46.1）。

三、脾

（一）脾脏可触及

1. 体征

专家们推荐多种触诊脾脏的方法：有的医生从患者的右侧触诊，也有的从患者左侧触诊（在肋缘处弯曲手指去“勾”脾脏边缘）；一些医生让患者仰卧，另一些医生让患者仰卧的同时把患者左拳放置于胸部的左后侧，还有一些医生让患者右侧卧。一项研究比较了这3种不同卧位，发现它们没有区别，也就是说，医生选择哪种卧位主要取决于个人偏好。

2. 临床意义

（1）**发现脾大**。循证医学表51.1表明触及脾脏提示脾大的可能性增加（*LR*＝8.5，循证医学表51.1）。虽然许多脾大不能被触及（灵敏度为18%～78%），但几乎所有重度增大的脾脏（重量大于1kg或放射性核素检测发现脾脏长径大于22cm）都可被触及。

（2）**脾大的病因**。脾大的常见原因有肝脏疾病（如门静脉高压）、血液病（如白血病、淋巴瘤、骨髓纤维化）、感染性疾病（如艾滋病）和原发性脾脏疾病（如脾梗死或血肿）。左上腹疼痛和触痛提示原发性脾脏疾病或血液病的可能性增加。合并淋巴结疾病几乎可以排除肝脏疾病的可能，而指向其他疾病（*LR*＝0.04）。肝脏可触及提示肝脏引起脾大的可能性增加（*LR*＝2.7），极度脾大（即脾脏延伸到脐水平）提示潜在血液病的可能性增加（*LR*＝2.1）。

（3）**脾脏可触及与其他疾病的关系**。从热带国家归来的有发热症状的旅行者，若触及脾脏，则可在一定程度上提示其可能患有疟疾（*LR*＝6.5，循证医学表51.2）。在黄疸患者中，触及脾脏在一定程度上提示肝细胞疾病的可能性增加（即非梗阻性黄疸，*LR*＝2.9，见第8章）。在慢性肝病的患者中，触及脾脏则提示其更可能患有肝硬化（*LR*＝2.5）。在患淋巴结疾病的患者中，脾脏可触及这一体征在严重感染、恶性肿瘤及在良性、自限性疾病中被发现的概率近似相同（*LR*不显著，见第27章）。对于不明原因发热（即持续发热超过3周且原因不明）的患者，触及脾脏后行骨髓活检具有诊断价值（*LR*＝2.9）。

（二）脾脏叩诊体征

1. 体征

有以下三种常用的脾脏叩诊体征。

（1）**脾脏叩诊征**。Castell在1967年首次描述了这一体征，发现它是测量传染性单核细胞增多症患者的脾脏大小的有效方法。临床医生叩诊左腋前线最低肋间区（通常是第8或第9肋），这一区域的叩诊音通常是鼓音或清音，若在深吸气时叩诊为浊音，则为脾脏叩诊征阳性。在Castall最初描述脾脏叩诊征后，其他研究者认为无论吸气还是呼气相，这一区域的任意浊音都可认为是脾脏叩诊征阳性。

（2）**Nixon方法**。Nixon在1954年描述了这一体征，发现它在60例脾脏针刺活检中都是准确的。患者取右侧卧位，临床医生从腋后线上的肺下界开始斜向下叩诊，直到前壁肋缘中点的下方。如果在这条线上叩诊浊音的边界与肋缘距离大于8cm，则为阳性。

（3）Traube **区浊音**。Traube区是位于胸前左下区的一个三角形区域，上界为心浊音界（通常在第6肋），下界是肋缘，外侧边界是腋前线。Traube区正常叩诊为鼓音，而Traube认为该区域的浊音是胸腔积液的指征，Parrino则在1987年提出这也有可能是脾大的一个指征。

2. 临床意义

叩诊阳性不如触诊有说服力（阳性*LR*＝1.7～2.1，循证医学表51.1）。Traube区浊音在超重患者或刚进食的患者中意义更小。

四、胆囊：Courvoisier征

（一）体征

Courvoisier征是指黄疸患者中出现可触及的、无触痛的胆囊，传统上认为Courvoisier征常合并胆道系统的恶性阻塞性病变。尽管瑞士外科医生Courvoisier在1890年提出这一体征时仅将其描述为一个有趣的现象，但很多教科书都称其为Courvoisier定律，似乎Courvoisier征阳性就能确诊恶性病变。Courvoisier在一篇胆道疾病的专著中提到，在187例黄疸和胆总管梗阻的患者中，仅20%发现胆囊扩张伴有结石，相比而言，92%的患者有其他疾病，且大多数为恶性疾病。

（二）临床意义

总结Courvoisier征的相关信息是困难的，因为不同的人对Courvoisier征的定义不同。一些医生将其应用于非黄疸患者（明显不是Courvoisier的本意）；另一些医生将阳性体征定义为任意可触及的胆囊，无论有无触痛均可（一些胆囊炎的患者胆囊扩张且有触痛）；还有一些人把阳性体征的定义扩大至包括在手术、影像甚至活检中发现的扩张的胆囊。

通过研究只将黄疸患者中胆囊可触及定义为阳性的研究，循证医学表51.3表明Courvoisier征可以明确诊断胆道系统的肝外阻塞（即结石或恶变等造成的非肝细胞黄疸，*LR*＝26）。在胆道梗阻的患者中，Courvoisier征提示其患有恶性疾病的概率增加，而结石发生的可能性降低（*LR*＝2.6）。在一组86个胆囊扩张的住院患者中（通过计算机体层扫描或剖腹手术查及），仅有46个患者（53%）在床旁可被触及胆囊，而83%的梗阻是由恶性病因造成，仅17%是良性病因引起。

因此，如果Courvoisier征可以被称作“定律”，那么其含义是：若黄疸患者的胆囊可被触及，则表明肝外胆管梗阻，但不代表梗阻一定是由恶性疾病引起的。

（三）病理机制

Courvoisier最初的假设是胆总管结石病患者的胆囊不能扩张，因为其胆囊壁因慢性胆囊炎导致了纤维化；这一观点很可能是错误的，因为对黄疸患者的胆囊进行研究，发现扩张和不扩张的胆囊的囊壁僵硬程度相似。但胆囊扩张的患者与胆囊无扩张的患者在以下两个重要方面有着不同之处：扩张的胆囊会有更高的术中胆管内压力，胆囊扩张患者的黄疸持续时间更长。

胆囊扩张和黄疸持续时间之间的关系可以解释为什么Courvoisier最初的发现和循证医学表51.3有所不同。如果将研究对象局限于肝外胆管梗阻的患者，则胆囊扩张在诊断恶性胆道梗阻中的灵敏度（25%～55%）低于Courvoisier征（92%），但二者特异度相似，均在80%～90%。灵敏度降低或许反映了一个简单的事实，即与一个世纪前相比，如今患有恶性胆道梗阻的患者在胆管内压力升高到足以扩张胆囊之前就可以接受临床影像检查。

五、膀胱容积

一个多世纪以来，临床医生们已研究出了通过叩诊耻骨上区来探查膀胱容积的方法，大多数研究表明浊音在膀胱容积达到400～600ml时才会出现。尽管耻骨联合上方的浊音程度和膀胱容积确实有相关性，但总体而言这一体征并不可靠，因为其结果在不同的患者中变化很大，而且很多患者即便膀胱没有充盈也会出现下腹部无法解释的浊音。

也有少数关于膀胱触诊的研究。一项研究表明耻骨上区未触及膀胱提示其膀胱容积≥400ml的可能性降低（*LR*＝0.3，循证医学表51.3）。

六、腹水

（一）体征

患者取仰卧位时，腹水受重力作用流向腹腔两侧，充满气体的肠管则漂浮于腹水中，占据了脐周区域。这种气液分布导致了腹水的四个典型体征：①腰部膨隆。②腰部叩诊浊音。如果在两侧腰部浊音区和脐周鼓音（或清音）区之间有水平界线，则为腰部叩诊浊音阳性。③移动性浊音。移动性浊音是指腰部浊音的位置会随着患者体位的改变而改变，通常使患者转向一侧侧卧。移动性浊音的出现是由于充满气体的肠管会漂浮在腹膜液体中，从而总能位于腹腔里最上方的位置。移动性浊音阳性，主要取决于浊音和鼓音的边界是随患者体位变化而移动，且移动后的边界线仍然是水平的。④液波震颤。为了引出液波震颤，临床医生将一只手放置于患者一侧腹壁，并用另一只手冲击另一侧腹壁，冲击产生的波动通过腹腔传递至另一侧，医生的另一只手可感知到突然的震动。由于波动可能通过腹前壁的皮下组织传播，从而引出假阳性反应，临床医生应该用患者或助手的手对患者的腹前壁施加压力，从而阻断波动经皮下组织传播。

除了这四个体征，由于低蛋白血症及腹水的重量压迫腿部的静脉，大多数腹水患者也会出现水肿。

（二）发病机制

一个世纪以前，Müller在解剖尸体时发现，向尸体腹腔内注射1000ml液体后，并不能用体格检查的方法检查出（比如腰部叩诊浊音或移动性浊音），1500ml液体时可出现腰部叩诊浊音，而2000ml是出现移动性浊音的最小腹水量。活体的腹壁会比尸体更加富有弹性，并且细心的临床医生可以探查到更少的腹水容量，但是一项在健康志愿者中进行的小规模试验表明，注射500～1100ml液体之后才会出现移动性浊音。导致腰部叩诊浊音或移动性浊音假阳性的一个重要原因是液体在结肠袢内的积累。在影像学诊断应用到临床之前，这种情况被称为假腹水（pseudoascites），通常见于腹泻的患者中。

（三）临床意义

在腹壁膨隆的患者中，最能提示腹水的两种体征是液波震颤阳性（*LR*＝5，循证医学表51.4）和水肿（*LR*＝3.8）。无水肿（*LR*＝0.2）及腰部叩诊浊音（*LR*＝0.3）则提示腹水不存在的可能性更大。移动性浊音阳性时提示腹水的可能性适度增加（*LR*＝2.3），而移动性浊音阴性则提示腹水的可能性适度降低（*LR*＝0.4）。腰部叩诊浊音、腰部膨隆和液波震颤阴性的诊断价值相对较小。一项研究表明，脐部平坦或外翻对诊断也没有帮助。

水坑征（puddle sign，对俯卧患者进行听叩诊）被测试过且证明对诊断没有帮助。

七、腹主动脉瘤

（一）概述

腹主动脉瘤是肾动脉水平以下腹主动脉的局部膨隆，传统上定义为直径大于3cm。好发人群为老年人，50岁以上的患者占1%～2%。腹主动脉瘤膨大的速度缓慢，但部分腹主动脉瘤会破裂，死亡率在90%以上。

（二）体征

因为正常腹主动脉在脐部水平分支，腹主动脉瘤通常在上腹部或左上腹被触及。临床医生应两手分别放置在动脉的两侧，测量其直径，再减去估测的两层皮肤和皮下组织的厚度。大多数研究没有明确给出阳性体征的定义，仅是简单地陈述为触诊发现腹主动脉瘤，但也有其他研究定义阳性体征为用前述方法估测腹主动脉直径超过3cm。

值得注意的是，主动脉瘤会将医生触诊的两手顶开，也即膨胀性（expansile）搏动。腹壁薄的患者或者在正常主动脉前方有上腹部包块的患者也可有显著的上腹部搏动感，但一般无膨胀性。只有膨胀性的上腹部搏动才提示动脉瘤。

（三）临床意义

根据循证医学表51.3，触及上腹部异常搏动提示动脉瘤的可能性增加（*LR*＝8，循证医学表51.3）。相反，上腹部无异常搏动则对诊断的意义很小（*LR*仅为0.6），灵敏度低至22%，即多达78%的动脉瘤患者缺乏明显的搏动。

决定动脉瘤是否可触及的两个重要因素是动脉瘤的大小和患者的腹围。直径在3～5cm的动脉瘤难以探查；如果动脉瘤定义为局部膨隆直径超过5cm（通常意味着需要进行手术修复），床旁检查的灵敏度增加到80%。在腹围较大的患者中动脉瘤更难探查。若将研究对象局限在腹围在100cm以内（从脐部测量）的患者或者临床医生可以触摸到主动脉的患者，所有研究的灵敏度超过88%。这一结果表明阴性的床旁检查结果提示存在直径大于5cm的动脉瘤的可能性显著降低，尤其对于腹围小于100cm或可触及主动脉的患者。

造成假阳性结果的最常见原因是主动脉迂曲，较罕见的原因有马蹄肾、腹内肿瘤或主动脉旁腺病。

表51.1　发现肝大和脾大*

体征（参考文献）**	灵敏度/%	特异度/%	似然比*** 体征存在	似然比*** 体征缺失
肝				
右MCL上叩诊肝上下径≥10cm				
发现肝大	61～92	30～43	NS	NS
可触及肝脏				

续 表

体征（参考文献）**	灵敏度/%	特异度/%	似然比***	
			体征存在	体征缺失
肋下触及肝下缘	48	100	233.7	0.5
发现肝大	39 ～ 71	56 ～ 85	1.9	0.6
脾				
可触及脾				
发现脾大	18 ～ 78	89 ～ 99	8.5	0.5
脾脏叩诊的体征				
发现脾大				
脾脏叩诊征	25 ～ 85	32 ～ 94	1.7	0.7
Nixon方法	25 ～ 66	68 ～ 95	2.0	0.7
Traube区浊音	11 ～ 76	63 ～ 95	2.1	0.8

注：*诊断标准，肝大的诊断标准包括放射性核素检测证实肝大、超声显示肝上下径＞13cm或尸检肝脏重量＞2000g；脾大的诊断标准包括超声或放射性核素检测证实脾大，或尸检脾脏重量＞200g或＞250g。

**体征的定义，肝上下径的叩诊应采取轻叩诊；脾脏叩诊征见正文。

***似然比，如果体征存在为阳性似然比；如果体征缺失为阴性似然比。

MCL，锁骨中线；NS，不显著。

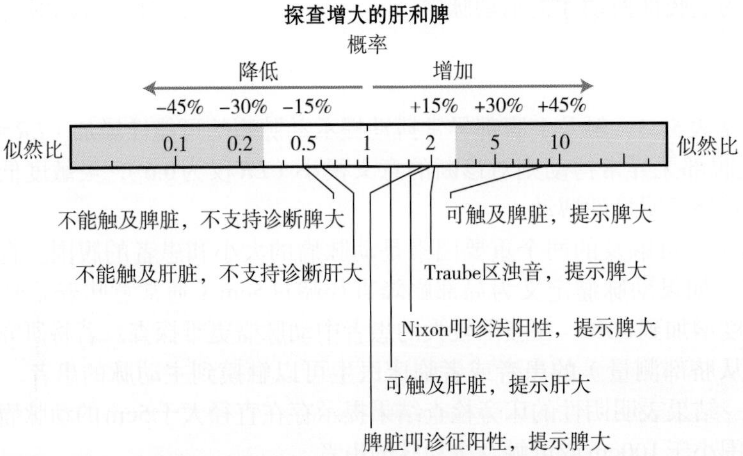

表51.2 各种疾病中的肝脾触诊*

体征（参考文献）	灵敏度/%	特异度/%	似然比**	
			体征存在	体征缺失
肝				
触诊发现慢性肝病患者肝大，提示肝硬化	31 ～ 96	20 ～ 96	2.3	0.6
在慢性肝病患者的上腹部触及肝脏，提示肝硬化	50 ～ 86	68 ～ 88	2.7	0.3
触诊发现慢性肝病患者的肝下缘质硬，提示肝硬化	71 ～ 78	71 ～ 90	3.3	0.4
触及黄疸患者的肝脏，提示肝细胞性疾病（非阻塞性黄疸）	71 ～ 83	15 ～ 17	NS	NS
黄疸患者出现肝脏触痛，提示肝细胞性疾病（非阻塞性黄疸）	37 ～ 38	70 ～ 78	NS	NS
触及淋巴结疾病的患者的肝脏，提示严重疾病	14 ～ 16	86 ～ 89	NS	NS

续　表

体征 （参考文献）	灵敏度/%	特异度/%	似然比**	
			体征存在	体征缺失
脾				
触及发热的旅行者的脾脏，提示疟疾	19～25	95～98	6.5	0.8
触及黄疸患者的脾脏，提示肝细胞性疾病（非阻塞性黄疸）	29～47	83～90	2.9	0.7
触及慢性肝病患者的脾脏，提示肝硬化	5～85	35～100	2.5	0.8
触及淋巴结病患者的脾脏，提示严重疾病	5～10	92～96	NS	NS
触及不明原因发热的患者的脾脏，应行诊断性骨髓检查	35～53	82～89	2.9	0.7

注：*诊断标准，非阻塞性黄疸（与阻塞性黄疸相对应）应行肝穿刺活检、手术探查或尸检；肝硬化应行肝穿刺活检（见第8章）；严重疾病（有淋巴结症状）见第27章。

**似然比，如果体征存在为阳性似然比；如果体征缺失为阴性似然比。

MCL，锁骨中线；NS，不显著。

各种疾病中的肝脾触诊

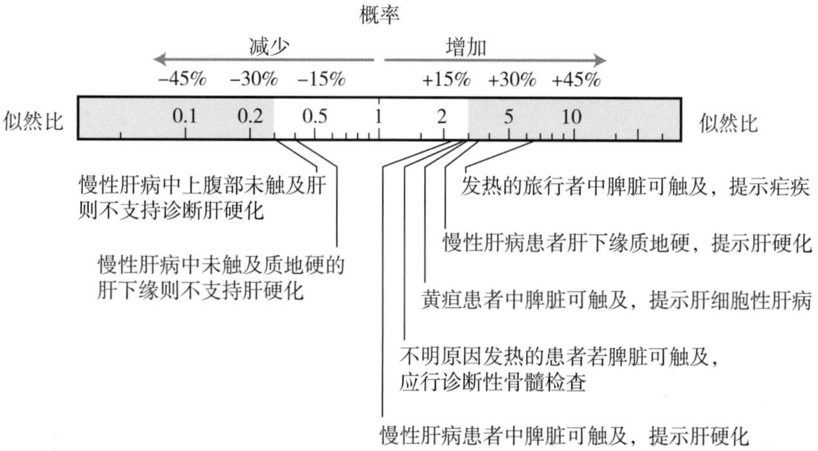

表51.3　胆囊、膀胱、主动脉的触诊*

体征	灵敏度/%	特异度/%	似然比**	
			体征存在	体征缺失
胆囊				
胆囊可触及				
黄疸患者中可提示胆管梗阻	31	99	26.0	0.7
梗阻性黄疸患者中可提示恶性病因	26～55	83～90	2.6	0.7
膀胱				
膀胱可触及				
提示膀胱内尿液≥400ml	82	56	1.9	0.3
主动脉				
膨大、搏动性上腹部包块				
提示腹主动脉瘤（AAA）	22～68	75～99	8.0	0.6

注：*诊断标准，梗阻性黄疸和恶性胆道梗阻应行肝穿刺活检、手术探查或尸检；膀胱内尿液≥400ml应做膀胱超声；对于腹主动脉瘤，超声可揭示肾下主动脉局限性扩张，包括：直径＞3cm，直径＞4cm或直径大于近端主动脉直径超过1.5cm。

**似然比，如果体征存在为阳性似然比；如果体征缺失为阴性似然比。

NS，不显著。

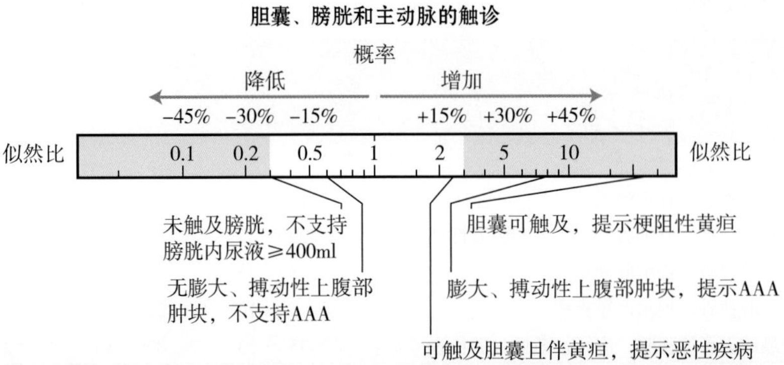

表51.4 腹水*

体征（参考文献）**	灵敏度/%	特异度/%	似然比***	
			体征存在	体征缺失
视诊				
腰部膨隆	73～93	44～70	1.9	0.4
水肿	87	77	3.8	0.2
触诊和叩诊				
腰部叩诊浊音	80～94	26～69	NS	0.3
移动性浊音	60～87	56～90	2.3	0.4
液波震颤	50～80	82～92	5.0	0.5

注：*诊断标准，对于腹水，通过超声诊断腹腔内液体。

**体征的定义，移动性浊音指的是腹部清音或鼓音与浊音转换的边界线会随患者从仰卧位变为左侧卧位或右侧卧位而移动；Cattau则要求体位变为左侧卧位和右侧卧位时都有边界线的移动。

***似然比，如果体征存在为阳性似然比；如果体征缺失为阴性似然比。

NS，不显著。

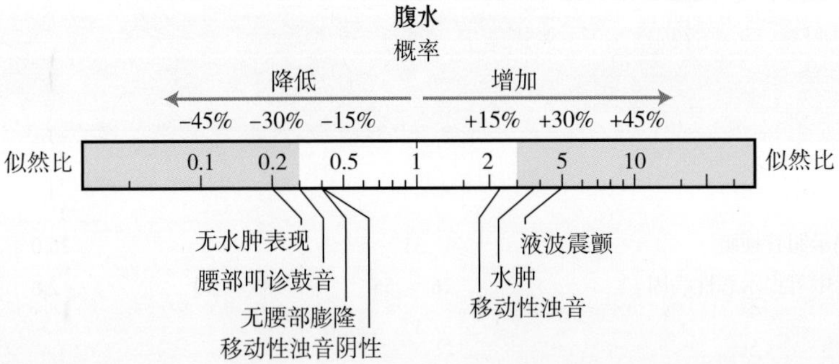

第52章

腹痛和腹壁压痛

教学重点

- 对急腹症患者，腹肌紧张、腹肌强直和叩痛提示腹膜炎的可能性较大，这三种体征比反跳痛更准确。
- 对于右下腹痛的患者，麦氏（McBurney）点压痛且Alvarado评分≥7分提示阑尾炎的可能性较大；若Alvarado评分≤4分提示阑尾炎的可能性较小。
- 对于急腹症患者，给镇痛药并不会降低床旁体征诊断阑尾炎的准确性。
- 对于急腹症患者，蠕动波、腹部膨隆和肠鸣音亢进都提示肠梗阻的可能性较大。
- 对于急慢性腹痛的患者，腹壁压痛试验阳性提示腹内疾病的可能性较小。

第一节 急 腹 症

一、概述

对于出现急性腹部疼痛及压痛（即腹痛持续时间＜7天）的患者，最常见的诊断为非特异度腹痛（43%）、急性阑尾炎（4% ～ 20%）、急性胆囊炎（3% ～ 9%）、小肠梗阻（4%）、输尿管结石（4%）。急腹症通常指突发腹部疼痛及压痛并且需要紧急诊断和外科手术的情况，如阑尾炎、肠梗阻、腹腔内脏器的穿孔。

尽管许多急腹症的患者使用CT（以鉴别穿孔、脓肿、阑尾炎）来辅助诊断，床旁诊断依然是所有急腹症患者最基本的诊断工具。基于床旁诊断的结果，可以判断出一些患者发展为腹膜炎的概率很低，因此，可以放心地出院回家而无须进一步的影像学检查；另一些患者则由于腹膜炎可能性很大而须立即送入手术室。还有一些床旁诊断结果模棱两可或提示脓肿形成的患者，进一步的影像学检查对他们病情的诊断最为有益。

二、体征

最常见的导致急腹症的两个原因如下：①**腹膜炎**。炎症（阑尾炎、胆囊炎）或内脏穿孔（阑尾、胃消化性溃疡、十二指肠憩室）都可能引起腹膜炎。②**肠梗阻**。腹膜炎与梗阻都会导致腹部压痛。其他体征见下文。

（一）腹膜炎

腹膜炎的其他体征有腹壁紧张、腹肌强直、反跳痛、叩痛、咳嗽试验阳性及腹壁压痛试验阴性。

1. 腹壁紧张与腹肌强直

腹壁紧张指腹壁肌肉的自主收缩，通常由恐惧、焦虑、接触冰冷的手导致。腹肌强直指腹部肌肉对腹膜炎症应答产生的非自主收缩，是患者不能控制的反射活动。有经验的外科医生通过以下方法区分这两个体征：①在体格检查时转移患者的注意力（如与患者交谈或用听诊器轻柔地触碰患者的腹部）。②反复检查，随着患者注意力的转移，腹肌紧张的程度会逐渐减小甚至消失，但腹肌强直则不受影响。

早在公元前30年，罗马医师Celsus清晰地描述了腹肌强直的概念。

2. 反跳痛

为了引出反跳痛，临床医生须用力压迫腹部某一压痛区域片刻，然后迅速抬手。如在抬手时患者感觉痛苦加剧，则反跳痛阳性。许多外科专家不推荐使用反跳痛测试，因为他们认为反跳痛测试“不必要”“残忍”“虽然普及但有些不尽人情，用来强调已经很明显的结果”。

反跳痛最早由德国外科和妇科医生J. Moritz Blumberg（1873—1955）提出。他认为用手在腹部四分区法的左下区按压后迅速抬起，患者下腹出现疼痛是阑尾炎的体征（即Blumberg征）。

3. 叩痛

突然移动腹膜炎患者的腹壁会引起疼痛，例如，腹壁叩诊导致的移动。如果轻叩诊会导致疼痛，则认为叩痛存在。

4. 咳嗽试验

咳嗽试验基于与叩诊痛相同的原理（即腹膜炎患者腹壁的震动会导致疼痛），患者由于咳嗽出现疼痛的症状，如缩腿、面容扭曲、用手捂住腹部等，则咳嗽试验结果阳性。

5. 腹壁压痛试验

1926年，Carnett将腹壁压痛试验用于诊断会导致腹部疼痛、压痛及类似腹膜炎的腹壁病变。在这个试验中，临床医生首先通过轻柔的触诊确定最大压痛部位，然后给予一定的压迫以引出中等程度的压痛。患者双手合抱于胸前后抬头抬肩，类似做仰卧起坐的一部分。如果这个动作导致触诊点压痛加剧，则认为腹壁压痛试验结果呈阳性，阳性则提示患腹膜炎的概率低，因为若是腹膜病变，则腹壁肌紧张可保护腹膜而不会出现压痛。

一种公认的可导致急性腹壁压痛的疾病为糖尿病神经病变（即累及T_7～T_{11}神经根的胸腹神经病变；而T_1～T_6神经根损伤会导致胸痛）。除腹壁压痛试验结果阳性外，这种疾病的典型体征为皮肤过敏反应，通常沿相邻皮肤节段分布，以及由于腹肌无力所导致的同侧腹壁出现类似于疝的膨出。

（二）阑尾炎

1. 麦氏点压痛

1889年，Charles McBurney在纽约外科协会发表了一篇列举了早期阑尾炎手术优点的论文，其中提到“当手指按压髂前上棘至脐的连线上距髂前上棘1.5～2in的位点”时（1in＝2.54cm），所有阑尾炎患者出现最大限度的疼痛及压痛。

2. Rovsing征/结肠充气征（间接压痛）

当按压患者左下腹时，患者右下腹出现疼痛，为Rovsing征阳性（Neils T.Rovsing，1862—1927，丹麦外科医生）。Rovsing认为，左下腹所受到的压力使得肠内气体返回结肠的脾曲，穿过横结肠，到达盲肠，若有阑尾炎症，此处肠管过度扩张会产生右下腹疼痛。

3. 直肠压痛

对于阑尾炎患者或者盆腔内局限性炎症的患者，直肠指检可能会出现压痛，尤其是右侧。此外，一些阑尾穿孔的患者可能会出现直肠肿块（即盆腔脓肿）。

4. 腰大肌征

感染的阑尾可能靠在右侧的腰大肌上，炎症刺激导致收缩肌肉，表现为上提右膝。进行腰大肌试验时，患者应取左侧卧位，临床医生使患者右髋关节过伸，若此过程中出现疼痛，为腰大肌征阳性。

5. 闭孔征

闭孔征与腰大肌征基于同样的原理，即由于拉伸被阑尾炎症刺激的骨盆肌肉而产生疼痛。为使右侧闭孔内肌拉伸从而引出闭孔征，临床医生应将患者右髋和右膝屈曲并将右髋内旋。

（三）胆囊炎和墨菲征

急性胆囊炎患者会出现持续性上腹或右上腹的疼痛、恶心和呕吐。传统的体征有发热、右上腹压痛和墨菲征阳性。1903年，美国外科医生Charles Murphy提出由于胆囊炎患者的胆囊痛觉过敏，当医生的手指将右侧肋弓下的肝下缘勾住时，患者不能进行深呼吸。检查中，阳性表现为患者吸气时横膈迫使肝脏下降，直至胆囊降至检查者手指所在部位，患者吸气突然停止并屏气。

大多数临床医生通过触诊仰卧位患者的右上腹以进行墨菲征的检查。在Murphy最初的描述中，他提出了其他方法，例如，**深压触诊法**（deep-grip palpation technique），患者取坐位，临床医生从患者背后用弯曲的右手指尖触诊患者右侧肋骨下缘；又如**冲击叩诊法**（hammer stroke percussion technique），临床医生将一只手置于患者右上腹，另一只手的一个手指叩击位于放置的手尺侧的右上腹区域。

（四）小肠梗阻

小肠梗阻的患者会出现腹痛和呕吐的症状。传统的体征为腹部膨隆和压痛、蠕动波及异常肠鸣音（起始响亮、高亢，随后逐渐减弱消失）。如果有部分小肠出现缺血，可能会出现腹膜炎的体征（如腹肌强直、反跳痛）。

三、临床意义

循证医学表52.1～表52.4列出了急腹症的体征。其中循证医学表52.1和表52.4适用于所有急腹症患者，包含了腹膜炎（循证医学表52.1）及小肠梗阻（循证医学表52.4）的诊断方法（大部分涉及的体征的*LR*的估算是基于6000例以上的患者）。循证医学表52.2包含了阑尾炎特异度的床旁体征（即关注点在于患者的右下腹疼痛），循证医学表52.3适用于右上腹疼痛、疑似胆囊炎的患者。

（一）腹膜炎

循证医学表52.1涉及的研究中提到，尽管有些患者出现溃疡穿孔、憩室穿孔或者胆囊炎，但导致腹膜炎的主要原因仍然是阑尾炎。在这些研究中提到，在所有体征中，腹肌强直（$LR=3.6$）、叩痛（$LR=2.4$）和腹壁紧张（$LR=2.3$）最能提示腹膜炎的可能性较大；腹壁压痛试验结果阳性（$LR=0.1$）提示腹膜炎的可能性较低。反跳痛测试结果（阳性$LR=2$，阴性$LR=0.4$）与腹膜炎的关联不大，证实了外科专家长期持有的观点，即在轻触诊之后，反跳痛测试几乎不会再获得额外的信息。

在这些研究中，对于腹膜炎诊断无帮助的体征有发热、肠鸣音及直肠触痛。

（二）阑尾炎的特殊试验

对于急腹症患者，未出现右下腹的压痛提示阑尾炎概率较低（$LR=0.3$，循证医学表52.2）。

1. 单独的体征

循证医学表52.2里的体征均适用于疑似阑尾炎的患者（事实上，在这些研究中导致腹膜炎的最常见原因就是阑尾炎）。提示阑尾炎可能性较大的其他特殊试验有麦氏点压痛（*LR*＝3.4）、Rovsing征阳性（*LR*＝2.3）、腰大肌征阳性（*LR*＝2）。唯一一个提示阑尾炎可能性较低的体征为未出现麦氏点压痛（*LR*＝0.4，注意并非未出现右下腹压痛）。

如果每例患者的阑尾都精准的位于麦氏点，麦氏点压痛检测的精确度会更高，但影像学研究显示正常的阑尾有时会偏离麦氏点。在一项研究中，临床医生使用手持式超声仪对急腹症患者的阑尾进行定位。在“超声麦氏点”处有最强烈的压痛对阑尾炎的诊断有着更高的精确度（灵敏度87%，特异度90%，阳性*LR*＝8.4，阴性*LR*＝0.1）。

与长期以来的传统教学观点不同，给予急腹症患者镇痛药并不会改变这些体征的准确性，或降低临床医生整体诊断的准确性。

在这些研究中，直肠触痛（循证医学表52.1）和梗阻征（循证医学表52.2）对诊断无帮助。尽管如此，直肠检查仍需进行，以探查极少部分患者（≤2%）的盆腔脓肿及直肠肿块。

2. 多种体征综合判断——Alvarado评分

许多评分体系不断发展，提升诊断精确度，减少急性右下腹压痛患者的阑尾切除的误诊率。**Alvarado评分**是一个最早建立也是应用最广泛的评分体系（表52.5）。为了便于记忆其八个评分项目，即疼痛转移（migration）至右髂窝、食欲缺乏（anorexia）、恶心/呕吐（nausea/Vomiting）、右髂窝压痛（tenderness）、反跳痛（rebound pain）、体温升高（发热）（elevated temperature）、白细胞增多（leukocytosis）、淋巴细胞核左移（shift），它也被称为**MANTRELS评分**。在19项研究中，通过对超过4700例急腹症患者进行统计，Alvarado评分≥7分提示阑尾炎的可能性较大（*LR*＝3.1，循证医学表52.2），评分≤4分提示阑尾炎的可能性较小（*LR*＝0.1）。

（三）胆囊炎

对于右上腹疼痛、疑似胆囊炎的患者，可提示其胆囊炎可能性较大的体征（循证医学表52.3）有墨菲征阳性（*LR*＝3.2）及右上腹压痛（*LR*＝2.7）。未发现右上腹压痛提示胆囊炎可能性较低（*LR*＝0.4）。右上腹肿块是否存在对诊断并没有帮助，可能是由于胆囊明显压痛在胆囊炎中并不常见（灵敏度＜25%），且右上腹肿物也可能出现在其他诊断中，如肝脏疾病或其他疾病造成的局限性腹壁肌肉强直等。

临床中同样存在“超声墨菲征”：在右上腹的超声检查中胆囊上方出现最强烈的压痛。对于右上腹疼痛患者的研究发现，超声墨菲征比传统触诊有更高的诊断精确度：灵敏度63%，特异度94%，阳性*LR*＝9.9，阴性*LR*＝0.4。由于这一体征也依赖腹壁触诊，其更高的准确度说明传统触诊准确度较低的原因是难以精确定位胆囊。

墨菲征在老年人中诊断精确度会降低，是由于多达25%的60岁以上的胆囊炎患者感觉不到腹壁的任何压痛。大多数患者都存在腹痛，但一些患者可能因为意识状态改变而无腹痛症状。

对于化脓性肝脓肿的患者，墨菲征提示存在相关的胆道脓毒症的可能性大（灵敏度32%，特异度88%，阳性*LR*＝2.8，阴性*LR*不显著）。

（四）小肠梗阻

急腹症患者若出现蠕动波（*LR*＝18.8）、腹部膨隆（*LR*＝9.6）、肠鸣音活跃（*LR*＝5），则提示肠梗阻（循证医学表52.4）的可能性大（但蠕动波很罕见，仅出现在6%的急腹症患者中）。1/4的肠梗阻患者也会出现肠鸣音减弱或消失。

提示梗阻可能性稍低的体征有肠鸣音正常（即不存在亢进、减少或消失）及无腹部膨隆（二者的*LR*值均为0.4）。尽管如此，30%～40%的梗阻患者不存在腹部膨隆，尤其是高位小肠梗阻的病程早期。腹肌强直与反跳痛等腹膜刺激征则对梗阻的可能性没有影响。

（五）憩室炎

两项研究对疑似憩室炎的患者进行调查，以探究**左下腹压痛**对其诊断的准确性。其中较早的一篇关于600名急腹症患者的研究中提到，以手术结果作为诊断标准，左下腹压痛对于憩室炎的诊断特异度高（98%），但灵敏度低（22%，阳性*LR*＝13.8，阴性*LR*＝0.8）。在这个研究中，灵敏度低是因为多数憩室炎患者的腹壁压痛范围更为广泛。在另一篇研究中，对163名急性下腹痛患者进行调查，以CT扫描作为诊断标准，发现左下腹压痛灵敏度更高（76%），但特异度更低（65%，阳性*LR*＝2.2，阴性*LR*＝0.4）。这篇研究中特异度更低是因为比起前述研究，这篇研究纳入了更多类似疾病，如肠炎、结肠癌、妇科疾病和缺血性肠病等。

（六）肾绞痛

在一项关于1333例急腹症患者的研究中提到，腰部压痛（灵敏度15%，特异度99%，阳性*LR*＝27.7，阴性*LR*＝0.9）与肾区压痛（灵敏度86%，特异度76%，阳性*LR*＝3.6，阴性*LR*＝0.2）这两个体征是精确的输尿管结石指征（由影像学与随访作为诊断标准）。虽然这些体征在提示输尿管结石上具有说服力，但准确度不如镜下血尿（灵敏度75%，特异度99%，阳性*LR*＝73.1，阴性*LR*＝0.3）。

第二节　慢性腹痛

在两项关于慢性腹痛患者的研究中提到，腹壁压痛试验（见“腹壁压痛试验”章节）结果阳性提示内脏痛的可能性显著降低（*LR*＝0.1，循证医学表52.6）；这些患者更有可能对局部联合注射麻醉药和皮质醇产生应答，且在接下来3个月甚至更长时间的随访中无严重疾病（*LR*＝7）。

除此以外，还有一些体征对提高慢性腹痛的诊断精确度的作用较小。大多数研究显示腹壁压痛在许多非器质性疾病中都很常见，所以几乎没有诊断价值。在疑似胆绞痛的患者中，右上腹压痛无法区分患者是否患胆石症，即使下腹部压痛一定程度上提示胆石症的可能性较低（*LR*＝0.5，循证医学表52.6）。在消化不良的患者中，上腹部压痛无法帮助预测胃镜结果是否存在溃疡、其他异常及正常表现。

即使压痛在慢性腹痛的患者中诊断价值很小，但腹部检查在探查肿块、脏器肿大及外科急腹症中仍有重要的作用。

表52.1　急腹症，腹膜炎指征*

体征（参考文献）**	灵敏度/%	特异度/%	似然比***	
			体征存在	体征缺失
生命体征				
发热	20～96	11～86	1.4	0.7
腹部检查				
腹壁紧张	13～90	40～97	2.3	0.6
腹肌强直	6～66	76～100	3.6	0.8
反跳痛	37～95	13～91	2.0	0.4
叩痛	57～65	61～86	2.4	0.5
异常肠鸣音	25～61	44～95	NS	0.8
直肠检查				
直肠触痛	22～82	41～95	NS	NS
其他试验				
腹壁压痛试验阳性	1～5	32～72	0.1	NS
咳嗽试验阳性	44～85	38～85	1.9	0.5

注：*诊断标准，对于腹膜炎的患者，应行手术探查，对未进行手术的患者进行随访。导致腹膜炎的原因包括阑尾炎（最常见）、胆囊炎及溃疡穿孔，一项研究显示也包含了胰腺炎。

**体征的定义，大部分研究认为体温＞37.3℃为发热；异常肠鸣音指肠鸣音减弱、消失或亢进；腹壁压痛试验见正文部分；咳嗽试验结果阳性是指在试验中要求患者咳嗽，若患者在咳嗽时出现明显的疼痛或为了避免疼痛而咳嗽强度明显减弱。

***似然比，如果体征存在为阳性似然比；如果体征缺失为阴性似然比。

NS，不显著。

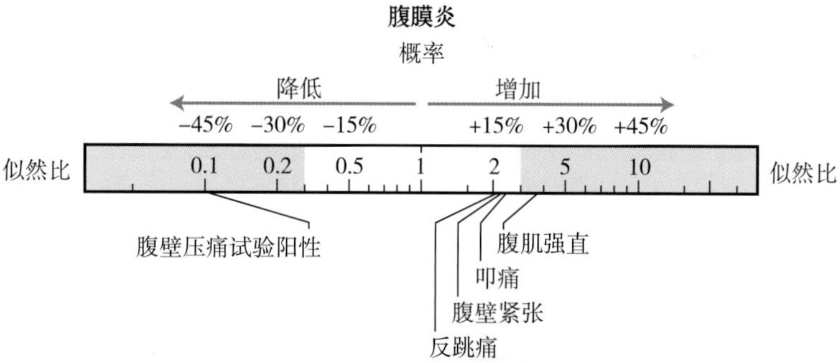

表52.2　急腹症，阑尾炎体征*

体征（参考文献）**	灵敏度/%	特异度/%	似然比***	
			体征存在	体征缺失
腹部检查				
右下腹压痛	65～100	1～92	1.9	0.3
麦氏点压痛	50～94	75～86	3.4	0.4
Rovsing征	7～68	58～96	2.3	0.8
其他体征				
腰大肌征	13～42	79～97	2.0	NS

续 表

体征（参考文献）**	灵敏度/%	特异度/%	似然比***	
			体征存在	体征缺失
闭孔征	8	94	NS	NS
多种体征同时存在——Alvarado评分				
≥7分	24～95	46～99	3.1	—
5～6分	4～43	—	NS	—
≤4分	0～28	6～95	0.1	—

注：*诊断标准，对于阑尾炎的患者，其手术结果及组织学结果可作为诊断标准；未进行手术的患者以其随访结果作为诊断标准。

**体征的定义，Rovsing征见正文部分；Alvarado评分见表52.1。

***似然比，如果体征存在为阳性似然比；如果体征缺失为阴性似然比。

NS，不显著。

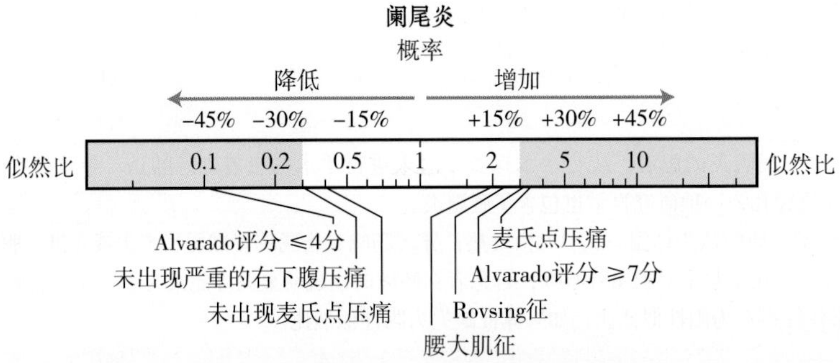

表52.3 急性右上腹压痛，胆囊炎指征*

体征（参考文献）**	灵敏度/%	特异度/%	似然比***	
			体征存在	体征缺失
发热	29～44	37～83	NS	NS
右下腹压痛	60～98	1～97	2.7	0.4
墨菲征	48～97	48～98	3.2	0.6
右上腹肿块	2～23	70～99	NS	NS

注：*诊断标准，对于胆囊炎的患者，肝胆闪烁扫描阳性、手术结果及组织学结果可作为诊断标准。

**体征的定义，发热分为体温＞37.5℃、＞37.7℃、＞38℃或不明。

***似然比，如果体征存在为阳性似然比；如果体征缺失为阴性似然比。

NS，不显著。

表52.4 急腹症，肠梗阻指征*

体征（参考文献）**	灵敏度/%	特异度/%	似然比***	
			体征存在	体征缺失
腹部视诊				
蠕动波	6	100	18.8	NS
腹部膨隆	58～67	89～96	9.6	0.4

续　表

体征（参考文献）**	灵敏度/%	特异度/%	似然比***	
			体征存在	体征缺失
腹部触诊				
腹壁紧张	20～63	47～78	NS	NS
腹肌强直	6～18	75～99	NS	NS
反跳痛	22～40	52～82	NS	NS
腹部听诊				
肠鸣音活跃	40～42	89～94	5.0	0.6
肠鸣音异常	63～93	43～88	3.2	0.4
直肠检查				
直肠内触痛	4～26	72～94	NS	NS

注：*诊断标准，对于小肠梗阻的患者，进行手术探查、腹部影像学检查及随访。

**体征的定义，肠鸣音异常指亢进、消失或减弱的肠鸣音。

***似然比，如果体征存在为阳性似然比；如果体征缺失为阴性似然比。

NS，不显著。

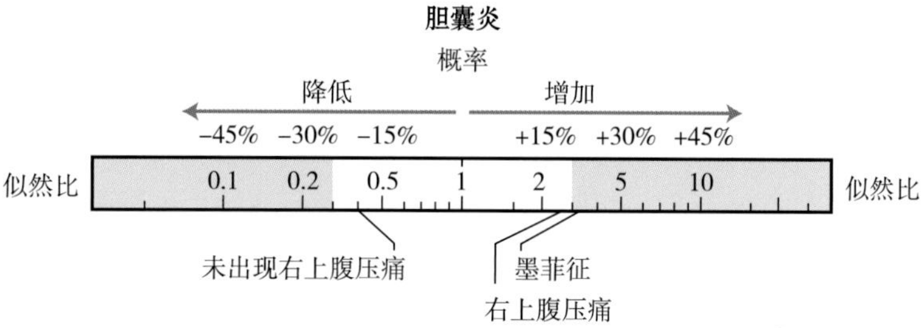

表52.5　Alvarado评分*

体征**	分值
症状	
转移性（右下腹疼痛）	1
食欲缺乏	1
恶心、呕吐	1
体征	
右下腹压痛	2
反跳痛	1
体温升高	1
实验室检查	
白细胞增多（白细胞计数＞10 000/μl）	2
核左移（中性粒细胞＞75%）	1
总可能得分	10

注：*MANTRELS即Alvarado评分中每个项目的首字母所组成的缩略词。

**体征的定义，经典的转移性疼痛指由脐周或上腹部区域向右下腹转移；食欲缺乏患者可能会在尿中出现丙酮；体温升高指口腔温度≥37.3℃。

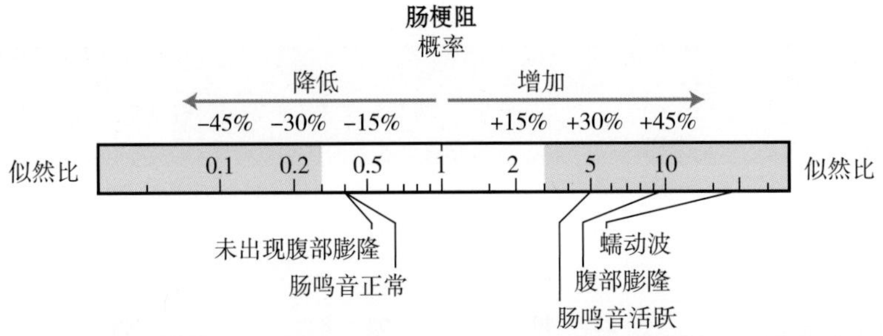

表 52.6　慢性上腹部疼痛*

体征（参考文献）**	灵敏度/%	特异度/%	似然比***	
			体征存在	体征缺失
腹壁压痛试验阳性，提示内脏痛	11 ～ 13	15 ～ 21	0.1	4.9
右上腹压痛，提示胆石症	53	51	NS	NS
下腹部压痛，提示胆石症	21	57	0.5	1.4
上腹部压痛，应行上消化道内镜检查	63	31	NS	NS

注：* 诊断标准，胆石症用超声或经口胆囊造影诊断；上消化道内镜检查的阳性结果，大多数为消化性溃疡；内脏痛是指起源于腹腔内器官或结构（即并非起源于腹壁）的疼痛。

** 体征的定义，腹壁压痛试验见正文。

*** 似然比，如果体征存在为阳性似然比；如果体征缺失为阴性似然比。

NS，不显著。

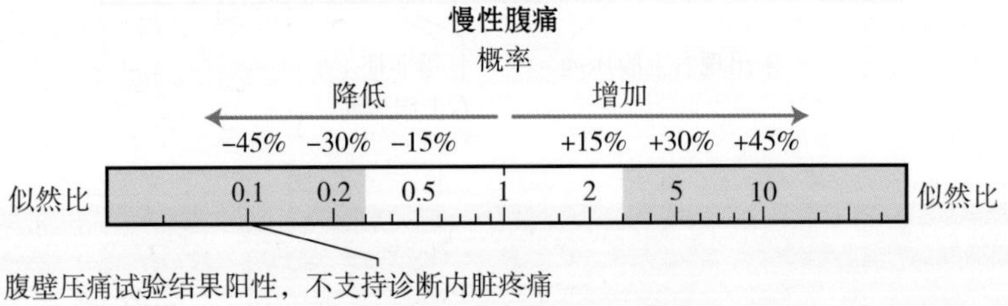

第53章

腹部听诊

教学重点

- 在腹部听诊到的血管杂音称为腹部（血管）杂音。健康人可能在上腹部闻及收缩期血管杂音，这一体征未必代表患病。
- 与之不同的是，病理性腹部杂音多在远离腹中线的位置闻及，或者为连续性杂音（即收缩期、舒张期均能闻及杂音），可能与肾血管性高血压、腹部肿瘤或动静脉瘘相关。
- 肠鸣音很难说明问题，因为正常的肠鸣音的强度、音调和频率都很多变。然而，对于腹痛患者来说，肠鸣音正常提示小肠梗阻的可能性降低。

第一节　腹部血管杂音

一、体征

腹部血管杂音是腹部听诊中听到的杂音。与所有产生于4个心腔外的杂音类似，腹部血管杂音可能会持续至第一和第二心音结束后，从心脏收缩期到舒张期都可闻及［即连续性杂音（见第43章）］。大部分杂音可在上腹部或腹部四分区中的上腹部闻及。

二、临床意义

（一）正常人的腹部血管杂音

4%～20%的正常人也会出现腹部杂音。相比于老年人，腹部血管杂音在小于40岁的人群中更为常见。

通常情况下，正常人的腹部血管杂音为收缩期杂音，音调为中等至低沉，可在剑突与脐部之间闻及。仅在极罕见情况下，杂音会放射至患者的侧面，与异常杂音不同的是，正常人杂音最响的位置通常位于上腹部较远的区域（见后章节）。动脉脉搏描记图显示最常见的正常腹腔血管杂音来自患者的腹腔动脉。

（二）肾血管性高血压的杂音

肾动脉狭窄和肾血管性高血压的患者，可能在上腹部闻及腹部血管杂音，但这种杂音有时可能会向一侧放射。在一篇研究中，以难以控制的严重高血压患者为研究对象，提示患者可能有肾血管性高血压，这种情况下收缩期/舒张期的腹部血管杂音（即持续性杂音）几乎就可以确诊肾血管性高血压（*LR*＝38.9，循证医学表53.1）。与此不同的是，在类似情况的患者中，如果用任意类型的腹壁血管杂音来进行诊断（即不一定是持续到舒张期的杂音），那么这时对肾性高血压的诊断则并不一定准确（*LR*＝5.6），可能是由于这些杂音也会出现在没有肾血管性高血压的人群中（见“**正常人的腹部血管杂音**”部分）。

然而，肾血管性高血压的腹部血管杂音并不完全起源于肾动脉。在一篇研究中提到，因肾动脉狭窄而手术的患者中约有一半在术中听诊定位显示肾动脉是唯一的杂音来源，其余患者的杂音源于其他血管或者混合了其他血管产生的杂音成分。这些患者的杂音可能是血管疾病的一般体征，正如颈动脉杂音与相距较远的血管床的疾病有关，如冠状动脉等。

（三）其他疾病中的杂音

肝恶性肿瘤、肝硬化的患者中常常出现上腹或右上腹粗糙的血管杂音（收缩期和持续性）。在这些患者中，杂音可能代表肿瘤或再生结节对血管的外源性压迫、富含血管的肿瘤或门体静脉的侧支血管。胰体癌患者会出现左上腹的杂音（在一项涉及21名患者的研究中，8名患者出现了左上腹杂音）。其他罕见的导致腹部血管杂音的疾病有肾动脉瘤、主动脉瘘、缺血性肠病、遗传性出血性毛细血管扩张症所导致的肝动静脉瘘以及腹腔动脉压迫综合征。虽然传统认为上腹部血管杂音与腹主动脉瘤相关，但有一项研究显示其缺乏诊断价值（*LR*不显著，见循证医学表53.1）。

第二节　肝脏摩擦音

在没有肝脏活检的年代，肝脏摩擦音时常被认为与肝脏恶性肿瘤相关，即肝癌或肝转移瘤。一项关于肝转移瘤的研究中提到约10%的患者存在肝脏摩擦音。

第三节　肠　鸣　音

一、体征

大多数临床医生在解读患者肠鸣音时存在困难，主要有以下两个原因。

第一个原因是正常肠鸣音的音调、强度、频率随时间变化很大。一个正常人可能在4分钟内都不存在肠鸣音，但在稍后的检查中可能会在1分钟内检测到30多个不连续的肠鸣音。正常肠鸣音的活动可能以50～60分钟为间隔而出现一次活跃峰，即任何基于几分钟床旁听诊的分析都是不充分的。

第二个原因是由肠道内某一点产生的肠鸣音会向整个腹腔广泛放射。例如，在右下腹听到的肠鸣音，实际上可能起源于胃。肠鸣音的传播导致实际在腹部四分区听诊时，其结果基本上不可靠。比如，听诊时左下腹比左上腹安静（肠鸣音活动减弱），不一定是由于降结肠发出的声音比胃小，而是可能由于听诊左下腹的这一时刻腹腔恰好变得安静。

大多数肠鸣音由胃产生，其次是结肠，仅少数肠鸣音由小肠产生。餐后肠鸣音整体频率会上升。导致肠鸣音的真正原因至今仍存在很多争议。通过对狗腹内取出的肠袢进行研究，显示很多情况下小肠收缩是无声的，但当肠蠕动使肠内容物进入下一个收缩节段时，就会产生肠鸣音。

二、临床意义

肠鸣音在小肠梗阻的诊断中有一定的价值。在肠梗阻动物实验中，肠鸣音在减弱或消失之前约有30分钟异常活跃。对于小肠梗阻的患者进行临床观察，结果显示约40%的患者存在异常活跃的肠鸣音，约25%的患者存在减弱或消失的肠鸣音。因此，由于大多数小肠梗阻的患者存在异常肠鸣音，在急腹症的患者中发现正常肠鸣音提示肠梗阻的可能性在一定程度上降低（*LR*＝0.4，见第52章循证医学表52.4）。

传统上认为腹膜炎的体征之一为肠鸣音减弱或消失，但一些关于急腹症患者的研究显示这一发现并不可靠（见第52章）。

表53.1 腹部听诊*

症状或体征（参考文献）	灵敏度/%	特异度/%	似然比**	
			体征存在	体征缺失
任意的腹部血管杂音				
提示肾血管性高血压	27～56	89～96	5.6	0.6
提示腹主动脉瘤	11	95	NS	NS
收缩期/舒张期全期的腹部血管杂音				
提示肾血管性高血压	39	99	38.9	0.6

注：*诊断标准，肾血管性高血压以肾血管造影术为标准，有时合并肾静脉肾素比率＞1.5或外科手术后高血压痊愈；腹主动脉瘤的诊断标准是超声显示肾下主动脉局部扩张比近段主动脉宽＞1.5cm。

**似然比，如果体征存在为阳性似然比；如果体征缺失为阴性似然比。

NS，不显著。

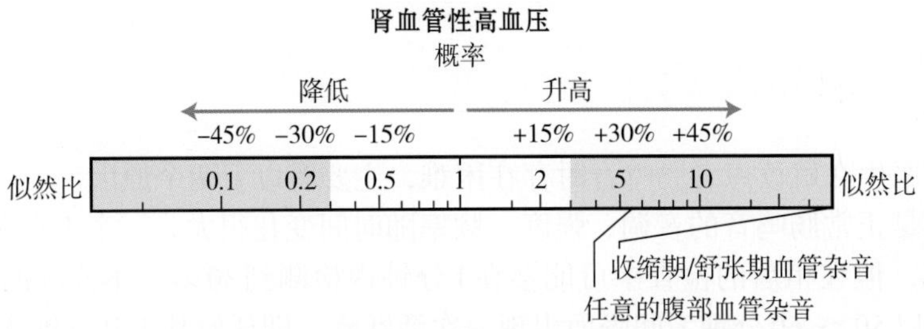

第十一部分　外周检查

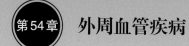

第54章

外周血管疾病

教学重点

- 综合对患者症状的分析、脉搏的检查及外周血管疾病的解剖知识，临床医生可以准确诊断患者血管疾病的累及范围和严重程度。
- 外周血管疾病通常累及三个不同的解剖区段：主–髂动脉段、股–腘动脉段及胫腓动脉段。单区段动脉的受累造成跛行，多段受累造成静息痛和伴截肢风险的缺血。胫腓动脉段的受累仅发生在糖尿病或血栓闭塞性脉管炎的患者中。
- 跛行患者的下列表现可增加确诊外周血管疾病的可能性：两侧足部动脉搏动不可触及、足部创伤或破溃、股动脉搏动不可触及、不对称的肢体发凉、一处肢体血管杂音。
- 重症患者中，外周灌注减少的三个表现，即肢体发凉、毛细血管再充盈时间大于5秒和皮肤花斑，这三个表现可增加心输出量下降及不良结局的可能性。

一、概述

慢性动脉疾病通常累及下肢的三个不同区段：①腹主–髂动脉段（尤其是肾下段腹主动脉和髂总动脉）。②股–腘动脉段（尤其是收肌管内的股浅动脉）。③胫腓动脉段（膝部以下）。每一区段的病变造成的跛行各不相同（表54.1）。大多数患者存在腹主–髂动脉段、股–腘动脉段或两者共同受累。膝部以下的病变在糖尿病或血栓闭塞性脉管炎以外的患者中少见。

慢性下肢缺血的诊断标准为肱踝指数（ABI），即在患者仰卧状态下用手持多普勒流量计（代替听诊器）测量踝部动脉（足背动脉或胫后动脉）最高收缩压，再除以肱动脉的血压所得数值[①]。肱踝指数小于0.97为异常（即低于人群中不吸烟、无症状的大多数青年人的2.5百分位测量值），但多数研究者将慢性下肢缺血定义为肱踝指数小于0.9。大多数跛行患者的肱踝指数在0.5～0.8，且病变局限于单一区段。出现伴截肢风险的严重缺血表现（即静息痛、坏疽）的患者的肱踝指数多低于0.5，且病变累及两个及以上区段。

二、体征

（一）足部外观

最早关于外周血管疾病的临床记载仅着重于坏疽的表现，而1924年美国外科医生Leo Buerger在他所著的《肢体循环紊乱》一书中则描述了血管疾病的多种表现，包括足趾溃疡、毛细血管充盈差、指甲生长受限、皮肤萎缩、抬腿时足部皮肤苍白及重力依赖性皮肤发红（即沿床沿等特定位置垂腿时首先出现皮肤发红）。自此，临床医生将这些表现视为慢性下肢缺血的特征，但其中的一些表现即使在Buerger的时代也仍存争议，尤其是毛细血管充盈差和重力依赖性皮肤发红。

（二）脉搏

在大量健康个体中的研究中显示，3%～14%的检查中未触及足背动脉搏动，0～10%的检查中未触及胫后动脉搏动。但当两者之一出现先天性狭窄或缺如时，另一条动脉会代偿性扩张，这就是为何仅有0～2%的健康个体会出现两条足部动脉搏动均不可触及。

两条足部动脉搏动不可及在三个血管区段的病变中均为常见表现，因此是外周血管疾病最佳的筛查方式（表54.1）。

（三）血管杂音

血管狭窄的经典表现为髂部（腹股沟皮褶上方）、股部（大腿）或腘窝的血管杂音，血管完全阻塞时杂音则不可闻及。

在接受股动脉穿刺心脏导管置入术的患者中，持续的股动脉杂音（包含收缩期和舒张期成分，即持续至第二心音前后）提示存在动静脉间的异常交通（即动静脉瘘，见第43章）。

（四）辅助方法

1. 静脉充盈时间

外周血管疾病患者的足部静脉在排空后充盈异常缓慢。医生应先嘱患者平卧并选择足背一

① 血压计袖带应绑在踝部上缘，且保证袖带两端边缘相互平行（螺旋式绑法会提升观察者间误差）。示波型血压计袖带（即自动血压计袖带）不适用于此项检查，因为它的测量值会偏高。

条明显的静脉，再使患者抬腿45°并保持1分钟以排空此静脉。之后嘱患者坐起并将患侧小腿沿检查桌沿自然下垂，医生则开始记录静脉充盈至凸出于皮肤表面的时间。超过20秒则视为异常。

2. 毛细血管再充盈时间

基于对大量人群的观察，毛细血管再充盈的正常时间约为2秒。女性的再充盈时间略长于男性，而老年人和低温状态下的毛细血管再充盈时间一般也会延长。

对可疑外周血管疾病的患者进行毛细血管再充盈检查时，检查者用力压迫蹞趾跖侧皮肤5秒，记录解除压迫后皮肤颜色恢复正常的时间，达到或超过5秒即视为异常。而在对危重患者进行毛细血管再充盈检查时，检查者则压迫患者的手指（多为示指）15秒，同样达到或超过5秒则视为异常。

3. Buerger试验

Buerger试验中，医生观察患者抬腿及复位时腿部皮肤颜色的变化。抬腿时皮肤苍白而复位时皮肤暗红提示存在血管疾病。在Buerger提出的试验版本中，医生嘱患者抬腿至皮肤开始发白后逐渐回落，记录皮肤恢复红润时下肢与水平面的角度（将此定义为“循环充盈角度”）。而在唯一经循证研究的版本为（见“外周血管疾病分布”部分）：医生要抬高患者腿部至与检查桌成90°并保持2分钟，之后再将患侧小腿垂直于桌沿下垂2分钟。阳性表现为抬腿时皮肤异常苍白而垂腿时脚趾变暗红且暗红色向近端发展。

三、临床意义

（一）外周血管疾病的诊断

如EMB Box 54.1，患肢出现以下表现会增加外周血管疾病（即ABI＜0.9）的可能性：两侧足部动脉搏动不可触及［似然比（*LR*）＝8.8］、足部创伤或破溃（*LR*＝7）、股动脉搏动不可触及（*LR*＝6.1）、不对称的肢体发凉（*LR*＝6.1）、一处肢体血管杂音（*LR*＝5.6）。在另一项研究中，足部发凉则并没有诊断价值，但这一研究将“足部比对侧小腿凉”即视为异常，而这其实是一种正常表现（由于保持温度的皮下血流逐渐减少，健康个体的皮温一般从腿部向足部逐渐降低）。

唯一降低外周血管疾病可能性的表现为可触及一侧或两侧足部动脉搏动（*LR*＝0.3），但也有研究提示高达1/3的外周血管疾病患者也存在此表现。不过这些患者在运动时，动脉搏动常常减弱或不可触及（如原地跑、行走、脚尖站立或反复对抗阻力背屈踝部），就像静息状态冠脉灌注正常的冠心病患者运动后可出现异常。

皮肤萎缩、下肢无毛及毛细血管再充盈时间延长对诊断没有帮助。在Buerger将毛细血管再充盈时间引入外周血管疾病检查后不久，Lewis和Pickering在文章中指出这并不是一个可靠的表现，因为试验诱导的完全缺血的下肢毛细血管也可以快速从静脉得到充盈。不过在危重病患者中，手指毛细血管再充盈时间延长则被证明的确有诊断价值（见“重症监护病房中的血流低灌注检测”部分）。

一些研究者研究了医生能否通过触诊血压计袖带远端的足部动脉搏动来替代多普勒流量计以测量肱踝指数。在一项研究中，利用触诊测出的ABI小于0.9来诊断的灵敏度为88%，特异度为82%，阳性似然比为5，阴性似然比为0.2（以多普勒检测ABI小于0.9为参照）。另一个外周血管疾病的（不用多普勒流量计的）创新检查方式使用床旁血氧仪依次测量患者手指和蹞趾，平卧位蹞趾测量值比手指低2%及以上，或抬足12英寸（约30cm）以上后蹞趾测量值下降2%及以上即视为阳性表现。这一检查的灵敏度为77%，特异度为97%，阳性似然比30.5，阴性似然比0.2。不过，这两项研究纳入的主要为无症状患者，而这些检查可能很难应用于重度血管疾病患者，因为他们的足部动脉搏动可能不可触及，或踇趾动脉波形检测不到。

（二）外周血管疾病分布

一项研究显示血管外科医生使用传统查体方式在102位有症状的患者中准确定位了96%患者的疾病分布，不过该研究未列出特定检查的相对值。在仅有的几项研究中，其中一项验证了传统查体教学（表54.1）中患肢股动脉搏动不可触及或严重减弱会增加腹主-髂动脉段病变的可能性的说法（灵敏度39%，特异度99%，阳性似然比31，阴性似然比0.6）。另外，在可触及腘动脉搏动的患肢中（即存在不支持腹主-髂动脉段或股-腘动脉段阻塞的表现），一处肢体血管杂音则提示血管造影时可能会存在血管狭窄的表现，这是一个有治疗意义的表现，因为这样的患者就可能存在血管成形术的指征（灵敏度80%，特异度75%，阳性似然比3.2，阴性似然比0.3）。最后，Buerger试验阳性的患者的疾病程度更严重，包括静息痛更常见（60%比8%）、坏疽（23%比0）及肱踝指数更低（0.37±0.29比0.62±0.23，均值±标准差）。

（三）动脉穿刺的并发症

行股动脉穿刺心脏导管置入术时可出现假性动脉瘤形成或动静脉瘘等罕见并发症。一项对接受心脏导管置入术后出现明显腹股沟血肿或新发肢体血管杂音的患者的研究显示，以下两项表现具有诊断价值：持续的股动脉杂音（即同时具有收缩期和舒张期成分）对动静脉瘘有诊断价值（灵敏度96%，特异度99%，阳性似然比80.8，阴性似然比0.04），而膨胀性股动脉搏动（即每次搏动时侧壁向外扩展形成膨大的动脉搏动）对假性动脉瘤形成有诊断价值（灵敏度92%，特异度93%，阳性似然比13.8，阴性似然比0.1）。在这项研究中，诊断标准为双功能超声扫描（duplex scanning）、手术或两者结合。

（四）重症监护病房中的血流低灌注检测

当心输出量降低时，人体一般通过减少皮下血流的方式来应对，从而表现为肢体发凉、毛细血管再充盈时间延长及皮肤花斑（花斑指斑点状或带状分布的暗红斑块）。在重症患者中，以上这些表现中的一个或多个即提示患者心输出量降低、预后变差或两者兼具。比如，重症监护病房（ICU）的患者出现腿部发凉提示心输出量降低可能性大（阳性似然比3.7，见循证医学表54.2），在脓毒症患者中也是一样（阳性似然比5.2）。毛细血管再充盈时间≥5秒提示腹腔内手术后发生重大并发症可能性大（阳性似然比12.1）以及脓毒症患者14天内死亡可能性提高（阳性似然比4.6）。无论是否使用血管活性药物，膝部以上出现皮肤花斑也提示脓毒症患者死亡可能性提高（阳性似然比13.4），而花斑情况随时间的变化可预示患者的预后（即花斑逐渐消减的患者预后较好）。

其他研究者研究了多种表现共存的情况。比如，一项对急性肺损伤插管患者的研究显示，同时存在毛细血管再充盈时间超过2秒[①]，膝部以上出现花斑和肢体发凉增加心输出量降低的可能性（阳性似然比7.5）。在对另一组ICU患者的研究中，存在肢体发凉和毛细血管再充盈时间≥5秒中的任一表现时，乳酸水平升高的可能性大（阳性似然比2.2）且提示可能发生进行性多器官衰竭（阳性似然比2.6）。

---

① 这项研究与其他毛细管再充盈试验不同，该研究仅对患者的指尖施加轻微的压力而不是强的压力以诱发该表现，并且将阳性测试定义为≥2秒。

表54.1　外周动脉疾病的诊断：传统查体方式

解剖区段	跛行的部位	脉搏检查		
		股动脉	腘动脉	足部动脉
主-髂动脉段	臀部、大腿、小腿**	不可触及	不可触及	不可触及
股-腘动脉段*	小腿	存在	不可触及	不可触及
胫腓动脉段	足部或无跛行***	存在	存在	不可触及

注：*股-腘动脉段中的“股”指股浅动脉，而股动脉搏动则指股总动脉。

**若髂内动脉受累，可能造成勃起功能障碍。

***胫腓动脉段的受累通常不造成糖尿病患者的跛行，但会造成血栓闭塞性脉管炎（Buerger病）患者的足部疼痛。

表54.2　外周血管疾病*

体征（参考文献）**	灵敏度/%	特异度/%	似然比***	
			体征存在	体征缺失
视诊				
足部创伤或破溃	2	100	7.0	NS
足部皮肤颜色异常苍白、发红或发紫	35	87	2.8	0.7
皮肤萎缩	50	70	1.7	NS
下肢无毛	48	71	1.7	NS
触诊				
双足不对称发凉	10	98	6.1	0.9
股动脉搏动不可触及	7	99	6.1	NS
胫后及足背动脉搏动不可触及	63 ～ 73	91 ～ 99	8.8	0.3
听诊				
肢体血管杂音	20 ～ 50	92 ～ 99	5.6	0.7
辅助方法				
毛细血管再充盈≥5秒	28	85	1.9	NS
静脉充盈时间＞20秒	22	94	3.6	NS

注：*诊断标准，外周血管疾病——除Boyko组的研究因仅招募糖尿病患者而使用肱踝指数＜0.5作为诊断标准（对应于表中皮肤萎缩、下肢无毛、毛细血管再充盈时间和静脉充盈时间四项表现）外，其他研究采用肱踝指数＜0.8作为诊断标准。

**体征的定义，肢体血管杂音即存在髂动脉、股动脉或腘动脉的杂音。

***似然比，如果体征存在为阳性似然比；如果体征缺失为阴性似然比。

外周血管疾病

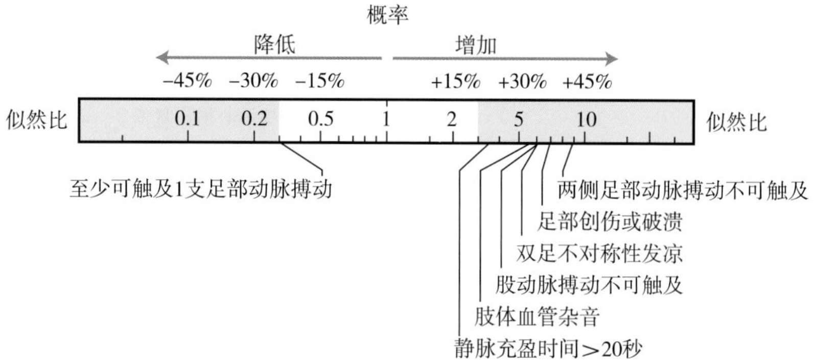

表54.3 ICU患者的外周灌注*

体征（参考文献）**	灵敏度/%	特异度/%	似然比***	
			体征存在	体征缺失
检测心输出量低				
双腿发凉（所有患者）	23	94	3.7	0.8
双腿发凉（伴脓毒症的患者）	30	94	5.2	0.7
多项低灌注表现的组合				
三项均为出现	36	24	0.5	—
出现三项之一	52	—	2.3	—
三项均出现	12	98	7.5	—
检测动脉乳酸水平升高				
肢体发凉或毛细血管再充盈时间≥5秒	67	69	2.2	0.5
预测多器官衰竭				
肢体发凉或毛细血管再充盈时间≥5秒	77	70	2.6	0.3
预测腹腔内手术后重要并发症的发生				
毛细血管再充盈时间≥5秒	79	93	12.1	0.2
预测感染性休克患者14天生存情况				
毛细血管再充盈时间≥5秒	50	89	4.6	0.6
膝部以上出现皮肤花斑	41	97	13.4	0.6

注：*诊断标准，心输出量低，心脏指数＜2.5L/（min·m^2）或＜3L/（min·m^2）；乳酸水平升高，血乳酸＞2mmol/L；多器官衰竭，住院48小时内SOFA评分升高（SOFA评分，Sequential Organ Failure Assessment，即序贯器官衰竭评估。该评分包含以下指标：P_aO_2/F_iO_2、正在使用的血管活性药物数量、胆红素、血小板数、格拉斯哥昏迷量表，以及肌酐或尿量）；术后重要并发症，因术后并发症而需行内镜操作、再次手术、全身麻醉或转入ICU。

**体征的定义，双腿发凉，四肢皮温均低或上肢皮温正常而下肢低（已知外周血管疾病的患者除外）；低灌注表现的组合包括以下三项：毛细血管再充盈时间＞2秒、膝部以上出现花斑、肢体发凉；毛细血管再充盈时间，对患者手指或甲床进行检查；膝部以上出现花斑，花斑达到大腿中部及以上水平（仅适用于浅肤色患者）。

***似然比，如果体征存在为阳性似然比；如果体征缺失为阴性似然比。

ICU，重症监护病房。

ICU患者的低灌注

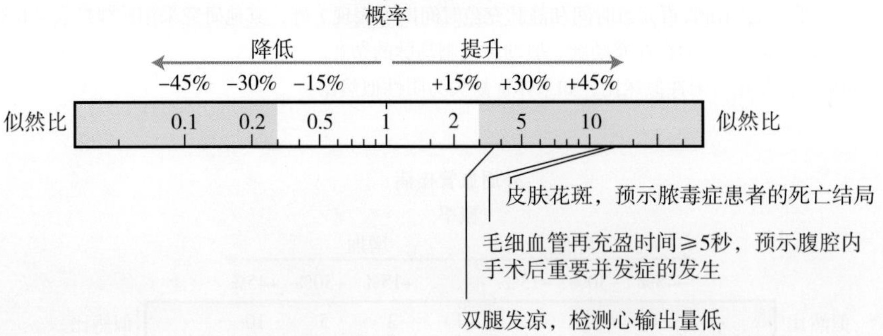

第55章

糖尿病足

教学重点

- 当糖尿病患者不能感受到5.07规格的单丝在足部的刺激时，该患者以后发生糖尿病足部溃疡的可能性增加。
- 当患者能感受到5.07规格单丝的刺激时，该患者下一步需截肢的可能性较低。
- 当患者存在糖尿病足部溃疡时，大于4cm^{2}的溃疡或探针测试阳性显著增加骨髓炎的可能性。

一、概述

糖尿病足指糖尿病多神经病变所致足部感觉减退后的足部并发症，包括溃疡、Charcot关节及感染。每年约2.5%的糖尿病患者发生足部溃疡，而糖尿病足是美国糖尿病患者住院的首要原因，也是所有患者中导致截肢的首要原因。

二、体征

（一）足部溃疡

大多数糖尿病足部溃疡累及前足，以脚趾或跖骨的跖面为重。累及足跟、足跖面的中部或既往的截肢处的情况相对少见。溃疡最大宽度和最大长度的乘积定义为溃疡面积。

（二）糖尿病神经病变和Semmes-Weinstein单丝检查

尽管神经病变、缺血和感染都会导致溃疡，但其中最重要的原因是神经病变。然而，传统检查常常不能检测出糖尿病多神经病变，且近一半存在糖尿病溃疡的患者无麻木或疼痛的主诉，并仍能感受到棉签或细针的触感。于是，大多数糖尿病专家使用一项简单且更敏感的床旁检查方法，即Semmes-Weinstein单丝来判断患者是否有导致溃疡风险的神经病变。

根据传统教学，能感受到5.07规格单丝[①]刺激的足部发生溃疡的风险不大，而感受不到刺激的足部则反之。进行单丝检查时，应嘱患者平卧并闭眼，使单丝与测试部位垂直接触并加压至单丝弯曲，停留约1秒。医生应随机检查足部各检查点多次，每次患者感受到单丝刺激时应予以回应。不同的临床研究分别选择了1～10个足部检查点，而每项研究都将感觉异常定义为：任一检查点在多次检查中不能一直感受到单丝的刺激。检查第一和第五跖骨头处的跖面皮肤可能是最高效且准确度较高的床旁检查方式。

单丝检查是在1898年由von Frey首先引入的，他将植物的刺粘到不同硬度的毛发上，并用化学天平校准它们（即von Frey纤维）。1960年，Josephine Semmes和Sidney Weinstein引入了尼龙单丝，他们使用了20种不同直径（0.06～1.14mm）的尼龙纤维来测试颅部贯通伤患者的感觉。尽管5.07规格的单丝已被确立为检测糖尿病足的金标准，但得出该结论的研究却是针对糖尿病和麻风病患者神经病变的，而且仅使用了20种单丝中的3种。该研究使用了几乎所有健康个体都能感知的4.17规格的单丝，以及硬度更大的5.07和6.10规格的单丝。研究中，所有发生溃疡的患者都不能感受到4.17和5.07规格单丝的刺激，而一些患者能感受到6.10规格单丝的刺激。研究者通过这样的结果总结出：若能感知5.07规格单丝，则提示溃疡风险小（即6.10规格提示存在溃疡风险，4.17规格则属于正常感觉能力）。但更有提示意义的单丝规格也可能是研究中没有使用的4.17～6.10其他七种规格的单丝，这种假设也得到了其他研究的支持，一项研究提示4.21规格的单丝可能更有辨别能力。

（三）Charcot关节

Charcot关节（神经性关节病）是因神经病变而感觉减退的关节发生反复外伤所致加速的退

---

① 单丝的规格代表了使其弯折所用力的大小（以毫克计）乘以10后计算的常用对数值［例如，5.07规格的单丝会在11.8g的力下弯折，$\log_{10}$（10×11 800）＝5.07］。因此，规格越大的单丝刚度越大且越容易被感知。

行性改变以及最终的关节毁损。历史上最常见的病因曾是梅毒（累及下肢大关节）和脊髓空洞症（累及上肢大关节），而当今最常见的病因则是糖尿病。糖尿病患者的Charcot关节特征是主要累及足部，包括踝部、跗跖关节及跖趾关节。

大多数患者表现为跛行、穿鞋困难或软组织肿胀，提示潜在的骨折、急性关节炎或扭伤。特征性的体征表现为足部感觉缺失或减退（100%的患者）、骨骼畸形（69%的患者）及软组织肿胀（17%的患者）。很多患者也会出现溃疡及异常胼胝形成。最常见的骨骼畸形有足弓底的异常突出（摇椅足）、足弓背侧或内侧纵弓中段的异常隆起以及跖趾关节的异常隆起。急性期的软组织肿胀多出现在踝部和足中段，有时伴明显的发红发热，类似于关节炎或蜂窝组织炎的表现（一项研究中，患足的皮肤温度比对侧高约5℃）。

Jean-Martin Charcot于1868年描述了脊髓痨患者中的Charcot关节表现，但他将这一病变的最初描述追溯到美国人Mitchell（1831年）。

（四）骨髓炎

在存在足部溃疡及骨影像学异常的糖尿病患者中，Charcot关节和骨髓炎是很难区分的。可供选择的一个试验为探针试验（probe test），即医生用一个14cm长、1.7mm粗、钝头、无菌不锈钢的眼探针轻轻伸入溃疡基底探查。当医生在溃疡基底探及坚硬而多有砂砾感的结构且无软组织包绕时，则称探针试验阳性，提示骨髓炎。

三、临床意义

（一）Semmes-Weinstein单丝

如循证医学表55.1所示，对5.07规格单丝感知能力的缺失可较有效地预测出2～4年随访中溃疡发生的可能性［$LR=2.6$］。两项研究显示若患者能感知5.07规格的单丝，其在3～4年随访中患肢需要截肢的可能性降低（$LR=0.3$）。对单丝的感知能力相比于其他感觉测试可以更好地预测并发症的发生，包括128HZ音叉和多级震动或温度刺激。

（二）骨髓炎

在存在足部溃疡的糖尿病患者中，以下3种表现增加骨髓炎的可能性（以骨活检为标准）：溃疡大小（$>3cm^2$，$LR=3.5$；$>4cm^2$，$LR=7.3$；$>5cm^2$，$LR=11$），探针试验阳性（$LR=6$），以及溃疡深度大于3mm或骨外露（$LR=3.9$）。皮肤发红、肿胀、积脓等表现对骨髓炎没有诊断价值。骨探针试验阴性则降低骨髓炎的可能性（$LR=0.2$）。

（三）溃疡创面愈合不良的预测指标

在一项纳入超过27 000名经清创、湿敷料及足部减压措施（如特制鞋、拐杖或轮椅）处理的糖尿病足部溃疡患者的研究中，53%患者的创面在20周后未能愈合。这一研究发现了3项创面不愈合的独立危险因素：①溃疡创面形成超过2个月。②溃疡创面大于$2cm^2$。③伴肌腱外露、关节外露、脓肿形成、骨髓炎、组织坏死或肢体坏疽的全层溃疡创面。三项表现全部存在时，溃疡创面20周内不愈合的可能性将会提高（$LR=3.5$）。

表 55.1 糖尿病足*

体征 （参考文献）**	灵敏度/%	特异度/%	似然比***	
			体征存在	体征缺失
继发足部溃疡的预测指标				
不能感知5.07规格单丝	5～90	34～86	2.6	0.5
足部溃疡患者存在骨髓炎的预测指标				
溃疡面积				
＞2cm²	44～88	20～92	NS	NS
＞3cm²	79	77	3.5	0.3
＞4cm²	67	91	7.3	0.4
＞5cm²	50	95	11.0	0.5
探针试验阳性	38～98	78～93	6.0	0.2
溃疡深度＞3mm或骨外露	65～82	77～85	3.9	0.3
皮肤发红、肿胀、积脓	36～41	77～80	NS	NS
足部溃疡患者20周内不能愈合的预测指标				
无表现	14	70	0.5	—
1项表现	37	—	0.8	—
2项表现	35	—	1.8	—
3项表现	13	96	3.5	—

注：*诊断标准，足部溃疡，在2～4年的随访中出现溃疡；骨髓炎，骨活检（组织学或微生物学）；其中两项研究的小部分患者还接受了MRI来明确骨髓炎的诊断。

**临床表现的定义，探针试验阳性、溃疡面积及不能愈合创面的预测的定义见正文。

***似然比，如果体征存在为阳性似然比；如果体征缺失为阴性似然比。

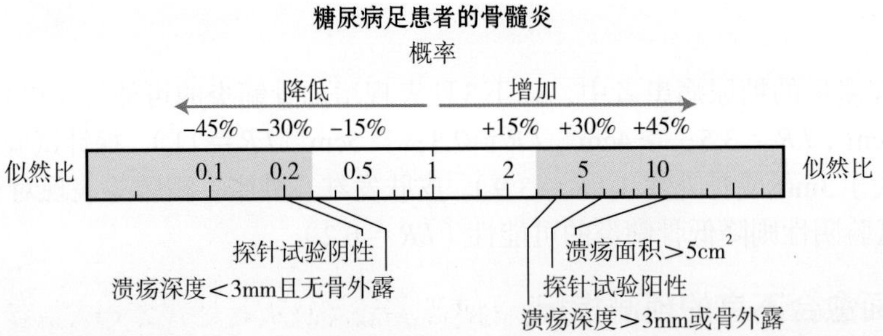

第56章

水肿和深静脉血栓

教学重点

- 全身水肿的患者最重要的查体项目是颈静脉检查。颈静脉压力升高说明水肿的原因为肺循环压力升高。
- 在怀疑深静脉血栓的单侧下肢水肿患者中，单一的体格检查结果大多不可靠，但通过Wells标准综合考虑各项体征可准确将血栓风险分成高、中、低三组。
- 在怀疑深静脉血栓的单侧上肢水肿患者中，通过Constans标准综合考虑各项体征可准确区分出血栓高风险和低风险的患者。

第一节　水　　肿

一、概述

导致单肢水肿的可能原因包括静脉压增加（如静脉功能不全、充血性心力衰竭）、血管通透性增加（如炎症）、胶体渗透压下降（如低白蛋白血症）、淋巴管梗阻（如淋巴水肿）、多余组织的异常堆积（如脂肪水肿）。双侧水肿最常见的原因有充血性心力衰竭、慢性静脉功能不全、肺动脉高压，以及药源性水肿（如硝苯地平、氨氯地平、非甾体抗炎药等）。单侧下肢水肿最常见的原因有深静脉血栓、腘窝囊肿及蜂窝组织炎（见下文）。

二、体征

水肿的可凹性反映了水肿液的黏性，而这又主要取决于其中的蛋白含量。相比于蛋白含量高的水肿液（淋巴水肿、炎性水肿），蛋白含量低的水肿液（如低白蛋白血症、充血性心力衰竭的水肿）受压易凹陷但恢复也更快。拇指在胫骨前加压1～2秒即可产生凹陷，而移走拇指后凹陷可在2～3秒内开始恢复提示低蛋白性水肿（即血清白蛋白水平低于35g/L所伴发的水肿）。

淋巴水肿是一种无痛、质硬的水肿，特征是可造成脚趾方形肿胀及足背局灶隆起。不同于静脉淤血性水肿，淋巴水肿每日变化很小，而且除非继发感染，不然少见溃疡。尽管淋巴水肿液的蛋白含量高，临床经验却显示淋巴水肿在早期按压可凹陷，最终随着继发的纤维化逐渐变成按压不可凹陷、“坚硬如木”的肿胀。

脂肪水肿指双腿多余的皮下脂肪堆积，按压不可凹陷，其典型特征为足部不受累。脂肪水肿仅发生于肥胖女性。

三、临床意义

（一）可凹性水肿

在双腿可凹性水肿的患者中，经颈静脉检查估测静脉压极具诊断价值。如果水肿患者颈静脉异常扩张，则其必然有心脏疾病或肺动脉高压；如果颈静脉压力正常，则需考虑其他原因，如肝病、肾病综合征、慢性静脉功能不全或药物所致。临床医生对静脉压的估测一般准确，研究显示通过颈静脉怒张预测中心静脉压异常升高（即＞8cmH_2O）的阳性似然比为8.9（见第36章）。

相比之下，在未知患者静脉压的情况下，若仅靠可凹性水肿而考虑心脏疾病则很不可靠。举例而言，在因胸痛或呼吸困难而接受心脏导管置入术的患者中，水肿的出现（不知静脉压的情况下）与患者左心压力并无显著关联（见第48章）。

（二）淋巴水肿

淋巴水肿分为原发性（即淋巴系统先天性异常）和继发性（因既往放疗或手术史、瘤栓或反复发作的蜂窝组织炎而导致的淋巴管受损)。原发性淋巴水肿多在40岁前起病，50%的患者为双侧，女性发病率为男性的10倍。因感染、放疗、手术导致的继发性淋巴水肿可发生在各年龄段男性和女性中，多为单侧，多有相关病史。瘤栓多发生在40岁以上患者，几乎总是单侧发生(＞95%的病例)。男性下肢瘤栓最常见的来源是前列腺癌的转移，女性则为淋巴瘤。上肢的淋巴水肿几乎都是由乳腺癌引起的(因肿瘤本身或因手术辅助放疗所致)。

第二节　深静脉血栓

一、概述

通常将下肢深静脉血栓分为近端深静脉血栓(腘静脉及近端)和远端深静脉血栓(小腿静脉)。一些研究指出，只有近端深静脉血栓与具有临床意义的肺栓塞相关，所以也只有这些血栓需要抗凝治疗。

对于出现小腿急性肿胀、疼痛的患者，准确的诊断十分必要，一方面是因为近端深静脉血栓不及时处理可能引起致命的肺栓塞；而更重要的另一方面是，对无近端深静脉血栓的患者进行不当的抗凝治疗会造成不必要的出血风险，严重者可危及生命。

二、体征

(一)视诊和触诊

静脉血栓最重要的表现是疼痛和水肿。两小腿腿围相差大于1.5cm即为异常，提示较粗小腿明显水肿或较细小腿的肌肉萎缩。

其他与深静脉血栓相关的经典表现有：可触及皮下条索、浅表静脉扩张、Homans征、皮肤发红以及皮温改变(不同的专家分别提出过变凉或变热皆与之相关)。但这些表现的理论基础不够可靠，因为腿部深静脉上方有大块肌肉和致密的筋膜覆盖，不易被检查者看到或触及，所以触及深静脉血栓产生的条索感是比较困难的。虽然阻塞处周围侧支循环增加倒是可以使浅表静脉更明显，但皮肤表面温度和颜色反映的是真皮层微血管的管径和血流，而这在静脉阻塞后不一定会有变化。

(二)Homans征

美国外科医生John Homans在他关于静脉血栓的大量著述中对比了这一疾病的两种形式：仅造成轻度肿胀和疼痛的小腿静脉单纯血栓，以及造成全腿水肿和发绀的髂股血栓静脉炎(股白肿)。Homans认为小腿静脉单纯血栓是肺栓塞最常见的来源，而一旦确诊，应通过股静脉结扎来预防肺栓塞的发生(抗凝治疗在当时尚未得到应用)。1941年Homans提出“外力使足背屈时膝盖后的不适感”，即足背屈征是这些难以诊断的小腿血栓的一种表现。尽管我们现在将这一表现称为Homans征，Homans本人却从未揽下这一名号，之后还将这一体征的首先描述归功于另一名医生。

外周检查

外科医生们很快就发现使用Homans征会出现很多假阳性的病例（即足背屈征阳性，手术时却未发现血栓），于是Homans在1944年重新定义了阳性反应，并称“不适感并不是这种反应的一部分”。最终，Homans也对这个体征失去了兴趣，据记载，他曾说过：“如果你想用我的名字命名一个体征，为什么不选一个好一点的？”

（三）假性血栓性静脉炎

大量临床表现疑似深静脉血栓的患者中仅有1/5～1/4患有深静脉血栓。腘窝囊肿指扩张的腓肠肌-半膜肌囊整体插入或破裂进入小腿部，或者压迫了腘静脉造成的临床表现可能类似，但并不是真的深静脉血栓（即假性血栓性静脉炎）。双踝附近的新月形淤斑提示存在此病（以及其他造成小腿血肿的疾病）。

三、临床意义

（一）单项体征

循证医学表56.1列出了不同体征在上千名表现为急性小腿疼痛和（或）肿胀患者中诊断下肢深静脉血栓的能力。尽管一些研究只纳入门诊患者而其他的研究同时纳入了门诊和住院患者，但不管是否在分析中纳入住院患者，单项体征的诊断能力都不改变。在几乎所有的研究中，“深静脉血栓”一词仅指近端血栓（腘静脉及更近端），虽然也有少数研究纳入了近端血栓和孤立性的小腿深静脉血栓的患者（但这些研究中，只有15%～29%的病例仅有孤立性的小腿血栓）。大多数研究都排除了存在提示肺栓塞的症状的患者。

根据这些研究，只有小腿不对称肿胀［差异≥2cm，似然比（*LR*）＝2.1］、浅表静脉扩张（*LR*＝1.6）、全腿肿胀（*LR*＝1.5）和不对称的皮肤发热（*LR*＝1.4）增加了存在血栓的可能性，但这些体征的鉴别诊断能力有限。而皮肤发红、发凉、疼痛、可触及皮下条索和Homans征的诊断效力差。正如我们所料，血栓性浅静脉炎的表现（即浅表静脉疼痛和肉眼可见的炎症表现）也与深静脉病变并无关联。没有这些单项体征则降低了深静脉血栓的可能性（即阴性似然比都＞0.5）。

这些研究显示存在一些危险因素可以帮助诊断，最重要的就是活跃癌[①]的存在（灵敏度7%～39%，特异度90%～97%，阳性似然比2.9）。“近期制动史”或“近期手术史”都可小幅度提升深静脉血栓的可能性（阳性似然比均为1.6）。

（二）体征的综合考虑

由于单项体征的诊断能力较低，Wells等提出了一个综合各项体征的简单评分体系（表56.2），将患者分为下肢深静脉血栓低、中、高风险三组。纳入这一模型的体征都是在先前分析中证明能够独立预测深静脉血栓风险的体征。这一模型现已在总共6000多名疑似深静脉血栓患者的多项研究中证实有效：低验前概率（0分或很低分）降低了深静脉血栓的可能性（*LR*＝0.2，见循证医学表56.3），而高验前概率（3分及以上）显著增加了深静脉血栓的可能性（*LR*＝5.9），中验前概率则对诊断没有帮助。

Wells评分已在门诊患者中进行了较多的验证，而在住院患者中的诊断能力可能相对较低。

① 活跃癌定义：病理诊断为癌症并正在接受抗癌治疗，或在6个月内曾被诊断或曾接受过抗癌治疗。

另外，Wells评分后来又加入了一项新的变量（“既往深静脉血栓史”，若存在则加1分）。改良Wells评分无论是按原始评分那样将结果分成3组［即低验前概率（0分及很低分），*LR*＝0.3；中验前概率（1分或2分），*LR*不显著；以及高验前概率（3分及以上），*LR*＝3.9］，还是分为深静脉血栓“可能性大”（2分及以上，*LR*＝2.1）或“可能性小”（＜2分，*LR*＝0.3）两组，都显示出了较高的诊断效力。

如果使用原始或者改良Wells评分中的任一个计算得出深静脉血栓可能性小，且定量D-dimer检验是正常的，则深静脉血栓的可能性确实很低，不必进行抗凝治疗及进一步检查。随机试验显示，在所有患者中，使用这一方法评估的准确性和安全性与加压超声成像一致。

（三）诊断上肢深静脉血栓

Constans等提出并验证了一套诊断上肢深静脉血栓的床旁标准。根据这一标准，检查者每发现下列三种临床表现之一就在评分表中加1分：①静脉内物质（即导管、起搏器，或锁骨下或颈静脉中留置的装置）。②上肢可凹性水肿。③上肢局部疼痛。但如果存在其他可能诊断（至少与上肢深静脉血栓一样说得通）则减1分（故分数范围为-1～3分）。Constans评分为1分及以下则降低了上肢深静脉血栓的可能性（*LR*＝0.3，循证医学表56.3），而2分或3分则增加其可能性（*LR*＝3）。

表56.1　下肢深静脉血栓*

体征（参考文献）**	灵敏度/%	特异度/%	似然比***	
			体征存在	体征缺失
视诊				
任一小腿或踝部肿胀	41～90	8～74	1.2	0.7
小腿不对称肿胀，差异＞2cm	61～67	69～71	2.1	0.5
全腿肿胀	34～57	58～80	1.5	0.8
浅表静脉扩张	28～33	79～85	1.6	0.9
皮肤发红	16～48	61～87	NS	NS
血栓性浅静脉炎表现	5	95	NS	NS
触诊				
疼痛	19～85	10～80	NS	NS
不对称的皮肤发凉	42	63	NS	NS
不对称的皮肤发热	29～71	51～77	1.4	NS
可触及皮下条索	15～30	73～85	NS	NS
其他检查				
Homans征	10～54	39～89	NS	NS

注：*深静脉血栓诊断标准，静脉造影阳性或加压超声成像阳性。

**体征的定义，以上所有表现都发生在患肢。

***似然比，如果体征存在为阳性似然比；如果体征缺失为阴性似然比。

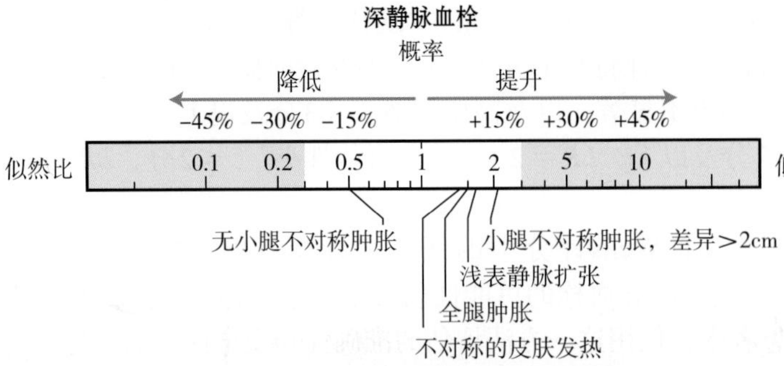

表56.2 深静脉血栓验前概率的Wells评分体系*

临床表现	分数
风险因素	
活动性癌**	1
下肢瘫痪、麻痹或近期石膏固定	1
近期卧床>3天或4周内经历重大手术	1
体征	
沿深静脉系统走行分布的局部疼痛	1
全腿肿胀	1
小腿不对称肿胀（差异>3cm，于胫骨粗隆下10cm测量）	1
不对称可凹性水肿	1
侧支循环浅静脉（非静脉曲张）	1
其他诊断	
与深静脉血栓一致或更可能的诊断	−2

注：*分数的解读，3分及以上，高验前概率；1分或2分，中等验前概率；0分及以下，低验前概率。

**活动性癌定义，病理诊断为癌症并正在接受抗癌治疗，或在6个月内曾被诊断或曾接受过抗癌治疗。

表56.3 下肢深静脉血栓（Wells评分）*

验前概率	灵敏度/%	特异度/%	阳性似然比***
低验前概率	2～29	24～77	0.2
中验前概率	13～46	—	NS
高验前概率	38～87	71～99	5.9

注：*深静脉血栓诊断标准，加压超声见近端静脉血栓，有时还伴有静脉造影阳性。在一些研究中，临床怀疑深静脉血栓低风险、D-dimer检验正常且3个月随访期内未出现静脉血栓栓塞的患者可在无加压超声结果时排除深静脉血栓的诊断。

**验前概率的定义，见表56.2。在一些研究中临床怀疑深静脉血栓低风险、D-dimer检验正常且3个月随访期内未出现静脉血栓栓塞的患者可在无加压超声结果时排除深静脉血栓的诊断。

***似然比，如果体征存在为阳性似然比；如果体征缺失为阴性似然比。

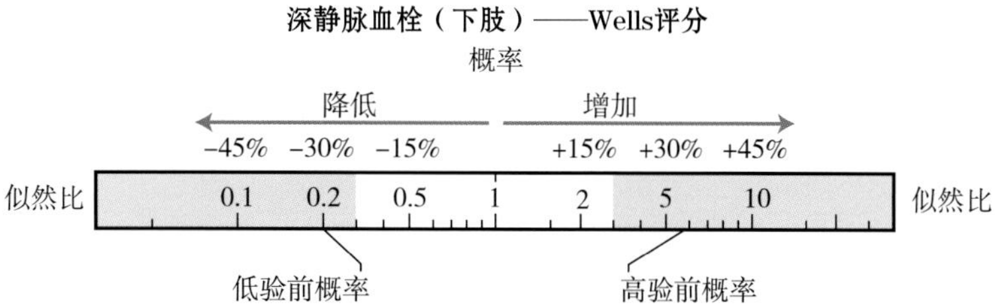

表56.4　上肢深静脉血栓*

体征**	灵敏度/%	特异度/%	阳性似然比
检测上肢DVT的Constans评分为1分及以下	12～42	15～37	0.3
检测上肢DVT的Constans评分为2分或3分	58～88	63～85	3.0

注：*上肢深静脉血栓诊断标准，加压超声成像。

**体征的定义，Constans评分见上文；DVT，深静脉血栓。

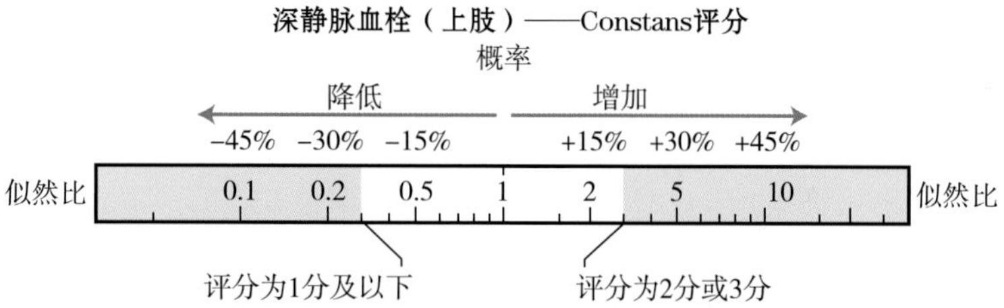

外周检查

第57章

肌肉骨骼系统的检查

教学重点

• 肩痛患者中疼痛弧试验阳性增加肩袖肌腱炎的可能性，而落臂试验阳性及冈下肌无力则增加了肩袖撕裂的可能性，这些表现同时存在时诊断肩袖撕裂的准确度提高。

• 髋部疼痛的患者中，下列表现可增加髋关节骨关节炎的可能性：内旋受限（＜15°）、蹲坐时髋后部疼痛、髋外展或内收时腹沟股疼痛。

• 膝痛患者中，下列表现可增加膝关节骨关节炎的可能性：可触及骨赘、膝内翻、晨僵持续30分钟以上。

• 膝关节创伤的患者中，所有韧带损伤的经典体征（抽屉试验、Lachman试验、侧方应力试验）的阳性似然比均较高。

• 膝部、踝部或足中部钝性创伤的患者中，对应部位的渥太华准则可准确地排除需临床处理的骨折。

• 三个体征可准确诊断跟腱断裂：腓肠肌挤压试验、俯卧屈膝试验以及在跟腱中触及裂隙。

肌肉骨骼系统的检查包括视诊（关节肿胀、发红及畸形）、触诊（关节发热、触痛及摩擦感[①]）、动诊和量诊（即评估关节的活动度）。在这些检查中，活动度是关节病变灵敏度最高的检查，各关节的正常活动度见表57.1。

关节痛可源于关节自身（即关节病变）或关节外结构，如肌腱、韧带、滑囊或神经。关节病变的特点是全关节周围的水肿和疼痛，该关节主动及被动运动时的各向活动度受限。相比之下，关节外病变造成的水肿和疼痛则仅限于特定的局部区域，仅影响某些方向的活动度，且相比于被动运动（即肌肉舒张时的运动），关节外病变更多限制主动的关节运动（即自主运动）。

当关节未正常对齐时，我们用**脱位**（dislocation）一词指两个关节面完全失去接触，而**不全脱位**（subluxation）一词指仍有部分接触。**外翻畸形**（valgus deformity）是指关节远端的肢体翻向远离身体中线的方向［如“X形腿”的**膝外翻**（genu valgum）及“蹈囊炎”的**踇外翻**（hallux valgus）］。**内翻畸形**（varus deformity）是指关节远端的肢体翻向朝向身体中线的方向［如“O形腿”的**膝内翻**（genu varum）］。**反屈畸形**（recurvatum deformity）是指关节异常过度伸展［如“膝过伸”患者的**膝反屈**（genu recurvatum），常见于慢性股四头肌无力患者，见第7章］。

细致的查体是肌肉骨骼系统疾病诊断的基础，因为肌肉骨骼系统疾病的诊断不同于其他系统，有很多的诊断标准都依赖于床旁检查（表57.2和第1章）。例如，当患者出现腕部和手部对称性的关节炎、掌指关节的尺侧偏斜、手指的天鹅颈畸形时，就可基本将其确诊为风湿性关节炎，无论血清学检查中类风湿因子是否为阳性（若为阴性，则该患者为**血清学阴性的类风湿性关节炎**）。本章的重点不是这些定义综合征的体征（这些体征的似然比也无法计算），而是依赖影像学或手术来诊断的肩、髋、膝、踝等关节的病变（如骨关节炎和骨创伤）。本书的其他章节会讨论站姿和步态（见第7章）、背痛（见第64章）以及手部疼痛（见64章）。

第一节　肩　　部

一、概述

肩痛是肌肉骨骼系统第三大常见主诉（前两大是背痛和膝痛）。肩关节很容易出现疼痛，因为它是人体内唯一有肌腱（即肩袖肌腱[②]）从运动的骨骼之间（即肩峰和肱骨）穿过的部位。这一解剖结构使肩部有极大的灵活度，但也使肩袖肌腱和邻近滑囊容易发生炎症、退变和撕裂。

一种常用的肩痛分类方法（表57.3）是基于英国骨科医生James Cyriax的工作发展而来的，它以疼痛部位、被动运动的活动度、肩袖肌肉力量和疼痛弧试验（即外展上举[③]患肩70°～100°，此时肩峰对其下组织的压迫达到最大，若出现疼痛，即为疼痛弧试验阳性）区别不同的肩痛成因。使用这一分类法，5%～12%的肩痛患者为关节囊综合征，17%为急性滑囊炎，5%～11%为肩锁关节综合征，47%～65%为肩峰下综合征，而5%～10%为肩部牵涉痛（如颈椎病或肌

① 关节摩擦感指关节运动时在其上方触及的震动感，并发出细密的爆裂音，又称骨擦音。
② 肩袖由冈上肌、冈下肌、肩胛下肌和小圆肌肌腱组成。
③ 肩外展超过90°时称为上举。

筋膜痛）。

但是，一些医生对这一分类方式的准确度和实用性提出了几点质疑：①无论做出什么诊断，大多数肩痛综合征都使用一样的口服或注射的抗炎药物，以及物理治疗。②从患者的角度来看，不同的肩痛综合征都会造成相似的疼痛，且都会随时间加重，可造成运动障碍，并不能加以区分。③如果患者接受第二次检查，得到的诊断经常会不同。④用以诊断肩部病变的床旁检查种类繁多（一个网站列出了129种检查），且不断有新的方法出现，说明我们对肩部疼痛仍缺乏一个完整而深入的理解。

虽然如此，在区分疼痛是肩部自身病变造成还是其他疾病造成的牵涉痛，以及发现肩袖撕裂这一可能需要外科修复的病变时，床旁检查仍在肩痛患者的检查中起着尤为重要的作用。而这些检查则是本节的关注点。

二、体征

（一）撞击征

撞击征指的是压迫肱骨头和肩峰间的肩袖肌腱诱发患者的肩峰下疼痛。在众多不同的撞击征中，最常见的是Neer撞击征和Hawkins撞击征（图57.1、图57.2）。这两种手法原用于选择适合特定手术的患者。前者使肱骨（即上方的肩袖肌腱）撞击肩峰前下缘，Neer提出对于Neer撞击征阳性的患者，可切除持续疼痛的肩峰前部（即肩峰前部成形术）。而后者则使肱骨大结节撞向喙肩韧带（构成肩袖前部的韧带）。若患者出现Hawkins撞击征阳性且考虑手术，Hawkins认为应切除喙肩韧带。

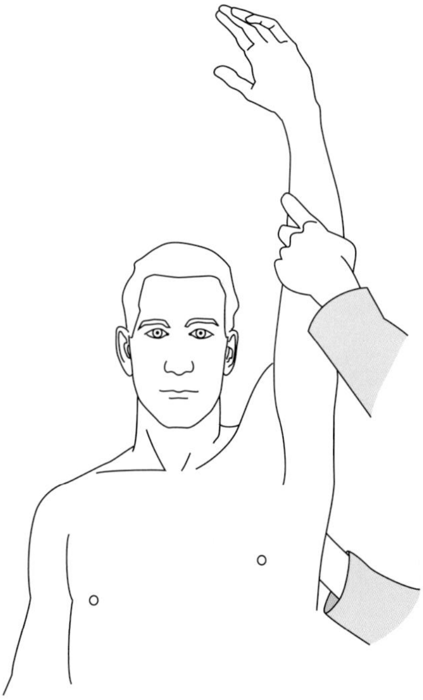

图57.1　Neer撞击征

检查者一只手固定肩胛骨，另一只手举起患者上肢使其前屈过顶，此时肱骨大结节撞击肩峰。Neer认为这一体征并不特异（即各种肩痛都会在这种操作下加重），于是他还提到在肩峰下间隙注射利多卡因，只有肩峰下疼痛会在注射后疼痛消失。

（二）Yergason征

一直以来，Yergason征都被认为只与肱二头肌肌腱炎相关，但事实上大多数肱二头肌肌腱炎的患者也同时存在肩袖病变（图57.3）。这是因为持续的肩峰下撞击会造成冈上肌肌腱及上方关节囊磨损，进而使肱二头肌长头腱暴露并接受同样的撞击。其实，大多数肱二头肌肌腱的撕裂都与肩袖重度病变相关。

（三）Speed试验

与Yergason征一样，Speed试验（图57.4）最初也是用来识别起源于肱二头肌肌腱的疼痛的，但现在的研究通常将其应用于肩峰撞击综合征的诊断。

（四）肌肉萎缩

检查者通过观察患侧肩胛冈是否比对侧突出来判断是否存在冈上肌或冈下肌的萎缩。这些肌肉的萎缩可在肩袖撕裂后2～3周内出现。

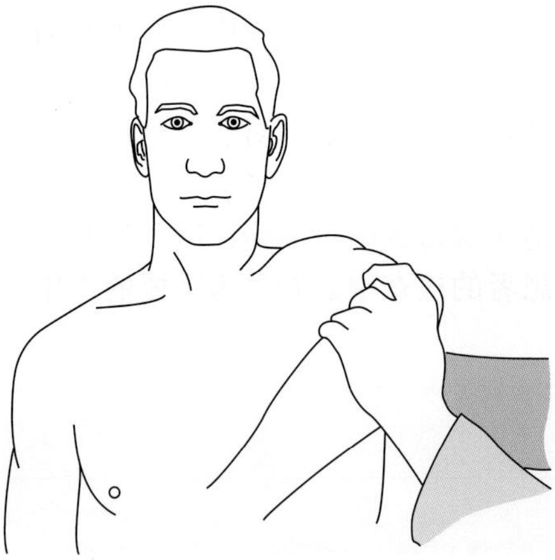

图57.2 Hawkins撞击征

检查者站在患者面前，使患者屈肘90°并前屈肩关节至上臂保持水平，随后内旋患者肩关节从而使肱骨大结节撞击喙肩韧带。

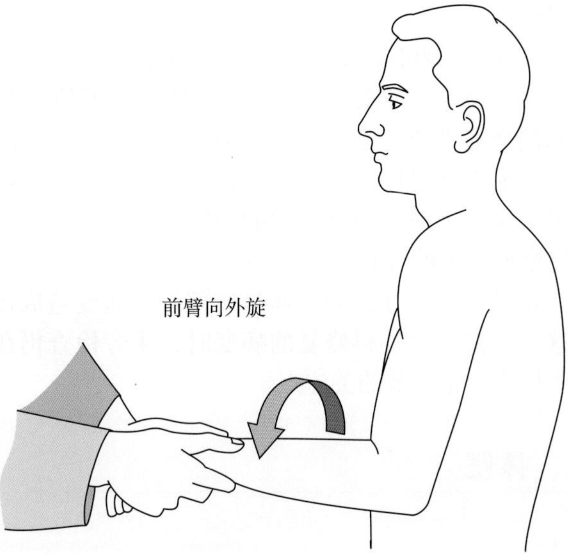

图57.3 Yergason征

检查者站在患者面前，使患者屈肘90°并处于前臂旋前位，随后嘱患者抵抗检查者提供的阻力用力外旋（即为图中所示方向）。结节间沟处出现疼痛即为阳性，提示肱二头肌长头肌腱炎（前臂旋后的主要肌肉）。

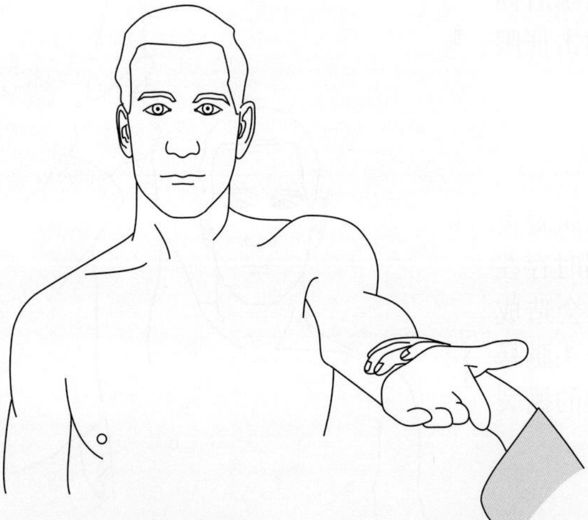

图57.4 Speed试验

嘱患者肩前屈60°～90°，并保持肘部伸直、前臂旋后（即掌面朝上）。检查者通过下压患者前臂给予阻力。出现肩部（肱二头肌沟）疼痛为阳性。

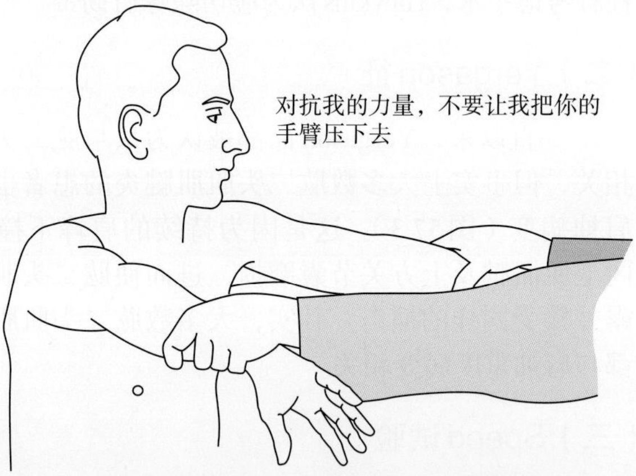

对抗我的力量，不要让我把你的
手臂压下去

图57.5 冈上肌试验（空杯试验、Jobe试验）

检查者站在患者面前并沿肩胛骨平面（与冠状面约成30°角）上抬患者双侧上肢至水平［即前侧平举（Scaption），介于前平举和侧平举之间］。患者上肢内旋使拇指向下（如同倒空杯子的动作）。嘱患者对抗检查者下压肢体的力量并保持在该位置，对比两侧力量。一些研究者提出检查冈上肌的方式应稍做修改，使上肢外旋拇指向上（又称满杯试验），因为这一姿势比空杯试验造成的疼痛要轻一些。在临床研究中，两种方式的诊断准确度相似。

（五）肌力检查

对怀疑存在肩袖撕裂的患者最需要检查的肌肉就是冈上肌（与大多数肩袖撕裂相关）和冈下肌（与11%～45%的撕裂相关）。冈上肌使肩部外展，而冈下肌使其外旋。图57.5和图57.6展示了检查其肌力的方式。

（六）落臂试验

检查者尽可能外展上举患者上肢后松开，嘱其将上肢缓慢放回身体一侧。提示肩袖撕裂的阳性表现如下：患者可平稳将上肢下放到与铅垂线成约100°处，随后动作变得不稳，可能突然垂到一侧。

落臂试验阳性出现在100°处以下，并不是因为在这个角度时冈上肌对外展力量的贡献最大①，而是因为三角肌使上肢缓慢下落的过程需要一个支点，而这一支点需要完整的肩袖肌肉将肱骨头贴紧关节盂来产生。

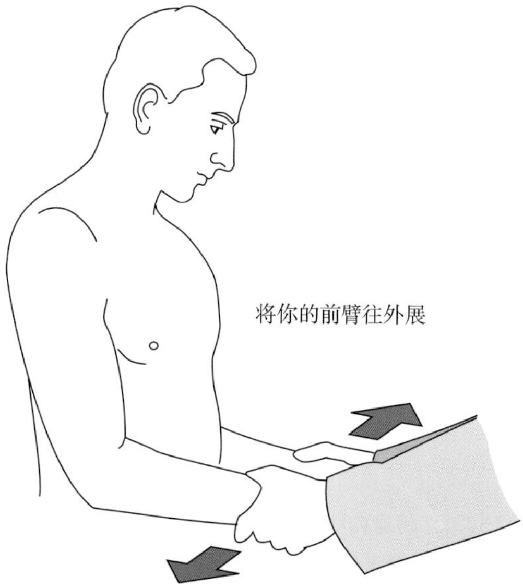

图57.6 冈下肌试验

检查者站在患者面前，嘱患者上臂贴紧身体两侧并保持屈肘90°拇指向上的姿势。检查者用手握住患者双手外侧并嘱患者对抗其向内的阻力而使前臂外旋（即为图中所示方向），对比两侧力量。

（七）肩袖撕裂的触诊

肩袖撕裂的早期描述强调从肩峰前缘三角肌间直接触及撕裂的重要性（图57.7）。

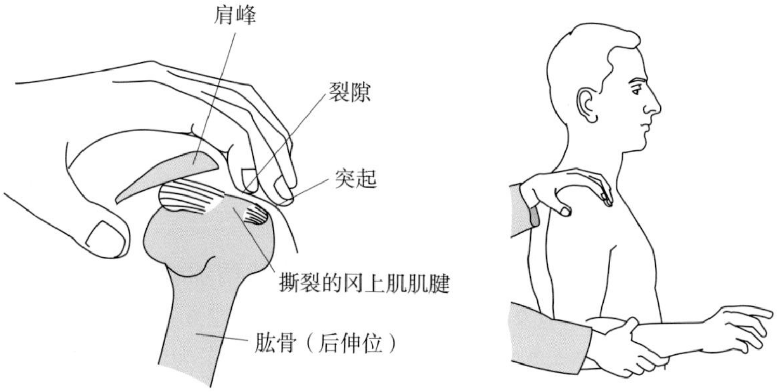

图57.7 肩袖撕裂的触诊

检查者站在患者身后，嘱患者上臂自然下垂于身体两侧，并保持屈肘90°。检查者一手握住患者前臂，另一只手在患者肩峰下触诊，随后检查者可缓慢使患者前臂尽可能后伸并使肩部内旋或外旋以充分暴露出肱骨大结节及其附着组织。在冈上肌肌腱（附着于肱骨大结节）撕裂的患者中，检查者可触及异常的突起及其后的异常的裂隙。异常的突起就是附着肌腱断裂的大结节，而其后的裂隙就是冈上肌肌腱撕裂产生的。与对侧肩部对比可帮助检查者判断是否真的存在撕裂。

① 冈上肌只负责30°以内的外展，而三角肌（肩袖病变时不受累）则负责30°～180°的外展上举。

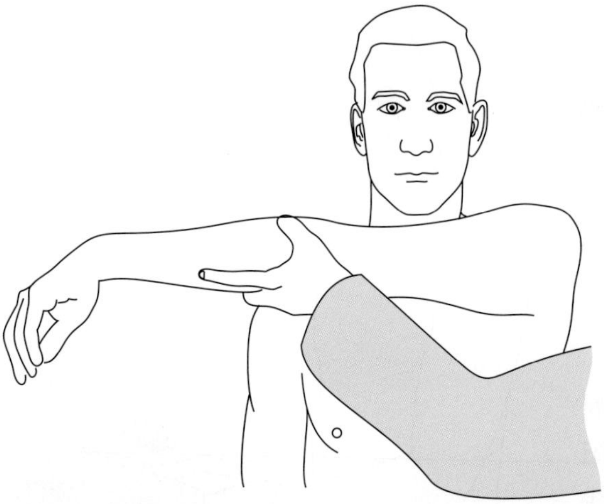

图57.8　**跨身内收试验**

检查者使患肢内收到最大限度水平穿过胸前。阳性表现为患侧肩锁关节痛。

（八）跨身内收试验（围巾试验）

该试验使上肢内收到最大限度水平穿过胸前（图57.8），此时这一侧的肩锁关节会产生压迫。

三、临床意义

（一）肩锁关节痛

肩痛患者若出现跨身内收试验阳性则会增加肩锁关节痛的可能性［似然比＝3.7，循证医学表57.4］，而阴性则会使可能性降低（*LR*＝0.3）。肩锁关节触痛和压痛则对诊断没有帮助（似然比NS）。

（二）肩袖肌腱炎

根据循证医学表57.4中的似然比，能最大限度增加肩袖肌腱炎可能性的表现是疼痛弧试验阳性（*LR*＝2.9）、Yergason征阳性（*LR*＝2.8）以及Speed试验阳性（*LR*＝1.9）。Yergason征和Speed试验诊断的准确性再次强调了肱二头肌腱痛和肩袖疾病间的联系（见“Yergason征”部分）。

Neer撞击征或Hawkins撞击征阳性对肩袖肌腱炎的可能性并没有明显的影响（*LR*1.6～1.7），原因很简单，因为这些撞击试验会加重所有种类的肩痛（即特异度低，而且还存在很多假阳性，但是这些研究都没有像Neer最初提出的那样在注射利多卡因后重复撞击试验，而这一操作可能提升特异度）。Hawkins撞击征阴性（*LR*＝0.3）及两类撞击征均阴性（*LR*＝0.1）可显著降低肩峰下病变的可能性。

（三）肩袖撕裂

1. 单独的体征

以下床旁检查表现对肩痛患者存在肩袖撕裂的可能性增加幅度最大：年龄在60岁及以上（*LR*＝3.2）、落臂试验阳性（*LR*＝2.9）及冈下肌无力（*LR*＝2.6）。冈上肌试验阳性可小幅度增加其可能性，而无论以无力（*LR*＝2）还是疼痛（*LR*＝1.7）作为阳性结果的标准，其诊断准确度都是相似的。年龄在39岁及以下（*LR*＝0.1）可降低肩袖撕裂的可能性。

虽然触及冈上肌肌腱中肩袖撕裂产生的裂隙的诊断准确度极高（阳性似然比10.2，阴性似然比0.1，见循证医学表57.4），但是这些的前提是：该项查体要由熟知肩部解剖且肩痛诊治经验丰富的骨科医生完成。其他检查者是否能达到同样的准确度仍存疑。

2. 综合体征

两项使用综合体征诊断肩袖撕裂的研究展示出了优越的诊断准确度。每项研究都涵盖3项体征。Murrell综合了撞击征、冈上肌无力及冈下肌无力，而Park则综合了Hawkins撞击征、疼痛弧试验及冈下肌无力。当三项体征同时存在时，存在肩袖撕裂的可能性均得到极大提升（Murrell的结果中*LR*＝48，Park的结果中*LR*＝15.9，循证医学表57.5），而三项表现均为阴性时，可能性则会明显降低（Murrell的结果中*LR*＝0.02，Park的结果中*LR*＝0.2）。

第三节 髋 部

一、概述

髋部疼痛可由多种病变引起，包括髋关节炎、骶髂关节病变、关节外病变（如大转子滑囊炎、髂腰肌滑囊炎）、神经源性疾病（如感觉异常性股痛、坐骨神经痛）以及相对少见的其他病因（如疝气）。

二、体征

髋关节位于骨盆下部深处，周围覆盖大肌群，避免了直接与外界接触，但也限制了躯体感觉的精准定位。于是，一些髋关节炎的患者会出现腹股沟疼痛，还有很多患者的疼痛会沿髋关节囊传入神经的皮神经分支分布定位于远处，如大腿和膝盖（闭孔神经和股神经）或臀部（坐骨神经）。不同于关节外病变引起的髋关节痛（如大转子滑囊炎），髋关节病变会影响其各项运动，包括屈伸、内收外展以及内旋外旋。

很多髋关节病变的患者会出现特征性的跛行，称为髋痛步态（coxalgic gait，见第7章）。

三、临床意义

一项纳入78名患者的研究显示，单侧髋关节痛、同侧臀部（*LR*＝6.7）或腹股沟（*LR*＝3.6）局限性痛可增加髋部骨关节炎的可能性。其他可增加髋部病变可能性的表现包括蹲坐时髋后部疼痛（*LR*＝6.1，循证医学表57.6）、髋外展或内收时腹沟股疼痛（*LR*＝5.7）以及主动屈（*LR*＝3.6）伸（*LR*＝2.7）髋关节时的疼痛。在另一项纳入598名老年关节痛患者的研究中，髋关节内旋受限至小于15°是髋部骨关节炎的有力证据（*LR*＝9.9）。

第四节 膝 部

一、概述

多达13%的成年人有膝痛主诉，是仅次于背痛的肌肉骨骼系统第二大主诉。常见病因包括关节炎（骨关节炎、类风湿关节炎、痛风以及假性痛风）、滑囊炎（髌前囊及鹅足囊炎）以及韧带或半月板损伤。6%～12%膝部创伤的患者膝关节X线平片上可见明显骨折，而最常见的关节内受损结构为内侧副韧带、前交叉韧带和半月板（内侧半月板损伤多于外侧，比例为3∶1）。

二、体征

（一）膝部骨折的渥太华准则

根据对逾千例膝部受急性钝性创伤患者的研究，Stiell等汇总了5个指标，用以判断是否存在有临床意义的膝部创伤（表57.4）。该研究将"膝部"广义地定位为包括髌骨、腓骨头与腓骨颈、胫骨近端8cm以及股骨远端8cm。有临床意义的创伤指需骨科会诊、夹板固定或手术修复的创伤。

（二）韧带损伤的检查

膝关节的稳定性取决于关节囊与两对韧带：内外侧副韧带以及前后交叉韧带[①]。完整的韧带可限制关节特定方向的运动，检查者通过向特定方向施力来检查四条韧带是否完整（相关检查见下方）。如果施加压力也未造成运动或者仅出现轻微运动但突然终止（即"硬性"终止），则表示韧带是完整的。如果运动范围过大或"软性"终止，则表示韧带受损。

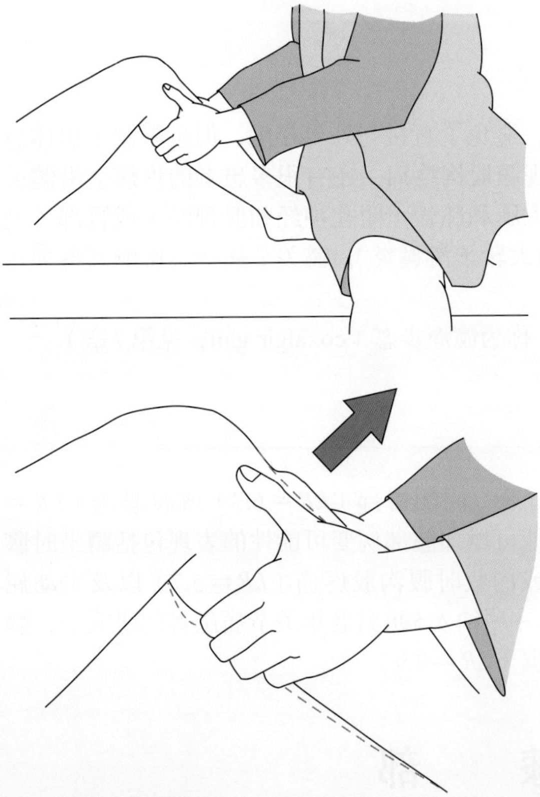

图57.9 前抽屉试验

患者平卧并屈髋45°，屈膝90°，将脚平放在检查床上。检查者坐在患者的脚上以固定，之后抓住患者小腿上部向前牵拉来检查前交叉韧带。胫骨向前方的异常不全脱位（如箭头方向）伴"软性"终止为阳性表现。

膝外侧钝性创伤多造成内侧副韧带损伤，而内侧钝性创伤则多造成外侧副韧带损伤。腿固定后的膝盖扭曲是前交叉韧带损伤的特征性机制（如足球运动中的射门，篮球运动中的变向），而膝盖屈曲时的硬性制动则常导致后交叉韧带损伤（如车祸中膝部撞击仪表盘）。半月板损伤的机制与前交叉韧带的相似，即腿固定后的膝盖扭曲，但不同于立即出现膝部肿胀的前交叉韧带损伤，半月板损伤的肿胀只在伤后数小时出现（因为半月板的血供较少）。

1. 前交叉韧带

前交叉韧带能防止胫骨相对于股骨的向前不全脱位。对此有三项常见的检查：前抽屉试验、Lachman试验和轴移试验（图57.9～图57.11）。

轴移试验阳性是指前交叉韧带受损的患者屈膝约30°时胫骨出现向前不全脱位的趋势，而屈膝40°以上时又可自动复位。前交叉韧带受损的患者向前伸膝落地时可注意到自己的轴移现象（如跑步时突然停下引起的胫骨前移，产生"打软腿"的感觉）。图57.12阐释了轴移

① 交叉韧带的名字源自其在胫骨平台上的附着点（即前交叉韧带从股骨后伸向胫骨前，而后交叉韧带从股骨前伸向胫骨后，两者形成交叉）。

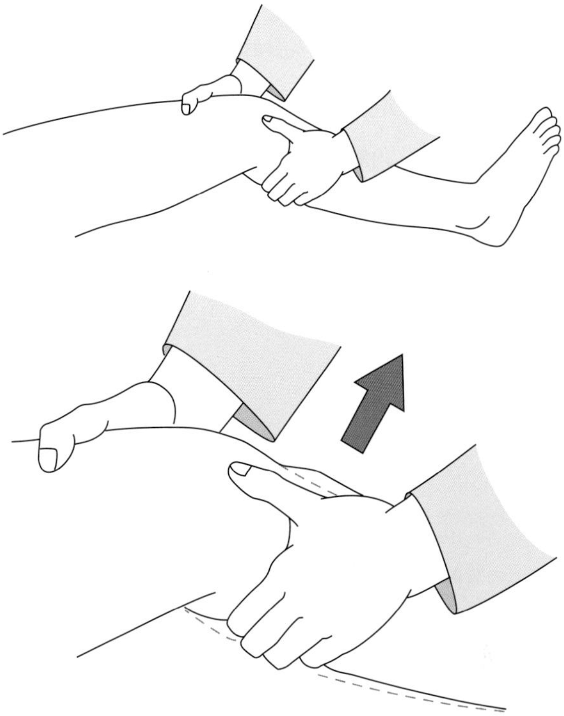

图57.10 Lachman试验

Lachman试验的体位与前抽屉试验不同（图57.9）。只需屈膝20°，而不必屈髋。检查者一手抓紧患者大腿下部，另一只手抓住小腿上部，向前牵拉胫骨以检查韧带，观察是否出现胫骨向前异常不全脱位（如箭头方向）。

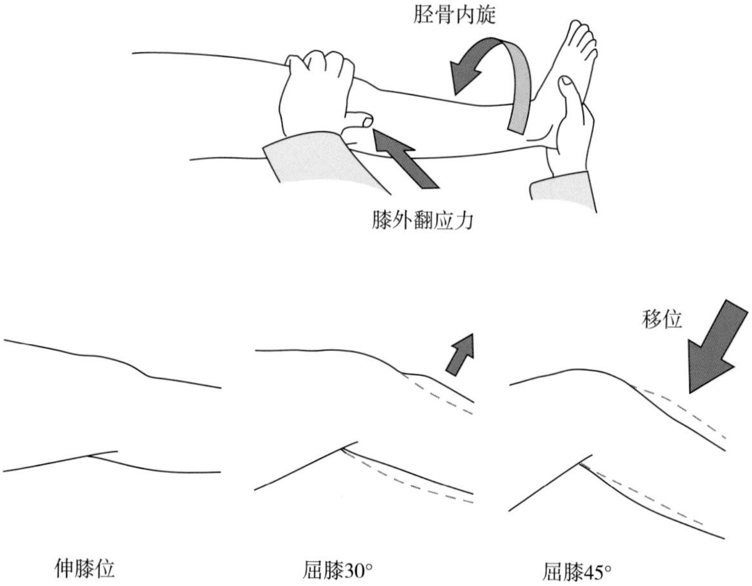

图57.11 轴移试验

有报道的该试验版本有很多，其中最常见的是在患者平卧位伸髋伸膝状态下进行的。检查者抬高患者腿部，一只手放在腓骨上，另一只手握住踝部，内推腓骨（产生膝外翻应力）并内旋踝部（带动胫骨）。保持上述外翻内旋应力，使患者缓慢屈膝。前交叉韧带受损的患者以此种方式屈膝约30°时会出现自己不易察觉的胫骨向前不全脱位（如小箭头所示），而在屈膝40°～50°时，胫骨可突然复位（如大箭头所示，即“轴移”的“移位”），此为轴移试验阳性表现（也被很多患者表述为“打软腿”的感觉）。

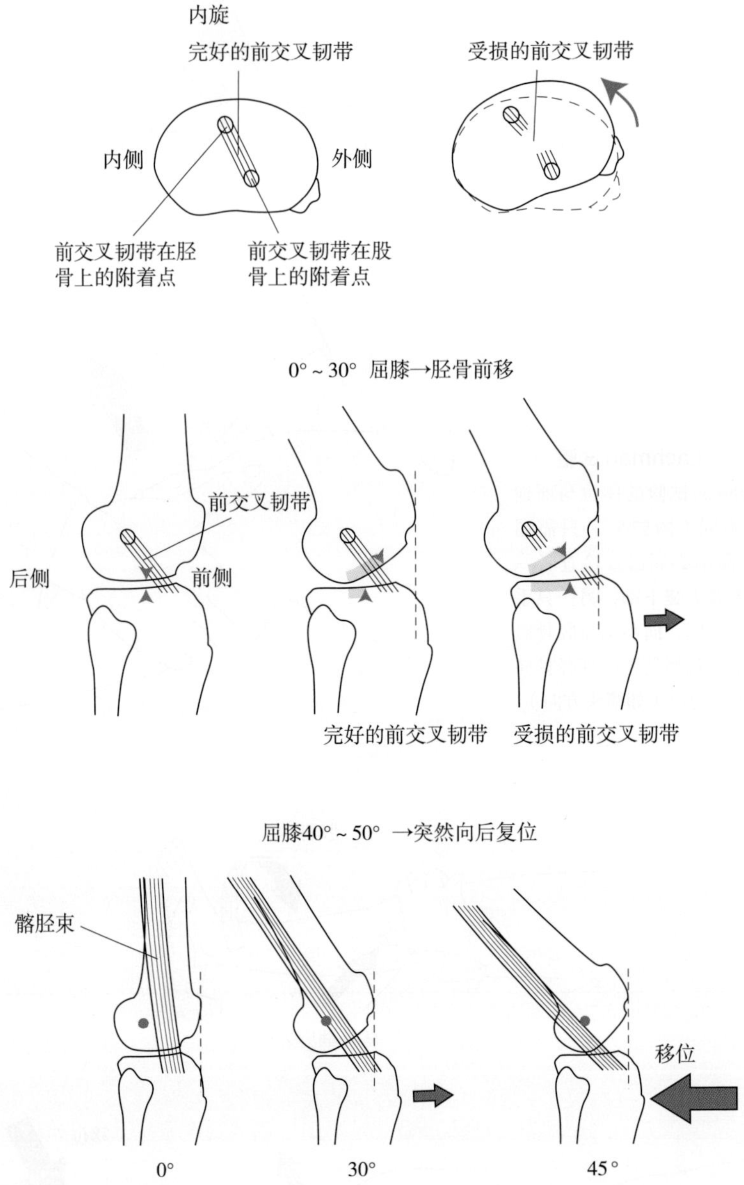

图57.12 轴移的机制

轴移现象（即轴移试验阳性）指屈膝约30°时胫骨相对股骨远端的向前移位，以及屈膝40°～50°时胫骨突然的自动向后复位（图57.11）。本图阐释了前交叉韧带受损患者在膝内旋（顶图）、0°～30°屈膝（中图）以及40°～50°屈膝（底图）时膝部内的情况。①顶图（俯视胫骨平台）：由于其斜向走行（顶图左），前交叉韧带是限制胫骨内旋的主要韧带（这也解释了为何运动员在支撑腿固定后旋转膝部变向时会发生前交叉韧带损伤）。如果前交叉韧带撕裂（顶图右），膝部内旋会引起胫骨的过度前移（相对于股骨）。②中图（0°～30°屈膝）：中图左显示了前交叉韧带的走行方向，蓝箭头标记的是膝部充分伸直时股骨与胫骨的接触点。在屈膝的过程中，若前交叉韧带是完好的（中图中），股骨在胫骨上滑动，以较大的关节面（浅蓝色阴影）接触胫骨平台上较小的一片区域。若前交叉韧带受损（中图右），则不会发生这样的滑动，股骨髁在胫骨平台上发生向后滚动，使胫骨向前移位（如点状铅垂线所示）。轴移试验中要施加使胫骨外翻的力，这是为了确保股骨外侧髁和胫骨外侧平台像正常负重时那样发生接触。③底图：当膝部伸直时（底图左），髂胫束呈松弛状态且位于屈膝动作的轴心（实心圆圈）之前。在屈膝30°时（底图中），髂胫束仍在屈膝轴之前，但在前交叉韧带受损的患者中由于胫骨的前移而被拉紧。在屈膝45°时（底图右），髂胫束则位于屈膝轴的后面，于是其作用由伸膝变成了屈膝，从而将胫骨拉回原位对齐（即产生移位）。

现象的机制。屈膝40°～50°时胫骨突然复位的确切原因仍有争议，但多数专家认为是由髂胫束的拉力（当屈膝超过40°时其作用迅速从伸膝变为屈膝）和胫骨关节面的几何特性决定的。

早在19世纪70年代的著作中就发现了关于前抽屉试验的描述。而Lachman试验则在1976年被美国骨科医生John Lachman的一名学生以老师的名字命名，虽然这个体征早在一个世纪前就有欧洲医生描述过了。早在1920年就有患者展示自己轴移现象的照片发表，但轴移试验确是在1972年才被正式描述。这一名词不免让人有些困惑，而据Liorzou的描述，这源自一次对曲棍球运动员的采访，这位运动员说，“当我变向时，我的膝部会发生移位”。

2. 后交叉韧带

后交叉韧带是膝关节内部结构中最不容易发生损伤的。因为这一韧带限制的是胫骨相对股骨的向后不全脱位，传统的检查方式为后抽屉试验（图57.13）。

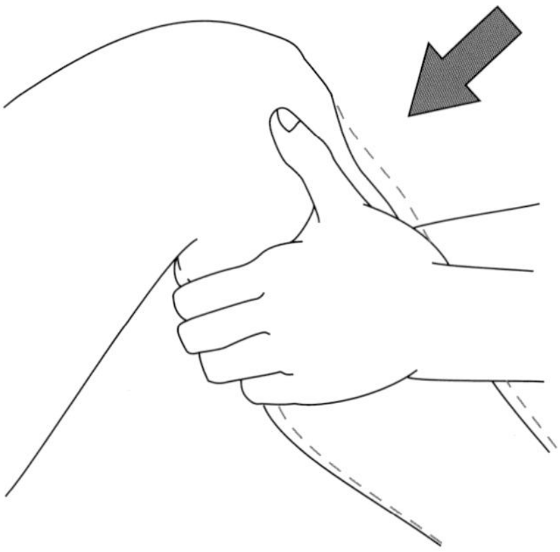

图57.13 **后抽屉试验**

患者体位同前抽屉试验（图57.9），检查者抓住患者小腿上部向后推，这一力量会造成后交叉韧带受损的患者胫骨向后的异常移位（如箭头所示）并伴“软性”终止。

3. 侧副韧带

检查两侧副韧带损伤要使膝内翻或外翻，并与对侧比较以查看是否有活动的异常。检查应在膝关节伸直和20°屈曲位下进行。外翻时活动度增加（即外翻应力试验阳性）提示内侧副韧带损伤；内翻时活动度增加（即内翻应力试验阳性）提示外侧副韧带损伤。

（三）半月板损伤的检查：McMurray试验

半月板前角撕裂或大的桶柄状撕裂时经常会出现胫骨平台前缘和股骨关节面间的组织移位，从而阻碍膝关节的充分伸展（即出现交锁），此为半月板损伤的典型体征。

由于半月板后半的撕裂一般不会出现交锁体征，所以更难检查，于是英国骨科医生McMurray在1949年提出了更多的检查方式，其中之一就是现在被称作McMurray试验的检查（图57.14）[①]。

① 记住McMurray试验体位一个方法：检查内侧半月板时类似于患者处于双脚外旋蹲坐位，检查外侧半月板时则类似于患者处于双脚内旋蹲坐位（即“内八字”）。而一位研究者也将这种蹲坐方式发展成了一种查体方式（Ege试验）。

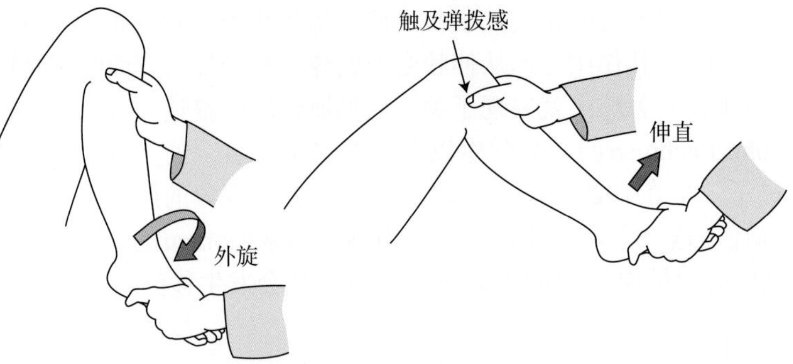

图57.14　McMurray试验

检查者充分屈曲患者膝部，使胫骨尽可能贴向臀部再使其外旋或内旋，从而将半月板后半的撕裂部分转到股骨髁曲面的前方：外旋可检查内侧半月板，内旋检查外侧半月板。因此，本图展示的是内侧半月板的检查：检查者一只手抓住患者的脚踝，另一只手扶在膝部内侧关节线，充分屈曲患者膝部再使胫骨外旋，然后检查者一边保持外旋应力一边缓慢伸直患者膝部，从而迫使股骨内侧髁在胫骨平台上向前滑动，压过发生撕裂的半月板区域。当股骨压过撕裂处时，在内侧关节线处可能触及弹拨感（即为阳性表现）。同理，检查外侧半月板时应使膝内旋，触诊外侧关节线，其余类似。流行的骨科教材和综述文章还在McMurray试验中增加了外翻和内翻的应力，但McMurray的原始报道中并不包含这一操作，也未被用于检测McMurray试验诊断效力的研究中（见循证医学框57.6）。

三、临床意义

（一）骨关节炎的诊断

在一项纳入了237名各种慢性膝部疼痛患者（即骨关节炎、类风湿关节炎、半月板或韧带损伤、骨坏死、痛风、感染性关节炎以及其他各种结缔组织疾病）的研究中，下列体征被发现可增加膝部骨关节炎的可能性：可触及的骨性膨大（*LR*＝11.8，循证医学表57.7）、膝内翻畸形（*LR*＝3.4）、持续时间不超过30分钟的晨僵（*LR*＝3）以及循证医学表57.4中列出的六项特征性体征中出现三项及以上（*LR*＝3.1）。可降低膝部骨关节炎可能性的体征包括：出现的特征性体征少于三项（*LR*＝0.1）、持续30分钟以上的晨僵（*LR*＝0.2）以及无关节摩擦感（即骨擦感，*LR*＝0.2）。外翻畸形在骨关节炎患者和其他疾病患者中出现的频率类似，对诊断没有帮助（似然比不显著）。

在另一项纳入598名关节僵痛老年患者的研究中，不能屈膝超过120°可较准确检查出存在影像学骨关节炎改变的患者（灵敏度13%，特异度96%，阳性似然比3.4）。

（二）膝部骨折的诊断

在以膝部创伤收入急诊科的患者中，下列体征可增加存在有临床意义的膝部骨折的可能性：屈膝不能超过60°（*LR*＝4.7，循证医学表57.8）、伤后及接诊后患腿不能承重（*LR*＝3.6）、腓骨头触痛（*LR*＝3.4）、年龄≥55岁（*LR*＝3）。渥太华准则评估结果阴性（即表57.4中五项指标均为阴性）可大幅降低膝部骨折的可能性（*LR*＝0.1）。

（三）韧带及半月板损伤的诊断

大多数关于膝部软组织损伤的研究都容易出现选择偏倚（即只纳入了要做手术的患者）及验证偏倚（即给患者手术的医生也是为其查体的检查者）。但是，这些偏倚的影响可能并不像预想的那么大，因为使用独立的诊断标准（如磁共振成像，MRI）的其他研究得出的这些查体方式的诊断效能与上述研究相似。

1. 前交叉韧带损伤

三项检查前交叉韧带损伤的查体中，任何一项阳性都可增加前交叉韧带损伤的可能性：Lachman征（$LR=19.5$，循证医学表57.9）、前抽屉试验（$LR=13.6$）和轴移试验（$LR=8.8$）。但是，仅有Lachman试验阴性可显著降低前交叉韧带损伤的可能性（$LR=0.2$）。

Lachman试验比前抽屉试验灵敏度更高的原因有三点：①急性前交叉韧带损伤造成的关节积血会使屈膝活动度受损从而不易进行前抽屉试验。②疼痛刺激会导致腘绳肌群（即大腿后部肌群）紧张，在前抽屉试验中（即屈膝90°时）会直接拮抗胫骨前脱位的趋势，但屈膝20°时则不会拮抗（此时腘绳肌群的牵拉几乎与胫骨移位方向垂直）。③内侧半月板的边缘较厚呈楔形，在屈膝90°时（即前抽屉试验）与股骨髁的曲面接触起到楔子的作用，阻碍胫骨向前移位，而在屈膝20°（即Lachman试验）时则无此作用。一项研究的结果支持了最后一项假说，内侧半月板切除后前抽屉试验的灵敏度从50%增加到100%。

在三项临床研究中，富有经验的检查者通过结合问诊和查体即可准确诊断前交叉韧带撕裂（据关节镜下验证：灵敏度达86%～96%，特异度为98%～99%，阳性似然比49.6，阴性似然比0.1）。

2. 后交叉韧带撕裂

两项研究报道了后交叉韧带撕裂的床旁检查的准确度（阳性似然比97.8、阴性似然比0.1，见循证医学表57.9）。然而遗憾的是，两项研究都没有写明具体的检查方式，不过可以基本确定其中包括后抽屉试验。

3. 半月板损伤

McMurray试验阳性（$LR=4$）和伸膝受限（$LR=3.2$）均可增加半月板撕裂的可能性。但却没有体征能显著降低其可能性，只有关节线压痛阴性可轻度降低可能性（$LR=0.5$）。其存在可能提示伴发的关节囊或侧副韧带损伤，而非半月板损伤本身所引起。

以上研究关注于是否有半月板损伤的诊断，而另外三项研究则关注于受损半月板能否通过熟练检查者的问诊和查体而被明确诊断并定位。在这些研究中，检查者排除内侧半月板损伤的准确度（灵敏度88%～95%，特异度56%～79%，阳性似然比3.4，阴性似然比0.1）和诊断外侧半月板损伤的准确度（灵敏度51%～55%，特异度90%～96%，阳性似然比8.6，阴性似然比0.5）稍高。

4. 侧副韧带

外翻应力试验阳性可明确提示内侧副韧带撕裂（阳性似然比7.7，循证医学表57.9），而内翻应力试验阳性则提示外侧副韧带撕裂（阳性似然比16.2）。外翻应力试验阴性则可降低内侧副韧带撕裂的可能性（阴性似然比0.2）。

5. 影响体征灵敏度的因素

在下列情况下，韧带损伤的体征更可能会出现：①韧带完全撕裂，而非部分撕裂。②慢性损伤，而非急性。③多韧带损伤（如前交叉韧带受损的膝部若同时伴有内侧副韧带损伤，则更易出现前抽屉试验阳性）。除此之外，一些研究表明，患者放松的程度也影响这些体征的灵敏度，表现为当患者被麻醉时，大多数上述试验的灵敏度得以提升。

6. 评估是否需要膝部手术

如果所有的膝部损伤都予以保守治疗（如静养、支具以及物理治疗），如上所述的详细床旁检查就没有什么实用价值了。而一项纳入膝痛患者的研究显示，很多体征，如屈膝（＜120°）或伸膝受限、内侧或外侧关节线触痛、McMurray试验阳性、Lachman试验阳性以及前抽屉试验阳性都能够独立预测经验丰富的骨科医生是否会向患者推荐膝关节手术（不包含关节置换术）。

第五节 踝 部

一、概述

在因足踝损伤而就诊于急诊的患者中，8%～14%的患者都存在有临床意义的骨折。跟腱断裂一般发生在运动员用力跖屈（跑步或跳跃中蹬地的一下）或背屈踝关节时。

二、体征

（一）踝部与足中部的渥太华准则

Stiell等提出了一套称为渥太华踝关节准则的预测工具，可以用来发现有临床意义的损伤。这一准则关注于足踝部的四个位置是否存在触痛，以及患者在伤后及急诊接诊后能否承重（图57.15）。需注意的是，这一准则只适用于踝部（即胫腓骨远端6cm和距骨）和足中部（即足舟骨、骰骨、楔骨、跟骨前突及第五跖骨基底部）的损伤，而不适用于跟骨体、跟骨结节损伤或

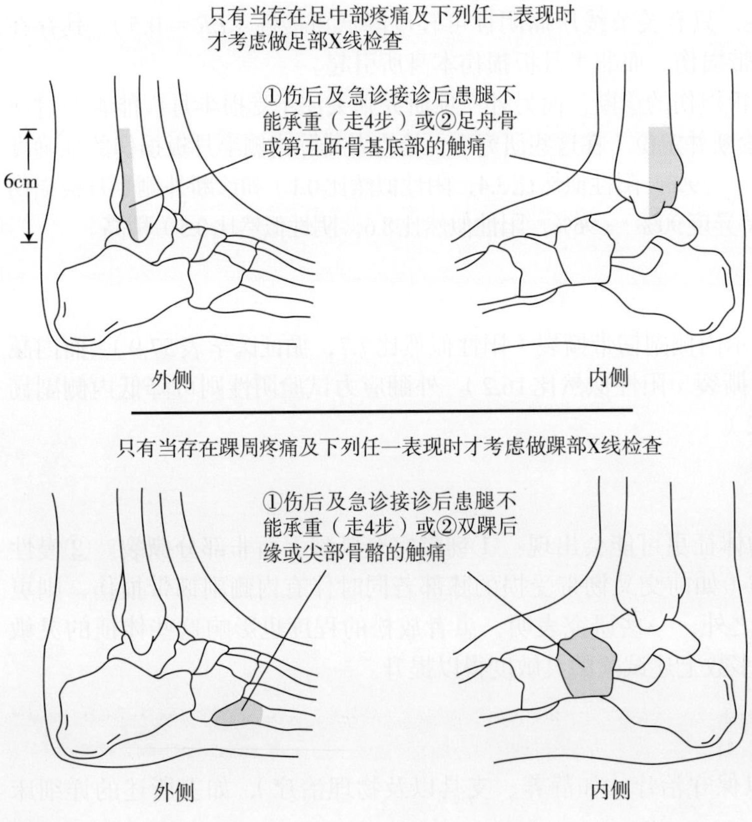

只有当存在足中部疼痛及下列任一表现时
才考虑做足部X线检查
①伤后及急诊接诊后患腿不
能承重（走4步）或②足舟骨
或第五跖骨基底部的触痛
6cm
外侧
内侧
只有当存在踝周疼痛及下列任一表现时才考虑做踝部X线检查
①伤后及急诊接诊后患腿不
能承重（走4步）或②双踝后
缘或尖部骨骼的触痛
外侧
内侧

图57.15 踝部与足中部骨折的渥太华准则

踝部准则如顶图；足中部准则如底图。只有渥太华准则评估结果阳性的患者才需要X线平片检查。"不能自己走4步"意味着患者的双腿即使在跛行下也不能交替承重各两次。需注意的是，这一准则只适用于踝部和足中部的损伤，而不适用于跟骨体、跟骨结节的损伤。以上基于参考文献101。

10年以上的陈旧损伤。

（二）跟腱断裂

很多跟腱断裂的患者仍能跖屈踝部（即附着在足中部胫骨后肌和腓骨肌群收缩使足部发生跖屈），检查者可能会误以为跟腱是完好的，所以出现了专门针对跟腱断裂的检查。如图57.16所示的这些检查依靠对受损肌腱的触诊（可触及的跟腱裂隙）或使患者表现出肌腱功能的缺失（腓肠肌挤压试验和俯卧屈膝试验）。

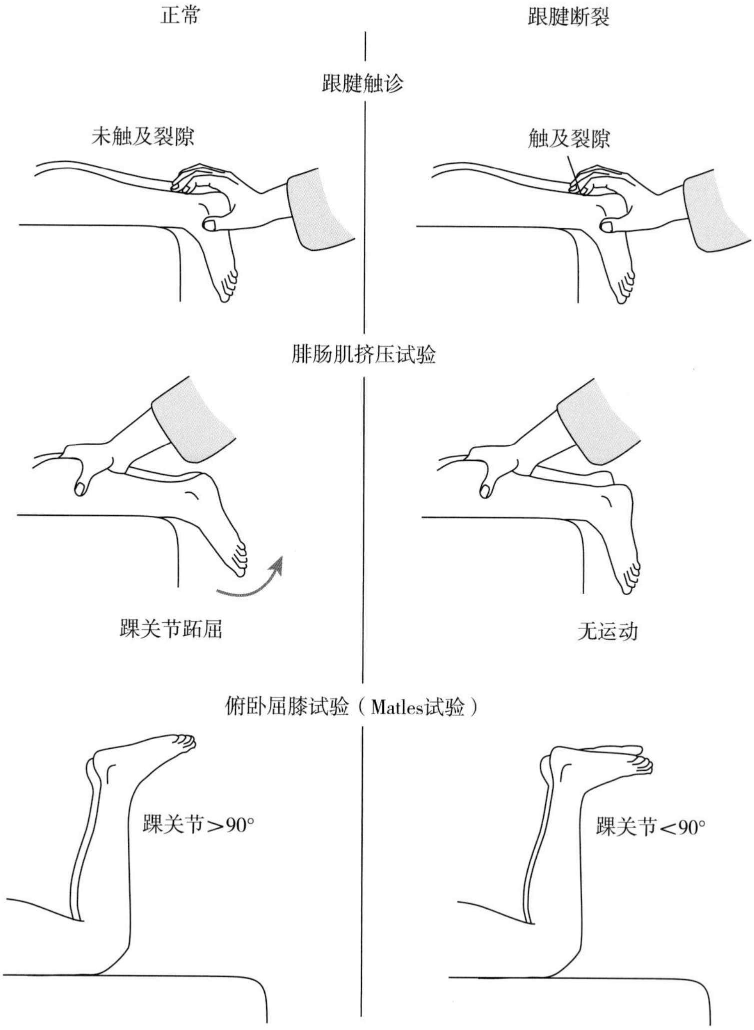

图57.16　跟腱断裂的检查

所有检查前都应使患者处于俯卧位且双足伸出检查床沿。以患者的健侧作为对照（上图的每项检查中，左侧显示的都是跟腱完好的患者，而右图都是跟腱断裂的）。①可触及的跟腱裂隙（顶图）：检查者沿跟腱走行轻轻触诊，寻找裂隙，多可于跟骨上方2～6cm处触及阳性患者的裂隙。②腓肠肌挤压试验（Simmonds-Thompson试验，中图）：检查者轻轻挤压患者腓肠肌中部三分之一最宽处的下缘并观察踝部运动。若跟腱完好，则踝部应跖屈。未跖屈或幅度过小即为阳性表现。正常情况下踝部的跖屈是两侧受压的比目鱼肌向后拉紧跟腱造成的。③俯卧屈膝试验（Matles试验，底图）：检查者嘱患者屈膝90°（双膝可同时或分别屈曲）并观察患者踝部的位置。若踝部仍轻度跖屈，则跟腱是完好的。若轻度背屈或处于中间位置则为阳性表现。Thompson于1962年描述了腓肠肌挤压试验，指出患者应俯卧或跪坐在椅子上来进行检查。Simmonds在1957年描述了同样的检查。而Matles在1975年描述了俯卧屈膝试验。

三、临床意义

（一）踝部与足中部骨折

在踝部损伤的患者中，内踝后部的触痛可增加骨折的可能性［似然比（*LR*）＝4.8，循证医学表57.10］，而渥太华踝关节准则评估结果阴性（*LR*＝0.1）及急诊查体时可自己行走四步（*LR*＝0.3）可降低其可能性。若以音叉振动诱发的触痛替代触诊的触痛，则渥太华踝关节准则的特异度可得到提高。

在足中部疼痛的患者中，第五跖骨基底部的触痛轻度增加了骨折的可能性（*LR*＝2.9）。渥太华足部准则评估结果阴性则极大降低了足中部骨折的可能性（*LR*＝0.1），而这一准则的诊断效力主要依赖于第五跖骨基底部无触痛表现（*LR*＝0.1）。

其他结合了踝关节准则和足部准则的研究证实了其准确度，并显示它们的应用可减少14%～34%的X线平片需求，从而减少医疗开销和患者的等待时间。

（二）跟腱断裂

检查跟腱断裂的三项体征的存在都可增加（*LR*6.2～13.5，循证医学表57.11）或降低（*LR*0.05～0.3）其可能性。

表57.1　关节活动度正常值

关节	屈曲/伸直	外展/内收	旋转
肩关节	180°	180°（外展上举） 45°（跨身内收）	90°（内旋） 90°（外旋）
肘关节	150°（肱尺关节）	—	180°（肱桡关节）
腕掌关节	70°（腕背伸） 80°～90°（腕掌屈）	50°（尺侧偏斜） 20°～30°（桡侧偏斜）	—
手指关节（MCP、PIP、DIP）	90°（MCP） 120°（PIP） 80°（DIP）	30°～40°（掌指关节左右活动度）	—
髋关节	10°～20°（伸髋） 120°（屈膝屈髋）	40°（外展） 25°（内收）	40°（内旋） 45°（外旋）*
膝关节	130°	—	—
踝关节	45°（跖屈） 20°（背屈）	—	30°（内翻） 20°（外翻）

注：*屈髋屈膝时的内/外旋角度，若伸直则角度减小。

DIP，远端指间关节；MCP，掌指关节；PIP，近端指间关节。

表57.2　关节异常表现及其提示的诊断*

体征	诊断
肩部	
视诊	
肩外侧饱满圆钝的外形消失变平，“方肩”畸形	前脱位
肩前部肿胀	盂肱关节滑膜炎、滑膜囊肿
肘部	
视诊	
鹰嘴上方局限性囊性肿胀	鹰嘴滑囊炎
肘部肿胀，鹰嘴旁沟消失	肘关节滑膜炎
尺骨伸肌面皮下结节	痛风石、类风湿结节
触诊	
肱骨外上髁疼痛及压痛	肱骨外上髁炎（网球肘）
肱骨内上髁疼痛及压痛	肱骨内上髁炎（高尔夫球肘）
腕掌部关节	
视诊	
质硬、无痛囊性肿胀，多位于腕部掌侧或背侧	腱鞘囊肿或滑膜囊肿
掌腱膜增厚，引起掌指关节屈曲畸形（环指＞小指＞中指）	掌腱膜挛缩症
尺骨远端异常突出	尺骨不全脱位（多由慢性关节炎造成，尤其是类风湿关节炎）
腕关节上方非可凹性肿胀，未累及腕关节；伴杵状指	肥大性骨关节病
特殊检查	
屈伸手指时出现弹响或掌心卡顿感	扳机指（屈肌腱鞘炎）
Finkelstein试验：患者夹住拇指握拳并向尺侧偏时出现疼痛	拇长展肌和拇短伸肌腱鞘炎（de Quervain狭窄性腱鞘炎）
手指	
视诊	
指关节皱褶消失	近端或远端指间关节滑膜炎
掌指关节间“峰谷”消失	掌指关节滑膜炎
掌指关节尺侧偏斜	慢性关节炎
天鹅颈畸形（掌指关节屈曲、近端指间关节过伸、远端指间关节屈曲）	慢性关节炎，尤其是类风湿关节炎
纽扣花畸形（近端指间关节屈曲、远端指间关节过伸）	伸肌腱中央束从近端指间关节撕脱，常见于类风湿关节炎
骨赘：远端指间关节的Heberden结节，近端指间关节的Bouchard结节	骨关节炎
锤状指：远端指间关节屈曲畸形	末节指骨基底部伸肌腱撕脱或骨折
“望远镜手”：指间关节破坏伴手指短缩	类风湿关节炎或银屑病性关节炎中的破坏性关节炎

续 表

体征	诊断
髋部	
视诊	
创伤后患肢外旋	股骨颈骨折、髋关节前脱位
创伤后患肢内旋	髋关节后脱位
骨盆倾斜（两侧髂前上棘的假想连线不在水平位）	脊柱侧弯、双腿解剖学长度不一致、髋部病变
触诊	
髋部疼痛，大转子处局限性压痛	大转子滑囊炎
髋部疼痛，腹股沟韧带中段股动脉搏动点外侧局限性压痛	髂腰肌滑囊炎
髋部疼痛及坐骨结节处压痛	坐骨结节滑囊炎（“纺织工臀”）
膝部	
视诊	
髌骨局限性压痛及肿胀	髌前囊炎（“女仆膝”或“矿工膝”）
腘窝广泛性肿胀	腘窝囊肿（与膝关节腔相通的半膜肌滑囊肿大）
膝内翻或外翻	见正文
触诊	
膝痛及胫骨上段内侧压痛	鹅足囊炎
外推髌骨时有痛苦表现（恐惧试验）	复发性髌骨脱位
足踝部	
视诊	
足部纵弓变平	扁平足
内侧纵弓过高	高弓足
大脚趾指向外侧，第一跖趾关节内侧突出（“大脚骨”）	踇趾外翻
跖趾关节过伸伴近端指间关节屈曲	锤状趾
触诊	
跟腱内结节	肌腱黄色瘤
足痛、足底筋膜跟腱部局限性压痛	足底筋膜炎
足痛、跖骨头足底面局限性压痛	跖痛症

注：*肩部、髋部、膝部和踝部的特殊试验见正文。

表57.3 肩痛综合征

综合征	疼痛部位	被动活动度	其他表现
关节囊综合征 粘连性关节囊炎 盂肱关节炎	臂外侧	受限*（各方向运动受限，以外旋和上举为著）	—
急性滑囊炎	臂外侧	受限*（上举受限为主）	—
肩锁关节痛	肩部	正常	肩锁关节压痛、跨身内收患臂时疼痛加重
肩峰下综合征** 肩袖肌腱炎 肩袖撕裂	臂外侧	正常	疼痛弧试验阳性 肩袖肌肉力量：肌腱炎时正常、撕裂时下降

注：*检查被动运动是否受限可以让患者直立时努力弯腰够脚趾，对于肩关节被动活动正常的患者，其上肢将自然下垂朝向地面。

** 急性滑囊炎和肩峰下综合征都属于肩峰下间隙的病变，但滑囊炎会造成更急剧的炎症和水肿，从而使活动受限。

表57.4 肩痛——单项表现*

体征（参考文献）**	灵敏度/%	特异度/%	似然比***	
			体征存在	体征缺失
诊断为肩锁关节痛				
肩锁关节触痛	96	10	NS	NS
肩锁关节压痛	79	50	NS	NS
跨身内收试验	77	79	3.7	0.3
诊断为肩袖肌腱炎				
Neer撞击征	68～89	32～69	1.6	0.5
Hawkins撞击征	72～93	26～66	1.7	0.3
Neer征或Hawkins撞击征	96	41	1.6	0.1
Yergason征	37	87	2.8	0.7
Speed试验	38～69	55～83	1.9	0.7
疼痛弧试验	32～74	80～82	2.9	NS
诊断为肩袖撕裂——单独体征				
年龄				
≤39岁	5	58	0.1	—
40～59岁	34	—	NS	—
≥60岁	62	81	3.2	—
冈上肌萎缩	55	73	2.0	0.6
冈下肌萎缩	55	73	2.0	0.6
疼痛弧试验	39～97	10～84	NS	0.5

续 表

体征（参考文献）**	灵敏度/%	特异度/%	似然比***	
			体征存在	体征缺失
Neer撞击征	59～88	43～82	1.7	NS
Hawkins撞击征	53～83	48～77	1.6	0.6
冈上肌试验引起疼痛	63～85	52～60	1.7	0.4
冈上肌无力	32～84	51～89	2.0	0.6
冈下肌无力	16～76	57～84	2.6	0.6
落臂试验	6～35	87～98	2.9	NS
触及撕裂的裂隙	91～96	75～97	10.2	0.1

注：*诊断标准，肩锁关节痛，肩锁关节注射利多卡因后疼痛缓解；肩袖肌腱炎，肩峰下间隙注射利多卡因后疼痛缓解或关节镜下见肩峰下滑囊炎；肩袖撕裂，关节造影、磁共振成像、超声或手术（关节镜或开放手术）。

**肩锁关节压痛的定义，检查者站在患者背后，将拇指压在患者肩峰后外侧而示指或中指压在锁骨中部来挤压肩锁关节。

***似然比，如果体征存在为阳性似然比；如果体征缺失为阴性似然比。

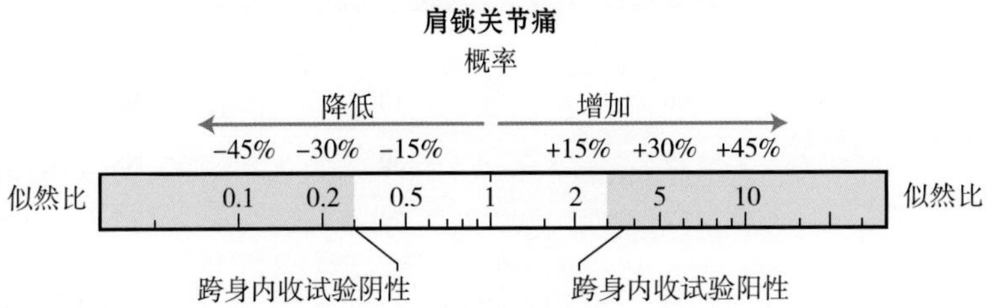

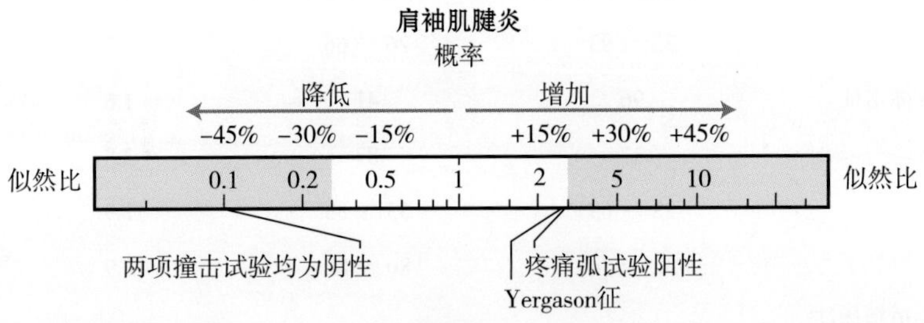

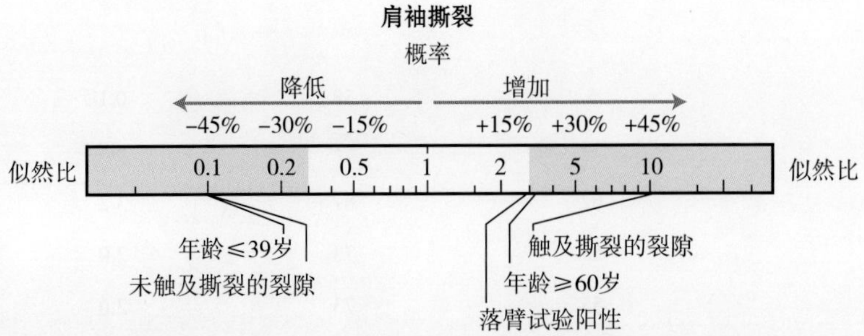

表57.5　肩痛——综合体征*

体征（参考文献）	灵敏度/%	特异度/%	似然比**	
			体征存在	体征缺失
检测肩袖撕裂				
存在Murrell评分中表现的数量：①撞击征。②冈上肌无力。③冈下肌无力				
3项表现	24	100	48.0	—
2项表现	37	—	4.9	—
1项表现	39	—	NS	—
0项表现	1	52	0.02	
存在Park评分中表现的数量：①Hawkins征。②疼痛弧试验。③冈下肌无力				
3项表现	33	98	15.9	—
2项表现	35	—	3.6	—
1项表现	24	—	NS	—
0项表现	8	42	0.2	

注：*肩袖撕裂诊断标准，关节镜。

**似然比，如果体征存在为阳性似然比；如果体征缺失为阴性似然比。

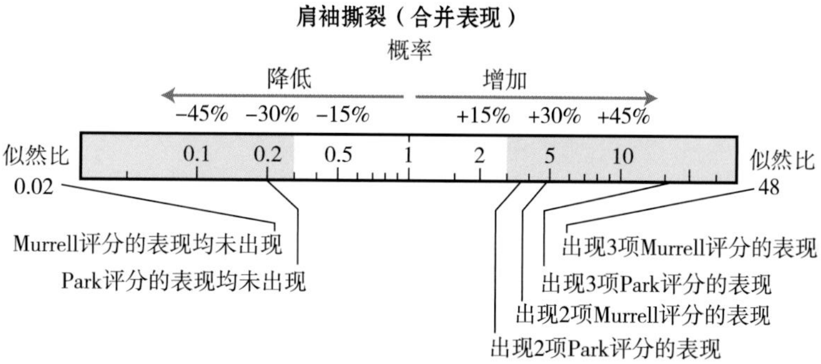

表57.6　髋关节痛患者中骨关节炎的诊断*

体征（参考文献）	灵敏度/%	特异度/%	似然比**	
			体征存在	体征缺失
蹲坐引起的髋后部疼痛	24	96	6.1	NS
髋外展或内收引起的腹股沟疼痛	33	94	5.7	NS
主动屈髋引起的髋外侧疼痛	43	88	3.6	NS
主动伸髋引起的髋部疼痛	52	80	2.7	0.6
被动内旋				
≤25°	76	61	1.9	0.4
≤15°	39	96	9.9	0.6

注：*骨关节炎诊断标准，X线平片的Kellgren-Lawrence≥2或影像学可见骨赘和关节腔狭窄。

**似然比，如果体征存在为阳性似然比；如果体征缺失为阴性似然比。

外周检查

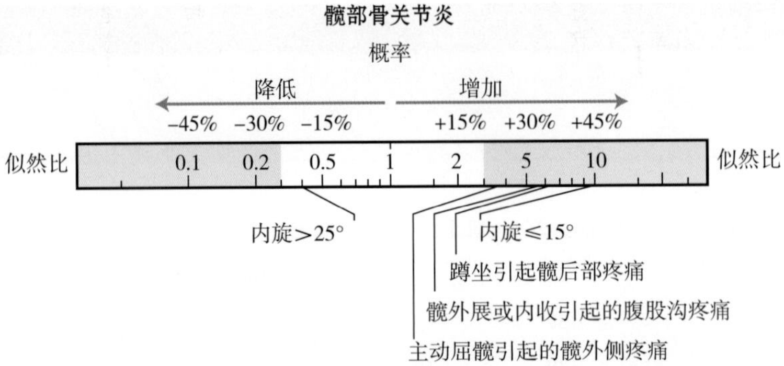

表57.7 慢性膝痛患者中骨关节炎的诊断

体征（参考文献）**	灵敏度/%	特异度/%	似然比*** 体征存在	似然比*** 体征缺失
单项体征				
晨僵持续<30分钟	85	72	3.0	0.2
被动运动时关节摩擦感	89	58	2.1	0.2
骨性膨大	55	95	11.8	0.5
可触及的皮温升高	14	52	0.3	1.6
外翻畸形	24	83	NS	NS
内翻畸形	22	93	3.4	0.8
合并表现：①年龄>50岁。②晨僵持续<30分钟。③关节摩擦感。④关节缘骨痛。⑤骨性膨大。⑥无可触及的皮温改变 上述表现≥3项	95	69	3.1	0.1

注：*骨关节炎诊断标准，回顾患者病程、实验室检查和影像学表现后的专家共识。

**晨僵持续<30分钟的定义，仅适用于有晨僵和膝痛主诉的患者。

***似然比，如果体征存在为阳性似然比；如果体征缺失为阴性似然比。

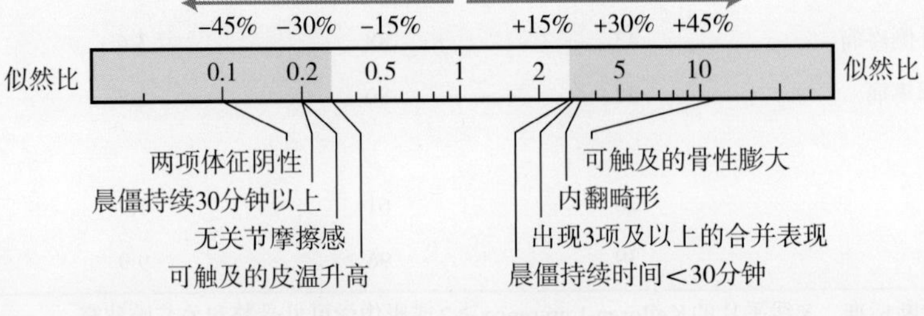

表57.8　有临床意义的膝部骨折*

体征（参考文献）**	灵敏度/%	特异度/%	似然比***	
			体征存在	体征缺失
单独的体征				
年龄≥55岁	23～48	87～88	3.0	NS
关节积液	54～79	71～81	2.5	0.5
皮下淤斑	19	91	NS	NS
屈膝受限				
不能屈膝超过90°	42～65	78～80	2.9	0.5
不能屈膝超过60°	46～49	90	4.7	0.6
单独出现的髌骨触痛	25～31	85～89	2.2	0.8
腓骨头触痛	12～32	92～95	3.4	NS
伤后及接诊后患腿不能承重	46～58	81～89	3.6	0.6
合并表现				
渥太华准则评估结果阳性	81～99	19～54	1.7	0.1

注：*有临床意义的膝部骨折，即需要骨科会诊、夹板固定或手术修复的骨折（即宽度超过5mm，或合并肌腱、韧带完全撕裂的骨折）。

**临床表现的定义，单独出现的髌骨触痛，触压膝部其他部位无骨痛；伤后及接诊后患腿不能承重，即使在跛行状态下也不能连续走四步，即每腿承重两次；渥太华准则评估结果阳性，见表57.4.

***似然比，如果体征存在为阳性似然比；如果体征缺失为阴性似然比。

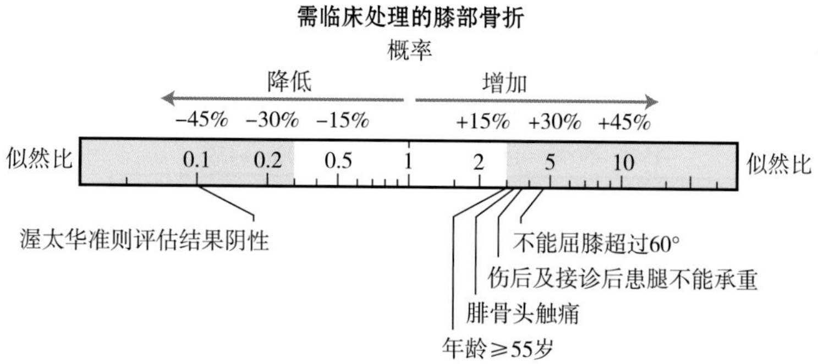

外周检查

表57.9 韧带及半月板损伤*

体征（参考文献）	灵敏度/%	特异度/%	似然比**	
			体征存在	体征缺失
诊断前交叉韧带撕裂				
前抽屉试验	27～94	91～99	13.6	0.4
Lachman试验	48～96	90～99	19.5	0.2
轴移试验	6～61	95～99	8.8	0.7
诊断后交叉韧带撕裂				
后抽屉试验	90～95	99	97.8	0.1
诊断半月板损伤				
McMurray征	17～80	77～98	4.0	0.6
关节线压痛	55～92	30～83	1.8	0.5
膝部不能完全伸直	44	86	3.2	0.7
强迫伸膝会出现疼痛	47～51	67～70	1.6	0.7
诊断内侧副韧带损伤				
外翻应力试验阳性	79～89	49～99	7.7	0.2
诊断侧副韧带损伤				
膝内翻活动度增加	25	98	16.2	NS

注：*诊断标准，前交叉韧带撕裂，MRI、关节镜或术中发现；后交叉韧带撕裂，关节镜；半月板撕裂，关节镜；副韧带撕裂，关节镜或MRI。

**似然比，如果体征存在为阳性似然比；如果体征缺失为阴性似然比。

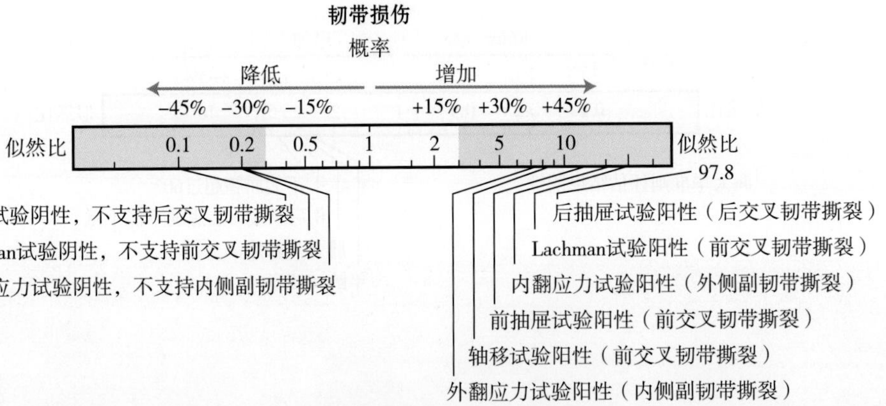

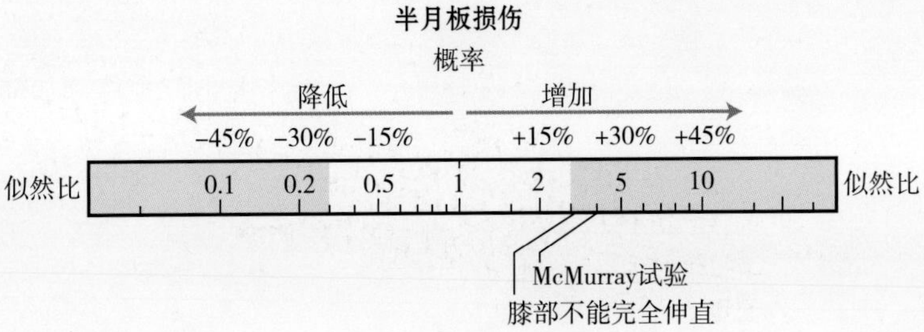

表57.10　踝部与足中部骨折*

体征（参考文献）**	灵敏度/%	特异度/%	似然比*** 体征存在	似然比*** 体征缺失
诊断踝部骨折				
外踝后部触痛	69～76	65～74	2.4	0.4
内踝后部触痛	34～47	87～95	4.8	0.6
伤后即刻不能承重	61～68	72～79	2.6	0.5
在诊室里不能行走四步	80～85	64～70	2.5	0.3
渥太华踝部准则	94～100	16～44	1.5	0.1
诊断足中部骨折				
第五跖骨基底部触痛	92～94	66～69	2.9	0.1
足舟骨触痛	3～12	74～90	0.4	NS
伤后即刻不能承重	18～28	74～82	NS	NS
在诊室里不能行走四步	38～45	58～67	NS	NS
渥太华足部准则	88～99	21～79	2.1	0.1

注：*有临床意义的踝部和足中部骨折的诊断标准，骨折片宽度＞3mm（此等大小可能需要石膏固定）。

**渥太华踝部与足部准则的定义见图57.15。

***似然比，如果体征存在为阳性似然比；如果体征缺失为阴性似然比。

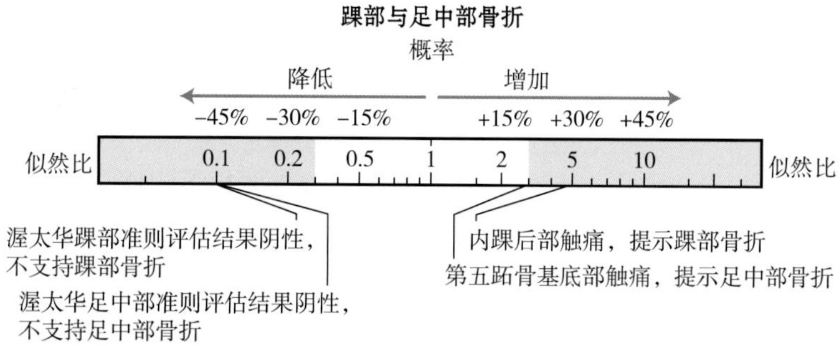

表57.11　跟腱撕裂*

体征（参考文献）	灵敏度/%	特异度/%	似然比** 体征存在	似然比** 体征缺失
可触及的跟腱裂隙	73	89	6.8	0.3
腓肠肌挤压试验	96	93	13.5	0.05
俯身屈膝实验	88	86	6.2	0.1

注：*跟腱撕裂的诊断标准，术中所见或超声/磁共振所见（未手术患者）。

**似然比，如果体征存在为阳性似然比；如果体征缺失为阴性似然比。

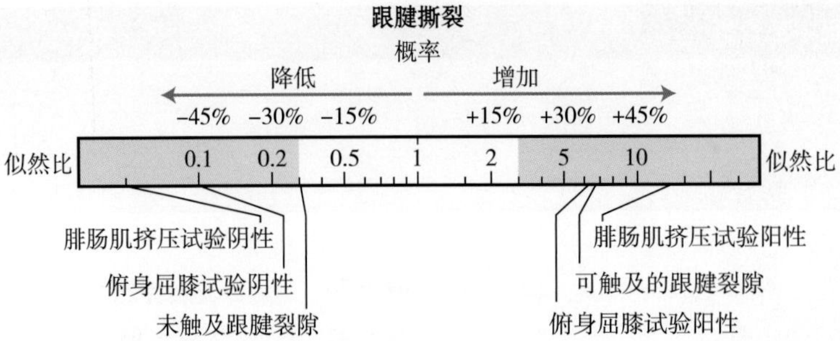
跟腱撕裂
概率
降低
增加
-45%
-30%
-15%
+15%
+30%
+45%
似然比
0.1
0.2
0.5
1
2
5
10
似然比
腓肠肌挤压试验阴性
俯身屈膝试验阴性
未触及跟腱裂隙
腓肠肌挤压试验阳性
可触及的跟腱裂隙
俯身屈膝试验阳性

第十二部分　神经系统检查

第58章

视野检查

教学要点

- 床旁检查在发现后部病变（视交叉、视神经束、视辐射或枕叶皮质的病变）引起的视野缺损方面比发现前部病变（视网膜或视神经的病变）引起的视野缺损更准确。
- 前部病变影响患者的视力和瞳孔功能，而后部病变既不影响视力也不影响瞳孔功能。
- 对于同向性偏盲的患者（提示对侧视交叉以后的病变），伴随偏瘫或不对称的视动性眼球震颤则提示顶叶病变，不伴这些症状则提示枕叶病变。
- 一些特殊技巧可以改善床旁视野缺损的检查，如嘱患者描述临床医生面部（是否缺少某些面部特征？）、使用移动的红色目标或使用投射在墙壁上的激光指示器。

一、概述

周围视力的异常被称为**视野缺损**（visual field defects）。这些缺损大多可在床旁检查过程中发现，并可以为包括视网膜、视神经、视交叉、视束、视辐射（顶叶和颞叶）和枕叶皮质在内的视觉通路的损伤提供重要的诊断线索（图58.1）。

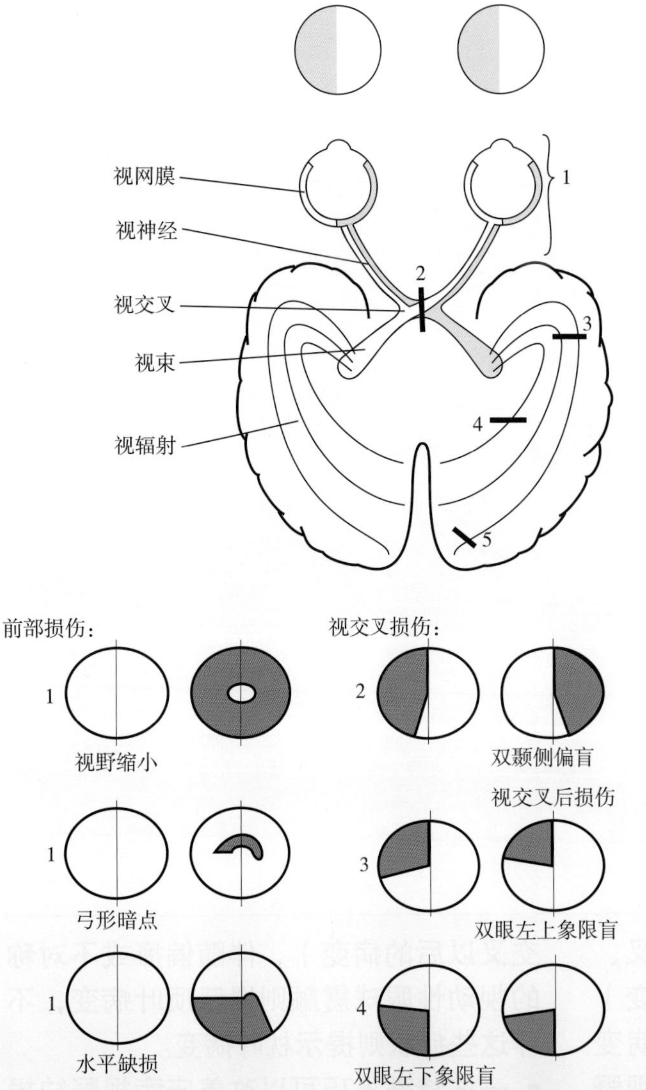

图58.1 视觉通路解剖

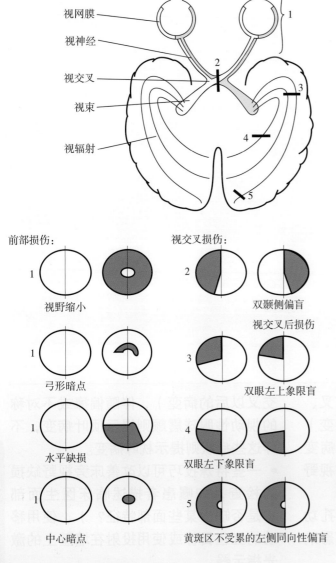

上部图解展示了视觉通路的解剖，蓝色阴影区显示了左侧视野内的信息传递到右侧大脑的全过程。下部图解展示了不同类型的视野缺损。前侧缺损（标注为“1”，病变位于视神经或视网膜）特征为单眼受影响，且导致的视野缺损（蓝色阴影）可能越过正中矢状轴（正中矢状轴即平分各眼视野的垂直中线）。而视交叉损伤（标注为“2”）以及视交叉后损伤（颞前叶损伤标注为“3”，顶叶损伤标注为“4”，枕叶皮质损伤标注为“5”）会特征性地影响双眼，且不越过垂直中线。

二、定义

偏盲（hemianopia）被用来描述单眼视野中接近一半视野缺损的情况。**象限盲**（quadrantanopia）指单眼视野中接近四分之一视野缺损的情况。**同向性偏盲**（homonymous）是指双眼垂直中线（vertical meridian）的同一侧（即右侧或者左侧）发生视野缺损的情况，譬如右侧同向性偏盲是指双眼的右侧视野缺损（即右眼的颞侧视野和左眼的鼻侧视野缺损），同向性偏盲表明视野缺损不超过垂直中线。

三、视觉通路的解剖

图58.1所示的解剖学关键信息如下：①视野中的图像经过视网膜和全部神经通路后变成倒置的图像，颞侧视野中的图像被投射到鼻侧的视网膜上，而鼻侧视野中的图像被投射到颞侧的视网膜，上侧视野中的图像经由下侧的视觉通路传导（下侧视网膜、下侧视神经、下侧视交叉及颞叶），而下侧视野中的图像则经由上侧的视觉通路传导（上侧视网膜、上侧的视神经、上侧视交叉及顶叶）。②鼻侧视网膜神经纤维在视交叉处发生交叉，所以视交叉的病变会导致双眼颞侧视野受损，即**双颞侧偏盲**（bitemporal hemianopia）。③视交叉之后的视觉通路包含双眼同位置的视觉信息，如视交叉后右侧视觉通路受损会导致双眼左侧视野缺损（即左眼的颞侧视野和右眼的鼻侧视野缺损），而视交叉后左侧视觉通路受损则会导致双眼右侧视野缺损。这类发生于双眼同侧的视野缺损被称为同向性偏盲。④枕叶皮质内包含黄斑区（固视点）视觉信息的视觉通路与更边缘视野的视觉信息的视觉通路相距较远。因此，枕叶皮质的损伤可能导致不累及黄斑区的同向性偏盲或仅局限在中央区域的视野缺损。

四、检查方法

床旁视野检查方法有很多种，其中两种经典的方法是静态的面对面视野检查法和动态的面对面视野检查法。所有检查方法中，患者均需坐在距离医生70～100cm的位置，并注视医生的眼。每次仅检查患者的一只眼，另一只眼需要用卡片或患者的手遮住。

（一）静态检查法

使用这种方法时医生会将目标物体放置于视野中的一个固定点，通常距固视点20°～30°。医生在视野的各象限中伸出1根、2根或5根手指并嘱患者数出手指的根数。同时检查两个象限（通过询问患者手指的总数或让患者辨别哪根手指在摆动）在某些顶叶损伤的检查中有优势，这类损伤使患者可以看到单独出现于对侧视野中的物体，然而当另一物体同时出现于健侧的视野中时，患者则无法看到对侧视野中的物体［即视力对消征（visual extinction）］。

检查过程中，医生要关注视野缺损是否越过垂直中线或水平中线（见下文）。越过垂直中线的缺损是因为前部病变（见下文），而局限于垂直中线一侧的视野缺损是由于视交叉病变（双颞侧缺损）或视交叉后的病变（同向性偏盲）。

（二）动态检查法

这种方法一次检查一个象限，医生从视野周边部向固视点缓慢地移动某一目标物（如摆动的手指，摆动幅度小于5°），患者在看到目标物时示意。目标物的移动轨迹是一条平分垂直中线及水平中线的假想线（如与垂直中线成45°、135°、225°及315°的4条线），移动方向总是从外周移向中央固视点。

五、体征

视野缺损分为视交叉前损伤（病变发生在视网膜或视神经，通常被称为前部损伤）、视交叉损伤以及视交叉后损伤（视束、视辐射和枕叶皮质）。

（一）前部或视交叉前损伤

前部或视交叉前损伤的特征如下。

1. **单眼受累**。（除非双侧视网膜或视神经病变）。

2. **视敏度差**。大多数患者的视敏度衰退，若视敏度正常，则将呈现其他前部病变的表现，如瞳孔传入障碍（见第20章）、红色觉饱和度下降、视网膜检查异常或视盘异常（玻璃膜疣、凹陷或萎缩）。

3. **缺损可越过垂直中线**。由于颞侧视网膜的神经纤维跨过正中矢状轴到达位于视网膜偏鼻侧的视盘和视神经，因此，这些神经纤维的损伤会导致跨越正中矢状轴的视野缺损。少量神经纤维受损可能导致**弓形缺损**（图58.1），而大量神经纤维受损则会引起**水平缺损**（鼻侧视野有一个轮廓鲜明的水平边界）。来自黄斑的纤维受损可能导致**中央暗点**，而周边部纤维的损伤则会导致**视野缩小**。

（二）视交叉损伤

这种损伤会导致双颞侧偏盲（图58.1）。

（三）视交叉后损伤

这类损伤的特点如下。

1. **双眼受累**。导致双眼同向性偏盲或双眼同向性象限盲。

2. **视敏度正常**。超过90%的病例视敏度正常。若视敏度异常，这是因为是双侧病变，所以双眼的视敏度也相同。

3. **瞳孔及视网膜检查正常**。但有一个例外是脑部肿瘤压迫视辐射而导致的视盘水肿。

六、临床意义

（一）病因学

大多数前部损伤由严重的青光眼、视网膜动脉栓塞和视神经炎导致。视交叉损伤通常由于视交叉下方的垂体瘤造成。视交叉后损伤中超过95%源于颞叶、顶叶和枕叶的损伤。视束损伤十分少见。

虽然顶叶和颞叶病变分别可以导致相应的下部和上部的象限盲（图58.1），但是这些区域的病变更常导致致密性偏盲（dense hemianopias）或分别表现为下部或上部更为致密的偏盲。

（二）诊断准确性

循证医学表58.1总结了面对面检查法诊断视野缺损的准确性。根据似然比（*LR*）结果，面对面检查法发现视野缺损显著增加了患者确实存在视野缺损的可能性（视野检查的*LR*＝5.7～9.6）。然而床旁检查的阴性结果仅有限地降低了存在视野缺损的可能性（尤其是前部损伤，*LR*＝0.7）。由于前部损伤导致的视野缺损远不如后部损伤致密（可能会有模糊影），检测前部损伤的灵敏度较低。（见“视野缺损检测的进展”一节）。

（三）视交叉后损伤的鉴别诊断

同向性偏盲可能是一个独立表现，也可能与其他神经系统表现同时存在。独立出现的同向性偏盲最常见的病因是枕叶皮质缺血性梗死。而并发轻偏瘫、失语症或非对称性视动性眼球震颤的患者中，最常见的病因是顶叶病变。视动性眼球震颤指的是当患者注视面前移动的垂直的条纹胶带时出现的正常的水平眼球震颤。医生先向一边移动条纹胶带，然后转向另一边移动，同时比较水平眼震的幅度，正常情况下幅度一致。顶叶损伤会导致当条纹胶带移向病侧时眼震的幅度减小或消失（Barany于1921年首次报道这一发现）。

因脑卒中、头痛、癫痫而进行头部CT检查的患者中，同向性偏盲提示对侧大脑局灶性病变的可能性增加（灵敏度为22%～30%，特异度为93%～98%，阳性似然比为4.3；见第61章）。在同向性视野缺损的患者中，合并非对称性视动性眼球震颤、失语症及轻偏瘫均提示顶叶病变的可能性增加（出现视动性眼震的似然比为5.7，出现轻偏瘫或失语症的似然比为18.3），以上合并症状均不存在时提示顶叶病变的可能性减小（似然比均为0.1），这种情况下更可能是枕叶或颞叶的病变。

（四）视野缺损诊断的进展

面对面检查法不能检查出某些过于微小、缺少清晰边界的缺损（如前部病变导致的斑片状缺损），以及太靠近边缘的缺损（如视野缩小，面对面检查法仅能检测出中央20°～30°的视野空间）。为提高床旁检查的灵敏度，一些专家提出将检查时患者与医生的距离从1米增加到4米，从而可能提高对一些微小的弓形暗点（青光眼或视神经病变导致）或黄斑回避（某些枕叶皮质的损伤导致）的检出率。其他技术包括：①**面部描述**，患者需要描述检查者的面部的任何部分是否有扭曲或消失。②**动态红点边界测试**，当一个红色目标（直径5～20mm）从外周向内移动时，要求患者在一看到红色目标时即示意。③**红色目标比较**，检查者在两个象限中同时展示两个20mm的红色目标（通常可以用散瞳溶液的盖子），并询问患者两个瓶盖看起来是否一样红。④**激光目标测试**，医生将红色激光笔的激光投向患者前方1米处的屏幕。

由不同方法之间的对比研究（见循证医学表56.2）可知，静态的手指计数、动态的手指边界测试和面部描述的诊断准确性相当（*LR*＝13.3～54.4）；“动态红点边界测试”和“激光目标测试”提高了灵敏度，但代价是特异度降低。这些研究表明“红色目标比较”的检查在诊断上没有帮助（*LR*不显著）。

表 58.1 视野缺损*

体征（参考文献）**	灵敏度/%	特异度/%	似然比***	
			体征存在	体征缺失
面对面检查法，用于检查以下视野缺损类型				
前部损伤（视网膜和视神经）	11～58	93～99	5.7	0.7
斑片样缺损	6			
视野缩窄	58			
弧形缺损	20～51			
水平视野缺损	88			
后部损伤（视交叉到枕叶皮质）	43～86	86～98	9.6	0.4
双颞侧偏盲	45			
同向性偏盲	80			
同向性偏盲患者，认为存在顶叶损伤				
非对称性视动性眼球震颤	93	84	5.7	0.1
相关的轻偏瘫或失语症	90	95	18.3	0.1

注：*诊断标准，常规视野检查法，用于检测视野缺损。

**体征定义，静态检测的静止手指计数、静态检测的摆动手指试验、动态监测的手指运动边界试验或这些检测中的几种同时出现异常。

***似然比，如果体征存在为阳性似然比；如果体征缺失为阴性似然比。

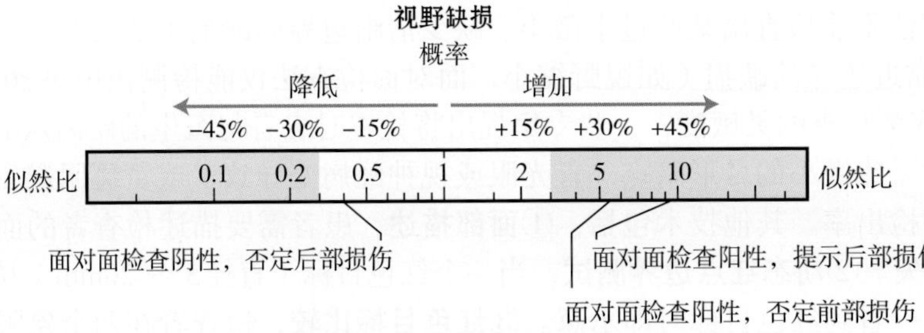

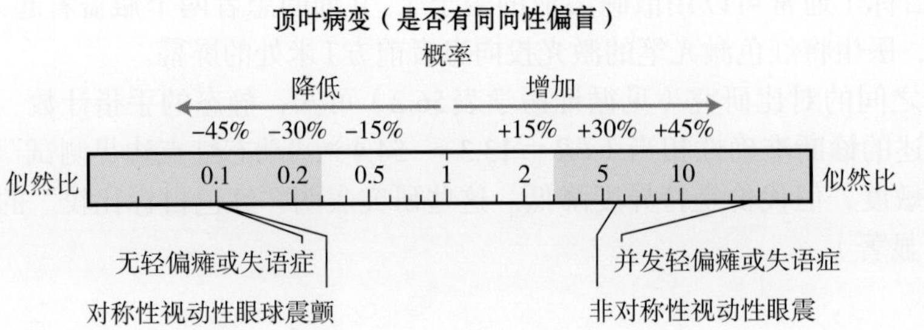

表58.2 视野检查：技术方法比较*

体征（参考文献）**	灵敏度/%	特异度/%	似然比***	
			体征存在	体征缺失
手指计数	25～35	99～100	54.4	0.7
动态手指边界检查	39～41	97～99	13.3	0.7
面部描述	36～44	99	26.4	0.6
动态红点边界测试	56～74	93～99	13.6	0.4
激光目标测试	71	89	6.3	0.3
红色目标对比	59～77	27～99	NS	NS

注：*诊断标准，使用传统的视野缺损检查方法检测视野缺损（本研究中的大多数患者有前部病变视野缺损）。

**体征的定义，动态红点测试中移动的目标物直径为5mm或20mm，要求患者一看到红色目标出现即示意。其他检查发现的详细定义见正文。

***似然比，如果体征存在为阳性似然比；如果体征缺失为阴性似然比。

NS，不显著。

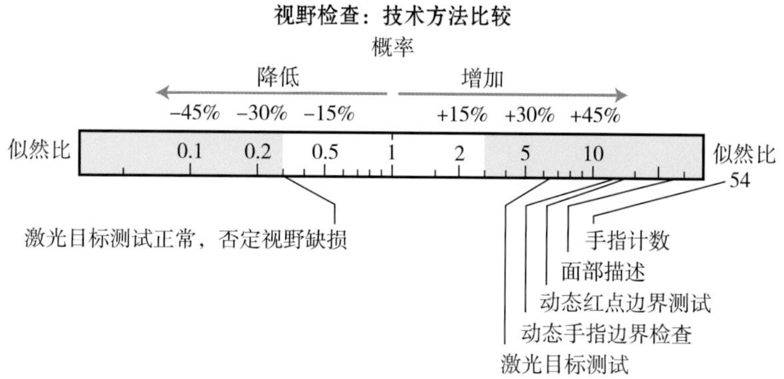

[illegible]	43	90~100	[illegible]	0.7
[illegible]	39~44	[illegible]	13.5	0.9
[illegible]	35~48	90	[illegible]	0.6
[illegible]	40~48	98~99	正常	0.4
[illegible]	41	89	6.4	0.3
[illegible]	58~72	74~99	NS	NS

[illegible]

NS，不显著

第59章

支配眼肌的神经（Ⅲ、Ⅳ、Ⅵ）：复视的检查方法

教学重点

- 对于复视患者，临床医生应区分单眼复视（闭一只眼后复视仍存在）与双眼复视（闭一只眼后不再有复视）。单眼复视通常是由于受累眼的光学问题导致的，如与框架眼镜、隐形眼镜相关的问题，白内障及角膜疾病。
- 对于双眼复视的患者，临床医生应首先询问症状是否多变（提示肌无力），是否伴上睑下垂（提示第Ⅲ对脑神经麻痹或肌无力），有眼眶疾病或损伤（提示甲状腺眼病或眶壁骨折），或伴随相关神经系统的体征（提示颅后窝疾病）。
- 在提问过上述问题后，临床医生才能着手判断双眼复视患者的12块眼肌中哪块较弱。首先，让患者将眼向六个主要的方向注视，并观察在哪个方向上复视更严重，通过这一过程临床医生可以将诊断可能性缩小到分别位于两只眼上的两块眼肌上。随后，通过观察、红色玻璃试验或交替遮盖试验，临床医生可以确定这两块肌肉中具体哪块异常。
- 每块特定眼肌的无力都有其独特的鉴别诊断（讨论见正文）。几乎所有这些症候群都可以在床旁进行鉴别。

第一节　复　　视

一、概述

第Ⅲ、Ⅳ和第Ⅵ对脑神经损伤的患者常表现为一块或多块眼肌的麻痹，这会妨碍双眼成像正确对齐而产生两个视觉图像，即**复视**。然而诊断复视时最常见的错误是先入为主地认为患病患者必定有这三对脑神经的病变，因为仅有不到一半的复视患者确实存在脑神经病变。因此本章首先重点叙述对于所有原因导致的复视的一般检查方法。

二、定义

复视可能是单眼的或双眼的。**单眼复视**在闭上一只眼后仍旧存在，**双眼复视**的产生是由于两只眼的视轴偏离，所以当一只眼闭上后就会消失。

还有一些其他术语被用于描述患有双眼复视的患者：**斜视**（heterotropia，squint，strabismus）是用于描述视轴不平行的常用术语；**内斜视**（esotropia）指一只眼偏向鼻侧（如左内斜视指左眼向鼻子偏斜），**外斜视**（exotropia）指一只眼偏向颞侧（如右外斜视指右眼向外侧偏斜）。**上斜视**（hypertropia）指一只眼偏向上方（如左上斜视指左眼位置相较于右眼上移）。复视可能是**水平**的（horizontal），即两图像并排；或是**垂直**的（vertical），即一个图像高于另一个。需要注意**垂直复视**（vertical diplopia）这一术语也包含了垂直方向和水平方向均分离的复视类型。

三、检查方法

（一）一般检查方法

图59.1列出了复视的一般检查方法。最重要的初始问题是判断复视为单眼复视还是双眼复视，嘱患者闭上一只眼即可很容易地得到答案。总体上，12%～25%的复视为单眼复视，而75%～88%为双眼复视。

双眼复视的患者，医生可以首先提问图59.1中列出的五个问题来避免对脑神经病变的误诊。只有在询问过这些问题后，医生才可以开始识别具体是哪块眼肌无力。

（二）确定无力眼肌

当检查眼肌时，医生需要举起他（她）的示指或手电筒，并嘱患者随之向6个主要方向移动（即左、左上、左下、右、右上、右下）。这些方向对应6块眼肌的主要运动，如图59.2所述。

确定具体是哪块眼肌无力需要两个步骤，第一步将可能的无力眼肌数量从12块减少到2块，第二步确定这两块眼肌哪一块导致复视。

1. 步骤一：当患者向无力眼肌的方向注视时，复视（和斜视）最严重

医生需要询问患者6个主要方向中哪个方向复视最严重。基于上述原则，无力眼肌一定是负

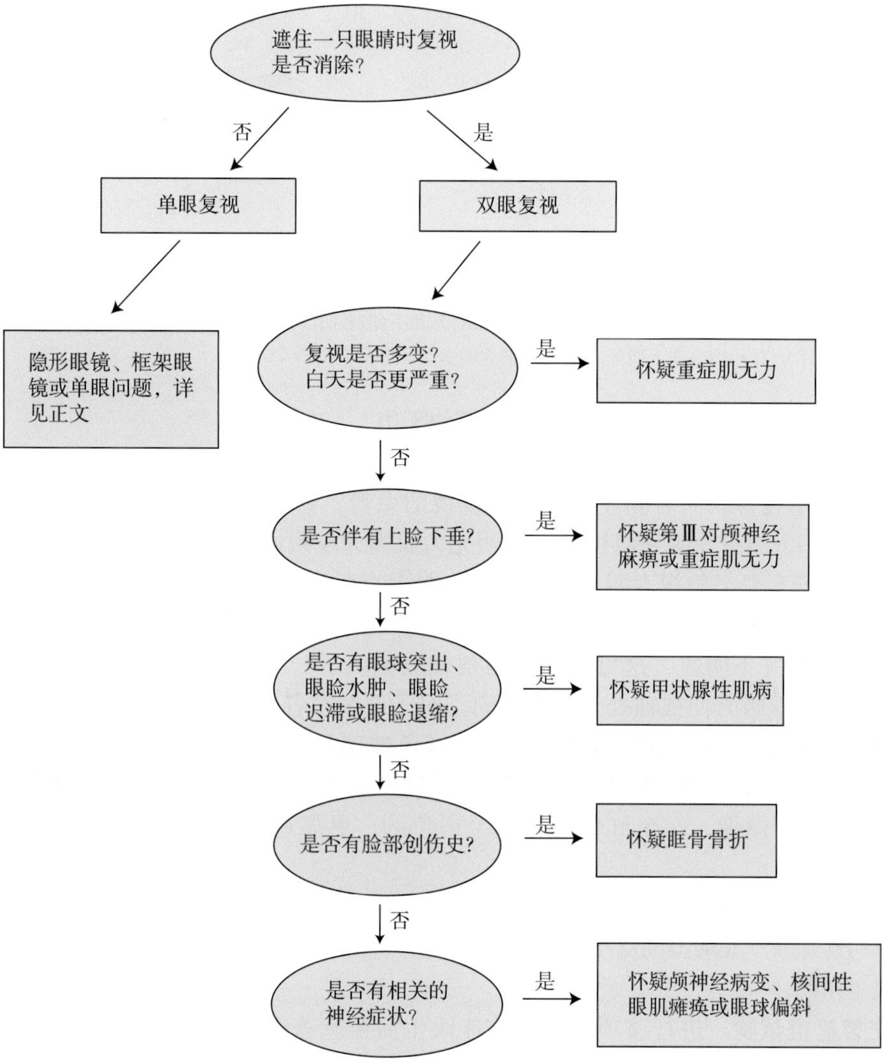

图59.1　**一般诊断方法**

临床医生首先应当区分单眼复视和双眼复视，对于双眼复视的患者需要提问图中间列的5个问题，只有在这之后临床医生才能开始辨别哪块肌肉无力。然而，对于临床医生已经怀疑有重症肌无力（有无力表现）或完全性第Ⅲ对脑神经瘫痪（有内直肌、上直肌、下直肌、下斜肌无力，伴或不伴瞳孔扩张）的患者，则不需要进行以上的询问。此外图中未提及的与复视和上睑下垂相关的罕见原因还有肉毒杆菌中毒、格林-巴利综合征的Fisher变异和第Ⅲ对脑神经再生异常。而未提到的复视及相关眼眶异常（如眼球突出）的罕见原因有颈动脉海绵窦瘘（可能产生眼眶淤青）、眼眶肿瘤和假瘤。

责注视方向眼球运动的两块肌肉中的一块，这两块肌肉一块负责右眼的运动，一块负责左眼的运动。譬如，当复视在向右侧注视时表现更严重则表明右眼外直肌（LR）或左眼内直肌（MR）无力，而当复视在患者向左下方注视时表现更严重则表明问题出现在左眼下直肌（IR）或右眼上斜肌（SO）[①]。

① 为了方便记忆，Maddox（1970）指出了一个关于受累肌肉“速记方法”，即“同侧直肌或对侧斜肌”。例如，当患者注视左侧上方时若复视加重，则受累肌肉为左上直肌或右下斜肌。

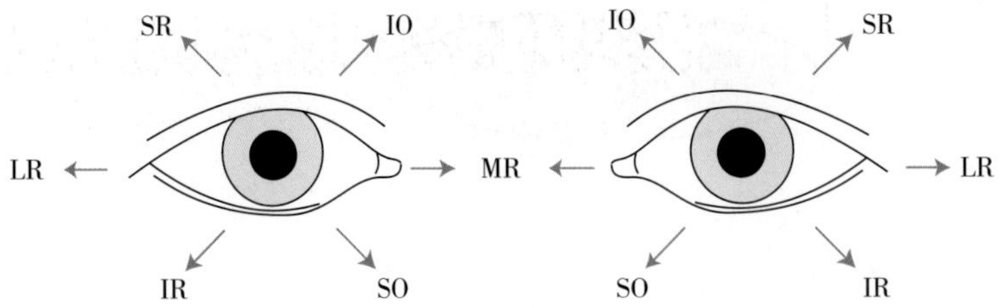

图59.2 眼肌的主要运动

共有12块眼肌，每只眼6块。内直肌（MR）和外直肌（LR）的收缩运动产生简单的向左或向右的移动。虽然4块垂直方向上的眼肌，即上直肌（SR）、下直肌（IR）、上斜肌（SO）和下斜肌（IO）的收缩运动更加复杂，但都仅产生一个单一的注视方向（如图所示），在相应方向上肌无力的表现最为明显。

2. **步骤二：鉴别两块锁定的肌肉中具体哪块无力**

如下所述共有三种方式。

（1）眼部简单视诊。向右侧注视时出现复视的患者，若伴有右眼内斜视则表明无力肌肉是右眼外直肌（LR），而有左眼外斜视者则表明无力肌肉为左眼内直肌（MR）。向右上方注视时复视加重的患者，若有左上斜视表明无力肌肉是右眼上直肌（SR），若有右上斜视则表明无力肌肉为左下斜肌（IO）。

然而斜视通常并不明显，这可能是因为视轴只偏离了1°～2°（度数太小观察不到），或因为患者可以通过代偿暂时使视轴处于正常方向。对于这些患者以下的检查方式将有所帮助。

（2）受累眼中的图像更靠近边缘。将一块红色玻璃放在一只眼的前方（通常是右眼），这样患者可以更好地避免图像的融合。此时嘱患者目光追随手电筒看向复视最严重的方向时，他（她）可以看到两个图像，一个红色的和一个白色的，更靠近边缘的图像来自于无力一侧的眼（图59.3）。

例如，对于一名向左下方复视最厉害的患者，将一块红色玻璃放置于其右眼前方，如果红色图像更靠边缘则无力的肌肉是右眼上斜肌（SO），但如果白色图像更靠近边缘，则无力肌肉是左眼下直肌（IR）。

（3）交替遮盖试验。进行该项试验时临床医生需要遮盖患者的一只眼，同时让患者看向复视最厉害的方向。遮盖一只眼可以阻止图像融合，斜视也可以恢复正常，虽然这一现象会被眼前的遮挡物所掩盖。随后临床医生移除眼前的遮挡物并观察眼球如何运动以捕捉图像。如果其向外移动为外斜视，向内移动为内斜视，向下移动则为上斜视。

四、临床意义

（一）单眼复视

几乎所有单眼复视的患者都是眼外或眼部的原因。常见的眼外原因有患者的眼镜（如镜片的一个或两个表面出现反射）以及隐形眼镜的问题（如瞳孔区域有气泡、弧度不宜或厚度不均），这种复视在摘除眼镜或隐形眼镜后恢复正常，且复视随着眼镜向内、外、上或下移动而产生变化。常见的眼部原因包括晶状体问题（如液裂、早期白内障）、角膜问题（如散光、角膜炎）和眼睑问题（如睑板腺囊肿或长时间阅读后眼睑下垂导致角膜暂时性变形）。当这些患者通过针孔或用卡片遮住一半瞳孔视物时复视可以恢复。这些患者复视的原因是不规则的光学介质起到的微小棱镜作用，将一些光线分散到了中央凹以外，而针孔或卡片可以阻挡这些不受控制的光线，从而解决了这一问题。

极少数单眼复视的患者有大脑病变。另外除了以上传统教学的内容，歇斯底里症也是单眼复视的罕见病因。

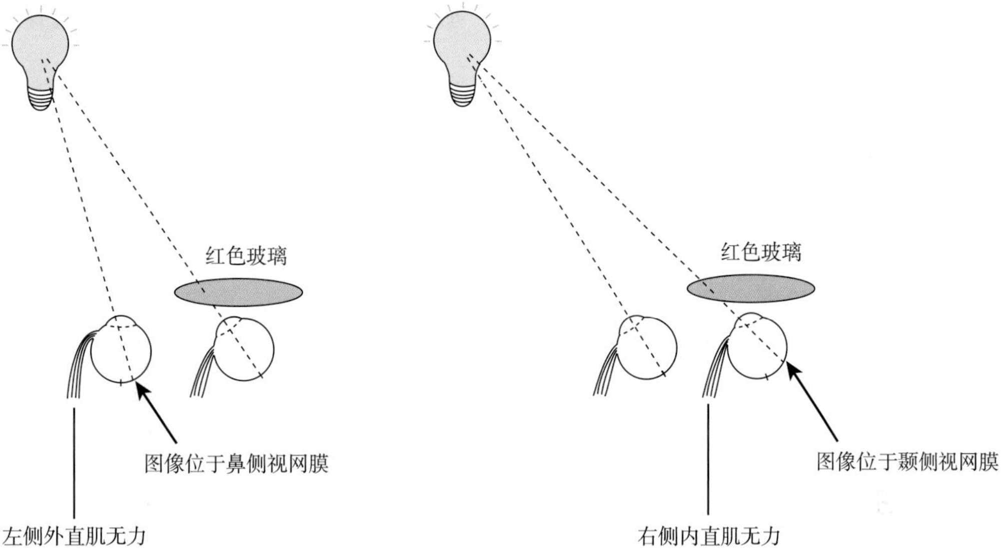

图59.3　使用红色玻璃识别无力肌肉

在这个例子中，患者在看向左侧时有水平方向双眼复视，这意味着无力眼肌是左外直肌或右内直肌（图59.2）。一块红色的玻璃被放置在右眼前面，使右眼看见的图像变成红色而左眼的则是白色。同时重要的是，投射到内侧视网膜的图像属于颞侧视野（见第58章），而投射到颞侧视网膜上的图像则属于鼻侧视野。如果左外直肌是无力肌肉（上图），左眼的图像会落在鼻侧而右眼的则落在中央凹。因此，白色的图像比红色的图像更靠近边缘（如位于患者左侧视野中更靠左的位置）。如果右内直肌是无力肌肉（下图），左眼的图像落在中央凹而右眼的则落在颞侧视网膜上。所以红色的图像比白色的图像更靠近边缘（如位于患者左侧视野中更靠左的位置）。在两个例子中，更靠近边缘的图像均属于有眼肌无力的眼，而注视目标的均为健康眼（即图像落在健侧眼的中央凹处），但如果用更无力的眼注视目标，结果仍然是一样的（即更靠周边的图像属于更加无力的眼）。见正文。

图59.4　重症肌无力

重症肌无力可以与任意一种眼部疾病引起的复视相似，虽然最常见的是与上直肌或内直肌无力相似的症状（分别对应持续性的上翻或内收眼球困难）。而上睑下垂、病情波动和瞳孔正常则提示重症肌无力的诊断。

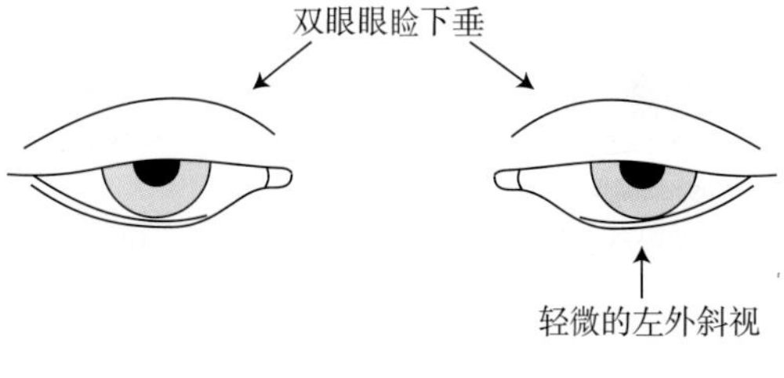

（二）双眼复视

1. 病因学

在双眼复视的患者中，常见的最终诊断有脑神经病变（Ⅲ、Ⅳ、Ⅵ，占39%～67%的患者）、眼肌疾病（甲状腺性眼病、重症肌无力，占13%的患者）、外伤（占12%的患者）、核上性原因［核间性眼肌麻痹（INO）、眼偏斜，占5%的患者］、其他原因（占4%～16%的患者）以及原因未知（占4%～11%的患者）。

神经系统检查

2. 无力的肌肉以及它们的临床意义

第Ⅲ对脑神经不完全瘫痪十分罕见，一项包含579位第Ⅲ对脑神经瘫痪患者的研究中，仅有小于1%的患者为部分瘫痪。因此，如果只有一或两块受第Ⅲ对脑神经支配的肌肉无力（如上直肌SR、下直肌IR、内直肌MR及下斜肌IO无力），那么几乎可以明确地排除第Ⅲ对脑神经部分瘫痪。其更可能的诊断如下。

（1）**上直肌无力**。医生应当考虑重症肌无力（图59.4）。重症肌无力患者大多伴有眼部症状，通常是复视和眼睑下垂，而瞳孔则总是正常。症状常有波动，在一天结束时恶化，甚或在双眼间交替出现。眼肌型重症肌无力的表现可能类似于任何类型的眼位偏斜，而最常见的受累肌肉是上直肌（SR）或内直肌（MR），当使患者维持向上看或向远处侧视30秒以上时即可引出。

冰袋试验是一个检测重症肌无力的重要床旁检查是（见“针对重症肌无力的冰袋试验”部分）。

（2）**下直肌无力**。**医生**应当考虑甲状腺肌病和眶底骨折。

1）甲状腺肌病：患者可有相应的眼球突出、眼睑滞后、眼睑退缩、球结膜水肿和直肌止点充血的表现（见第25章）。这些表现有时十分轻微，并且由于许多患者的临床甲状腺功能正常，他们甲状腺肌病唯一的临床表现可能只有斜视。复视的发生是由于眼部肌肉的机械性限制，眼科医生可以通过被动牵拉试验来确认（即麻醉结膜后，眼科医生用齿镊夹住结膜并尝试被动转动眼球，甲状腺肌病患者在转动时有异常阻力）。

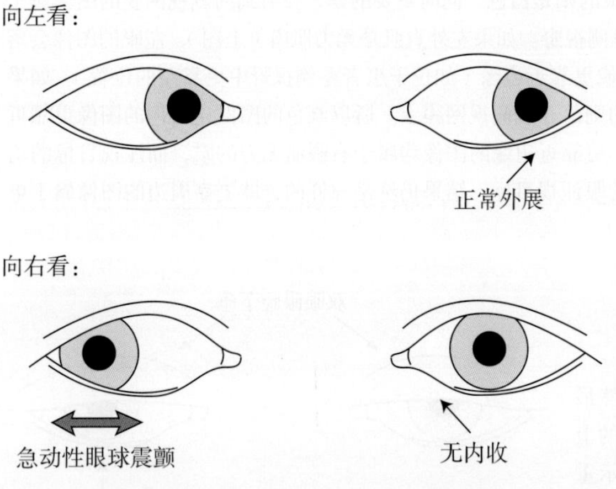

图59.5　**核间性眼肌麻痹**

当图中的患者看向左侧（上图），双眼运动正常，但当患者看向右侧（下图），左眼不能内收（内直肌无力），对侧眼球表现为急动性眼球震颤。这一查体发现是根据内收无力的一侧命名的（此例即为左侧核间性眼肌麻痹），且损伤位于同侧的内侧纵束（此例即为左侧内侧纵束）。详见正文。

2）眶部骨折：复视并发于58%眶部爆裂性骨折以及20%面中部骨折。因某块眼肌肿胀或受压而产生斜视，最常见于下直肌（IR）。除了前文所述的创伤史，部分患者还会伴随三叉神经眶下支损伤，导致同侧眶下区域感觉减退。当患者的肿胀在受伤数天后部分缓解时，复视的问题开始成为患者的困扰。

（3）**内直肌无力**。临床医生应当考虑核间性眼肌麻痹（INO）和重症肌无力。

1）核间性眼肌麻痹：内侧纵束的损伤（脑干的中脑水管旁通路，连接Ⅲ、Ⅳ、Ⅵ对脑神经的神经核，协调眼球共轭运动）导致核间性眼肌麻痹（internuclear ophthalmoplegia，INO，图59.5）。INO的特点包括以下2点：侧视时一只眼球的不完全内收（即内直肌无力）；对侧眼球外展时的急动性眼球震颤。许多患者向上方注视时还会出现垂直眼球震颤。这一发现是根据内收无力的一侧命名的，例如，若患者尽力向右侧注视时表现为左眼无法完全内收、右眼急动性眼球震颤，则患者有左侧INO（左内侧纵束病变）。

97%的双侧INO患者有多发性硬化症，而单侧INO则有多种原因，不过其中最常见的是椎基底动脉脑血管病。

2）重症肌无力：重症肌无力（见“上直肌无力”部分）有时会导致内直肌无力。与核间性眼肌麻痹（INO）患者不同的是，重症肌无力患者没有外展眼球的急动性眼球震颤。

（4）外直肌无力。虽然重症肌无力和甲状腺性肌病均可以有类似表现，但大多数这种类型的肌肉无力提示第Ⅵ对脑神经损伤（见下文）。

（5）上斜肌无力。上斜肌无力指示第Ⅳ对脑神经损伤（见下文）。

（6）下斜肌无力。下斜肌无力通常提示布朗综合征（Brown syndrome）。这些患者临床表现看似是下斜肌无力，但问题实际是上斜肌及其肌腱无法自由通过其滑车移动。部分患者的布朗综合征是先天性的。获得性的布朗综合征是眼眶炎症、手术及转移瘤的并发症。

3. 眼偏斜

眼偏斜的诊断特征包括以下几点：①获得性上斜视。②相关的小脑或脑干疾病。③缺乏上斜视的其他可能病因。40%的眼偏斜症状类似于下直肌无力，25%类似于下斜肌无力，17%类似于上直肌无力，另外17%类似于上斜肌无力（虽然下文所述的头倾斜试验结果为阴性）。

一般认为眼偏斜代表着一种异常的眼倾斜反应（图59.6），通常是由于右侧和左侧耳石器官（椭圆囊）传导至第Ⅲ、Ⅳ、Ⅴ对脑神经的神经信号紊乱导致。生理情况下，尤其在患者直立时，这些器官可以帮助患者感知自己头部的位置（内耳石的存在使患者闭眼时可以正常察觉到自己是否存有向左或右的倾斜）。小脑或脑干的损伤可导致双侧椭圆囊至动眼神经核的传入信号不对称，从而导致异常的眼倾斜反应以及眼偏斜。

由于直立时椭圆囊较平躺时更加活跃，Wong猜测眼偏斜的上斜视在患者直立时较仰卧时更加显著。在一个纳入125名由于不同原因导致的垂直复视的患者的研究中，由直立到仰卧转变后上斜视得到缓解的患者（即直立-仰卧试验阳性）可被准确地诊断为眼偏斜（灵敏度37%，特异度100%，阳性$LR=73.8$，阴性$LR=0.6$）。

（三）针对重症肌无力的冰袋试验

医生观察到，光照可加重肌无力患者的上睑下垂；而热的液体（相对于冷的液体）可能激发肌无力导致的吞咽困难。基于这些观察以及重症肌无力患者的肌电图结果随温度变化这一事实，Salvedra于1979年设计出了用于眼睑下垂鉴别诊断的冰袋试验。在该试验中，临床医生会将装满碎冰的外科手套在患者闭合的眼上冰敷2分钟，然后与冰敷之前比较，看眼睑下垂是否有改变（通过测量睑裂，即上下眼睑之间的垂直高度，精确到0.5mm）。同时手指需要在患者前额眉毛以上的位置施加压力，从而避免额肌对眼睑的上提作用。由于低温可以改善重肌无力，阳性结果为冰块敷眼后上睑下垂减轻（即睑裂增大2mm及以上）。

一些研究人员已在眼睑下垂的患者中研究过本试验，证明了冰袋试验结果阳性提示患者存在重症肌无力的可能性增加（$LR=8.3$，循证医学表59.1），而结果呈阴性则提示患者存在重症肌无力的可能性减少（$LR=0.2$）。此外，还有2项研究者在患有复视（有/无上睑下垂）的患者中进行，发现冰袋试验阳性结果可以准确地检出重症肌无力导致的眼肌瘫痪，并且可将其与其他原因导致的复视相鉴别（阳性$LR=30.6$，阴性$LR=0.1$，循证医学表59.1）（在这些患者中，阳性试验结果定义为冰袋敷眼后患者的眼肌瘫痪及复视有所好转）。

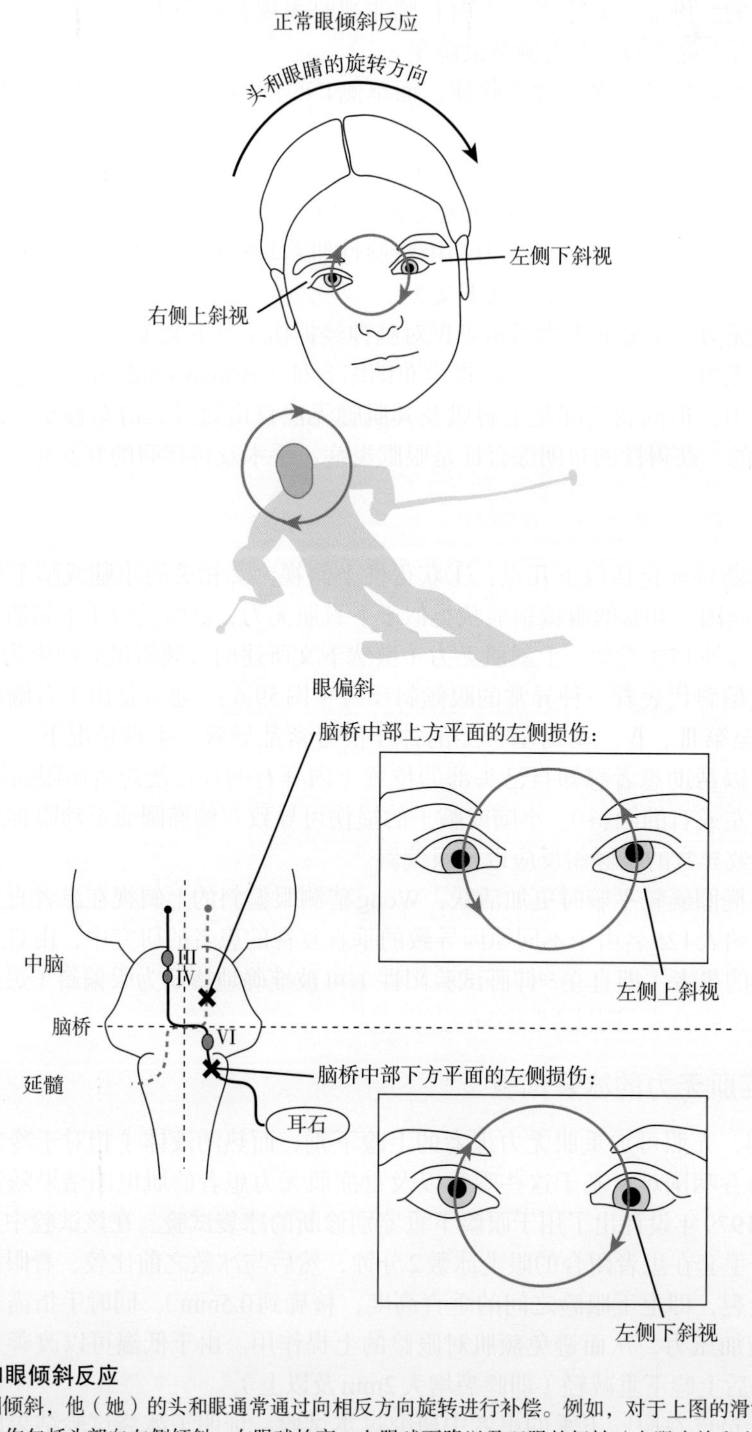

图59.6　眼偏斜和眼倾斜反应

当一个人向一侧倾斜，他（她）的头和眼通常通过向相反方向旋转进行补偿。例如，对于上图的滑雪者，其身体向右侧倾斜，自然的补偿动作包括头部向左侧倾斜、右眼球抬高、左眼球下降以及双眼的扭转（右眼内旋和左眼外旋），所有动作使头和眼得以恢复到正常的垂直位置（上图）。所有这些补偿性运动均属于眼倾斜反射，它是一种正常的生理反射，由耳石器官介导（特别是感应重力的椭圆囊及其到动眼神经核和核前庭脊髓束的联系），用于稳定视网膜上的图像。眼偏斜（下图）是一种异常的斜视，出现在导致上述这些通路不对称传导的疾病中（尤其是小脑或脑干病变）。脑桥中部下方平面是这些重力调节通路在脑干交叉处，位于这一平面的单侧病变会导致同向扭转的倾斜反应（即患者的最低位眼代表病变的一侧，如右下图，见第62章的Wallenberg脑卒中）；而脑桥中部上方平面的损伤则会引起反向扭转的倾斜反应（即最高位眼代表病变的一侧，如右上图）。Ⅲ，动眼神经核；Ⅳ，滑车神经核；Ⅵ，展神经核。

表59.1　冰袋试验，检测重症肌无力*

体征（参考文献）**	灵敏度/%	特异度/%	似然比***	
			体征存在	体征缺失
使用冰块后上睑下垂改善	77～96	78～98	8.3	0.2
使用冰块后复视及眼肌麻痹改善	75～97	97～98	30.6	0.1

注：*诊断标准，重症肌无力的诊断标准包括腾喜龙试验阳性、抗乙酰胆碱受体抗体阳性、肌电图典型结果或这些试验的组合。

**查体发现的定义，冰袋试验的阳性发现见正文。冰袋需要在眼上敷2分钟或5分钟以确定测试的结果。

***似然比，如果体征存在为阳性似然比；如果体征缺失为阴性似然比。

重症肌无力的冰袋试验

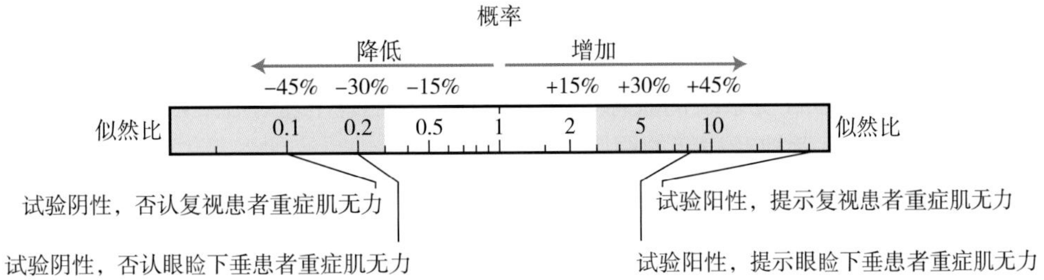

第二节　第Ⅲ、Ⅳ、Ⅵ对脑神经疾病

一、概述

表59.2回顾了导致这三对脑神经发生孤立性麻痹的原因，这一统计结果是通过对文献报道的超过3500名患者的分析后得出的。主要原因包括缺血性梗死（三对神经均有）、颅内动脉瘤（特别是第Ⅲ对脑神经）、头部创伤（特别是第Ⅳ对脑神经）和肿瘤（特别是多对脑神经同时受累时）。即使现如今临床影像十分先进，这些脑神经的孤立性受累的疾病中也有至少1/4是特发的。

表59.2　第Ⅲ、Ⅳ、Ⅵ对脑神经孤立麻痹的病因学

	动眼神经	滑车神经	展神经	混合*
比例/%**	31	11	45	13
病因学/%				
头部创伤	13	34	11	18
肿瘤	11	5	19	29
缺血	25	22	20	7
动脉瘤	17	1	3	11
其他原因	14	8	21	19
特发性麻痹	20	30	26	16

注：上表数据基于参考文献32-44。

*“混合”指第Ⅲ、Ⅳ、Ⅵ对脑神经的联合麻痹。

**比例指麻痹涉及指定脑神经占涉及第Ⅲ、Ⅳ、Ⅵ对脑神经的总数的比例。

二、缺血性梗死的诊断原则

第Ⅲ、Ⅳ、Ⅵ对脑神经孤立性麻痹的最常见原因之一是缺血性梗死，其床旁诊断基于以下标准：①麻痹是独立的（即没有其他神经或眼科的查体发现）。②急性起病。③患者有脑血管疾病的危险因素（如年龄＞50岁、高血压和糖尿病）。④没有其他明显的原因。⑤麻痹是自限性的（即在几个月内自行消失）。75%的缺血性单神经病变可在4个月内好转，一旦超过这个时间限则应该考虑其他原因。

三、动眼神经（第Ⅲ对脑神经）

（一）体征

动眼神经完全麻痹导致受累眼的眼球向外下偏斜以及眼睑下垂（图59.7）。可能伴有或不伴有瞳孔散大，这取决于患者神经病变的原因。

（二）临床意义

1. 瞳孔回避规则

孤立的非创伤性动眼神经麻痹的最常见的明确原因是后交通动脉瘤（必须积极处理）和第Ⅲ对脑神经的缺血性坏死（可以保守处理）。在95%以上的动脉瘤所致麻痹的患者中，瞳孔会出现对光反应迟钝或固定、散大的表现，但在73%的缺血性麻痹中，瞳孔不受影响。这些观察结果衍生出瞳孔回避规则，即有动眼神经麻痹的患者若瞳孔不受影响则表明可能没有动脉瘤，情况相对安全。

但在应用该规则时有3个重要的注意事项：①该规则只适用于动眼神经控制的眼肌完全瘫痪和瞳孔完全回避的患者，接近4%的动脉瘤患者有瞳孔回避，但他们第Ⅲ对脑神经支配的肌肉只有部分瘫痪。②该规则不适用于年龄在20～50岁的患者，该年龄组患者缺血性梗死少见。③该规则只适用于第Ⅲ对脑神经孤立性麻痹的患者，伴有任何其他神经或眼科发现（如偏瘫、眼球突出、其他脑神经病变）时该规则无效。

不过瞳孔回避规则在以前更有价值，因为当时诊断颅内动脉瘤的唯一方法就是导管血管造影（该检查有2%的风险导致脑卒中），而临床医生需要寻找到一种方式避免这种不安全的诊断实验。而现今，随着安全无创的检查方法的问世（CT血管造影和磁共振成像），大多数专家建议，无论瞳孔是否受累，都应当对所有新发的孤立非创伤性动眼神经麻痹患者进行无创的血管成像。

2. 临床综合征

一些相关的查体发现可以鉴别导致第Ⅲ对脑神经麻痹的病因。

（1）同侧脑干损伤。第Ⅲ对脑神经离开同侧脑干时出现的损伤常伴随同侧小脑体征（Nothnagel综合征，累及小脑上脚）、对侧偏身震颤（Benedikt综合征，累及红核）或对侧偏瘫（Weber综合征，累及大脑脚）。

（2）蛛网膜下腔内的神经损伤。重要的原因包括钩回疝（患者昏迷）和颈内动脉-后交通动脉瘤（表现为第Ⅲ对脑神经孤立性麻痹）（见第21章）。

（3）同侧海绵窦或眼眶损伤。海绵窦或眶部的损伤会同时影响第Ⅲ、Ⅳ、Ⅵ对脑神经（导致全部眼肌麻痹），还会损伤支配虹膜的交感神经（导致瞳孔缩小且无反应）以及三叉神经眼部的分支（导致上三分之一面部的感觉减退），眼眶病变还会引起早期、明显的眼球突出。

（4）缺血性梗死。缺血性梗死导致孤立的第Ⅲ对脑神经麻痹（见“缺血性梗死诊断原则”及“瞳孔回避规则”部分）。

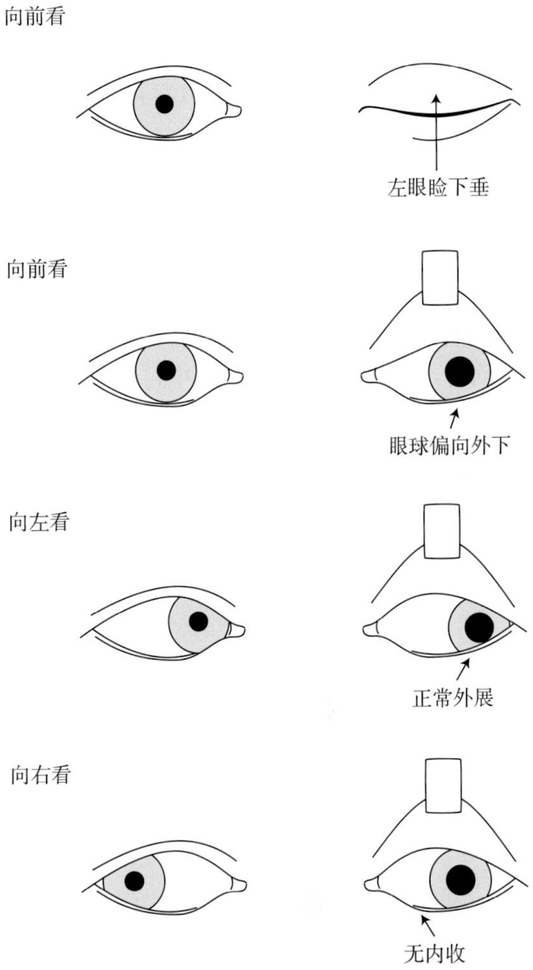

图59.7　**第Ⅲ对脑神经麻痹**

第Ⅲ对脑神经完全麻痹（如本例的左眼）会导致眼睑下垂遮盖住眼（见第一行）。使眼睑睁开后（在本例中通过一片胶布实现），眼球会表现出向外及轻度向下偏离的现象（见第二行）。这是由于不存在外直肌（眼球外展）及上斜肌的（眼球下移）拮抗动作。在这个第Ⅲ对脑神经麻痹的例子中，瞳孔出现散大，这是由于病因为颅内动脉瘤，而很多缺血性的动眼神经麻痹不会导致瞳孔相关的症状（见文中对瞳孔回避规则部分的描述）。当患者看向左边时（见第三行），无损伤的外直肌可以使眼球外展正常。而当患者看向右边时（见第四行），左眼无法内收超过中线。进一步的试验还会显示患者的左眼不能向上或向下看。

四、滑车神经（第Ⅳ对脑神经）

（一）体征

1. 孤立的第Ⅳ对脑神经麻痹

第Ⅳ对脑神经麻痹会导致垂直复视和受累眼的上斜视。上斜视在检查中可能不明显，往往临床医生需要使患者的头转向患侧，才能使查体异常更为明显（图59.8）。倾斜头部会加重复视，这是由于它需要同侧眼肌内旋，即同时收缩上斜肌和上直肌肌肉。这两块肌肉一起工作，通常情况下上斜肌使眼球下降的作用会被上直肌提升眼球的作用所平衡。但如果上斜肌无力，内旋眼（如倾斜头部时）的力量无法拮抗上直肌的收缩，导致眼球上抬，从而加重垂直复视和上斜视。

2. 第Ⅲ、Ⅳ对脑神经联合麻痹

对于第Ⅲ对脑神经麻痹的患者，检测第Ⅳ对脑神经是非常困难的，因为眼已经向外下偏离了（图59.7）。但如果在这些患者中第Ⅳ对脑神经是完整的，但患者被要求向下看时其眼会内旋。如果内旋不存在（观察内侧结膜血管可以明确判断）则表示麻痹同时发生在第Ⅲ、Ⅳ对脑神经。关于这一发现的视频指导可以在Reich的参考文献中看到。

（二）临床意义

1. 头部位置

有研究显示，在孤立性第Ⅳ对脑神经麻痹的患者中，实际上有45%都习惯性将头部向远离病灶的一侧倾斜（使受累眼需要内旋的程度最小化）。这种习惯性头部倾斜的表现在慢性第Ⅳ对脑神经麻痹患者的老照片中可能比较明显。正如预期的那样，当患者的头部向患侧倾斜时，92%～96%的患者的复视和上斜视会恶化。

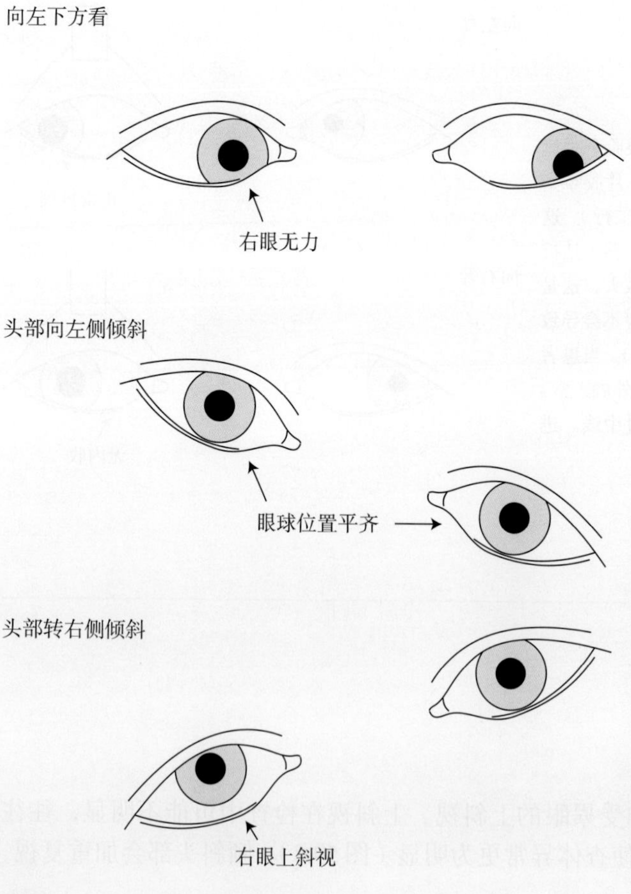

图59.8　第Ⅳ对脑神经麻痹

本例中的患者有右侧第Ⅳ对脑神经麻痹。当患者向左下方看时复视最为严重，表明无力的肌肉是左眼下直肌或右眼上斜肌（参照图59.2，眼部肌肉的主要运动）。简单查体（第一行）显示，右眼滞后于左眼，表示无力的肌肉位于右侧（即右侧上斜肌）。令患者头部远离患侧偏斜（即向左侧，远离无力的右上斜肌；第二行），眼球位置正常平齐；但令患者头部朝向患侧偏斜（即向右侧，第三行），会导致明显的右侧上斜视（即右眼比左眼高）。见正文。

2. 临床综合征

滑车神经的颅内段在全部脑神经中是最长的，这可以解释为什么创伤是滑车神经孤立性损伤最常见的原因。相关的查体发现可以鉴别不同的临床综合征。

（1）对侧中脑损伤。与此相关的查体发现包括对侧霍纳综合征（Horner syndrome）、对侧辨距不良和对侧INO。在所有这些综合征中，我们发现相关的异常均发生在对侧，这是由于滑车神经在传入眼的过程中发生了交叉（即支配右眼的第Ⅳ对脑神经起源于左侧脑干）。

（2）同侧海绵窦或眶部损伤。这些损伤导致的查体发现组合在前文已经讨论过。

（3）缺血性梗死。缺血性梗死可导致孤立性第Ⅳ对脑神经麻痹（见“缺血性梗死诊断原则”部分）。

五、展神经（第Ⅵ对脑神经）

（一）体征

第Ⅵ对脑神经麻痹引起受累眼的内斜视及外展不全（图59.9）。

（二）临床意义

一些不同的临床综合征可以通过其相关的查体发现鉴别。

1. 同侧脑桥损伤

相关的查体发现包括对侧偏瘫（Raymond 综合征）、同侧第Ⅶ对脑神经麻痹及对侧偏瘫（Millard-Gubler 综合征）、同侧霍纳综合征、同侧水平凝视麻痹以及同侧第Ⅴ、Ⅶ、Ⅷ对脑神经受累（Foville 综合征）。

2. 蛛网膜下腔内的神经损伤

蛛网膜下腔的神经损伤常导致孤立性第Ⅵ对脑神经麻痹。例如脑膜炎、近期腰椎穿刺（有后续的脑脊液漏导致神经受牵拉）和大脑假性肿瘤（同样由于神经受牵拉，这是由于颅内压升高导致的；这些患者还可能合并视盘水肿）。

3. 岩尖损伤

例如，复杂性中耳炎（Gradenigo综合征，还会导致患侧听力下降、第Ⅴ对脑神经受累引起的面部疼痛以及同侧第Ⅶ对脑神经麻痹）、颞骨岩部骨折（常合并鼓室积血和Battle迹象）和鼻咽癌。

4. 同侧海绵窦或眶部损伤

这些病变导致的查体发现组合在前文“同侧海绵窦或眶部损伤”部分已讨论过。

5. 缺血性梗死

缺血性梗死可导致孤立性第Ⅵ对脑神经麻痹（见“缺血性梗死诊断原则”部分）.

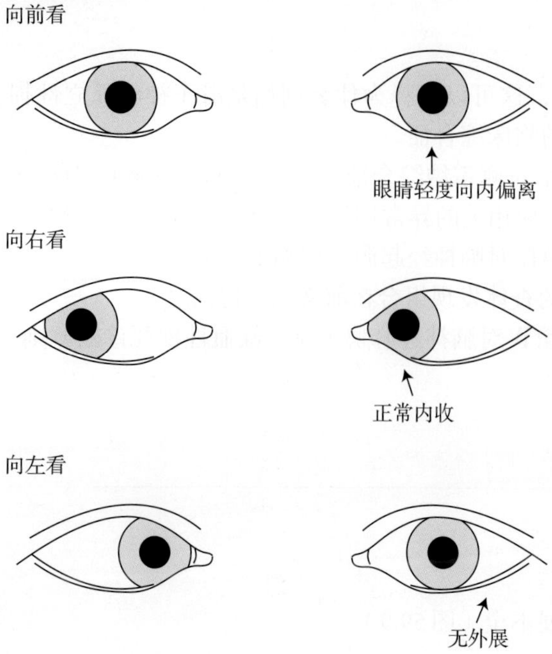

图59-9　第Ⅵ对脑神经麻痹

本例的患者（有第Ⅵ对脑神经麻痹）向前看时，有轻度的左眼内斜视（即左眼偏向鼻侧，如第一行所示）。向右看时，受累眼内收通常正常（第二行）。向左看时，左眼无法外展（第三行）。

第60章

其他脑神经

教学要点

- 脑神经异常可能反映神经本身的局部病变、脑干中相关的神经核损伤或大脑半球疾病导致神经核的核上性传入颅途径中断。大脑半球疾病必须是双侧的才能产生第Ⅴ、Ⅸ或Ⅹ对脑神经相关的运动异常。
- 许多具有明确定义的综合征的诊断完全取决于临床医生对脑神经受累情况的观察：例如，Foster Kennedy综合征、眼带状疱疹、贝尔麻痹、假性延髓麻痹和颈静脉孔综合征。
- 对于眼带状疱疹患者（即带状疱疹累及第Ⅵ对脑神经或第Ⅴ对脑神经的眼支），Hutchinson征（即鼻尖受累）增加了未来眼部并发症的可能性。即便如此，所有罹患这种感染的患者，无论是否存在Hutchinson征，均应接受抗病毒药物治疗，并由眼科专家进行检查。
- 对于脑卒中患者，有一些查体发现提示患者的误吸风险增加，包括嗜睡、吞水试验阳性以及吞咽水后氧饱和度下降2%及以上；而正常的咽部感觉提示误吸的可能性降低。

表60.1汇总了12对脑神经的体格检查结果。本章只讨论第Ⅰ、Ⅴ、Ⅶ和第Ⅸ到Ⅻ对脑神经。第Ⅱ对脑神经在第21章及第58章讨论，第Ⅷ对脑神经在第24章讨论，第Ⅲ、Ⅳ、Ⅵ对脑神经已在第59章讨论。

表60.1　12对脑神经

脑神经	运动检查	感觉检查	反射检查
嗅神经（Ⅰ）		无刺激性气味的检测	
视神经（Ⅱ）		视敏度 视网膜检查	瞳孔传入障碍（摆动闪光试验）
眼部肌肉神经： 动眼神经（Ⅲ） 滑车神经（Ⅳ） 展神经（Ⅵ）	眼外肌运动（Ⅲ，Ⅳ和Ⅵ） 眼睑上提（Ⅲ）		瞳孔收缩（Ⅲ）
三叉神经（Ⅴ）	咬肌 翼外肌	同侧面部痛温觉及触觉	角膜反射（传入支） 下颌反射（传入支和传出支） 眉心反射（传入支）
面神经（Ⅶ）	除眼睑上提外所有面部运动	舌前2/3部分味觉	角膜反射（传出支） 眉间反射（传出支）
前庭蜗神经（Ⅷ）		听力测试（耳蜗神经成分）	前庭眼球反射（前庭神经成分）
舌咽神经（Ⅸ）	同侧上颚上提（与Ⅹ共同调节）	咽后部感觉 舌后2/3部分味觉	咽反射（传入支，与Ⅹ共同组成传出支）
迷走神经（Ⅹ）	同侧上颚上提（与Ⅸ共同调节）		咽反射（与Ⅸ共同组成传出支）
副神经（Ⅺ）	斜方肌 胸锁乳突肌		
舌下神经（Ⅻ）	颏舌肌		

第一节　嗅神经（Ⅰ）

一、检查方式

临床常用的嗅觉检测方法是将非刺激性物质如冬青、丁香等置于一侧鼻孔下方。多数门诊和病房可行的一种简单的试验方法是使用70%标准浓度的异丙醇片。注意不可使用氨水等刺激性物质，因为它们还会刺激三叉神经（即第Ⅴ对脑神经）末梢。

二、临床意义

（一）嗅觉缺失

嗅觉缺失指嗅觉的完全丧失。最常见的原因是上呼吸道感染、鼻窦炎（阻塞鼻腔）及头部外伤（损伤嗅神经纤维）。其他稍罕见的原因有卡尔曼综合征（Kallman syndrome，低促性腺素性性腺功能减退症）和蝶骨嵴肿物（如脑膜瘤，可导致Foster Kennedy综合征，表现为同侧嗅觉缺失、视神经萎缩以及对侧视盘水肿）。

（二）嗅觉障碍

嗅觉障碍的患者能够感知气味，但常常会混淆气味类型。帕金森病患者及额叶或颞叶切除的患者常出现嗅觉障碍。帕金森病患者比其他帕金森综合征患者如血管性帕金森综合征及进行性核上性麻痹（见第66章）更容易发生嗅觉障碍。

第二节　三叉神经（Ⅴ）

一、概述

三叉神经运动核和感觉核均位于脑桥，其中感觉核横跨延髓到颈脊髓。三叉神经感觉支分布于面上部（Ⅴ1，眼支）、面中部（Ⅴ2，上颌支）和面下部（Ⅴ3，下颌支）。支配咬肌与翼外肌的运动纤维与下颌支（Ⅴ3）伴行。

二、相关表现

（一）运动障碍

三叉神经运动成分的损伤会影响咬肌（使患者难以上提该侧下颌进行咬合，严重时造成肌肉萎缩导致脸颊扁平）与翼外肌（使下颌难以向对侧移动；张口时，下颌歪向患侧）。

（二）感觉障碍

三叉神经感觉成分损伤会导致一侧面部由任意一支或全部三支支配区域的痛温觉、触觉减弱，但外耳大部分区域（包括耳屏）及下颌角的感觉不受影响，因为这些区域是由颈神经感觉根支配（见第62章图62.1）。

（三）角膜反射

轻微刺激单侧角膜可导致双侧眨眼反射。该反射的传入支为同侧三叉神经（仅Ⅴ1和Ⅴ2），传出支为双侧面神经（即一只眼角膜受到刺激后双侧同时眨眼）。

三、临床意义

（一）运动障碍

单侧三叉神经支配肌肉的肌力减弱可能提示病变位于下颌支近端（例如颅底转移瘤）或同

侧脑桥的损伤（脑桥损伤的患者一般还合并其他相关的神经表现，比如第Ⅵ或Ⅶ对脑神经异常或对侧偏瘫）。单侧三叉神经支配肌肉的肌力减弱往往不发生于单侧大脑半球损伤，这是由于每一侧的三叉神经核均由双侧大脑皮质共同支配。然而双侧三叉神经支配肌肉的肌力减弱可能是由双侧大脑半球损伤导致，表现为严重的咀嚼困难（见“假性延髓麻痹”部分）。

（二）感觉障碍

面部感觉减退可以是更广泛的，影响整个躯体感觉及其他神经功能的神经综合征（如大脑半球、丘脑或脑干的损伤）的部分表现，也可以是单纯的面部感觉障碍（外周神经及其分支的损伤）。

1. 面部和躯体感觉障碍

丘脑或大脑半球损伤时，面部及躯体的感觉障碍均分布在损伤的对侧。常常还会伴有偏瘫、失语或两者同时出现。脑干损伤时，面部及躯体的感觉障碍分布于不同侧：面部为患侧感觉障碍，躯体为健侧感觉障碍（见第62章图62.2和表62.2）。脑桥损伤对于口内感觉的影响较面部感觉更重，而延髓病变则主要影响面部感觉。

2. 单纯面部感觉障碍

单纯面部的感觉障碍属于颞骨岩尖综合征（见第59章，第Ⅵ对脑神经）、海绵窦综合征（仅Ⅴ1分支受累，见第59章）以及颏麻木综合征（numb chin syndrome）的部分表现。颏麻木综合征表现为下唇及下颏的感觉障碍，是癌症患者的不良征兆，表明癌细胞转移到了同侧下颌骨、颅底或软脑膜。一些患者还可出现其他脑神经的异常。

（三）角膜反射异常

角膜反射的传入支与传出支分别为第Ⅴ和第Ⅶ对脑神经。根据传统认知，一侧三叉神经功能障碍（如位于同侧脑干的Ⅴ1、Ⅴ2损伤）时，刺激患侧角膜后双眼均无眨眼反射；而当一侧面神经功能障碍时，只有患侧眼在角膜刺激后无眨眼反射，健侧角膜反射正常。角膜反射的减弱或消失的表现在单侧感觉神经性耳聋患者中尤其重要，这提示患者患桥小脑角肿瘤（如听神经瘤）的可能性增加。

然而，不对称角膜反射的临床价值有限。8%的健康老年人可以无缘由地出现单侧角膜反射消失，根据角膜反射障碍判断听神经瘤的灵敏度也只有33%，该症状的出现通常表明肿瘤已长得较大了（直径＞2cm）。

（四）带状疱疹感染和三叉神经鼻睫支（Hutchinson征）

在带状疱疹感染三叉神经眼支（带状孢疹眼病）的患者中，约有半数会在出现皮疹的1～4周内出现影响视力的并发症，比如葡萄膜炎、角膜炎，这意味着眼部并发症出现的平均时间为出疹后的11～13天。1865年，Hutchinson发现鼻尖、角膜及虹膜均分布着三叉神经的同一分支（鼻睫神经），如果带状疱疹眼病患者的鼻尖出现囊泡（即Hutchinson征），那么提示他出现眼部并发症的风险升高。但是该体征的临床价值也很有限，因为它的精确度一般（灵敏度43%～84%，特异度76%～90%，阳性似然比3.3，阴性似然比0.3），然而对于所有患带状疱疹眼病的患者，无论鼻尖或眼部是否受累，都需要服用抗病毒药物，并由眼科专家对其眼部进行相关检查。

第三节　面神经（Ⅶ）

一、体征

面神经损伤可以导致颜面不对称（同侧鼻唇沟变浅及同侧眼裂扩大）、同侧面肌无力（讲话、眨眼、挑眉、微笑、皱额头、闭眼、示齿及收下颌时所用肌肉），患侧可能出现患侧的流泪异常（泪腺受累）、听力异常（镫骨肌）、味觉丧失（舌前三分之二）、角膜反射及眉间反射消失。

面神经损伤不会造成上睑下垂，因为眼睑肌不受面神经支配，而是受交感神经和第Ⅲ对脑神经支配。

二、临床意义

（一）中枢性和周围性面神经损害

单侧面神经损伤可能来源于中枢部位损伤（即上运动神经元，对侧的皮质运动区或下行的锥体束损伤）或周围部位损伤（即下运动神经元，同侧脑桥的面神经核或周围神经损伤）①。这些损伤可根据以下两个特征进行区分。

1. 肌无力的分布

周围性损伤时上下面肌同时受累，中枢性损伤以下半部面肌受累为主。中枢性损伤时一般不会出现额纹消失，因为上半部面肌由双侧皮质运动区共同支配。

2. 受累的运动

周围性损伤时患侧所有面部活动均受累，中枢性损伤时只影响随意运动，不影响情绪导致的运动。中枢性神经功能障碍（如大脑半球脑卒中）的患者可能无法随意地翘起嘴角，但是在大笑或大哭时嘴角却可以灵活地运动，这是因为面神经核中情绪相关的传入神经成分并非来自大脑皮质②。

（二）周围型神经损害

1. 病因

单纯周围性面神经麻痹的病因有先天性（50%～87%）、手术或外伤（5%～22%）、带状疱疹感染（Ramsay Hunt综合征，7%～13%）、肿瘤（如胆脂瘤、腮腺肿瘤，1%～6%）以及各种各样相关的综合征（8%～11%）。这些数据来自专门的转诊中心，可能突出了一些不常见的

① 上下运动神经元的定义见第61章。
② 另一种情况会带来相反的临床表现：丘脑或额叶损伤时，只有情绪相关的运动瘫痪，而随意运动正常。

病因。贝尔面瘫（Bell palsy）属于先天障碍，不过越来越多的证据支持它其实可能是一种病毒感染。

2. 相关表现

贝尔面瘫患者相关的表现有味觉减退（52%）、听觉过敏（8% ～ 30%）、泪液增多（19% ～ 34%）和泪液减少（2% ～ 17%）。泪液产生增多提示眼轮匝肌受累，不能正常贮存泪液并将泪液导入鼻泪管中；而泪液产生减少提示泪腺分泌障碍。尽管约23%的患者同时会有感觉相关的主诉，但面部感觉减退（受第V对脑神经控制）的表现是多样的。一些研究者发现高达48%的患者都存在面部感觉减退，因此提出贝尔面瘫是多发性脑神经损害的部分表现，然而其他研究者却并未发现相关面部感觉减退的表现。

3. 定位诊断

面神经从主干的分支呈现一定顺序，这些分支由近端到远端依次支配泪腺、镫骨肌、舌（味觉）以及面肌。因此，通过检测泪液分泌功能（Schirmer泪液分泌实验）、镫骨功能（听力测试时的镫骨肌听反射）以及味觉通常可以对受损部位进行定位，不过这些检查只有当神经纤维被完全切断时才准确。如果是斑片状病变（如贝尔面瘫或局部损伤），定位诊断常常无意义（如可能出现泪液分泌减少，但味觉和镫骨肌功能完好），临床价值也十分有限。

4. 贝尔面瘫的并发症

在贝尔面瘫恢复后，可能出现的并发症主要包括以下三种。

（1）**相关运动障碍**。55% ～ 94%的患者可出现相关运动障碍或联带运动。这些预料之外的运动可能源于神经纤维的异常再生。例如，微笑时眼裂变小或用力闭眼时嘴角抽动。

（2）**挛缩**。3% ～ 36%的患者会出现挛缩。尽管被称为“挛缩”，其实只是表示肌张力增高，而并无纤维瘢痕的形成。因此，尽管挛缩后可能会遗留一些肌无力，但面部常常可以恢复对称。

（3）**鳄鱼泪综合征**。2% ～ 6%的患者可以出现鳄鱼泪综合征，这是由于控制腮腺的神经纤维异常增生长入泪腺中，表现为进食咀嚼时眼泪产生并从面颊流下或积聚在鼻腔中。

第四节　舌咽神经（Ⅸ）、迷走神经（Ⅹ）

一、相关表现

之所以把这些神经归到一起，一方面是因为在临床实践中很难清晰区分出它们的功能，另一方面是由于临床综合征通常导致这两个神经同时受累。相关的异常表现包括以下3项：①**咽部感觉丧失**。常用的检查手段是用棉棒触碰咽后壁。②**软腭运动减弱**。软腭后缘称为腭帆，腭帆的上抬称为软腭运动。当患者发出“啊”时应当可以看见软腭上抬。③**咽反射异常**。当舌后部、咽部或软腭受到刺激时，舌和软腭会反射性地出现上抬，而咽部肌肉则会出现收缩。当咽反射减退、消失、亢进或不对称时称为咽反射异常。

二、临床意义

这些神经的异常可能是由于双侧大脑半球病变或者同侧延髓或外周神经病变（即第Ⅺ、Ⅹ对脑神经）。单侧大脑半球病变通常不会引起软腭无力，这是因为舌咽和迷走神经的神经核接受双侧延髓皮质的神经支配。

（一）双侧大脑半球损害：假性球麻痹

双侧脑桥水平以上的病变会损伤支配脑干运动核的下行锥体束，从而可能导致显著的上颚和咽部麻痹，同时伴有舌肌、面肌、咀嚼肌麻痹。这一综合征又称为假性球麻痹，见于约4%的脑血管病患者，而出现该综合征的患者大多有双侧内囊区域的腔隙性梗死。该综合征最主要的临床特点是构音障碍、吞咽困难和面部随意运动受限。其他还包括下颌反射亢进（见于70%的患者）、咽反射消失（70%）、情绪反应过激导致出现不合时宜的痉挛性大哭或大笑（24%）。大笑时生动的面部活动或失控的大哭都与面部随意运动缺少和姿势模仿障碍的情况形成鲜明对比。

假性球麻痹这一名称是Lepine在1877年提出的，选择这一名称是为了将这种核上性损害的系列表现与一种类似的由于脑干核团本身受损时所致的运动麻痹（如延髓麻痹）相区别。但事实上这一名称并不恰当，因为“球”意指延髓，而假性球麻痹中最主要累及的两个运动核团，支配面肌的核团（Ⅶ）和咀嚼肌的核团（Ⅴ），均位于脑桥。

（二）脑卒中后误吸风险的床旁预测及评估

经历双侧脑卒中后，第Ⅸ、Ⅹ对脑神经显著的功能障碍患者在吞咽时易发生误吸而损伤气道。循证医学表60.1展示了一些用于预测患者脑卒中后误吸风险的床旁体征及其准确性。对误吸危险增加提示性最强的临床表现包括嗜睡［似然比（*LR*）＝3.4］、吞水试验异常（*LR*＝3.2）以及吞咽液体时氧饱和度下降2%及以上（*LR*＝3.1，定义参见循证医学表60.1的脚注）。而对误吸危险降低提示性最强的临床表现包括咽部感觉正常（*LR*＝0.03）、吞咽后氧饱和度无下降（*LR*＝0.3）以及吞水试验异常（*LR*＝0.4）。而另外一些临床表现的诊断准确性有限，包括咽反射异常、发声困难和异常的咳嗽。还有一些临床表现没有预测价值，比如面部和舌部的感觉异常、舌肌无力、双侧脑神经相关表现以及胸片异常。

咽反射的预测价值有限并不令人意外，因为参与咽反射的咽部肌肉并不会在正常的吞咽动作中兴奋而起到保护气道的关键作用。此外，正常人也常常可以出现咽反射阴性，尤其在老年人中。不过正常人通常不会出现咽部感觉消失。

表60.2 脑卒中后误吸*

体征（参考文献）**	灵敏度/%	特异度/%	似然比***	
			体征存在	体征缺失
嗓音及咳嗽				
异常的自发咳嗽	43～89	36～94	1.9	0.6
发声困难	54～98	13～85	1.5	0.5
构音障碍	60～77	53～57	1.6	0.5
神经系统检查				
嗜睡	50～76	65～92	3.4	0.5
面部舌部感觉异常	22	52	NS	NS
咽部感觉缺失	98	60	2.4	0.03
舌肌肌力减弱	50～72	47～91	NS	0.6
双侧脑神经相关体征	71～73	30～39	NS	NS
咽反射异常	53～91	18～82	1.4	0.6
其他检查				
吞水试验	47～85	58～93	3.2	0.4
吞咽后0～2分钟测氧饱和度下降程度	73～87	39～88	3.1	0.3

注：*诊断标准，误吸相关，纤维镜检查或电视透视检查（所有其他研究）。

**临床表现的定义，自主咳嗽异常，嘱患者尽量用力咳嗽，阳性结果为患者表现出无法咳嗽或咳嗽力度减弱、带有喘息声或咳嗽迟缓；发声困难，嘱患者发长“啊”音，阳性结果为声音带喘息、嘶哑、有湿啰音、刺耳或紧张；咽部感觉缺失，患者无法感知到棉棒触碰单侧或双侧咽后壁；咽反射异常，咽反射减弱、消失、亢进或不对称；吞水试验异常，以每口吞下5～10ml水的速度共饮水5～90ml后出现咳嗽、窒息或嗓音改变；吞咽后氧饱和度下降，定义为吞咽10ml水或20～150ml液态钡后0～2分钟内氧饱和度下降不少于2%。

***似然比，如果体征存在为阳性似然比；如果体征缺失为阴性似然比。

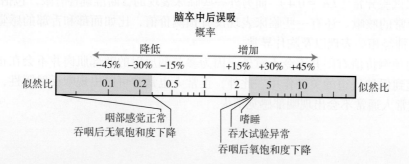

NS，不显著。

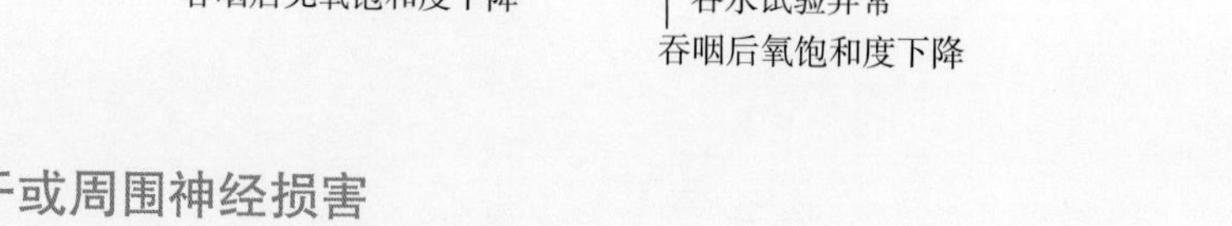

（三）同侧脑干或周围神经损害

延髓外侧综合征可以造成同侧咽部感觉缺失和软腭上抬受限，此外还可出现霍纳综合征及其他感觉和小脑相关的症状（见第62章表62.2）。颈静脉孔综合征（如颅底骨折、颈静脉球肿瘤）同时累及第Ⅸ、Ⅹ和Ⅺ对脑神经时会导致同侧上颚瘫痪、声襞瘫痪（导致声嘶）、斜方肌和胸锁乳突肌瘫痪。

第五节　副神经（XI）

一、体征

副神经损伤后的主要表现是单侧或双侧胸锁乳突肌（使头偏向对侧）和斜方肌（使同侧肩膀上抬）的肌力减弱和/或肌肉萎缩。

二、临床意义

单侧上述肌肉的无力可能提示大脑半球、脑干、脊髓或周围神经病变。肌肉萎缩提示病变位于核团（即脑干或高颈段）或周围神经（即损伤位于大脑半球以外）。

（一）大脑半球

大脑半球损伤对斜方肌和胸锁乳突肌的影响有所不同：一侧大脑半球损害表现为对侧斜方肌和同侧胸锁乳突肌肌力减弱①。因此，一侧大脑半球脑卒中时，患者可能表现为向偏瘫侧转头无力。局灶癫痫发作时，患者头常偏向发作肢体侧。

（二）脑干或高颈段脊髓

副神经核位于延髓和高颈段脊髓，其损伤（如脊髓空洞症）可能会导致同侧斜方肌和胸锁乳突肌的萎缩和无力。

（三）周围神经

颈后三角处的创伤（如淋巴结切除手术、钝性挫伤）会损伤到周围神经，可能导致同侧斜方肌和胸锁乳突肌的瘫痪，但是由于支配胸锁乳突肌的神经分支很早就从神经主干分出，因此胸锁乳突肌常常不会受累。颈静脉孔综合征也可以累及第XI对脑神经，同时损伤第IX和X对脑神经，这一点在上文舌咽神经部分中已进行了介绍。

---

①下行的皮质延髓束纤维在到达胸锁乳突肌之前被认为经过了两次交叉从而支配同侧的肌肉。这一神经支配方式是符合生理需求的，因为胸锁乳突肌收缩可以使头转向对侧，而大脑半球需要将头转向与其控制的视野、眼球运动和身体运动相同的方向。

第六节　舌下神经（XII）

一、体征

在伸舌过程中，所有颏舌肌纤维均会将舌推向外面和对侧。正常情况下，这些侧向的力能够互相平衡，所以舌可以保持位于中线。但是当一侧舌下神经麻痹时，未受损的颏舌肌纤维兴奋会使舌偏向对侧，即患侧。

二、临床意义

颏舌肌无力提示病变可能位于大脑半球、脑干或周围神经。舌肌萎缩或纤颤提示病变位于舌下神经核（脑干）或舌下神经（非大脑半球）。

（一）大脑半球

大脑半球损害可能会表现为对侧颏舌肌无力，因此，伸舌会偏斜向瘫痪肢体的一侧。

（二）脑干

延髓内侧综合征可导致同侧舌下神经麻痹、对侧偏瘫以及对侧本体感觉和振动觉丧失（痛温觉保留），因此，伸舌偏向瘫痪肢体的对侧。

（三）周围神经

舌下神经麻痹最常见的病因是转移癌（转移到颅底、蛛网膜下腔或颈部）和外伤（如颈部枪伤、根治性颈部手术或颈动脉内膜切除术）。

舌下神经麻痹与其他脑神经相关表现伴随出现既会发生于脑干又会发生于周围神经的病变中，因此，其定位价值很小。

第61章

运动系统相关检查：肌无力的检查方法

教学要点

- 神经肌肉无力的原因包括以下4种：上运动神经元疾病（中央型无力）、下运动神经元疾病（外周型无力）、神经肌肉接头处病变以及肌肉疾病，这些疾病均与不同的体征、神经解剖异常及病因相关。
- 上下运动神经元联合受累意味着脊髓损伤，因为上下运动神经元仅共存于这一个解剖部位。
- 一些特殊检查，如旋前肌漂移试验、前臂旋绕试验、快速对指试验，能够在肌力基本不减弱的情况下，精准地检出对侧大脑半球疾病。
- 在脑卒中患者中，失语或眼球共轭凝视麻痹的存在能够精确地将脑卒中位置定位至前循环（即颈内动脉供血区）。而霍纳综合征、交叉性感觉运动异常的表现、眼球震颤、斜视、共济失调或偏盲的出现则更提示后循环（即椎骨和基底动脉供血区）的脑卒中。

第一节　运动系统体格检查

对肌肉进行检查的主要手段包括视诊（可发现肌肉萎缩、肥大、肌束颤动和震颤）、叩诊（可发现强直）、触诊（可发现肌张力异常）、膝关节和肘关节完全屈伸检查（可发现肌张力异常和其他导致运动受限的非神经系统异常，如骨折或关节病）以及肌力的检测。

一、肌力

（一）定义

瘫痪（paralysis）指任何程度的肌力下降，从肌力轻度下降到完全丧失。词缀“plegia”和“paresis”亦表示瘫痪（如hemiplegia，偏瘫），不过“paresis”一词通常指不完全的瘫痪（轻瘫）。四肢轻瘫或四肢瘫（tetraparesis）指四肢均出现的肌力减弱（脊髓疾病专家相较于quadriparesis更倾向于使用tetraparesis一词）。下肢轻瘫或截瘫（paraparesis）指双下肢的肌力减弱。偏身轻瘫或偏瘫（hemiparesis）指身体一侧的上、下肢同时出现肌力减弱。而单肢轻瘫或单瘫（monoparesis）指某一上肢或下肢单独出现的肌力减弱。

（二）体征

1. 检查方法

医生检查肌肉肌力的方法是嘱患者用力收缩该肌肉，同时抵抗患者的运动；每次只检查一块肌肉的肌力。可以通过比较双侧对称的肌肉的肌力以判断是否存在单侧肌肉无力，而双侧肌无力则需要通过与医生临床经验所得的肌力标准比较来诊断。医生根据一个6级系统（0～5）来评价患者的肌力，在下文中会有详述（见“肌力评级”部分）。

对于肌力下降的患者，医生应该从头到脚系统地检查全身肌肉，并重点关注那些肌力下降的肌肉，明确同一肢体近端和远端的肌肉是否有肌力的差别，对于单肢轻瘫的患者需要确定单瘫肢体中无力的肌肉是受单一脊髓节段支配还是受周围神经的支配（见第64章）。

然而通过抵抗患者运动检查肌力这一方法存在一个缺陷，它可能忽略了膝部和髋部的严重肌无力，因为这些抵抗重力的肌肉即使在肌力显著减退的情况下仍然能够轻易抵抗医生施加的阻力。对这些肌肉，更好的检测方法是将患者自身的重量作为这些肌肉收缩时所承受的负荷。例如，对于股四头肌无力的患者，当其被要求从椅子上站起时，股四头肌肌力的减退会比医生用手抵抗患者伸膝运动时表现更明显。另一个方法是测定患者起坐10次所需的最短时间。无相关肌肉无力者一般用时在20～25秒（若年龄为50岁耗时应小于20秒，年龄为75岁耗时应小于25秒）。若患者花费了更长的时间，在排除其他可能的解释如关节或骨病的情况下，则表明其腿部近端肌肉无力。

2. 肌力评级

临床上对肌力的评级依据一个传统的量表，它是二战期间由英国医学研究委员会（British

Medical Research Council，MRC）开发的（表61.1）。这一量表虽得到广泛使用，但其实存在一个重要的缺陷：肌力“4级”所涵盖的范围过于宽泛，与其他级别不成比例。例如，股二头肌为克服重力所需要的力量仅占其全部力量的2%（即3级肌力），这意味着其余98%的肌力水平均会被归类为4级肌力。因为这一缺陷，很多神经科专家将第4级又细分为三个亚级：4-（几乎无法抵抗任何阻力运动）、4以及4＋（肌力接近正常）。

表61.1 肌力分级

分级	表现
0	完全无收缩
1	肌肉轻微收缩
2	无法克服重力自主运动
3	能克服重力自主运动
4	能克服重力及人为阻力自主运动
5	肌力正常

注：表中内容基于参考文献1。

3. 针对单侧大脑病变的特殊检查

对于大脑病变的患者，仅行肌力检查常会低估患者的病变面积和功能障碍的程度。因此，人们为更灵敏地反映患者运动功能情况设计了一些特殊的检查：上肢漂移试验（旋前肌漂移试验）、前臂绕动试验（与其衍生的检查，包括示指试验、小指试验、拇指绕动试验）以及快速对指试验和叩足试验（图59.1）。

（三）临床意义

见下文“肌无力检查方法”部分。

二、肌肉萎缩与肥大

（一）肌肉萎缩

1. 定义

肌肉萎缩指肌肉消瘦、体积缩小。

2. 检查方法

肌肉萎缩可通过对肌肉的视诊发现。典型的表现如下：①从侧面看时发现鱼际的隆起处异常扁平（可见于颈神经根病或腕管综合征）。②胸锁乳突肌萎缩导致颈前部的阴影缺失（可见于脊髓空洞症）。③手内肌萎缩通常会导致手背侧掌骨异常突出（可见于多神经病）。

双侧上肢或下肢周径的显著不对称提示周径较小的一侧存在萎缩（或者另一侧存在水肿）。正常人中有90%两侧小腿周径相差小于1cm，100%相差小于1.5cm（在胫骨粗隆下10cm处测量）。

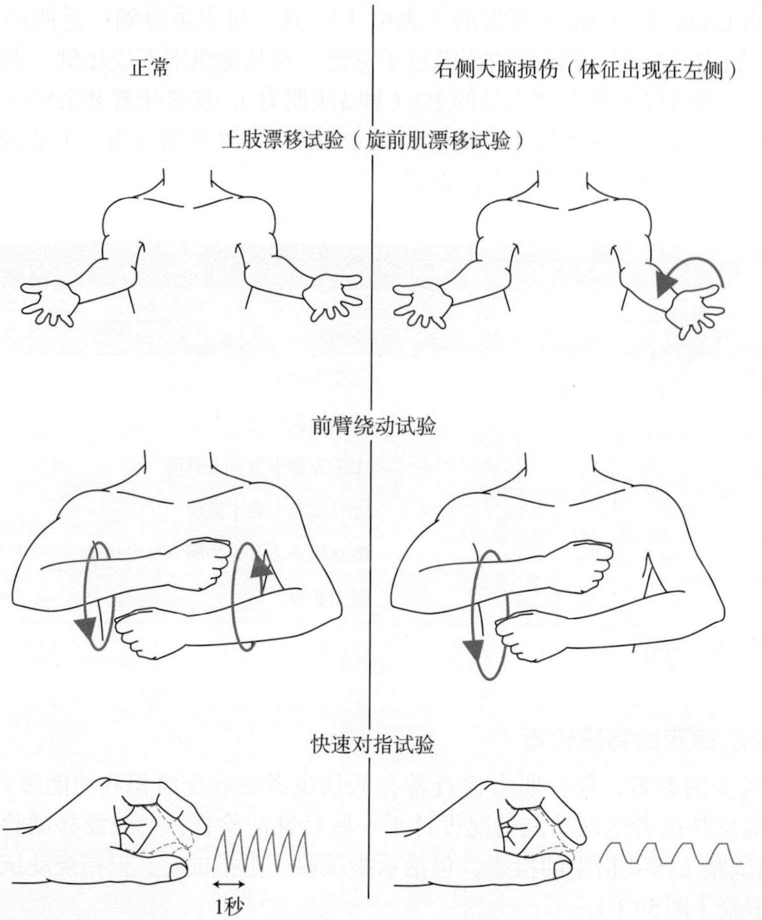

图61.1　单侧大脑病变的特殊检查

图中所示患者的右侧大脑受损，在以下3个不同检查中左侧表现出阳性体征：①上肢漂移试验（旋前肌漂移试验，第一行）。嘱患者闭目，双上肢向前平伸，掌心朝上（即前臂旋后），保持该姿势45秒。半球病变时对侧的手臂会轻微下落并旋前。②前臂绕动试验（第二行）。嘱患者屈曲双肘，使两前臂彼此平行位于胸前，随后两臂相互快速绕动，正向及反向各持续5～10秒。此时异常的表现为受损大脑半球对侧的前臂静止不动，而另一侧前臂则绕着它转动。③快速对指试验（第三行）。嘱患者以大约2次/秒的速度快速重复拇指示指的对指动作。正常情况下该运动的节奏均匀、动作幅度较大，而半球损伤则会导致对侧的对指运动速度变缓、幅度减小，仿佛示指与拇指粘到了一起。示指绕动试验与小指绕动试验类似于前臂绕动试验（两示指/小指正、反方向相互绕动5秒）。叩足试验中需嘱患者坐位，保持足跟与地面相接触，使患者尽可能快地用单侧前脚掌叩击地面，持续10秒。若左右两侧叩击地面次数相差大于5次，则提示叩击次数较少一侧的对侧大脑存在损伤。

3. 临床意义

肌肉萎缩是下运动神经元病①或肌肉失用（常由临近关节疾病或创伤导致）的一种特征表现。对于坐骨神经痛的患者，同侧小腿肌肉萎缩（即最大周径比对侧至少小1cm）可明确地提示患者的腰骶神经由于椎间盘突出而受压［似然比（*LR*）＝5.2，见第64章］。

① 在对肌无力的评估中，区分上运动神经元损伤（即定位于大脑皮质、脑干或脊髓内的下行运动传导通路的病变）与下运动神经元损伤（即定位于周围神经和脊髓前角运动神经元的病变）是最基础的一步。William Gowers 在其著作《1888 神经系统疾病手册》中首次区分了这两种病变。详见图61.2以及本章后文“肌无力检查方法”部分。

（二）肌肉肥大

肌肉肥大指肌肉体积的异常增大。双侧小腿的肌肉肥大是某些肌营养不良病的特征表现，不过这一体征亦表现在很多其他神经肌肉疾病中。

三、肌束颤动

（一）定义

肌束颤动指非随意的快速的肌肉颤动，其强度太弱不足以引起肢体的运动，但可以被患者感受到，医生通过视诊或触诊亦可发现。大多数健康人偶尔也会发生肌束颤动，尤其是眼睑肌肉。

（二）临床意义

孤立的、无其他伴发的神经系统症状的肌束颤动是良性的。然而，当其与肌肉无力或萎缩伴发时，肌束颤动便提示下运动神经元病，通常是脊髓前角运动神经元或近端周围神经病变。大概三分之一肌萎缩侧索硬化症的患者均有舌肌纤颤的症状（见后文“肌无力检查方法”部分）。

四、肌张力

肌张力指医生反复使患者肢体做屈伸运动时感受到的肌肉非随意的紧张感。评估肌张力时需假定患者处于完全放松状态，且不存在骨、关节疾病对肢体运动造成限制。肌张力可能增高（如肌痉挛、肌强直及肌张力过度）或减弱（如迟缓）。

（一）肌张力增高

1. 肌痉挛

（1）定义。发生于上运动神经元损伤的患者中的肌张力增高称为肌痉挛。该类型的肌张力增高有以下3个特点：①速度依赖。肌张力水平取决于运动速度，速度越快，运动阻力越大；速度越慢，运动阻力越小。②屈肌伸肌张力不同。肢体中屈肌与伸肌的张力不平衡，通常导致肢体呈现特征性的静息姿势（见后文）。③伴随肌肉无力。处于痉挛状态的肌肉一般也是无力的。若不及时治疗，由于痉挛而缩短的肌肉最终可能会发展为固定性挛缩。

（2）特征姿势。痉挛状态下，肢体屈肌与伸肌张力的不平衡常导致肢体呈现异常的静息姿势。例如，偏瘫时，上肢屈肌张力过强而下肢伸肌张力过强，导致前臂和手屈曲、内旋，固定在胸前，而腿伸展、足跖屈（见第7章中图7.4）。与之相反，一些全脊髓损伤的患者则会出现下肢屈肌张力过高，导致腿屈曲至腹部（屈曲性截瘫）[①]。

（3）折刀现象。多达半数的肌痉挛患者会出现**折刀现象**（clasp-knife phenomenon），常见

---

① 这些偏瘫和截瘫的姿势复现了婴儿的正常神经发育阶段。屈曲性截瘫类似于婴儿最初的姿势，腿蜷曲至胸部。随着生长发育，当婴儿神经系统中来自脑干的下行通路逐渐成熟，可以克服导致屈曲姿势的脊髓反射时，他们才得以伸腿并站立（类似于伸肌张力过强的偏瘫）。当婴儿的大脑连接足够成熟而能够控制精细运动时，他们就可以走路了。大脑半球的损伤（例如脑卒中）破坏了这种精细运动控制的能力，使患者重现伸肌姿势；而脊髓损伤（如严重的多发性硬化或脊髓横断损伤）会使肢体失去脊髓以上全部的神经调控，导致患者呈现最原始的屈曲姿势。

于伸膝肌，而肘屈肌较少出现。为引出该现象，医生需要以恒定速度伸展患者的膝关节；当患者膝关节接近完全伸展时，股四头肌的肌张力会突然增高，从而快速完成伸展动作，仿佛折刀的刀刃在弹簧的作用下突然弹出。折刀现象的出现是由于肌肉的张力取决于其长度，肌肉被拉伸时肌张力减弱，而缩短时肌张力增高。

（4）**肌痉挛与肌无力的关系**。尽管肌痉挛是上运动神经元病的典型体征，其严重程度与肌无力或反射亢进的程度并无明显关系。缓慢发展的单侧大脑半球病变通常导致患者同时出现肌痉挛及肌无力。相反，在脑卒中或脊髓损伤这些急性损伤的患者中，肌无力和迟缓往往即刻发生，而肌痉挛则会在数天或数周之后出现。一些老年大面积脑卒中的患者则会出现持续性的弛缓性偏瘫，尽管这些患者会出现反射亢进，他们的肌张力一直不会增高。

2. 肌强直

（1）**定义**。**肌强直**是具有以下3个典型特征的一种肌张力增高的表现：①**非速度依赖**。无论运动速度的快慢，运动阻力相同。②**屈肌与伸肌的张力相同**。③**不伴随肌无力**。肌强直患者不存在折刀现象。**齿轮样强直**（flaccid hemiplegia）指断断续续出现的肌强直，此时患者肢体运动的感觉就像一个转动齿轮的操纵杆（见第66章）。

（2）**肌痉挛与肌强直的鉴别**。大多数医生通过反复屈伸患者肢体，并观察患者出现了上述的哪种特征体征来区分肌痉挛与肌强直。20世纪50年代，Wartenberg① 发明了一种用来评估运动张力并区分肌痉挛与肌强直的简易床旁检查。在该检查中，患者需要坐在检查桌边缘，两腿自然垂下，检查桌下方要求是空的，患者的腿可以前后无阻碍地摆动。医生抬起患者的双脚使双膝关节伸展，嘱患者放松，然后松手，观察腿的摆动。正常情况下，下肢会顺畅且有规律地前后摆动6～7次，并且摆动轨迹完全在一个矢状面上。肌痉挛患者的下肢能够以正常的速率下落，但其运动不流畅，且无法保持在矢状面上摆动，其大踇指的运动轨迹可能呈现“之”字形或弧形。而肌强直患者的摆动总时长会显著缩短，同时摆动速率显著降低，导致其只能摆动一两个来回。另有其他研究证实了Wartenberg的发现。

（3）**临床意义**。肌强直是锥体外系病变的常见体征，其中最常见的例子即为帕金森病（见第66章）。

3. 肌张力过度

（1）**定义**。**肌张力过度**是一种静息时不发生，但在患者肢体接触到其他物体时即会发生的肌张力增高的现象，仿佛这种接触导致患者无法放松。这种肌张力增高又分为2种类型：**抵抗型**（gegenhalten）**和易化型**（mitgehen）。对于抵抗型的患者，医生不论对其施加何种运动都会感受到其肢体的僵硬，但与肌强直不同的是，这种僵硬仅与接触有关，且其抵抗的力量大小与检查者施加的运动强度成正比，方向相反。而易化型的患者会主动辅助完成检查者引导的动作。

（2）**检查方法**。这里介绍一个用于发现易化型肌张力过度的简单检查，方法是嘱患者坐位，举起其手臂，从完全伸展到屈曲90°屈伸其肘关节三个来回，随后医生在患者腿上放开其手臂，根据后续运动情况评级：0级代表无后续运动，4级代表屈曲90°及以上，1～3级则介于中间。

（3）**临床意义**。抵抗型和易化型肌张力过度均与广泛额叶病变相关，且常出现于痴呆类疾病。对于痴呆患者，抵抗型和易化型肌张力过度的严重程度（包括上文所提到的评级）与Folstein简易智能检查量表的得分成负相关（$r=-0.7\sim-0.5$，$P<0.05$）。

---

① Robert Wartenberg 在20世纪50年代撰写了多本广为流传的神经病学教科书，他极力反对对于各种检查的人名命名法，并将他发明的检查称为“摆腿检查”。

（二）肌张力减低：肌张力减退（迟缓）

1. 定义

肌张力减退指肌张力的下降或缺失。

2. 检查方法

很多方法均可发现肌张力减退：触诊时发现肢体的触感像“布娃娃”一样，肌肉松弛绵软；轻拍患者伸出的上肢所引起的摆动幅度较正常幅度宽；或膝反射出现异常摆动。最初对于异常摆动的膝反射的定义为患者在膝反射检查时小腿前后摆动超过3次，但目前认为这一标准需要修正，因为许多正常人亦有此表现。

3. 临床意义

肌张力减退是下运动神经元病和小脑病变的特征表现。

4. 发病机制

有证据表明“正常”的肌张力实际上是由微小的肌肉收缩构成的，这种收缩在查体时会帮助医生实现肢体的运动（尽管患者已经尽量放松）。当这种收缩活动消失时，医生便会感觉到患者肢体的肌张力减弱。

五、肌肉叩诊

用叩诊锤敲击肌肉可能引出两种异常体征，即叩击性肌强直与肌水肿。

（一）叩击性肌强直

1. 体征

叩击性肌强直（Percussion myotonia）指延长至数秒的肌肉收缩，会使皮肤上出现一持久的凹陷。鱼际肌肉的叩击性强直可导致拇指持续对指位。

2. 临床意义

叩击性肌强直是某些肌强直综合征的特征体征，如先天性肌强直和肌强直性营养不良。

（二）肌水肿

1. 体征

肌水肿指叩诊部位肌肉出现持续数秒的局灶性耸起。不同于叩击性肌强直，肌水肿造成的是一处隆起而非凹陷，并且该隆起的方向可能与肌纤维的方向垂直或斜交。

Graves和Stokes于1830年首次描述了肌水肿的现象。

2. 临床意义

肌水肿是一种正常的生理反应，并不一定提示疾病。历史上将其与患者营养不良相联系仅反映了在没有皮下脂肪干扰的情况下肌水肿现象更容易被观察到。肌水肿常见于甲状腺功能减退症，这一现象与甲减的严重程度有关。一项研究表明，13%的轻度甲减患者［促甲状腺激素（thyroid-stimulating hormone，TSH）浓度50～100mIU/L］、20%的中度甲减患者（TSH 100～150mIU/L）和62%的重度甲减患者（TSH＞150mIU/L）存在肌水肿。

第二节　肌无力的检查方法

一、肌无力的原因

神经肌肉无力有4个主要的病因：①上运动神经元损伤（“锥体束病变”或“中枢性瘫痪”）。②下运动神经元损伤（“去支配病”或者“周围性瘫痪”）。③神经肌肉接头病变。④肌病。每一种疾病都具有不同的体征（表61.2）、神经解剖学特征（图61.2）以及病因（表61.3）。

大多数肌无力的患者都有上运动神经元和下运动神经元的损伤。对于任何表现为两侧对称的肢体近端肌肉无力的患者，医生都应当考虑肌肉疾病的可能（有时还伴有肌肉疼痛、吞咽困难及颈部肌肉无力）。若患者肌无力的程度在一天中存在波动，或伴有上睑下垂或复视的症状，则应当考虑神经肌肉接头病变的可能。若无力的肢体还同时伴发感觉、肌张力或反射的异常时，则可排除肌肉本身或神经肌肉接头的病变，而更支持上或下运动神经元损伤的诊断。

表61.2　肌无力的鉴别诊断*

	运动系统体格检查				
损伤部位	肌张力	肌萎缩或肌束颤动?	感觉异常	肌牵张反射	其他查体表现
上运动神经元	肌痉挛	无	有时	亢进	Babinski征
下运动神经元	肌张力减退	有	通常**	减弱/消失	
神经肌肉接头	正常或肌张力减退	无	无	正常/减弱	上睑下垂、复视
肌肉	正常	无***	无	正常/减弱	肌强直

注：*这些体征的特异度较强但灵敏性较差，因此出现阳性结果有助于诊断，但阴性结果无明确临床意义。见正文。

**感觉异常会分布于病变的脊髓节段、神经丛或周围神经所支配的范围。见第64章。

***肌萎缩可能是晚期表现。

二、体征

（一）上运动神经元损伤与下运动神经元损伤的比较

这两种病变造成的肌无力均较常以对称或不对称的方式累及肢体远端的肌肉。床旁观察到无力肢体的其他神经查体表现、上运动神经元病的特殊定位体征、巴宾斯基征、肌无力的类型都有助于鉴别这两种病变。

1. 无力肢体的相关查体表现（表61.2）

肌痉挛与反射亢进提示中枢性瘫痪，肌张力减退、肌肉萎缩、肌束颤动及肌牵张反射消失提示周围性瘫痪。中枢性瘫痪中感觉异常的分布可以有各种形式，从肢体远端的皮质感觉减退到整个肢体全部感觉的缺失都可能出现；而在周围性瘫痪中，感觉异常通常按脊神经节段或者周围神经支配区域分布（见第64章）。

2. 上运动神经元损伤的定位体征

上运动神经元通路从大脑皮质延伸至脊髓（图61.2），与支配其他结构的中枢神经元一起在狭小的空间中下行。因此，这一通路的病变除了造成中枢性瘫痪以外还经常导致其他特征性的体征（表61.4），这些体征可以明确提示中枢型肌无力，并能够进一步定位病变的位置。

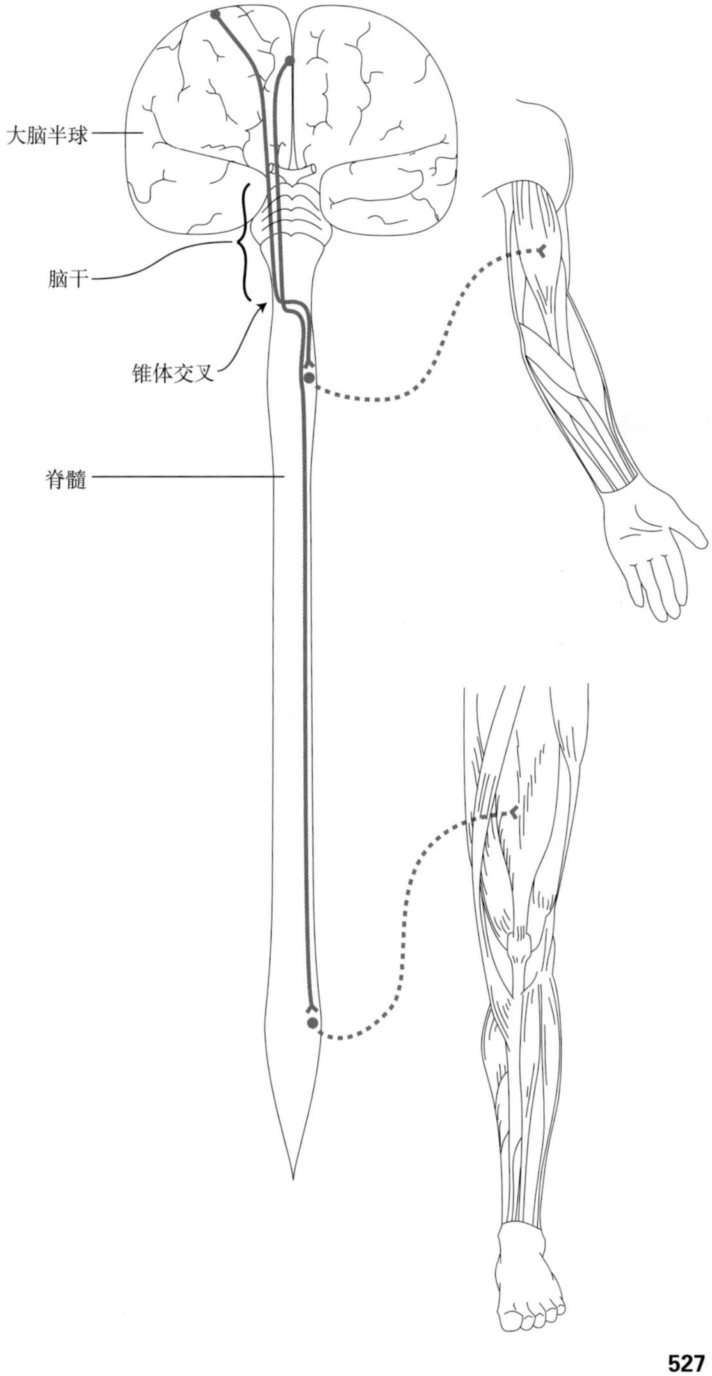

图61.2　上下运动神经元解剖

该图阐明了支配运动的从大脑皮质到肌肉的整条神经通路。上运动神经元（实线所示）从大脑皮质经过脑干延伸至脊髓，下运动神经元（虚线所示）自脊髓起始，并由周围神经走行至其支配的肌肉。由于上运动神经元在脑干与脊髓交界处交叉至对侧（锥体交叉），上运动神经元型肌无力可能由同侧脊髓、对侧脑干或对侧大脑半球的损伤导致。脊髓中两种运动神经元都有，因此脊髓损伤可能同时导致两种类型的肌无力：损伤平面处发生下运动神经元型肌无力，而损伤平面以下起源的周围神经所支配的肌肉则会出现上运动神经元型肌无力。

3. 巴宾斯基征

巴宾斯基征（见第63章）提示中枢性瘫痪。阳性反应为刮划患者足底后患者蹈趾背屈。

4. 肌无力的分布

（1）受影响的肢体。单瘫、截瘫和四肢瘫本身对于诊断均没有帮助，因为中枢性瘫痪和周围性瘫痪均可以出现这些体征。只有偏瘫具有特异度，提示中枢病变。

（2）运动障碍与肌无力的鉴别。中枢病变影响患者完成某些动作的能力，而周围病变则导致肌肉瘫痪。这是因为大脑皮质一个区域的神经元在完成某一特定动作时需要联络许多不同脊髓节段的神经和肌肉。一块肌肉会参与许多动作，因此它会接受多个上位节段的支配，这些支配通路全部整合汇聚到一根支配该肌肉的周围神经中。因此，这根周围神经的病变会导致该肌肉失去全部的运动能力，而上位节段的病变只会使该肌肉不能完成某一种运动。

一个典型的例子即为周围性面瘫（贝尔面瘫）和中枢性面瘫临床表现的不同：周围面瘫会导致同侧面肌运动全部瘫痪，而中枢性（如脑卒中导致的）面肌无力会使面肌的随意运动消失，但是对情感引起的面部活动（如哭和笑，见第60章）则没有影响。另外吉兰-巴雷综合征与脊髓损伤造成的截瘫亦不相同：吉兰-巴雷综合征导致的周围性截瘫会使下肢的全部运动瘫痪；而脊髓损伤导致的中枢性截瘫仅导致下肢随意运动消失，但刮患者足部仍可引发强有力的屈肌痉挛。

表61.3 神经肌肉无力的常见病因

病变位置	常见病因
上运动神经元	脑血管病、多发性硬化、脑肿瘤
下运动神经元	多神经病（糖尿病、酒精中毒）、嵌压性神经病、创伤
神经肌肉接头	重症肌无力
肌肉	药物源性肌病、甲状腺疾病、多肌炎

表61.4 上运动神经元型肌无力的定位体征

解剖位置	相关查体表现
大脑半球	癫痫 偏盲 失语症（伴右侧偏瘫） 左侧身体产生失肢体感、左侧失用（伴左侧偏瘫） 皮质感觉丧失* 下颌反射亢进
脑干	交叉的运动系统查体异常表现** 对侧动眼神经麻痹（中脑病变） 对侧展神经麻痹（脑桥病变） 对侧面部感觉消失*
脊髓	存在感觉平面* 肌无力对侧臂部与腿部的痛温觉丧失* 面部无感觉或运动障碍 同时伴随下运动神经元损伤的体征（肌萎缩、肌束颤动）

注：*第62章描述了不同的感觉综合征。

**交叉的运动系统查体异常表现指无力肌肉对侧的脑神经麻痹。

（二）诊断流程

1. 上运动神经元型肌无力

对于中枢性肌无力患者，其他相关的神经查体表现可提示损伤的水平（表61.4），而肌无力的分布则提示是哪一侧发生了损伤。例如，双侧的肌无力（截瘫或四肢瘫）提示双侧的损伤（若是截瘫则损伤发生在胸髓及以上的水平，若是四肢瘫则损伤发生在颈髓及以上的水平）。单瘫或偏瘫则提示单侧病变，可能是对侧大脑半球、脑干的病变或同侧脊髓的病变①。

图61.3阐述了中枢性瘫痪的诊断流程。第一列是假想患者不同的中枢性瘫痪分布情况，这能够将可能的诊断限制到中枢运动通路中一个较小的区域内（第二列）。其他相关的查体表现（第三列）则进一步明确了损伤位于该区域内的哪个水平，从而精确定位病变的位置（第四列）。

2. 下运动神经元型肌无力

对于下运动神经元型的单瘫患者，医生应明确受影响的肌肉是受单一脊髓节段支配（神经

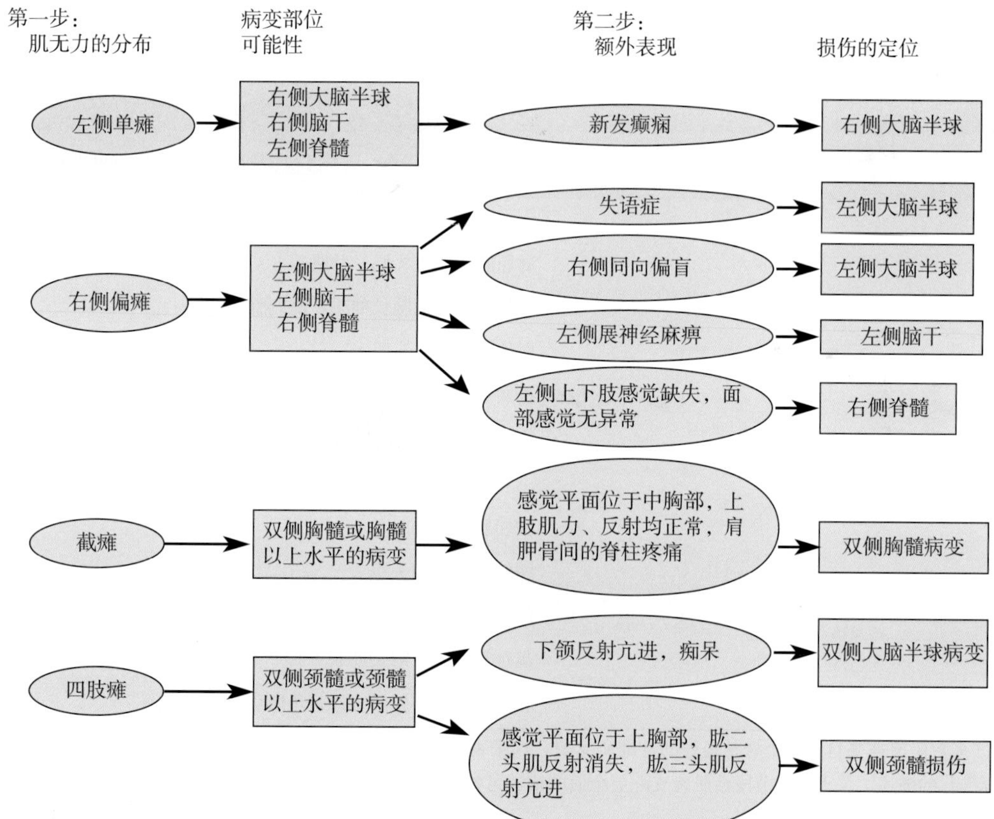

图61.3　上运动神经元型肌无力的诊断流程

该图阐明了上运动神经元损伤定位诊断的流程。详见正文。

---

① 病变位于对侧大脑半球或脑干是因为运动中枢下行通路起自对侧大脑；而位于同侧脊髓是因为上述通路在刚经过脑桥以下的平面时就交叉到了另一侧（图61.2）。

根病），受单一周围神经支配（周围神经病），还是以上两者的结合（神经丛病）。对这类患者的进一步评估在第64章中进行了讨论。

在下运动神经元损伤造成的肌无力中，肌无力总是发生在损伤的同侧。

3. 合并上下运动神经元型肌无力

同时出现上、下运动神经元的体征提示病变位于脊髓，因为脊髓是唯一一个同时存在上、下运动神经元成分的解剖部位。常见的病因为脊髓病变和肌萎缩侧索硬化症。

（1）**脊髓病变**。脊髓病变指局限于某一特定水平的脊髓损伤（如外伤、肿瘤或椎间盘疾病）。该损伤可造成损伤平面及以下的运动、感觉和反射的异常：在损伤平面造成的瘫痪是周围性的（由前角运动神经元和神经根的损伤引起）①，而在损伤平面以下造成的肌无力是中枢性的（由上运动神经元的下行通路受损引起）。

辨认病变的水平需要知道各肌肉分别由哪些脊髓节段支配。表61.5展示了被国际上脊髓专家广泛使用的标准化节段支配情况（第64章详细探讨了此表格）。例如，C7脊髓节段病变的患者，该节段所支配的肌肉呈周围性瘫痪（即肘部伸肌的萎缩和无力），C7以下节段支配的所有肌肉均呈现中枢性瘫痪（手、腿和足部反射亢进、肌张力增高，Babinski征阳性）。C7以上节段支配的肌肉，包括肱二头肌和腕伸肌在内均正常②。

表61.5　肌肉的神经节段支配情况*

脊髓水平	肌肉
上肢	
C5	肘屈肌（肱二头肌、肱肌）
C6	腕伸肌（桡侧腕长伸肌、桡侧腕短伸肌）
C7	肘伸肌（肱三头肌）
C8	指屈肌（中指指深屈肌）
T1	小指展肌
下肢	
L2	髋屈肌（髂腰肌）
L3	膝伸肌（股四头肌）
L4	踝背屈肌（胫前肌）
L5	足趾长伸肌（踇长伸肌）
S1	踝跖屈肌（腓肠肌、比目鱼肌）

注：*多数肌肉被来自于多个脊神经根的神经所支配。这张表以参考文献35为依据，简化了各神经根的支配以对脊髓病变进行标准化的描述。关于脊髓节段性肌肉支配更全面的描述可参见第64章中的图64.1与图64.6。

（2）**肌萎缩侧索硬化**。肌萎缩侧索硬化是下行运动通路和脊髓运动核的退行性疾病。该疾病会同时导致下运动神经元体征（肌萎缩、肌束颤动）和上运动神经元体征（反射亢进）。约半

① 枕骨大孔处和C3～C4水平的损伤是特例，它们有时会导致手部的肌肉萎缩。

② 习惯上，脊髓损伤的神经平面一般指具有正常功能的最低节段，而非功能异常的最高节段。因此，该假想患者的运动水平是C6。

数患者均表现为巴宾斯基征阳性。可能由手臂（44%）、腿（37%）或延髓支配的肌肉（导致舌肌纤颤、声音改变及吞咽困难，19%）起病。患者无感觉系统体征。

临床上，即便是有经验的神经科医生亦常将肌萎缩侧索硬化与颈髓病变混淆。对于兼有上下运动神经元病变体征的患者，更能提示肌萎缩侧索硬化的查体表现有：①显著的肌束颤动。②无感觉系统异常体征。③同时出现在多个脊髓节段的下运动神经元退行性病变的体征[①]。

三、临床意义

运动系统查体的临床意义不能用本书常用的循证医学方法来衡量，因为床旁查体表现的标准本身即可成为诊断诸多肌无力病因的充分依据。例如，脑血管病、肌萎缩侧索硬化、周围神经损伤通常都是利用床旁查体表现作为诊断标准的（见第1章）。

尽管如此，仍有部分循证医学研究得出了一些结论。

（一）临床综合征常不完全

大多数的研究表明，上运动神经元或下运动神经元损伤导致的综合征的临床表现经常是不完全的，表61.2中列举的体征不会全部出现。上运动神经元型肌无力的患者中多达25%没有反射亢进的表现，没有肌痉挛也很常见，尤其在急性损伤情况下（见上文所述）。类似的，许多下运动神经元型肌无力的患者受病变影响的神经并不参与支配临床所关注的反射（如L5神经根病、正中神经病或尺神经病），所以查体会发现这些肢体反射未受影响。因此，对肌无力患者进行评估时，缺乏反射亢进或肌痉挛的体征不能除外上运动神经元病变的可能，而当没有肌张力减退和反射减弱的表现时亦不能除外下运动神经元病变的可能。

另外，异常反射的出现对诊断有非常大的帮助：在一项关于无力的研究中，87%的患者出现了反射的异常，且在每一个病例中均能够通过反射消失正确预测出下运动神经元病变，通过反射亢进正确预测上运动神经元病变的存在。

正是因为临床上这些综合征常常不完全表现，所以完整、全面的神经查体尤为重要。例如，一位指尖无力的患者，并无感觉减退或反射异常的体征，因而无法明确鉴别其病变位于上运动神经元还是下运动神经元（根据表61.2所述的标准），但是若进一步在患者身上发现了表61.4中所述的任何一项额外体征，均能提示患者为中枢性病变，且可精确定位病变的位置。

（二）近端肌肉无力提示肌肉疾病

若将近端肌肉无力定义为一个肢体的近端肌肉MRC分级比远端肌肉低一个等级，那么在92%的肌病患者均可表现该体征。因此，若无近端肌肉无力，则提示患者患肌病的可能性低。

（三）大脑半球损伤相关的特殊检查准确性更高

循证医学表61.6展示了诸多用于发现患者单侧大脑半球病变的体征的准确性，这些患者均进行了头CT或MRI的检查。大部分患者在进行传统的肌力检查时并未发现肌力减弱，且影像学检查通常是为了评价头痛、癫痫或其他神经系统症状。这些检查结果对于对侧大脑半球病变的提示强度由高到低（按似然比*LR*由高到低）分别为：前臂绕动试验阳性（$LR=15.6$）、旋前

① 脊髓的4个水平分别为延髓（支配颌、面、舌、喉）、颈髓（支配颈、臂、手、膈）、胸髓（支配背、腹）和腰骶髓（支配背、腹、腿和足）。

肌漂移（$LR=9.6$）、巴宾斯基征（$LR=8.5$）、示指绕动试验阳性（$LR=6$）、反射亢进（$LR=5.3$）、快速对指试验阳性（$LR=4.7$）和偏盲（$LR=4.3$）。且旋前肌漂移试验阴性提示患者对侧大脑病变的可能性低（$LR=0.3$）。

表61.6 单侧大脑半球病变*

体征（参考文献）**	灵敏度/%	特异度/%	似然比***	
			体征存在	体征缺失
脑神经				
偏盲	22～30	93～98	4.3	0.8
运动系统检查				
旋前肌漂移	22～91	90～98	9.6	0.3
前臂绕动试验	17～87	97～98	15.6	0.6
示指绕动试验	33～42	92～98	6.0	0.7
小指绕动试验	7	95	NS	NS
快速对指试验	16～79	88～98	4.7	0.5
快速叩足试验	11～23	89～93	NS	NS
感觉系统检查				
偏身感觉障碍	29	98	NS	0.7
反射检查				
反射亢进	11～69	88～95	5.3	NS
Babinski征阳性	9～45	98	8.5	NS

注：*诊断标准，单侧大脑病变的诊断标准为磁共振成像（MRI）或电子计算机体层扫描（CT）。
**体征的定义，前臂绕动试验、旋前肌漂移试验、快速对指试验的定义均可见于图61.1。
***似然比，如果体征存在为阳性似然比；如果体征缺失为阴性似然比。
NS，不显著。

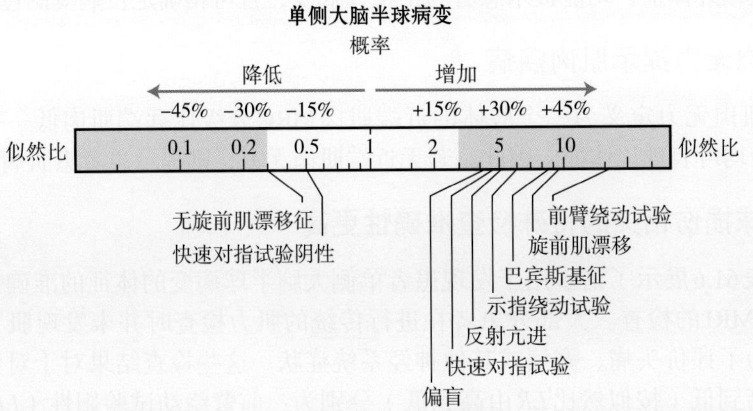

（四）鉴别大脑前、后循环脑卒中的额外体征

为脑部供血的共有4根动脉：左右颈内动脉以及左右椎动脉。其中两根颈内动脉为大部分大脑

半球供血（除后枕叶以外），共同组成前循环；而两根椎动脉汇聚成为基底动脉，共同为脑干、小脑、大脑后部（枕叶皮质）供血，组成后循环。无论脑卒中发生在这两个循环中哪一个供血区都会导致偏瘫，但前后循环供血的范围内均有一些具有特殊功能的区域，因此，一些有指向性的额外表现可以使脑梗死的定位更加准确。例如，前循环供血的区域包含控制语言和眼球共轭运动（即双眼向同一方向，如向左或向右运动）的脑区。而后循环供血的区域对于身体平衡、瞳孔功能和视线对齐（即双眼视线在同一方向上）都至关重要。并且，因为从大脑发出并终止于肢体的下行运动神经束在刚过脑干平面的位置交叉至对侧，所以一侧脑干的损伤（后循环脑卒中）可能会导致同侧的脑神经体征及对侧的肢体体征（即交叉运动或感觉系统体征，见图61.2、表61.4及图62.2b）。

一个包含1174名脑卒中患者的研究证实了这些传统的认识，研究中全部患者均完善了头部MRI以定位病灶在前循环还是后循环。而在这些患者中，可以提高前循环脑卒中诊断可能性的查体表现包括：失语症（*LR*＝19.1，循证医学表61.7）及共轭凝视麻痹（即双眼难以同时平齐地向左或向右运动，*LR*＝3.9）。可以提高后循环脑卒中诊断可能性的查体表现包括：霍纳综合征（*LR*＝72）、交叉的感觉系统体征（*LR*＝54.7）、交叉运动瘫痪（*LR*＝24）、眼球震颤（*LR*＝14）、斜视（即双眼视线对不齐，*LR*＝10）、共济失调（*LR*＝5.8）及偏盲（*LR*＝3.4）。还有一些体征对诊断没有帮助，它们出现在前后循环脑卒中的概率是一致的，这些体征包括意识改变、偏瘫、构音障碍及癫痫（*LR*不显著或接近1）。

需要注意的是，上述这些诊断性体征的阴性*LR*均不显著或接近1，这意味着虽然某一特定体征的出现对诊断有意义，但该体征的缺失并不能说明问题。例如，交叉的运动系统体征对于脑干梗死（后循环病变）具有诊断意义（*LR*＝24），但患者没有出现交叉的运动系统体征并不提示患者后循环（或前循环）脑卒中的概率低。

表61.7 脑卒中：前循环 *vs* 后循环*

体征（参考文献）**	灵敏度/%	特异度/%	似然比***	
			体征存在	体征缺失
提示前循环脑卒中的体征				
失语症	22	99	19.1	0.8
共轭凝视麻痹	11	97	3.9	0.9
提示后循环脑卒中的体征				
共济失调	32	95	5.8	0.7
霍纳综合征	4	100	72.0	NS
偏盲	4	99	3.4	NS
斜视	7	99	10.0	NS
眼球震颤	12	99	14.0	0.9
交叉运动瘫痪	4	100	24.0	NS
交叉的感觉系统体征	3	10	54.7	NS

注：*诊断标准，前循环和后循环脑卒中的定位均依据MRI结果。

**体征的定义，共济失调见第7章及第65章；霍纳综合征见第21章；偏盲见第58章；眼球震颤见第65章；交叉运动瘫痪、交叉的感觉系统体征的定义为面部的运动或感觉系统体征位于身体运动或感觉系统体征的对侧；失语症的定义为说话、书写或理解他人所说、所书写的语言的能力受损；共轭凝视麻痹的定义为双眼偏向同一侧，如果是大脑半球脑卒中引起共轭凝视麻痹的，通常双眼偏向病变侧，即无力肢体的对侧。

***似然比，如果体征存在为阳性似然比；如果体征缺失为阴性似然比。

NS，不显著。

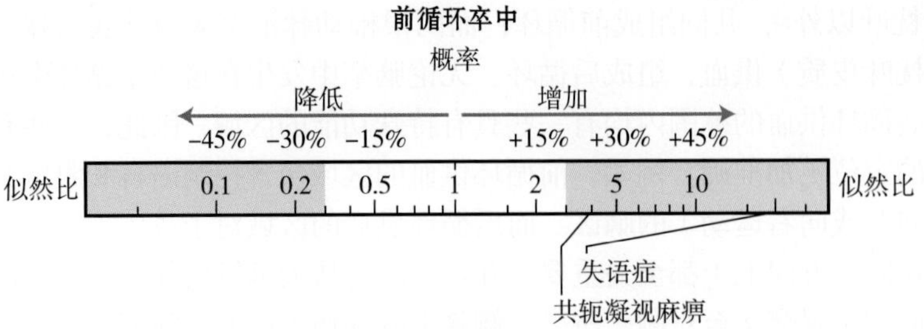

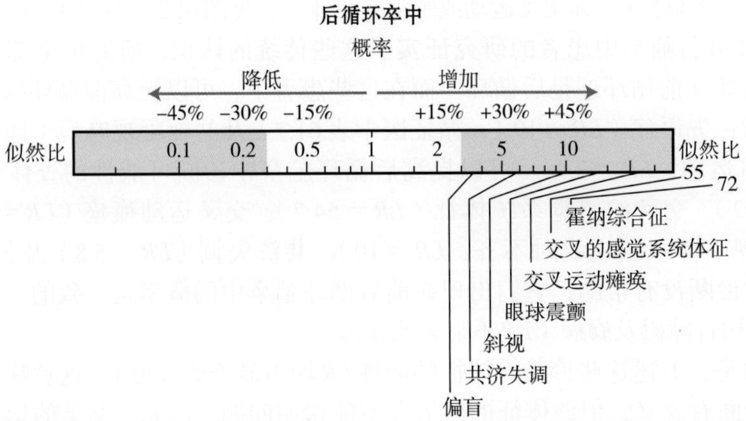

（五）周围神经病的诊断

第64章探讨了肌无力的临床意义及其对周围神经病变的定位诊断价值。

第62章 感觉系统体格检查

教学重点

- 单纯的触觉检查作为筛查的手段已足够。然而，对于主诉四肢或躯干大面积感觉异常的患者来说，有必要检查全部的简单感觉（包括痛觉、温度觉、振动觉、触觉），以便发现分离性感觉障碍（即丧失了一种简单感觉而保留另一种）——脊髓疾病的重要线索。
- 外周神经、脊髓、脑干和大脑半球的疾病各自均会引起不同的感觉综合征（sensory syndrome）。这些综合征的区别在于感觉丧失的部位，是否存在感觉平面、感觉分离、面部受累、霍纳综合征（Horner syndrome）和无力的现象。
- 检查皮质觉（cortical sensations）（如实体觉、体表图形觉）要求简单感觉仍然保留。复合感觉的异常提示对侧大脑半球皮质的疾病。
- 延髓背外侧综合征/小脑下后动脉综合征（lateral medullary stroke）（瓦伦贝格综合征，Wallenberg syndrome）不经常导致无力，而会引起强烈的眩晕及同侧面部和对侧身体的痛温觉丧失。

第一节 简单感觉

一、定义

简单感觉（simple sensation）包括四种：痛觉、温度觉、触觉和振动觉。之所以被称为简单感觉，是因为它们的形成不需对侧大脑皮质的参与。除振动觉以外，其他简单感觉都在皮肤内有特定的感受器；除触觉以外，它们在脊髓内的传导通路都已明确。

感觉减退（hypethesia）指感知简单感觉的能力减弱；**感觉缺失**（anesthesia）指感知简单感觉的能力完全丧失。尽管这两个词原本仅限于描述触觉障碍，现在被许多临床医生用于描述任一种简单感觉。**痛觉减退**（hypalgesia）指对疼痛刺激的灵敏度降低；**痛觉缺失**（analgesia）则是对疼痛刺激完全无反应。**感觉过度**（hyperpathia）、**感觉过敏**（hyperesthesia）和**痛觉超敏**（allodynia）都指对感觉刺激的灵敏度增高，通常带有令人不适的性质。但是有一些专家将感觉过度狭义地定义为对疼痛刺激的灵敏度增高，将痛觉超敏定义为在触觉刺激下产生痛觉的现象。

二、检查方法

体格检查时应选择哪些感觉检查项目取决于当时的临床环境。对未主诉感觉异常的患者进行筛查性查体时，只检查四肢的触觉便已足够。若患者主诉有某肢体的感觉异常，通常应进行触觉和痛觉检查，痛觉检查更有利于发现细微的神经根病变与周围神经疾病（见本章“皮区”部分）。对糖尿病足以及有神经性溃疡和关节病风险的肢体进行评估时，应使用Von Frey纤毛机械刺激针进行测试（见第55章）。最后，对于任何主诉躯干或肢体大面积感觉异常的患者，有必要检查其所有简单感觉，以发现**感觉分离**（sensory dissociation）（即身体某一部位能感受一种形式的刺激，却无法感受另一种）——一种提示脊髓疾病的体征（见本章“感觉综合征”部分）。

感觉系统检查时，通常将患者的感觉与已知的标准比较（如采用Von Frey纤毛机械刺激针检查触觉，音叉试验检查振动觉），与其对侧躯体相应部位比较，或者与临床医生长久以来形成的经验值比较。

（一）触觉

触觉的定性检查方法一般是用棉签、纸巾或医生的手指轻轻地刺激患者的皮肤；也可以用Von Frey纤毛机械刺激针来定量检测患者的触觉（见第55章）。

（二）痛觉与温度觉

检查痛觉的常规器材可以是弯到合适角度的安全别针或断了的棉签棒的锐缘。为了避免感染，这些器材使用后必须丢弃。由于存在感染的风险，现在已经不允许使用反射锤内置的检查针或传统的缝纫针（tailor’s pinwheel）。

传统的温度觉检查使用的是盛有冷水和热水的试管。而更简单的方法是让患者区分冰凉的音叉柄和温暖的示指。

（三）振动觉

振动觉的检查工具为音叉（多用128Hz的音叉，少见使用256Hz的音叉）。除检查标准是针对128Hz的音叉制定的以外，没有任何理由强制使用其中一种音叉。人类对频率为200～300Hz的振动最敏感，而难以持续地觉察到100Hz以下的振动。振动的音叉一般会被放在患者的骨突处，尽管这一做法最早是基于骨含有“振动感受器”这一错误的观点；其实，没有骨支持的软组织对振动的灵敏度相同，甚至更佳（临床医生通过检查腹壁的振动觉即可证明）。

医生用128Hz的音叉从20cm外敲击掌根部使其振动，随后将音叉放置于被检查者肢体不同部位进行振动觉检查。当振动的音叉柄抵于外踝时，一个40岁的健康人应能感受到持续时间不少于11秒的振动，而抵于尺骨茎突时，应可感受到不少于15秒的振动。对于40岁以上的人群，年龄每增大10岁，上述参考值减少2秒。

用音叉进行振动觉检查的一项缺点是，音叉的振动会传导到远处，从而妨碍了周围神经损伤患者感觉障碍界限的精确划分。

1889年，Rumpf首次将音叉引入神经系统床旁检查。

三、临床意义

（一）触觉、痛觉与温度觉

所有临床中重要的感觉综合征都可以借简单的感觉异常加以定义。这些综合征包括周围神经损伤、神经根病、脊髓综合征、延髓外侧梗死，以及丘脑和大脑综合征（见本章“感觉综合征”部分）。没有任何一项诊断检查被证明优于床旁检查。皮肤活检显示的末梢神经纤维缺失可以通过痛觉（对安全针刺）的减退现象检出，其灵敏度为88%，特异度为81%，阳性似然比为4.6，阴性似然比为0.2。而且，与自动触压式触觉测量计相比，临床医生通过床旁评估感觉减退来预测神经纤维缺失的特异度更高。体格检查甚至可能优于神经传导试验，因为后者适用于外周较粗大的有髓神经纤维检查，不适用于较细小的无髓神经纤维，而无髓神经纤维负责传导痛觉和温度觉，同时还是很多感觉综合征的病变来源。

若有糖尿病足的患者无法感知5.07纤维丝，则继发足部溃疡和截肢的风险上升（见第55章）。

（二）振动觉

周围神经病和脊髓疾病经常有振动觉减退的表现，仅累及大脑皮质的病变则不然。尽管人的振动觉高度发达（如海伦·凯勒可以通过感受交谈者喉、唇与鼻的振动来解读对方的话语），但它并没有特定的感受器，而且它的神经解剖通路仍不清楚。一般认为振动觉和本体感觉共同传导，因为二者的神经冲动都在脊髓后索中上行，但是临床中有很多振动觉与本体感觉分离的实例，可出现在周围神经病和脊髓疾病中（见本章“本体感觉”部分）。

（三）感觉过度和痛觉超敏是非特异度的体征

感觉过度和痛觉超敏可在多种可导致疼痛的疾病或病变中出现，包括周围神经病、脑干梗死和丘脑卒中，因此它们的出现对疾病的定位没有任何价值。

第二节 本体感觉

一、定义

由于本体感觉（proprioception）的存在，人可以在闭眼时感知关节运动和肢体位置。与大部分简单感觉类似，本体感觉也有特定的感受器和脊髓内的上行传导通路。然而，与简单感觉不同的是，完好的本体感觉依赖于对侧大脑皮质的正常功能；因此从这点来看，它与皮质觉类似（见本章中有关“皮质觉”的部分）。

查尔斯·贝尔（Charles Bell）称本体感觉为“第六感”。1906年，英国科学家谢灵顿引入了“本体感觉”（proprioception）这一术语来描述该感觉。

二、检查方法

传统的本体感觉检查方法是医生轻持患者的手指或足趾，缓缓地将它向上和向下弯曲。患者需指出是否感觉到运动，并指明运动方向。由于正常人感受运动比判断方向更加容易，因此通常情况下，正常人基本都可以准确地感受到发生了运动，但判断运动方向的错误率可多达10%。正常人的大多数关节可以感受到1° ～ 2°的弯曲，其中髋关节对运动最为敏感。

另一本体感觉检查方法检查患者在闭眼的情况下，肢体指向一定点的能力。一种方式是医生固定自己的示指不动，先指引患者伸出的示指与自己的示指相对，然后令患者将手臂放回身侧后再尝试自己用示指指出先前的位点。正常人一般距离目标5cm以内。

本体感觉严重减退的患者需依靠视觉保持平衡，因此在闭目时或黑暗中行走时易失去平衡。一项本体感觉检查方法，即闭目难立征（Romberg sign）就是以此为基础，该方法已于第7章中详细讨论。

三、临床意义

本体感觉减退常见于周围神经病（如糖尿病），脊髓疾病（如多发性硬化、维生素B_{12}缺乏、脊髓痨）以及严重的大脑半球疾病。脊髓的单侧损伤时［如脊髓半切（Brown-Séquard）综合征］，与无力肢体同侧的本体感觉减退，对侧的痛觉和温度觉减退（见本章“感觉综合征”部分）。对于脑卒中的患者，本体感觉的减退提示脑广泛损伤，通常预后较差，死亡率较高。

在传统教学中，认为在脊髓后索疾病（如脊髓痨、多发性硬化、维生素B_{12}缺乏）与某些周围神经病（如糖尿病性多发神经病）中，可出现振动觉与本体感觉（相比于痛觉与温度觉）更大程度的减退。尽管该认识是正确的，大多数这些疾病的患者亦有痛觉和温度觉的异常。

第三节　皮　质　觉

一、定义

皮质觉（cortical sensation）指需要更高级的整合和处理才能正常形成的感觉，因此需要健康的对侧大脑皮质参与。在大脑半球疾病中，即便简单感觉仍然保留，皮质觉也可能出现异常。

二、检查方法

皮质觉的检查有三点要求：①患者闭目。② 患者无认知功能障碍。③大部分简单感觉，尤其是触觉，完好保留。若简单感觉出现严重异常，如在周围神经病的情况下，则无感觉信息可到达大脑皮质，也就无法通过解读测试结果来判断患者的皮质觉是否正常。

（一）两点辨别觉

两点辨别觉是指用圆规的两脚同时轻刺患者的皮肤，患者区分这两点的能力。正常情况下，手部与足部的最小分辨距离是3cm，而指尖则是0.6cm。

（二）实体辨别觉

实体辨别觉是指用手辨认常见物品的能力，如钥匙、回形针、硬币、镊子或橡胶球。正常人可以在5秒内说出90%以上物品的名称。

（三）体表图形觉

体表图形觉是指在患者手或足部皮肤上画一几何图形或数字，患者在闭目的情况下辨认出它们的能力。正常人可以轻易辨认出指尖皮肤上长度1cm、其余部位6cm的图形。

（四）定位觉

定位觉是指医生用手指轻触患者身体某处后，患者精确指出该处的能力。

（五）双侧同时触觉刺激

双侧同时触觉刺激检查的是患者能否感受到双侧身体同时被触碰。**触觉消退**（tactile extinction）指患者持续无法感受对身体某一侧的刺激。

（六）重量评估

重量评估是指患者评估被依次放在他手中的两物体重量差异的能力。该检查在临床上数十年以前比现在更常用。

三、临床意义

大脑顶叶后部损伤时，简单感觉可能保留而本体感觉与皮质觉会受到损害。受累的部位通常是损伤处对侧的肢体远端，面部与躯干不受影响。

值得注意的是，皮质损伤也可能导致一种或多种简单感觉的损害，尤其是当损伤累及前额叶（中央后回）或更深层的白质时。这种损伤经常导致对侧身体出现大面积感觉减退，累及躯干、肢体与面部。由于症状类似于丘脑疾病引起的感觉减退，这种临床表现有时被称为**假丘脑综合征**（pseudothalamic syndrome）（见本章“感觉综合征”部分）。

第四节　皮　　区

一、定义

皮区（dermatome）是指由同一神经根或脊髓节段支配的皮肤区域。皮区最初被用于定位肢体某处的感觉减退是否由单一脊髓节段损伤导致，提示病变累及某一特定的脊神经根（即神经根病），从而确定脊髓损伤的神经“平面”。

二、皮区图的绘制

最早的人类皮区图源自谢灵顿以猴为对象的实验和海德（Head）对带状疱疹感染者的观察。20世纪基于多方面的研究结果［主要包括神经外科的观察（Cushing、Foester和Keegan研究）、在医学生志愿者的脊神经根旁注射普鲁卡因的实验以及用电刺激皮肤的同时记录神经根电位的实验］，研究者们对皮区图进行了修订，但不同研究者绘制的皮区图之间存在微小的差异，主要的差异点在四肢近端皮区的界限。这些差异反映了生物学的变异和实验方法的差别（即椎间盘突出、普鲁卡因麻醉与脊神经根切除造成的感觉减退并不一定相同）。

三、检查方法

脊髓损伤患者分类的国际标准（表62.1）是基于图62.1所示的皮区图。在判断感觉减退的皮区范围时应遵循两个原则：一是毗邻的皮区有部分重叠，这意味着某一神经根的损伤可不造成感觉缺失，或者只造成小面积的感觉减退。这些小面积区域可用于确定脊髓疾病患者的感觉平面，被称为**特征区域**[①]。二是触觉皮区大于痛觉皮区。这表明当只有一两个脊髓节段受损时，痛觉灵敏度检查比触觉检查的灵敏度更高。

① 类似于运动系统检查，在感觉检查中，“神经平面”指的是功能正常的最低平面，而不是功能异常的最高平面。例如，一患者在乳头水平感觉正常，而该平面以下感觉减退，则其感觉水平为T4。

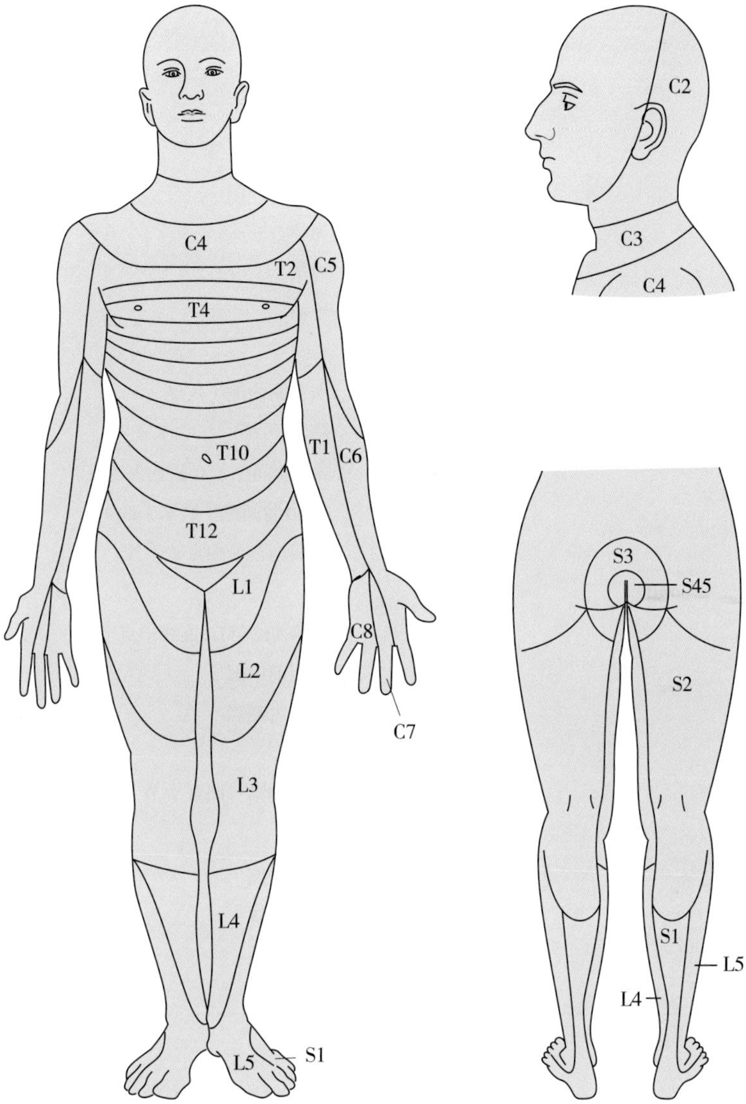

图62.1　**皮区**

此为美国脊髓损伤协会（American Spinal Injury Association）推荐的皮区图。可供打印的版本可以从http：//www.asia-spinalinjury.org/learning/获得。注意C2区包括下颌角和大部分的耳部皮肤。S1区与S2区的精确界线是最有争议的。

表62.1　皮区与对应的特征区域

脊髓水平	特征区域
颈髓	
C3	锁骨上窝
C4	肩锁关节顶部
C5	肘前窝外侧
C6	拇指
C7	中指
C8	小指
胸髓（所选平面）	
T1	肘前窝内侧（尺侧）
T2	腋窝顶
T4	第4肋间隙（双侧乳头连线）
T10	第10肋间隙（脐水平线）
T12	腹股沟韧带中点水平线
腰髓	
L1	脊椎T12与L2连线中点
L2	大腿前中部
L3	股骨内侧髁
L4	内踝
L5	足背侧第三跖趾关节
骶髓	
S1	足跟外侧
S2	腘窝中线
S3	坐骨结节
S4～S5	肛周水平

注：基于参考文献38，原文引用在正文中。

四、临床意义

（一）脊髓疾病中的感觉平面

患者的感觉平面经常比实际的脊髓损伤水平低几个节段（如感觉平面为T8的患者，其脊髓损伤可能位于T3节段）[①]。关于这个现象的原因有两种说法：①上行脊髓丘脑束（传导痛觉和温度觉）更靠外侧的神经纤维携带来自身体更下方的感觉信息，因此也更容易因外伤受损。②损伤没有直接累及相邻的脊髓节段，而是影响了脊髓的血供，故而较远的脊髓节段会因此受到损害。

当患者的感觉平面与运动平面不一致时，运动平面是反映损伤的位置与预后的更可靠指标。

① 1887年，脊髓肿瘤的首次成功切除手术中，外科医生根据患者位于T5水平的感觉平面所做的初始切口不得不向上提高两次才在T2水平发现肿瘤。

对于某些脊髓损伤的患者，能最准确地反映受累脊髓节段的指标是患者锥体疼痛和压痛的位置及脊神经根痛的水平。

（二）神经根病中的皮区感觉减退

皮区感觉减退在神经根疾病中的临床意义将在第64章中介绍。

第五节　感觉综合征

一、检查方法

几种重要感觉综合征所表现的感觉减退的特征。仅累及某一肢体的一部分的感觉减退提示损伤位于某个周围神经、神经丛或脊神经根，此问题会在第64章中详细介绍。若感觉损伤累及某一肢体或躯干的大部分，依据以下几个问题可系统地定义感觉综合征。

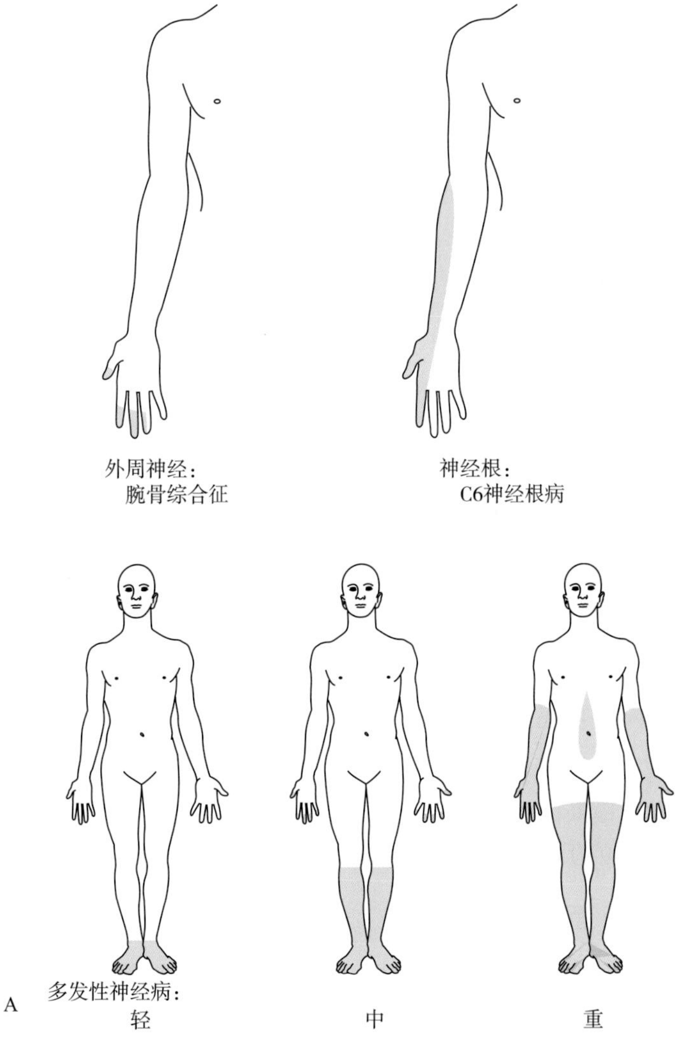

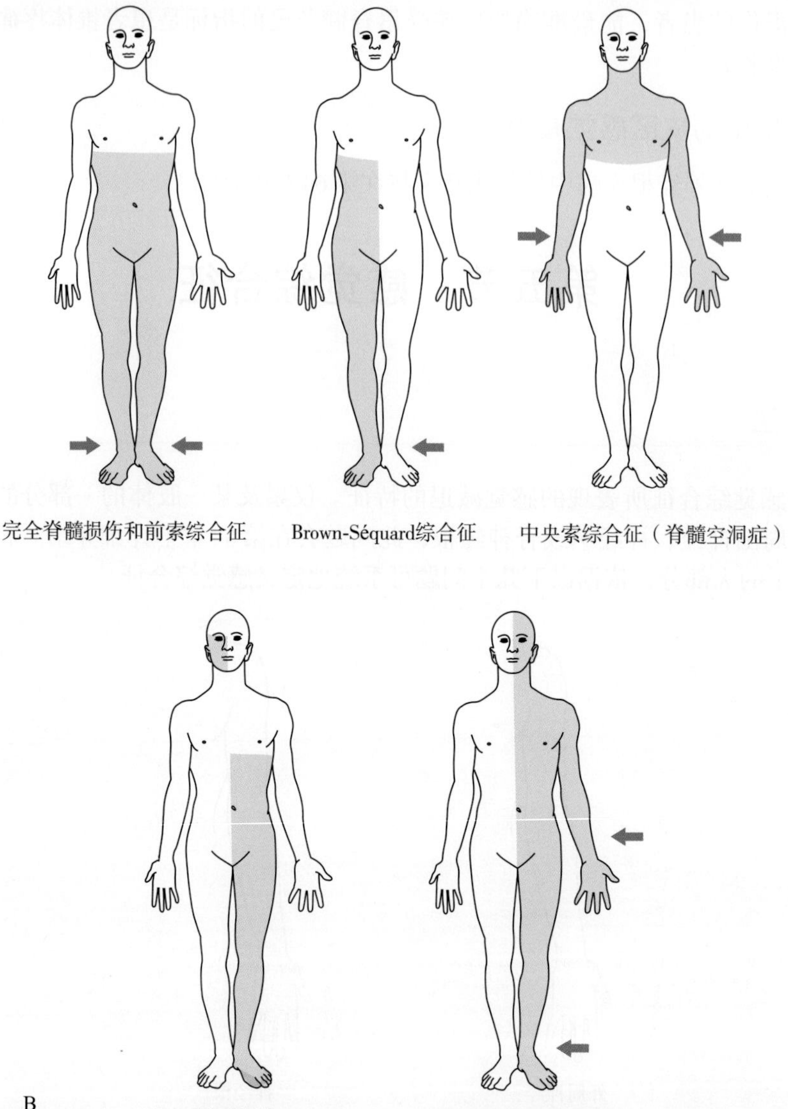

图62.2 感觉综合征

在这些图示中（A和B），蓝灰色部分表示痛觉减退区域，箭头指示伴发了严重无力的肢体。在Brown-Séquard综合征（脊髓半横断，图62.2B第一行）中，触觉丧失出现在无力肢体的同侧，而痛觉减退出现在对侧。

（一）感觉减退是单侧的还是双侧的

双侧感觉减退提示多发性神经病或脊髓疾病。单侧感觉减退提示对侧的脑干、丘脑或大脑皮质病变。单纯脊髓半横断的患者［即脊髓半切（Brown-Séquard）综合征］的感觉障碍是双侧的，具体表现为损伤部位的对侧发生痛觉和温度觉减退，而同侧发生触觉减退。

（二）是否存在感觉平面

感觉平面是躯干上一条截然分明的界限，在此界限以下存在感觉障碍，而界限以上则感觉正常。存在感觉平面则提示脊髓疾病，尽管有时该体征亦在外侧延髓梗死时出现。

（三）是否存在感觉分离现象

感觉分离是某一种或多种简单感觉不成比例地减退，而其他简单感觉保留。痛觉和温度觉减退而触觉与振动觉保留是某些不完全脊髓综合征的特征表现［如脊髓空洞症（syringomyelia）、脊髓脑卒中（spinal stroke）与Brown-Séquard综合征］。

（四）是否存在面部感觉障碍

面部的感觉减退提示病变位置高于脊髓，可能位于脑干、丘脑或者大脑。脑干病变时（如丘脑背外侧综合征），面部感觉减退位于躯体感觉减退的对侧；丘脑或大脑半球病变时，面部与躯体的感觉减退则位于同侧。

（五）是否存在相关神经系统体征

图62.2中的大部分导致感觉综合征的病变也能导致明显的无力（在图62.2中用箭头表示），延髓背外侧综合征例外。

若伴发霍纳综合征（定义见第21章），则提示同侧脑干或颈髓病变。

二、各感觉综合征的定义

周围神经疾病和脊神经根疾病将在第64章中介绍。

（一）多发性神经病

多发性神经病表现为双侧**“手套－袜子样”**感觉减退，不累及面部（之所以患者会感觉像是戴了手套或穿了袜子一样，是因为多发性神经病中所有相同长度的神经受累程度相同）。由于多发性神经病发病过程中最长的神经最先受累，因此感觉减退首先发生于足部，其后是指尖，在手臂和腿的皮肤广泛受累后，才影响躯干前部的感觉。手、足小肌肉萎缩与跟腱反射消失的体征较为常见。远端肌可能出现无力，但由于引起足背屈的神经比引起足跖屈的长，故多发性神经病的患者用脚跟走路比用脚尖走路困难（如果有相反的情况，即用脚跟走路比用脚尖走路容易，则提示其他诊断）。

（二）脊髓综合征

1. 完全脊髓损伤

完全脊髓损伤导致感觉平面的出现且此平面以下所有简单感觉消失，肌无力（四肢瘫或截瘫）及尿潴留。

2. 不完全脊髓损伤

（1）前索综合征。脊髓脑卒中可继发于长期低血压状态或者主动脉创伤，其临床表现类似于完全脊髓损伤，但脊髓脑卒中时并非所有简单感觉丧失，而是痛觉和温度觉障碍减退严重而触觉、振动觉相对保留，这是因为脊髓腹侧血供更容易受到影响。

（2）Brown-Séquard综合征。Brown-Séquard综合征是一半的脊髓损伤的结果，临床表现为对侧痛觉、温度觉减退，同侧瘫痪和触觉减退。颈胸部的单侧病变可累及上行的交感神经纤维，导致同侧的霍纳综合征。

典型的Brown-Séquard综合征很少见。大多数有单侧脊髓疾病的患者呈现双侧的无力与感觉减退，不过损伤部位同侧无力更显著，而对侧感觉减退更显著。

（3）**中央索综合征**。脊髓空洞症所表现的感觉减退通常累及一只或两只手臂。75%的患者一只或两只手或胸锁乳突肌会出现萎缩与无力的现象。

3. 外侧延髓梗死

Wallenberg综合征具有复杂多样的临床表现，包括头晕、不同侧面部和身体感觉减退，但没有无力的表现（损伤部位与面部感觉减退位于同侧）。常见的相关体征包括角膜反射减弱，同侧肢体共济失调，眼球震颤，同侧霍纳综合征，步态共济失调，同侧抬腭无力（表62.2）。

4. 丘脑疾病

丘脑损伤可能造成损伤对侧身体所有简单感觉减退或缺失，以及偏瘫、垂直凝视异常、瞳孔缩小、失语的表现。

表62.2 外侧延髓梗死（Wallenberg综合征）

体征	出现概率/%*
脑神经	
角膜反射减弱（Ⅴ、Ⅶ）	91
同侧霍纳综合征**	41～95
同侧面部痛觉丧失（Ⅴ）	50～86
眼球震颤	56～100
同侧抬颚无力（Ⅸ、Ⅹ）	52～86
同侧面肌无力（Ⅶ）	18～43
感觉	
对侧躯体痛觉丧失	88
协调性	
同侧肢体共济失调	55～95
步态共济失调	91

注：*结果表示整体平均概率，若数据来源不同，则给出数据范围。

**严格来讲，尽管霍纳综合征是在检查瞳孔与眼睑时发现的，它与脑神经无关。

统计数据来自参考文献48、56～62的485名患者。

5. 大脑半球疾病

大脑半球疾病可导致与丘脑疾病完全一致的大面积感觉障碍与偏瘫（**假丘脑综合征**）或肢体远端选择性的皮质觉丧失（见本章“皮质觉”部分）。

第63章

神经反射检查

教学重点

- 单独出现的肌牵张反射异常不一定提示疾病状态。但若肌牵张反射异常伴随以下这些征象，则提示病变存在：反射减退同时伴有其他下运动神经元疾病的表现（无力、肌萎缩、肌束震颤）；反射亢进同时伴有其他上运动神经元疾病的表现（无力、肌强直、巴宾斯基征）；双侧反射不对称；或与高位的脊髓平面相比，低位的脊髓平面反射异常活跃。
- 病理性足趾背屈（巴宾斯基征）阳性的标准包括：踇长伸肌收缩；检查侧异常的精细运动（如异常的踮脚），检查侧其他屈肌收缩（如腘绳肌、阔筋膜张肌），可重复引出。
- 原始反射（如掌颏反射、眉间反射、握持反射、撅嘴反射和吸吮反射）常见于额叶疾病、帕金森综合征和致痴呆的疾病。

反射是特定刺激引发的肌肉不随意收缩。神经系统体格检查所检查的反射可分为三类：①肌牵张反射。②浅反射。③原始反射。本章中还将讨论**巴宾斯基反应**（Babinski response），这是一种上运动神经元受损时出现的异常足部浅反射。

第一节 反 射 锤

一、反射锤的种类

在早期的神经反射检查中[①]，医生们曾使用过各种各样的工具来引出反射；伟大的英国神经科医生Gowers曾使用自己的手掌尺侧或硬质听诊器。其他的医生则更“不择手段”，他们使用镇尺、实验用的支架，甚至台灯。在19世纪晚期到20世纪初，人们发明了多种多样的反射锤（reflex hammers），其中一些在当前仍然使用。

（一）泰勒锤

1888年，效力于费城骨科医院和神经疾病疗养院的S.Weir Mitchell的私人助理麦迪逊·泰勒（J. M. Taylor）发明了泰勒锤。这种锤的外形像印第安战斧，三角形的头由软橡胶组成。三角形有一个扁平的边缘和圆钝尖，前者用于叩诊多数肌腱，而后者用于叩诊二头肌肌腱或直接叩诊肌肉。最初，反射锤的手柄末端是一个开环；1920年左右，手柄被加上了一个尖的末端，用于引出浅反射。

（二）皇后广场叩诊锤

皇后广场叩诊锤由位于伦敦皇后广场的英国国家神经病医院的护士长Wintle发明。她曾长期用环形的子宫托、坚固的黄铜车轮和竹子杆制造反射锤，然后卖给住院医生。这种反射锤有一个边缘包着橡胶的圆盘，连在一根长杆的末端，就像一个轮子连在车轴上。

（三）巴宾斯基锤

巴宾斯基锤有一个可拆卸的手柄，并垂直或水平连接一个盘状的头。取名巴宾斯基可能是为了市场营销而非创新。

（四）Troemner锤

Troemner锤是这四种反射锤中唯一从外形上与真正的锤子类似的。它是美国梅奥诊所的神经科医生Woltman于1927年发明的，之后由梅奥诊所最先在美国推广。

二、临床意义

没有研究显示哪一种反射锤比其他的优越，选择使用哪种叩诊锤取决于传统和个人偏好：泰勒锤在美国流行，皇后广场锤在英国流行，而Troemner锤在欧洲大陆被广泛使用。虽然反射

① 1875年，Erb与Westphal同时发现了肌牵张反射的意义，自此以后神经反射检查开始普及开来。

锤内置的针是为检查痛觉和浅反射而设计，但其可能导致交叉感染，现已不再使用。

第二节　肌牵张反射

一、定义

肌牵张反射（muscle stretch reflex）是快速拉伸肌肉引起的肌肉不随意收缩运动。肌牵张反射通常以被检查的肌肉命名（表63.1），一个值得注意的例外是Achilles反射（跟腱反射）。这些反射也经常被称作**深肌腱反射**（deep tendon reflex），但这个命名其实是不恰当的，因为肌腱在反射过程中只负责将反射锤叩击引起的突然拉伸机械性地传导到肌梭，其余环节肌腱概不参与。此外，某些有牵张反射的肌肉并没有肌腱（如咬肌的颌反射）。

大多数健康人具有的肌牵张反射列在表63.1。

表63.1　常见的肌牵张反射

反射名称	周围神经	脊髓水平
肱桡肌反射	桡神经	C5 ～ C6
肱二头肌反射	肌皮神经	C5 ～ C6
肱三头肌反射	桡神经	C7 ～ C8
股四头肌反射（膝跳反射）	股神经	L2 ～ L4
内侧腘绳肌反射	坐骨神经	L5、S1
跟腱反射	胫神经	S1

二、检查方法

（一）方法

常用的方式是用反射锤在待查肌肉的肌腱上骤然一击，敲击的位置靠近远端肌腱与骨相连处。有时亦用“足跖敲击法”引发跟腱反射：医生用手托住患者的前脚掌，然后用反射锤敲医生的手部。在对跟腱反射的临床研究中，足跖敲击法与跟腱敲击法是等效的。

（二）反射幅度分级

在进行反射检查时，最重要的观察对象是反射的幅度。不同于肌力检查，反射检查没有广泛接受的评级系统。从S.Weir Mitchell最初的四级系统到梅奥诊所的九级系统，人们提出了各种不同的评级方案。国立神经疾病和脑卒中研究院（National Institute of Neurological Disorders and Stroke，NINDS）推荐使用如表61.2中呈现的五分系统（0 ～ 4分）。

（三）反射加强：Jendrassik手法

根据NINDS的分级（表63.2），1级反射指经增强手法才明显的反射，而0级反射指增强手法也无法引出的反射。最常用的反射增强方法是**Jendrassik手法**。1885年，Erno Jendrassik报道，当医生敲击肌腱时，患者左右手的手指弯曲、相互钩住、再用力拉紧可增强患者的牵张反射。只要患者用力拉紧双手，反射增强即可维持，在某些研究中最高可达10秒。在一项对普通老年患者的研究中，该加强手法可使70%的试验成功引出原本不可见的跟腱反射。

表63.2　NINDS[25*]肌牵张反射分级

分级	表现
0	反射缺失
1	反射幅度小，强度低于正常，包括极小程度的反射与加强手法才可引出的反射
2	反射强度小于正常范围的一半
3	反射强度大于正常范围的一半
4	反射亢进；包括阵挛，如果存在阵挛，可再附加额外的口头描述。

注：NINDS，国立神经疾病与脑卒中研究所，参见参考文献25。

三、临床意义

（一）反射的幅度

肌牵张反射的幅度取决于支配该反射的下运动神经元与上运动神经元的完整性（上运动神经元与下运动神经元的定义，见第61章的图59.2）。①某一肌牵张反射的下运动神经元是其周围神经（表63.1的第二列）与其相应脊髓节段（表63.1的第三列）：发生在任一位置的病变可导致相关反射的减弱或消失。②上运动神经元是支配该反射的下行皮质脊髓束：该通路上任意一处（如大脑、脑干）的病变导致反射亢进。③脊髓内包含上下神经元，故脊髓病变中，病变所在平面的反射消失（下运动神经元损伤体征），而病变平面以下的所有反射亢进（上运动神经元损伤体征）。

然而，减弱或亢进的反射本身并不表示有神经疾病。例如，有6%～50%的无神经疾病的老年人双侧的跟腱反射缺如，即便用Jendrassik手法也无法引出，并且一小部分健康人有全身性的反射亢进。仅当牵张反射减退或亢进同时伴有以下的临床表现时，该体征才具有临床提示意义。

1．反射消失且出现其他下运动神经元病体征（即肌无力、肌萎缩与肌束震颤）。

2．反射亢进且出现其他上运动神经元病体征（即肌无力、肌强直与巴宾斯基征）。

3．双侧反射不对称，提示反射亢进侧上运动神经元损伤，或反射减弱侧下运动神经元损伤。

4．与更高位的脊髓平面相比，低位的脊髓平面反射亢进。这增大了反射亢进平面与反射减弱平面之间的节段存在脊髓病变的可能性。

（二）反射减弱在病变定位方面的价值

对于主诉有上下肢神经功能问题，临床上怀疑有颈或腰骶神经根疾病的患者，反射减弱具有重要的定位价值，可提示反射所涉及的神经根损伤（表63.1）。肱二头肌反射或肱桡肌反射减弱提示C6神经根病［似然比（*LR*）＝14.2］，肱三头肌反射减弱提示C7神经根病（*LR*＝3）[①]，股四头肌反射减弱提示L3或L4神经根病（*LR*＝8.7），内侧腘绳肌反射减弱提示L5节段的疾病（*LR*＝6.2），跟腱反射减弱提示S1神经根病（尽管提示作用不强，*LR*＝2.7）（见第64章）。

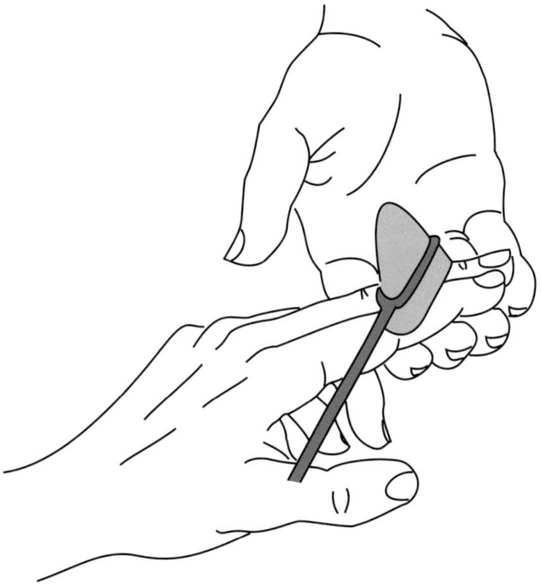

图63.1　**屈指反射**

使患者掌心向上，手指轻微屈曲，医生将自己的示指与中指交叉放在患者的手指指尖上并用反射锤轻击自己的手指。阳性反应是患者的指屈肌反射性地收缩。

（三）跟腱反射与糖尿病性周围神经病

在一项研究中，针对患2型糖尿病的成年门诊患者，用跟腱反射来诊断周围神经病（经神经传导试验确诊）的方法具有92%的灵敏度和67%的特异度，阳性似然比为2.8，阴性似然比为0.1。该结果表明在糖尿病患者中，如果跟腱反射存在，则提示其并发糖尿病性周围神经病的概率很低（*LR*＝0.1）。在这项研究中，跟腱反射的检查在周围神经病的预测方面比神经病变的症状、糖尿病病程或糖尿病性视网膜病变更加准确。

（四）反射亢进患者的其他表现

由深反射亢进所诞生的众多人名术语的数量在所有物理诊断的体征中首屈一指[②]，尽管这些反射亢进的基本病理生理机制都是一样的（即失去皮质脊髓束的抑制作用），区别只在于受牵拉

① C6和C7节段的神经根病比C5或C8节段的神经根病更为常见（见第64章）。

② 多兰医学词典中罗列了115种神经反射，其中46条以人名命名。

的肌肉不同，以及医生用以牵拉肌肉的方法不同。反射亢进的患者所具有的众多已被详细描述的表现中，公认的包括指屈反射、下颌反射、阵挛与放射性反射（irradiating reflexes）。

1. 指屈反射

1900年左右，霍夫曼（Hoffman）最先描述了指屈反射。指屈反射的阳性反应的定义是，指屈肌被突然拉伸时会发生不随意的收缩（因此，指屈反射与其他肌牵张反射没有区别）。有多种方法可引出该反射，每种都有独特的人名名称（如霍夫曼征、罗索利莫征、Troemner征、别赫捷列夫征）。图63.1描述了其中的一种方法。与其他亢进的反射一样，指屈反射本身并没有诊断价值（即在3%的健康大学生中也可发现该体征）；仅当其伴随前文“反射的幅度”部分中介绍过的临床表现时才有重要意义。

2. 下颌反射

下颌反射由Morris Lewis于1882年首先描述。下颌反射的阳性反应表现为，突然牵拉咀嚼肌可导致肌肉反射性的收缩，使下颌快速上抬。患者保持下颌微张，医生可用反射锤直接敲击脸颊或者敲击放在舌或下牙上的压舌板以引出该反射。亢进的下颌反射，有时伴随阵挛（见后文），提示双侧脑桥以上水平的病变（如假性延髓性麻痹）。例如，对于痉挛性四肢瘫痪的患者，下颌反射亢进可辅助排除颈髓疾病，并提示脑桥水平以上的锥体束病变。

3. 阵挛

阵挛是一种引发后自行持续来回往复的牵张反射。医生快速拉伸一块高反应性的肌肉，并持续对该肌肉施加拉力即可引出该反射。每当肌肉从上一轮的反射性收缩中恢复，施加的拉力又会启动新一轮的反射，并为肌肉的收缩设定了节律，使肌肉的收缩一直持续到拉力消失方可停止。这种节奏性的往复运动（阵挛）最容易在足部引发（通常阵挛频率为5～8Hz），方法是快速使患者的踝关节背屈。阵挛亦可在股四头肌、指屈肌、下颌及其他肌肉引发。

正如计算公式给出的预测，阵挛的频率与反射弧的长度成反比（$r=-0.80$，$P<0.001$）。腕部的阵挛频率比踝部高，就是因为支配前臂肌的神经比支配小腿肌的短。

4. 放射性反射

对于某些反射亢进的患者，反射锤的冲击通过骨和组织机械传导，拉伸远处兴奋性过高的肌肉，从而引发额外的异常运动（如交叉内收反射）。此外，若此远距的放射性反射同时伴有所要检查的反射的瘫痪，可能出现矛盾运动或倒错反射（inverted reflex）。

（1）交叉内收反射。敲击一侧的股骨内侧髁、髌骨或髌韧带引发对侧的收肌收缩，对侧膝内旋。

（2）旋后肌倒错反射。巴宾斯基于1910年首先描述了旋后肌倒错反射（旋后肌反射实际上是肱桡肌反射）。该征的阳性表现是敲击肱桡肌未引发屈肘，而是导致屈指，提示脊髓C5或C6平面的疾病。C5～C6节段的损伤导致肱桡肌反射消失（下运动神经元损伤），但使损伤水平以下的所有反射亢进（上运动神经元损伤），包括对肱桡肌的敲击机械传导至手指所引发的指屈反射（C8）。

（3）膝腱倒错反射。**膝腱倒错反射**提示脊髓L2～L4水平的疾病。阳性反应的表现是通常能引出膝腱反射的刺激却反常地引起了膝关节屈曲。阳性反应的出现有两个必要条件：L2～L4水平的神经损伤（使膝反射瘫痪）与敲击需传导至腘绳肌的肌梭（由L5～S1节段支配，L2～L4

水平的损伤会导致反射亢进）。

第三节　浅　反　射

一、定义

浅反射（superficial reflex）是指皮肤表面受到轻划、轻敲或轻捏的刺激后，肌肉不随意的反射性收缩。

二、腹壁浅反射（T6 ～ T11）

（一）检查方法

轻划腹壁皮肤引起皮下腹壁肌肉收缩，即腹壁浅反射，有时将脐拉向刺激施加的方向（见Gosavi所著参考文献中的在线视频）。通常医生一次只检查腹部四分区中的一区，用木制的棉签棒或反射锤手柄的尖端从腹壁的一侧划向另一侧。无论从内向外还是从外向内划动，引起腹壁反射的概率并无区别。

（二）临床意义

传统教学中认为，腹壁浅反射在上、下运动神经元病中均消失。然而，该体征的临床意义不大，因为约20%的健康人无此反射，老年人群中反射消失的比例更高。此外，传统上常将不对称或仅上腹部保留的腹壁反射与神经疾病关联，但其实健康人中也常有此现象。

三、球海绵体反射（S2 ～ S4）

（一）检查方法

嘱患者采取截石位后，突然按压其阴茎头或阴蒂可导致球海绵体肌与肛门外括约肌反射性的收缩。通过触诊阴囊后的皮肤（检查球海绵体肌）或将示指放置于肛管里（检查肛门外括约肌）来探查该反射，其中后一种手法更常用。轻叩耻骨上区或将患者体内留置的导尿管的内置气囊拉向膀胱颈也是有效刺激。

（二）临床意义

球海绵体肌反射是检查脊髓圆锥（脊髓末端）与S2 ～ S4节段的盆神经的方法之一（会阴部或“鞍”部感觉检查是除此之外唯一的床旁检查方法）。该反射对于尿潴留的患者尤其重要，尿潴留可由盆神经或马尾疾病导致。一项对连续进行尿动力学检查患者的研究中，患者大部分具有排尿困难的症状，其中利用球海绵体反射缺如对S2 ～ S4节段疾病的预测效果在女性患者中较差（*LR*＝2.7）而在男性患者中较好（*LR*＝13）。对女性患者的预测准确性低的原因可能是先前的分娩与盆部手术损伤了女性阴部神经。该研究中，反射阳性对诊断没有帮助；尽管前列腺肥大等原因导致的尿潴留患者会出现阳性反应，但骶神经不完全损伤的患者也常常出现该反应。

在S2～S4节段以上的脊髓损伤（即对S2～S4节段而言的上运动神经元损伤）中，球海绵体反射也会消失，但仅暂时消失1～6周。

第四节　巴宾斯基反应

一、定义

巴宾斯基反应（Babinski response）是累及足部的上运动神经元疾病中出现的一种异常浅反射。轻划此类疾病患者的足底皮肤会引起踇趾上翘，而非像正常人一样踇趾向下弯曲（图63.2）。此反射最先由巴宾斯基在1896年发现，之后备受推崇并被深入研究。它有许多名称，包括巴宾斯基反应、巴宾斯基征、巴宾斯基反射、踇趾上翘征（upgoing toe）和伸肌反应（extensor response）。

在一些双侧皮质脊髓束受损的患者中，轻划他们的足底皮肤甚至可能引起对侧踇趾上翘。这种反应被称为**交叉背屈**（crossed dorsiflexion）或**交叉伸肌反应**（crossed extensor response）。

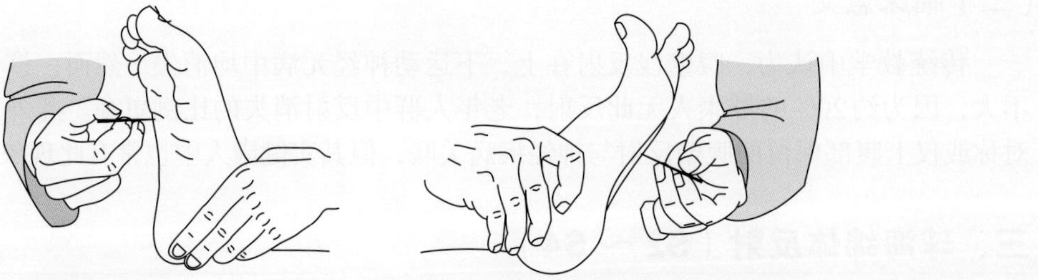

图63.2　**巴宾斯基反应**

图片显示的是正常的足底皮反射（左）和巴宾斯基反应（右）。此图在巴宾斯基1900年所摄照片的基础上进行了修订。

二、病理

当下肢受到疼痛刺激时，大多数哺乳动物会通过髋关节和膝关节屈曲、踝关节和跖趾关节背屈这一系列动作来迅速收回肢体。这种原始的反射，即**屈曲反射**（flexion response），同样也存在于2岁之内的小儿身上。之后，小儿的锥体束开始发育，这将导致两个重要的变化：①屈曲反射变得不那么敏锐。②由于正常的跖浅反射逐渐形成，脚趾不再向上运动，而是转而向下。如果一个人后来患上了锥体束疾病，那么正常的跖反射将消失，取而代之的是趾将重新在足部受到疼痛刺激时向上运动。

用伸肌反射（extensonr response）一词来描述巴宾斯基反应是不恰当的，容易造成误解：

虽然解剖学家总是将向上的动作称为"伸"（如踇趾伸肌），但生理学家将同样的向上运动称为"屈"（如前文所述的原始屈曲反射）。

三、检查方法

（一）引出反射

很多方法都可以引出此反射，其中最佳的是用木质棉签、钥匙，或叩诊锤柄的尖端从足底的外侧面缓慢（即5～6秒）划出一道"曲棍球棒"样的路径（图63.2）。此法优于包括轻划足底外侧、轻划外踝下方（Chaddock法）、沿胫骨前缘用力摩擦（Oppenheim法）或刺激效果最弱的用手挤压腓肠肌（Gordon法）在内的其他检查方法。

（二）对反射的解读

结合详细的电诊断研究和患者随访，下述参考有助于评估不明确的足趾反射：①足趾病理性上翘是长伸肌收缩导致的，它的肌腱在足趾的皮肤下清晰可见。足趾本身运动与否并不重要，运动可能因关节病变而受阻。除此之外，当踝背屈或足趾刚从下垂的状态恢复到正常体位时，即便长伸肌未收缩，足趾也可能上翘。②超过90%的情况下，出现病理性运动的足趾所在的足部还伴有运动无力或难以完成精细动作。一种极佳的精细运动测试方法是让受试者用脚快速轻点检查者的手：正常人每10秒可完成20～40次。③足趾病理性上翘会伴随下肢整体的屈曲反射，后者可能比较微弱，但同侧的阔筋膜张肌和腘绳肌较为明显。④足趾病理性上翘是可重复的。

正如巴宾斯基本人指出的那样，脚趾呈扇形展开是一种正常现象，而非病理反射的一部分。

四、临床意义

（一）伴随的临床表现

巴宾斯基反应常见于锥体束破坏性病变（见第61章）和累及这些神经束的代谢疾病。这些代谢疾病绝大多数都与精神状态改变有关，例如癫痫发作、脑膜炎、药物过量及肾和肝衰竭。对存在若干神经系统症状并接受了神经系统影像学检查的患者，巴宾斯基反应阳性高度提示对侧大脑半球的损伤（$LR=8.5$，见第61章）。

（二）假阴性反应

锥体束有病变的患者可能在巴宾斯基征的检查中没有表现脚趾上翘（即假阴性反应）。原因如下：①脊髓休克。②腓神经麻痹导致背屈踇趾的肌肉失去神经支配（常见于长期卧床的患者，由腓骨头受压所致）。③锥体束的损伤没有累及足部肌肉（如上运动神经元损伤仅影响所检查侧的上肢）。

第五节　原始反射

一、定义

原始反射（primitive reflex）是在婴儿中正常存在，但随着中枢神经系统的发育逐渐消失的一类反射。这类反射只有在神经系统发生病变或衰老，进而导致中枢神经系统的抑制作用被移除（或称其为“释放”）时，才会重新出现。在许多原始反射中，较常见的是掌颏反射、眉心反射、抓握反射、撅嘴反射和吸吮反射。

二、检查方法

（一）掌颏反射

掌颏反射的检查方法是检测者用钥匙或其他钝性物体在患者鱼际肌处，按照由近到远的方向快速划过而产生一个稍不适的刺激。阳性反应是同侧颏肌短暂收缩，导致同侧下唇前伸、上提或皱起。本书提供了视频供读者参考。

嘴角处的褶皱反应可能是躲避反应的起始动作，而完整的躲避反应可由更强烈的疼痛刺激引发。理论上，这种刺激可以作用在患者皮肤上的任何位置，而且实际上，刺激患者的上肢、胸部、躯干、足底和舌头后，都可观察到类似反应。不过，最敏感的区域还是鱼际肌处。

Marinesco和Radovici在1920年发现了掌颏反射。

（二）眉心反射

引发眉心反射的刺激是用手指或反射锤的橡胶软头，以每秒两次的频率轻敲患者眉间部位。虽然绝大多数正常人对此的反应是同时眨左右眼，但在几次敲击之后，眨眼便会停止。如果患者持续眨眼，则为阳性反应。不过，“持续”应该定义为无限期还是多于一定的次数（如连续眨眼超过四次），现在还存在争议。

眉心反射有时也叫作**眨眼反射**或**Myerson反射**。虽然此反射最早是由Overend在1896年发现的。

（三）握持反射

握持反射（grasp reflex）的检查方法是医生将自己的示指和中指置于患者手腕的掌侧，然后一边用力压患者的皮肤，一边从患者的拇指和示指之间抽回自己的手指。阳性反应是患者抓住医生的手指，而且随医生持续用力抽出手指，患者抓握手指的力道逐渐加重。

三、临床意义

（一）概述

原始反射常见于前额叶疾病、帕金森病、痴呆和晚期的人类免疫缺陷病毒（HIV）感染中。除抓握反射（见下文）外，导致这些反射的确切的神经解剖学层面上的病因尚不清楚。

（二）掌颏反射

掌颏反射表现为双侧的比例为38%～75%，单侧的比例为25%～62%。病变位于左右哪一侧与反射阳性出现在哪一侧无必然联系。在一项针对39位单侧掌颏反射阳性患者的研究中，44%的患者有同侧大脑半球的损伤，36%为对侧损伤，10%为双侧损伤，10%没有损伤。在帕金森病患者中，掌颏反射与运动不能（akinesia）的程度相关，而且此反射常在开始出现左旋多巴诱导的运动障碍（dyskinesias）之后消失。

（三）眉心反射

眉心反射的传入支是三叉神经，传出支为面神经。这两条神经中任何一条发生损伤都会影响到此反射（虽然在面神经瘫痪的患者中，健侧眼仍然可以眨动）。眉心反射阳性也是帕金森病的一个常见体征，在应用左旋多巴治疗后，该阳性反应可消失。

（四）抓握反射

抓握反射阳性是前额叶疾病的一个常见体征。如果双侧上肢均可被检查（也就是说，非瘫痪）则可发现抓握反射阳性往往表现为双侧。在痴呆患者中，此体征与严重的认知功能损伤，以及前额叶锥细胞大量缺失相关。在神经科的住院患者之中，抓握反射阳性（定义为连续引发三次之后仍未适应）提示前额叶或深部核团和皮质下白质可能出现散在病变。此反射的灵敏度为13%～50%，特异度为99%，阳性似然比为19.1。

（五）原始反射与正常衰老

尽管不同的研究所得结论各异，但达成共识的是掌颏反射和眉心反射在正常人中也会出现，而抓握反射则不会。正常人出现掌颏反射阳性体征的频率为3%～70%；出现眉心反射阳性体征的频率为3%～33%。毋庸置疑，这类出现了原始反射的所谓“正常”人中一部分处于疾病的亚临床状态，他们的病变可能在基底节或皮质下白质的磁共振（MRI）图像中观察到，而另一部分人则没有患神经疾病的证据。不过非常重要的一点是，他们的阳性反应与病理性反应有两点明显不同：①无神经损伤的患者所表现出的原始反射较弱且易疲劳；若以固定频率刺激，则患者的阳性反应会在几次刺激之后消失。②无神经损伤的患者所表现出的原始反射是孤立的。例如，如果按连续刺激大鱼际5次后患者仍然抓握来定义掌颏反射阳性，则正常人中掌颏反射阳性率低于1%。此外，即便将易疲劳的阳性反应也纳入到阳性反应的范围内，正常人群中表现两个原始反射阳性的人仍少于12%，而表现三个或更多原始反射的人则少于2%。

第64章

神经根、神经丛和周围神经疾病

教学重点

- 颈痛或手臂痛患者如伴有深腱反射的不对称减退，则有颈神经根病变的概率更高。而若可以自由旋转颈部（＞60°）则患颈神经根病变的可能性下降。
- 对于有颈神经根病变的患者，提示损伤平面的决定性证据是屈肘无力（C5），肱二头肌或肱桡肌反射减退或拇指感觉减退（C6），伸肘无力或肱三头肌反射减退（C7），屈指无力或小指感觉减退（C8）。
- 对于疑似腕管综合征（carpal tunnel syndrome）的患者，若存在正中神经支配区皮肤感觉减退或方形腕，则患腕管综合征的概率高（由神经传导研究阐明）。患者感觉减退区域分布遵循“不可能型”卡茨手图样式则不支持腕管综合征的诊断。
- 对于后背下部及下肢疼痛的患者，如果同侧小腿萎缩，踝背屈无力或对侧的直腿抬高试验阳性，则其患腰骶神经根病变的概率高。
- 对于有腰骶神经根病变的患者，提示损伤平面的决定性证据是伸膝无力、髌反射减弱或股牵张反射阳性（L2至L4），内侧腘绳肌反射不对称或足背感觉减弱（L5），同侧小腿萎缩或跟腱反射减弱（S1）。

一、概述

支配四肢的神经从神经根发出后，经椎间孔穿出后混合成神经丛（即臂丛和腰骶丛），之后成为周围神经延伸至手指和脚趾。这条神经通路上任何部位发生病变，从脊神经根到终末的周围神经分支，都可导致疼痛、下运动神经元损伤性无力和感觉丧失。

神经根受损称为**神经根病**（radiculopathy），神经丛受损称为**神经丛病**（plexopathy），周围神经受损称为周围神经病（peripheral neuropathy）。本章将着重讨论患者主诉手臂或腿疼痛时这些病变如何鉴别诊断。由于病变的神经解剖学复杂，准确的诊断需要系统性检查所有肢体的肌肉、感觉和反射。

二、上肢

（一）概述

在主诉上肢末端神经系统症状的患者中，最常见的神经系统诊断是腕管综合征，其次是多发性神经病、尺神经病变和颈神经根病。其他局部的神经病变和神经丛相对少见。绝大多数颈神经根病累及的是C6或C7节段的神经根。

（二）神经病学体征

1. 运动神经

绝大多数上肢肌肉受到不止一个脊髓节段的神经支配。图64.1展示了不同周围神经（按行分组）及其相对应的脊神经根（按列分组）的关系。图64.1中所列的脊神经水平是基于多项证据，包括Bolk对一个人体所做的详细解剖、电诊断研究，以及对脊神经根病变患者的临床观察结果而确定的。

（1）**神经根病**。虽然绝大多数肌肉受不止一个脊神经根的神经支配，但是在通常情况下，一个脊神经根的损伤就足以造成明显的肌无力。神经根病患者的运动系统查体结果有两大特征：①受到相同脊髓节段但不同周围神经支配的两块或两块以上肌肉出现无力的表现（即所有乏力的肌肉均在图64.1中的同一列）。例如，C6节段的脊神经根病可能会同时削弱屈肘（肱二头肌和肌皮神经）和伸腕（桡侧腕伸肌、尺侧腕伸肌和桡神经）的力度。②肌无力还可能表现在近端神经支配的肌肉，即图64.1最上面几行所列举的肌肉。虽然近端神经来源于神经根，但在发出之后立即支配肩部肌肉，因此脱离上臂周围神经的走行路径。因此，如果一位患者出现了近端神经支配的肌肉无力，伴随上肢和手部神经疾病的症状，则病变一定发生在靠近神经根的近端。一个常见的例子是表现手臂疼痛和肱三头肌无力的患者同时伴有翼状肩胛（即胸长神经支配的前锯肌乏力）。前锯肌被累及表明病变位置在C7神经根发出桡神经或臂丛之前。

（2）**臂丛神经病**。臂丛病变导致两个或更多相邻脊髓节段（即图64.1中的相邻列）及两个或更多的周围神经所支配的肌肉同时无力。损伤通常会成组地影响臂丛上部神经（C5～C6）或臂丛下部神经（C7～T1）。前者导致肩部和上臂肌肉乏力，但手部肌肉不受影响；后者则恰好相反，手部肌肉乏力而肩部和上臂肌肉正常。

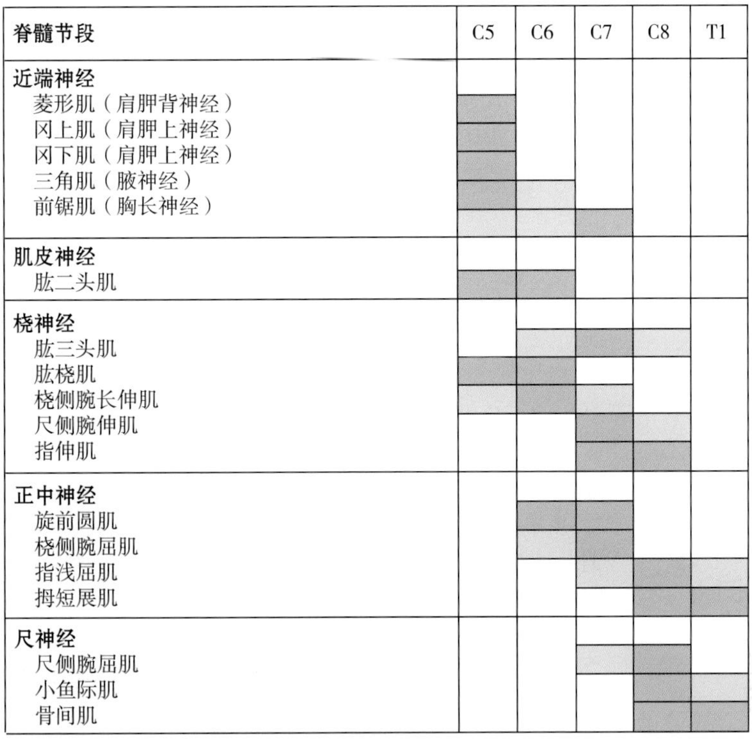
脊髓节段
C5
C6
C7
C8
T1
近端神经
菱形肌（肩胛背神经）
冈上肌（肩胛上神经）
冈下肌（肩胛上神经）
三角肌（腋神经）
前锯肌（胸长神经）
肌皮神经
肱二头肌
桡神经
肱三头肌
肱桡肌
桡侧腕长伸肌
尺侧腕伸肌
指伸肌
正中神经
旋前圆肌
桡侧腕屈肌
指浅屈肌
拇短展肌
尺神经
尺侧腕屈肌
小鱼际肌
骨间肌

图64.1 上肢肌肉的神经支配

此图显示脊髓节段及其支配的肌肉。深蓝色代表通常情况下，浅蓝色表示在某些变异中存在的情况。结论来自参考文献4、5和8～14。

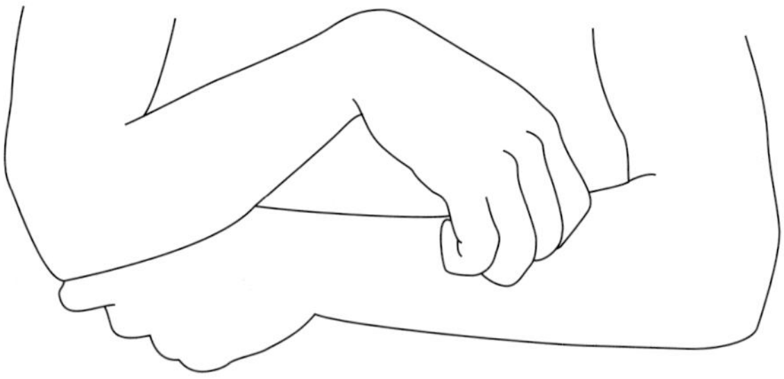

图64.2 桡神经病变所致的垂腕

患者右侧桡神经瘫痪，导致腕伸肌和指伸肌肌力下降，进而手在重力的作用下下垂。

（3）周围神经病。这类病变会导致由一条周围神经（可以发自不同脊髓节段）支配的两块或更多肌肉乏力，而其他神经支配的肌肉则不受影响。例如，桡神经受到完全性损伤时，肱桡肌（C5～C6）乏力①，伸肘（肱三头肌，C7）、伸腕（腕伸肌，C6～C7）和伸指（指伸肌，C8）运动障碍。

在图64.1中，按照从主干上发出的顺序列出了周围神经及其支配的肌肉。因此，桡神经在腋窝处近段发生损伤时会出现之前所描述的症状，而发生在肘部的桡神经损伤，由于肱桡肌肌支已经从神经干发出，所以只会造成远端肌肉（即腕伸肌和指伸肌）的乏力，而不会累及肱三

① 前臂处于旋前和旋后之间的体位时进行屈肘检查可显示肱桡肌无力。

头肌和肱桡肌。

有些周围神经损伤很容易被识别出来，比如桡神经损伤造成垂腕（图64.2）和尺神经损伤造成爪形手（claw-hand）（图64.3）。尺侧肌肉无力的患者如果小鱼际隆起处起茧，则提示其尺神经深支损伤。这种损伤可因骑车或使用助步车长期压迫掌根造成。

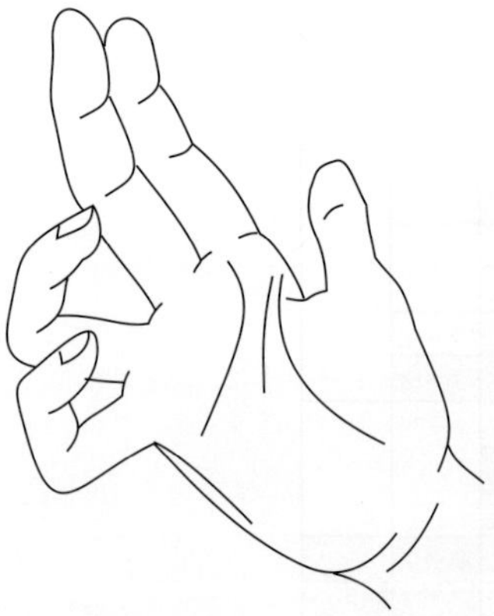

图64.3　尺神经损伤导致爪形手

由于所有骨间肌和与指伸肌（桡神经支配）相拮抗的肌肉均麻痹，所有掌指关节均过伸。其中，示指和中指过伸的程度较小，因为这两指的蚓状肌在正中神经支配下收缩使掌指关节屈曲。所有指间关节因受到屈肌腱的限制而屈曲。

2. 感觉神经

神经根病导致的感觉丧失的区域按皮节分布（见第62章中的表62.1和图62.1）。臂丛损伤造成相邻皮节区域的感觉丧失。周围神经损伤所导致的感觉丧失详见图64.4。

感觉异常性手痛（cheiralgia paresthetica）是一种由桡神经浅支损伤造成的单纯的上肢感觉障碍综合征，通常是由腕带或手铐过紧导致的。其感觉异常的范围局限于手背由桡神经传导的部分。

3. 反射

上肢的牵张反射主要涉及三块肌肉：肱二头肌（肌皮神经，C5～C6）、肱桡肌（桡神经，C5～C6）和肱三头肌（桡神经，C7～C8）①。因此，若发现患者的腱反射异常，则可以排除正中神经和尺神经（与反射无关）病变的可能性，而患神经根病或神经丛病的可能性更高。桡神经损伤时，通常不会影响肱桡肌和肱三头肌的反射，因为支配这两块肌肉的神经在临近腋窝的部位便从桡神经主干发出，而绝大多数的桡神经损伤都发生在桡神经的远端（如肱骨骨折）。

4. 激发试验

检测颈神经根的一个传统试验是**斯普林试验（Spurling test）或颈部压迫试验**。在这项试验中，临床医生先使患者的头部和颈部向痛侧旋转倾斜，然后给头顶施加压力。疼痛加剧为阳性反应。**蒂内尔征（Tinel sign）**和**法楞征（Phalen sign）**是一般用来诊断腕管综合征的激发试验（见“腕管综合征的诊断”部分）。卡茨（Katz）手图（腕管综合征）见图64.5。

① 尽管肱三头肌无力可能在C6或C7神经根损伤之后出现（C7是最常见的，见图64.1），但肱三头肌腱反射消失通常是由C7或C8神经根损伤造成的。

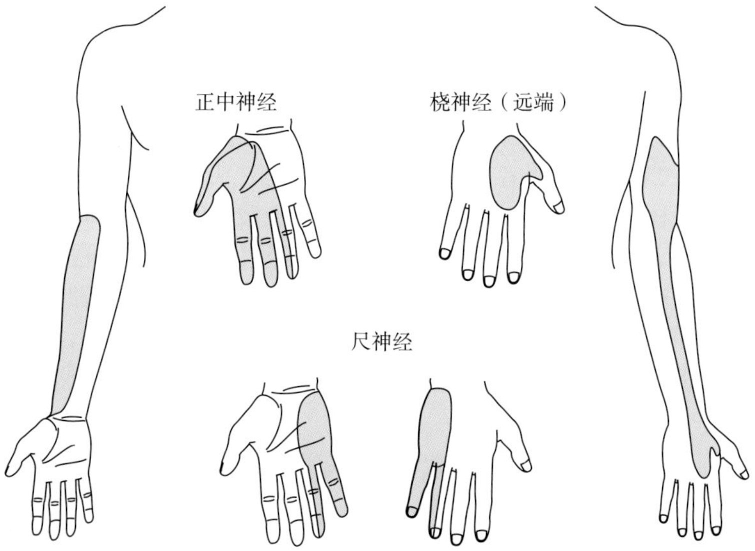

图64.4　**上肢周围神经的感觉分支**

左边三幅图示上肢的手掌面，右边三幅图则描述上肢的手背面。桡神经近端损伤（右上），靠近腋部（并且在上臂后侧皮神经及前臂后侧皮神经起始处之上），影响上臂、前臂和手的后部感觉；桡神经远端病变（如肘处损伤）只影响手背。正中神经近端损伤影响手掌和手指，远端损伤（如腕管内）则只影响手指。上臂和前臂的内侧感觉神经主要源自直接由臂丛发出的皮神经。

（三）其他诊断线索

1. 锁骨

臂丛恰好位于锁骨后方。因此，在锁骨上区域的任何异常，例如肿块、腺体肿大、出血，或其他外伤痕迹，都提示臂丛损伤。锁骨上方的创伤损伤神经根，锁骨下方的创伤则损伤周围神经。

2. 霍纳综合征（Horner Syndrome，见第21章）

霍纳综合征（即同侧瞳孔缩小，眼睑下垂）提示患者有神经根病（C8 ～ T1）或臂丛下部损伤。

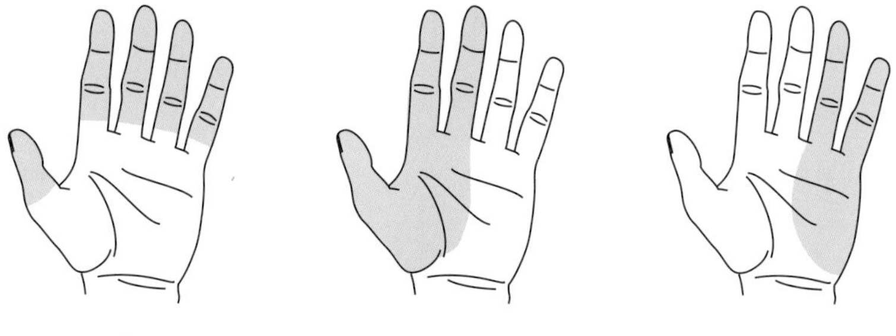

图64.5　**卡茨手图**

卡茨手图是一个用于自检的手图。它描述了患者的症状：在“经典型”（最左）中，1、2、3指中至少有两指出现感觉异常，而手掌和手背则完全正常（1指为拇指、5指为小拇指）；“可能型”与“经典型”相似，只是手掌也可出现症状；而在“不可能型”中，1、2、3指没有症状。经典型中手掌正常的原因是正中神经的掌皮支不通过腕管。

（四）临床意义

1. 诊断颈神经根病

循证医学表64.1列出了颈神经根病各种临床检查方法的准确性。这些检查方法适用于表现为颈部疼痛、手臂疼痛或二者兼有的患者。在这些患者中，肱二头肌反射减弱［似然比（*LR*）＝9.1，循证医学表64.1］、斯普林试验阳性（*LR*＝4.2）以及任何上肢反射减弱（即肱二头肌反射、肱桡肌反射或肱三头肌反射，*LR*＝3.6）是提示患者可能患有神经根病最有力的证据。不支持神经根病诊断的证据则是颈部旋转正常（即可以向患侧旋转超过60°，*LR*＝0.2）和上肢肌力正常（*LR*＝0.4）。

虽然斯普林试验有一定的准确性，但是我们应该尽量避免使用此法。因为在部分研究中，此试验的灵敏度只有9%～16%。并且当患者有风湿性关节炎、颈部畸形或转移癌时，试验有严重损伤脊椎的风险。

2. 颈神经根病变的定位

循证医学表64.2显示了对已确诊颈神经根病患者通过运动神经、感觉神经和神经反射检查进行诊断的准确性，以及各种结果在预测确切损伤水平时的准确性。根据这些似然比，提示C5神经根病最佳提示指征是屈肘无力（*LR*＝5.3）。肱二头肌或肱桡肌反射减弱（*LR*＝14.2）、拇指感觉丧失（*LR*＝8.5），以及伸腕无力（*LR*＝2.3）表明C6神经根发生病变。伸肘无力（*LR*＝4）和肱三头肌反射减弱（*LR*＝3）提示患者有C7神经根病；反之，肘伸肌力量正常则不支持此诊断（*LR*＝0.4）。小指感觉丧失（*LR*＝41.4）和屈指无力（*LR*＝3.8）则提示患者可能有C8神经根病。

表64.1　在颈部和上肢疼痛的患者中诊断颈神经根病*

体征（参考文献）**	灵敏度/%	特异度/%	似然比***	
			体征存在	体征缺失
运动神经检查				
任一上肢肌肉乏力	73	61	1.9	0.4
感觉神经检查				
上肢振动觉或针刺觉减弱	38	46	NS	NS
反射检查				
肱二头肌反射减弱	10	99	9.1	NS
肱桡肌反射减弱	8	99	NS	NS
肱三头肌反射减弱	10	95	NS	NS
肱二头肌、肱三头肌、或肱桡肌反射减弱	21	94	3.6	0.8
其他检查				
斯普林试验	12～92	84～98	4.5	0.6
颈部向患侧旋转小于60°	89	48	1.7	0.2

注：*诊断标准，颈神经根病的诊断依据包括神经传导研究，神经影像［计算机体层扫描（CT）或磁共振成像（MRI）］，或MRI及手术。

**各种体征的定义，斯普林试验的定义见正文。

***似然比，如果体征存在为阳性似然比；如果体征缺失为阴性似然比。

NS，不显著。

颈神经根病（如果患者出现颈部和上肢疼痛）

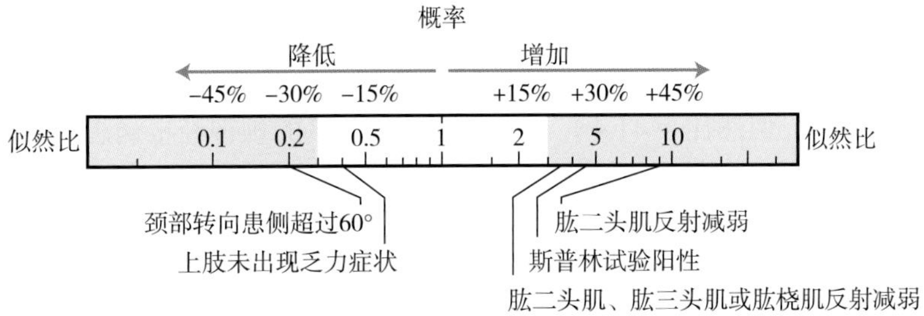

表64.2　颈神经根病定位*

体征（参考文献）	灵敏度/%	特异度/%	似然比**	
			体征存在	体征缺失
运动神经检查				
屈肘功能减弱——检测C5神经根病	83	84	5.3	NS
伸腕功能减弱——检测C6神经根病	37	84	2.3	NS
伸肘功能减弱——检测C7神经根病	65	84	4.0	0.4
伸指功能减弱——检测C8神经根病	50	87	3.8	NS
感觉神经检查				
拇指感觉丧失——检测C6神经根病	32	96	8.5	NS
中指感觉丧失——检测C7神经根病	5	98	NS	NS
小指感觉丧失——检测C8神经根病	23	99	41.4	NS
反射检查				
肱二头肌或肱桡肌反射减弱——检测C6神经根病	53	96	14.2	0.5
肱三头肌反射减弱——检测C7神经根病	15～65	81～93	3.0	NS

注：*诊断标准，以手术结果或电诊断为标准确定神经根病发生的脊神经节段。

**似然比，如果体征存在为阳性似然比；如果体征缺失为阴性似然比。

NS，不显著。

颈神经根病定位

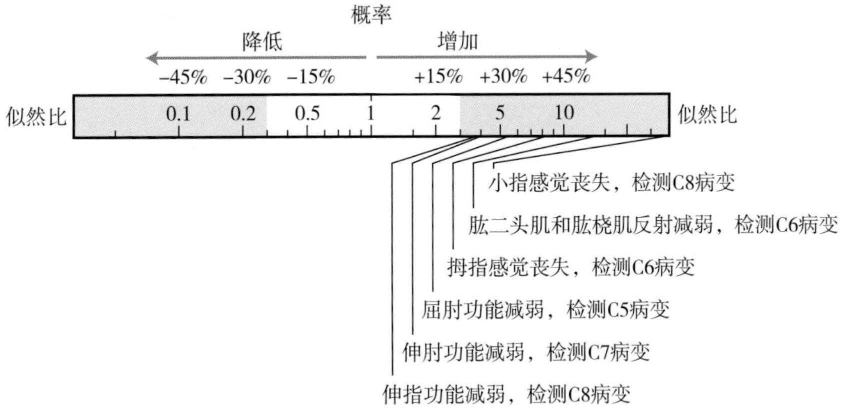

这些似然比显示了第61章讨论过的每一个具有对病变水平有提示性的肌肉（即屈肘提示C5，伸腕提示C6，伸肘提示C7，屈指提示C8）在预测时的效果。肌肉的肌力等级越低，它对病变的定位就越有意义。另外，虽然有些特定的感觉神经系统的体征具有诊断价值（即C8神经根病导致小指感觉减退，似然比＝41.4），但是只有不到1/3的颈神经根病患者出现了感觉减退的体征。因此，感觉正常并不能除外颈神经根病（即所有感觉神经系统体征的阴性似然比不具有统计学意义）。

值得注意的是，循证医学表64.2中的似然比只适用于颈神经根病患者。腕管综合征患者也可能出现拇指的感觉减退。另外，尺神经病变的患者可能出现小指的感觉减退。不过这些患者的上肢反射及臂和腕部的肌力均正常。

3. 癌症患者的神经丛病

如果接受过肩周放疗的癌症患者出现臂丛神经病，那么就产生了一个疑问：患者的神经丛病究竟是癌症转移造成的，还是由放疗引起的损伤？支持病因是癌症转移的证据为局限于C7～T1节段的运动和感觉神经系统的障碍（*LR*＝30.9）以及霍纳综合征（*LR*＝4.1）。支持病因是放疗损伤的证据是局限于C5～C6节段的运动和神经系统损伤（*LR*＝8.8）和同侧上肢的淋巴水肿（*LR*＝4.9）。

4. 周围神经损伤：腕管综合征的诊断

上肢最常见的周围神经病为腕管综合征。循证医学表64.3总结了各种体征用以诊断腕管综合征时的准确性。根据此EBM方框，有三项体征支持腕管综合症的诊断：正中神经分布范围内的痛感减弱（*LR*＝3.1），方腕比（square wrist ratio）（定义在EBM方框64.3的脚注中，*LR*＝2.7），“经典型”或“可能型”手图（*LR*＝2.4，图64.5）。最不支持腕管综合征诊断的体征是“不可能型”手图（*LR*＝0.2）。一些传统试验，如蒂内耳征（Tinel sign）、法楞征（Phalen sign），以及其他新型试验，如挤压激发试验（pressure provocation）和抖腕征（flick sign）（定义在循证医学表64.3的脚注中），不能鉴别腕管综合征和其他导致手部痛觉减退的常见疾病（例如多发性神经病、尺神经病、桡神经病，以电诊断结果为诊断标准）。

表64.3 诊断腕管综合征*

体征（参考文献）**	灵敏度/%	特异度/%	似然比***	
			体征存在	体征缺失
手图				
“经典型”或“可能型”	64	73	2.4	0.5
“不可能型”	4	77	0.2	—
运动神经检查				
拇指外展功能下降	37～66	62～74	1.8	0.5
鱼际肌萎缩	4～28	82～99	1.7	NS
感觉神经检查（中位数分布）				
痛觉减退	15～51	85～93	3.1	NS
两点辨别觉减退	6～32	64～99	NS	NS

续　表

体征 （参考文献）**	灵敏度/%	特异度/%	似然比***	
			体征存在	体征缺失
振动觉异常	20 ~ 61	71 ~ 81	NS	NS
纤维丝感觉减弱	59 ~ 98	15 ~ 59	NS	NS
其他检查				
蒂内尔征	23 ~ 60	59 ~ 91	1.4	NS
法楞征	10 ~ 91	33 ~ 86	1.3	0.7
挤压激发试验	28 ~ 77	17 ~ 74	NS	NS
方腕比	47 ~ 69	73 ~ 83	2.7	0.5
抖腕征	37 ~ 93	74 ~ 96	NS	NS

注：*诊断标准，以神经传导试验所测量的腕管内异常的运动和感觉神经传导为标准诊断腕管综合征。

**各种体征的定义，手图，见图64.5；所有感觉神经系统体征，示指的知觉减弱是以同侧的小指为对照（用相隔4 ~ 6mm的分规针刺点来测定两点辨别觉，用126Hz或256Hz的音叉来测定振动觉，大于2.83时认为纤维丝感觉异常）；蒂内尔征、法楞征和挤压激发试验所采用的刺激不同，轻轻敲击远端腕纹（蒂内尔征），最大限度屈腕60秒（法楞征），用拇指在患者掌侧远端腕纹持续施压60秒（挤压激发试验），但三者的阳性反应都是正中神经支配的区域感觉异常；方腕比，用卡尺在腕纹处测量所得的前后径与左右径之比≥0.7；抖腕征，当医生询问患者“你的手在做哪些活动时，症状最严重？”时患者的回答是当像甩体温计那样甩手腕或手掌时。

***似然比，如果体征存在为阳性似然比；如果体征缺失为阴性似然比。

NS，不显著。

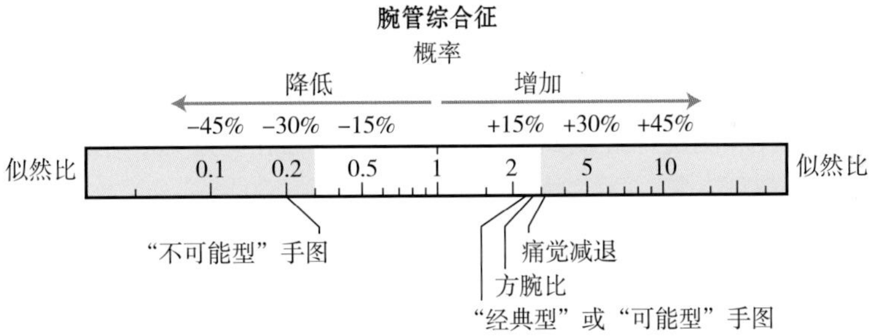

三、下肢

（一）概述

在主诉下肢神经系统的症状的患者中，目前最常见的诊断是腰骶神经根病。腰骶神经根病通常累及L5或S1神经根（两者概率相近）。

（二）神经病学体征

1. 运动神经

图64.6显示了下肢肌肉的神经支配情况，以及不同脊神经根（按列分组）与周围神经（按

行分组）之间的关系。

（1）神经根病。与上肢的神经根病类似，下肢的神经根病也有两大特征：①接受来自同一脊髓节段但不同周围神经支配的两块或两块以上肌肉可能同时出现无力的表现（即在图64.6中所有由同一列脊髓节段支配的肌肉）。例如，L5神经根病可能会同时影响踝关节背屈（腓总神经）和足内翻（胫神经）。②病变可能累及支配臀肌的近端神经造成臀肌无力，从而使患者呈现典型的病理步态［即臀大肌步态或特伦德伦堡步态（Trendelenburg gait），见第7章］。

（2）腰骶神经丛病。与臂丛损伤不同，腰骶神经丛病变通常会同时影响整个下肢（L2～S1）。单独的上神经丛或下神经丛综合征很少见。

（3）周围神经病。周围神经损伤会导致由一条周围神经（可以有不同脊髓节段的神经成分）支配的两块或多块肌肉无力，而由其他神经支配的肌肉则不受影响。例如，超过85%腓总神经损伤而导致的足下垂的患者会出现踝关节背屈（L4～L5）和外翻（L5～S1）障碍，而足内翻功能完好（因为足内翻是由同一脊髓节段但不同周围神经，即胫神经支配）。

坐骨神经干在膝关节上方分为胫神经和腓总神经。因此，坐骨神经干损伤会影响图64.6中列在坐骨神经干、腓总神经和胫神经之下的所有肌肉。在绝大多数坐骨神经病患者中，腓总神经分支受累更严重（75%的患者）或腓总神经分支和胫神经分支受累程度相当（20%的患者）。而在坐骨神经病患者中，胫神经分支比腓总神经受累更严重的情况并不多见。主要表现为下肢近端肌肉无力的患者不太可能是坐骨神经、腓总神经或胫神经病，因为这些神经所支配的肌肉都位于膝关节以下。因此，近端肌肉无力的体征提示患者有股神经或闭孔神经病变，腰骶神经丛或神经根病，或者不伴随感觉神经系统的异常时，可能是肌肉本身的病变。

2. 感觉神经

神经根病导致的感觉丧失，其区域按皮节分布（见第62章的表62.1和图62.1）。图64.7直观显示了下肢周围神经损伤所导致的感觉丧失分布，而腰骶神经丛损伤则往往影响整个下肢。

感觉异常性股痛（meralgia paresthetica）是一种表现为大腿前侧和外侧感觉异常的单纯感觉障碍综合征，通常是股外侧皮神经受到机械压迫（例如肥胖、妊娠、木匠的腰带）所导致的。

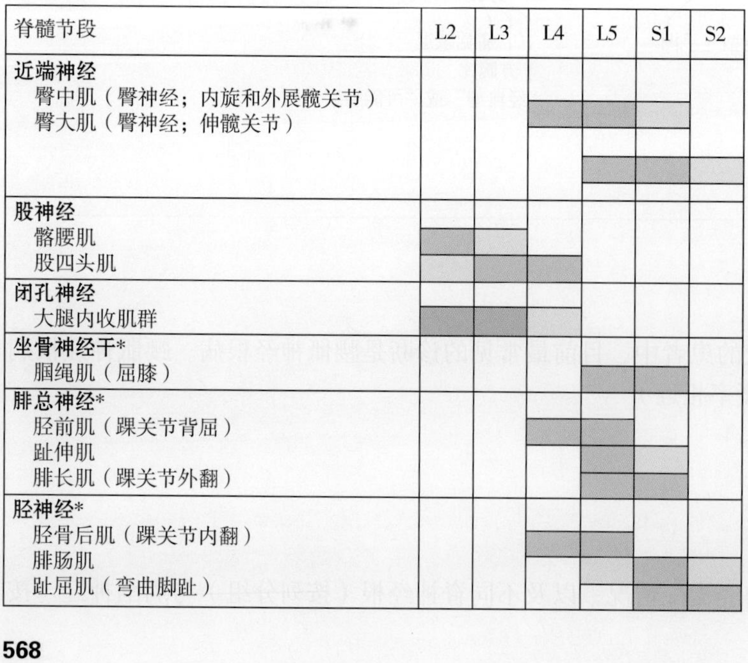

脊髓节段
L2
L3
L4
L5
S1
S2
近端神经
臀中肌（臀神经；内旋和外展髋关节）
臀大肌（臀神经；伸髋关节）
股神经
髂腰肌
股四头肌
闭孔神经
大腿内收肌群
坐骨神经干*
腘绳肌（屈膝）
腓总神经*
胫前肌（踝关节背屈）
趾伸肌
腓长肌（踝关节外翻）
胫神经*
胫骨后肌（踝关节内翻）
腓肠肌
趾屈肌（弯曲脚趾）

图64.6　腿部肌肉的神经支配

此图显示支配不同肌肉的神经所来源的索脊髓节段。深蓝色表示在通常情况下，浅蓝色表示在某些变异中出现。坐骨神经干在膝关节上方分为胫神经和腓总神经。因此，坐骨神经干的损伤对这三条神经分支所支配的肌肉均有影响（在图片中用*标注，具体见正文）。

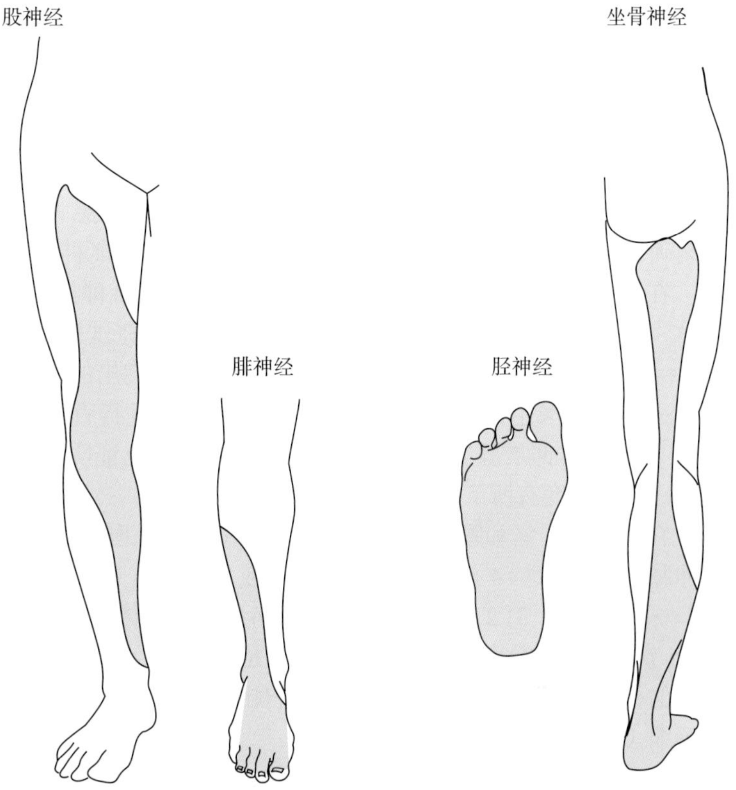

图64.7　下肢周围神经的感觉支分布

左侧两幅图显示下肢的前表面；右侧两幅图显示了脚底和下肢的背面。坐骨神经干在膝关节上方分为腓神经和胫神经；因此，坐骨神经干的损伤对这三条神经分支的感觉传入都有影响（即大腿后侧，大腿后侧皮神经；小腿外侧和足背，腓神经；足底，胫神经）。

3. 反射

下肢的两个牵张反射包括股四头肌反射（股神经，L2 ～ L4）和跟腱反射（胫神经，S1）。腓总神经与跟腱反射无关。因此，在足下垂的患者中，跟腱反射不对称减弱或消失的体征说明患者不太可能是腓总神经瘫痪，而提示患者患坐骨神经病（87%有异常的跟腱反射）或腰骶神经根病（14% ～ 48%有异常的跟腱反射）的概率更高。

4. 激发试验

直腿抬高试验（straight leg raising test）是用于诊断腰骶神经根病的传统方法。腰骶神经根病常由椎间盘突出造成。在检查过程中，患者呈仰卧位，腿伸直。医生将患者的一条腿抬高，即以髋关节为轴屈曲下肢。若患者感到沿同侧腿向下蔓延的疼痛，则为阳性反应（如果只是臀部或后背出现疼痛，则测试结果为阴性）。**交叉直腿抬高试验**（crossed straight leg raising）阳性反应表现为当患者对侧健康的腿被抬高时，患侧腿出现疼痛。通常认为，这些病理性阳性体征与坐骨神经及其神经根受牵拉有关。

直腿抬高试验阳性征又称**拉塞格征**（Lasègue sign），得名于法国临床医生查理·拉塞格（Charles Lasègue）（1816—1883）。虽然拉塞格从未发表过任何描述该体征的文章，但他的学生福斯特（Forst）在他1881年的博士论文中描述了该手法，并将其归功于老师拉塞格。此体征的更早先的描述是由一位名叫拉泽莱维奇（Lazarevic）的南斯拉夫临床医生在1880年发表的。

骨神经牵拉试验（femoral nerve stretch test）是用来证实上腰神经根病（即L2 ～ L4神经根）的手法。患者呈俯卧位，医生将患肢以膝为轴屈曲。若患者后背及大腿前侧疼痛则为阳性体征，可能是由牵拉患侧上腰神经根导致。

（三）临床意义

1. 腰骶神经根病

循证医学表64.4和64.5总结了各种针对单腿神经痛（即坐骨神经痛）患者的床旁检查的诊断准确性。循证医学表64.4适用于所有坐骨神经痛的患者。循证医学表64.5显示了各种体征在预测确切损伤节段时的准确性，但只适用于确诊了腰骶神经根病的患者。

在坐骨神经痛患者中，支持椎间盘突出和腰骶神经根病①的体征是小腿肌肉萎缩（*LR*＝5.2）、踝关节背屈无力（*LR*＝4.9）、交叉直腿抬高试验阳性（*LR*＝3.4），以及跟腱反射消失（*LR*＝2.1）。直腿抬高试验结果阴性不支持椎间盘突出的诊断（*LR*＝0.4）。

一些临床医生提议在患者处于坐立位状态下进行直腿抬高试验，此时患者髋关节已经屈曲90°，因此只需伸展膝关节即可。然而，有两个研究证明了这种做法与传统的患者处于卧位的做法相比，灵敏度有所下降。

在坐骨神经痛和腰骶神经根病患者中（见循证医学表64.5），股四头肌反射异常（*LR*＝8.5）或伸膝无力（*LR*＝4）表明病变位于L3或L4节段。股神经牵拉试验阳性还提示病变位于上腰段（L2～L4，*LR*＝31.2）。判断L5神经根病最有效的体征是内侧腘绳肌反射不对称减弱（*LR*＝6.2）或L5节段神经所分布区域的感觉丧失（足背，*LR*＝3.1）。预测S1节段病变的最佳指征是发自S1节段的神经分布区域感觉丧失（足跟外侧，*LR*＝2.4）、跟腱反射减弱（*LR*＝2.7）和同侧小腿肌肉萎缩（*LR*＝2.4）。

正如之前所介绍的那样，若有肢体远端症状的患者还有近端肌无力的表现（图64.6的第一行），则更加支持神经根病变的诊断，而不支持周围神经病变的诊断。例如，在一项针对各种病因导致的足下垂患者的调查中，可通过同侧髋关节外展肌无力的体征（即臀中肌无力）准确检出腰骶神经根病（灵敏度为86%，特异度为96%，阳性似然比为24，阴性似然比为0.1）。

表64.4 坐骨神经痛患者的腰骶神经根病诊断*

体征（参考文献）**	灵敏度/%	特异度/%	似然比***	
			体征存在	体征缺失
运动神经检查				
踝关节背屈无力	54	89	4.9	0.5
同侧小腿肌肉萎缩	29	94	5.2	0.8
感觉神经检查				
下肢感觉异常	16～50	62～86	NS	NS
反射检查				
踝反射异常	14～48	73～93	2.1	0.8
其他检查				
直腿抬高试验阳性	53～98	11～89	1.5	0.4
交叉直腿抬高试验阳性	22～43	88～98	3.4	0.8

注：*诊断标准，腰骶神经根病的诊断，手术结果，电诊断，磁共振成像或计算机体层扫描，提示腰骶神经根是否受到压迫。

**各种体征的定义，同侧小腿肌肉萎缩，小腿围与对侧相比至少缩小1cm；直腿抬高试验阳性，患者保持仰卧位、膝关节伸直的状态，医生以髋关节为轴抬高患者下肢，患侧腿出现放射性疼痛（疼痛局限于后背或臀部为阴性反应）；交叉直腿抬高试验阳性，抬高对侧腿引发患侧腿疼痛。

***似然比，如果体征存在为阳性似然比；如果体征缺失为阴性似然比。

NS，不显著。

① L4～L5的椎间盘突出压迫L5神经根，L5～S1的椎间盘突出压迫S1神经根。

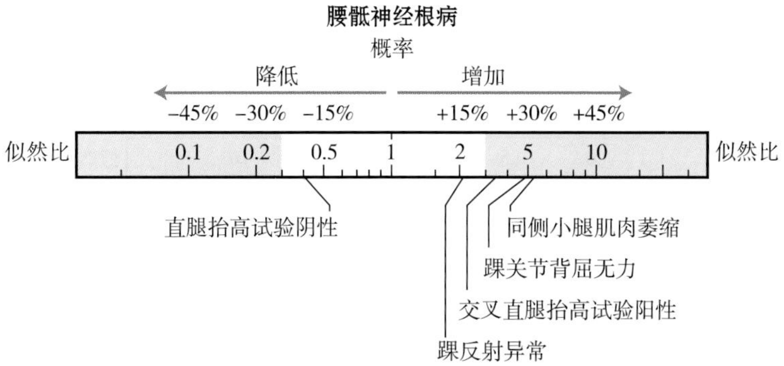

表64.5　腰骶神经根病的病变定位*

体征（参考文献）**	灵敏度/%	特异度/%	似然比***	
			体征存在	体征缺失
运动神经检查				
伸膝无力——检测L3或L4神经根病	38～48	89～90	4.0	0.6
伸䠴趾无力——检测L5神经根病	12～62	54～91	1.7	0.7
踝关节背屈无力——检测L5神经根病	37～62	51～77	NS	NS
踝关节跖屈无力——检测S1神经根病	26～45	75～99	NS	0.7
同侧小腿肌肉萎缩——检测S1神经根病	43	82	2.4	0.7
感觉神经检查				
L5节段神经分布区域感觉丧失——检测L5神经根病	20～53	77～98	3.1	0.8
S1节段神经分布区域感觉丧失——检测S1神经根病	32～49	70～90	2.4	0.7
反射检查				
股四头肌反射不对称——检测L3或L4神经根病	29～56	93～96	8.5	0.7
内侧腘绳肌群反射不对称——检测L5神经根病	57	91	6.2	0.5
跟腱反射不对称——检测S1神经根病	45～91	53～94	2.7	0.5
其他检查				
股牵张试验——检测L2～L4神经根病	52	98	31.2	0.5

注：*诊断标准，神经根病变所在节段，手术结果和术前脊髓造影，磁共振成像，或电诊断。

**各种体征的定义，伸膝无力，人工肌力检查或坐立试验（sit-to-stand test）（医生同时扶着患者的手仅起到辅助患者保持平衡的作用），患者无法使用患腿站立；单侧小腿肌肉萎缩，最大小腿围比对侧至少小1cm。

**出现相应体征时，似然比，如果体征存在为阳性似然比；如果体征缺失为阴性似然比。

NS，不显著。

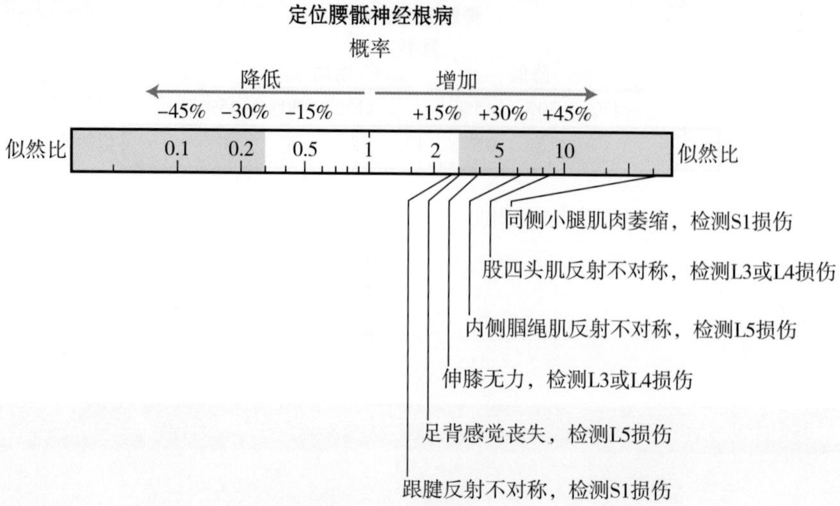

2. 腰骶神经丛病

（1）癌症患者。已确诊癌症并且接受了盆部放疗的腰骶神经丛病患者，若症状只局限于一条腿，则提示腰骶神经丛病病因是肿瘤复发（$LR = 4.5$）；若两条腿都有症状，则诊断更可能是放射性神经丛病（$LR = 7.5$）。

（2）糖尿病性肌萎缩。**糖尿病性肌萎缩或糖尿病性近端神经病**（diabetic amyotrophy or diabetic proximal neuropathy）是一种发生在糖尿病患者中的腰骶神经丛病，其临床表现是大腿肌无力和大腿、背部或二者均有的剧烈疼痛。在该病患者中，股四头肌、收肌肌群和髂腰肌出现无力表现的概率是100%，而臀肌和腘绳肌为50%（全部为近端肌肉）。无力可以表现为单侧或双侧，但通常是不对称的。感觉通常正常（70%的情况下），或者大腿部感觉可能会减弱（30%的情况下）。80%的患者股四头肌反射缺失。

尽管糖尿病患者还可能继发股神经病，但这种疾病仅对屈髋和伸膝动作有影响，而对下肢的其他近端肌肉没有影响。

第65章

共济失调和小脑检查

教学要点

- 小脑疾病的四个主要表现是共济失调（ataxia）、眼球震颤（nystagmus）、肌张力减弱（hypotonia）和构音障碍（dysarthria）。
- 只有当患者的运动功能是正常的时候，对小脑功能的检查才可行，因为小脑负责调节运动（即如果运动能力减退，小脑无处发挥其调节功能）。
- 有四种小脑的综合征，均由患者的床旁检查结果定义：小脑半球综合征（cerebellar hemisphere syndrome），前小脑综合征（anterior cerebellar syndrome），全小脑综合征（pancerebellar syndrome）和小脑梗死。每一种综合征的病因各不相同。

一、概述

20世纪20年代，在仔细观察小脑肿瘤患者和一战中颅后窝遭受枪击创伤的士兵后，英国的神经科专家Gordon Holmes总结出小脑病变的四个基本体征：共济失调、眼球震颤、肌张力减弱和构音困难。

二、体征

（一）共济失调

共济失调指随意运动的不协调，表现为运动缺少正常人应有的速度、流畅性和适当的方向感。因为小脑的作用是组织和调节运动，因此只有当患者有一定运动能力时才能检查共济失调（即MRC分级4或5，见第61章）。共济失调的检查包括观察患者的步态（见第9章）、指鼻试验、跟膝胫试验，以及快速轮替试验。

1. 指鼻试验

在该试验中，嘱患者取坐位，向前伸手并用食指交替触碰自己的鼻子和距离几英尺外的医生的食指。小脑病变的患者可能会错估运动的范围［即**辨距困难**（dysmetria）］，因此越过目标物体［即**伸展过度**（hypermetria），如患者向回指的时候越过鼻子而戳到自己的脸］或者触不到目标物体［即**伸展不足**（hypometria），如在触碰到医生的手之前就停下动作］。患者手指动作轨迹也可能非常不流畅，尤其是当医生在测试中变换手指的位置时。随着患者手指接近目标，手指左右的颤动会越发明显（即意向性震颤，或运动性震颤）。然而，意向性震颤这个词可能有些令人不解，因为它被用来描述两种不同的震颤，一种是小脑病变引起的，而另一种指的是任何会在手接近目标时加重的动作性震颤（比如，患者拿汤匙或杯子接近嘴的时候会出现的特发性震颤，见第66章）。然而，小脑病变引起意向性震颤的特征是不规则、幅度大、频率低（即＜5Hz），常伴辨距困难；而特发性震颤所相关的意向性震颤是规律、精细、高频（8～12Hz）的，不伴辨距困难。

2. 跟膝胫试验

在这项检查中，患者呈仰卧位，将一只脚的脚跟放到另一条腿的膝盖上，之后顺着胫骨往下滑。和指鼻试验一样，阳性结果可能表现为共济失调、辨距困难和意向性震颤中的一种或多种异常。

动作分解指的是动作的顺序异常。比如，在跟膝胫试验中，患者可能在屈膝之前先完全屈髋，于是脚跟抬起得异常高，然后才落下完成整个动作。

3. 快速轮替试验

难以完成快速轮替动作的被称作轮替运动障碍（dysdiadochokinesia）［巴宾斯基创造的原始术语是轮替动作不能（adiadochokinesis）］。常用的检查是前臂快速旋内和旋外，但是其他动作比如拍手、敲桌子或踏步也是有效的检查方法。在这些检查中，小脑病变的患者动作变慢，而且在节奏、幅度和准确度上都表现出明显异常。

（二）眼球震颤

1. 定义

眼球震颤指的是眼不自主地来回震荡。眼球震颤可以是先天的也可以是后天获得的，受累的眼球可以是两只（双侧）也可以是一只（单侧）。双侧眼球震颤可能是共轭的，即双眼的动作一致；也可能分离的，即双眼的动作无关联。眼球震颤可能呈钟摆型，也就是说来回摆动速度相同；或者呈节奏型，即眼球的运动在某个方向上快而在另一个方向上慢（节奏型眼球震颤又被称为跳动性眼球震颤）。跳动性眼球震颤（jerk nystagmus）以震颤时快相的方向命名（比如，右共轭的跳动性眼震）。此外，眼球震颤的方向可以是水平、垂直或旋转。

2. 眼球震颤的类型

眼球震颤是一个复杂的问题，有时甚至与一般的原则相悖[①]，但接下来我们将讨论几种研究较深入的眼球震颤类型。

（1）小脑眼球震颤：小脑病变最常见的眼球震颤类型是侧视时水平共轭的跳动性眼震（见本章“临床意义”部分）。

反跳性眼震（rebound nystagmus）是一种罕见的眼球震颤，只在小脑病变的患者中出现。检查这种眼球震颤的方法是嘱患者先看向某一方向（比如往右看）。阳性反应的患者，将出现快速的快相向右的眼球震颤。如果患者持续向该方向注视20s，眼球震颤会逐渐减弱并消失（有时甚至会反向）。随后患者的眼球回到原来的位置（即径直向前），则原本不存在的向左的眼震会出现，并随着时间逐渐减弱。对于这些患者而言，眼球震颤的初始方向可以通过意志改变，这取决于患者是先往右看还是先往左看。

（2）**眼震与非小脑病变：**其他有意义的眼震模式（非小脑病变特征）包括视动性眼球震颤（见第58章）、核间眼肌麻痹性眼球震颤（见第59章）与前庭病变的眼震（见第68章）。

3. 视网膜固定作用

视网膜固定是指患者将眼聚焦于某物体。在视网膜固定时自发性眼球震颤会减少，表明造成震颤的病变位于外周的前庭系统；在视网膜固定时增强或不变的眼球震颤则提示病变位于中枢神经系统（即脑干或小脑）。神经眼科医生常用眼震电流描计法来检测视网膜固定作用（通过比较睁眼和闭眼时的眼球运动）。但是，一般的医生在进行直接的眼底镜检查时也可以完成这项检查：在一个光线较暗的房间里，医生检查一只眼的视神经盘，比较患者另一只眼固定于远处的目标物体或闭合时视盘的运动。如果视盘一开始即出现节奏性运动并且在另一只眼闭合时加重，则很可能是外周前庭障碍。专家们还提出了这项检查的简化版本，即用瞳孔笔代替眼底镜。

（三）肌张力减弱（见第61章）

小脑病变的患者四肢无法抵抗被动移位，有时表现类似“在深度麻醉状态下的人，或者一具刚刚死亡的尸体的肌肉”（引用Gordon Holmes的话）。垂直握住前臂会导致手腕弯曲成角比正常更锐。向下移动患者伸直的手，将引起大幅度、长时间的上下摆动，即使要求患者抵抗

① 曾有神经眼病学专家告诫他的学生：“永远不要在病历上写眼球震颤，它会让你迷失诊断的方向。”

这种摆动也徒劳。敲击髌腱将会引出钟摆样膝反射，一般定义为3次摆动以上，虽然正如之前在第61章所介绍的那样，这个诊断的界值需要上调，因为很多正常人也会出现3次或更多的摆动。

（四）构音困难

小脑病变的患者说话速度慢，含糊不清，声音的音量大小和节奏都不规律，这些表现被称为构音困难。然而与失语症不同的是，构音困难的患者可以说出物体的名字，重复词句，理解语言，并说出语序正常的句子。

表65.1　单侧小脑病变*

体征**	发生概率/%***
共济失调	
步态共济失调	80～93
四肢共济失调	
辨距不良	71～86
意向性震颤	29
轮替动作障碍	47～69
眼球震颤	54～84
肌张力减弱	76
钟摆样膝腱反射	37
构音困难	10～25

注：*诊断标准，临床影像学，手术发现，或尸检。

**体征的定义，见正文。

***结果是整体平均发生概率，如果数据来源不同，则列出参考范围。数据来源于444名患者。

三、临床意义

（一）体征

1. 共济失调

在小脑综合征中，共济失调步态是最常见的表现（表65.1）。因此，对每一个怀疑有小脑病变的患者应该进行步态检查。很多小脑病变的患者都伴有行走困难，但除此之外其他四肢还没有任何共济失调的表现。

对轮替动作困难的患者进行简单检查，比如，测试患者交替点击两个相距12英寸按钮的速度和准确度①，再结合其他运动障碍的相关检查结果，可以准确的检出共济失调。

2. 眼球震颤

75%有小脑性眼球震颤的患者在侧视时会出现水平共轭跳动性眼震（15%为旋转型眼球震

① 90%的正常人能在15秒内至少点击32次，而90%的小脑病变患者无法做到。

颤，10%为垂直型眼球震颤）。然而，水平型眼球震颤并非小脑病变所特有，它也出现在外周性前庭病变和其他中枢神经系统疾病中。跳动性眼球震颤的方向对于疾病的定位价值不如共济失调（见本章“小脑半球综合征”部分）。

反跳性眼球震颤的临床应用有限，因为这是一个较晚出现的体征。所有出现反跳性眼球震颤的患者都同时还有很多其他明显的小脑相关症状。

3. 构音困难

构音困难是在几个基本小脑相关体征中最少见的（表65.1）。相对于小脑右侧半球病变的患者，左侧半球病变更易出现构音困难。

（二）小脑综合征

大多数小脑病变的患者都伴有行走困难或头痛，或兼而有之。在成人中有四种常见的小脑综合征，每一种的特征为四种基本小脑体征的不同组合。

1. 小脑半球综合征

（1）小脑症状。表65.1展示了444例患有半球局灶性病变（多为肿瘤）患者的查体结果。传统观点认为，小脑体征出现于病变的同侧肢体。这个观点与表65.1所展示的结果基本一致，在具有四肢共济失调症状（即辨距不良、意向性震颤、轮替动作障碍）的患者中，85%发生在单侧，且其中的80%～90%发生在病变的同侧。这些患者的病变侧还常伴有肌张力减弱，走路时更容易向病变侧摔倒。

眼球震颤对病变的定位价值比较小。当出现眼球震颤时，只有65%的患者为单侧性；在这些患者中，只有70%的概率眼球震颤方向指向病变侧。

（2）相关症状。除了以上这些小脑局灶性病变具有的症状外，有结构性小脑病变的患者也会有以下表现：①脑神经症状（10%～20%的患者，通常为第Ⅴ、Ⅵ、Ⅶ或Ⅷ对脑神经，75%出现在病变同侧）。②精神状态改变（38%的患者，源于脑干受到压迫或并发脑积水）。③上运动神经元体征，比如反射亢进和巴宾斯基征（28%的患者）。④视盘水肿（68%的患者）。

相较而言，严重肌无力和感觉障碍都不常见，只有4%的患者会出现。

2. 前小脑变性（蚓吻部综合征）

与小脑半球综合征相反，前小脑变性（蚓吻部综合征）的患者表现共济失调步态（100%）并累及双下肢（88%），而上肢相对较少受累（只有16%的患者）。眼球震颤和构音困难出现的概率远低于小脑半球综合征（二者均为9%）。这种综合征多见于长期酗酒的人群。

3. 全小脑综合征

这种综合征引起的症状和表65.1中所列的相同，但小脑体征对称出现，而非单侧。病因包括药物中毒（如苯妥英）、遗传性疾病和副肿瘤综合征。

4. 小脑梗死

小脑梗死的查体表现与前文所述的小脑半球综合征类似，但仅有三个例外：①梗死时，所有症状都是突发的。②构音困难更加普遍（44%的患者）。③更常出现肌无力（22%有偏身轻瘫，

24%有四肢轻瘫）。小脑的三支主要供血动脉为小脑上动脉、小脑前下动脉和小脑后下动脉。若伴随外侧延髓综合征（见第62章的表62.2）则提示小脑后下动脉分布区域梗死。

急性前庭综合征（acute vestibular syndrome），即突然发作的持续眩晕、恶心呕吐和平衡障碍，提示小脑梗死和外周性前庭病变的可能性更大。相关内容将在第68章充分介绍。

第十三部分　其他神经系统疾病

第66章

震颤和帕金森病

教学重点

- 帕金森病的诊断基于床旁发现。
- 帕金森病的三个主要表现是：运动迟缓，静止性震颤，肌强直。帕金森症是指运动迟缓合并静止性震颤和/或肌强直。
- 一些表现为帕金森症的患者患有帕金森病，另一些则是患有与帕金森病相似症状的神经退行性疾病，被称为帕金森叠加综合征或非典型帕金森病（Parkinson-plus or atypical parkinsonian disorders）
- 以下表现增加了帕金森症患者诊断为帕金森病的概率：不对称发病，缺少不典型特征，左旋多巴的治疗有效，走路时双臂不对称摆动。
- 以下表现减少了帕金森症患者诊断为帕金森病的概率：不能连续走10步，鼓掌征阳性，不典型特征（即明显的交感功能不全，早期痴呆，锥体束或小脑病变体征，下视困难，抗精神病药的使用）

一、概述

200多年前，英国医生James Parkinson在一份简明扼要的文章中，用9页篇幅描述了与帕金森病相关的几乎全部特征：起病隐袭（insidious onset），不对称静止性震颤（asymmetric resting tremor），运动迟缓（bradykinesia），姿势不稳（postural instability），流涎（sialorrhea），屈曲体位（flexed posture），拖曳步（shuffling steps）和慌张步态（festinating gait）。然而，Parkinson医生没有描述肌强直（rigidity）这一体征，引起很多历史学家的质疑，他们认为Parkinson并未碰触过患者，仅靠观察建立其结论。1877年，Charcot第一次完整阐述了包括肌强直在内的帕金森症表现。

二、体征

帕金森症的三个主要查体表现分别是静止性震颤，运动迟缓和齿轮样强直（第61章有关于强直的详细介绍）。患者如果表现为运动迟缓合并静止性震颤和/或肌强直，则称为帕金森综合征（parkinsonism）。

（一）震颤

震颤指身体局部有节奏的无意识震动，主要分为两种：①静止性震颤。②运动性震颤。

静止性震颤指躯体部分在重力支持下且未进行目的性活动时震颤最明显。运动性震颤在肌肉自主收缩时发生，可分为姿势性震颤（postural tremors）（如保持双臂伸展），意向性震颤（intention tremors）（震颤随着受累身体部位接近目标而逐渐增强，如指鼻试验），任务特异度震颤（task-related tremors）（发生在执行特定任务时，如将杯子里的水倒入另一个杯子）和等轴性震颤（isometric tremor）（发生在肌肉克服固定性物体收缩时，如握拳或握紧检查者的手指）[①]。检查者伸出双臂后发生的一种姿势性震颤（即一种动作性震颤）容易与静止性震颤混淆，区分方法是嘱咐患者喝水，当杯子靠近患者的嘴时，观察震颤幅度。姿势性震颤的幅度增大或保持不变，而静止性震颤的幅度减弱。

运动障碍专家目前至少发现了十几种震颤类型，最常见的是特发性震颤（essential tremor）和帕金森静止性震颤（parkinsonian resting tremor）。特发性震颤是一种频率为4～12Hz[②]的双侧姿势性震颤，通常累及手或前臂，这种震颤可能是不对称的，含有运动性震颤的成分（即意向性震颤或任务特异度震颤的成分）。相反地，帕金森静止性震颤（仅为帕金森病中可出现的震颤中的一种）是一种频率为4～6Hz的搓丸样震颤，累及指尖、手或前臂。这种震颤起初不对称地发生于一只手，数年后累及对侧手。特发性震颤可能累及颌、舌或头部（产生一种有节奏的“点头”或“摇头”的特征性动作）；帕金森静止性震颤可能累及颌、唇或舌，但不累及头部。

（二）运动迟缓

运动迟缓的患者眨眼的频率低于正常人。正常人每分钟眨眼（24±15）次，而帕金森症患者每分钟眨眼（12±10）次，症状严重者每分钟仅眨眼5～6次。帕金森症患者的自发性眨眼

① 意向性震颤或任务特异度震颤有时统称为运动性震颤（即震颤在动作进行时发生）。

② Hz即赫兹，一种频率单位，等价于每秒一个周期。频率为5Hz的帕金森震颤每分钟振动300次（即5×60），解释了这种震颤有时产生类似快速性心律失常（如心房扑动或室性心动过速）的心电图伪影的原因。

频率降低，但其反射性眨眼频率（出现于眉间反射试验中；见第63章）增高，这两种频率之间相差很多。服用左旋多巴后，患者的自发性眨眼频率增高，眉间反射测试中的反射性眨眼频率降低。

（三）帕金森病的非典型表现

由于缺乏生物化学、遗传学或影像学诊断的标准，确诊帕金森病较为困难。生前被诊断为帕金森病的患者中，10%～25%在尸检时被诊断为其他疾病。这些与帕金森病症状相似的疾病包括多种神经退行性疾病，合称为帕金森叠加综合征（或非典型帕金森病），这些疾病与帕金森病相比，常常进展更为迅速，表现更为对称，对左旋多巴的反应性较帕金森病弱。一些被称为非典型表现的临床线索，可提示帕金森叠加综合征：①显著的自主神经功能障碍（如直立性低血压，神经性膀胱/直肠功能障碍）。②早期严重痴呆。③锥体束体征（即反射亢进，痉挛或巴宾斯基征，见第61章）。④小脑体征（即肢体共济失调，步态共济失调或眼球震颤，见第65章）。⑤核上性凝视麻痹（即下视困难）。⑥使用抗精神病类药物。⑦多次脑卒中史。⑧于症状出现初期发生的脑炎。

帕金森叠加综合征最常见的疾病包括多系统萎缩（multiple system atrophy）、进行性核上性麻痹（progressive supranuclear palsy）和血管性帕金森综合征（vascular parkinsonism）[①]。

（四）踵趾步态试验

帕金森病患者的步基比大部分帕金森叠加综合征患者窄，这引发了神经病学家的思考：踵趾步态试验（见第7章）是否更容易引起帕金森叠加综合征患者的不平衡，从而将其与帕金森病患者进行区分。基于该假设，不能完成10步踵趾步态的受试者可能患有帕金森叠加综合征，而不是帕金森病（见第7章）。

（五）鼓掌征（拍打试验）

鼓掌征指患者在指示下鼓掌三次后有继续鼓掌的趋势。这种体征最初作为一种鉴别进行性核上性麻痹（鼓掌三次以上，或鼓掌征阳性）和帕金森病（只鼓掌三次）的方法，尽管后来在许多其他神经退行性疾病，尤其是导致额叶功能不全的疾病中也可见鼓掌征阳性。在进一步研究中，医生要求患者尽可能快地鼓掌三次，接着示范一遍。如果患者只鼓掌三次，说明其反应是正常的；如果鼓掌三次以上，则为不正常。不正常鼓掌征的确切病因尚不清楚，许多人认为可能与额叶抑制解除有关。

三、临床意义：帕金森病的诊断

合并表现震颤、运动迟缓和肌强直的患者（即具有帕金森症的患者）如果还同时表现了以下三种症状，提示患者有更高的可能性患帕金森病：患者在门口时双脚忽然无法动弹［似然比（*LR*）＝4.4］，声音逐渐变轻（*LR*＝3.2），写字逐渐变小（即写字过小症，*LR*＝2.7）。

以下查体表现提示帕金森病的诊断：兼具三个主要特征，不对称发病，且无非典型表现（*LR*＝4.1，循证医学表66.1），左旋多巴治疗有效（*LR*＝4.1），走路时双臂不对称摆动（*LR*＝

① **多系统萎缩**包括三种表现型：Shy-Drager综合征（早期自主神经功能不全明显），橄榄体脑桥小脑萎缩（小脑体征明显）和纹状体黑质变性（小脑和锥体束体征都明显）。**血管性帕金森综合征**指突发于脑卒中后的帕金森综合征；神经影像显示皮质下或深部脑梗死。

2.7）。如果患者不能完成10步踵趾步态（$LR=0.2$）或鼓掌征阳性（$LR=0.3$），则提示患帕金森病的可能性降低。另一个与10步踵趾步态试验相似的体征是**自行车征**（bicycle sign）：具有帕金森病的患者（在发病前会骑自行车），如果无法继续骑车，则其患有帕金森病的概率降低（自行车症阳性，$LR=0.1$），而患有帕金森叠加综合征的概率更高。

表66.1 疑似帕金森病*

体征（参考文献）**	灵敏度/%	特异度/%	似然比*** 体征存在	似然比*** 体征缺失
诊断帕金森病				
不能完成10步踵趾步态	8～33	9～18	0.2	5.4
手臂不对称摆动	59	79	2.7	0.5
鼓掌征阳性	3～30	27～42	0.3	2.4
震颤，运动迟缓，肌强直				
3种表现都有	64	71	2.2	0.5
3种表现都有，不对称，没有非典型表现	68	83	4.1	0.4
左旋多巴反应疗效佳	86～98	53～90	4.1	0.2
诊断多系统萎缩				
进展迅速	54～64	78	2.5	0.6
不表现震颤	39～91	39～76	NS	NS
语言/延髓体征	87	79	4.1	0.2
自主神经功能障碍	73～84	74～90	4.3	0.3
小脑体征	32～44	90～99	9.5	0.7
锥体束体征	31～50	85～93	4.0	NS
痴呆	17～25	36～45	0.3	1.9
诊断进行性核上瘫				
症状第一年出现下视凝视麻痹及姿势不稳定	39～50	97～99	18.0	0.6
诊断血管性帕金森综合征				
锥体束征	26～68	95～99	21.3	0.5
下半身帕金森征	59～69	88～91	6.1	0.4

注：*诊断标准，帕金森病的诊断需基于仔细的临床观察，或尸体剖检见黑质神经元损耗，剩余的神经细胞中存在路易小体（所有其他研究）；或进行性核上瘫；血管性帕金森综合征为神经影像见梗死，或尸体剖检见脑血管疾病，缺乏褪色和路易小体。

**发现的定义，非典型症状的定义见正文；快速进展指的是在初诊时或症状初次发作3年内表现出不稳定及下降趋势；语言/延髓发现指构音障碍，吞咽障碍和过度流涎。自主神经功能障碍指直立性低血压症状，尿急，大便失禁，神经性膀胱功能障碍，或心血管反射正式测试中的异常情况。小脑发现，鼓掌征和锥体束发现的定义见正文。

所有*LR*都只适用于疑似帕金森病的患者（即合并震颤，运动迟缓和强直）。

***似然比，如果体征存在为阳性似然比；如果体征缺失为阴性似然比。

NS，不显著。

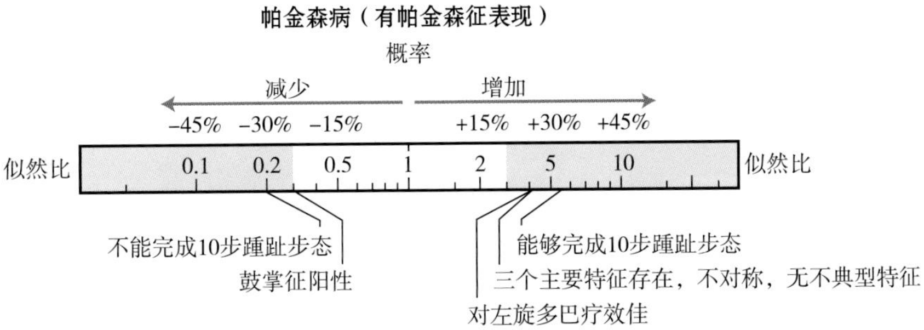

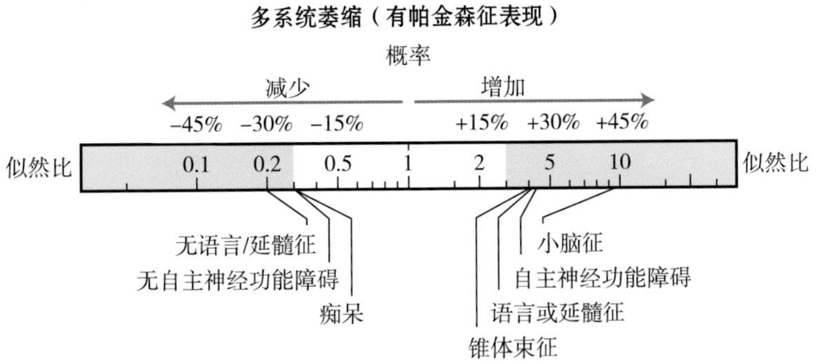

在帕金森综合征患者中，小脑征（*LR*＝9.5，循证医学表66.1）、自主神经功能障碍（*LR*＝4.3）或语言/延髓征（*LR*＝4.1）存在提示多系统萎缩的可能性增加。如果患者合并表现下视凝视麻痹（downgaze palsy）和早期的轴向强直性姿势不稳（early postural instability from axial rigidity），其患进行性核上性麻痹概率增加（*LR*＝18）。如果有锥体束体征，提示患血管性帕金森综合征（*LR*＝21.3）和多系统萎缩（*LR*＝4）的可能性增加。局限于双腿（*LR*＝6.1）或突发（*LR*＝21.9）的帕金森征表现提示血管性帕金森综合征。

第67章 出血性和缺血性脑卒中

教学重点

- 缺血性和出血性脑卒中都可能导致患者神经功能缺陷，如偏瘫、偏身感觉障碍、失语、偏盲。一些额外的查体表现可能有助于区分二者。
- 对脑卒中患者进行研究发现，提示出血性脑卒中诊断的表现包括：昏迷，3小时内神经功能恶化，颈强直，收缩压超过220mmHg，Siriraj评分超过1。
- 降低出血性脑卒中诊断可能性的表现包括：颈部杂音，房颤，Siriraj评分低于−1。
- 除了上述床旁查体表现，所有脑卒中患者需要立即进行神经影像检查，这有助于鉴别脑卒中的亚型及直接进行处理

一、概述

脑卒中是美国人群的第三大死因。脑卒中可分为**出血性脑卒中**（hemorrhagic stroke）（大脑内出血或蛛网膜下腔出血）和**缺血性脑卒中**（ischemic stroke）（由血栓或栓塞引起的梗死）两种基本亚型。在美国，87%的脑卒中为缺血性脑卒中，13%为出血性脑卒中（脑出血占10%，蛛网膜下腔出血占3%），但在一些发展中国家，50%以上的脑卒中为出血性脑卒中。所有脑卒中患者都需要及时接受神经影像学检查，以进一步区分这些亚型，并接受直接管理。在没有条件进行神经影像检查时，床旁检查可提供帮助，且有助于在治疗过程中提供监测。

从古巴比伦、古希腊和古罗马时代开始，临床医生就认识了脑卒中这种疾病，称之为中风（apoplexy）。尽管古代医生已知晓一侧大脑半球受损会导致对侧身体的功能减弱，但直到1655年，瑞士医生Johann Jakob Wepfer才阐明脑血管疾病的现代概念，他首次描述了颅内出血，及其临床特征和尸体解剖的发现。

二、体征

脑出血和梗死都会造成突发的神经功能缺陷，如偏瘫、失语、半身感觉障碍、眼肌麻痹、视野缺损和共济失调。然而，脑出血与梗死不同的是血液在脑内扩散，可能引起除神经功能缺陷外的其他症状（图67.1），包括剧烈呕吐（颅内压增高所致）、严重头痛（脑膜血流灌注或颅内压增高所致）、快速进展性神经功能缺陷（血肿不断膨胀所致）、昏迷（双侧脑功能障碍，钩回疝或颅后窝占位效应所致）以及双侧Babinski征（双侧功能障碍所致）。

过去几十年，临床医生设计了不同的脑卒中量表，用于鉴别出血性和缺血性脑梗死，其中，应用最广的是1991年Poungvarin等设计的Siriraj脑卒中量表（表67.1）。

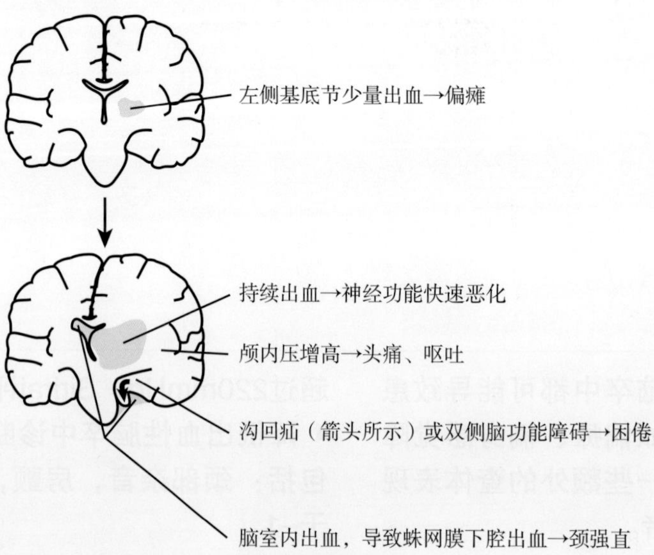

图67.1 **出血性脑卒中的“附加”表现（大脑冠状切面）**

上半部分：左侧基底神经节处有一处小出血灶，导致偏瘫和类似缺血性脑卒中的临床表现。

下半部分：进行性颅内出血导致的“附加”表现，包括神经功能快速恶化、头痛、呕吐、昏迷和颈强直。脑室内出血顺着正常脑脊液循环途径，经过第四脑室的正中孔和外侧孔，到达大脑基底的蛛网膜下腔（极少数情况下，脑出血直接发生于蛛网膜下腔）。

表67.1　Siriraj脑卒中量表*

表征	分数
精神状态**	
昏迷，半昏迷	＋5
嗜睡，昏睡	＋2.5
呕吐	＋2
2小时内出现头痛	＋2
舒张压	＋0.1×DBP（mmHg）
糖尿病，心绞痛或间歇性跛行	−3
校正因子	−12

注：DBP（diastolic blood pressure），舒张压。

*来自参考文献7。总分：＞1，出血；−1～1，不确定；＜−1，梗死。

**敏捷的精神状态为0分。

三、临床意义

循证医学表67.2和67.3中的数据来自39项研究，对超过11 000名世界各地的脑卒中患者的分析。这些研究中，出血性脑卒中的诊断包括颅内出血和蛛网膜下腔出血，后者相对少见。如果排除蛛网膜下腔出血的患者，床旁查体表现的诊断准确度是相同的。

表67.2　出血性脑卒中*

体征（参考文献）**	灵敏度/%	特异度/%	似然比***	
			体征存在	体征缺失
生命体征				
收缩压＞220mmHg	17	96	4.0	NS
收缩压＜160mmHg	29	30	0.4	2.4
附加表现				
精神状态				
昏迷	18～51	90～99	6.3	—
嗜睡	17～59	—	1.7	—
警觉	21～54	21～41	0.5	—
前3小时内出现神经功能恶化	77～81	85～88	5.8	0.2
Kernig征或Brudzinski征阳性	3～15	98	NS	NS
颈强直	16～48	81～98	5.4	0.7

续 表

体征（参考文献）**	灵敏度/%	特异度/%	似然比***	
			体征存在	体征缺失
Babinski反应				
双趾伸肌	12～22	90～95	2.4	—
单趾伸肌	30～73	—	NS	—
双趾屈肌	8～48	40～75	0.5	—
神经功能缺陷				
眼位偏斜（斜视）	27～62	64～81	1.9	0.7
偏瘫	17～87	12～73	NS	NS
失语症	12～35	62～92	NS	NS
半身感觉障碍	0～80	40～98	1.3	NS
偏盲	35	73	1.3	NS
共济失调	15	80	NS	NS
其他表现				
颈动脉杂音	1	81～93	0.1	NS
心电图可见心房扑动	1～21	69～91	0.3	1.3

注：*诊断标准，出血性脑卒中为计算机体层扫描（所有研究），有时需借助磁共振成像或尸体解剖。

**查体的定义，双趾伸肌指双足呈Babinski征阳性；双趾屈肌指双足呈Babinski征阴性。

***似然比，如果体征存在为阳性似然比；如果体征缺失为阴性似然比。

BP，血压；ECG，心电图；NS，无显著差异。

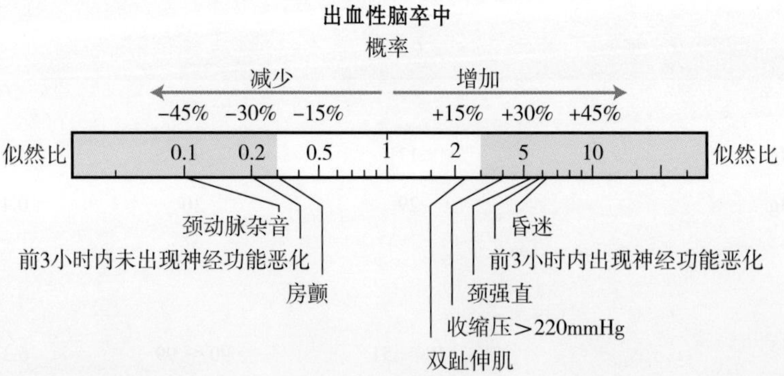

（一）症状

据一篇系统综述，以下症状的出现提示出血性脑卒中的可能性增加：癫痫发作合并神经功能缺陷［似然比（*LR*）=4.7］、呕吐（*LR*=3）、头痛（*LR*=2.9）和意识丧失（*LR*=2.6）。有一过性脑缺血（TIA）病史的患者出血性脑卒中的可能性降低（*LR*=0.3）。

（二）个人查体表现

据循证医学表67.2中的似然比所示，以下查体表现提示出血性脑卒中的可能性增加：昏迷（*LR*＝6.3），病程开始3小时内神经功能恶化（*LR*＝5.8），颈强直（*LR*＝5.4），收缩压高于220mmHg（*LR*＝4）和双侧趾Babinski征阳性（*LR*＝2.4）。

以下表现提示出血性脑卒中的可能性降低：颈动脉杂音（*LR*＝0.1）、病程开始3小时内无神经功能恶化（*LR*＝0.2）、房颤（*LR*＝0.3）。

与我们预期相符的是，神经功能缺陷存在与否（偏瘫、半身感觉障碍、眼位偏斜、失语、偏盲和共济失调）无法用于鉴别出血性和缺血性脑卒中。

表67.3 出血性脑卒中的Siriraj评分*

表现（参考文献）**	灵敏度/%	特异度/%	似然比***	
			体征存在	体征缺失
Siriraj评分提示“出血”（＞1）	23～87	65～99	5.5	—
Siriraj评分提示“不确定”（-1～1）	1～51	—	NS	—
Siriraj评分提示“梗死”（＜-1）	3～53	13～60	0.3	—

注：*基于参考文献2、7、16-18、20、25-42。

**Siriraj评分的计算见表67.1。

***似然比，有查体表现，则为阳性似然比；无查体表现，则为阴性似然比。

NS，无显著差异。

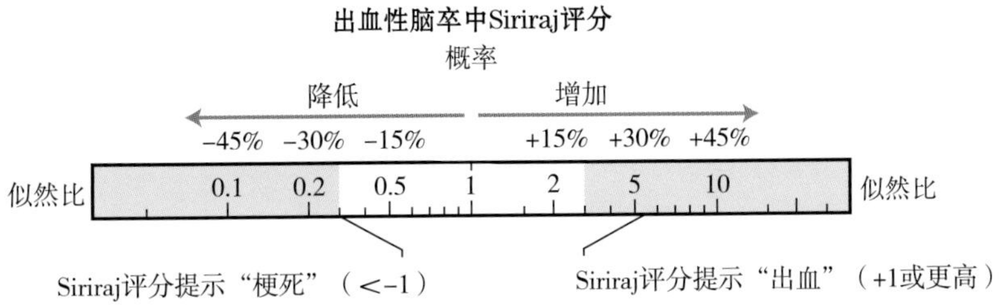

（三）综合表现（Siriraj脑卒中评分量表）

如果Siriraj脑卒中评分量表分数高于1（出血），提示出血性脑卒中的可能性增加（*LR*＝5.5，循证医学表67.3）；如果分数低于-1（梗死），提示出血性脑卒中的可能性降低（*LR*＝0.3）。然而，在这些研究中，平均20%（8%～48%）的脑卒中患者根据Siriraj分数被归类为“不确定”，缺乏诊断价值（*LR*不显著）。

第68章 急性眩晕和平衡失调

教学重点

- 大多数单发急性头晕的患者患有良性的外周前庭疾病（如前庭神经炎）。
- 急性头晕患者脑卒中的概率只有3%～4%。大部分由于脑卒中产生头晕的患者有其他神经系统的表现，如构音障碍、眼肌麻痹、视野缺损，或局部运动功能、感觉神经功能障碍。
- 尽管如此，仍有5%～17%由于脑卒中产生的头晕仅有急性头晕的表现。在仅有头晕表现的患者中，3个与神经-眼科相关的查体表现可极大地降低对脑卒中诊断的提示：合并异常头脉冲试验、无变向型眼球震颤以及无反向偏斜。

一、概述

急性、持续性眩晕和平衡失调合称为**急性前庭综合征**（acute vestibular syndrome）或**急性前庭病**（acute vestibulopathy），通常伴有恶心呕吐。大部分患者患有周围前庭系统的良性疾病，如前庭［前庭神经炎（vestibular neuritis）］或迷路功能障碍［迷路炎（labyrinthitis）］。但有一部分患者患有严重的小脑或脑干脑卒中，这种情况下可能由于急性脑积水或脑干受压迅速导致昏迷和死亡。

脑干脑卒中导致眩晕的综合症状在第62章中有所介绍（见“延髓外侧”，或“Wallenberg”“脑卒中”），小脑梗死见第65章。然而，5%～17%导致头晕的脑卒中只表现头晕或眩晕，而缺乏其他小脑或脑干表现。本章重点关注这部分患者，讨论鉴别脑卒中和周围前庭疾病的其他床旁查体表现。

二、体征

对于急性头晕患者，提示脑卒中的其他表现包括：正常的双侧前庭眼反射（由头脉冲试验检查）、反向偏斜、异常视觉跟踪［扫视跟踪（saccadic pursuit）］和变向型眼球震颤。

（一）前庭眼反射

对于正常人，头部的任意运动都通过前庭眼反射与眼球的反向共轭运动相协调。如果没有该反射，人在走路、骑车甚至呼吸时都无法聚焦在某物体上[①]。该反射的准确度和效率可通过以下方式测得：举一支铅笔使其竖直置于受试者的面部前方，将铅笔在10°弧度角范围内来回摆动，每秒5次。因视网膜不能对变化的图像进行足够快的补偿，在受试者的视野中，铅笔模糊不清。如果该实验改为铅笔静止，受试者的头部按照与之前相同的弧度角和频率来回移动，在受试者的视野里，铅笔清晰。以上两个实验中眼球的运动是相同的，但仅在第二个实验中前庭眼反射发挥作用，使得铅笔的像能够聚焦。

前庭眼反射通过特异度地连接半规管和眼肌稳定视网膜图像（图68.1）。如果与该反射相关的神经通路发生了单侧损伤，会导致以下两种结果：①6块眼肌（每侧3块眼肌）无拮抗刺激，导致严重眩晕和眼球震颤。②当头部转向患侧时，前庭眼反射缺陷最明显，可用头脉冲试验进行检测。

（二）头脉冲试验（图68.2）

Halmagyi在1988年首先提出头脉冲试验可检测前庭眼反射的完整性。医生坐在患者面前，将双手分别置于患者的头部两侧。在试验过程中，要求患者注视医生的鼻子，医生注视患者的双眼。如果前庭眼反射完整，患者可以在快速转动头部时双眼注视医生的鼻子，头部运动结束时不会继发矫正性扫视。如果周围前庭系统（即前庭眼反射）异常，当患者的头部转向患侧时，双眼会随之运动，运动结束时，患者的双眼迅速移回，以重新注视医生的鼻子（即医生观察到患者有矫正性扫视）。与不对称热反应（asymmetric caloric responses）（传统意义的单侧周围

① “缺乏平衡机制的生活”（living without a balancing mechanism）这一故事的作者是一位长期链霉素治疗引起双侧前庭损伤的医生。他描述了自己遇到的困难，比如躺在床上看书时，不得不“利用床头的两条金属条支撑他的头部，从而将脉搏跳动的影响降至最低，那会让书上的文字变得模糊”。

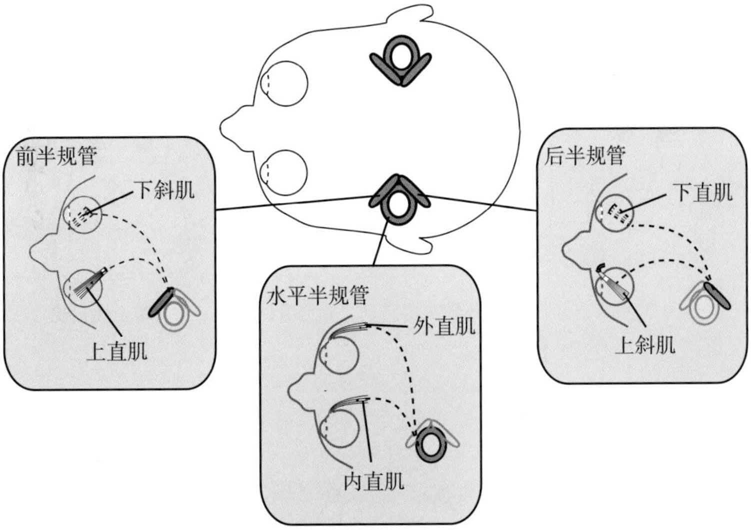

图68.1　半规管与眼肌的联系

每个蓝底方框描述了半规管的位置及相对关系，即前半规管位于左侧，水平半规管位于中间，后半规管位于右侧，以及它们与眼肌的特异度联系（此图中半规管被人为放大了）。值得注意的是，一共有6个半规管（每侧3个）和12块眼肌（每侧6块），因此，每个半规管对应2块眼肌，每侧1块，这些眼肌与成对的半规管位于同一平面，共轭地牵拉眼球。前半规管与同侧的上直肌和对侧的下斜肌（这两块眼肌都与前半规管位于同一平面）相连；水平半规管与同侧的内直肌和对侧的外直肌相连；后半规管与同侧的上斜肌和对侧的下直肌相连。举个例子，如果一个人的头部在垂直于右侧后半规管的平面内旋转，右侧上斜肌和左侧下直肌（与右侧后半规管位于同一平面的眼肌）使得眼球朝着完全相反的方向运动，因此稳定了视网膜成像（以上资料来自参考文献8）。

前庭疾病）相比，头脉冲试验异常（即表现出矫正性扫视）的灵敏度为34%～57%，特异度为90%～99%，阳性似然比（likelihood ratio，*LR*）为6.7，阴性似然比为0.6。

对于急性眩晕或头晕患者，如果双侧的前庭眼反射正常（即头脉冲试验没有观察到矫正性扫视），则诊断患者外周前庭系统疾病的概率下降，提示其头晕的病因是中枢性的（如脑卒中）。

参考文献的补充材料和网站上有一部关于异常头脉冲试验（有矫正性扫视）的在线视频。该实验唯一报道的并发症是在一位患者身上观察到的完全性心脏阻滞，推测是由血管迷走反射引起的①。

（三）反向偏斜

反向偏斜指一种获得性上斜视，即患者的一只眼高于另一只眼，提示小脑或脑干疾病。交替覆盖试验（alternate cover test）能很好地检测这种症状（见第59章）。

（四）异常视觉跟踪：扫视跟踪

嘱患者保持头部静止，双眼跟随一个小目标（如医生的手指）在水平方向和垂直方向上缓慢移动。大部分患者能轻易跟上目标（即跟踪流畅），但一些有小脑或脑干疾病的患者却表现出

① 经这篇报道的作者证实，心脏阻滞不是由颈动脉窦过敏引起。

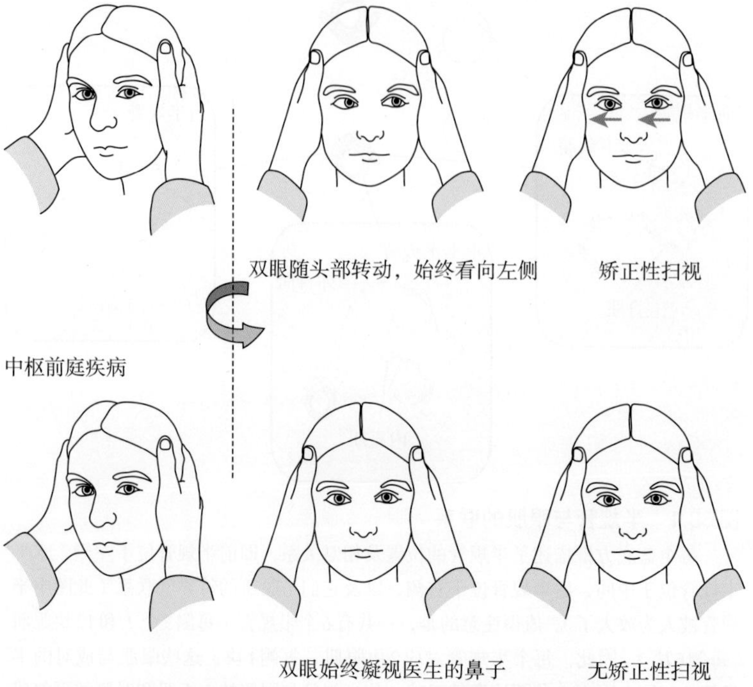
周围前庭疾病
双眼随头部转动，始终看向左侧
矫正性扫视
中枢前庭疾病
双眼始终凝视医生的鼻子
无矫正性扫视

图68.2 **头脉冲试验**

第一行描述了左侧周围前庭疾病的头脉冲试验结果，第二行描述了中枢前庭疾病（如脑卒中）。在这个例子中，医生首先将患者的头部向其右侧旋转20°（左列），再将其迅速旋转至正前方（中列），以测试患者的左耳（以及左侧的前庭眼反射）。在这个过程中，要求患者注视医生的鼻子。需要注意的是，医生应该在患者的头部旋转后迅速观察其双眼（右列）。在周围前庭疾病中（第一行），患者出现矫正性扫视（箭头所指），提示前庭眼反射缺陷，患者企图再次注视医生的鼻子；在中枢前庭疾病中（第二行），患者的前庭眼反射完整，在头部旋转过程中其双眼始终注视医生的鼻子，不会出现矫正性扫视。进行该试验时，神经-耳科医生通常会有一个热身阶段：先缓慢来回移动帮助患者放松，以便于在试验中进行必需的快速移动。大部分医生会进行多次试验，随机地从一侧到另一侧；如果大部分试验（例如，每3次试验中的2次）中向某一侧的移动出现矫正性扫视，说明试验异常。患有周围前庭疾病的患者中，初始头部运动越快，矫正性扫视的幅度越大。

明显的快速“追赶”运动，称为扫视跟踪。

（五）变向型眼球震颤（图68.3）

许多有急性眩晕患者在直视前方时表现出自发的跳动性共轭眼球震颤（conjugate jerk nystagmus）（第65章定义了用于描述眼球震颤的术语）①。对于大部分患者，无论有周围性还是中枢性眼球震颤，当他们沿着眼球震颤快相的方向直视时，眼球震颤将会持续或者加剧。当患者直视相反的方向（即眼震快相的对侧），可根据患者眼球震颤的表现鉴别周围性和中枢性眼球震颤。患有周围前庭疾病的患者眼球震颤减弱或消失。在20%～56%的脑卒中患者中，眼球震颤的方向与之前相反，该表现称为**变向型眼球震颤**。

眼球震颤的第二个特征是检查视网膜固定时（即当患者聚焦于某一物体时，见第65章）眼球震颤是否被抑制。周围性疾病导致的眼球震颤在视网膜固定时减弱，而中枢性眼球震颤在视

① 在周围前庭疾病中，眼球震颤方向（即快相）远离患侧。

网膜固定时不变。

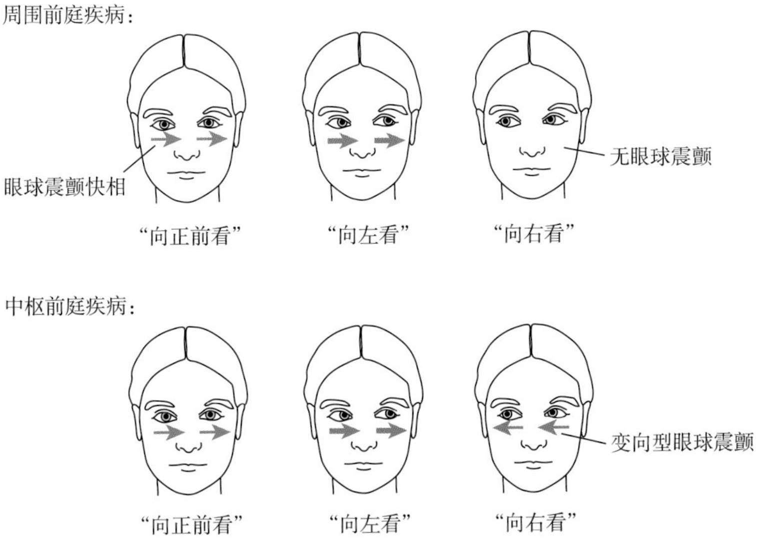

图68.3　**变向型眼球震颤**

在该病例中，患者表现出自发的左向跳动性共轭眼球震颤（如左列所示，“向正前看”；在每个病例中，箭头指示的是眼球震颤快相的方向）。医生先指示患者“向左看”（即眼球震颤的方向，如中列所示），随后“向右看”（眼球震颤的对侧方向，如右列所示）。在周围性（上半部分）和中枢性眼球震颤（下半部分）中，当患者往眼球震颤的方向看（“向左看”，如中列所示）时，眼球震颤增加。当患者往眼球震颤的对侧方向看（“向右看”，如右列所示）时，眼球震颤有不同表现。在周围前庭疾病中，眼球震颤减弱或消失；在中枢前庭疾病中，眼球震颤可能改变方向（变向型眼球震颤）。需要注意的是，变向型眼球震颤一定是在极度侧视前发生，此时被视为病理性的，因为很多正常人也可能在极度侧视时发生小幅度的急动性眼球震颤。

三、临床意义

急诊科接诊的头晕、眩晕或平衡失调的患者大多患有良性外周神经疾病，只有3%～4%的患者最终被诊断为脑卒中，且大部分有明显的局部神经表现。诊断为脑卒中的患者的头晕常伴有眼肌麻痹（*LR*＝70）、视野缺损（*LR*＝17.5）、构音障碍（*LR*＝10）、局部无力（*LR*＝9.6）、肢体共济失调（*LR*＝9.2）和局部感觉障碍（*LR*＝7）。在仅表现为头晕的患者中，其他的神经-眼科相关的表现有助于识别脑卒中患者。

（一）体征

循证医学表68.1显示了204名急性眩晕和平衡失调患者的床旁查体表现的准确度，他们都进行了神经影像的检查。以下查体表现提示脑卒中的可能性增加：严重躯干共济失调（无法自主维持坐姿，*LR*＝17.9）、头脉冲试验中前庭眼反射正常（即无矫正性扫视，*LR*＝9.6）、反向偏斜（*LR*＝5.3）、扫视跟踪（*LR*＝4.6）和变向型眼球震颤（*LR*＝3.5）。跟踪流畅（即无矫正性扫视）和异常头脉冲试验（即有矫正性扫视，提示外周前庭疾病）则提示脑卒中的可能性降低（*LR*＝0.2）。

（二）综合表现

3项眼动体征，即头脉冲试验中前庭眼反射正常（无矫正性扫视）、变向型眼球震颤和反向偏斜，都是脑卒中的特征表现。在一项关于急性头晕患者的研究中，这些表现中的任意一项都会增加对脑卒中诊断的提示（*LR*＝10.8，循证医学表68.1）。

更为重要的是，如果没有这3种表现，则患者患脑卒中的可能性显著降低（*LR*＝0.02），该似然比（0.02）低于磁共振成像（MRI）中正常（弥散加权）图像的似然比（*LR*＝0.2，即缺乏这3种表现的患者患有脑卒中的可能性比具有正常磁共振成像结果患者患有脑卒中的可能性更低）①。

表68.1　急性眩晕，检测缺血性脑卒中*

体征（参考文献）**	灵敏度/%	特异度/%	似然比***	
			体征存在	体征缺失
个人体征				
严重躯干共济失调	34	98	17.9	0.7
眼球反向偏斜	24～50	86～99	5.3	0.7
扫视跟踪	70～88	80～90	4.6	0.2
变向型眼球震颤	20～56	82～98	3.5	0.7
头脉冲试验正常（无矫正性扫视）	60～93	91～98	9.6	0.2
综合体征				
表现出以下体征的1项或多项：①头脉冲试验正常（无矫正性扫视）。②变向型眼球震颤。③反向偏斜	95～99	86～94	10.8	0.02

注：*诊断标准，对于缺血性脑卒中，小脑和脑干的磁共振成像。

**查体表现的定义，见正文。

***似然比，如果体征存在为阳性似然比；如果体征缺失为阴性似然比。

NS，不显著。

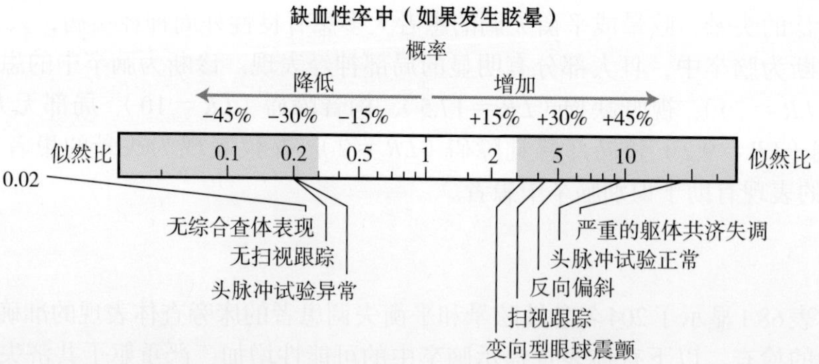

① 在这项研究中，脑卒中初始的磁共振或弥散加权成像诊断准确度的灵敏度为85%，特异度为98%，阳性似然比为44.2，阴性似然比为0.2。8名MRI假阴性的患者（5名患者发生外侧延髓梗死，1名患者发生外侧脑桥延髓梗死，2名患者发生小脑中脚梗死）在平均3天之后都有可重复的阳性MRI结果。

第69章

非器质性神经功能障碍的检查

教学重点

- 非器质性疾病传统的诊断线索包括：在检查中患者症状的严重程度波动很大，患者症状与神经解剖结果不符，以及存在器质性疾病中通常没有的奇怪表现。
- 在许多非器质神经性征象的检查中，最有效的是椅子试验（chair test）（用于检查步态异常），吸腿试验（knee-lift test）（用于检查下肢轻瘫），偏移不伴旋前试验（drift-without-pronation test）（用于检查单侧上臂无力），和Hoover试验（用于检查单侧下肢无力）。
- 尽管如此，一些有器质性疾病的患者也存在“非器质性”的表现，罕见的疾病常常迷惑粗心的医生，也有一些具有“非器质性”表现的患者最后进展为导致其表现的器质性疾病。鉴于上述原因，最好由神经科专家来确诊非器质性疾病。

一、非器质性疾病的传统查体表现

非器质性神经功能障碍（又名癔病性、精神性或功能性紊乱）较常见，9%要求神经检查、30%于神经科就诊的患者患有此病。在非器质性精神障碍的众多临床表现中①，最重要的包括：在检查过程中症状的严重程度波动很大，患者症状与神经解剖结果不符，存在器质性疾病中通常不会见到的奇怪表现，以及一些特殊测试中的表现。

（一）在检查过程中严重程度波动的临床表现

有一种情况是，患者在行走时会突然摔倒，但是能及时屈膝屈髋，这是一个需要一定力量的姿势。另一种常见情况是，患者一直站不稳，但进行手鼻测试时分散注意力后可以站稳。

两个用来发现临床表现波动的常规检测有吸腿试验（knee-lift test）（图69.1）和椅子试验。椅子试验用来检查有步态障碍的患者：医生先让患者走6～10m（20～30ft），然后走回原地。随后让患者坐在带轮子、有椅背的椅子上，用脚驱动椅子前进相同的距离。如果患者在椅子上的表现显著优于前者，则测试结果为阳性。

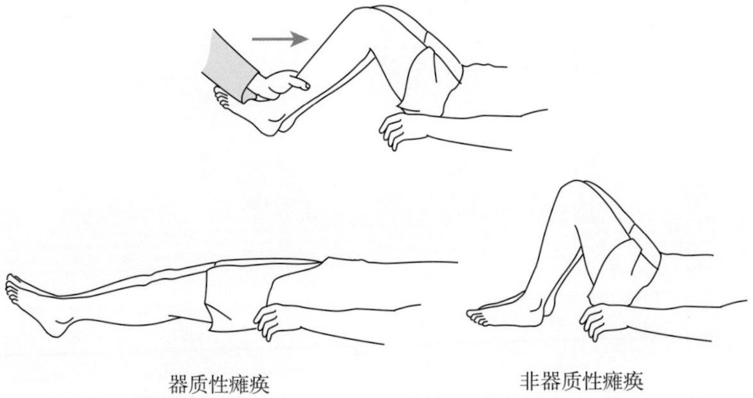

图69.1　**非器质性下肢轻瘫的吸腿试验**

吸腿试验用来检查下肢无力、怀疑有脊髓损伤的患者，仅适用于患者在检查台上仰卧，无法抬起膝盖的情况。医生抬起患者双膝（上图），再缓慢放手。器质性下肢轻瘫的患者无法维持膝盖的抬起状态（阴性结果，左下图）。如果患者能保持膝盖抬起，测试结果为阳性（非器质性下肢轻瘫阳性，右下图）。

（二）与神经解剖结果不符的临床表现

与神经解剖结果不符的临床表现包括以下几点：①**癔病性偏盲**，如患者双眼睁开或只有右眼睁开时右眼偏盲，而只有左眼睁开时视野正常。②**对侧舌体偏斜**，即患者的舌体偏离轻瘫的一侧（大脑半球疾病中，舌体偏向轻瘫侧，见第60章）。③**外周性面神经麻痹和同侧偏身轻瘫**（如果一处单独的损伤造成外周性面肌无力和偏瘫，那么这个损伤位于脑干，症状应该出现在身体对侧）。

① Stone和Lanska及Daum的综述详尽地描述了非器质性神经疾病的体征。

（三）在器质性疾病中通常不会见到的奇怪表现

例如，患者像拖拽外物似的在身后拖着一条偏瘫的腿，或共济失调的患者大幅度摇摆却没有跌倒。

（四）特殊测试中的临床表现

特殊测试中的临床表现包括如下所述：①（功能性失明患者的）**视动性眼球震颤**，视力完好的患者不能抑制这种眼球震颤（见第58章），故视动性眼球震颤提示失明是功能性的。②**迷惑患者方位认知的操作**，例如通过交织手指来发现癔病性的偏身痛觉缺失（见图69.2）。③**前臂不伴旋前试验**，器质性单侧臂无力的患者在正前方伸肘并旋后前臂（掌心向上），要求其闭上双眼，那么他无力的手臂会缓慢下降并旋前（即手掌缓慢向下旋转，见第61章中图61.1）；相反，非器质性无力的患者在此试验中手臂可能会下降但是没有旋前，此表现为试验的阳性。④**非器质性无力的Hoover征**（图69.3），由美国医生Charles Hoover于1908年第一次描述。

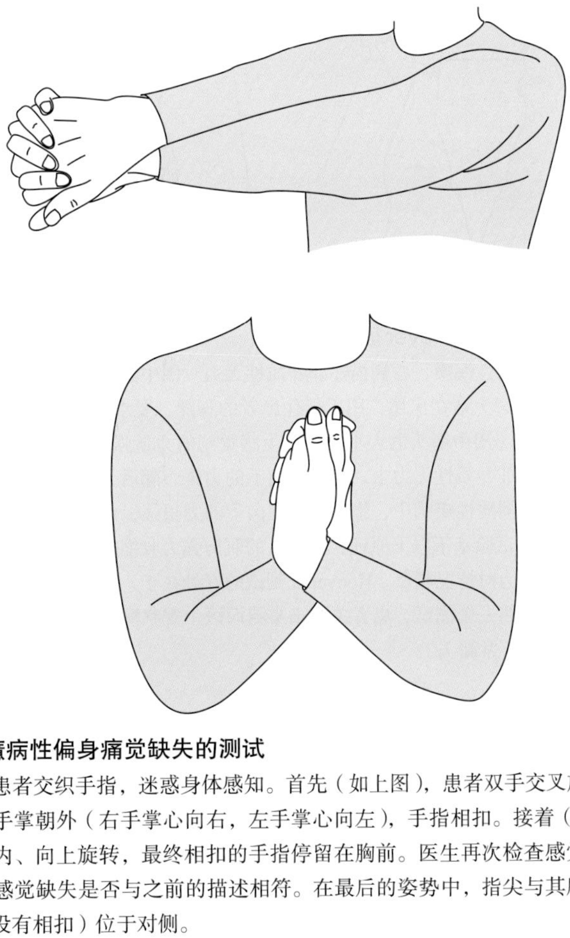

图69.2　**癔病性偏身痛觉缺失的测试**

测试中患者交织手指，迷惑身体感知。首先（如上图），患者双手交叉旋前，使小指位于上方，手掌朝外（右手掌心向右，左手掌心向左），手指相扣。接着（如下图），双手向下、向内、向上旋转，最终相扣的手指停留在胸前。医生再次检查感觉功能，评估患者描述的感觉缺失是否与之前的描述相符。在最后的姿势中，指尖与其所属的手臂同侧，拇指（没有相扣）位于对侧。

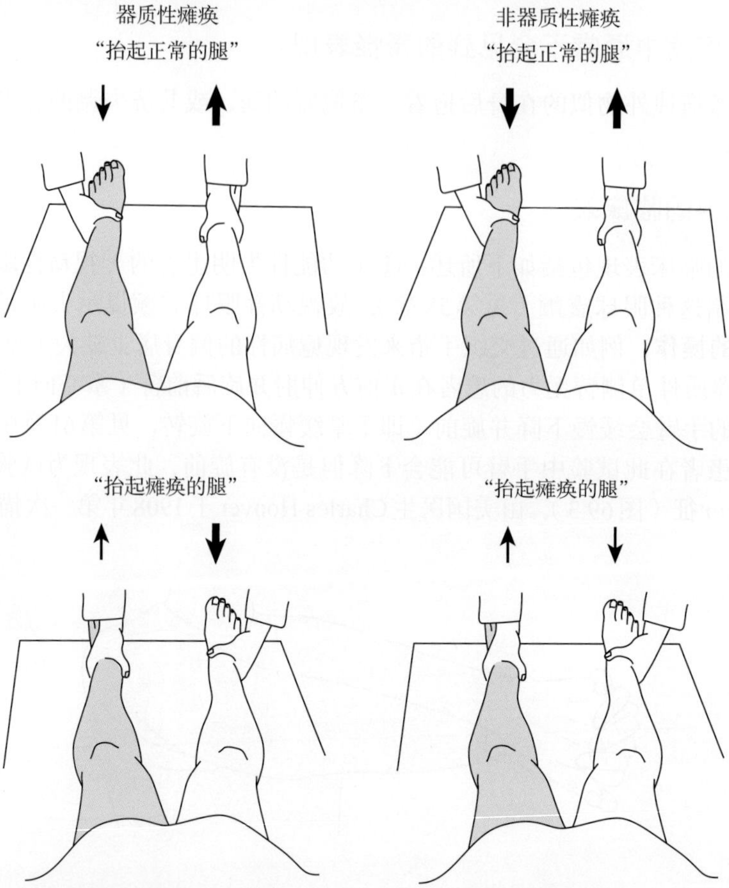
器质性瘫痪
"抬起正常的腿"
非器质性瘫痪
"抬起正常的腿"
"抬起瘫痪的腿"
"抬起瘫痪的腿"

图69.3　非器质性瘫痪的Hoover征

图左半部分描述器质性瘫痪，右侧描述非器质性无力。图中患者的右腿正常，左腿（蓝色阴影）轻瘫。第一行中，医生站在床尾，用手握住患者的脚踝，要求患者用最大力气抬起正常腿，而医生限制患者的抬腿（图中箭头的大小表示医生感觉到的力量强度）。在器质性无力中，患侧腿向下的力量弱，而在非器质性无力中，患侧腿向下的力强。随后（第二行图）要求患者用最大的力气抬起患侧腿。在器质性疾病中，患者正常腿向下的力很强，而非器质性无力的患者正常腿向下的力气小。Hoover试验基于以下原理：正常人的肌肉强力收缩不自主地与对侧肢体相反运动相适应，存在器质性无力时情况相反。Hoover征测试的好处在于，它基于对非被测腿的观察得出结论（比如，图上侧的第一个测试，患者关注正常腿而医生观察病腿；图下侧的第二个测试，患者关注病腿而医生观察正常腿）。

二、临床意义

（一）诊断准确度

根据循证医学表69.1显示的似然比，非器质性肌无力的试验准确度很高：椅子试验鉴别功能性步态障碍［阳性似然比（*LR*）＝17，阴性似然比＝0.2］、吸腿试验鉴别非器质性下肢轻瘫（阳性似然比＝7.1，阴性似然比＝0.04）、偏移不伴旋前试验鉴别非器质性臂无力（阳性似然比＝11.4，阴性似然比＝0.02）以及使用Hoover征确定非器质性下肢无力（阳性似然比＝42，阴性似然比＝0.3）。一些研究人员基于Hoover征发展了一种类似的用来鉴别上肢无力的试验，诊断的准确度相似。不过，这些似然比可能高于真实的准确性，因为执行试验的医生可能已经很熟悉患者的最终诊断，甚至患者的诊断是由进行试验的医生根据临床标准确定的（循证医学表69.1）。

表69.1　非器质性精神疾病*

体征（参考文献）**	灵敏度/%	特异度/%	似然比***	
			体征存在	体征缺失
非器质性步态障碍的诊断				
椅子试验阳性	85	95	17.0	0.2
非器质性下肢轻瘫的诊断				
吸腿试验阳性	97	86	7.1	0.04
非器质性臂无力的诊断				
偏移不伴旋前试验	98	91	11.4	0.02
非器质性腿无力的诊断				
Hoover征阳性	39～85	97～100	42.0	0.3

注：*诊断标准，非器质性步态障碍，使用Hayes标准；非器质性下肢轻瘫，根据不相称的运动麻痹、非解剖性感觉丧失和正常的神经影像综合诊断；非器质性无力，长期神经检查和观察以诊断。

**临床表现的定义，椅子试验见正文；抬膝试验见图69.1；Hoover征见图69.3。

***似然比，如果体征存在为阳性似然比；如果体征缺失为阴性似然比。

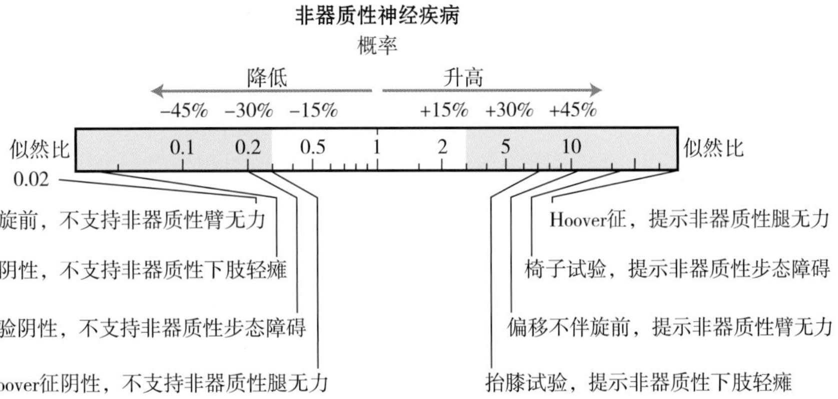

（二）非器质性疾病诊断的附加说明

医生在诊断非器质性疾病时应非常慎重，这是因为当受试对象接受严格的研究时，许多“非器质性”临床表现也会出现在患有器质性疾病的患者身上。比如，在已知患有器质性疾病的患者中，8%～15%的患者有两侧躯干感觉分离的症状，超过85%的患者麻痹区域震动觉减弱，48%的患者感觉功能在两次检查中不同且不能用神经解剖学解释，5%～33%的患者有一过性无力的表现。上述临床表现，从某一时间点上来看，都是精神性疾病的可靠表现。

罕见的疾病有时会迷惑不够细心的医生。例如，患有延髓内侧综合征的患者可能表现为向对侧舌偏斜，晚期亨廷顿舞蹈症患者的步态就好像是非器质性步态，以及有马-毕二氏病（Marchiafava-Bignami disease，胼胝体脱髓鞘性脑病综合征）的患者的偏盲方向可能在检查中发生变化，取决于所使用的方法。

临床研究的数据表明，有6%～40%被诊断为非器质性精神疾病的患者，后来发现其相应的临床表现是由器质性神经疾病导致。所以，非器质性疾病的诊断是一个“陷阱”，最好由本领域专家做进一步鉴别。

第十四部分　重症监护室的体格检查

第70章

重症监护室的体格检查

教学重点

- 对重症监护室（intensive care unit，ICU）患者进行仔细的查体是必要的，因为在许多情况下这是发现下述体征的唯一途径：静脉导管旁化脓，感染关节温度升高，脓毒性栓塞造成的皮肤紫癜、支气管痉挛的哮鸣音、脑膜炎的颈强直，或小脑性脑卒中造成洋娃娃眼征缺失。
- 改良的早期预警评分可准确地评估患者在医院死亡的风险。
- 休克患者中，许多的查体表现具有诊断价值。例如，双手发冷降低了诊断感染性休克的可能性，静脉压升高和啰音存在增加了诊断心源性休克的可能性，被动抬腿时脉压升高增加了低血容量性休克的可能性。
- 查体发现四肢冰冷，毛细血管再充盈时间延长，四肢出现斑点（即皮肤上出现的斑点或蕾丝花边样暗淡颜色）都提示了心输出量减少，且预后较差。

一、概述

传统的体格检查在重症监护室中会遇到诸多挑战。首先，重症监护室中的体格检查必须与众多其他信息竞争，这些信息包括持续监测生命体征、心率显示、呼吸机参数、尿量记录图、精神状态以及静脉内给药情况。其次，传统的视诊、触诊、叩诊、听诊面临许多障碍：中心静脉置管和敷料掩盖了颈部的静脉，全身性水肿限制了正常的触诊，心脏的导线和呼吸机的噪音则模糊了心脏和肺的声音。即使如此，对重症监护室的患者进行详细的检查仍有重要价值，因为众多实例表明，这是唯一能够发现静脉导管旁化脓，感染关节温度升高，脓毒性栓塞造成的皮肤紫癜，支气管痉挛的哮鸣音，脑膜炎的颈强直，以及小脑性脑卒中缺少洋娃娃眼征的方式。

本章节汇集了本书中其他章节已述及未述的危重患者相关体格检查。

二、体征

本书中其他章节讨论了生命体征（第15～20章），异步呼吸（asynchronous breathing）（第19章）、瞳孔不等大（第21章）、外周灌注的评估（第54章）以及颈强直（第26章和第67章）。本章将回顾上述查体表现并介绍三个新的查体表现：改良早期预警评分（modified early warning score）、评估低血容量使用的被动抬腿法，以及对感染性和心源性休克的诊断。

（一）改良早期预警评分（表70.1）

2001年Subbe简化了之前用于危重手术患者的评分，使**改良早期预警评分**基于四个生命体征（收缩压、心率、呼吸频率和体温）和精神状态［用首字母缩写AVPU表示，分别代表警觉（Alert）、对声音的反应（responsive to Voice）、对疼痛的反应（responsive to Pain）或无应答（Unresponsive）的测量］。在表70.1中，正常的参数标有灰色阴影。与这些正常值的偏差越大，无论偏大还是偏小，改良早期预警评分和预测的住院死亡风险都越高。对于有最高风险的患者来说，可能从ICU监测中获益。

（二）ICU患者外周血流灌注的评估

ICU患者有以下三个外周血流灌注的查体表现：①四肢温度，能够反映皮肤最浅层血管内的循环血流量。②毛细血管再充盈时间（见第54章）。③皮肤斑点，尤其是膝盖处的皮肤。斑点描述的是皮肤上的蕾丝花边网状紫色变，是扩张型浅表毛细血管后微静脉血流缓慢的标志。

表70.1　改良预警评分

分数	3	2	1	0	1	2	3
收缩压/mmHg	＜70	71～80	81～100	101～199	—	≥200	—
心率/（次/分）	—	＜40	41～50	51～100	101～110	111～129	≥130
呼吸频率/（次/分）	—	＜9	—	9～14	15～20	21～29	≥30
体温/℃	—	＜35	—	35.0～38.4	—	≥38.5	—
神经得分	—	—	—	警觉	声音	疼痛	无应答

（三）被动抬腿时脉压变化（低血容量）

重症监护医生一直在寻求方法预测哪些低血压的患者能够从血管内盐溶液输注中获益。基于脉压可以反映每搏输出量的假设（见第17章），以及患者腿被动抬高过程能将血液从腿部输送到胸部，临床医生对患者被动性抬腿后的脉压变化是否能够预测血容量应答进行了研究。

本试验的方法并不是标准化的，循证医学表格循证医学表70.2中所包含的研究步骤如下：患者的腿平放于床上，医生测量此时的血压作为基线[①]。完成基线测量后，医生抬起患者腿呈45°角（躯体仰卧）。基线血压和腿抬高后的血压分别测量（四个研究中有三个使用的是动脉导管测量），在测量的1～4分钟内多次读数，取平均值（腿抬高后，通常在1分钟之内出现血压变化）。如果腿抬高后平均脉压上升了至少9%～12%，则为阳性体征。例如，患者的平均基线血压为100/54mmHg，腿抬高后的平均血压为114/61mmHg，那么脉压从46mmHg上升为53mmHg，增加了7mmHg，即增幅为15%。

不得对任一腿有深静脉血栓的患者使用此试验手法。

表70.2 重症监护室患者查体*

体征（参考文献）**		灵敏度/%	特异度/%	似然比***	
				体征存在	体征缺失
生命征					
改良预警评分，预测住院死亡率	0分	2～18	39～77	0.2	—
	≥5分	22～62	79～97	4.7	—
休克					
检测感染性休克	双手温暖	88	67	2.7	0.2
	洪脉	64	73	2.4	0.5
检测心源性休克	CVP＞8cmH_2O	82	79	4.0	0.2
	肺啰音	55	72	1.9	NS
	CVP＞8cmH_2O且有肺啰音	55	99	56.4	0.5
检测低血容量性休克	脉压增加超过12%，被动腿抬高试验阳性	48～79	85～92	4.8	0.5
肺					
慢性阻塞性肺疾病（COPD）恶化时异常呼吸，预测插管或死亡		64	80	3.2	NS
插管后不均匀呼吸音，检测到右侧主支气管插管		28～83	93～99	18.8	0.5
急性呼吸窘迫综合征（ARDS）患者缺乏呼吸音，检测潜在的胸腔积液		42	90	4.3	0.6
神经查体表现					
昏迷患者瞳孔不等大，检测颅内结构损伤		39	96	9.0	0.6
颈强直患者脑卒中，检测出血性脑卒中		16～48	81～98	5.4	0.7

注：*诊断标准，对感染性休克，是基于休克发生后获得的微生物学及影像学数据使用盲法重新评估得到的共识诊断；对心源性休克，超声心动中获得的急性心室功能不全证据；对低血容量性休克，血管内输注500ml盐溶液导致动脉血流增加≥15%，心指数，或超声心动的每搏输出量；结构性损伤，幕上幕下损伤伴有大体解剖异常，包括脑血管疾病、颅内血肿、肿瘤和挫伤。

**查体表现的定义，改良早期预警评分，见表70.1；手掌温暖和洪脉（感染性休克），与检查者相比，患者手掌更暖，脉搏更明显且有力；对于脉压增加，不少于9%、11%或12%。对于异常呼吸，见第19章和图19.2。

***似然比，如果体征存在为阳性似然比；如果体征缺失为阴性似然比。

ARDS，急性呼吸窘迫综合征；COPD，慢性阻塞性肺疾病；NS，不显著。

① 测量血压基线时的躯干位置，在两个研究中为仰卧位，在另两个研究中抬高至45°角。

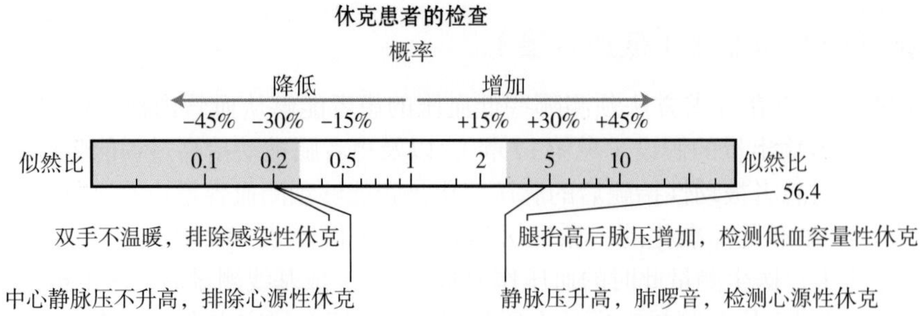

三、临床意义

（一）改良早期预警评分

在五项超过3500位急性疾病患者（即除外创伤）的研究中，改良预警得分为5或更高时预示着住院死亡风险的增加［似然比（*LR*）＝3.7，见循证医学表70.1，这些研究中总死亡率为4%～15%］：评分为5或者更高的患者可能从加强监测中获益。改良预警评分为0（即所有的参数均位于表70.1的灰色阴影区域的数据范围内）则预示着较低的死亡率（似然比为0.2）。

（二）感染性休克和心源性休克

在一项涉及68位急性休克（收缩压低于90mmHg）的住院患者的研究中，双手温暖及洪脉存在一定程度上增加了诊断感染性休克的可能性（似然比为2.4～2.7）。更重要的是，双手不温暖这一体征的患者，诊断感染性休克的可能性下降（*LR*＝0.2）。同一研究中，如果患者静脉压升高［中心静脉压（CVP）＞8cmH_2O］且存在肺啰音提示心源性休克可能是导致低血压的原因（*LR*＝56.4）。颈静脉没有怒张减小了诊断心源性休克的可能性（*LR*＝0.2）。在这个研究中，感染性和心源性休克的诊断标准是患者就诊记录的盲法回顾，并部分基于后续的微生物学及放射影像证据（感染性休克）以及心室功能不全的超声心动证据（心源性休克）。

（三）腿被动抬高时脉压变化（低血容量）

在四项涉及161位危重患者的研究中（大部分使用机械通气），腿被动抬高后脉压升高（至少升高9%～12%）增加了诊断低血容量性休克的可能性，即后续对输注500ml盐水时（或等价液体）时的血管应答（*LR*＝4.8）。如果脉压不增加则会降低容量应答性（*LR*＝0.5）。

假阴性结果的原因之一（即患者低血容量但是脉压增加不到9%）是腹内高压（即膀胱内压大于16mmHg）。这些患者的腹内高压可能干扰了腿抬高后中心血量的正常增加，因此产生了阴性试验结果。

（四）重症监护中外周血流灌注的评估

在患有严重疾病的患者中，所有三种外周灌注不良的迹象（四肢冰冷、毛细血管再充盈时间延长和四肢斑点）单独或组合出现，则认为患者心输出量减少，预后较差或二者兼有。例如，ICU患者如果表现为腿冰冷则增加了低心输出量的可能性（*LR*＝3.7，循证医学表70.3），即使在患有败血症的患者中也是如此（*LR*＝5.2）。毛细血管再充盈时间为5秒及以上可预测腹腔手术后的并发症发生情况（$LR=12.1$）及脓毒症患者的14天死亡率（$LR=4.6$）。通过膝盖上的皮肤斑点也可预测脓毒症患者的死亡率（$LR=13.4$），与是否使用血管加压药物无关，而且其随时间的变化预示着患者的病情（即斑点随时间减少的患者比皮肤斑点持续存在的患者有更高的生存率）。

其他研究人员关注查体表现的组合。例如，在一项急性肺损伤插管患者的研究中，同时存在毛细血管再充盈时间超过2秒、膝盖皮肤斑点及四肢冰冷则增加诊断低心输出量的概率（$LR=7.5$）。在另一个ICU患者队列中、四肢冰冷或毛细血管再充盈时间超过5秒增加了诊断乳酸水平升高的可能性（$LR=2.2$）和进展为多器官功能障碍的可能性（$LR=2.6$）。

（五）肺部查体表现

对于慢性阻塞性肺疾病恶化的住院患者，异常呼吸（见第19章）能准确地预测后续插管需要及住院死亡率（$LR=3.2$）。而对于插管后检查的患者，不对称的呼吸音是支气管内插管的特异度体征（$LR=18.8$），虽然体格检查不能排除这一重要并发症（即对称的呼吸音不能显著降低支气管内插管的可能性，$LR=0.5$）。插管的具体位置总是要通过体格检查之外的方法确定。在依赖呼吸机的急性呼吸窘迫综合征患者中，缺乏肺泡呼吸音的表现则增加了潜在胸腔积液的可能性（$LR=4.3$）。

（六）神经查体表现

若无应答的患者瞳孔不等大则可能有Hutchinson瞳（见第21章），而异常扩大的瞳孔则是同侧大脑内存在不断增大的肿物的早期征兆（$LR=9$）。ICU查体表现中与其非常相似的则是由于雾化支气管扩张剂引起的药物性瞳孔表现，但通过其缺乏对局部毛果芸香碱的反应（缩瞳）这一点，可以将其与Hutchinson瞳区别开（见第21章）。

颈强直则提示了由化脓性分泌物（脑膜炎）或血液（颅内或蛛网膜下腔出血）引起的脑膜刺激征。在脑卒中患者中，颈强直的表现显著增加了对颅内或蛛网膜下腔出血的提示（$LR=5.4$）。

表70.3　重症监护室患者的外周血流灌注*

体征（参考文献）**	灵敏度/%	特异度/%	似然比***	
			体征存在	体征缺失
低心输出检测				
双腿发冷（所有患者）	23	94	3.7	0.8
双腿发冷（脓毒症患者）	30	94	5.2	0.7
低灌注的查体表现数目				
出现0/3个查体表现	36	24	0.5	—
出现1/3个查体表现	52		2.3	—
出现3/3个查体表现	12	98	7.5	—
预测动脉乳酸水平升高				
肢体冰冷或毛细血管再充盈时间≥5秒	67	69	2.2	0.5

续 表

体征（参考文献）**	灵敏度/%	特异度/%	似然比***	
			体征存在	体征缺失
预测多器官功能衰竭				
肢体冰冷或毛细血管再充盈时间≥5秒	77	70	2.6	0.3
预测腹腔内手术的主要术后并发症				
毛细血管再充盈时间≥5秒	79	93	12.1	0.2
预测感染性休克14天死亡率				
毛细血管再充盈时间≥5秒	50	89	4.6	0.6
膝盖皮肤斑点	41	97	13.4	0.6

注：*诊断标准，对于心输出量低，心指数＜2.5L/（min·m^2）或＜3L/（min·m^2）；对于乳酸水平升高，血乳酸＞2mmol/L；对于多器官功能障碍，SOFA评分在住院的前48小时内增加（SOFA评分是序贯器官衰竭评估，将以下变量列为评分标准：PaO_2/FiO_2、血管活性药物的给药量、胆红素、血小板计数、Glasgow昏迷量表、肌酐或尿量）；对于主要术后并发症，需要内镜检查，重复手术，全身麻醉，或ICU转移。

**表现的定义，对于双腿冰冷，所有四肢温度均下降或腿部冰冷但手臂温暖（已知的外周血管疾病患者除外）；对于低灌注表现的组合，有三种：①毛细血管再充盈时间＞2秒。②膝盖皮肤上的斑点。③肢体冰冷；对于所有毛细血管再充盈时间，使用患者的手指或甲床进行测试；对于膝盖以上的皮肤斑点，斑点至少延伸至大腿中部（仅对浅色皮肤的患者进行了测试）。

***似然比，如果体征存在为阳性似然比；如果体征缺失为阴性似然比。

ICU，重症监护室。

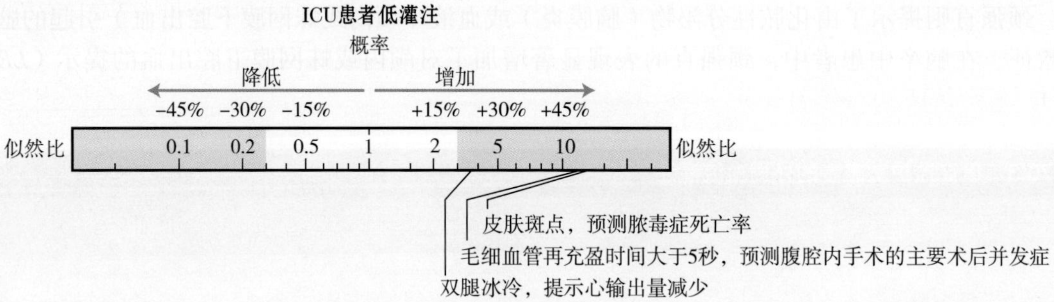

附录

似然比、可信区间和先验概率

附录1列出了本书中涉及的所有似然比（LR）的点估计和95%可信区间（CI）。此外，该表还包括了用于计算LR的疾病患病率（即疾病的先验概率；请参阅第2章）。第3章介绍了计算似然比点估计和可信区间的统计学方法，此外，各个体征的意义在其余章节中均有讨论。

附录1　似然比、可信区间和先验概率

检查结果	阳性LR（95%CI）	阴性LR（95%CI）	先验概率
6.1 痴呆和谵妄			
画钟试验	5.3（2.5，1.2）	0.5（0.3，0.7）	22～57
Mini-Cog评分≤2	4.5（2.7，7.4）	0.1（0.1，03）	3～52
简易精神状态检查（MMSE）评分≤23	7.7（5.8，10.2）	0.2（0.2，0.3）	4～77
简易精神状态检查（MMSE）评分≤20	14.4（8，26.1）	—	9～35
简易精神状态检查（MMSE）评分21～25	2.1（1.7，2.6）	—	14～35
简易精神状态检查（MMSE）评分≥26	0.1（0.1，0.2）	—	14～77
意识模糊评估法	12.7（7.4，21.8）	0.2（0.1，03）	14～64
7 姿势与步态			
Trendelenburg征阳性及跛行，提示臀中肌受损	3.2（1.1，9.1）	0.4（0.1，1）	46
髋外展肌无力，如有足跌现象，提示腰骶神经根病变	24（3.5，165.8）	0.1（0.1，0.4）	43
上肢摆动不对称，提示局限性脑部疾病	2.1（0.5，9.6）	0.9（0.7，1.0）	71
不能以串联步态行走，如见其他帕金森病症状，提示帕金森综合征	4.6（1.3，16）	02（0.1，0.3）	37～58
去年曾跌倒，提示未来再次跌倒风险	2.4（2，2.9）	0.6（0.4，0.9）	19～53
7.1 步态异常			
不能以串联步态行走，如见其他帕金森病症状，怀疑帕金森综合征	5.4（3.2，9.2）	0.2（0.1，07）	42～63
任何步态或平衡障碍，提示阿尔茨海默痴呆症	0.2（0.1，0.3）	3.4（1.9，5.8）	75
帕金森步态，提示路易体痴呆或帕金森并发痴呆	8.8（4.3，18.1）	0.2（0.2，0.4）	50
Nutt前向步态或前向失衡	6.1（3.2，11.3）	0.5（0.3，0.7）	25
7.2 跌倒预测			
掌颌反射存在	2.8（1.7，4.4）	0.8（0.7，0.9）	32
无法双脚合拢、眼睛睁开站立10秒	4.5（2.1，9.8）	1（0.9，1）	19
串联步态行走失败（＞2失误）	1.7（1.5，2）	07（0.6，0.8）	19
说话时停止行走	3（1.3，6.8）	0.8（07，1）	36～48
起立行走试验＜15秒	0.1（0，0.3）	—	53
起立行走试验15～35秒	1.1（0.9，1.4）	—	53
起立行走试验＞35秒	2.6（1.4，4.7）	—	53
8 黄疸			
海蛇头征，提示静脉曲张	1.5（0.1，15.7）	1（0.9，1.1）	58

续　表

检查结果	阳性LR（95%CI）	阴性LR（95%CI）	先验概率
蜘蛛痣，提示静脉曲张	1.2（0.9，1.6）	0.9（0.8，1.1）	13～46
黄疸，提示静脉曲张	1.1（0.5，2.4）	1（0.8，1.2）	13
肝大，提示静脉曲张	0.5（0.1，1.9）	1.1（1，1.3）	13
可触及脾脏，提示静脉曲张	1.4（1，1.8）	0.8（0.6，1）	13～46
腹水，提示静脉曲张	1.5（1.2，2）	0.7（0.6，0.8）	13～58
肝性脑病，提示静脉曲张	1.3（1.1，1.6）	0.9（0.8，1）	13～58
肝硬化Child评分C级，提示肝-肺综合征	3.1（2，4.8）	0.4（0.2，0.8）	14～34
8.1 肝细胞性黄疸			
体重减轻	0.8（0.2，3.2）	1.3（0.5，3.3）	65～67
蜘蛛痣	4.7（1，22.4）	0.6（0.5，0.9）	65～67
肝掌	9.8（1.4，67.6）	0.5（0.4，0.7）	67
腹壁静脉扩张	17.5（1.1，277）	0.6（0.5，0.8）	67
腹水	4.4（1.1，17.1）	0.6（0.5，0.8）	67
可触及脾脏	2.9（1.2，6.8）	0.7（0.6，0.9）	65～67
可触及胆囊	0.04（0，0.7）	1.4（1.1，1.9）	67
可触及肝脏	0.9（0.8，1.1）	1.4（0.6，3.4）	65～67
肝质地变硬	1.4（0.8，2.6）	0.8（0.7，1.1）	65～67
8.2 肝硬化			
蜘蛛痣	4.2（2.3，7.6）	0.6（0.5，0.7）	7～67
肝掌	3.7（1.4，9.8）	0.6（0.4，0.9）	11～67
男性乳房发育	7（5.2，9.4）	0.6（0.3，1.1）	11～16
身体/阴部毛发减少	8.8（6.3，12.5）	0.6（0.4，1）	11～16
黄疸	3.8（2，7.2）	0.8（0.8，0.9）	11～53
腹壁静脉曲张	9.5（1.8，49.2）	0.8（0.6，1）	11～55
肝大	2.3（1.6，3.3）	0.6（0.4，0.7）	7～67
上腹部可触及肝脏	2.7（1.9，3.9）	0.3（0.1，0.9）	7～37
肝边缘饱满质硬	3.3（2.2，4.9）	0.4（0.3，0.4）	11～67
脾大	2.5（1.6，3.8）	0.8（0.7，0.9）	18～67
腹水	6.6（3.6，12.1）	0.8（0.7，0.8）	16～55
周围性水肿	3（1.9，4.8）	0.7（0.6，0.9）	16～55
肝性脑病	8.8（3.3，23.7）	0.9（0.8，1）	16～39
8.3 肝-肺综合征			
杵状指	4（2.2，7.1）	0.5（0.4，0.8）	14～34
发绀	3.6（2.2，5.7）	0.6（0.3，1.2）	19～34
肝掌	1.8（0.8，3.9）	0.6（0.2，1.5）	14～19

续 表

检查结果	阳性 LR（95%CI）	阴性 LR（95%CI）	先验概率
蜘蛛痣	1.6（1.3，2.1）	0.5（0.3，0.9）	14 ～ 34
腹水	1.2（0.9，1.6）	0.8（0.5，1.5）	14 ～ 18
8.4 门脉 - 肺动脉高压			
血压＞140/90	7.3（2.5，21.6）	0.4（0.2，1）	15
氧饱和度＜92%	2.4（0.5，10.1）	0.8（0.6，1.3）	15
颈静脉充盈	2（0.2，16.6）	0.9（0.7，1.2）	15
右心室抬举感	8.8（1.7，44.7）	0.7（0.4，1.1）	15
P_2亢进	17.6（2.1，149）	0.6（0.4，1.1）	15
腹水，水肿	1.2（0.7，1.9）	0.7（0.2，2.4）	15
9 发绀			
发绀，提示肝 - 肺综合征	3.6（2.2，5.7）	0.6（0.3，1.2）	19 ～ 34
9.1			
中央性发绀	7.4（1.5，36.8）	0.2（0.1，0.5）	9 ～ 12
10.1 贫血			
任何部位苍白	3.8（2.6，5.6）	0.5（0.3，0.6）	2 ～ 71
面部苍白	3.8（2.5，5.8）	0.6（0.5，0.7）	39
甲床苍白	3.9（0.8，18.6）	0.5（0.4，0.7）	39 ～ 71
手掌苍白	5.6（1.1，29.1）	0.4（0.4，0.5）	39 ～ 71
掌纹苍白	7.9（1.8，353）	0.9（0.9，1）	39
结膜苍白	4.7（1.9，11.5）	0.6（0.4，0.9）	39 ～ 71
舌头苍白	3.7（2.5，5.4）	0.6（0.5，0.7）	21
结膜缘苍白	16.7（2.2，125）	—	47
结膜苍白边缘	2.3（1.5，3.5）	—	47
结膜边缘苍白缺失	0.6（0.5，0.8）	—	47
11.1 低血容量			
腋下干燥	3（1.6，5.6）	0.6（0.5，0.9）	23 ～ 52
口腔和鼻腔黏膜干燥	3.1（1.6，5.8）	0.4（0.2，0.9）	33 ～ 77
舌上纵纹	2（1，4）	0.3（0.1，0.6）	77
眼球凹陷	3.7（1.3，11）	0.6（0.4，0.9）	52 ～ 79
皮肤弹性降低	3.5（2.7，4.4）	0.3（0.3，0.4）	33
意识不清	10（0.5，223）	0.5（0.4，0.6）	33 ～ 77
体弱	2.3（0.6，8.6）	0.7（0.5，1）	78
语言障碍	3.1（0.9，11.1）	0.5（0.3，0.8）	80
12 营养不良和体重减轻			
酗酒，预测器质性疾病	4.5（1.1，18.9）	0.8（07，1）	55

续　表

检查结果	阳性LR（95%CI）	阴性LR（95%CI）	先验概率
吸烟，预测器质性疾病	2.2（1.1，4.4）	0.6（0.4，0.9）	55
精神病史，预测器质性疾病	0.2（0.1，0.5）	1.8（1.3，2.5）	55
体检结果正常，预测器质性疾病	0.4（0.3，0.6）	20.3（2.9，143）	55
低估，预测器质性疾病	5.4（2，14.5）	0.6（0.5，0.8）	50
高估，预测器质性疾病	3.6（2，6.5）	0.4（0.2，0.6）	50
12.1 营养不良与并发症			
体重减轻＞10%	1.4（1.1，1.8）	0.9（0.9，1）	13～51
体重过低	2（1.4，2.9）	0.9（0.8，1）	13～40
上臂围＜85%预测值	2.5（1.7，3.6）	0.8（0.7，0.9）	13～40
前臂围＜85%预测值	3.2（2，5.1）	0.8（0.6，0.9）	14～40
握力降低	2.5（1.9，33）	0.4（0.3，0.6）	13～59
14 库欣综合征			
骨质疏松，提示库欣综合征	8.6（2.3，32.6）	0.5（0.3，0.8）	25～69
体重减轻，提示异位ACTH综合征	20（1.2，341）	0.5（0.2，1.1）	24
症状持续时间＜18个月，提示异位ACTH综合征	15（3.2，71.4）	0.1（0，1）	23
14.1 库欣综合征			
高血压	2.3（1.5，3.7）	0.8（0.6，0.9）	25～56
满月脸	1.6（1.1，2.5）	0.1（0，0.9）	58
向心性肥胖	3（2，44）	0.2（0.1，0.3）	25～56
全身性肥胖	0.1（0，0.2）	2.5（2.1，3.1）	25
BMI＞30kg/m²	0.4（0.2，0.7）	2.6（1.3，5.4）	58
皮肤厚度＜1.8mm	115.6（7，1854）	0.2（0.1，0.6）	17
多血质	2.7（2.1，3.5）	0.3（0.1，0.5）	25
女性，毛发增多	1.4（0.9，2.2）	0.8（0.5，1.2）	22～65
淤斑	4.5（1.8，11.3）	0.6（0.4，0.7）	25～58
紫纹	1.6（1，2.4）	0.8（0.6，0.9）	25～58
痤疮	1.2（0.4，4.1）	0.5（0.5，1.7）	25～58
近端肌无力	2.6（0.6，10.7）	0.6（0.3，1.2）	25～58
水肿	1.8（1.1，3.1）	0.7（0.6，0.9）	25～57
15 脉率和脉波			
心率＜50次/分，在严重创伤的背景下预测死亡结局	20.7（17，25.2）	0.8（0.8，0.9）	5
奇脉，吸气时收缩压较呼气时低12mmHg以上，提示心脏压塞	5.9（2.4，14.3）	0.03（0，0.2）	63
颈动脉搏动延迟，提示严重主动脉瓣狭窄	3.5（2.6，4.6）	0.4（0.2，0.7）	5～69

续 表

检查结果	阳性LR（95%CI）	阴性LR（95%CI）	先验概率
二尖瓣狭窄患者脉搏增强，提示其他瓣膜疾病	14.2（7.4，27.2）	0.3（0.2，0.4）	35
15.1 心动过速			
心率＞90次/分，预测创伤导致低血容量的住院患者的死亡结局	1.5（1.4，1.7）	0.2（0.1，0.5）	10
心率＞95次/分，预测脓毒血症休克的住院患者的死亡结局	2（1.3，3.3）	0.1（0，0.5）	60
心率＞100次/分，预测肺炎患者的死亡结局	2.1（1.1，3.8）	0.7（0.5，1）	31
心率＞100次/分，预测心肌梗死患者的住院死亡结局	3（2.3，4）	1（0.9，1）	2～9
心率＞100次/分，预测上消化道出血的活跃性	4.9（3.2，7.6）	0.3（0.2，0.5）	27
心率＞100次/分，预测胆石性胰腺炎患者的并发症	6.8（3.7，12.5）	0.2（0，1）	7
心率＞100次/分，预测脑干出血患者的住院死亡结局	25.4（1.6，396）	0.3（0.2，0.6）	55
15.2 奇脉和哮喘			
奇脉，吸气时收缩压较呼气时低10mmHg以上，提示严重哮喘	2.7（1.7，4.3）	0.5（0.4，0.7）	36～77
奇脉，吸气时收缩压较呼气时低20mmHg以上，提示严重哮喘	8.2（1.7，40.3）	0.8（0.7，0.9）	36～67
奇脉，吸气时收缩压较呼气时低25mmHg以上，提示严重哮喘	22.6（1.4，364）	0.8（0.8，0.9）	77
15.3 脉搏与低血容量休克			
颈动脉脉搏存在，提示收缩压＞60mmHg	1.2（0.9，1.8）	0.2（0，2.1）	70
股动脉脉搏存在，提示收缩压＞60mmHg	2.9（1.1，7.2）	0.1（0，0.5）	70
桡动脉脉搏存在，提示收缩压＞60mmHg	4.7（0.7，31.3）	0.5（0.3，0.9）	70
16 脉搏节律异常			
颈部迅速而有规律的搏动，提示房室结再入性心动过速	9.6（1.4，66.6）	0.5（0.3，0.8）	22～71
16.1 房室分离和室性心动过速			
动脉脉搏强度变化，提示室性心动过速的AV解离	2.1（1，4.4）	0.5（0.3，1）	55
颈静脉间歇性的大炮A波，提示室性心动过速的AV解离	3.8（1.8，8.2）	0.1（0，0.4）	55
变化强度的S_1，提示室性心动过速的AV解离	24.4（1.5，385）	0.4（0.3，0.7）	55
16.2 心房颤动			
桡动脉脉搏不规则	4.6（3.2，6.4）	0.1（0.1，0.2）	5～30
脉搏节律绝对不齐	24.1（15.2，38）	0.5（0.4，0.6）	6

续　表

检查结果	阳性LR（95%CI）	阴性LR（95%CI）	先验概率
17 血压			
血压＜90mmHg，如果有晕厥，提示未来不良事件	4.2（3，5.8）	0.9（0.9，0.9）	8～12
两侧上肢血压差异＞20mmHg，提示锁骨下动脉狭窄	89.1（12.3，643）	0.2（0.1，0.8）	7
胸片上显示纵隔增宽，提示主动脉夹层	2（1.2，3.4）	0.3（0.2，0.4）	45～51
收缩压＜100mmHg，提示A型主动脉夹层	5（1.8，14）	0.9（0.9，1）	61
主动脉反流杂音，提示A型主动脉夹层	5（2.6，9.8）	0.6（0.5，0.8）	43～91
脉搏短绌	2.3（1.6，3.2）	0.9（0.8，1）	43～91
主动脉缩窄征象，提示主动脉缩窄	242（89.3，657）	0.2（0.1，0.4）	2
比例动脉压（收缩压-舒张压/收缩压）＜25%，提示心脏指数减低	6.9（3，15.8）	02（0.1，0.6）	50～64
脉压＞80mmHg，提示中至重度主动脉反流	10.9（1.5，77.1）	0.5（0.2，0.8）	42
止血带试验阳性，提示登革热感染	6.8（2.4，19.1）	0.6（0.4，0.7）	41～89
17.1 低血压与预后			
收缩压＜90mmHg，预测重症监护患者的死亡结局	3.1（1.9，5.1）	0.5（0.2，1.3）	21～37
收缩压＜90mmHg，预测菌血症患者的死亡结局	4.9（4.2，5.7）	0.6（0.2，1.4）	5～13
收缩压＜90mmHg，预测肺炎患者的死亡结局	7.6（3.8，15.3）	0.8（0.6，0.9）	4～10
收缩压＜80mmHg，预测急性心肌梗死患者的死亡结局	15.5（12.2，20）	0.7（0.7，0.7）	18
收缩压＜90mmHg，提示住院患者的不良结果	4.7（3.4，6.5）	0.7（0.7，0.8）	49
收缩压＜85mmHg，提示住院患者的不良结果	9（5.3，15.2）	0.8（0.7，0.8）	49
收缩压＜80mmHg，提示住院患者的不良结果	16.7（7.6，36.4）	0.8（0.8，0.8）	49
17.2 主动脉夹层			
脉搏短绌	4.2（1.6，10.8）	0.8（0.6，0.9）	23～76
主动脉反流杂音	1.5（1.1，2）	0.9（0.8，1）	23～76
局灶性神经功能缺损	6.4（0.6，66.2）	0.9（0.8，0.9）	23～51
0个上述指征	0.1（0，0.2）	—	51
1个上述指征	0.5（0.4，0.8）	—	51
2个上述指征	5.3（3，9.4）	—	51
3个上述指征	65.8（4.1，1062）	—	51
17.3 收缩压与意识障碍			
收缩压＞160mmHg，患者意识障碍，提示结构性脑损伤	7.3（3.6，14.6）	0.6（0.4，0.8）	46～59
18 体温			

续 表

检查结果	阳性LR（95%CI）	阴性LR（95%CI）	先验概率
白细胞计数＞15×10⁹/L，提示菌血症	1.6（1.2，2.2）	0.8（0.8，0.9）	9～37
杆状核粒细胞计数＞1.5×10⁹/L，提示菌血症	2.6（1.3，5.1）	0.7（0.6，0.9）	8～19
摄食减少，提示菌血症	2.3（2，2.7）	0.3（0.1，0.4）	9
摄食增加，提示菌血症	0.2（0.1，0.4）	1.7（1.5，1.8）	9
畏寒，提示菌血症	1.9（17，2.1）	0.7（0.6，0.8）	7～37
寒战，提示菌血症	3.7（2.8，5）	0.3（0.1，1.3）	8～15
阶梯热型，提示伤寒	177（11，2842）	0.5（0.4，0.6）	38
脉搏＜90次/分，提示登革热感染	3.3（1.8，5.9）	0.4（0.3，0.6）	50
脉搏＜80次/分，提示登革热感染	5.3（1.7，17.2）	0.7（0.6，0.9）	50
不明原因发热背景下脾大，预测需要做骨髓检查	2.9（1.9，4.4）	0.7（0.5，0.8）	24～45
不明原因发热背景下淋巴结肿大，预测需要做骨髓检查	1.9（1.1，3.2）	0.9（0.8，1）	24～45
18.1 体温，提示感染			
直肠法＞37.8°C	6.1（3.9，9.6）	0.6（0.5，0.7）	25
额温法＞37.9°C	4.2（2.8，6.5）	0.7（0.6，0.8）	25
耳温法＞37.5°C	8.5（4.7，15.4）	0.7（0.6，0.8）	25
18.2 提示发热			
患者自述发热	5.3（1.4，19.2）	0.2（0.1，0.5）	6～45
前额温度异常上升	2.8（2.4，3.3）	0.3（0.2，0.5）	24～49
18.3 提示菌血症			
年龄≥50岁	1.4（1.2，1.6）	03（0.1，0.8）	16～19
肾衰竭	4.6（2.6，8.1）	0.8（0.7，0.9）	14～21
因外伤住院	3（2.4，3.8）	0.7（0.3，1.3）	16～18
静脉给药	1.8（0.8，4.1）	1.1（1.0，1.0）	7
脑卒中病史	2.8（1.2，6.2）	0.9（0.8，1）	21
糖尿病	1.6（1.2，2.1）	0.9（0.9，1）	7～37
不能进行日常活动	3.6（2.2，5.9）	0.6（0.4，0.8）	14～21
急性危重症	2.7（1.4，5.2）	0.9（0.9，1）	7～19
使用尿管	2.7（15，4.7）	0.9（0.8，1）	7～37
使用中心静脉导管	2.4（1.6，3.5）	0.9（0.9，1）	7～32
体温＞38.5°C	1.2（1.1，1.4）	0.7（0.6，0.9）	8～19
心动过速	1.2（1.1，1.4）	0.7（0.6，0.8）	9～37
呼吸频率＞20次/分	0.9（0.8，1.1）	1.2（0.8，1.7）	37
低血压	2.3（1.9，2.9）	0.9（0.8，0.9）	7～37
急性腹痛	1.7（1.3，2.3）	1（0.9，1）	7～32

续　表

检查结果	阳性LR（95%CI）	阴性LR（95%CI）	先验概率
意识障碍或感觉减退	1.6（1.3，1.8）	0.9（0.9，1）	8～37
18.4 极端体温			
体温过高，预测脑桥出血死亡	23.7（1.5，371）	0.4（0.2，0.6）	55
体温过低，预测充血性心力衰竭死亡	6.7（2.7，16.9）	0.7（0.5，1）	6
低体温，预测肺炎死亡	3.5（1.1，10.9）	0.8（0.5，1.2）	4～9
低体温，预测肺炎死亡	3.3（1.1，10）	0.9（0.8，1）	43
19 呼吸频率和节律			
如果意识状态改变，且呼吸＜12次/分，预测对纳洛酮的反应	15.5（9.6，25.1）	0.2（0.1，0.5）	6
Kussmaul呼吸，提示疟疾患者中的严重代谢性酸中毒	4.8（3.4，6.7）	0.1（0.1，0.2）	51
呼吸节律异常，预测慢性阻塞性肺病住院患者需气管插管或住院期间死亡	3.2（13，7.8）	0.5（0.2，1）	31
矛盾呼吸，提示膈肌无力	3.2（1.7，5.9）	0.1（0，1.1）	27
端坐呼吸，提示射血分数＜50%	2.7（1.5，4.9）	0.04（0，0.7）	46
19.1 呼吸过快			
呼吸＞20次/分，预测气肿时出现缺血性肠梗阻	16.4（2.3，118.9）	0.7（0.6，0.9）	6～17
呼吸＞24次/分，预测未来不能脱离机械通气	2.9（1.2，7.1）	0.1（0，1.4）	41
呼吸＞27次/分，预测住院患者心肺骤停	3.1（1.9，5.1）	0.6（0.4，0.7）	39
呼吸＞28次/分，提示门咳嗽和发热的门诊患者发生肺炎	2.7（1.4，5.1）	0.9（0.8，0.9）	9～38
呼吸＞30次/分，预测肺炎患者的住院死亡结局	2.1（1.7，2.6）	0.6（0.5，0.8）	6～17
19.2 Cheyne-Stokes呼吸			
Cheyne-Stokes呼吸，提示射血分数＜40%（所有患者）	5.4（3.2，9.2）	0.7（0.6，0.8）	20
Cheyne-Stokes呼吸，提示射血分数＜40%（＜80岁）	8.1（4，16.3）	0.7（0.6，0.8）	21
Cheyne-Stokes呼吸，提示射血分数＜40%（＞80岁）	2.7（1.1，6.6）	0.7（0.4，1.1）	17
20.1 动脉血氧测量			
氧饱和度＜90%，预测住院患者死亡	4.5（1.9，10.5）	0.8（0.7，0.9）	6～15
氧饱和度＜96%，提示慢性肝病患者肝-肺综合征的发生	6.7（2.6，17.1）	0.6（0.5，0.8）	32
氧饱和度＜95%，提示咳嗽和发热患者的门诊患者患肺炎的发生	3.1（2.6，3.7）	0.7（0.5，0.8）	11～13
21 瞳孔			

续 表

检查结果	阳性LR（95%CI）	阴性LR（95%CI）	先验概率
Marcus Gunn瞳孔，提示青光眼患者的视网膜纤维层异常	4.2（2.2，7.8）	0.1（0，0.7）	27
Marcus Gunn瞳孔，提示多发性硬化患者视网膜纤维层异常	3.6（2.1，6）	0.6（0.4，0.9）	9
双侧瞳孔对光反射消失，提示硬膜下血肿患者行颅内手术后预后不良	3.4（1.5，7.6）	0.4（0.4，0.5）	45～53
针尖样瞳孔，提示阿片中毒导致的精神失常对纳洛酮的反应	8.5（6.1，11.9）	0.1（0，0.4）	6
21.1 瞳孔大小不等或单侧反射异常			
瞳孔直径差＞1mm，提示昏迷患者中颅内结构性病变	9（2.8，28.8）	0.6（0.5，0.8）	40
至少一侧对光反射消失，提示昏迷患者中颅内结构性病变	3.6（2.3，5.6）	0.2（0.1，0.4）	40
瞳孔大小不等和动眼神经麻痹，提示脑卒中患者中颅内出血	3.2（15，7.1）	0.7（0.6，0.9）	48
瞳孔大小不等或对光反射异常，提示动眼神经麻痹患者中颅内动脉瘤	2.4（1.9，3.1）	0.2（0.1，0.4）	17～38
红眼，且红眼一侧瞳孔缩小，比对侧小1mm以上，提示严重疾病	6.5（2.6，16.3）	0.8（0.8，0.9）	47
霍纳综合征，提示脑卒中患者的脑卒中后循环疾病	72（4.3，1212.9）	1（0.9，1）	26
21.2 霍纳综合征，瞳孔药物试验			
局部古柯碱给药后瞳孔直径差＞1mm，提示霍纳综合征	96.8（6.1，1527）	0.1（0，0.1）	68
阿普拉克洛尼定可逆性瞳孔大小不等，提示霍纳综合征	14（2.1，92.3）	0.1（0，0.4）	50～69
羟基安非他明可逆性瞳孔缩小，提示霍纳综合征患者的嗅神经元，视神经元损伤	9.2（2，43.6）	0.2（0.1，0.3）	45～52
局部苯肾上腺素可逆性瞳孔缩小，提示霍纳综合征患者的嗅神经元，视神经元损伤	4.2（1.3，13.4）	0.2（0，2.1）	21
非对称性面部出汗，提示霍纳综合征患者中的第一/第二神经元损伤	2.4（0.9，6.1）	0.6（0.4，0.9）	63
22.1 糖尿病性视网膜病变			
视力异常20/40或更差	1.5（1.3，1.7）	0.9（0.9，1）	2～24
直接眼底镜检查，未扩瞳	6.2（2.5，14.9）	0.5（0.3，0.8）	21
由普通医务人员进行的扩瞳直接眼底镜检查	9.4（6.2，14.3）	0.4（0.3，0.5）	5～15
由眼科专家进行的扩瞳直接眼底镜检查	25.5（8.2，79.1）	0.3（0.2，0.5）	5～15
无扩瞳三视野数字照片	31.3（9.8，99.8）	0.2（0.1，0.4）	8～28

续　表

检查结果	阳性LR（95%CI）	阴性LR（95%CI）	先验概率
23 红眼征			
睑球粘连，提示细菌性结膜炎	3.6（1.9，6.5）	0.7（0.6，0.9）	32
无睑球粘连，患细菌性结膜炎的可能性	0.3（0.1，0.8）	1.3（1.1，1.4）	32
临床诊断细菌性结膜炎	5.3（4.2，6.8）	0.2（0.1，0.2）	43
临床诊断病毒性结膜炎	3.5（2.8，4.4）	0.4（0.3，0.5）	42
临床诊断过敏性结膜炎	16.4（11.8，22.6）	0.01（0，0.2）	8
23.1 严重眼部疾病			
直接光过敏	8.3（2.7，25.9）	0.4（0.3，0.5）	28 ～ 59
间接光过敏	28.8（1.8，459.4）	0.6（0.4，0.7）	59
指鼻试验	21.4（12，38.3）	0.3（0.1，0.6）	4
双侧瞳孔大小不等	6.5（2.6，16.3）	0.8（0.8，0.9）	47
23.2 细菌性结膜炎			
红晕，仅限于球周	0.7（0.4，1.1）	1.2（1，1.5）	32
距患者6m处就能观察到红晕	1.5（1.1，1.9）	0.2（0，0.8）	42
红晕完全遮蔽睑板血管	4.6（1.2，17.1）	0.7（0.5，1）	42
无分泌物	0.4（0.2，0.8）	—	40 ～ 42
水样分泌物	0.4（0.2，1.2）	—	40 ～ 42
粘液状分泌物	1.8（0.9，3.8）	—	40 ～ 42
脓性分泌物	3.9（1.7，9.1）	—	40 ～ 42
滤泡性结膜炎	1（0.5，1.7）	1（0.6，1.9）	40
乳头状结膜炎	4.4（0.8，25.5）	0.8（0.6，1.1）	40
耳前淋巴结肿大	0.6（0.1，4）	1.1（0.8，1.6）	40 ～ 42
Rietveld评分，＋4或更高	6.6（3，14.6）	—	32
Rietveld评分，＋1到＋3	0.8（0.6，1.1）	—	32
Rietveld评分，-3到0	0.4（0.2，0.8）	—	32
24.1 听力检查			
低语测试结果异常	6（4.4，8.2）	0.03（0，0.3）	43 ～ 64
无法听到强烈的指擦声	355（22，5685）	0.4（0.3，0.5）	34
无法听到微弱的指擦声	3.9（3.2，4.8）	0.02（0，0.1）	34
无法听到手表的滴答声	106（6.6，1696）	0.6（0.5，0.7）	44
Rinne试验	16.8（13.8，20）	0.2（0.1，0.8）	6 ～ 46
Weber试验偏向健侧，提示听神经损伤	2.7（1.2，6.4）	0.5（0.3，1.1）	30
Weber试验偏向患侧，提示传导性听觉受损	6.4（1，43.3）	0.5（0.3，0.8）	70
25 甲状腺疾病			

续 表

检查结果	阳性LR（95%CI）	阴性LR（95%CI）	先验概率
腱反射半弛缓时间＞380毫秒，提示甲状腺功能减退	18.7（13.3，26）	0.1（0，0.2）	9～15
25.1 甲状腺肿			
不能看见或触及甲状腺	0.4（0.3，0.5）	—	37～79
触及肿大的甲状腺，仅伸展颈部时可见	0.9（0.4，2.1）	—	52
可见并能触及肿大的甲状腺	26.3（5.2，132）	—	37～65
25.2 甲状腺肿和甲状腺结节，提示肿瘤			
甲状腺肿，颈部腺样增生	15.4（4.8，49）	0.6（0.4，0.7）	32
甲状腺肿，声带麻痹	11.3（2.2，59.3）	0.7（0.6，0.9）	12～27
甲状腺肿，活动性差	10.5（4.7，23.5）	0.4（03，0.6）	32
结节性甲状腺肿（vs.弥漫性）	1.5（1.2，1.9）	0.4（0.2，0.8）	31
甲状腺肿，出现锥形小叶	0.2（0，1.7）	1.1（1，1.2）	31
甲状腺结节，声带麻痹	17.9（3.9，81.1）	0.9（0.9，1）	15～23
甲状腺结节，活动性差	7.8（3.3，18.3）	0.8（0.6，1）	23～46
甲状腺结节，颈部腺样增生	7.2（4.3，12）	0.8（0.7，0.9）	15～23
甲状腺结节，直径＞4cm	1.9（1.4，2.7）	0.5（0.4，0.7）	46
甲状腺结节，质地坚硬	3.3（0.2，52.1）	1（0.9，1）	23
25.3 甲状腺功能减退			
皮肤干冷	4.7（3.1，7.1）	0.9（0.8，0.9）	12
皮肤粗糙	3.4（1.4，8）	0.7（0.5，0.9）	18
手掌发冷	1.6（1，2.7）	0.8（0.6，1.1）	18
手掌干燥	1.5（1，2.4）	0.8（0.6，1.1）	18
面部浮肿	1.7（0.7，4.2）	0.6（0.4，0.8）	18
腕部浮肿	2.9（1.7，4.9）	0.7（0.5，0.9）	18
眉毛脱落	1.9（1.1，3.6）	0.8（0.7，1）	18
胫前水肿	1.1（0.9，1.5）	0.7（0.3，1.6）	18
减语态	5.4（2.7，10.7）	0.7（0.5，0.9）	18
脉率缓慢	4.2（3.2，5.4）	0.7（0.7，0.8）	12～20
甲状腺肿大	2.8（2.3，3.4）	0.6（0.6，0.7）	12
踝关节反射迟钝	3.4（1.8，6.4）	0.6（0.4，0.9）	18
运动缓慢	1（0.8，1.2）	1（0.3，3.2）	18
Billewicz评分＜-15分	0.1（0，0.2）	—	30～37
Billewicz评分-15～29分	0.9（0.4，2.1）	—	30～37
Billewicz评分＞＋30分	18.8（1.2，301）	—	30～37
25.4 甲状腺功能亢进			

续　表

检查结果	阳性LR（95%CI）	阴性LR（95%CI）	先验概率
脉率＞90次/分	4.5（3.9，5.2）	0.2（0.2，0.3）	50
皮肤温暖湿润	6.8（5，9.2）	0.7（0.7，0.7）	50
甲状腺肿大	2.3（2.1，2.5）	0.1（0.1，0.2）	50
眼睑后缩	33.2（17.2，64）	0.7（0.6，0.7）	50
眼睑运动滞后	18.6（9.6，36.1）	0.8（0.8，0.8）	50
手指颤动	11.5（8.8，14.9）	0.3（0.3，0.4）	50
Wayne指数＜11分	0.04（0，0.3）	—	2～43
Wayne指数11～19分	1.2（0.7，2）	—	32～43
Wayne指数＞20分	18.2（2.9，114）	—	32～43
26 脑膜			
缺乏局灶性神经病学改变，提示脑卒中的蛛网膜下腔出血	5.9（3.5，9.9）	0.4（0.2，0.7）	11
26.1 脑膜炎			
颈强直，提示脑脊液WBC＞100/μl	1.5（1.1，1.9）	0.9（0.7，1）	7～35
Kernig征阳性，提示脑脊液WBC＞100/μl	2.5（1.3，4.9）	0.9（0.9，1）	7～35
Brudzinski征阳性，提示脑脊液WBC＞100/μl	2.2（1.1，4.6）	0.9（0.9，1）	7～35
26.2 颅内出血			
突发头痛伴颈强直，提示蛛网膜下腔出血	7.1（4.9，10.5）	0.7（0.7，0.8）	6～7
脑卒中伴颈强直，提示颅内出血	5.4（2.5，11.3）	0.7（0.7，0.9）	18～59
27 淋巴结肿大			
全身性瘙痒，提示严重疾病	4.9（1.8，13.1）	0.9（0.9，1）	26
耳鼻喉症状，提示严重疾病	0.2（0.1，0.4）	1.4（1.2，1.6）	26～71
滑车上淋巴结＞0.5cm，提示HIV感染	4.5（3.1，6.7）	0.2（0.1，0.3）	56
结核病患者腋窝淋巴结肿大，提示HIV感染	4.9（2.2，11.2）	0.7（0.5，0.9）	9～56
淋巴结肿大，如果伴有发热来源未明，提示进行骨髓检查以进行诊断	1.9（1.1，3.2）	0.9（0.8，1）	24～45
腋窝淋巴结肿大，提示转移性乳腺癌	9.3（2.3，37.6）	0.7（0.7，0.8）	25～40
27.1 淋巴结肿大			
男性	1.3（1.1，1.6）	0.8（0.7，0.9）	26～60
年龄＞40岁	2.4（1.7，3.5）	0.4（0.3，0.6）	26～63
体重减低	3.4（2.2，5.4）	0.8（0.8，0.9）	26～53
发热	0.7（0.5，1）	1.1（1，1.2）	26～53
头颈部淋巴结（除锁骨上）	0.9（0.8，1.1）	1.1（0.9，1.2）	17～70
锁骨上淋巴结	3.2（2.3，4.3）	0.8（0.7，0.9）	17～70
腋窝淋巴结	0.8（0.6，0.9）	1.1（1，1.1）	17～70

似然比、可信区间和先验概率

续 表

检查结果	阳性LR（95%CI）	阴性LR（95%CI）	先验概率
腹股沟淋巴结	0.6（0.4，0.7）	1.1（1，1.1）	17～70
滑车上淋巴结	0.7（0.1，7.6）	1（1，1.1）	41
全身性淋巴结肿大	1.3（0.6，2.9）	1（0.7，1.4）	17～60
淋巴结大小＜4cm^2	0.4（0.3，0.7）	—	26
淋巴结大小4～8.99cm^2	2（0.4，9.2）	—	26
淋巴结大小＞9cm^2	8.4（2.1，32.8）	—	26
淋巴结质硬	3.2（2.4，4.3）	0.6（0.4，0.7）	26
淋巴结触痛	0.4（0.3，0.6）	1.3（1.1，1.5）	26～53
淋巴结活动性差	10.9（2，59.2）	0.7（0.3，1.3）	26～53
皮疹	0.6（0.3，1.4）	1（1，1.1）	26～41
可触及脾脏	1.2（0.6，2.5）	1（0.9，1）	26～41
可触及肝脏	1.2（0.7，1.9）	1（0.9，1.1）	26～41
评分≤-3	0.04（0，0.2）	—	24～26
评分-2～-1	0.1（0，0.3）	—	24～26
评分0～4	1.1（0.5，2.3）	—	24～26
评分5～6	5.1（2.9，8.8）	—	24～26
评分≥7	21.9（2.7，179）	—	24～26
28 胸部视诊			
Schamroth征阳性，提示指间关节比例＞1	8（5.1，12.5）	0.2（0.1，0.3）	38
28.1 杵状指			
杵状指，提示低氧血症	3.2（1.7，6.1）	0.1（0.1，0.3）	75
杵状指，提示心内膜炎	5.1（2.9，9.2）	0.9（0.9，1）	20
杵状指，提示肝-肺综合征	4（2.2，7.1）	0.5（0.4，0.8）	14～34
28.2 胸部视诊			
桶状胸，提示慢性阻塞性疾病	1.5（1.2，2）	0.6（0.4，0.8）	49
前后/左右胸直径比值＞0.9，提示慢性阻塞性疾病	2（1.1，3.3）	0.8（0.7，1）	49
缩唇呼吸，提示慢性阻塞性肺病	2.7（1.8，4）	0.5（0.4，0.7）	49
呼吸时斜方肌/胸锁乳突肌收缩，提示慢性阻塞性疾病	3.3（1.8，5.9）	0.7（0.6，0.8）	49
肌萎缩侧索硬化患者，呼吸时辅助肌收缩，提示呼吸肌无力	4.9（0.4，61.7）	0.2（0.1，0.6）	92
呼吸辅助肌收缩，提示肺栓塞	1.5（0.6，3.6）	0.9（0.8，1.1）	21
29.1 胸部触诊			
双侧胸廓扩张度不对称，提示肺炎	44.1（2.1，905）	1（0.9，1）	10

续　表

检查结果	阳性LR（95%CI）	阴性LR（95%CI）	先验概率
双侧胸廓扩张度不对称，提示胸腔积液	8.1（5.2，12.7）	0.3（0.2，0.4）	21
双侧胸廓扩张度不对称，提示右主支气管插管	15.8（5，49.6）	0.6（0.4，0.8）	5～50
触觉震颤减弱，提示胸腔积液	5.7（4，8）	0.2（0.1，0.4）	20
胸壁触痛，提示肺炎	1.2（0.3，5.3）	1（0.9，1.1）	16
胸壁触痛，提示肺栓塞	0.8（0.6，1.1）	1.1（1，1.1）	21～23
胸壁触痛，提示冠状动脉疾病	0.8（0.7，0.9）	1.1（1，1.3）	44～62
胸壁触痛，提示心肌梗死	0.3（0.2，0.4）	1.3（1.1，1.4）	
29.2 胸部叩诊			
叩诊呈浊音，提示肺炎	3（1.7，5.2）	0.9（0.8，1）	3～38
叩诊呈浊音，提示胸部X线异常	3（1.4，6.3）	0.9（0.9，1）	26～46
叩诊呈浊音，提示胸腔积液	4.8（3.6，6.4）	0.1（0.1，0.3）	21
右前胸语音共振增强，提示慢性阻塞性肺病	7.3（3.6，14.9）	0.8（0.7，0.9）	16～40
膈肌运动受限，提示慢性气流阻塞	5.3（0.8，35）	0.9（0.7，1.1）	16
叩诊音异常，提示胸部X射线检查异常	1.7（1，3）	0.8（0.6，1.1）	26～46
叩诊音异常，提示胸腔积液	8.3（1.8，38.7）	0.2（0，1.6）	21～40
30 肺部听诊			
有无啰音，预测心肌梗死患者30天死亡结局	4.5（3.9，5.3）	0.7（0.6，0.8）	4
30.1 呼吸音和语音共振			
呼吸音评分＜9	10.2（4.6，22.7）	—	19～56
呼吸音评分10～12	3.6（1.4，9.5）	—	19～56
呼吸音评分13～15	0.7（0.3，1.5）	—	19～56
呼吸音评分＞16	0.1（0，0.3）	—	19～56
呼吸音减弱或消失，提示住院患者的胸腔积液	5.2（3.8，7.1）	0.1（0.1，0.3）	21
呼吸音减弱，提示阻塞性肺疾病	3.5（2.1，5.6）	0.5（0.4，0.7）	15～49
机械通气患者呼吸音减弱，提示潜在胸腔积液	4.3（2.8，6.5）	0.6（0.5，0.8）	26
支气管激发试验中，如呼吸音减弱，提示哮喘	4.2（1.9，9.5）	0.3（0.1，0.6）	50
咳嗽、发热患者呼吸音减弱，提示肺炎	2.2（1.8，2.7）	0.8（0.8，0.9）	5～41
双侧呼吸音不对称，提示支气管内插管	18.8（7.4，47.5）	0.5（0.3，0.9）	5～50
咳嗽和发热患者支气管呼吸音明显，提示肺炎	3.3（2，5.6）	0.9（0.8，1）	14
咳嗽和发热患者闻及羊鸣音，提示肺炎	4.1（2.1，7.8）	0.9（0.9，1）	3～38
住院患者语音共振减弱，提示胸腔积液	6.5（4.4，9.6）	0.3（0.2，0.4）	20
30.2 啰音和哮鸣音			
啰音，提示石棉工人存在肺纤维化	5.9（2，17.2）	0.2（0.1，0.5）	58
啰音，提示心肌病患者左心房压力升高	2.1（1.2，3.8）	0.8（0.7，1）	54～86
啰音，提示胸痛患者心肌梗死	2.1（1.6，2.8）	0.8（0.7，1）	6～12

续 表

检查结果	阳性LR（95%CI）	阴性LR（95%CI）	先验概率
啰音，提示咳嗽和发热患者存在肺炎	2.3（1.4，3.7）	0.8（0.7，0.9）	3～41
吸气相早期啰音，提示患者气道阻塞	14.6（3，70）	0.4（0.1，1.4）	15～55
吸气相早期啰音，提示慢性气流阻塞患者严重疾病	20.8（3，142.2）	0.1（0，0.4）	48
非用力呼吸时出现哮鸣音，提示慢性气流阻塞	2.6（1.7，3.9）	0.8（0.7，0.9）	13～83
哮鸣音，提示咳嗽和发热患者存在肺炎	0.8（0.7，0.9）	1.1（1，1.1）	5～41
哮鸣音，提示肺栓塞	0.4（0.1，0.97）	1.1（1，1.2）	23～40
支气管激发试验期间出现哮鸣音，提示哮喘	6（1.5，24.3）	0.6（0.4，0.9）	50
胸膜摩擦音，提示肺栓塞	1.4（0.6，3.1）	1（1，1）	21～23
胸膜摩擦音，提示胸腔积液	3.9（0.8，18.7）	1（0.9，1）	21
31.1 辅助检查			
用力呼气时间＜3秒，提示慢性阻塞性肺病	0.2（0.1，0.3）	—	55～71
用力呼气时间为3～9秒，提示慢性阻塞性肺病	1.3（0.5，2.9）	—	55～71
用力呼气时间＞9秒，提示慢性阻塞性肺病	4.1（2.6，6.4）	—	55～71
无法吹灭火柴，提示FEV_1≤1.6L	9.6（5.5，16.6）	0.2（0.1，0.8）	37～56
32 肺炎			
CRB-65评分=0，预测死亡结局	0.1（0.1，0.3）	1.4（12 1.6）	4～13
CRB评分2或3，预测死亡结局	5（3.3，7.5）	0.7（0.6，0.8）	4～10
32.1 肺炎			
消瘦	4（1.7，9.6）	0.9（0.8，1）	3
精神失常	1.9（1.2，3）	0.9（0.9，1）	14～38
脉搏＞100次/分	1.8（1.6，2.1）	0.8（0.7，0.9）	3～50
体温＞37.8°C	2.2（1.8，2.8）	0.7（0.7，0.8）	3～51
呼吸频率＞28次/分	2.7（1.4，5.1）	0.9（0.8，0.9）	9～38
氧饱和度＜95%	3.1（2.6，3.7）	0.7（0.5，0.8）	11～13
所有生命体征正常	0.3（0.2，0.5）	2.2（1.4，3.4）	7～50
双侧胸廓扩张度不对称	44.1（2.1，905）	1（0.9，1）	10
胸壁触痛	1.2（0.3，5.3）	1（0.9，1.1）	16
叩诊浊音	3（1.7，5.2）	0.9（0.8，1）	3～38
呼吸音消失	2.2（1.8，2.7）	0.8（0.8，0.9）	5～41
支气管呼吸音	3.3（2，5.6）	0.9（0.8，1）	14
羊鸣音	4.1（2.1，7.8）	0.9（0.9，1）	3～38
啰音	2.3（1.4，3.7）	0.8（0.7，0.9）	3～41
哮鸣音	0.8（0.7，0.9）	1.1（1，1.1）	5～38
上述体征0或1个	0.3（0.2，0.4）	—	7～35

续　表

检查结果	阳性LR（95%CI）	阴性LR（95%CI）	先验概率
上述体征2或3个	1（0.9，1.2）	—	15～35
上述体征4或5个	8.2（5.8，1.5）	—	15～35
32.2 肺炎和死亡结局			
精神失常	2.7（2.1，3.4）	0.6（0.5，0.7）	8～31
心率＞100次/分	2.1（1.1，3.8）	0.7（0.5，1）	31
收缩压＜90mmHg	7.6（3.8，15.3）	0.8（0.6，0.9）	4～10
体温偏低	3.5（1.1，10.9）	0.8（0.5，1.2）	4～9
呼吸频率＞30次/分	2.1（1.7，2.6）	0.6（0.5，0.8）	6～17
氧饱和度＜90%	2.8（1.4，5.8）	0.8（0.6，1）	1～10
CURB-65 0	0.2（0.1，03）	—	1～17
CURB-65 1	0.5（0.4，0.6）	—	1～17
CURB-65 2	1.2（1，1.5）	—	1～17
CURB-65 3	2.6（26，3.2）	—	1～17
CURB-65 4	5.9（4.5，7.8）	—	1～17
CURB-65 5	11.1（6.6，18.7）	—	4～14
33 慢性阻塞性肺疾病			
吸气相早期啰音，提示严重呼吸系统疾病	20.8（3，142.2）	0.1（0，0.4）	48
啰音，提示COPD	0.9（0.5，1.6）	40～44	
33.1 慢性阻塞性肺疾病			
桶状胸	15（1.2，2）	0.6（0.4，0.8）	49
前后径/左右径＞0.9	2（1.1，3.3）	0.8（0.7，1）	49
缩唇呼吸	2.7（1.8，4）	0.5（0.4，0.7）	49
呼吸时斜角肌/胸背肌收缩	3.3（1.8，5.9）	0.7（0.6，0.8）	49
喉部最大高度＜4cm	3.6（2.1，6）	07（0.6，0.8）	52
喉部降低＞3cm	0.9（0.5，1.4）	1（0.9，1.1）	52
胡弗征	4.2（2.5，7）	0.5（0.4，0.7）	37
剑突下心搏	7.4（2，27.1）	0.9（07，1.1）	16～44
左侧不能叩及心脏浊音界	11.8（1.2，121）	0.9（0.7，1.1）	14
右上胸部语音共振增强	7.3（3.6，14.9）	0.8（0.7，0.9）	16～40
膈肌运动范围＜2cm	5.3（0.8，35）	0.9（07，1.1）	16
呼吸音减弱	3.5（2.1，5.6）	0.5（0.4，0.7）	15～49
呼吸音评分＜9	10.2（4.6，22.7）	—	19～56
呼吸音评分10～12	3.6（1.4，9.5）	—	19～56
呼吸音评分13～15	0.7（0.3，1.5）	—	19～56
呼吸音评分＞16	0.1（0，0.3）	—	19～56

续 表

检查结果	阳性LR（95%CI）	阴性LR（95%CI）	先验概率
吸气相早期啰音	14.6（3，70）	0.4（0.1，1.4）	15～55
非用力呼吸时出现哮鸣音	2.6（17，3.9）	0.8（0.7，0.9）	13～83
用力呼气时间＞9秒	4.1（2.6，6.4）	—	55～71
用力呼气时间3～9秒	1.3（0.5，2.9）	—	55～71
用力呼气时间＜3秒	0.2（0.1，0.3）	—	55～71
同时出现两个及以上上述体征	25.7（6.2，106）	0.3（0.2，0.7）	16
33.2 COPD的预后			
BAP-65 1级	0.3（0.2，0.4）	—	3～11
BAP-65 2级	0.4（0.2，0.5）	—	3～11
BAP-65 3级	1.1（0.9，1.3）	—	3～11
BAP-65 4级	4（3.6，4.5）	—	3～11
BAP-65 5级	10.4（7.4，14.7）	—	3～11
34 肺栓塞			
突发性呼吸困难	2.4（2，2.9）	0.3（0.2，0.3）	40～43
晕厥	2（1.6，2.5）	0.9（0.8，1）	19～40
咯血	1.9（1.5，2.5）	1（0.9，1）	19～43
脉率＜90次/分	0.3（0.1，0.8）	1.8（1.3，2.5）	33
氧分压＜80mmHg	1.1（1，1.3）	0.7（0.4，1.1）	28～36
肺泡-动脉氧分压差＞20mmHg	1.2（0.9，1.5）	0.6（0.4，1.01）	27～36
34.1 肺栓塞			
出汗	0.6（0.3，1.4）	1（1，1.1）	23
发绀	2.3（0.4，15.6）	1（1，1）	21～23
脉率＞100次/分	1.3（1，1.6）	0.9（0.8，1）	18～43
收缩压＜100mmHg	1.9（1.1，3）	1（0.9，1）	27
体温＞38°C	0.5（0.3，0.9）	1.1（1，1.1）	21～43
呼吸频率＞30次/分	2（1.5，2.8）	0.9（0.8，0.9）	28
辅助呼吸肌收缩	1.5（0.6，3.6）	0.9（0.8，1.1）	21
啰音	0.8（0.4，1.6）	1.1（0.7，1.8）	23～38
哮鸣音	0.4（0.1，0.97）	1.1（1，1.2）	23～40
胸膜摩擦音	1.4（0.6，3.1）	1（1，1）	21～23
颈静脉怒张	1.7（1.1，2.6）	1（0.9，1）	21～38
胸骨左缘隆起	2.4（1.03，5.5）	1（1，1）	21～23
P_2亢进	2（0.8，5.1）	0.9（0.8，1）	22～33
新发奔马律（P_3或P_4）	2.7（1，7）	0.8（0.6，1）	33
胸壁触痛	0.8（0.6，1.1）	1.1（1，1.1）	21～23

续　表

检查结果	阳性LR（95%CI）	阴性LR（95%CI）	先验概率
单侧下肢疼痛或肿胀	2.5（1.9，3.4）	0.8（0.7，0.9）	19～43
简化Wells评分低风险	0.3（0.2，0.4）	—	9～43
简化Wells评分中风险	1.6（1.4，1.8）	—	9～43
简化Wells评分高风险	7.5（4.6，12.1）	—	9～43
修改后Geneva评分低风险	0.3（0.3，0.4）	—	15～32
修改后Geneva评分中风险	1.1（1，1.3）	—	15～32
修改后Geneva评分高风险	6.6（5.1，8.7）	—	15～32
35 胸腔积液			
急性呼吸窘迫综合征患者肺泡呼吸音消失，提示潜在胸腔积液	4.3（2.8，6.5）	0.6（0.5，0.8）	26
35.1 胸腔积液			
双侧胸廓扩张度不对称	8.1（5.2，12.7）	0.3（0.2，0.4）	21
触觉语颤减弱	5.7（4，8）	0.2（0.1，0.4）	20
叩诊出现浊音	4.8（3.6，6.4）	0.1（0.1，03）	21
听诊叩诊（Guarino方法）出现浊音	8.3（1.8，38.7）	0.2（0，1.6）	21～40
呼吸音减弱或消失	5.2（3.8，7.1）	0.1（0.1，0.3）	21
语音共振减弱	6.5（4.4，9.6）	0.3（0.2，0.4）	20
啰音	0.7（0.5，1）	1.5（1.1，2）	21
胸膜摩擦音	3.9（0.8，18.7）	1（0.9，1）	21
36 颈静脉视诊			
右房压力＞10mmHg，提示肺毛细血管楔压＞22mmHg	3.5（2.2，5.7）	0.3（0.2，0.5）	51～62
Kussmaul大呼吸，预测死亡结局	3.5（15，8.1）	0.7（0.5，0.9）	43
间歇性的大炮A波，提示房室分离	3.8（1.8，8.2）	0.1（0，0.4）	55
36.1 颈静脉视诊			
静脉压升高，提示CVP＞8cmH_2O	8.9（4.6，17.3）	0.3（0.2，0.5）	30～70
静脉压升高，提示CVP＞12cmH_2O	6.6（2.7，16.1）	0.2（0.1，0.4）	17～55
静脉压升高，提示左心舒张期压力升高	3.9（1.6，9.4）	0.7（0.5，1）	19～75
静脉压升高，提示左心室射血分数降低	6.3（3.5，11.3）	0.9（0.8，1）	8～69
静脉压升高，提示胸痛患者存在心肌梗死	2.4（1.4，4.2）	0.9（0.9，1）	6
静脉压升高，预测术后肺水肿	11.3（5，25.8）	0.8（0.7，1）	4
静脉压升高，预测术后心肌梗死或充血性心力衰竭	9.4（4，22.4）	0.8（0.7，1）	4
估计的静脉压力＜5cmH_2O，预计测量的静脉压力＜5cmH_2O	8.4（2.8，25）	0.1（0，0.7）	26

续　表

检查结果	阳性LR（95%CI）	阴性LR（95%CI）	先验概率
腹股沟试验阳性，提示到左心舒张期压力升高	8（2.1，31.2）	0.3（0.2，0.6）	17～75
收缩早期心尖外移提示到中度至重度三尖瓣反流	10.9（5.5，21.7）	0.7（0.5，0.8）	18
37.1 心脏叩诊			
患者卧位，心脏浊音界距前正中线距离＞10.5cm，提示心胸比＞0.5	2.5（1.8，3.4）	0.05（0，0.3）	36
患者卧位，心脏浊音界距前正中线距离＞10.5cm，提示左心室舒张末期容积上升	1.4（1.1，1.7）	0.2（0，1.3）	17
患者直立，心脏浊音界超过锁中线，提示心胸比＞0.5	2.4（1.1，5.2）	0.05（0，0.4）	76
38.1 心尖搏动的范围和幅度			
仰卧心尖搏动处在锁中线外侧，提示心胸比＞0.5	3.4（1.6，7.3）	0.6（0.5，0.8）	25～28
仰卧心尖搏动处在锁中线外侧，提示低射血分数	10.3（5，21.1）	0.7（0.6，0.9）	8～69
仰卧心尖搏动处在锁中线外侧，提示左心室舒张末期容积增加	5.1（2.7，9.7）	0.7（0.6，0.8）	15～48
仰卧心尖搏动处在锁中线外侧，提示肺泡毛细血管楔压＞12mmHg	5.8（1.3，26）	0.6（0.4，1）	30
仰卧心尖搏动处距正中线距离＞10cm提示心胸比＞0.5	4.3（0.3，70.8）	0.5（0.3，0.8）	25～36
45°左侧卧位，心尖搏动区域直径＞4cm，提示左心室舒张末期容积增加	4.7（2.1，10.2）	0.4（0.2，1）	32～50
38.2 心前区异常搏动			
心尖搏动亢进，提示合并二尖瓣反流或主动脉瓣疾病的二尖瓣狭窄	11.2（6.4，19.5）	0.3（0.2，0.4）	39
持续性或双重性心尖搏动，提示左心室肥厚	5.6（3.3，9.5）	0.5（0.3，0.7）	27
主动脉杂音伴持续的心尖搏动，提示合并主动脉瓣狭窄	4.1（1.7，10.1）	0.3（0.1，0.5）	69
舒张早期杂音伴持续心尖搏动，提示中度至重度主动脉反流	2.4（1.4，4）	0.1（0，0.9）	41
胸骨下搏动，提示中度至重度三尖瓣反流	12.5（4.1，38）	0.8（0.8，0.9）	18
持续性胸骨左缘下侧搏动，提示右心室压力峰值＞50mmHg	3.6（1.4，8.9）	0.4（0.2，0.7）	51
右心室摇摆，提示中度至重度三尖瓣反流	31.4（1.6，601）	0.9（0.9，1）	18
肝区异常搏动，提示中度至重度三尖瓣反流	6.5（2.2，19.3）	0.8（0.7，1）	18～41
S_2可触，提示合并二尖瓣狭窄的肺动脉高压	3.6（1.5，8.8）	0.05（0，0.8）	52
40.1 第一心音和第二心音			
S_1强度不均，提示房室分离	24.4（1.5，385）	0.4（0.3，0.7）	55
S_2固定宽分裂，提示房间隔缺损	2.6（1.6，4.3）	0.1（0，0.8）	30

续　表

检查结果	阳性LR（95%CI）	阴性LR（95%CI）	先验概率
S_2反常分裂，提示重度主动脉瓣狭窄	2.4（0.8，7）	0.6（0.2，1.7）	5
二尖瓣狭窄伴P_2亢进，提示肺动脉高压	1.2（0.9，1.5）	0.8（0.3，1.9）	32～52
肝硬化伴P_2亢进，提示肺动脉高压	17.6（2.1，149）	0.6（0.4，1.1）	15
P_2可触，提示肺动脉高压	3.6（1.5，8.8）	0.05（0，0.8）	52
主动脉杂音伴S_2减低，提示重度主动脉瓣狭窄	3.8（2.4，6）	0.4（0.4，0.5）	5～60
41 第三心音和第四心音			
主动脉狭窄伴S_3音，提示肺毛细血管楔压＞12mmHg	2.3（1.3，4）	0.9（0.8，1）	46
主动脉狭窄伴S_3音，提示射血分数＜0.5	5.7（2.7，12）	0.8（0.7，0.9）	41
主动脉反流伴S_3音，提示严重反流	5.9（1.4，25.3）	0.8（0.7，0.9）	50
主动脉反流中出现S_3音，提示射血分数＜0.5	8.3（3.6，19.2）	0.4（0.2，0.9）	8
41.1 第三心音和第四心音			
S3，提示射血分数＜0.5	3.4（2.6，4.4）	0.7（0.5，0.8）	30～80
S3，提示射血分数＜0.3	4.1（2.3，7.3）	0.3（0.2，0.5）	19～47
S3，提示左心充盈压力升高	3.9（2.1，7.1）	0.8（0.7，0.9）	19～68
S3，提示BNP水平升高	10.1（4.2，23.9）	0.5（0.3，0.8）	50～61
S3，提示急性胸痛患者的心肌梗死	3.2（1.6，6.5）	0.9（0.8，1）	12
S3，预测术后肺水肿	14.6（5.7，37.3）	0.8（0.7，1）	4
S3，预测术后心肌梗死或心脏死亡	8（2.7，23.4）	0.9（0.8，1）	4
S4，预测心肌梗死后的5年死亡率	3.2（1.3，7.8）	0.8（0.6，1.1）	9
S4，提示左心充盈压力升高	1.3（0.8，1.9）	0.9（0.7，1.2）	46～67
S4，提示严重主动脉瓣狭窄	0.9（0.5，1.9）	1.1（0.6，1.9）	5～90
43.1 心脏杂音和心瓣膜疾病			
功能性杂音，提示正常心脏超声检查	4.7（2.1，10.7）	0.1（0，1.4）	21～77
特征性杂音，提示轻度或中重度的主动脉瓣狭窄	5.9（4.5，7.8）	0.1（0.1，0.2）	20
特征性杂音，提示严重的主动脉瓣狭窄	3.5（3.1，4）	0.1（0，0.2）	2～26
特征性杂音，提示轻度或更严重的二尖瓣反流	5.4（3.7，8.1）	0.4（0.2，0.7）	43～57
特征性杂音，提示中度或重度的二尖瓣反流	2.6（1.6，4）	0.3（0.2，0.6）	10～20
特征性杂音，提示轻度或更严重的三尖瓣反流	14.6（4.5，47.1）	0.8（0.7，0.9）	39
特征性杂音，提示中度或重度的三尖瓣反流	9.6（6，15.4）	0.6（0.3，1.2）	7～18
特征性杂音，提示室间隔缺损	24.9（8.6，72.7）	0.1（0，1.4）	4
特征性杂音，提示二尖瓣脱垂	12.1（4，36.4）	0.5（0.2，0.9）	11
特征性杂音，提示轻度或中重度的主动脉反流	9.9（4.9，20）	0.3（0.2，0.4）	29～88
特征性杂音，提示中度或重度的主动脉反流	4.3（2.1，8.6）	0.1（0.1，0.2）	8～35
特征性杂音，提示肺动脉反流	17.4（3.6，83.2）	0.9（0.8，1）	15

续 表

检查结果	阳性LR（95%CI）	阴性LR（95%CI）	先验概率
43.2 成人收缩期杂音鉴别诊断			
提示主动脉流速≥2.5m/s			
双相心尖-心底部杂音	9.7（6.7，14）	0.1（0.1，0.2）	20
双相心尖杂音	0.2（0.1，0.9）	0.1（1.1，1.2）	20
胸骨左下杂音	0.7（0.2，2.4）	1（1，1.1）	20
S_1消失	5.1（3.5，7.4）	0.5（0.4，0.6）	20
S_2消失	12.7（5.3，30.4）	0.7（0.6，0.8）	21
S_2亢进	1.7（0.9，3.1）	0.9（0.8，1）	21
向颈部传导	2.4（1.9，3）	0.2（0.1，0.3）	33
收缩中期或全收缩期	0.4（0.3，0.6）	2（1.5，2.5）	33
收缩期持续性或全收缩期杂音	2.2（1.7，2.8）	0.4（0.3，0.6）	33
粗糙的杂音	3.3（2.4，4.5）	0.3（0.2，0.4）	33
停搏前后杂音强度不变	0.4（0.2，0.7）	1.9（1.3，2.8）	36
提示中度或中度二尖瓣反流			
双相心尖-心底部杂音	1.1（0.7，1.7）	1（0.8，1.1）	20
双相心尖杂音	6.8（3.9，11.9）	0.7（0.6，0.8）	20
胸骨左下杂音	1.1（0.4，3.4）	1（0.9，1.1）	20
S_1消失	1.4（0.9，2.2）	0.9（0.8，1.1）	20
S_2消失	0.5（0.2，1.6）	1.1（1，1.1）	20
S_2亢进	4.7（2.7，8.3）	0.7（0.6，0.9）	20
向颈部传导	0.6（0.4，0.9）	1.6（1.2，2.1）	28
收缩中期或全收缩期	0.4（0.2，0.6）	1.9（1.5，2.5）	28
收缩期持续性或全收缩期杂音	1.9（1.5，2.4）	0.5（0.3，0.7）	28
粗糙的杂音	0.5（0.3，0.8）	1.5（1.2，1.8）	28
停搏前后杂音强度不变	2.5（1.5，4.3）	0.4（0.3，0.7）	44
提示中度或重度三尖瓣反流			
双相心尖-心底部杂音	0.8（0.4，1.3）	1.1（0.9，1.3）	18
双相心尖杂音	2.5（1.4，4.5）	0.8（0.7，1）	18
胸骨左下杂音	8.4（3.5，20.3）	0.8（0.7，0.9）	18
S_1消失	1（0.6，1.7）	1（0.9，1.1）	18
S_2消失	1.4（0.6，3.3）	1（0.9，1.1）	18
S_2亢进	3.6（2.1，6.3）	0.7（0.6，0.9）	18
向颈部传导	0.6（0.4，0.9）	1.5（1.2，2）	22
收缩中期或全收缩期	0.5（0.3，0.8）	1.7（1.3，2.1）	22
收缩期持续性或全收缩期杂音	1.7（1.3，2.2）	0.5（0.3，0.8）	22

续　表

检查结果	阳性LR（95%CI）	阴性LR（95%CI）	先验概率
粗糙的杂音	0.5（0.3，0.9）	1.4（1.2，1.8）	22
停搏前后杂音强度不变	2.3（1.4，3.6）	0.4（0.2，0.8）	35
43.3 收缩期杂音和检查操作			
杂音吸气时增强，检测右侧杂音	7.8（3.7，16.7）	0.2（0.1，0.5）	20～50
杂音在Valsalva负荷下增强，检测肥厚性心肌病	14（3.4，57.4）	0.3（0.1，0.8）	20
杂音蹲下到站立时增强，检测肥厚性心肌病	6（2.9，12.3）	0.1（0，0.8）	20
杂音站立到蹲下时减轻，检测肥厚型心肌病	7.6（2.5，22.7）	0.1（0，0.4）	204
杂音被动抬腿时减轻，，检测肥厚型心肌病	9（3.5，23.3）	0.1（0，0.7）	20
杂音握拳时减轻，检测肥厚型心肌病	3.6（2，6.4）	0.1（0，0.9）	20
杂音握拳时增强，检测二尖瓣反流或室间隔缺损	58（1.9，17.3）	0.3（0.2，0.5）	40～65
短暂动脉闭塞时杂音增强，检测二尖瓣反流或室间隔缺损	48.7（3.1，769）	0.2（0.1，0.5）	40
吸入硝酸戊酯时杂音减轻，检测二尖瓣反流或室间隔缺损	10.5（5.1，21.5）	0.2（0.1，0.6）	40～71
44 主动脉瓣狭窄			
劳力性晕厥和主动脉瓣区杂音，检测重度主动脉瓣狭窄	3.1（1.3，7.3）	0.9（0.8，1）	70～75
心绞痛和主动脉瓣区杂音，检测重度主动脉瓣狭窄	0.9（0.7，1）	1.3（0.9，1.9）	70
呼吸困难和主动脉瓣区杂音，检测重度主动脉瓣狭窄	1.4（0.6，3.1）	0.8（0.4，1.5）	70
胸部X线检查提示主动脉瓣钙化，检测重度主动脉瓣狭窄	3.9（2.1，7.3）	0.5（0.4，0.7）	49～70
心电图提示左心室肥大，检测重度主动脉瓣狭窄	2.1（1.7，2.7）	0.5（0.4，0.6）	13～70
颈动脉搏动延迟，检测中-重度主动脉瓣狭窄	7.6（3.8，15.1）	0.5（0.4，0.7）	13～57
S_2消失或减弱，检测中-重度主动脉瓣狭窄	7.4（2.8，19.2）	0.5（0.4，0.7）	13～57
杂音持续时间延长，检测中-重度主动脉瓣狭窄	11.4（1.3，97.2）	0.3（0.2，0.4）	24～57
杂音迟峰，检测中-重度主动脉瓣狭窄	13.7（2.9，65.7）	0.3（0.2，0.4）	24～49
0～6分，检测中-重度主动脉瓣狭窄	0.2（0.1，0.4）	4.7（1.9，11.4）	73
7～分，检测中-重度主动脉瓣狭窄	2.7（0.9，8.1）	0.7（0.6，1）	73
10～14分，检测中-重度主动脉瓣狭窄	10.6（1.5，73.3）	0.6（0.4，0.7）	73
44.1 主动脉瓣狭窄杂音			
主动脉瓣区收缩期杂音，检测轻度或更重度的主动脉瓣狭窄	5.9（4.5，7.8）	0.1（0.1，0.2）	20
主动脉瓣区收缩期杂音，检测重度主动脉瓣狭窄	3.5（3.1，4）	0.1（0，0.2）	2～26
42.2 重度主动脉瓣狭窄			

似然比、可信区间和先验概率

续 表

检查结果	阳性LR（95%CI）	阴性LR（95%CI）	先验概率
颈动脉脉搏波升段延迟	3.5（2.6，4.6）	0.4（0.2，0.7）	5～69
颈动脉容量减少	2.3（1.8，2.9）	0.4（0.3，0.7）	28～69
肱桡延迟	2.5（1.4，4.7）	0.04（0，0.7）	52
持续的心尖搏动	4.1（1.7，10.1）	0.3（0.1，0.5）	69
心尖-颈动脉延迟	2.6（1.4，5.2）	0.05（0，0.7）	53
S_2消失或减弱	3.8（2.4，6）	0.4（0.4，0.5）	5～60
S_4奔马律	0.9（0.5，1.9）	1.1（0.6，1.9）	5～90
杂音等级＞3/6	1.2（1，1.4）	0.8（0.5，1.3）	29～70
收缩早期杂音	0.1（0，0.7）	1.6（1.3，2）	28
杂音持续时间延长	3（1.7，5.2）	0.2（0.1，0.4）	5～28
杂音迟峰	3.7（2.6，5.2）	0.2（0.1，0.2）	5～75
杂音在主动脉瓣区最大	1.8（1.1，2.9）	0.6（0.4，0.7）	5～49
杂音放射至颈部	1.3（1，1.6）	0.1（0，0.3）	5～49
杂音放射至双侧颈部	1.9（1.1，3.4）	0.7（0.4，1）	28
杂音性质为吹风样	0.1（0，0.8）	1.4（1.2，1.7）	28
杂音有嗡鸣质	2.1（1.3，3.5）	0.5（0.3，0.9）	28
45.1 主动脉瓣反流			
特征性的舒张期杂音，检测轻度或更重度的主动脉瓣反流	9.9（4.9，20）	0.3（0.2，0.4）	29～88
特征性的舒张期杂音，检测中-重度主动脉瓣反流	4.3（2.1，8.6）	0.1（0.1，0.2）	8～35
杂音在胸骨右侧最强，检测主动脉根扩张或心内膜炎	8.2（5，13.3）	0.7（0.7，0.8）	14
杂音在使用硝酸戊酯时减轻，检测主动脉瓣反流（对比Granham Steell杂音）	5.7（0.5，71.4）	0.1（0，0.3）	93
45.2 中度至重度的主动脉瓣反流			
杂音3级或更响	8.2（2.2，31.1）	0.6（0.4，0.9）	24～45
舒张压＞70mmHg	0.2（0.1，0.9）	—	41～56
舒张压51～70mmHg	1.1（0.7，1.7）	—	41～56
舒张压＜50mmHg	19.3（2.7，141）	—	41～56
脉压＜60mmHg	0.3（0.1，0.9）	—	42
脉压60～79mmHg	0.8（0.2，2.9）	—	42
脉压＞8 mmHg	10.9（1.5，77.1）	—	42
Hill试验＜40mmHg	0.3（0.2，0.8）	—	42
Hill试验40～59mmHg	2.4（0.6，9.7）	—	42

续　表

检查结果	阳性LR（95%CI）	阴性LR（95%CI）	先验概率
Hill试验＞60mmHg	17.3（1.1，284）	—	42
扩大或持续的心尖搏动	2.4（1.4，4）	0.1（0，0.9）	41
S_3奔马律	5.9（1.4，25.3）	0.8（0.7，0.9）	50
杜柔双重音，股动脉枪击音，水冲脉	3.4（0.4，31）	0.7（0.5，0.9）	41～75
46 其他心脏杂音			
心尖部收缩期杂音，检测轻度或更重度的二尖瓣反流	5.4（3.7，8.1）	0.4（0.2，0.7）	43～57
心尖部收缩期杂音，检测中-重度二尖瓣反流	2.6（1.6，4）	0.3（0.2，0.6）	10～20
二尖瓣脱垂特征性杂音，检测二尖瓣脱垂	12.1（4，36.4）	0.5（0.2，0.9）	11
三尖瓣反流特征性杂音，检测轻度或更重的三尖瓣反流	14.6（4.5，47.1）	0.8（0.7，0.9）	39
肺动脉瓣反流的特征性杂音，检测肺动脉瓣反流	17.4（3.6，83.2）	0.9（0.8，1）	15
心尖部舒张中期隆隆样杂音，检测二尖瓣环状钙化	7.5（2.3，24.4）	0.9（0.9，1）	55
46.1 中-重度二尖瓣或三尖瓣反流			
二尖瓣反流杂音3级或更强	4.4（2.9，6.7）	0.2（0.1，0.3）	42
S_3奔马律（二尖瓣反流）	4.4（0.6，31.8）	0.8（0.7，0.8）	49～62
颈部动脉CV波（三尖瓣反流）	10.9（5.5，21.7）	0.7（0.5，0.8）	18
胸骨下部心前区搏动（三尖瓣反流）	12.5（4.1，38）	0.8（0.8，0.9）	18
右心室震颤（三尖瓣反流）	31.4（1.6，601）	0.9（0.9，1）	18
肝脏搏动（三尖瓣反流）	6.5（2.2，19.3）	0.8（0.7，1）	18～41
46.2 二尖瓣狭窄的其他表现			
Graham Steell杂音，检测肺动脉高压	4.2（1.1，15.5）	0.4（0.2，0.9）	52
心尖运动亢进，检测相关的二尖瓣反流或主动脉瓣疾病	11.2（6.4，19.5）	0.3（0.2，0.4）	39
动脉搏动亢进，检测相关的二尖瓣反流	14.2（7.4，27.2）	0.3（0.2，0.4）	35
47 心包疾病			
癌症或心包炎患者的心包摩擦音，检测原发或射线诱导的心包炎（非肿瘤性）	5.5（1.4，21.9）	0.4（0.2，0.9）	42
心包炎患者的心包摩擦音和炎症征象，检测非肿瘤性心包炎	2.3（1.1，4.6）	0.7（0.6，0.9）	87
奇脉＞12mmHg，检测心脏压塞	5.9（2.4，14.3）	0.03（0，0.2）	63
48 充血性心力衰竭			
湿啰音，检测已知心肌病患者的充盈压升高	2.1（1.2，3.8）	0.8（0.7，1）	54～86
脉波振幅比＞0.7，检测楔压＞15mmHg	18.2（2.7，123）	0.1（0，0.4）	52

续 表

检查结果	阳性LR（95%CI）	阴性LR（95%CI）	先验概率
Cheyne-Stokes呼吸，检测射血分数＜0.40（年龄≤80岁）	8.1（4，16.3）	0.7（0.6，0.8）	21
Cheyne-Stokes呼吸，检测射血分数＜0.40（年龄＞80岁）	2.7（1.1，6.6）	0.7（0.4，1.1）	17
S_3奔马律，检测射血分数＜30%	4.1（2.3，7.3）	0.3（0.2，0.5）	19～47
比脉压＜25%，检测低心脏指数	6.9（3，15.8）	0.2（0.1，0.6）	50～64
S_3，检测共识诊断的心力衰竭	7.2（5，10.2）	0.9（0.9，0.9）	29～55
异位心尖搏动，检测共识诊断的心力衰竭	6.7（4，11）	0.8（0.7，0.8）	29
颈静脉怒张，检测共识诊断的心力衰竭	4.8（4，5.8）	0.7（0.7，0.8）	29～71
BNP＞100，检测共识诊断的心力衰竭	3.6（2.1，6.3）	0.1（0.1，0.1）	39～55
心力衰竭时表现出冷特征，预测早期死亡	5.2（1.8，15.3）	0.6（0.5，0.7）	9～17
48.1 检测左心充盈压升高			
静息时心率＞100次/分	5.5（1.3，24.1）	0.9（0.9，1）	19
异常Valsalva反应	7.6（1.7，34.3）	0.1（0，0.8）	48
Valsalva负荷下脉搏增加10%	0.2（0.1，0.9）	1.7（1.3，2.2）	25
湿啰音	1.6（0.8，2.9）	0.9（0.9，1）	19～77
颈静脉压升高	3.9（1.6，9.4）	0.7（0.5，1）	19～75
腹颈静脉试验阳性	8（2.1，31.2）	0.3（0.2，0.6）	17～75
卧位心尖搏动在MCL外侧	5.8（1.3，26）	0.6（0.4，1）	30
S_3奔马律	3.9（2.1，7.1）	0.8（0.7，0.9）	19～68
S_4奔马律	1.3（0.8，1.9）	0.9（0.7，1.2）	46～67
水肿	1.4（0.6，3.2）	1（0.9，1）	19～68
48.2 检测低射血分数			
静息时心率＞100次/分	2.8（1.3，5.9）	0.8（0.7，1）	16
Cheyne-Stokes呼吸	5.4（3.2，9.2）	0.7（0.6，0.8）	20
异常Valsalva反应	7.6（4.9，11.8）	0.3（0.2，0.4）	41～46
湿啰音	1.5（0.9，2.4）	0.9（0.8，1）	8～69
颈静脉压升高	6.3（3.5，11.3）	0.9（0.8，1）	8～69
卧位心尖搏动在MCL外侧	10.3（5，21.1）	0.7（0.6，0.9）	8～69
S_3奔马律	3.4（2.6，4.4）	0.7（0.5，0.8）	30～80
S_4奔马律	1.2（0.8，1.9）	0.9（0.5，1.4）	30～60
二尖瓣反流杂音	2.2（0.9，5.7）	0.8（0.7，1）	56
肝大	0.9（0.1，9.4）	1（0.9，1.1）	69
水肿	1.2（0.8，1.8）	0.9（0.9，1）	8～69
49 冠状动脉疾病			

续　表

检查结果	阳性LR（95%CI）	阴性LR（95%CI）	先验概率
右臂放射，检测心肌梗死	2.7（1.7，4.3）	0.9（0.8，0.9）	12～49
左臂放射，检测心肌梗死	1.5（1.3，1.8）	0.8（0.7，0.9）	6～49
胸壁压痛，预测未来30天急性冠脉综合征的发生	0.1（0，0.4）	1.1（1，1.1）	20
肌钙蛋白T阳性（胸痛开始后＞6小时）预测心脏事件	6.1（4.7，7.9）	0.2（0.1，0.5）	4
49.1 冠状动脉疾病			
典型心绞痛	5.8（4.2，7.8）	—	44～65
不典型心绞痛	1.2（1.1，1.3）	—	44～58
非心绞痛型胸痛	0.1（0.1，0.2）	—	44～58
疼痛持续超过30分钟	0.1（0，0.9）	1.2（1，1.3）	50
相关的吞咽困难	0.2（0.1，0.8）	1.2（1，1.4）	50
男性	1.7（1.6，1.8）	0.3（0.3，0.4）	51～83
年龄＜30岁	0.1（0，1.1）	—	51～68
年龄30～49岁	0.6（0.5，0.7）	—	51～83
年龄70～70岁	1.3（1.3，1.4）	—	51～83
年龄＞70岁	2.6（1.8，4）	—	51～90
既往心肌梗死史	3.8（2.1，6.8）	0.6（0.5，0.6）	58～83
耳垂褶皱	2.3（1.6，3.3）	0.5（0.4，0.7）	60～85
角膜老年环	3（1.02，8.6）	0.7（0.6，0.8）	89
胸壁压痛	0.8（0.7，0.9）	1.1（1，1.3）	44～62
踝-臂压指数＜0.9	4（2.3，6.9）	0.8（0.8，0.8）	75～82
心尖搏动外移	13（0.7，228.3）	1（0.9，1）	50
心电图正常	0.6（0.3，1.1）	1.2（1，1.6）	44～58
心电图ST-T异常	1.4（1，1.9）	0.9（0.9，1）	44～76
49.2 心肌梗死			
男性	1.3（1.2，1.3）	0.7（0.7，0.7）	6～36
年龄＜40岁	0.2（0.1，0.5）	1.2（1.1，1.3）	17
年龄40～59岁	0.8（0.6，1.1）	1.2（1，1.4）	17
年龄＞60岁	1.5（1.4，1.6）	0.6（0.5，0.8）	14～36
尖锐疼痛	0.4（0.2，0.8）	1.3（1.1，1.5）	12～21
胸膜痛	0.3（0.1，0.6）	1.2（1.2 1.2）	12～21
体位性疼痛	0.4（0.2，0.9）	1.1（1.1，1.2）	14～21
疼痛使用硝酸甘油后缓解	1（0.9，1.1）	1（0.9，1.2）	18～34
Levine征	0.5（0.2，1.6）	1.1（1，1.2）	22
掌征	0.9（0.5，1.4）	1.1（0.9，1.4）	22

续 表

检查结果	阳性LR（95%CI）	阴性LR（95%CI）	先验概率
臂征	1.1（0.5，2.2）	1（0.8，1.2）	22
指示征	0.4（0.1，3.5）	1（1，1.1）	22
胸壁压痛	0.3（0.2，0.6）	1.2（1.1，1.3）	12 ～ 21
发汗表现	2.2（1.7，2.9）	0.7（0.6，0.8）	12 ～ 29
苍白	1.4（1.2，1.6）	0.6（0.5，0.8）	29
收缩压＜100mmHg	3.6（2，6.5）	1（0.9，1）	18
颈静脉扩张	2.4（1.4，4.2）	0.9（0.9，1）	6
肺湿啰音	2.1（1.6，2.8）	0.8（0.7，1）	6 ～ 12
第三个心音	3.2（1.6，6.5）	0.9（0.8，1）	12
心电图正常	0.2（0.1，0.3）	1.5（1.4，1.6）	14 ～ 42
心电图非特异性ST改变	0.2（0.1，0.4）	1.4（1.1，1.9）	14 ～ 29
心电图ST段抬高	22.3（16.7，30）	0.6（0.5，0.6）	12 ～ 29
心电图ST段压低	3.9（3，5.2）	0.8（0.7，0.8）	12 ～ 29
心电图T波倒置	2（1.5，2.5）	0.9（0.9，1）	12 ～ 29
49.3 预测并发症			
Goldman“高”风险	8.7（4.4，17.1）	0.5（0.3，0.8）	1
Goldman“极低”风险	0.1（0.1，0.2）	2（1.7，2.4）	1
51 腹部触诊与叩诊			
淋巴结肿大，检测肝因性脾大	0.04（0，0.6）	1.3（1.1，1.4）	42
肝大，检测肝因性脾大	2.7（1.8，3.9）	0.4（0.3，0.6）	42
巨脾，检测肝因性脾大	2.1（1.1，3.8）	0.8（0.7，1）	40
51.1 检测肝脾大			
叩诊界限＞10cm，检测肝大	1.2（1，1.5）	0.5（0.2，1.7）	20 ～ 74
肝脏可触及，检测肝脏边缘	234（15，3737）	0.5（0.5，0.6）	51
肝脏可触及，检测肝大	1.9（1.6，2.3）	0.6（0.5，0.8）	20 ～ 44
脾脏可触及，检测脾大	8.5（6.2，11.8）	0.5（0.4，0.7）	7 ～ 84
脾脏叩诊征，检测脾大	1.7（1.2，2.2）	0.7（0.5，0.9）	26 ～ 61
Nixon方法，检测脾大	2（1.2，3.5）	0.7（0.6，0.9）	26 ～ 61
Traube间隙浊音，检测脾大	2.1（1.7，2.6）	0.8（0.6，0.9）	36 ～ 61
51.2 肝脾触诊			
肝脏增大可触及，检测肝硬化	2.3（1.6，3.3）	0.6（0.4，0.7）	7 ～ 67
肝脏上腹区可触及，检测肝硬化	2.7（1.9，3.9）	0.3（0.1，0.9）	7 ～ 37
肝缘坚硬，检测肝硬化	3.3（2.2，4.9）	0.4（0.3，0.4）	27 ～ 67
肝脏可触及（黄疸患者），检测肝细胞疾病	0.9（0.8，1.1）	1.4（0.6，3.4）	65 ～ 67
肝脏压痛（黄疸患者），检测肝细胞疾病	1.4（0.8，2.6）	0.8（0.7，1.1）	65 ～ 67

续　表

检查结果	阳性LR（95%CI）	阴性LR（95%CI）	先验概率
肝脏可触及（淋巴结肿大患者），检测 严重疾病	1.2（0.7，1.9）	1（0.9，1.1）	26～41
脾脏可触及（发热的归来旅行者），检测疟疾	6.5（3.9，10.7）	0.8（0.8，0.8）	27～29
脾脏可触及（黄疸患者），检测肝细胞疾病	2.9（1.2，6.8）	0.7（0.6，0.9）	65～67
脾脏可触及，检测肝硬化	2.5（1.6，3.8）	0.8（0.7，0.9）	18～67
脾脏可触及（淋巴结肿大患者），检测 严重疾病	1.2（0.6，2.5）	1（0.9，1）	26～41
持续发热时脾脏可触及，预测骨髓检查将有诊断意义	2.9（1.9，4.4）	0.7（0.5，0.8）	2445
51.3 胆囊、膀胱和主动脉触诊			
胆囊可触及（黄疸患者），检测肝外梗阻	26（1.5，439.9）	0.7（0.5，0.9）	33
胆囊可触及，检测恶性肝外梗阻	2.6（1.5，4.6）	0.7（0.6，0.9）	32～80
膀胱可触及，检测尿＞400ml	1.9（1.4，2.6）	0.3（0.1，0.7）	29
上腹部扩张性搏动包块，检测腹主动脉瘤	8（4.2，15.3）	0.6（0.5，0.7）	2～50
51.4 腹水			
侧腹部膨胀	1.9（1.4，2.6）	0.4（0.2，0.6）	24～33
水肿	3.8（2.2，6.6）	0.2（0，0.6）	24
侧腹部浊音	1.8（0.9，3.4）	0.3（0.1，0.7）	24～29
移动性浊音	2.3（1.5，3.5）	0.4（0.2，0.6）	24～33
液波	5（2.5，9.9）	0.5（0.3，0.7）	24～33
52 腹部疼痛和压痛			
超声下麦氏点压痛，检测阑尾炎	8.4（2.9，24.6）	0.1（0.1，0.3）	67
超声下 Murphy 征，检测胆囊炎	9.9（5.4，18.3）	0.4（0.3，0.6）	21
肝脓肿患者 Murphy 征，检测胆道脓毒症	2.8（1.1，6.9）	0.8（0.6，1）	40
左下腹压痛，检测憩室炎（手术）	13.8（6.3，30）	0.8（0.7，0.9）	17
左下腹压痛，检测憩室炎（CT 扫描）	2.2（1.7，2.7）	0.4（0.3，0.5）	43
腰部压痛，检测输尿管结石	27.7（10.7，72）	0.9（0.8，0.9）	4
肾压痛，检测输尿管结石	3.6（3.1，4.1）	0.2（0.1，0.3）	4
显微镜下血尿，检测输尿管结石	73.1（41.7，128）	0.3（0.2，0.4）	4
慢性腹痛中腹壁压痛试验阳性，预测局部注射镇痛药可改善	7（3.4，14.3）	0.2（0.1，0.5）	35
52.1 急性腹痛，检测腹膜炎			
发热	1.4（1.2，1.7）	0.7（0.6，0.8）	31～88
防卫状态	2.3（1.9，2.8）	0.6（0.5，0.7）	11～88
强直	3.6（2.7，4.8）	0.8（0.7，0.9）	11～75
反跳痛	2（1.7，2.4）	0.4（0.4，0.5）	11～88
叩击痛	2.4（1.5，3.8）	0.5（0.4，0.6）	30～50

续 表

检查结果	阳性LR（95%CI）	阴性LR（95%CI）	先验概率
异常肠鸣音	2.2（0.5，9.7）	0.8（0.7，0.9）	13～82
直肠压痛	1.4（1，1.8）	0.8（0.7，1）	11～82
腹壁压痛试验阳性	0.1（0，0.7）	1.9（0.9，4.4）	58～72
咳嗽试验阳性	1.9（1.5，2.4）	0.5（0.3，0.6）	11～46
52.2 急性腹痛，检测阑尾炎			
右下腹压痛	1.9（1.6，2.4）	0.3（0.2，0.4）	11～85
麦氏点压痛	3.4（1.6，7.2）	0.4（0.2，0.7）	39～65
Rovsing征	2.3（1.4，3.8）	0.8（0.6，0.9）	36～58
腰大肌征	2（1.4，2.8）	0.9（0.8，1）	36～82
闭孔肌征	1.4（0.4，4.5）	1（0.9，1.1）	82
Alvarado评分7分及以上	3.1（2.4，3.9）	—	17～82
Alvarado评分5～6分	0.7（0.4，1.3）	—	17～82
Alvarado评分4分及以下	0.1（0，0.2）	—	17～82
52.3 右上腹压痛			
发热	1.1（0.8，1.7）	0.9（0.8，1.1）	26～78
右上腹压痛	2.7（1.8，4）	0.4（0.3，0.6）	10～80
Murphy征（吸气被迫停止）	3.2（1.6，6.6）	0.6（0.4，0.8）	10～52
右上腹包块	0.8（0.5，1.2）	1（1，1）	26～80
52.4 急性腹痛，检测梗阻			
可见的蠕动	18.8（4.3，81.9）	0.5（0.9，1）	4
腹部扩张	9.6（5，18.6）	0.4（0.3，0.5）	4～8
防卫状态	1（0.6，1.7）	1（0.7，1.4）	4～8
强直	1.2（0.4，3.6）	1（0.9，1.2）	4～8
反跳痛	0.9（0.7，1.1）	1.1（1，1.2）	4～8
肠鸣音亢进	5（2.4，10.6）	0.6（0.5，0.8）	4～8
异常肠鸣音	3.2（1.7，6.1）	0.4（0.3，0.5）	4～8
直肠压痛	0.9（0.6，1.5）	1（1，1.1）	4～8
52.5 慢性上腹痛			
腹壁压痛试验阳性，检测内脏痛	0.1（0.1，0.3）	4.9（3，8）	65
右上腹压痛，检测胆石症	1.1（0.9，1.4）	0.9（0.7，1.2）	41
下腹部压痛，检测胆石症	0.5（0.3，0.7）	1.4（1.2，1.6）	41
上腹区压痛，提示上消化道内镜阳性结果	0.9（0.7，1.3）	1.2（0.6，2.3）	61
53 腹部听诊			
肠鸣音异常，检测肠梗阻	3.2（1.7，6.1）	0.4（0.3，0.5）	4～8
53.1 腹部听诊			

续 表

检查结果	阳性LR（95%CI）	阴性LR（95%CI）	先验概率
任何腹部血管杂音，检测肾血管性高血压	5.6（4，7.7）	0.6（0.5，0.8）	18～36
任何腹部血管杂音，检测腹主动脉瘤	2（0.5，8.6）	0.9（0.8，1.1）	9
收缩期/舒张期腹部血管杂音，检测肾血管性高血压	38.9（9.5，160）	0.6（0.5，0.7）	24
54 周围血管疾病			
触诊AAI＜0.9	5（3.3，7.5）	0.2（0，0.9）	4
脉搏血氧测定阳性（卧位指/趾2%＜，或足抬高30cm后趾氧饱和度下降2%）	30.5（7.7，121）	0.2（0.1，0.4）	31
股动脉脉搏减弱或消失，检测主髂动脉疾病	31（1.9，500.6）	0.6（0.5，0.8）	50
四肢血管杂音（保有腘动脉搏动），检测四肢血管狭窄	3.2（1.2，8.7）	0.3（0.1，0.6）	68
持续的股部血管杂音，检测动静脉瘘	80.8（5.1，1273）	0.04（0，0.6）	23
扩张的股动脉搏动，检测假动脉瘤	13.8（3.6，52.7）	0.1（0，0.3）	44
54.1 外周血管疾病			
足部伤口或痛疮	7（3.2，15.6）	1（1，1）	11
足部颜色异常苍白，红或蓝	2.8（2.4，3.2）	0.7（0.7，0.8）	9
皮肤萎缩	1.7（1.2，2.3）	0.7（0.5，1）	8
下肢毛发缺失	1.7（1.2，2.3）	0.7（0.6，1）	8
足部不对称地变凉	6.1（4.2，8.9）	0.9（0.9，0.9）	8
股动脉搏动缺失	6.1（3.8，10）	0.9（0.9，1）	9
足部脉搏双缺失（PT和DP）	8.8（7.6，10.2）	0.3（0.3，0.4）	7～71
下肢血管杂音存在	5.6（4，7.8）	0.7（0.6，0.8）	9～67
毛细血管再充盈时间＞5秒	1.9（1.2，3.2）	0.8（0.7，1）	8
静脉充盈时间＞20秒	3.6（1.9，6.8）	0.8（0.7，1）	8
54.2 ICU患者低灌注			
ICU患者手足凉，检测低心指数	3.7（2.1，6.5）	0.8（0.8，0.9）	55
脓毒症ICU患者手足凉，检测低心指数	5.2（2.3，12.1）	0.7（0.6，0.9）	47
3种表现均无，检测低心指数	0.5（0.3，0.8）	—	8
3种表现中存在1种，检测低心指数	2.3（1.6，3.4）	—	8
3种表现均存在，检测低心指数	7.5（2.2，25.3）	—	8
四肢凉或毛细血管再充盈时间＞4.5秒，检测乳酸升高	2.2（1.6，3）	0.5（0.4，0.7）	50
四肢凉或毛细血管再充盈时间＞4.5秒，检测多器官功能障碍	2.6（1.9，3.5）	0.3（0.2，0.5）	50
毛细血管再充盈时间延长，预测主要的术后并发症	12.1（5.4，27.1）	0.2（0.1，0.5）	17

续 表

检查结果	阳性LR（95%CI）	阴性LR（95%CI）	先验概率
毛细血管再充盈时间延长，预测感染性休克情况下的死亡	4.6（1.7，12.8）	0.6（0.4，0.9）	37
膝盖花斑，预测感染性休克情况下的死亡	13.4（1.9，97.7）	0.6（0.4，0.8）	45
55 糖尿病足			
对5.07单丝无感觉，预测3～4年随访时间内截肢	2.8（1.04，7.3）	0.3（0.2，0.6）	4
55.1 糖尿病足			
对5.07单丝无感觉，预测未来的足部溃疡	2.6（1.9，3.5）	0.5（0.5，0.6）	2～29
溃疡面积＞2cm^2，检测骨髓炎	2.2（0.4，11.4）	0.6（0.2，2.4）	52～68
溃疡面积＞3cm^2，检测骨髓炎	3.5（1.6，7.7）	0.3（0.1，0.6）	52
溃疡面积＞4cm^2，检测骨髓炎	7.3（1.9，28.3）	0.4（0.2，0.7）	52
溃疡面积＞5cm^2，检测骨髓炎	11（1.6，77.8）	0.5（0.3，0.8）	52
探针触骨试验阳性，检测骨髓炎	6（4，8.9）	0.2（0.1，0.4）	12～80
溃疡深度＞3mm或骨暴露，检测骨髓炎	3.9（1.9，8.1）	0.3（0.2，0.6）	63～68
红肿化脓，检测骨髓炎	1.8（0.9，3.8）	0.8（0.6，1）	63～68
0个发现，预测伤口不愈	0.5（0.4，0.5）	—	53
1个发现，预测伤口不愈	0.8（0.8，0.8）	—	53
2个发现，预测伤口不愈	1.8（17，1.8）	—	53
3个发现，预测伤口不愈	3.5（3.2，3.8）	—	53
56 水肿和深静脉血栓			
活动性癌症，检测近端下肢DVT	2.9（2.4，3.6）	0.9（0.8，0.9）	13～34
近期固定史，检测近端下肢DVT	1.6（1.3，2.1）	0.9（0.8，0.9）	13～34
近期手术史，检测近端下肢DVT	1.6（1.3，1.9）	0.9（0.9，1）	13～29
改良Wells评分＜0，检测近端DVT	0.3（0.1，0.6）	1.7（1.6，1.9）	15～18
改良Wells评分1～2，检测近端DVT	1（0.9，1.2）	1（0.9，1.1）	15～18
改良Wells评分＞3，检测近端DVT	3.9（3.2，4.8）	0.6（0.5，0.7）	15～18
改良Wells评分＜2，检测近端DVT	0.3（0.2，0.4）	2.1（1.9，2.4）	15
改良Wells评分＞2，检测近端DVT	2.1（1.9，2.4）	0.3（0.2，0.4）	15
56.1 腿部DVT			
任何小腿或踝部肿胀	1.2（1.1，1.3）	0.7（0.6，0.8）	25～54
小腿不对称肿胀，差异＞2cm	2.1（1.8，2.5）	0.5（0.4，0.7）	13～16
全腿肿胀	1.5（1.2，1.8）	0.8（0.6，0.9）	22～34
浅表静脉扩张	1.6（1.4，1.9）	0.9（0.8，0.9）	22～44
红斑	1（0.6，1.7）	1（0.8，1.2）	27～45
浅表血栓性静脉炎	0.9（0.2，5.1）	1（0.9，1.1）	43

续　表

检查结果	阳性LR（95%CI）	阴性LR（95%CI）	先验概率
压痛	1（1，1.1）	1（0.9，1.1）	22～54
不对称的皮肤冰凉	1.2（0.6，2.2）	0.9（0.6，1.4）	46
不对称的皮肤暖热	1.4（1.2，1.7）	0.7（0.5，1.2）	27～45
可触及索状静脉	1.1（0.7，1.6）	1（0.9，1.1）	27～34
Homan征	1.1（0.9，1.3）	1（0.9，1.1）	27～58
56.2 腿部DVT			
Wells评估低可能性	0.2（0.2，0.3）	—	13～43
Wells 评估中等可能性	1（0.7，1.3）	—	13～39
Wells 评估高可能性	5.9（3.8，9.3）	—	10～39
56.3 臂部DVT			
Constant评分0或1分	0.3（0.1，0.8）	—	25～35
Constant评分＞2分	3（1.9，4.8）	—	25～35
57 肌肉骨骼系统检查			
后背和臀部的持续疼痛，检测髋部骨关节炎	6.7（2.4，18.6）	0.5（0.3，0.8）	29
同侧腹股沟疼痛，检测髋骨关节炎	3.6（1.1，11.6）	0.8（0.6，1）	29
屈膝＜120°，检测膝关节炎	3.4（1.5，8）	0.9（0.8，1）	8
总体临床印象，检测ACL撕裂	49.6（29.1，84.7）	0.1（0，0.2）	11～43
临床印象为内侧半月板损伤，检测内侧半月板损伤	3.4（2.2，5.3）	0.1（0.1，0.2）	19～66
临床印象为外侧半月板损伤，检测外侧半月板损伤	8.6（4.4，16.9）	0.5（0.4，0.6）	7～47
57.1 肩部疼痛			
检测肩锁关节痛			
肩锁关节触痛	1.1（0.9，1.3）	0.4（0，5.2）	74
肩锁关节压痛	1.6（0.8，3）	0.4（0.2，1.1）	74
身体交叉内收可致疼痛	3.7（2.9，4.7）	0.3（0.2，0.5）	6
检测肩袖肌腱炎			
Neer撞击征	1.6（1.2，2.3）	0.5（0.4，0.5）	28～90
Hawkins撞击征	1.7（1.2，2.3）	0.3（0.2，0.5）	28～90
Neer或Hawkins撞击征	1.6（13，2）	0.1（0，0.7）	28
Yergason征	2.8（1.2，6.6）	0.7（0.6，0.9）	70
Speed试验	1.9（1.3，2.8）	0.7（0.6，0.9）	65～70
疼痛弧	2.9（1.6，5.3）	0.5（0.3，1.1）	65～90
检测肩袖撕裂			
年龄＜39岁	0.1（0.1，0.2）	—	50

续 表

检查结果	阳性LR（95%CI）	阴性LR（95%CI）	先验概率
年龄40 ～ 59岁	0.9（0.7，1.1）	—	50
年龄＞60岁	3.2（2.4，4.3）	—	50
冈上肌萎缩	2（1.5，2.7）	0.6（0.5，0.7）	67
冈下肌萎缩	2（1.5，27）	0.6（0.5，0.7）	67
疼痛弧	1.6（0.97，2.8）	0.5（0.3，0.8）	38 ～ 67
Neer撞击征	1.7（1.04，2.7）	0.6（0.3，1）	28 ～ 39
Hawkins撞击征	1.6（1.2，2.1）	0.6（0.5，0.7）	28 ～ 39
冈上肌试验致痛	1.7（1.3，2.2）	0.4（0.2，0.7）	24 ～ 69
冈上肌试验表现出无力	2（1.5，2.8）	0.6（0.4，0.7）	23 ～ 72
冈下肌无力	2.6（1.5，4.6）	0.6（0.4，0.9）	39 ～ 67
坠臂试验	2.9（2.1，4）	0.9（0.8，1）	38 ～ 50
可触及的撕裂	10.2（1.3，80.9）	0.1（0，0.2）	42 ～ 81
57.2 肩袖撕裂			
3种表现（Murrell）	48（6.7，344.4）	—	50
2种表现（Murrell）	4.9（2.9，8.3）	—	50
1种表现（Murrell）	0.9（0.7，1.1）	—	50
0种表现（Murrell）	0.02（0，0.1）	—	50
3种表现（Park）	15.9（5.9，43.1）	—	44
2种表现（Park）	3.6（2.2，5.7）	—	44
1种表现（Park）	0.8（0.6，1.1）	—	44
0种表现（Park）	0.2（0.1，0.3）	—	44
57.3 髋部骨关节炎			
下蹲引起髋后部疼痛	6.1（1.3，28.9）	0.8（0.6，1）	29
外展或内收引起腹股沟疼痛	5.7（1.6，19.8）	0.7（0.5，1）	29
活跃屈髋引起外侧髋部疼痛	3.6（1.5，9）	0.6（0.4，1）	29
活跃伸髋引起髋部疼痛	2.7（1.3，5.3）	0.6（0.4，0.9）	29
被动内旋＜25°	1.9（1.3，2.9）	0.4（0.2，0.9）	29
被动内旋＜15°	9.9（5.5，17.7）	0.6（0.5，0.8）	6
55.4 膝部骨关节炎			
僵硬＜30分钟	3（2.1，4.4）	0.2（0.1，0.3）	55
被动运动时有捻发音	2.1（1.7，2.7）	0.2（0.1，0.3）	52
骨性肿大	11.8（4.9，28.2）	0.5（0.4，0.6）	52
可触及的温度升高	0.3（0.2，0.5）	1.6（1.4，2）	52
外翻畸形	1.4（0.8，2.4）	0.9（0.8，1）	52
内翻畸形	3.4（1.6，7.6）	0.8（0.7，0.9）	52

续　表

检查结果	阳性LR（95%CI）	阴性LR（95%CI）	先验概率
6种表现中至少存在3个	3.1（2.3，4.1）	0.1（0，0.1）	55
57.5 膝部骨折			
年龄＞55岁	3（1.6，5.3）	0.7（0.5，1）	6～9
关节积液	2.5（2，3）	0.5（0.3，0.7）	6～9
淤斑	2.2（0.9，5.3）	0.9（0.7，1.1）	9
屈膝不能超过90°	2.9（2.5，3.4）	0.5（0.4，0.7）	6～9
屈膝不能超过60°	4.7（3.8，5.9）	0.6（0.5，0.7）	6
孤立性髌骨触痛	2.2（1.6，2.9）	0.8（0.8，0.9）	6～9
腓骨头触痛	3.4（2.5，4.7）	0.9（0.8，1）	6～9
随后及在急诊均不能承重	3.6（3，4.3）	0.6（0.5，0.7）	6～9
渥太华膝关节准则阳性	1.7（1.4，2）	0.1（0，0.2）	6～12
前抽屉征，检测ACL撕裂	13.6（5.9，31.5）	0.4（0.3，0.6）	26～76
Lachman征，检测ACL撕裂	19.5（6.6，57.8）	0.2（0.1，0.4）	26～76
枢轴移位征，检测ACL撕裂	8.8（4.2，18.4）	0.7（0.5，0.9）	26～76
后抽屉征，检测PCL撕裂	97.8（24.2，396）	0.1（0，0.5）	3～13
McMurray征，检测半月板损伤	4（2.5，6.3）	0.6（0.4，0.7）	35～85
关节线压痛，检测半月板损伤	1.8（1.2，2.7）	0.5（0.3，0.7）	31～81
完全伸膝受阻，检测半月板损伤	3.2（1.8，5.9）	0.7（0.5，0.8）	50
强迫伸膝时疼痛，检测半月板损伤	1.6（1.2，2.2）	0.7（0.6，0.9）	50～81
外翻松弛，检测内侧副韧带损伤	7.7（1.6，37）	0.2（0.1，0.3）	22～44
内翻松弛，检测外侧副韧带损伤	16.2（2.4，109.1）	0.8（0.4，1.3）	1
57.7 踝部和足中段骨折			
检测踝部骨折			
后外侧踝压痛	2.4（1.9，2.8）	0.4（0.3，0.5）	10～14
后内侧踝压痛	4.8（2.6，9）	0.6（0.6，0.7）	10～14
损伤后立即无法承重	2.6（2.2，3.1）	0.5（0.4，0.6）	10～14
在急诊室无法承重行走4步	2.5（2.2，2.8）	0.3（0.2，0.4）	10～14
渥太华踝关节准则	1.5（1.3，1.7）	0.1（0，0.1）	9～16
检测足中段骨折			
第五跖骨底压痛	2.9（2.5，3.3）	0.1（0.1，0.2）	12～14
足舟骨压痛	0.4（0.2，0.9）	1.1（1，1.2）	12～14
损伤后立即无法承重	1（0.5，2.3）	1（0.8，1.3）	12～14
在急诊室无法承重行走4步	1.1（0.8，1.4）	0.9（0.8，1.1）	12～14
渥太华足准则	2.1（1.3，3.3）	0.1（0，0.2）	2～23
57.8 跟腱撕裂			

续 表

检查结果	阳性LR（95%CI）	阴性LR（95%CI）	先验概率
跟腱有可触及的缺口	6.8（2.3，19.9）	0.3（0.2，0.4）	83
腓肠肌挤压试验	13.5（3.5，51.2）	0.05（0，0.1）	83
Matles试验	6.2（2.5，15.4）	0.1（0.1，0.3）	73
58 视野检查			
视野缺损，检测局灶性大脑功能缺陷	4.3（1.1，17.6）	0.8（0.7，0.9）	71～75
58.1 视野缺损			
对比视野检查术，检测前部视野缺损	5.7（3.7，8.7）	0.7（0.6，0.8）	26～85
对比视野检查术，检测后部视野缺损	9.6（3.9，23.8）	0.4（0.3，0.6）	11～53
不对称的视动性眼球震颤，检测顶叶疾病	5.7（3.2，10.1）	0.1（0，0.3）	33
相关的轻偏瘫或失语，检测顶叶疾病	18.3（6，56.2）	0.1（0，0.7）	14
58.2 视野缺损			
数指	54.4（7.6，388）	0.7（0.6，0.8）	45～64
运动手指边界	13.3（5.9，29.8）	0.6（0.6，0.7）	45～64
面容描述	26.4（8.5，82.6）	0.6（0.5，0.7）	45～64
运动红色边界测试	13.6（3.6，50.7）	0.4（0.2，0.6）	45～64
激光目标测试	6.3（3.4，12）	0.3（0.2，0.5）	47
红色目标比对	6.2（0.1，314）	0.6（0.3，1.2）	45～64
59 眼肌神经			
站立-卧位试验阳性，检测反侧偏斜	73.8（4.4，1227）	0.6（0.5，0.9）	20
59.1 肌无力的冰袋试验			
敷冰后上睑下垂好转	8.3（4.8，14.6）	0.2（0.1，0.2）	32～75
敷冰后复视和眼肌麻痹好转	30.6（7.7，123）	0.1（0，0.9）	18～50
60 其他脑神经			
VZV感染者的Hutchinson征，检测眼部并发症	3.3（2.3，4.8）	0.3（0.2，0.6）	48～86
60.1 脑卒中后误吸			
异常的自主咳嗽	1.9（1.3，2.7）	0.6（0.5，0.7）	19～71
发声困难	1.5（1.2，1.8）	0.5（0.4，0.7）	24～71
构音困难	1.6（1.2，2.2）	0.5（0.3，0.8）	37～68
嗜睡	3.4（1.2，9.5）	0.5（0.3，0.7）	21～42
面和舌感觉异常	0.5（0.2，1.2）	1.5（0.9，2.4）	46
咽部感觉丧失	2.4（1.6，3.6）	0.03（0，0.5）	42
舌无力	1.8（0.998，3.2）	0.6（0.5，0.9）	18～30
双侧颅神经征象	1.1（0.8，1.6）	0.8（0.4，1.6）	51～52
咽反射异常	1.4（1.2，1.7）	0.6（0.5，0.8）	19～71
饮水试验	3.2（2.1，4.7）	0.4（0.3，0.5）	19～52

续 表

检查结果	阳性LR（95%CI）	阴性LR（95%CI）	先验概率
吞咽后0～2分钟氧饱和度下降	3.1（1.1，8.6）	0.3（0.2，0.5）	28～52
61 运动系统检查：检查无力的方法			
同侧小腿肌萎缩，诊断腰骶神经根病变	5.2（1.3，20.8）	0.8（0.6，0.9）	74
61.1 单侧大脑半球疾病			
偏盲	4.3（1.1，17.6）	0.8（0.7，0.9）	71～75
旋前肌漂移	9.6（5.4，16.9）	0.3（0.2，0.7）	51～76
手臂转动试验	15.6（5.8，41.5）	0.6（0.4，0.8）	51～76
示指转动试验	6（2，18.5）	0.7（0.6，0.8）	67～71
小指转动试验	1.5（0.1，15.2）	1（0.9，1.1）	58
手指敲击试验	4.7（2.1，10.3）	0.5（0.3，0.8）	51～76
叩足试验	2（0.6，6.5）	0.9（0.7，1.1）	67～71
半身感觉障碍	12.3（0.8，196）	0.7（0.6，0.9）	76
反射亢进	5.3（3，9.5）	0.6（0.2，1.5）	51～71
Babinski反应	8.5（1.7，43.3）	0.8（0.6，1）	67～76
61.2 脑卒中的定位			
失语，检测前部卒中	19.1（6.7，54.5）	0.8（0.8，0.8）	74
共轭凝视麻痹，检测前部卒中	3.9（2，7.8）	0.9（0.9，0.9）	74
共济失调，检测后部卒中	5.8（4.2，8）	0.7（0.7，0.8）	26
Horner综合征，检测后部脑卒中	72（4.3，1212.9）	1（0.9，1）	26
偏盲，检测后部脑卒中	3.4（1.6，7.3）	1（0.9，1）	26
斜视，检测后部脑卒中	10（4.2，23.6）	0.9（0.9，1）	26
眼球震颤，检测后部脑卒中	14（6.5，30.4）	0.9（0.9，0.9）	26
交叉性运动轻瘫，检测后部脑卒中	24（4.4，129.9）	1（0.9，1）	26
交叉感觉表现，检测后部脑卒中	54.7（3.2，937.8）	1（0.9，1）	26
62 感觉系统检查			
针刺觉减弱，检测神经纤维密度＜8个表皮神经纤维/mm	4.6（2.4，8.6）	0.2（0.1，0.3）	60
63 反射检查			
肱二头肌或肱桡肌反射减弱，检测C6神经根病变	14.2（4.3，46.7）	0.5（0.3，0.8）	19
肱三头肌反射减弱，检测C7神经根病变	3（1.6，5.6）	0.6（0.3，1.4）	54～69
股四头肌反射不对称，检测L3和L4神经根病变	8.5（5，14.5）	0.7（0.6，0.8）	2～46
中部腘绳肌反射异常，检测L5神经根病	6.2（1.6，24.2）	0.5（0.3，0.7）	58
跟腱反射不对称，检测S1神经根病变	2.7（1.9，3.8）	0.5（0.4，0.6）	20～66
跟腱反射减弱，检测糖尿病性周围神经病变	2.8（2.1，3.8）	0.1（0.1，0.3）	39
男性球海绵体肌反射，检测S2～S4损伤	13（5.9，28.9）	0.3（0.2，0.5）	27

续 表

检查结果	阳性LR（95%CI）	阴性LR（95%CI）	先验概率
女性球海绵体肌反射，检测S2～S4损伤	2.7（1.6，4.6）	0.6（0.5，0.9）	22
Babinski征，检测局灶性大脑损伤	8.5（1.7，43.3）	0.8（0.6，1）	67～76
抓握反射阳性，检测额叶、深部核团或皮质下白质的离散性损伤	19.1（5.9，61.7）	0.7（0.4，1.2）	21～37
64 神经根，神经丛和周围神经障碍			
局限于C7～T1的感觉和运动表现，检测恶性神经丛病变	30.9（2，483.8）	0.3（0.2，0.5）	61
Horner综合征，检测恶性神经丛病变	4.1（1.4，12.2）	0.5（0.3，0.8）	61
局限于C5、C6的感觉和运动表现，检测放射性神经丛病变	8.8（2.9，26.4）	0.2（0.1，0.5）	39
臂淋巴水肿，检测放射性神经丛病变	4.9（2.1，11.6）	0.3（0.2，0.6）	39
足下垂的情况下臀外展无力，检测腰骶神经根病变	24（3.5，165.8）	0.1（0.1，0.4）	43
单侧受累，检测恶性腰骶神经丛病变	4.5（1.8，10.8）	0.1（0，0.4）	58
双侧受累，检测恶性腰骶神经丛病变	7.5（2.5，22.2）	0.2（0.1，0.5）	42
64.1 诊断颈神经根病变			
任何臂肌无力	1.9（1.4，2.5）	0.4（0.3，0.6）	52
臂感觉减退	0.7（0.5，1）	1.4（1，1.8）	52
肱二头肌反射减弱	9.1（1.2，69.4）	0.9（0.8，1）	52
肱桡肌反射减弱	7.3（0.9，56.8）	0.9（0.9，1）	52
肱三头肌反射减弱	2.3（0.7，7）	0.9（0.9，1）	52
肱二头肌，三头肌，或肱桡肌反射减弱	3.6（1.4，9.2）	0.8（0.7，0.9）	52
压顶试验	4.5（3，6.8）	0.6（0.4，0.8）	10～77
颈向患侧旋转＜60°	1.7（1.3，2.3）	0.2（0.1，0.9）	22
64.2 局部颈神经根病变			
屈肘无力，检测C5神经根病变	5.3（2.7，10.5）	0.2（0，2.5）	2
伸腕无力，检测C6神经根病变	2.3（1.1，5）	0.8（0.5，1.1）	19
伸肘无力，检测C7神经根病变	4（1.8，9.2）	0.4（0.3，0.6）	69
屈指无力，检测C8神经根病变	3.8（1.7，8.5）	0.6（0.3，1.1）	10
拇指感觉丧失，检测C6神经根病变	8.5（2.3，31.1）	0.7（0.5，1）	19
中指感觉丧失，检测C7神经根病变	3.2（0.2，60.1）	1（0.9，1）	69
小指感觉丧失，检测C8神经根病变	41.4（2.1，807）	0.8（0.6，1.1）	10
肱二头肌或肱桡肌反射减弱，检测C6神经根病变	14.2（4.3，46.7）	0.5（0.3，0.8）	19
肱三头肌反射减弱，检测C7神经根病变	3（1.6，5.6）	0.6（0.3，1.4）	54～69
64.3 腕管综合征			

续　表

检查结果	阳性LR（95%CI）	阴性LR（95%CI）	先验概率
“经典”或“可能”的Katz手图	2.4（1.6，3.5）	—	37
“可能性不大”的Katz手图	0.2（0，0.7）	—	37
拇指外展无力	1.8（1.4，2.3）	0.5（0.4，0.7）	50～62
鱼际萎缩	1.7（1.03，2.9）	0.9（0.9，1）	35～74
痛觉减退	3.1（2，5.1）	0.7（0.5，1.1）	35～62
两点辨别能力减弱	1.3（0.6，2.7）	1（0.9，1.1）	40～57
震动觉异常	1.6（0.8，3）	0.8（0.4 1.3）	50～57
单丝触觉减退	1.2（1，1.5）	0.4（0.1，2）	53～56
Tinel征	1.4（1.1，1.9）	0.9（0.7，1）	35～75
Phalen征	1.3（1.1，1.5）	0.7（0.6，0.9）	35～88
压力诱发试验	1（0.9，1.2）	0.9（0.8，1.1）	58～88
方腕比	2.7（2.2，3.4）	0.5（0.4，0.8）	60～62
Flick征	5.5（0.4，77.4）	0.3（0，2.8）	54～67
64.4 诊断腰骶神经根病变			
踝背屈无力	4.9（1.9，12.5）	0.5（0.4，0.7）	74
同侧小腿萎缩	5.2（1.3，20.8）	0.8（0.6，0.9）	74
腿部感觉异常	1.1（0.9，1.5）	0.9（0.8，1.1）	47～74
踝反射异常	2.1（1.4，3.1）	0.8（0.7，0.9）	47～74
直腿抬高动作	1.5（1.2，1.9）	0.4（0.3，0.6）	47～87
交叉直腿抬高动作	3.4（1.8，6.4）	0.8（0.7，05）	55～87
64.5 局部腰骶神经根病变			
伸膝无力，检测L3或L4神经根病变	4（2.2，7.2）	0.6（0.5，0.8）	25～63
伸拇趾无力，检测L5神经根病变	1.7（1.2，2.6）	0.7（0.5，0.9）	52～57
踝背屈无力，检测L5神经根病变	1.3（0.9，1.8）	0.8（0.6，1）	52～58
踝跖屈无力，检测S1神经根病变	4.8（0.4，60.4）	0.7（0.6，0.9）	20～48
同侧小腿萎缩，检测S1神经根病变	2.4（1.2，4.7）	0.7（0.5，0.9）	48
L5分布区感觉丧失，检测L5神经根病变	3.1（1.8，5.6）	0.8（0.7，0.9）	52～58
S1分布区感觉丧失，检测S1神经根病变	2.4（1.3，4.2）	0.7（0.6，0.9）	41～48
四头肌反射不对称，检测L3或L4神经根病变	8.5（5，14.5）	0.7（0.6，0.8）	2～46
中部腘绳肌反射不对称，检测L5神经根病变	6.2（1.6，24.2）	0.5（0.3，0.7）	58
跟腱反射不对称，检测S1神经根病变	2.7（1.9，3.8）	0.5（0.4，0.6）	20～66
股神经牵张试验，检测L2～L4神经根病变	31.2（1.9，498.9）	0.5（0.3，0.7）	46
66 震颤与帕金森病			
经过门口时脚步突然冻凝，检测帕金森病	4.4（1.5，12.4）	0.7（0.5，1）	28～32
声音变轻，检测帕金森病	3.2（1.8，5.8）	0.5（0.1，1.9）	28～32

续 表

检查结果	阳性LR（95%CI）	阴性LR（95%CI）	先验概率
写字过小，检测帕金森病	2.7（1.8，4）	0.7（0.3，1.3）	28～32
骑车征阳性，检测帕金森病	0.1（0，0.3）	2（1.6，2.7）	41
急性发作的帕金森综合征，检测血管性帕金森综合征	21.9（3，161.8）	0.7（0.6，0.9）	24～58
66.1 疑诊帕金森病			
诊断帕金森病			
无法良好完成10个串联步	0.2（0.1，0.7）	5.4（3.2，9.2）	42～63
摆臂不对称	2.7（1.2，6.4）	0.5（0.4，0.8）	74
鼓掌征阳性	0.3（0.2，0.5）	2.4（1.8，3.1）	29～82
3个基本特征全部存在	2.2（1.2，4.2）	0.5（0.3，0.7）	76
3个基本特征全部存在，不对称	4.1（1.7，10.2）	0.4（0.3，0.6）	76
对左旋多巴反应良好	4.1（1.1，15.7）	0.2（0.1，0.2）	38～40
检测多系统萎缩			
进展迅速	2.5（1.6，4.1）	0.6（0.4，0.8）	20～55
震颤消失	1.4（1，2）	0.7（0.5，1.1）	15～55
语言和/或延髓征象	4.1（2.7，6.1）	0.2（0.1，0.4）	28
自主神经功能障碍	4.3（2.3，7.8）	0.3（0.2，0.4）	15～55
小脑征象	9.5（1.4，64.7）	0.7（0.5，0.8）	15～27
锥体束征象	4（1.2，12.8）	0.7（0.4，1）	15～27
痴呆	0.3（0.2，0.6）	1.9（1.5，2.4）	15～27
诊断进行性核上性麻痹			
下视麻痹和早现的姿势不稳	18（4.5，72）	0.6（0.5，0.7）	29～68
检测血管性帕金森综合征			
锥体束征象	21.3（9.3，48.5）	0.5（0.4，0.8）	20～58
下身帕金森综合征	6.1（4.3，8.7）	0.4（0.3，0.5）	20～58
67 出血性与缺血性脑卒中的比较			
起病时癫痫发作	47（1.6，14.1）	0.9（0.9，1）	12～39
呕吐	3（1.7，5.5）	0.7（0.6，0.9）	16～46
严重头痛	2.9（17，4.8）	0.7（0.6，0.8）	12～46
意识丧失	2.6（1.6，4.2）	0.7（0.5，0.8）	43
曾有短暂性脑缺血发作	0.3（0.2，0.7）	1.2（1.1，1.3）	12～17
67.1 出血性脑卒中			
收缩压＞220mmHg	4（1.1，15.4）	0.9（0.7，1.1）	13
收缩压＜160mmHg	0.4（0.3，0.6）	2.4（1.7，3.5）	43
意识状态为昏迷	6.3（3.4，11.7）	—	12～48

续　表

检查结果	阳性LR（95%CI）	阴性LR（95%CI）	先验概率
意识状态为嗜睡	1.7（1.2，2.4）	—	12～48
意识状态为清醒	0.5（0.3，0.7）	—	16～48
开始时3小时发生神经功能恶化	5.8（4.3，7.8）	0.2（0.2，0.4）	18
Kernig征或Brudzinski征	2.9（0.6，14.1）	1（0.9，1.1）	18～46
颈强直	5.4（2.5，11.3）	0.7（0.7，0.9）	18～59
Babinski征存在，双侧趾	2.4（1.6，3.6）	—	17～43
Babinski征存在，单侧趾	1（0.9，1.2）	—	17～43
Babinski征不存在，双趾	0.5（0.3，0.9）	—	17～43
斜视	1.9（1.6，2.3）	0.7（0.5，0.9）	15～17
轻偏瘫	0.9（0.8，1.1）	1.2（0.8，1.7）	12～19
失语	1.1（0.9，1.3）	1（0.9，1）	14～53
偏身感觉障碍	1.3（1.2，1.4）	0.8（0.7，1.1）	12～17
偏盲	1.3（1.1，1.6）	0.9（0.8，1）	16
共济失调	0.7（0.5，1）	1.1（1，1.1）	16
颈动脉杂音	0.1（0，0.4）	1.1（1，1.3）	16～43
心电图心房颤动	0.3（0.1，0.5）	1.3（1.1，1.4）	12～19
67.2 出血性脑卒中			
Siriraj评分“出血”（＞1）	5.5（4.4，7）	—	13～69
Siriraj评分“不确定”（-1～1）	1.1（0.9，1.2）	—	13～69
Siriraj评分“梗死”（＜～1）	0.3（0.3，0.4）	—	13～69
68 急性眩晕			
头脉冲试验阳性（矫正性扫视），检测冷热试验异常	6.7（3.7，12.1）	0.6（0.5，0.8）	19～52
眼肌麻痹，检测头晕下的脑卒中	70（8，614.9）	0.9（0.8，1）	5
视野缺损，检测头晕下的脑卒中	17.5（1.1，275.8）	1（0.9，1）	5
构音困难，检测头晕下的脑卒中	10（3，33）	0.9（0.9，1）	5
局灶性无力，检测头晕下的脑卒中	9.6（2.9，31.9）	0.6（0.3，1.2）	3～5
四肢共济失调，检测头晕下的脑卒中	9.2（4.5，18.7）	0.8（0.7，0.9）	5
局灶性感觉障碍，检测头晕情况下的脑卒中	7（2.4，20.1）	0.8（0.7，1.1）	3～5
MRI DWI显示急性梗死，检测缺血性脑卒中	44.2（2.8，690）	0.2（0.1，0.3）	75
68.1 急性眩晕，检测缺血性脑卒中			
严重躯干共济失调	17.9（1.1，283）	0.7（0.6，0.8）	75
存在反侧偏斜	5.3（1.9，15.2）	0.7（0.6，0.9）	50～73
跳跃的“平滑”追视	4.6（2.5，8.4）	0.2（0.1，0.5）	50～52
方向变化的眼球震颤	3.5（1.8，6.7）	0.7（0.5，0.9）	50～75

续 表

检查结果	阳性LR（95%CI）	阴性LR（95%CI）	先验概率
头脉冲试验正常（如无矫正性扫视）	9.6（3.9，23.9）	0.2（0.1，0.7）	50～75
联合表现，1个或更多	10.8（3.7，31.6）	0.02（0，0.1）	50～75
69.1 非器质性神经系统疾病			
椅试验阳性	17（1.1，256.6）	0.2（0，0.7）	50
抬膝试验阳性	7.1（1.6，31.5）	0.04（0，0.6）	58
上肢平伸试验中上肢下垂但不旋前	11.4（3.5，37.3）	0.02（0，03）	48
Hoover征	42（8.4，210.1）	0.3（0.1，0.7）	6～49
70.1 ICU检查			
MEWS=0，预测院内死亡	0.2（0.1，0.7）	1.6（1，2.7）	9
MEWS＞5，预测院内死亡	4.7（2.7，8.2）	0.6（0.5，0.8）	4～15
手暖，检测低血压下的感染性休克	2.7（1.6，4.5）	0.2（0.1，0.4）	54
洪脉，检测低血压下的感染性休克	2.4（1.3，4.5）	0.5（0.3，0.8）	54
颈静脉怒张，检测低血压下的心源性休克	4（2.2，7.1）	0.2（0.1，0.6）	26
肺湿啰音，检测低血压下的心源性休克	1.9（1.1，3.5）	0.6（0.4，1.1）	26
颈静脉怒张和湿啰音，检测低血压下的心源性休克	56.4（3.5，916）	0.5（0.3，0.7）	26
脉压增加＞9%～12%，检测对补液有反应的患者	4.8（2.6，8.8）	0.5（0.4，0.6）	41～68
COPD恶化时呼吸节律不齐，预测插管或死亡	3.2（1.3，7.8）	0.5（0.2，1）	31
不对称呼吸音，检测支气管内插管	18.8（7.4，47.5）	0.5（0.3，0.9）	5～50
ARDS患者呼吸音消失，检测潜在的胸腔积液	4.3（2.8，6.5）	0.6（0.5，0.8）	26
昏迷患者瞳孔不均，检测结构性颅内损伤	9（2.8，28.8）	0.6（0.5，0.8）	40
脑卒中患者颈强直，检测出血性脑卒中	5.4（2.5，11.3）	0.7（0.7，0.9）	18～59
70.2 ICU患者的低灌注			
ICU患者手足凉，检测低心指数	3.7（2.1，6.5）	0.8（0.8，0.9）	55
脓毒症ICU患者手足凉，检测低心指数	5.2（2.3，12.1）	0.7（0.6，0.9）	47
3种表现中出现0个，检测低心指数	0.5（0.3，0.8）	—	8
3种表现中出现1个，检测低心指数	2.3（1.6，3.4）	—	8
3种表现全部出现，检测低心指数	7.5（2.2，25.3）	—	8
四肢凉或毛细血管再充盈时间＞4.5秒，检测乳酸升高	2.2（1.6，3）	0.5（0.4，0.7）	50
四肢凉或毛细血管再充盈时间＞4.5秒，预测多器官功能障碍	2.6（1.9，3.5）	0.3（0.2，0.5）	50
毛细血管再充盈时间延长，预测主要的术后并发症	12.1（5.4，27.1）	0.2（0.1，0.5）	17

续 表

检查结果	阳性LR（95%CI）	阴性LR（95%CI）	先验概率
毛细血管再充盈时间延长，预测感染性休克情况下的死亡	4.6（1.7，12.8）	0.6（0.4，0.9）	37
膝盖花斑，预测感染性休克情况下的死亡	13.4（1.9，97.7）	0.6（0.4，0.8）	45

注：AAI，ankle/arm index，踝/臂指数；ACL，anterior cruciate ligament，前交叉韧带；ACTH，adrenocorticotropic hormone，促肾上腺皮质激素；ALS，amyotrophic lateral sclerosis，肌萎缩侧索硬化；ARDS，acute respiratory distress syndrome，急性呼吸窘迫综合征；AV，atrioventricular，房室的；BMI，body mass index，体重指数；BNP，brain-type natriuretic peptide，脑钠肽；BP，blood pressure，血压；CHF，congestive heart failure，充血性心力衰竭；COPD，chronic obstructive pulmonary disease，慢性阻塞性肺疾病；CSF，cerebrospinal fluid，脑脊液；CT，computed tomography，计算机断层扫描；CVP，central venous pressure，中心静脉压；CXR，chest radiography，胸部X线检查；DP，dorsal pedal，足背；DVT，deep vein thrombosis，深静脉血栓形成；DWI，diffusion-weighted imaging，扩散加权成像；ECG，electrocardiogram，心电图；EF，ejection fraction，射血分数；ENT，ear；nose，throat，耳鼻喉；FUO，fever of unknown origin，不明原因发热；HIV，human immunodeficiency virus，人免疫缺陷病毒；ICU，intensive care unit，重症监护室；LLSB，left lower sternal border，左侧胸骨下缘；LVH，left ventricular hypertrophy，左心室肥大；MCL，midclavicular line，锁骨中线；MEWS，modified early warning score，改良早期预警评分；MRI，magnetic resonance imaging，磁共振成像；MVP，mitral valve prolapse，二尖瓣脱垂；PCL，posterior cruciate ligament，后交叉韧带；PR，pulmonic regurgitation，肺动脉瓣反流；PT，posterior tibial，胫后；RV，right ventricular，右心室的；SIRS，systemic inflammatory response syndrome，全身炎症反应综合征；TIA，transient ischemic attack，短暂性脑缺血发作；UGI，upper gastrointestinal，上消化道的；VZV，varicella-zoster virus，水痘-带状疱疹病毒；WBC，white blood cells，白细胞。